Kursbuch Palliative Care – Angewandte Palliativmedizin und -pflege

UNI-MED

UNI-MED Verlag AG
Bremen - London - Boston

Kayser, Hubertus; Kieseritzky, Karin; Melching, Heiner; Sittig, Hans-Bernd; Stanze, Henrikje:
Kursbuch Palliative Care – Angewandte Palliativmedizin und -pflege/Hubertus Kayser, Karin Kieseritzky, Heiner Melching, Hans-Bernd Sittig, Henrikje Stanze.-
4. Auflage - Bremen: UNI-MED, 2022
ISBN 978-3-8374-1636-7

Printed in Europe

UNI-MED. Die beste Medizin.

In der Reihe UNI-MED SCIENCE werden aktuelle Forschungsergebnisse zur Diagnostik und Therapie wichtiger Erkrankungen "state of the art" dargestellt. Die Publikationen zeichnen sich durch höchste wissenschaftliche Kompetenz und anspruchsvolle Präsentation aus. Die Autoren sind Meinungsbildner auf ihren Fachgebieten.

Der Verlag dankt den Firmen Aristo Pharma GmbH und Grünenthal GmbH, ohne deren Unterstützung die hochwertige Ausstattung dieses Lehrbuches nicht zu diesem günstigen Preis möglich gewesen wäre. Wir verweisen auf die entsprechenden Seiten des Buches.

In diesem Buch wird das generische Maskulinum als genderneutrale Formulierung verstanden und soll der besseren Lesefreundlichkeit dienen. Unter dieser Formulierung sind alle Personen inbegriffen und sie umfasst alle Menschen unabhängig ihres Geschlechts und ihrer sexuellen Orientierung.

Widmung

Für Rezie

Als ik doodga
Hoop ik dat je erbij bent
Dat ik je aankijk
Dat je mij aankijkt
Dat ik je hand nog voelen kan.

Dan zal ik rustig doodgan.
Dan hoeft niemand verdrietig te zijn.
Dan ben ik gelukkig.

Remco Campert

Für Michi

Boldly go where no one has gone before.

Star Trek

Vorwort und Danksagung zur 4. Auflage

Nach über zwei Jahren der Pandemie, die auch und gerade Patienten mit palliativem Versorgungsbedarf, deren Zugehörige und Versorgende und Begleitende vor erhebliche Probleme stellt, haben wir in der nun schon vierten Auflage unseres praxisnahen Lehrbuches für Palliative Care dieses Thema aufgegriffen und ihm auch ein eigenes Kapitel gewidmet.

In dieser neuen Auflage finden Sie auch einige andere Neuerungen. Zunächst begrüßen wir als weitere Mitherausgeberin Henrikje Stanze, die sich in einem Kapitel dem immer wichtiger werdenden Thema "Behandlung im Voraus planen" annimmt. Neben den gewohnt ausführlichen und aktualisierten Symptomkontrollen haben wir die ethisch-rechtlichen Fragen am Lebensende neu geordnet und um die Sterbewünsche erweitert. Der aus verschiedenen Gründen immer wichtiger werdenden palliativen Versorgung Obdachloser, Hochbetagter und Menschen mit intellektueller und komplexer Beeinträchtigung haben wir ebenfalls mehr Raum gegeben.

Wir Herausgeber trauern um unseren langjährigen Lektor, Herrn Matthias Wulfmeyer, der seit 2009 immer mit Rat und Tat an unserer Seite stand und während der Vorbereitung dieser Auflage überraschend verstarb.

Wir danken den "alten" und "neuen" Autoren für ihre immense Arbeit. Ein großer Dank gebührt allen Mitarbeitern des UNI-MED Verlages und den hinter den Kulissen wirkenden Menschen, i.e. Marion Kayser, die die Kommunikationsfäden zwischen Verlag, Autoren und Herausgebern fest in der Hand hielt, sowie Wolfgang Baumeier, der über das große Ganze schaute.

Bremen, im April 2022

Hubertus Kayser,
Karin Kieseritzky,
Heiner Melching,
Hans-Bernd Sittig
Henrikje Stanze

Geleitworte

Geleitwort von Frau Prof. Dr. Annelie Keil

Wenn das Leben sich dem Ende zuneigt

Geburt und Tod sind die beiden Seiten der Medaille, die Leben heißt.

"Der Tod ist nicht der Gegensatz zum Leben", schreibt Viktor von Weizsäcker, der Begründer der anthropologischen und biografischen Medizin, *"sondern der Gegenspieler der Zeugung und der Geburt."* Er ist weit weniger jenes einmalige Ereignis, das wir fürchten, sondern der Tod trägt die uns schon bekannte Farbe des Leidens. Und dieser Abglanz ruht auf jedem Wandel, jedem Untergang, jeder Lebenskrise, jedem Schlaf und jedem Abschied. Der Tod hat eine tiefe Gewissheit, er verbindet die gesunden mit den kranken Menschen, die schwachen mit den starken, die armen mit den reichen Menschen, die Betroffenen mit den Professionellen. Mit dem Augenblick von Zeugung und Geburt steht er auf der menschlichen Tagesordnung und erinnert jeden Menschen an seine Verletzlichkeit und die notwendige Sorge und Fürsorge, die er im Leben wie im Sterben braucht.

Bei allen Erfolgen der Medizin und ihren Möglichkeiten, Leid und Schmerzen zu lindern, nimmt das Leben vom ersten Augenblick an Kurs auf den Tod. Der Tod braucht keine besondere Begründung, auch dann nicht, wenn er sich überraschend in einer unheilbaren Krankheit ankündigt. Die meisten Menschen erhoffen sich ein langes, erfülltes und glückliches Leben bei bester Gesundheit, und wenn es so weit ist, ein friedvolles Sterben ohne Leiden, am liebsten den so genannten Sekundentod mitten im Leben. Dieser Traum vom krisenfreien Leben und dem dazu passenden Tod erfüllt sich jedoch für die wenigsten. Wie immer die jeweilige Lebenssituation, unser körperlicher, geistiger und seelischer Zustand wie unsere Einstellungen zum Sterben und dem, was nach dem Tod kommt, aussehen, wenn wir konkret mit dem endgültigen Abschied vom irdischen Leben konfrontiert werden, müssen wir anwesend bleiben, wenn es geschieht. Auch im Augenblick der Geburt können wir dem konkreten Leben, das auf uns zukommt, nicht davonlaufen und nach besseren Bedingungen Ausschau halten.

Wir können nicht ausweichen, wenn der Tod auf uns zukommt, wenn der Prozess des Sterbens länger und schmerzhafter als erwartet ist, unser Leben unvollendet oder gerade besonders hoffnungsvoll erscheint und wir den Lebensschmerz der Unausweichlichkeit konkret spüren. Zeitpunkt und Art unseres Sterbens sind offen und wenn es so weit ist, müssen wir die Angst vor allem, was kommt, an die eigene Hand nehmen und nach anderen Händen suchen, die uns stützen, helfen und begleiten. Die Kunst zu leben ist der Kunst zu sterben sehr ähnlich. Wir bekommen nur die Möglichkeit zu leben, leben müssen wir selbst. Von den Fragen, Herausforderungen und Antworten, um die es dann geht, handelt das vorliegende Kursbuch. Es gibt viel zu denken, zu fühlen und zu tun, wenn das Leben eines Menschen an die Grenze gerät. Körperliche Symptome und vor allem Schmerzen können behandelt, seelischer Kummer gelindert und letzte geistige, soziale, rechtliche und ethische Aufgaben erfüllt werden, die dem Sterbenden die notwendige Lebensqualität geben und das Gefühl der Abrundung und Würde verleihen. Sterben ist biografisch und jeweils einzigartig. Dass die Würde des sterbenden Menschen und seine Nöte im Mittelpunkt stehen, dafür hat Palliative Care Sorge zu tragen. Wie umfassend, differenziert und zuwendend dies zu sein hat, davon handelt dieses Kursbuch mit großer Kompetenz, Einfühlsamkeit und hohem Engagement. Dafür sei Dank und tiefe Anerkennung.

Bremen, im April 2009 — *Annelie Keil*

Prof. Dr. Annelie Keil, Sozial- und Gesundheitswissenschaftlerin, ist seit 2004 emeritierte Professorin und ehemalige Dekanin an der Universität Bremen. Ihr Schwerpunkt sind die Gesundheitswissenschaft und psychosomatische Krankenforschung sowie die Arbeit mit Menschen in Lebenskrisen. Sie leitete das Institut für angewandte Biografie- und Lebensweltforschung

Geleitwort von Univ.-Prof. Dr. Michael Strumpf

In den letzten Jahren hat sich die Palliativmedizin in Deutschland mit nachdrücklicher politischer Unterstützung aus ihrem Schattendasein befreien können und neben der Schmerztherapie Bedeutung als eigenständige Fachdisziplin erlangt. Diese Entwicklung wurde durch die gesteigerte Aufmerksamkeit für Palliativmedizin in der Öffentlichkeit beschleunigt.

In den letzten Jahren wurden evidenzbasierte palliativmedizinische Methoden entwickelt, die die Schmerztherapie und Symptomkontrolle deutlich verbessert haben und dadurch die Lebensqualität schwerstkranker Patienten, nicht nur der Tumorpatienten, signifikant gesteigert haben. Die Einführung der Zusatzweiterbildung Palliativmedizin dient dazu, diese qualitativ hoch stehende Behandlung schwerstkranker Patienten zu gewährleisten und in die Regelversorgung zu transportieren.

Bei der Verwirklichung dieser Ziele hat die Akademie Palliative Care Norddeutschland - PACE gemeinnütziger e.V. Pionierarbeit geleistet. Diese aufopferungsvolle und verdienstvolle Arbeit hat auf Dauer aber nur dann Bestand und weiterhin überregionale Bedeutung, wenn das Weiterbildungsangebot eine schriftliche Grundlage in Gestalt des jetzt vorliegenden Buches erhält. Hierbei handelt es sich nicht mehr nur um ein Kurs begleitendes Script, sondern um ein eigenständiges, interdisziplinär positioniertes Werk, was unabhängig von der praktischen Ausbildung absolut lesenswert ist und die einschlägigen Lehrbücher sinnvoll und praxisnah mit konkreten Handlungsanweisungen ergänzt. Daher darf ich den geneigten Leser auffordern, dieses Buch aufmerksam zu studieren. Es wird unzweifelhaft dazu beitragen, die Palliativmedizin noch mehr in die medizinische Weiterbildung zu transportieren und damit letztlich zu gewährleisten, die Versorgung schwerstkranker Menschen in unserer Gesellschaft und in unserem Gesundheitssystem zu verbessern.

Abschließend sei mir der persönliche Aspekt erlaubt, mich durch dieses Buch an die sehr gute kollegiale Zusammenarbeit der Schmerztherapeuten und Palliativmediziner in Bremen, einer meiner beruflichen Wirkungsstätten, zu erinnern. So konnte ich die engagierten Protagonisten bei einigen Kursen und als Mitglied des wissenschaftlichen Beirates von PACE gemeinnütziger e.V. aktiv unterstützen und sie ein Stück ihres Weges begleiten.

Göttingen, im April 2009 *Michael Strumpf †*

ehem. Designierter Präsident
der Deutschen Gesellschaft zum
Studium des Schmerzes (DGSS)
Universitätsmedizin Göttingen

verstorben 22.06.2009

Beginn des Endes

Ein Punkt nur ist es,
kaum ein Schmerz,
nur ein Gefühl,
empfunden eben
und dennoch stört es dich
zu leben.
Wenn du es anderen klagen willst,
so kannst du's nicht in Worte fassen.
Du sagst dir selber: Es ist nichts!
Und dennoch will es dich nicht lassen.
So seltsam fremd wird dir die Welt,
und leis' verlässt dich alles Hoffen,
bis du's endlich, endlich weißt,
dass dich des Todes Pfeil getroffen.

Theodor Storm

Autoren

Johannes Albrecht
Seelsorger
Evangelisches Zentrum für Altersmedizin GmbH
Weinbergstraße 18/19
14469 Potsdam
Kap. 25.

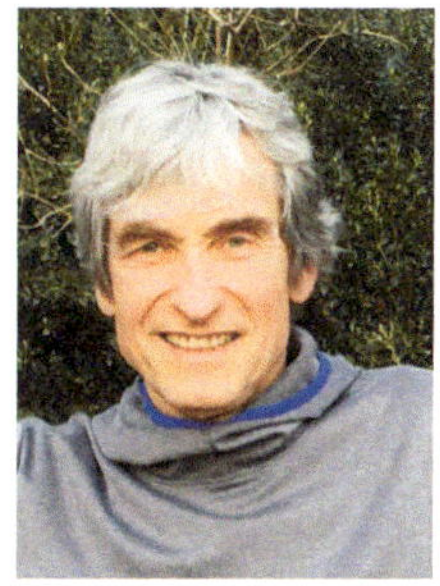

Prof. Dr. Bernd Alt-Epping
Lehrstuhlinhaber der Abteilung für Palliativmedizin
Universitätsklinik Heidelberg
Im Neuenheimer Feld 672
69120 Heidelberg
Kap. 29.3.3.

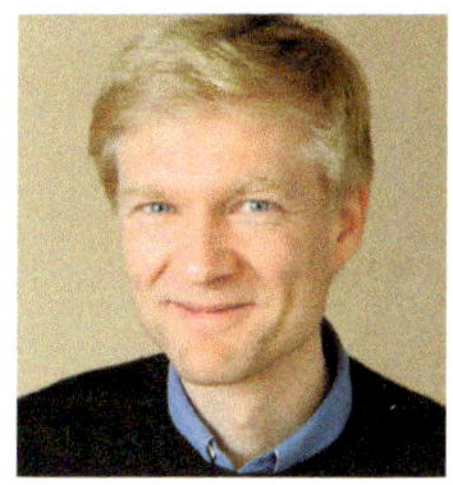

Dr. med. Rebecca Asadpour
Assistenzärztin
Klinik und Poliklinik für RadioOnkologie und Strahlen-therapie
Klinikum rechts der Isar der TU München
Ismaninger Straße 22
81675 München
Kap. 11.3.

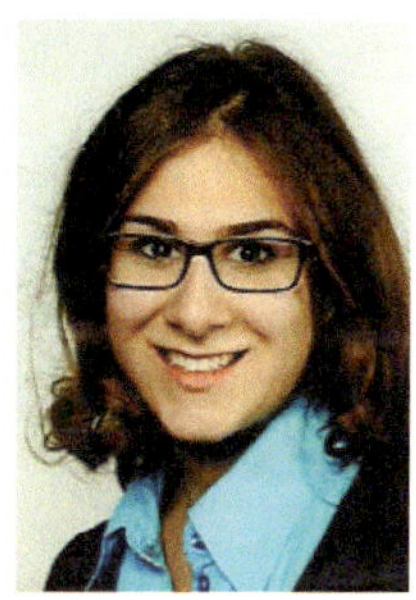

Prof. Dr. Dr. Christoph Auffarth
Institut für Religionswissenschaft und Religionspädagogik
der Universität Bremen
Wellerscheid 102
53804 Much
Kap. 28.

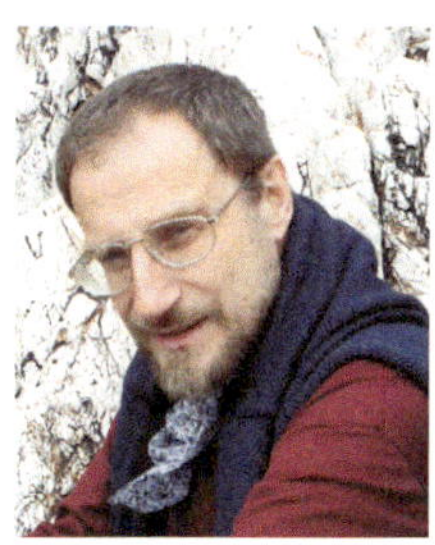

Kathleen Boström
MSc-Psych.
Zentrum für Palliativmedizin
Medizinische Fakultät und Universitätsklinik Köln
Kerpener Straße 62
50937 Köln
Kap. 7.3.

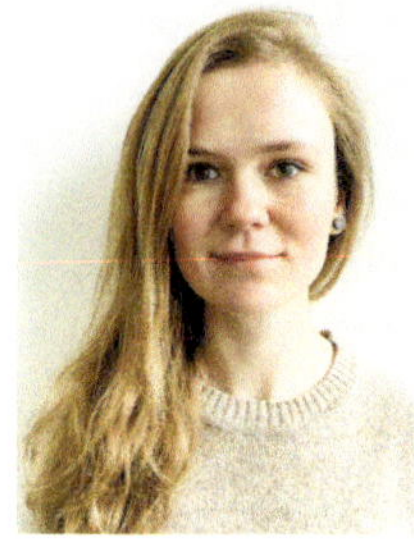

Kerstin Dengler
Pflegespezialistin/Diplom-Berufspädagogin Pflegewissenschaft
Angehörigenberatung und -betreuung
Abteilung Neurologische Frührehabilitation
Klinikum Bremen-Ost
Züricher Straße 40
28325 Bremen
Kap. 19.

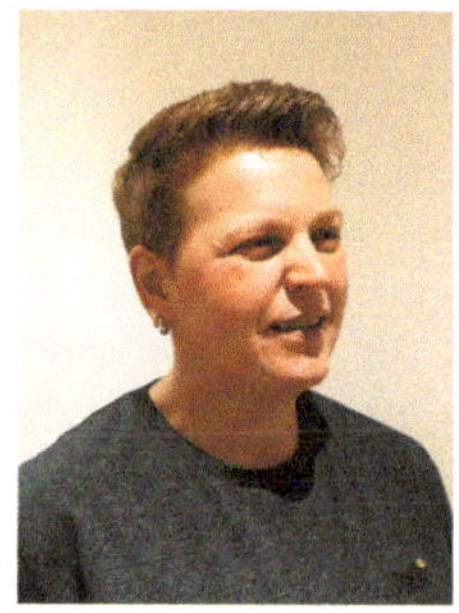

Prof. Dr. med. Joachim Dissemond
Oberarzt
Klinik für Dermatologie, Venerologie und Allergologie
Universitätsklinikum Essen
Hufelandstraße 55
45122 Essen
Kap. 8.4.1.

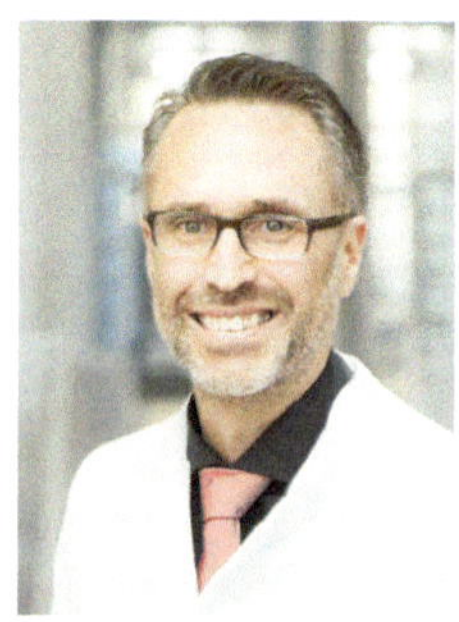

Dipl.-Psych. Karin Dlubis-Mertens
Wissenschaftsjournalistin/Redakteurin,
Presse- und Öffentlichkeitsarbeit
Deutsche Gesellschaft für Palliativmedizin
Aachener Straße 5
10713 Berlin
Kap. 1.7.

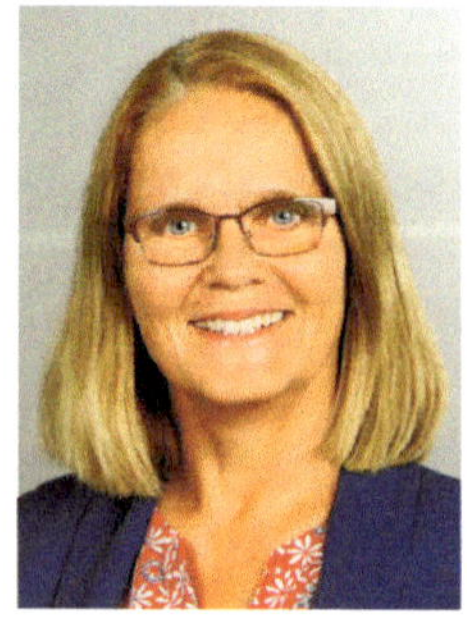

Thomas Dojan
MSc-Psych./BA-Phil.
Zentrum für Palliativmedizin
Medizinische Fakultät und Universitätsklinik Köln
Kerpener Straße 62
50937 Köln
Kap. 7.3.

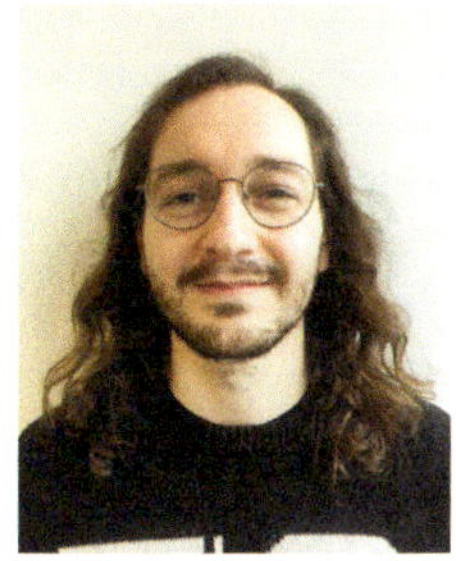

Prof. Dr. phil. Susanne Fleckinger
Professorin für Pflegewissenschaft
Jade Hochschule Oldenburg
Fachreferentin für Pflege
Landesvereinigung für Gesundheit & Akademie für Sozialmedizin Nds. e.V. Hannover
Vorsitzende des Bremer Hospiz- und PalliativVerbands e.V.
Kap. 5.6.

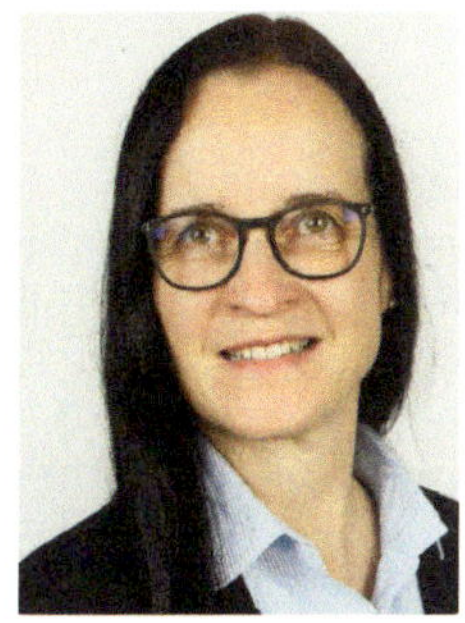

Dr. med. Sören Franke
Praxis für Anästhesie, spezielle Schmerz- und Palliativmedizin
Dr. Auerswald und Partner
Sonneberger Straße 6
28329 Bremen
Kap. 5.5.

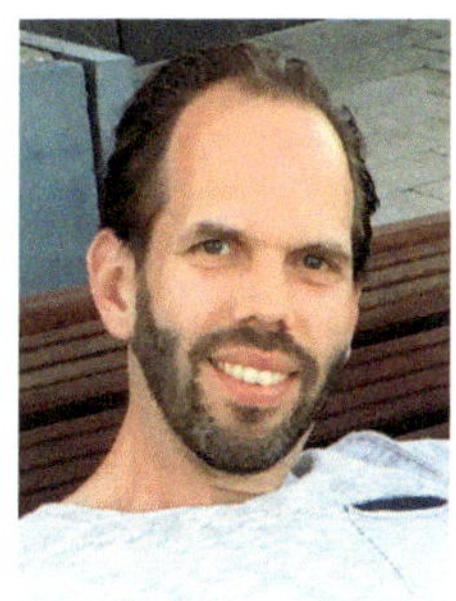

Cordula Gebel
wissenschaftliche Mitarbeiterin/Dipl. Psychologin
Universitätsklinikum Jena
Klinik für Innere Medizin II
Abteilung Palliativmedizin
Apl. Prof. Dr. med. W. Meißner
Priv.-Doz. Dr. med. U. Wedding
Am Klinikum 1
07747 Jena
Kap. 2.6

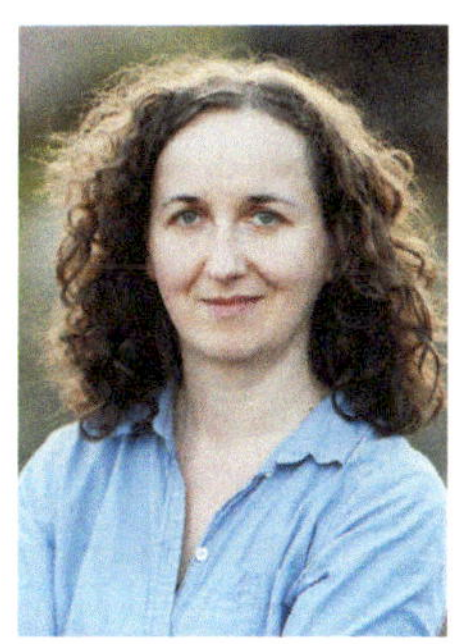

Corinna Gott
OÄ Klinik für Hämatologie, Onkologie und Palliativmedizin
AMEOS Klinikum Mitte Bremerhaven
Wiener Straße 1
27568 Bremerhaven
Kap. 10.

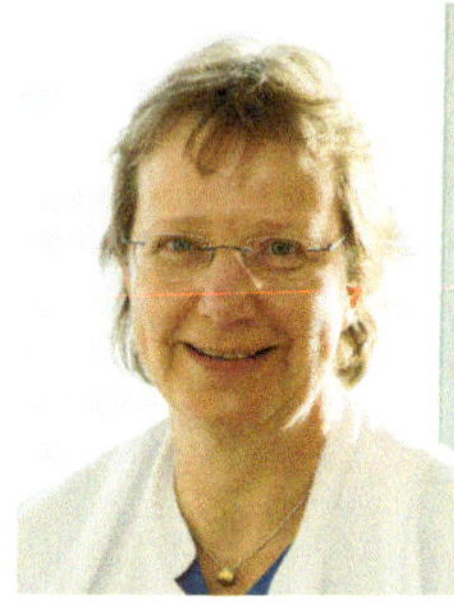

Frank Gunzelmann
Koordinator der DGP für den Bereich Zertifizierung
Deutsche Gesellschaft für Palliativmedizin e.V.
Aachener Straße 5
10713 Berlin
Kap. 32.2.

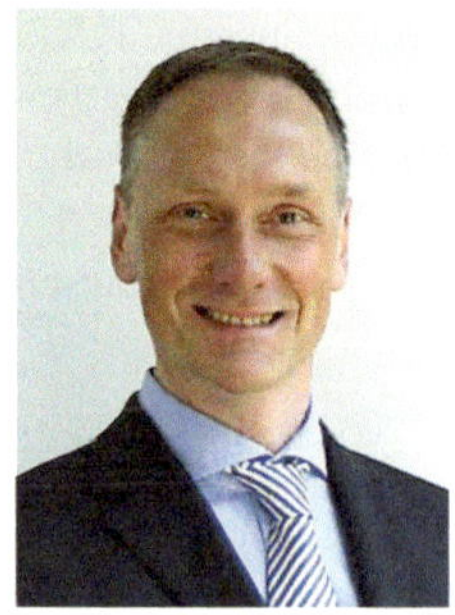

Michaela Hach
Geschäftsführerin Fachverband SAPV Hessen e.V.
Weihergasse 15
65203 Wiesbaden
Kap. 32.1.

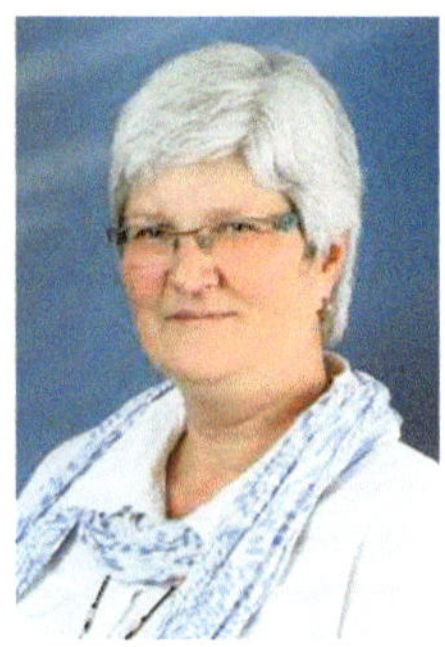

Prof. Dr. med. Wolfgang Heide
Chefarzt der Klinik für Neurologie
Allgemeines Krankenhaus Celle
Siemensplatz 4
29223 Celle
Kap. 8.11.

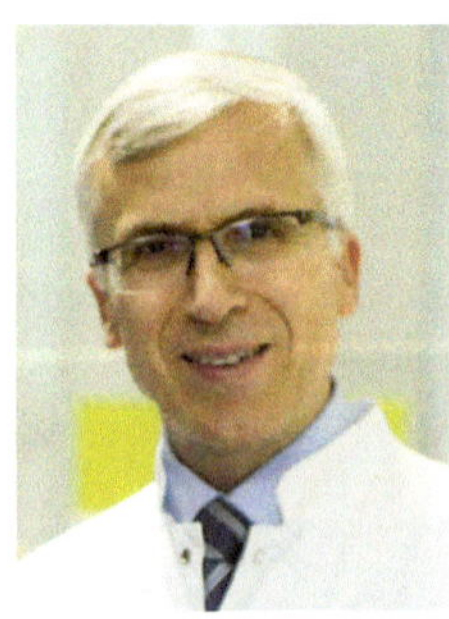

Dr. med. Thomas Jehser
Oberarzt Palliativmedizin
Gemeinschaftskrankenhaus Havelhöhe gGmbH
Klinik für Anthroposophische Medizin
Kladower Damm 221
14089 Berlin
Kap. 18.

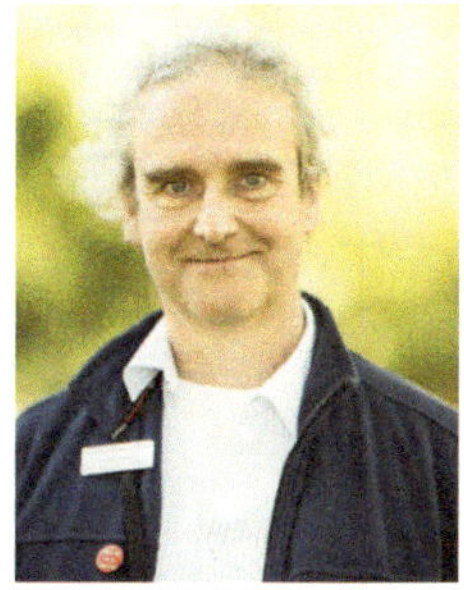

Dipl.-Med. Hermann Jungnickel
Arzt für Neurologie und Psychiatrie i.R.
Bünaustraße 24
01159 Dresden
Kap. 16.1.

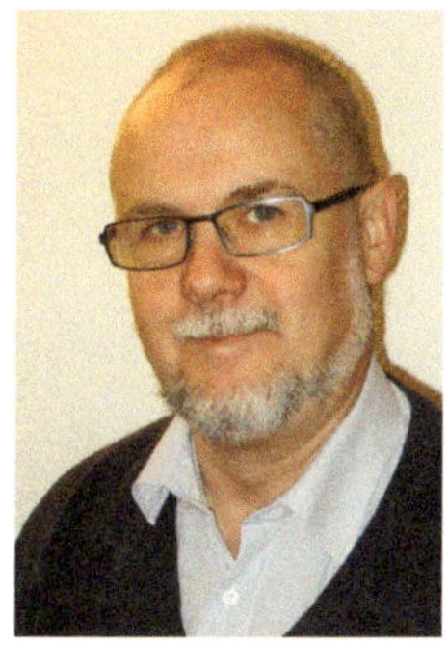

Dr. med. Hubertus Kayser
FA für Anästhesie, Spezielle Schmerztherapie, Palliativmedizin
Vorsitzender der Akademie Palliative Care Norddeutschland – PACE gem. e.V.
Otto-Gildemeister-Straße 12
28209 Bremen
Kap. 1.1.-1.6., 5.4., 6., 8.14., 29.3.1., 29.4., 33.

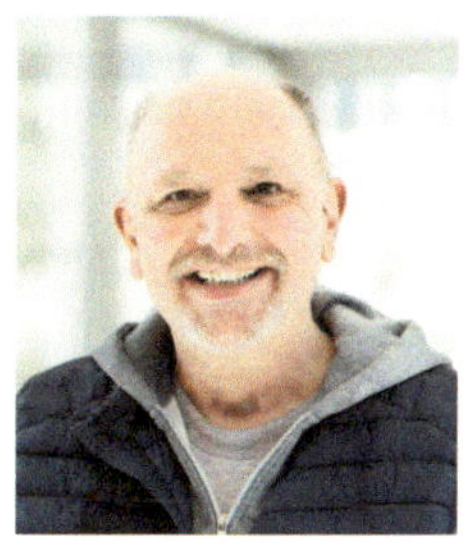

Martina Kern
Leiterin Zentrum für Palliativmedizin
Malteser Krankenhaus Seliger Gerhard Bonn/Rhein-Sieg
Leiterin ALPHA Rheinland
Heinrich-Sauer-Straße 15
53123 Bonn
Kap. 29.3.2.

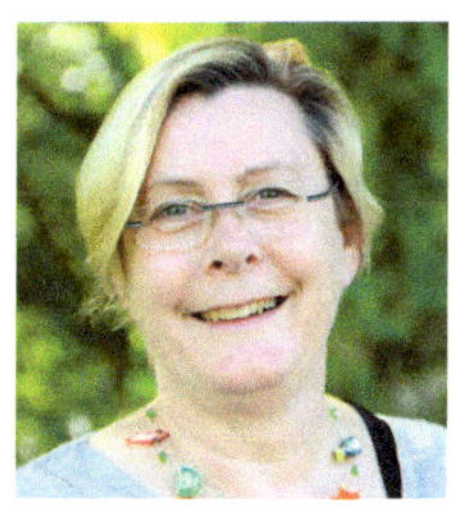

Karin Kieseritzky
Psychologische Psychotherapeutin
Psychoonkologin, Psychologische Schmerztherapeutin
Qualifizierte Palliativbehandlerin, Supervisorin
Rauhehorst 17
26127 Oldenburg
Kap. 4., 5.4., 6., 8.2., 8.3., 8.7., 8.8., 8.9.5., 8.12., 8.13.2.1.1., 21., 26., 29.1., 30., 31., 33.

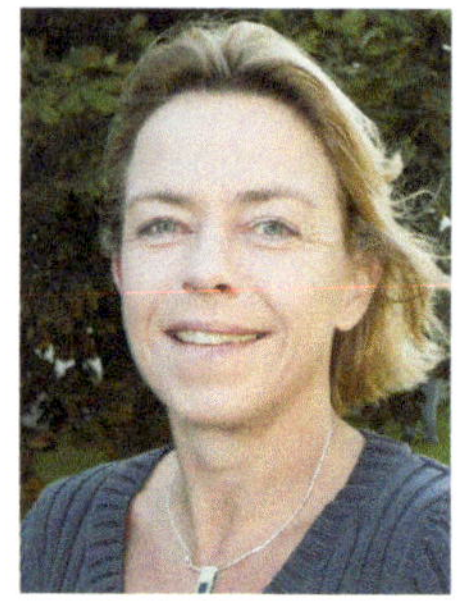

Franziska Kopitzsch
Geschäftsführerin
Bundesverband Kinderhospiz e.V.
Schloß-Urach-Str. 4
79853 Lenzkirch
Kap. 2.5.

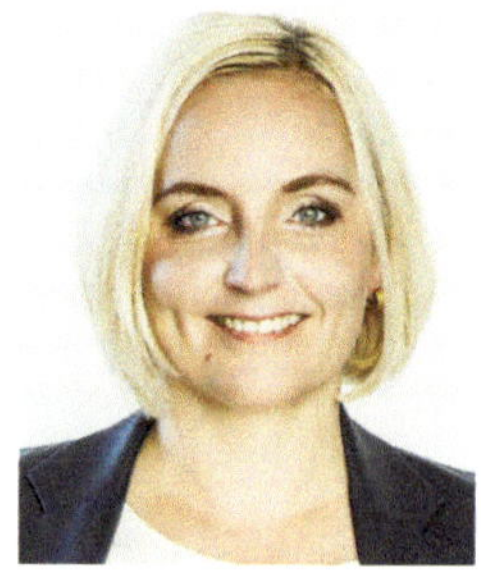

Romy Kranich-Stein
Systemische Beraterin und Coach
Christinenstraße 27
10119 Berlin
Kap. 2.5.

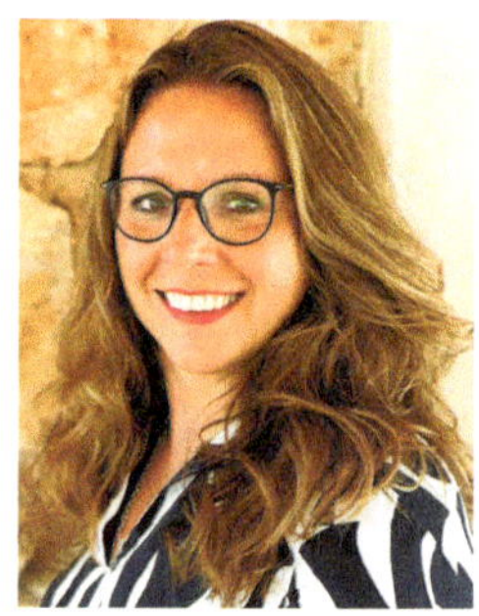

Dr. Kerstin Kremeike
Zentrum für Palliativmedizin
Medizinische Fakultät und Universitätsklinik Köln
Kerpener Straße 62
50937 Köln
Kap. 7.3.

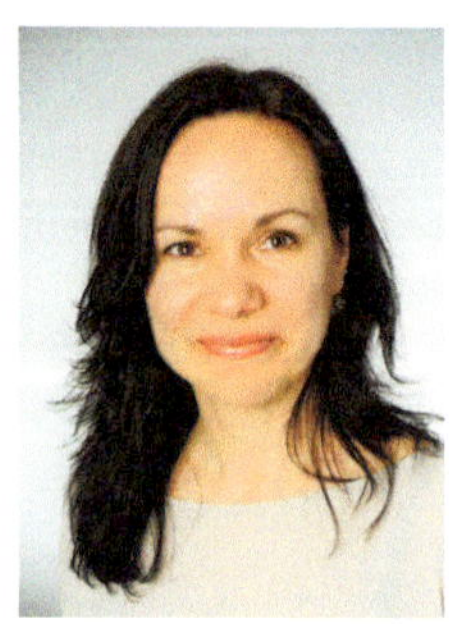

Georg Kückelmann
Internist, Suchtmediziner, Rettungsmediziner
Hemelinger Hausarztpraxis
Obdachlosenpraxis, Bremer Treff
Schlengstrasse 2c
28309 Bremen
Kap. 17.

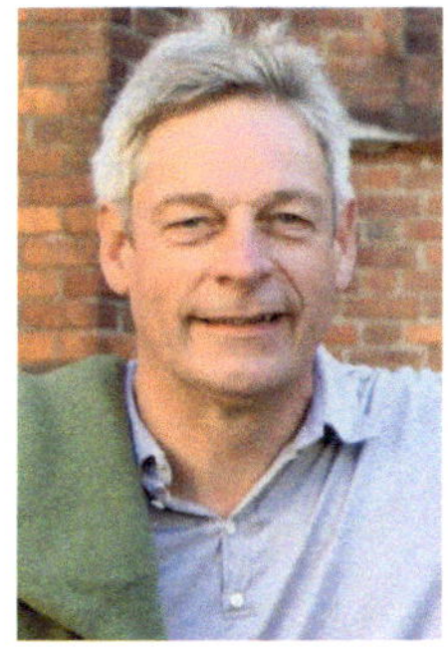

Dr. med. Christoph Lenzen
Leiter des Zentrums für Schmerztherapie
und Palliativmedizin Hamburg
Woldsenweg 3
20249 Hamburg
Kap. 8.5.

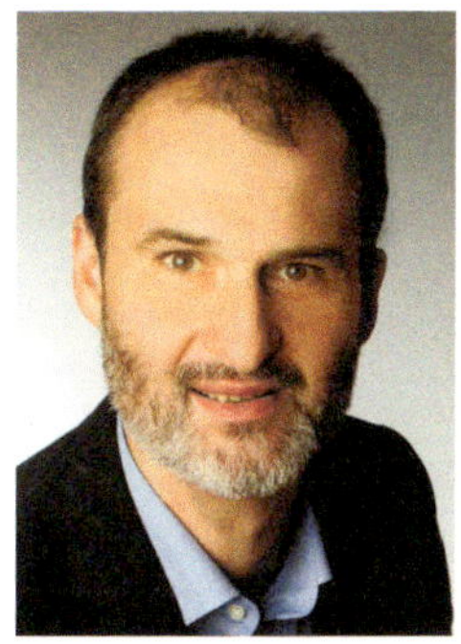

Dr. med. Kai Lübbersmeyer
Urologische Gemeinschaftspraxis im Fachärztezentrum am
Klinikum Bremen-Nord
Hammersbecker Straße 224a
28755 Bremen
Kap. 8.15.

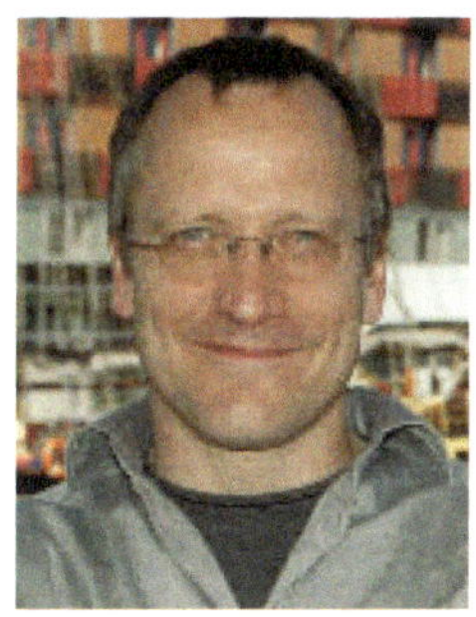

Sibylle Lück
Consultant of Palliative Care
Praxisbegleiterin für "Basale Stimulation®"
PRIMAVERA Aromaexpertin FB Aromapflege
BVP-Gesprächsbegleiterin
Ebereschenweg 9a
26133 Oldenburg
Kap. 15.2.

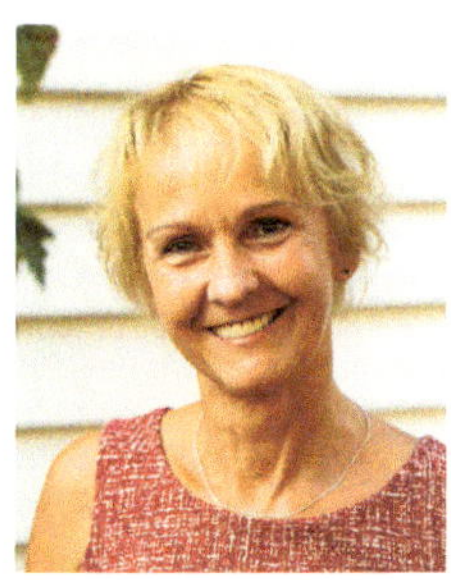

Catarina Mahnke
Dipl.-Musiktherapeutin (DMtG)
Consultant of Palliative Care
Klinikum Bremen-Nord
Hammersbecker Straße 228
28755 Bremen
Kap. 23.

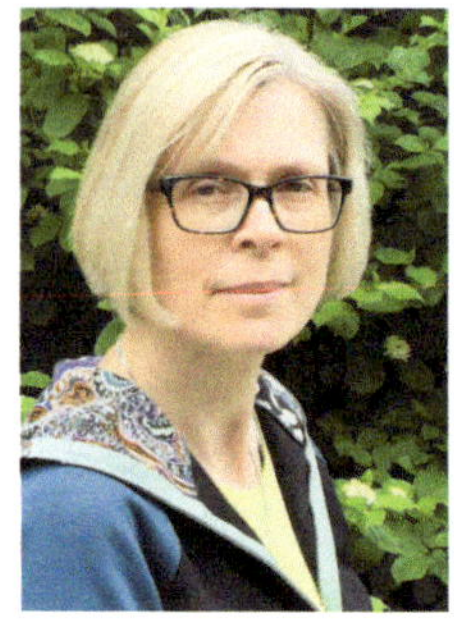

Dipl. Soz.-Päd. Heiner Melching
Geschäftsführer
Deutsche Gesellschaft für Palliativmedizin
Aachener Straße 5
10713 Berlin
Kap. 2.1.-2.4., 14.1., 22., 27., 29.5.

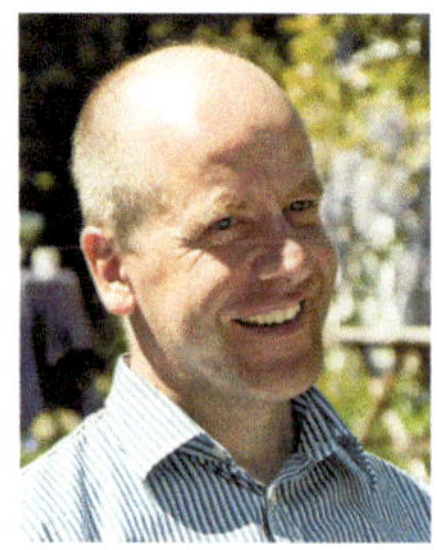

M.A., Dipl. Anke Mijatovic, Sozialarbeiterin (FH)
Pflegepädagogin M.A.
Zentrum für Palliativmedizin
Malteser Krankenhaus Seliger Gerhard Bonn/Rhein-Sieg
Von-Hompesch-Straße 1
53123 Bonn
Kap. 29.3.2.

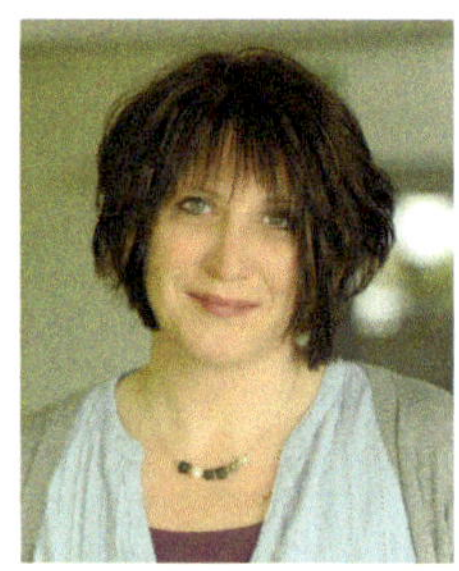

Prof. Dr. med. H. Christof Müller-Busch
Ltd. Arzt i.R.
Gemeinschaftskrankenhaus Havelhöhe
Rüsternallee 45
14050 Berlin
Kap. 7.1.

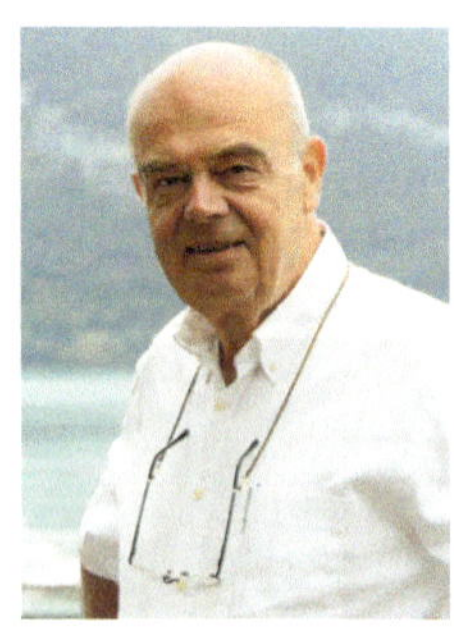

Peter Nieland
Leiter Therapiezentrum Physiotherapie - Ergotherapie - Logopädie
Malteser Krankenhaus Seliger Gerhard Bonn/Rhein-Sieg
Von-Hompesch-Straße 1
53123 Bonn
Kap. 20.

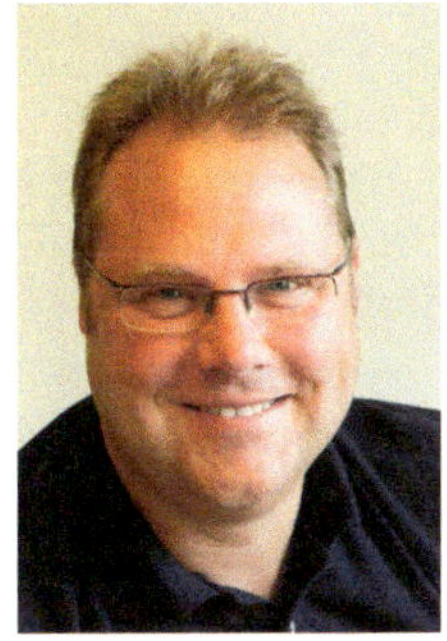

Prof. Dr. med. Birgitt van Oorschot
Leitende Oberärztin
Interdisziplinäres Zentrum für Palliativmedizin
Klinik für Strahlentherapie
Universitätsklinikum Würzburg
Josef-Schneider-Straße 2, B1
97080 Würzburg
Kap. 11.1.

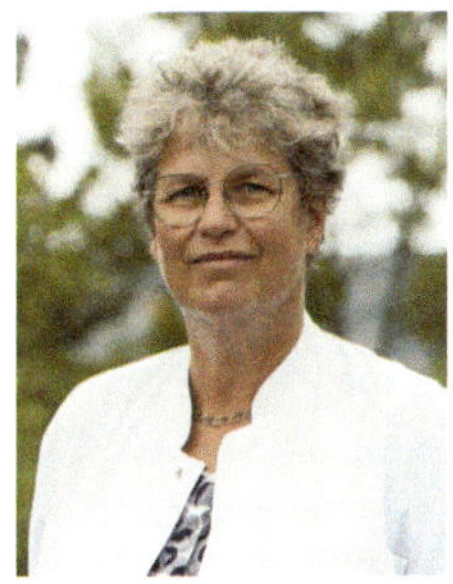

Dr. med. Steffi U. Pigorsch
Geschäftsführende Oberärztin
Fachärztin für Strahlentherapie
Zusatzbezeichnung Palliativmedizin
Klinik und Poliklinik für RadioOnkologie und Strahlentherapie
Klinikum rechts der Isar der TU München
Ismaninger Straße 22
81675 München
Kap. 11.2.

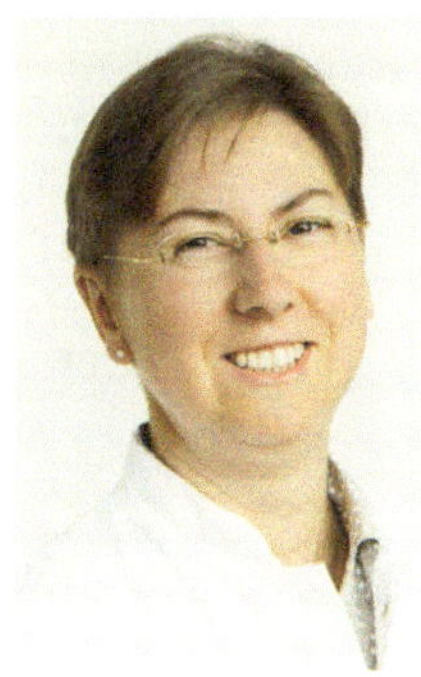

Dr. med. Andreas Pott
Vorsitzender Palliativverein Bremerhaven
Theodor-Heuss-Platz 3
27568 Bremerhaven
Kap. 10.

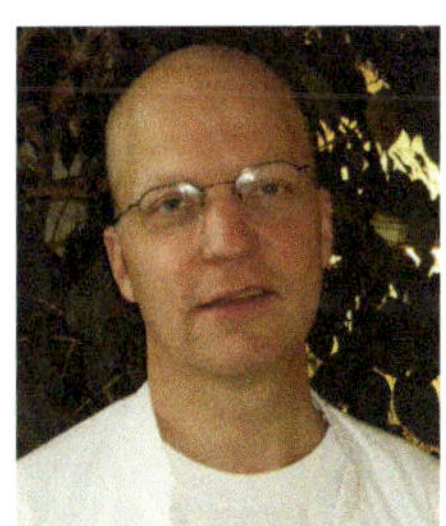

Dr. med. Rainer Prönneke
Chefarzt der Medizinischen Klinik
Arzt für Innere Medizin, Palliativmedizin
Krankenhaus Marienstift
38102 Braunschweig
Kap. 5.7., 9.

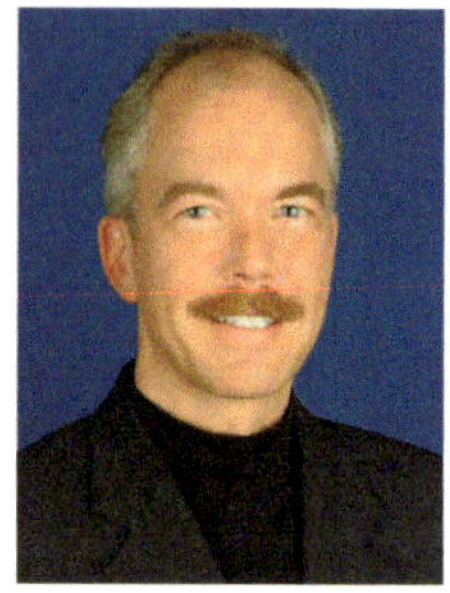

Prof. Dr. phil. Henning Schmidt-Semisch
Universität Bremen
Fachbereich 11: Human- und Gesundheitswissenschaften
Institut für Public Health und Pflegeforschung (IPP)
Abteilung 6: Gesundheit & Gesellschaft
Grazer Straße 2
28359 Bremen
Kap. 5.6.

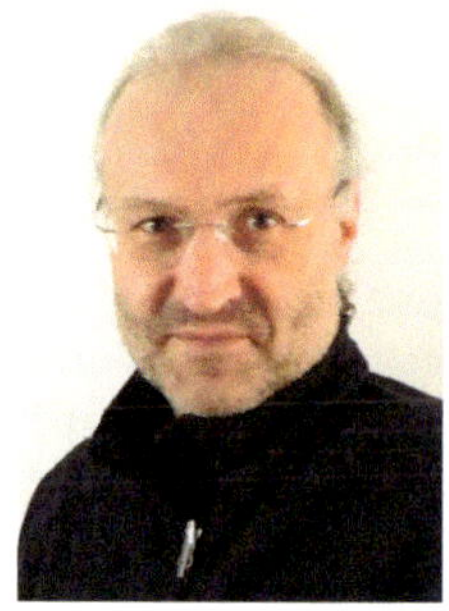

Dr. med. Barbara Schubert
Fachärztin für Innere Medizin, Palliativmedizin, Geriatrie
Chefärztin der Klinik für Innere Medizin
Krankenhaus St. Joseph-Stift Dresden
Wintergartenstraße 15-17
01309 Dresden
Kap. 15.1.

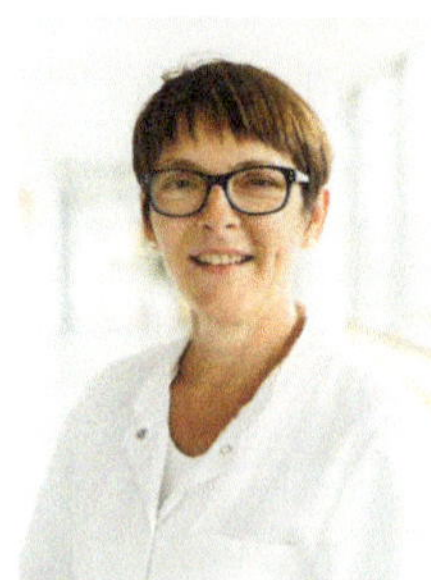

Prof. Dr. Constanze Schulze-Stampa
Hochschule für Wirtschaft und Umwelt, HfWU
Fakultät für Umwelt Gestaltung Therapie, FUGT
Hochschulstudiengänge Künstlerische Therapien, HKT
Sigmaringerstr. 15/2
72622 Nürtingen
Kap. 24.

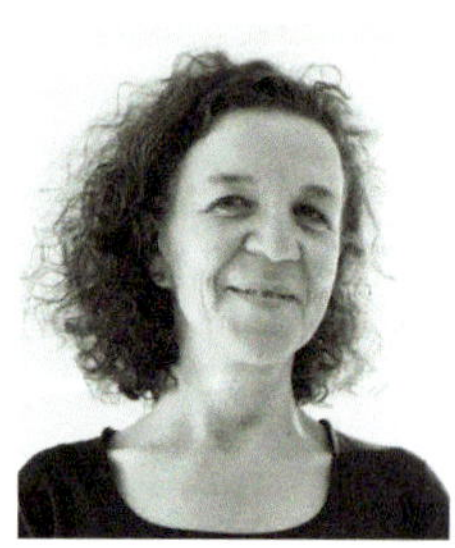

Dr. med. Hans-Bernd Sittig
Palliativmedizin
Schmerzzentrum Stade
Harsefelder Straße 6
21680 Stade
Kap. 8.1., 8.2., 8.3., 8.6., 8.7., 8.8., 8.9.5., 8.10., 8.12., 8.13.1., 8.13.2.1.3., 8.13.2.2., 8.13.2.3.

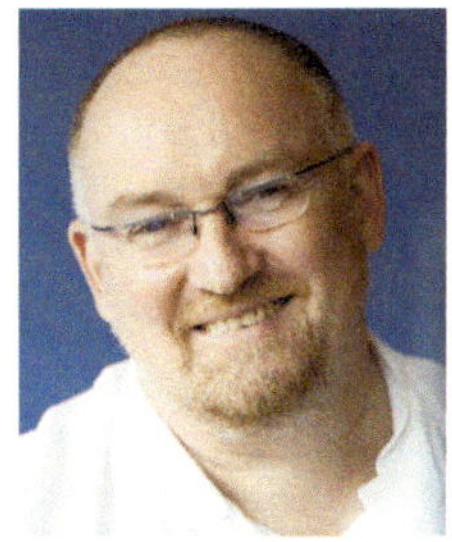

Christina von Soest
Koordinatorin Hospiz Celle – ambulantes Hospiz
Speicherstraße 14
29221 Celle
Kap. 29.3.1.

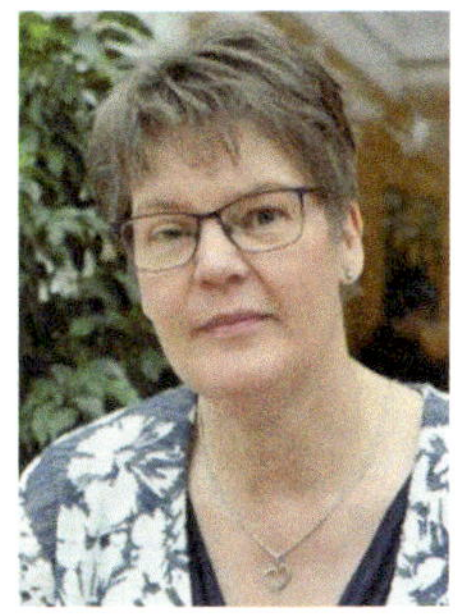

Dr. med. Aleš Staněk
Chefarzt der Klinik für Anästhesiologie, Palliativmedizin und Schmerztherapie
Delme Klinik Delmenhorst GmbH
Wildeshauser Straße 92
27753 Delmenhorst
Kap. 9., 13.

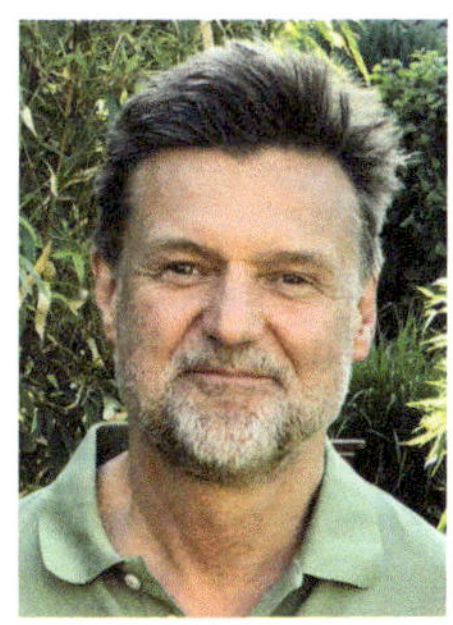

Prof. Dr. Henrikje Stanze
Professorin des Studiengangs
Internationaler Studiengang Pflege B.Sc.
Fakultät 3, Gesellschaftswissenschaften
Fachgebiet "Pflegewissenschaft mit dem Schwerpunkt Beratung, Schulung, Case und Care Management"
Neustadtswall 30
28199 Bremen
Kap. 3., 19.

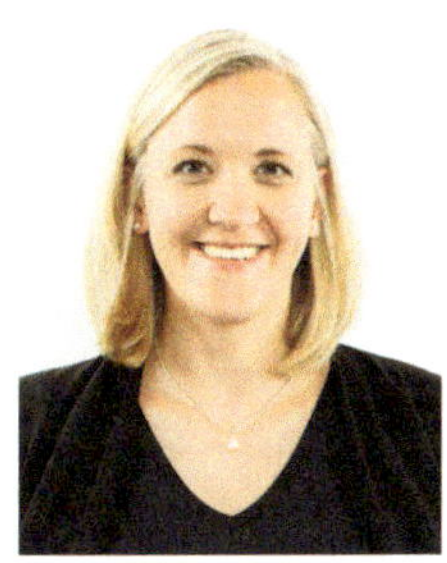

Dr. Daniela Tausch
Psychologische Psychotherapeutin
Praxis für Psychotherapie
Theaterstraße 8
97070 Würzburg
Kap. 5.1.

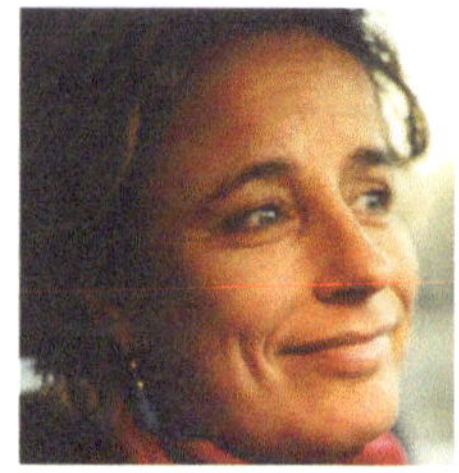

Prof. Dr. Oliver Tolmein
Rechtsanwalt, Fachanwalt für Medizinrecht
Kanzlei Menschen und Rechte
Kühnehöfe 20
22761 Hamburg
Kap. 7.2.

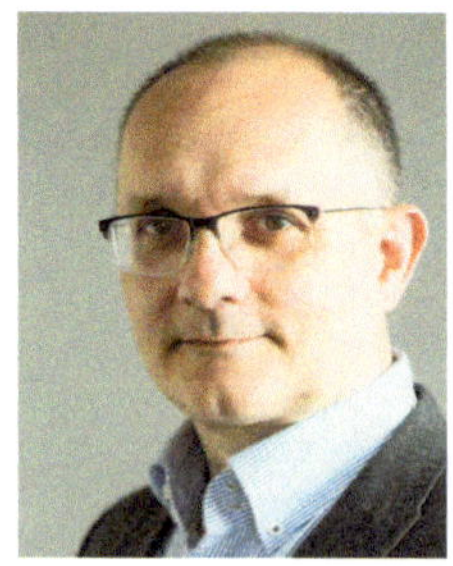

Svenja Uhrig
Dipl.-Päd. DGSv
Coaching Training Supervision
Max-Brauer-Allee 243
22769 Hamburg
Kap. 5.2.

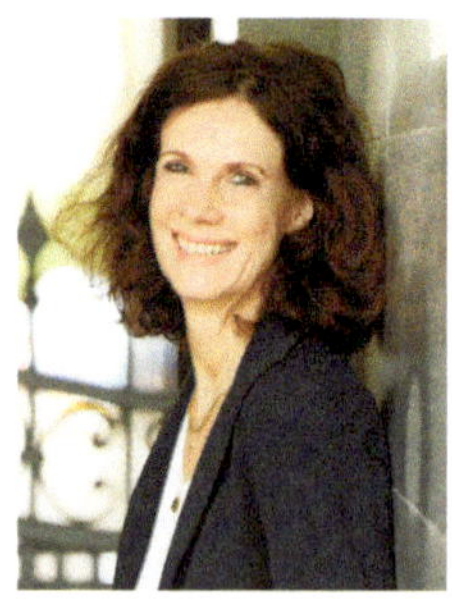

Prof. Dr. Raymond Voltz
Direktor des Zentrums für Palliativmedizin
Medizinische Fakultät und Universitätsklinik Köln
Kerpener Straße 62
50937 Köln
Zentrum für Integrierte Onkologie
Aachen Bonn Köln Düsseldorf (CIO ABCD)
Zentrum für Klinische Studien (ZKS)
Zentrum für Versorgungsforschung Köln (ZVFK)
Kap. 7.3.

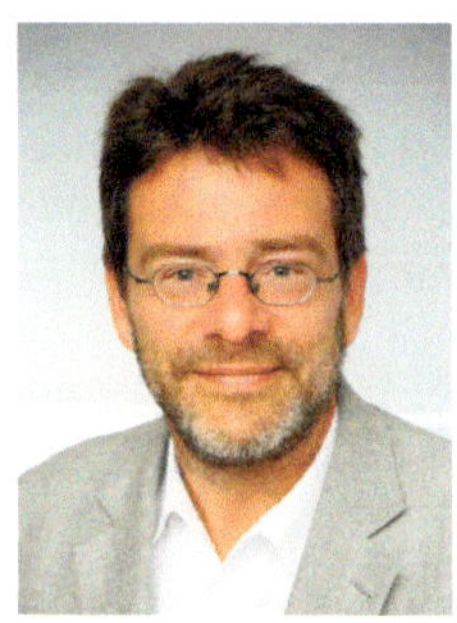

Hans Christian Wartenberg MD, PhD, FIPP
Coördinator Palliatieve Zorg AMC
Afdeling Anesthesiologie H1-115
Academisch Medisch Centrum
Universiteit van Amsterdam
Meibergdreef 9
NL-1105AZ Amsterdam
Kap. 8.4.2., 8.4.3., 8.4.4.

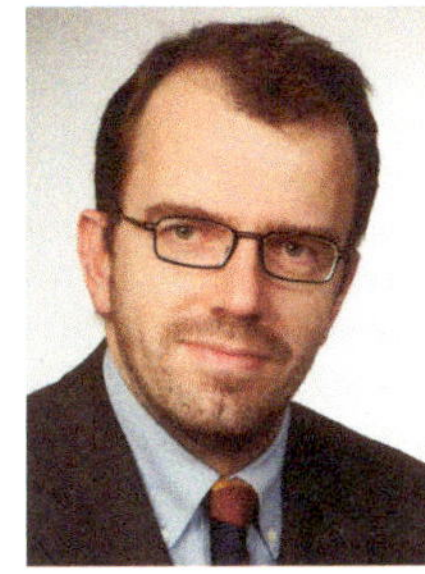

PD Dr. Ulrich Wedding
Chefarzt Abteilung Palliativmedizin
Universitätsklinikum Jena
Klinik für Innere Medizin II
Abteilung Palliativmedizin
Am Klinikum 1
07747 Jena
Kap. 2.6.

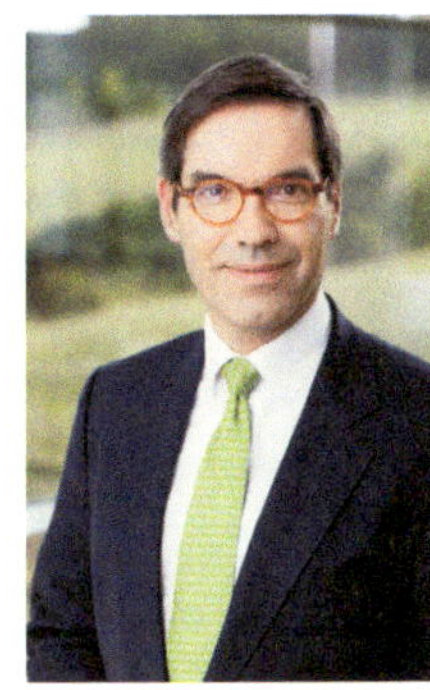

Marlies Wegner
Dipl.-Pflegewirtin
Vorsitzende des Landesstützpunktes für Hospizarbeit und
Palliativversorgung Niedersachsen e. V.(LSHPN)
Hofstraße 26
29342 Wienhausen
Kap. 5.3.

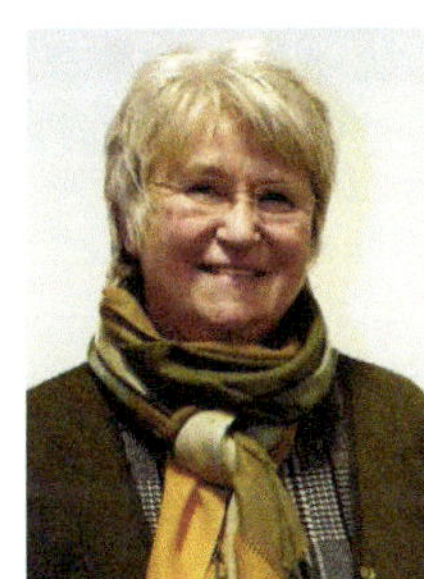

Corinna Weiß
Koordinierungsstelle für Hospiz- und Palliativversorgung in
Deutschland
Aachener Str. 5
10713 Berlin
Kap. 1.8.

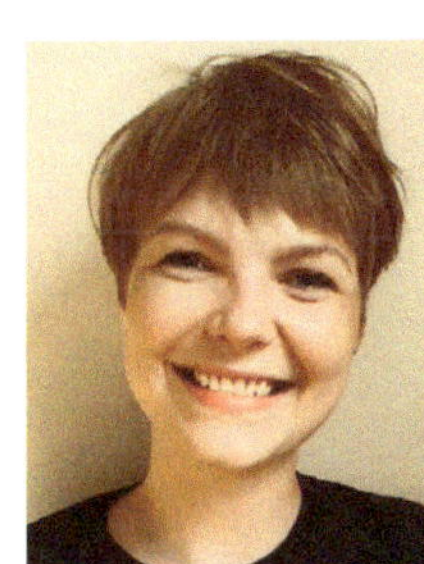

Prof. Dr. med. habil. Christoph Wiese, MHBA
Chefarzt
Klinik für Anästhesiologie und Intensivmedizin
Herzogin Elisabeth Hospital Braunschweig
Leipziger Straße 24
38124 Braunschweig
Kap. 12., 13.

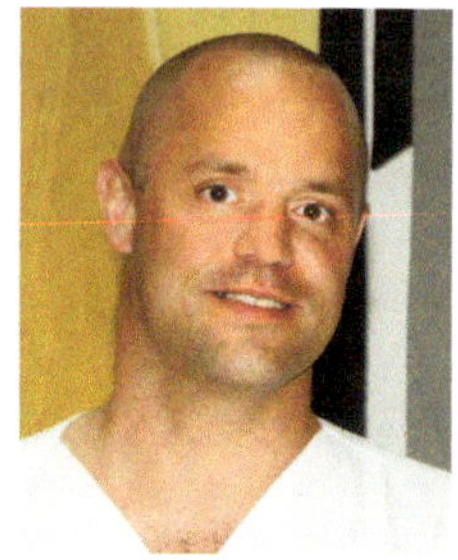

Sabine Willers
Sterbeamme
Dorfstraße 10
21524 Brunstorf
Kap. 29.2.

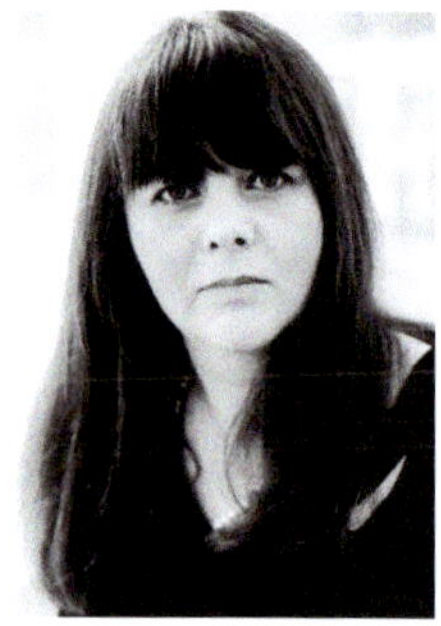

Priv.-Doz. Dr. med. Stefan Wirz
Chefarzt der Abteilung Anästhesie, Interdisziplinäre Intensivmedizin, Schmerzmedizin/Palliativmedizin – Zentrum für Schmerzmedizin
Lehrbefugter an der Universitätsklinik Bonn
GFO Kliniken Bonn
Betriebsstätte:
CURA Krankenhaus
Schülgenstraße 15
53604 Bad Honnef
Kap. 8.9.1.-8.9.4., 8.9.6.-8.9.8.

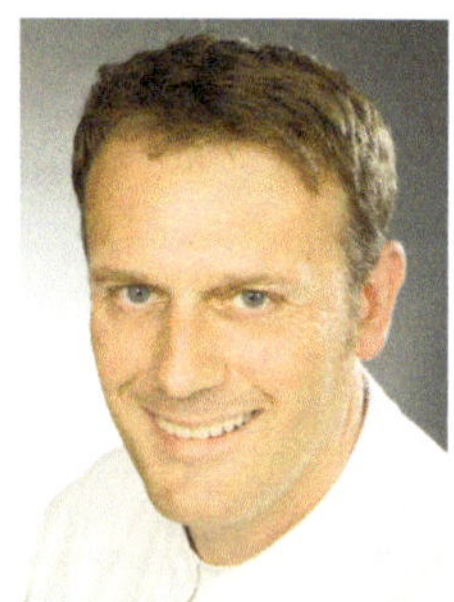

Michael Wollmer
Praxis für Physiotherapie
Hand & Herz
Parkstraße 40
27580 Bremerhaven
Kap. 8.13.2.1.2.

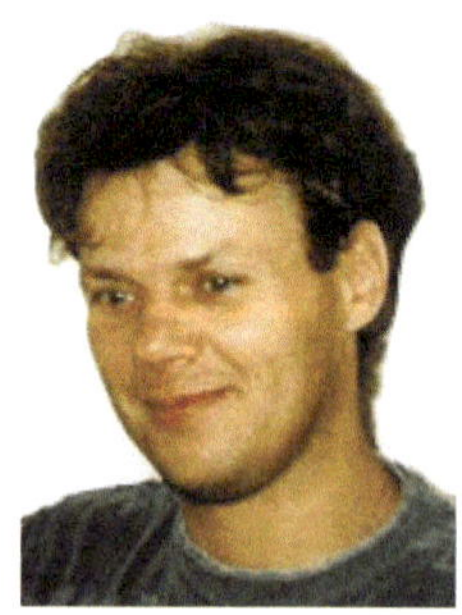

Sanitätsrat Dr. Dietrich Wördehoff
Arzt für Innere Medizin und Palliativmedizin
Sprecher der AG Menschen mit intellektueller und komplexer Beeinträchtigung in der Dt. Gesellschaft für Palliativmedizin (DGP)
Erlenweg 7
66129 Saarbrücken
Kap. 16.2.

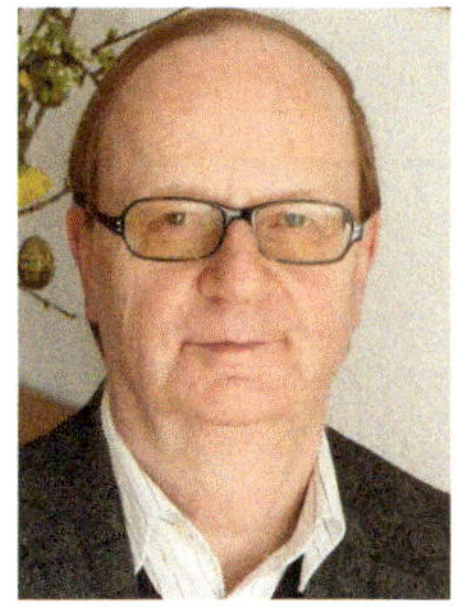

Prof. Dr. Boris Zernikow
Lehrstuhl für Kinderschmerztherapie und Pädiatrische Palliativmedizin
Kinderpalliativzentrum Datteln
Vestische Kinder- und Jugendklinik Datteln
Universität Witten/Herdecke
Dr.-Friedrich-Steiner-Str. 5
45711 Datteln
Kap. 14.2.

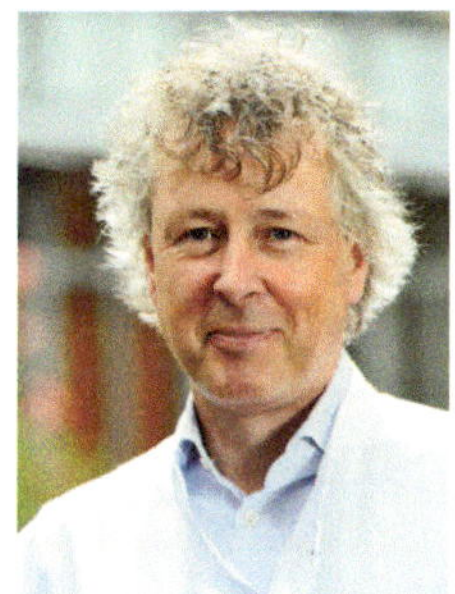

Inhaltsverzeichnis

1. Grundlagen der Palliativmedizin 38

1.1. Von der Hospizidee zur Palliativmedizin (Hubertus Kayser) ... 38
1.2. Definitionen (Hubertus Kayser) ... 38
1.3. Historische Entwicklung (Hubertus Kayser) ... 39
1.3.1. Ursprünge der Hospiz- und Palliatividee ... 39
1.3.2. Geschichte der Palliativmedizin in Deutschland ... 40
1.4. Deutsche Gesellschaft für Palliativmedizin (Hubertus Kayser) ... 42
1.5. Grundlagen palliativmedizinischen Handelns (Hubertus Kayser) ... 43
1.6. Mythen und Fakten (Hubertus Kayser) ... 44
1.7. Charta zur Betreuung schwerstkranker und sterbender Menschen in Deutschland (Karin Dlubis-Mertens) ... 45
1.8. Die Umsetzung der Charta im Rahmen einer Nationalen Strategie (Corinna Weiß) ... 50

2. Versorgungsstrukturen 53

2.1. Die Entwicklung der Hospiz- und Palliativversorgung in Deutschland (Heiner Melching) ... 53
2.2. Spezialisierte und allgemeine Palliativversorgung (Heiner Melching) ... 54
2.3. Weitere Regelungen aus dem Hospiz- und Palliativgesetz (HPG) vom 01.12.2015 (Heiner Melching) ... 59
2.4. §39d SGB V Förderung der Koordination in Hospiz- und Palliativnetzwerken durch einen Netzwerkkoordinator (Heiner Melching) ... 62
2.5. Regionale Netzwerke in der Hospizarbeit und Palliativversorgung (Franziska Kopitzsch, Romy Kranich-Stein) ... 63
2.6. Palliativversorgung in Pandemiezeiten (Cordula Gebel, Ulrich Wedding) ... 67

3. "Advance Care Planning" und das deutsche Konzept "Behandlung im Voraus Planen" (Henrikje Stanze) 73

3.1. Einleitung ... 73
3.2. Hintergrund – Die Patientenverfügung in Deutschland ... 73
3.3. Gesundheitliche Versorgungsplanung für die letzte Lebensphase ... 73
3.4. Die Qualifizierung zum Gesprächsbegleiter nach §132 g SGB V ... 82

4. Lebensqualität in der Palliativmedizin (Karin Kieseritzky) 93

4.1. Der Begriff "Lebensqualität" ... 93
4.2. Definitionen ... 94
4.3. Lebensqualität des Patienten mit palliativem Versorgungsbedarf ... 95
4.3.1. Zufriedenheitsparadox ... 96
4.3.2. Response-Shift ... 96
4.4. Lebensqualität aus der Sicht unterschiedlicher Berufsgruppen im multidisziplinären Team ... 97
4.5. Messung von Lebensqualität ... 97
4.6. Einige Ergebnisse der Lebensqualitätsforschung ... 99
4.7. Hilfen zur Verbesserung der Lebensqualität ... 100
4.7.1. Würde ... 100
4.7.2. Hoffnung ... 100

5. **Kommunikation** 104
5.1. Kommunikationsmodelle: die personenzentrierten Einstellungen in der Begleitung sterbender Menschen (Daniela Tausch) 104
5.1.1. Warum benötigen wir einen personenzentrierten Ansatz in der Sterbebegleitung? 104
5.1.2. Die personenzentrierten Einstellungen in der Sterbebegleitung 105
5.1.2.1. Kongruenz, Authentizität 105
5.1.2.2. Bedingungsfreie positive Wertschätzung 106
5.1.2.3. Einfühlendes Verstehen, Empathie 107
5.1.3. Selbstauseinandersetzung der Begleiter mit Sterben und Tod 109
5.1.4. Hilfen für die beruflichen Helfer 110
5.1.5. Die drei personenzentrierten Haltungen nach C. Rogers – Zusammenfassung 111
5.2. Kommunikation im Team (Svenja Uhrig) 113
5.2.1. Team 113
5.2.1.1. Die Entwicklung eines Teams, die Positionen seiner Mitglieder und die Dynamik zwischen ihnen 113
5.2.1.2. Teamfähigkeit 114
5.2.2. Kommunikationsstil erfolgreicher Teams 115
5.3. Teamarbeit (Marlies Wegner) 117
5.3.1. Der Teambegriff im Bereich Palliative Care 117
5.3.2. Teamarbeit und Palliative Care in der Organisationslogik des Unternehmens 118
5.3.3. Einstiegsfragen zur Teamarbeit 119
5.3.4. Phasen der Entscheidungsfindung 120
5.3.5. Die Rolle der Teamleitung 120
5.3.6. Kooperatives Arbeiten im Team 121
5.4. Interdisziplinarität (Hubertus Kayser, Karin Kieseritzky) 122
5.4.1. Warum Interdisziplinarität und Interprofessionalität? 122
5.4.2. Was ist Interdisziplinarität? 122
5.4.3. Wer arbeitet interdisziplinär und interprofessionell zusammen? 123
5.4.4. Welcher Art sind die gesetzlichen Vorgaben? 124
5.4.5. Fazit 124
5.5. Die Rolle des Arztes (Sören Franke) 125
5.6. Ehrenamtlichkeit in Palliative Care (Susanne Fleckinger, Henning Schmidt-Semisch) 129
5.6.1. Zur historischen Entwicklung der Ehrenamtlichkeit in Palliative Care 130
5.6.2. Ehrenamtlichkeit in den Konzepten von DHPV, DGP und EAPC 131
5.6.3. Zivilgesellschaftliche Funktionen der Ehrenamtlichkeit in Palliative Care 132
5.6.4. Fazit 135
5.7. Die Palliativanamnese (Rainer Prönneke) 138

6. **Aufklärung (Hubertus Kayser, Karin Kieseritzky)** 142
6.1. Grundlagen 142
6.1.1. Rechtliche Grundlagen 143
6.1.2. Unterschiedliche "Wirklichkeiten" im Aufklärungsgespräch 144
6.1.3. Was macht die Mitteilung der Wahrheit so schwierig? 144
6.1.4. Kommunikative Kompetenz 145
6.1.5. Hoffnung 145
6.2. Kontext und Kenntnisstand 146
6.3. Gesprächsrahmen 146
6.4. Abklärung des Informations- und Kenntnisstands und der Bedürfnisse des Patienten 146
6.4.1. Herausfinden, was der Patient weiß 146
6.4.2. Herausfinden, was der Patient wissen möchte 147
6.5. Vorwarnen und Übermitteln der schlechten Nachricht 147

6.6. Umgang mit emotionalen Reaktionen des Patienten ... 148
6.7. Abschluss des Gesprächs ... 148
6.8. Dokumentation ... 150
6.9. Aufarbeitung im Team ... 150
6.10. Das Sechs-Punkte-Protokoll SPIKES ... 151
6.10.1. Setting (Situation) ... 151
6.10.2. Perception (Patientenwissen) ... 152
6.10.3. Invitation (Informationsbedarf) ... 152
6.10.4. Knowledge (Kenntnisvermittlung) ... 153
6.10.5. Empathy (Emotionen wahrnehmen) ... 153
6.10.6. Summary (Strategie und Zusammenfassung) ... 153
6.10.7. Voraussetzungen für eine angemessene Aufklärung ... 153
6.10.8. Aufklären in Zeiten von COVID-19 ... 154
6.11. Fortbildung ... 154

7. Ethisch-rechtliche Fragen am Lebensende 156

7.1. Grundlagen des Handelns und der ethischen Orientierung am Lebensende (H. Christof Müller-Busch) ... 156
7.1.1. Normative Grundlagen ... 156
7.1.2. Besondere ethische Herausforderungen in Palliative Care ... 162
7.1.3. Zusammenfassung und Kernbotschaften ... 167
7.2. Recht der Sterbehilfe – ein Überblick (Oliver Tolmein) ... 168
7.2.1. Die rechtliche Entwicklung ... 168
7.2.2. Der gesetzliche Rahmen ... 170
7.2.3. Beispiele für gebotenes, erlaubtes und verbotenes Handeln ... 170
7.2.3.1. Sterbebegleitung ... 170
7.2.3.2. Hilfe zum Sterben ... 171
7.2.4. Resumee ... 177
7.3. Todeswünsche bei palliativ versorgten Patienten (Kathleen Boström, Thomas Dojan, Kerstin Kremeike, Raymond Voltz) ... 178
7.3.1. Charakterisierung von Todeswünschen ... 178
7.3.2. Haltung und Handlung im Umgang mit Todeswünschen ... 180

8. Symptomkontrolle 184

8.1. Einführung (Hans-Bernd Sittig) ... 184
8.2. Angst (Karin Kieseritzky, Hans-Bernd Sittig) ... 186
8.2.1. Ängste schwerkranker Menschen ... 187
8.2.2. Entstehung von Ängsten ... 188
8.2.3. Teufelskreise der Angst ... 188
8.2.4. Diagnose einer Angststörung ... 189
8.2.5. Bewältigungshilfen und Behandlungsmöglichkeiten ... 190
8.2.5.1. Institutionelle Hilfen ... 191
8.2.5.2. Psychotherapeutische Hilfen ... 191
8.2.5.3. Pharmakologische Bewältigungshilfen ... 191
8.3. Depression (Karin Kieseritzky, Hans-Bernd Sittig) ... 193
8.3.1. Formen depressiver Verstimmung ... 193
8.3.2. Diagnose ... 194
8.3.3. Ursachen für Depressionen ... 195
8.3.4. Normale Trauer ... 196
8.3.5. Demoralisation ... 196

8.3.6. Hilfen zum Umgang mit depressiven Patienten ... 197
8.3.6.1. Institutionelle Hilfen ... 198
8.3.6.2. Psychotherapeutische Unterstützung ... 198
8.3.6.3. Medikamentöse Behandlung und Depressionen ... 199
8.3.7. Suizid ... 200
8.3.7.1. Risikofaktoren für Suizidalität ... 200
8.3.7.2. Protektive Faktoren bei Suizidalität ... 200
8.3.7.3. Suizidgedanken/Todeswunsch ... 200
8.3.7.4. Abschätzung des Suizidrisikos ... 201
8.3.7.5. Psychotherapeutische Interventionen ... 201
8.3.7.6. Medikamentöse Interventionen ... 202
8.3.7.7. Kriterien für die Erwägung einer stationären Einweisung in eine psychiatrische Klinik bei Suizidalität . 202
8.3.7.8. Basisversorgung bei Suizidalität ... 202
8.4. Dermatologische Symptome ... 204
8.4.1. Modernes Wundmanagement (Joachim Dissemond) ... 204
8.4.1.1. Moderne Wundtherapie ... 205
8.4.1.2. Wundsäuberung ... 205
8.4.1.3. Débridement ... 205
8.4.1.4. Wundauflagen ... 206
8.4.1.5. Vakuumtherapie ... 207
8.4.1.6. Wundrandschutz ... 207
8.4.1.7. Schmerztherapie ... 208
8.4.1.8. Fazit ... 208
8.4.2. Allergische Symptome (Hans Christian Wartenberg) ... 208
8.4.3. Infektion (Hans Christian Wartenberg) ... 213
8.4.4. Juckreiz (Hans Christian Wartenberg) ... 217
8.5. Durst und Mundtrockenheit (Christoph Lenzen) ... 224
8.5.1. Physiologie des Durstes ... 224
8.5.2. Physiologische Einflüsse auf das Trinkverhalten ... 225
8.5.3. Konditionierte Einflüsse auf das Trinkverhalten ... 226
8.5.4. Humorale und pharmakologische Einflüsse auf das Trinkverhalten ... 226
8.5.5. Therapeutische Überlegungen zur Durststillung durch Substitution ... 226
8.5.6. Therapeutische Überlegungen zur Durststillung über pflegerische Verfahren ... 227
8.6. Dyspnoe (Hans-Bernd Sittig) ... 229
8.6.1. Definition ... 229
8.6.2. Ursachen der Atemnot ... 230
8.6.3. Diagnostik ... 230
8.6.3.1. Kriterien zur Beurteilung von Dyspnoe ... 231
8.6.3.2. Bewertungsinstrumente von Dyspnoe ... 231
8.6.4. Therapie ... 231
8.6.4.1. Medizinisch-pflegerische Maßnahmen ... 231
8.6.4.2. Onkologische, strahlentherapeutische und chirurgische Therapie ... 231
8.6.4.3. Medikamentöse Therapie ... 232
8.6.4.3.1. Kortikosteroide ... 232
8.6.4.3.2. Bronchodilatantien ... 232
8.6.4.3.3. Opioide ... 232
8.6.4.3.4. Sedativa ... 233
8.6.4.3.5. Antibiotika ... 233
8.6.4.3.6. Sekretolytika ... 234
8.6.4.4. Spezielle Krankheitsbilder ... 234
8.6.4.4.1. Rasselatmung in der Terminalphase ("death rattle") ... 234
8.6.5. Kardinalfehler in der Therapie der Luftnot ... 235
8.6.6. Zusammenfassung ... 235

8.7. Fatigue (CrF) (Karin Kieseritzky, Hans-Bernd Sittig) ... 236
8.7.1. Definitionen ... 236
8.7.2. Diagnose ... 237
8.7.2.1. CrF und Schwäche ... 238
8.7.2.2. CrF und Depression ... 238
8.7.2.3. CrF und Chronic Fatigue-Syndrom (CFS) ... 238
8.7.2.4. Erfassung von CrF ... 239
8.7.3. Ursachen von CrF ... 239
8.7.4. Folgen von CrF ... 239
8.7.5. Allgemeine Maßnahmen bei CrF ... 240
8.7.5.1. Psychotherapeutische Ansätze ... 240
8.7.5.2. Medikamentöse Behandlungsansätze ... 241
8.8. Schwäche (Karin Kieseritzky, Hans-Bernd Sittig) ... 243
8.8.1. Behandelbare Ursachen ... 243
8.8.2. Diagnostik ... 243
8.8.3. Therapie ... 243
8.9. Gastrointestinale Symptome in der Palliativmedizin ... 244
8.9.1. Obstipation (Stefan Wirz) ... 244
8.9.1.1. Risikogruppe Schmerzpatienten und Patienten mit palliativem Versorgungsbedarf ... 244
8.9.1.2. Obstipationsformen ... 245
8.9.1.3. Diagnostik ... 246
8.9.1.4. Prophylaxe und Therapie ... 246
8.9.2. Gastrointestinale Obstruktion (Stefan Wirz) ... 249
8.9.3. Ileus (Stefan Wirz) ... 250
8.9.4. Diarrhoe (Stefan Wirz) ... 253
8.9.5. Inappetenz (Karin Kieseritzky, Hans-Bernd Sittig) ... 255
8.9.5.1. Ursachen von Inappetenz ... 255
8.9.5.2. Diagnostik ... 255
8.9.5.3. Konfliktbereich Inappetenz ... 256
8.9.5.3.1. Inappetenz aus der Sicht des Patienten ... 256
8.9.5.3.2. Inappetenz aus der Sicht der Zugehörigen ... 256
8.9.5.3.3. Wege aus dem Dilemma ... 256
8.9.5.4. Maßnahmen zur Ernährung ... 257
8.9.5.5. Therapie ... 257
8.9.6. Nausea/Emesis (Stefan Wirz) ... 258
8.9.7. Dysphagie (Stefan Wirz) ... 262
8.9.8. Kachexie (Stefan Wirz) ... 264
8.10. Knochenmetastasen (Hans-Bernd Sittig) ... 265
8.10.1. Einführung ... 265
8.10.2. Metastasierungswege ... 265
8.10.3. Diagnostik ... 266
8.10.3.1. Klinische Leitsymptome von Wirbelsäulenmetastasen ... 266
8.10.3.2. Radiologische Verfahren ... 266
8.10.4. Therapie ... 267
8.10.4.1. Operative Interventionen ... 267
8.10.4.2. Radiotherapie ... 268
8.10.4.3. Embolisation ... 268
8.10.4.4. Bisphosphonattherapie ... 268
8.10.4.5. Monoklonale Antikörper ... 269
8.10.4.6. Hormontherapie ... 269
8.10.4.7. Operative Therapie ... 269
8.10.4.8. Medikamentöse Therapie ... 269

8.11. Neuropsychiatrische Symptome (Wolfgang Heide) ... 271
8.11.1. Einführung in die neurologische Palliativmedizin ... 271
8.11.2. Agitiertheit ... 273
8.11.2.1. Motorische Unruhe ... 273
8.11.2.2. Angst ... 274
8.11.2.3. Depression ... 275
8.11.3. Desorientiertheit, Verwirrtheit und Delir ... 276
8.11.4. Epileptische Anfälle und Myoklonien ... 279
8.11.5. Management neurologischer Patienten mit palliativem Versorgungsbedarf ... 279
8.12. Schlafstörungen/nicht erholsamer Schlaf bei Patienten mit palliativem Versorgungsbedarf (Karin Kieseritzky, Hans-Bernd Sittig) ... 281
8.12.1. Diagnose ... 281
8.12.1.1. Insomnie ... 281
8.12.1.2. Hypersomnie ... 282
8.12.2. Ursachen von Schlafstörungen ... 282
8.12.3. Folgen von Schlafstörungen ... 283
8.12.4. Therapie ... 284
8.12.4.1. Grundprinzipien ... 284
8.12.4.2. Nicht-medikamentöse Maßnahmen ... 284
8.12.4.3. Psychotherapeutische Maßnahmen ... 284
8.12.4.4. Medikamentöse Maßnahmen ... 285
8.13. Schmerz in der Palliativmedizin ... 287
8.13.1. Grundlagen und Ätiologie (Hans-Bernd Sittig) ... 287
8.13.1.1. Grundlagen ... 287
8.13.1.2. Physiologie ... 288
8.13.1.3. Schmerzformen ... 289
8.13.1.4. Einflüsse auf die Schmerzwahrnehmung ... 291
8.13.1.5. Diagnostik ... 291
8.13.1.6. Behandlungsziele ... 292
8.13.2. Therapie (Hans-Bernd Sittig) ... 293
8.13.2.1. Nicht-medikamentöse Therapieverfahren ... 293
8.13.2.1.1. Psychologische Aspekte des Schmerzes und psychologische Schmerztherapie (Karin Kieseritzky) ... 293
8.13.2.1.2. Schmerzphysiotherapie (Michael Wollmer) ... 302
8.13.2.1.3. Gegenirritationsverfahren (Hans-Bernd Sittig) ... 303
8.13.2.2. Medikamentöse Verfahren (Hans-Bernd Sittig) ... 305
8.13.2.2.1. WHO-Stufenschema ... 306
8.13.2.2.2. Mechanismenorientierte Schmerztherapie ... 307
8.13.2.2.3. Nicht-Opioide ... 316
8.13.2.2.4. Opioide ... 319
8.13.2.2.5. Koanalgetika ... 336
8.13.2.2.6. Adjuvantien ... 341
8.13.2.2.7. Einige spezielle Probleme ... 342
8.13.2.3. Invasive Therapieverfahren (Hans-Bernd Sittig) ... 344
8.13.2.3.1. Grundlagen ... 344
8.13.2.3.2. Ports und Pumpen ... 346
8.13.2.3.3. Nervennahe Verfahren ... 348
8.13.2.3.4. Sympathikusblockaden ... 349
8.13.2.3.5. Rückenmarksnahe Gabe von Medikamenten ... 349
8.13.2.3.6. Neurodestruktive Verfahren ... 351
8.13.2.3.7. Neuroablative Eingriffe in der Tumorschmerztherapie ... 352
8.13.2.3.8. Kontraindikationen aller invasiven Analgesieverfahren ... 352
8.13.2.3.9. Management invasiver Analgesieverfahren in der Praxis ... 352
8.13.2.3.10. Zusammenfassung ... 353

8.14. Schwitzen (Hyperhidrosis) (Hubertus Kayser) ... 353
8.14.1. Definition ... 353
8.14.2. Ursachen ... 354
8.14.3. Folgen ... 354
8.14.4. Erfassung ... 354
8.14.5. Behandlung ... 354
8.15. Urologische Symptome (Kai Lübbersmeyer) ... 355
8.15.1. Harnretention ... 355
8.15.1.1. Harnstauungsniere ... 355
8.15.1.2. Blasenentleerungsstörungen ... 356
8.15.2. Katheterassoziierte Symptome ... 358

9. Notfälle in der Palliativmedizin (Rainer Prönneke, Aleš Staněk) 359
9.1. Allgemeines ... 359
9.2. Die eigentlich palliativorientierte Notfallbehandlung ... 359
9.2.1. Nicht-medikamentöse Behandlung ... 359
9.2.2. Medikamentöse symptomorientierte Notfallbehandlung ... 360
9.3. Ausgewählte Notfallsituationen in der Palliativmedizin ... 361
9.4. Schlussbetrachtung ... 363

10. Onkologische Therapie in der Palliativmedizin (Corinna Gott, Andreas Pott) 365
10.1. Systemische Chemotherapie ... 365
10.2. Intracavitäre Therapie ... 367
10.3. Strahlentherapie ... 367
10.4. Hämotherapie ... 368

11. Strahlentherapie in der Palliativversorgung 369
11.1. Grundlagen (Birgitt van Oorschot) ... 369
11.2. Strahlentherapiekonzepte bei Patienten mit palliativem Versorgungsbedarf (Steffi U. Pigorsch) ... 370
11.2.1. Knochenmetastasen ... 370
11.2.2. Weichteilmetastasen/Lokalrezidive mit Weichteilinfiltration ... 371
11.2.3. Hirnmetastasen/Meningeosis carcinomatosa ... 372
11.2.4. Lebermetastasen mit Leberkapselspannungsschmerz ... 372
11.2.5. Splenomegalie ... 373
11.2.6. Notfallindikationen zur palliativen Strahlentherapie ... 373
11.3. Besonderheiten der Schmerztherapie bei Bestrahlungspatienten (Rebecca Asadpour) ... 374

12. Der Patient mit palliativem Behandlungsbedarf in der Notfall- und Rettungsmedizin (Christoph Wiese) 376
12.1. Palliativ- und Notfallmedizin ... 377
12.2. Konfliktfelder zwischen Palliativmedizin und Notfallmedizin ... 378
12.3. Besonderheiten palliativer Notfälle ... 380

13. Palliativmedizin und Intensivmedizin (Aleš Staněk, Christoph Wiese) 385
13.1. Palliativmedizin und Intensivmedizin ... 385
13.2. Palliativmedizinische Kompetenz auf der Intensivstation ... 388

13.3. Integration palliativmedizinischer therapeutischer Konzepte in intensivmedizinische Standards ... 388
13.4. Patienten auf Intensivstationen, die zu Patienten mit palliativem Versorgungsbedarf werden – Therapiezieländerungen ... 389
13.5. Patienten mit palliativem Versorgungsbedarf auf Intensivstationen – Therapieerweiterungen (geplant/ungeplant) ... 390
13.6. Zusammenfassung ... 391

14. Pädiatrische Palliativmedizin 392

14.1. Zugehörigenbetreuung: Sterbende Kinder und ihre Familien (Heiner Melching) ... 392
14.2. Pädiatrische Palliativversorgung (Boris Zernikow) ... 395
14.2.1. Einleitung ... 395
14.2.2. Erkrankungen mit einem pädiatrisch-palliativen Versorgungsbedarf ... 396
14.2.3. Definition Pädiatrische Palliativversorgung ... 397
14.2.4. Allgemeine und spezialisierte pädiatrische Palliativversorgung ... 398
14.2.5. Standards der pädiatrischen Palliativversorgung in Europa ... 398
14.2.5.1. Was folgt aus der international anerkannten ACT-Charta? ... 399
14.2.6. Herausforderungen der pädiatrischen Palliativversorgung ... 399
14.2.6.1. Symptomkontrolle ... 399
14.2.6.2. Spezielle Patientengruppen ... 400
14.2.6.3. Kommunikation ... 400
14.2.6.4. Advance Care Planning (ACP) ... 400
14.2.6.5. Medizintechnik ... 401
14.2.6.6. Sozialberatung ... 401
14.2.6.7. Transition ... 401

15. Palliativmedizin für Hochbetagte und in der Schwerstpflege 404

15.1. Palliativmedizin für Menschen in hohem Lebensalter (Barbara Schubert) ... 404
15.1.1. Alter und Alterung ... 404
15.1.2. Der geriatrische Patient ... 404
15.1.3. Multimorbidität und Geriatrische Syndrome ... 405
15.1.4. Häufige Krankheitsbilder in hohem Alter ... 405
15.1.5. Palliativen Behandlungsbedarf erkennen ... 406
15.1.6. Am Lebensende angekommen, lebensmüde und lebenssatt sein ... 408
15.2. Palliative Care in der Pflege und Begleitung schwerst erkrankter Menschen (Sibylle Lück) . 409
15.2.1. Der alternde Mensch am Lebensende: End-of-Life Care ... 409
15.2.2. Wir brauchen ein neues (Pflege-)Verständnis ... 410

16. Palliative Care für Menschen mit intellektueller und komplexer Beeinträchtigung 412

16.1. Einführung (Hermann Jungnickel) ... 412
16.2. Inklusion von Menschen mit intellektueller Beeinträchtigung in die hospizlich-palliative Versorgung (Dietrich Wördehoff) ... 414
16.2.1. Wünsche und Willen erfassen ... 415
16.2.2. Entscheidungen über medizinische Maßnahmen treffen ... 416
16.2.3. Erfassung von Beschwerden und Symptomen ... 421
16.2.4. Behandlung und Versorgung ... 421
16.2.5. Teilhabe bis zum Lebensende ... 422

17. Sterben auf der Straße (Georg Kückelmann) 423
17.1. Ursachen von Obdachlosigkeit 423
17.2. Krankheitslast und Morbidität bei Obdachlosen 423
17.3. Perspektiv- und Persönlichkeitsveränderung bei Obdachlosen 424
17.4. Sterbeprozess und Sterbebegleitung bei Obdachlosen 424

18. Enterale und parenterale Ernährung bei Patienten mit palliativem Versorgungsbedarf (Thomas Jehser) 427
18.1. Unterernährung, Schwäche, Gewichtsabnahme und Appetitmangel als Stigmata der fortgeschrittenen Krankheit 427
18.2. Ursachen einer Mangelernährung 427
18.3. Ernährungsstatus und Nahrungsbedarf 428
18.4. Ernährungsformen 429
18.5. Besonderheiten der Ernährungstherapie bei Patienten mit palliativem Versorgungsbedarf 432

19. Grundlagen der Pflege in der Palliativmedizin (Kerstin Dengler, Henrikje Stanze) 434
19.1. Die Sprache der Pflege 435
19.1.1. Kommunikation mit Sterbenden 435
19.2. Kommunikative Berührung 436
19.2.1. Die Bedeutung der Berührung 436
19.2.2. Die Berührung im Kontext der Pflegesituation 436
19.3. Die Bedeutung von Bewegung in Palliative Care 437
19.3.1. Körperbild und Körpergefühl 439
19.3.2. Positionierung 439
19.3.3. Formen der Positionierung 440
19.4. Kinästhetik 441
19.4.1. Das Konzept 441
19.4.2. Kinästhetische Prinzipien 442
19.4.3. Interaktion 442
19.4.4. Massen und Zwischenräume 442
19.4.5. Bewegungsmuster 443
19.5. Basale Stimulation® 444
19.5.1. Das Konzept 444
19.5.2. Die unterschiedlichen basal stimulierenden Angebote 445
19.5.2.1. Die Initialberührung 445
19.5.2.2. Ganzkörperwaschung 446
19.5.3. Die Atemstimulierende Einreibung (ASE) 447
19.5.4. Weitere Stimulationsangebote 448
19.6. Beratung von An- und Zugehörigen in der palliativen Pflege 450
19.7. Schlussbemerkung 451

20. Grundlagen der Physiotherapie in der Palliativmedzin (Peter Nieland) 453

21. Psychologische Aspekte in der Palliativmedizin (Karin Kieseritzky) 457
21.1. Belastungen durch schwere Erkrankung 457
21.1.1. Stellenwert psychischer Belastungen 457

21.1.2. Diagnostik psychischer Belastungen ... 458

21.2. Psychoonkologisch / psychotherapeutische Behandlungsstrategien in Palliative Care ... 460

21.2.1. Entspannungsverfahren ... 461

21.2.2. Imagination ... 461

21.2.3. Achtsamkeitsbasierte Interventionen ... 461

21.2.4. Genusstraining ... 462

21.2.5. Biographische Arbeit ... 462

21.2.6. Kognitive Verhaltenstherapie ... 462

21.2.7. Systemische Familientherapie ... 463

21.2.8. Gesprächspsychotherapie ... 464

21.2.9. Tiefenpsychologisch fundierte Psychotherapie (TP) ... 464

21.2.10. Sinnbasierte Interventionen ... 464

21.2.11. Würdeorientierte Interventionen ... 464

21.2.12. Gruppentherapie ... 465

21.2.13. Psychotherapeutischer Ansatz in der Palliativmedizin im Unterschied zur "klassischen" Psychotherapie ... 465

21.2.14. Zur Wirksamkeit psychotherapeutischer Methoden ... 465

21.3. Psychoonkologische Betreuung ... 465

21.3.1. Arbeit mit Patienten ... 466

21.3.1.1. Ziele klinisch-psychologischer Unterstützung ... 466

21.3.1.2. Das psychologische Gespräch ... 466

21.3.1.3. Diagnostik psychischer Belastungen und des Unterstützungsbedarfs ... 467

21.3.1.4. Verbesserung der Kommunikationsfähigkeit ... 468

21.3.1.5. Begleitung und freundschaftliche Unterstützung ... 468

21.3.1.6. Krisenintervention ... 468

21.3.2. Zugehörige ... 469

21.3.3. Team ... 469

21.4. Verlust ... 469

21.4.1. Hilfen bei der Bewältigung von Verlust ... 470

21.5. Krankheitsverarbeitung ... 470

21.5.1. Wie verarbeiten Menschen die Diagnose einer Tod bringenden Erkrankung? ... 470

21.5.1.1. Phasenmodell nach E. Kübler-Ross ... 471

21.5.1.2. Abwehrmechanismen ... 471

21.5.2. Krankheitsbewältigung ... 472

21.6. Angehörige und soziales Umfeld ... 474

21.6.1. Zum Begriff "Angehörige" ... 474

21.6.2. Soziale Unterstützung ... 474

21.6.3. Rolle der Zugehörigen ... 474

21.6.4. Zugehörige als Unterstützer ... 475

21.6.5. Hilfen für Zugehörige ... 476

21.7. Sexualität in der Palliativmedizin ... 477

21.7.1. Was ist Sexualiät? ... 477

21.7.2. Sexualität schwerkranker Menschen ... 477

21.7.3. Das PLISSIT-Modell ... 478

21.7.4. Vorteile von PLISSIT ... 479

21.7.5. Aufgaben des behandelnden Teams ... 479

21.7.6. Intimität ermöglichen ... 479

22. Soziale Aspekte in der Palliativmedizin (Heiner Melching) 482

22.1. Soziale Arbeit in der Palliativversorgung ... 482

22.2. Sozialrechtliche Aspekte ... 482

22.3. Unterstützung ... 483
22.4. Soziales Umfeld ... 484
22.4.1. Die Struktur des sozialen Umfelds ... 484
22.4.2. Die Rolle des sozialen Umfelds ... 486
22.4.3. Veränderungen des sozialen Umfelds ... 487
22.5. Randgruppen ... 487
22.5.1. Definitionen ... 487
22.5.2. Schlussfolgerungen ... 488
22.6. Kinder und Jugendliche als Zugehörige/Trauernde ... 488
22.6.1. Kinder sind ein fester Bestandteil des sozialen Umfelds. Sie gehören dazu! ... 489
22.6.2. Kinder wissen nicht unbedingt weniger über den "Tod" als Erwachsene! ... 489
22.6.3. Kinder können in jedem Alter selbst entscheiden, inwieweit sie einbezogen werden möchten ... 491
22.6.4. Kinder sollen oftmals "behütet" werden vor den "Schrecken des Todes", werden dadurch aber meistens ausgegrenzt ... 491
22.6.5. Kinder und Jugendliche haben andere Ausdrucksformen für ihre Trauer ... 491
22.6.6. Kinder haben einen unmittelbareren Zugang zu ihren Gefühlen und erscheinen dadurch "schwankender" ... 492
22.6.7. Kinder haben ihre eigenen Wege und Ansprechpartner (nicht unbedingt die Eltern) ... 492
22.6.8. Auch Kinder können mit Wahrheiten und Realität besser umgehen als mit "irrealen Phantasien" und Beschönigungen ... 492

23. Musiktherapie in Palliative Care (Catarina Mahnke) 495

23.1. Der Musikbegriff ... 495
23.1.1. Was ist Musik? ... 495
23.1.2. Wirkungen von Musik ... 496
23.1.2.1. Musikalische Prägung ... 496
23.1.2.2. Physiologische Musikwirkung ... 497
23.1.2.3. Wirkweisen von Musik ... 497
23.2. Musiktherapie ... 497
23.2.1. Definition Musiktherapie ... 498
23.2.2. Musiktherapeutische Methoden ... 498
23.2.2.1. Aktive Musiktherapie ... 498
23.2.2.2. Rezeptive Musiktherapie ... 499
23.3. Musiktherapie in Palliative Care ... 499
23.3.1. Indikation ... 500
23.3.2. Kontraindikation ... 500
23.3.3. Behandlungsauftrag ... 500
23.3.4. Setting ... 501
23.3.5. Musiktherapeutische Interventionen ... 501
23.3.5.1. Entspannungs-und Imaginationsverfahren ... 501
23.3.5.2. Liedformen ... 501
23.3.5.3. Improvisationsformen ... 502
23.4. Zielkriterien ... 502
23.5. Zusammenfassung ... 503

24. Künstlerische Therapien/Kunsttherapie in der Palliativmedizin (Constanze Schulze-Stampa) 505

24.1. Umgang mit Endlichkeit und Kunst(therapie) ... 505
24.2. Grundlagen und Kompetenzen der Kunsttherapie ... 505
24.3. Anwendung der Kunsttherapie in der Palliativversorgung ... 506

24.4. Einzelne Zielorientierungen der Kunsttherapie ... 507
24.5. Interventionen und Verfahren der Kunsttherapie in der Palliativversorgung ... 507
24.6. Ausblick ... 508

25. Spiritualität in der Palliativversorgung (Johannes Albrecht) 509
25.1. Der Weg der Spiritualität in die Medizin der Neuzeit ... 509
25.1.1. Ganzheitlichkeitsmodelle ... 509
25.1.2. Total-Pain-Konzept ... 509
25.1.3. Charta zur Betreuung schwerstkranker und sterbende Menschen in Deutschland ... 510
25.1.4. S3-Leitlinie Pallitivmedizin ... 510
25.2. Begriffsklärung Spiritualität ... 510
25.2.1. Definition der European Association for Palliative Care (EAPC) ... 511
25.3. Spiritual Care ... 512
25.3.1. Begrifflichkeit ... 512
25.3.2. Seelsorge und Spiritual Care ... 513
25.3.3. Praxisbausteine von Spiritual Care ... 513
25.3.3.1. Spirituelle Anamnese ... 513
25.3.3.2. Indikationen-Set für Spiritual Care und Seelsorge ... 515
25.3.3.3. Biographie ... 515
25.3.3.4. Ressourcenorientierung ... 515
25.3.4. Ebenen von Spiritualität und Spiritual Care in der Palliativversorgung ... 516
25.3.5. Interreligiosität/interkultureller Kontext ... 517
25.4. Spiritualität in Lehre und Fortbildung ... 517
25.5. Schlusswort ... 519

26. Trauer (Karin Kieseritzky) 521
26.1. Begriffsbestimmung ... 521
26.2. Der Trauerprozess ... 521
26.2.1. Symptome der Trauerphasen ... 522
26.2.2. Hilfen in den Trauerphasen ... 522
26.2.3. Problematische Reaktionen in den Trauerphasen ... 522
26.2.4. Aufgaben in der Trauerarbeit ... 523
26.2.5. Duales Prozess-Modell der Trauer ... 523
26.3. Komplizierte (pathologische?) Trauer ... 524
26.3.1. Definition der "komplizierten Trauer" ... 525
26.3.2. Diagnostik der komplizierten Trauerreaktion ... 526
26.3.3. Psychotherapie der komplizierten Trauer ... 527
26.3.4. Pharmakologische Hilfen ... 527
26.4. Trauerbegleitung ... 527
26.4.1. Formen der Trauerbegleitung ... 528
26.4.2. Wer sollte begleitet werden? ... 528
26.4.3. Wann soll Trauerbegleitung beginnen? ... 528
26.5. Anhang ... 529

27. Rituale (Heiner Melching) 531
27.1. Erfahrungen aus der Arbeit mit Trauernden ... 531
27.2. Zur Dynamik von Ritualen ... 532
27.3. Das richtige "Gefährt" für das jeweilige Bedürfnis ... 533

28. Sterben in der Diaspora: Die Bedeutung der Religion (Christoph Auffarth) 535
28.1. Wozu vergleichen? ... 535
28.2. Der verdrängte Tod ... 535
28.3. Die Beseitigung des Toten und ein Stück zur Erinnerung ... 536
28.4. Die Kränkung durch den Tod und psychische Gesundheit: Rituale und Emotionen ... 537
28.5. Der soziale Tod und der physische Tod: Der alleingelassene Sterbende ... 537
28.6. Migranten "im Elend" ... 538

29. Sterben und Tod 541
29.1. Point of no return (Karin Kieseritzky) ... 541
29.1.1. Sterbephase ... 541
29.1.1.1. Definitionen ... 541
29.1.1.2. Tod – Würdigung – Regularien ... 542
29.1.1.3. Die Beteiligten in der Sterbebegleitung ... 543
29.1.1.3.1. Rückblick ... 544
29.2. Sterbebegleitung (Sabine Willers) ... 545
29.3. Finalphase ... 547
29.3.1. Rasselatmung (Hubertus Kayser, Christina von Soest) ... 547
29.3.2. Mundpflege in der letzten Lebensphase (Martina Kern, Anke Mijatovic) ... 554
29.3.2.1. Einführung zum Umgang mit der Mundpflege ... 554
29.3.2.2. Ziele und Maßnahmen in Bezug auf Mundpflege ... 554
29.3.2.3. Ursachen und therapeutische Maßnahmen bei Erkrankungen im Mundbereich ... 555
29.3.2.3.1. Mundtrockenheit ... 555
29.3.2.3.2. Mundgeruch ... 555
29.3.2.3.3. Schmerzhafter Mund ... 555
29.3.2.3.4. Soorinfektion und entzündliche Prozesse im Mund ... 556
29.3.2.3.5. Borkenbildung und Beläge ... 556
29.3.2.3.6. Blutungen ... 556
29.3.2.4. Zusammenfassend ... 556
29.3.3. Der "Freiwillige Verzicht auf Nahrung und Flüssigkeit" (Bernd Alt-Epping) ... 557
29.3.3.1. Definition und Durchführung ... 557
29.3.3.2. Ethische und rechtliche Bewertung des FVNF ... 558
29.3.3.3. Begleitung beim FVNF ... 559
29.3.3.4. Zusammenfassung und Fazit ... 559
29.4. Palliative Sedierung (Hubertus Kayser) ... 561
29.4.1. Definition ... 561
29.4.2. Abgrenzung zur Euthanasie und ethische Entscheidungsfindung ... 562
29.4.3. Indikationsstellung ... 562
29.4.4. Praxis ... 563
29.4.5. Zusammenfassung ... 564
29.4.6. Fallbeispiel ... 564
29.5. Tod und Bestattung (Heiner Melching) ... 568
29.5.1. Nach dem Tod – Die Kette von Missverständnissen ... 571
29.5.1.1. Wie lange darf ein verstorbener Mensch zu Hause bleiben? ... 571
29.5.1.2. Ist es Vorschrift, einen Bestatter einzuschalten – und wenn ja, wozu benötigt man ihn? ... 571
29.5.1.3. Innerhalb welchen Zeitraums muss/darf in Deutschland ein Mensch beerdigt werden? ... 572
29.5.1.4. Muss jeder Mensch in Deutschland (auf einem Friedhof) beerdigt werden? ... 572
29.5.1.4.1. Wer darf die Bestattung in Auftrag geben und den Rahmen bestimmen? ... 572
29.5.1.5. Faktor Zeit ... 572
29.5.1.6. Aufbahrung ... 574
29.5.1.7. Hausaufbahrung ... 574

29.5.1.8. Einkleiden 574
29.5.1.9. Trauernde Kinder/Jugendliche 575
29.5.2. Die Trauerfeier/Beerdigung 575
29.5.2.1. Bestattungsformen 575
29.5.3. Anhang 577

30. Das eigene Bild vom Tod (Karin Kieseritzky) 579
30.1. Grundlagen 579
30.2. Vorgehen 579
30.3. Untersuchungen zur Sterbemeditation 580

31. Burnout-Syndrom und Burnout-Prophylaxe (Karin Kieseritzky) 582
31.1. Burnout-Syndrom 582
31.2. Burnout-Prophylaxe 586
31.3. Resilienz 590
31.4. Supervision 593

32. Qualitätssicherung und Dokumentation 596
32.1. Qualitätssicherung in der Palliativmedizin (Michaela Hach) 596
32.1.1. Interne Qualitätssicherung 597
32.1.2. Audit 598
32.2. Zertifizierungs- und Anerkennungsverfahren für Palliativstationen der Deutschen Gesellschaft für Palliativmedizin (Frank Gunzelmann) 599
32.2.1. Gründe für die Entwicklung des spezifischen Zertifizierungsverfahrens 600
32.2.2. Das Zertifizierungssystem 601
32.2.3. Das Verfahren – zwei Möglichkeiten 602

33. Tipps für die tägliche Praxis (Hubertus Kayser, Karin Kieseritzky) 605

Index 606

1. Grundlagen der Palliativmedizin

> *"**Sie** sind wichtig, weil Sie eben **Sie** sind.*
> *Sie sind bis zum **letzten** Augenblick Ihres Lebens wichtig,*
> *und wir werden alles tun, damit Sie nicht nur in Frieden **sterben**,*
> *sondern auch bis zuletzt **leben** können."*
>
> Cicely Saunders

1.1. Von der Hospizidee zur Palliativmedizin

"*Die Hospizidee ist nicht nur eine Neuheit in unserem hoch technisierten, gewinnorientierten Gesundheitswesen, sondern auch eine seltene Kombination von Spiritualität und 'harter Medizin'. Eine Kombination, deren Einzigartigkeit einem wohl erst bewusst wird, wenn man einer Person wie Cicely Saunders begegnet, die sie verkörpert.*" (Holden 1976)

Die Hospizbewegung und die Entwicklung der Palliativmedizin sind bis heute untrennbar mit einem Namen verbunden:

Dame Cicely Saunders, die 2005 87-jährig verstarb, hat der Welt nicht nur eine wunderbare Idee und ein Referenzzentrum der Palliativmedizin in London hinterlassen, sondern sie legte auch die Grundlagen für die moderne ambulante und stationäre Palliativmedizin in all ihren Facetten. So verankerte und verkörperte sie die Interprofessionalität in der Palliativmedizin (sie selbst durchlief verschiedene Ausbildungen in ihrem Leben und war sowohl Krankenschwester als auch medizinische Sozialarbeiterin und Ärztin), wies auf die Multidimensionalität des Symptomes Schmerz ("total pain") hin und veränderte damit die Schmerztherapie grundlegend. Obwohl die Arbeit von Cicely Saunders christlich geprägt war, wurde die Interreligiosität eine wesentliche Maxime (Heller 2003).

1.2. Definitionen

Während die kurative Medizin ihren Schwerpunkt auf die Heilung legt (*curare*, lat. = heilen), kommt es in der Palliativmedizin (Palliative Care) zu einem grundlegenden Paradigmenwechsel, indem hier die Linderung von Leiden (*pallium*, lat. = Mantel) im Vordergrund des (ärztlichen) Handelns steht. Nicht Lebensquantität, also Lebenserhaltung oder -verlängerung um jeden Preis, sondern Lebensqualität stehen im Vordergrund der therapeutischen Bemühungen.

> **Historische Definition "Palliativmedizin / Palliative Care"**
>
> Behandlung von Patienten mit einer nicht heilbaren, progredienten, weit fortgeschrittenen Erkrankung und begrenzter Lebenserwartung, für die das Hauptziel die Lebensqualität ist. Die Palliativmedizin zielt auf die Linderung von Leiden im Endstadium einer Erkrankung ab, wenn sich das Augenmerk der Behandlung ganz auf die Verbesserung und Erhaltung von Lebensqualität richtet und nicht mehr auf Lebensverlängerung. Die Palliativmedizin schließt die Interventionen der Palliativtherapie nicht aus, Voraussetzung ist aber, dass die Vorteile dieser Maßnahmen größer sind als deren potentielle Nachteile. (Doyle 1994)

In den ersten – historischen – Definitionen der Palliativmedizin haben z.B. Radiotherapie, Chemotherapie und chirurgische Maßnahmen durchaus ihren Platz, vorausgesetzt, die Vorteile für den Patienten übersteigen die potentiellen Nachteile. Allerdings liegt hier auch der entscheidende Unterschied zur "Palliativen Therapie", die fälschlicherweise z.B. im onkologischen Sprachgebrauch als antineoplastische Behandlung bei fehlender Kurationsmöglichkeit der Palliativmedizin gleichgesetzt wird.

> **Definition "Palliative Therapie"**
>
> Behandlung von Patienten mit einer nicht kurativ behandelbaren Erkrankung, wobei die therapeutischen Strategien durch Einfluss auf das Tumorgeschehen mittels Operation, Chemotherapie, Hormon- oder Strahlentherapie auf seine Symptomlinderung, Verbesserung der Lebensqualität und – wenn möglich – auf Lebensverlängerung abzielt. (Zech 1994)

Sind frühere Definitionen noch eher abstrakt, erfasst die neueste Definition der WHO die Palliativmedizin wesentlich genauer und greift auch einen

Trend auf, der in den letzten Jahren deutlicher wird, nämlich dass sich die Angebote der Palliativmedizin nicht nur an Tumorpatienten mit zu erwartender kurzer Lebenszeit richtet, sondern auch an Menschen mit anderen chronischen, progredienten Erkrankungen. Die Grundsätze palliativmedizinischen Handelns können also bei allen chronischen, zum Tode führenden Erkrankungen bereits präventiv und frühzeitig angewandt werden. Die angestrebte Lebensqualität für den Patienten und seine Familie wird dabei als umfassender therapeutischer Ansatz gesehen, bei dem auf die physischen, psychischen, sozialen, kulturellen und spirituellen Betreuungsbedürfnisse eingegangen wird.

Aktuelle Definition "Palliativmedizin / Palliative Care / Palliativversorgung"

Palliative Care is an approach that improves the quality of life of patients and their families facing the problems associated with life-threatening illness, through the prevention and relief of suffering by means of early identification and impeccable assessment and treatment of pain and other problems, physical, psychosocial and spiritual.

Palliativmedizin / Palliative Care / Palliativversorgung ist ein Ansatz, der die Lebensqualität von Patienten und deren Familien verbessert, die mit den Problemen im Zusammenhang einer lebensbedrohlichen Erkrankung konfrontiert sind, dies mittels Prävention und Linderung von Leiden durch frühzeitiges Erkennen und umfassende Erfassung sowie durch die Behandlung von Schmerz und anderen Problemen auf körperlichen, psychosozialen und spirituellen Ebenen (WHO 2002).

Die Definition der *European Association for Palliative Care* unterscheidet sich geringfügig hiervon:

Definition der *European Association for Palliative Care* (EAPC)

Palliative Care/Palliativversorgung ist die aktive, umfassende Versorgung eines Patienten, dessen Erkrankung auf eine kurative Behandlung nicht anspricht. Kontrolle bzw. Linderung von Schmerzen, anderen Symptomen sowie von sozialen, psychischen und spirituellen Problemen ist oberstes Ziel. Palliativversorgung ist interdisziplinär in ihrem Ansatz und umfasst den Patienten und dessen Zugehörige. In diesem Sinn bietet Palliativversorgung das grundlegendste Konzept der Versorgung – dasjenige, das sich an den Bedürfnissen des Patienten orientiert, wo immer er oder sie betreut wird, sei es zu Hause oder im Krankenhaus. Palliativversorgung bejaht das Leben und sieht das Sterben als normalen Prozess; weder beschleunigt noch verhindert sie den Tod. Sie strebt danach, die bestmögliche Lebensqualität bis zum Tod hin zu erhalten (EAPC 2004).

Aus Mangel eines gleichbedeutenden Begriffs im Deutschen hat sich **Palliative Care** als internationaler Ausdruck für Palliativmedizin inzwischen auch als übergeordneter Terminus für Palliativmedizin und Palliativpflege im deutschsprachigen Raum etabliert. In letzter Zeit wird auch mit zunehmender Professionalisierung der Begriff "**Palliative Versorgung**" in die Diskussion eingebracht. Er findet sich z.B. in vielen Gesetzestexten (Nationale Akademie der Wissenschaften 2015).

1.3. Historische Entwicklung

1.3.1. Ursprünge der Hospiz- und Palliatividee

~200 n.Chr.	Mit Beginn des Christentums Errichtung erster Hospize im Römischen Reich, die Bedürftigen, Kranken und Sterbenden Unterkunft und Hilfe boten.
nach 450	Ausdehnung über den östlichen Mittelmeerraum, Leitung durch christliche Orden.
16. Jh	Schließung vieler Hospize während der Reformation.

1842	1. Hospiz ausschließlich für die Pflege und Begleitung Sterbender in Lyon durch Madame Jeanne Garnier ("Calvaire").
1879	Unbeeinflusst davon Gründung des "Our Lady's Hospice" von den "Irish Sisters of Charity" in Dublin.
1905	Gründung des St. Joseph's Hospice in London.
seit 1960	Erster Kontakt deutscher Ärzte und Theologen mit der sich in Großbritannien entwickelnden Hospizbewegung.
1967	Gründung des St. Christopher's Hospice in London durch Cicely Saunders.

1.3.2. Geschichte der Palliativmedizin in Deutschland

Deutschland (West)	
1971	Ausstrahlung des Films "Noch 16 Tage – eine Sterbeklinik in London" im Fernsehen (Iblacker); durch mangelhafte Sachinformation zunächst breite Ablehnung der Hospizidee, vor allem in den Kirchen.
1983	Mit Starthilfe der "Deutschen Krebshilfe" Eröffnung der ersten "Station für palliative Therapie" an der Klinik für Chirurgie der Universität Köln (Prof. Dr. Dr. Heinz Pichlmaier).
1983	Aus- und Fortbildungsforum in Köln.
ab 1985	Gründung vieler Hospizinitiativen, meist ohne ärztliche Beteiligung.
1986	Aufbau eines Hausbetreuungsdienstes in Köln; Einrichtung des ersten deutschen stationären Hospizes "Haus Hörn" in Aachen.

Deutschland (Ost)	
1968	Erste Kontakte von Pfarrer Heinrich Pera (Magdeburg) zur Hospizidee und Verbindungen zu Ärzten und Seelsorgern nach Kraków (Polen).
1978	Heinrich Pera gründet die Krisenberatung "Zeit-Oase" in Halle /Saale.
1985	Aufbau eines ambulanten Hospizdienstes in Halle/Saale.
1989	Erster (und einziger) Hospizkongress in Halle/Saale.
Gesamtdeutschland	
1991	Gründung von 16 Palliativstationen als Modellprojekt der Bundesregierung zur besseren Versorgung von Krebspatienten.
1991	Erster bundesweiter Palliativkongress (I. Deutsches Forum für Palliative Therapie und Hospizarbeit) in Bremerhaven.
1992	Gründung der "Bundesarbeitsgemeinschaft Hospiz" (BAG).
1994	Gründung der "Deutschen Gesellschaft für Palliativmedizin" (DGP).
1997	Zusammenschluss der Landesarbeitsgemeinschaften (LAG) in der Bundesarbeitsgemeinschaft Hospiz (BAG).
1998/99	Erarbeitung der Curricula "Palliativmedizin" für Ärzte, Pflegepersonal, Sozialarbeiter und Seelsorger.
1999	Erster Lehrstuhl für Palliativmedizin in Bonn.
2003	Verabschiedung der Zusatz-Weiterbildung "Palliativmedizin" als Ergänzung zu einer Facharztkompetenz auf dem Deutschen Ärztetag in Köln.
ab 2003	Weitere Lehrstühle für Palliativmedizin zunächst in Aachen, Köln, München und Göttingen; zunehmende Akademisierung.

2003	Ä AppO: Palliativmedizin möglicher Prüfungsstoff in der 2. Ärztlichen Prüfung (kein Pflichtlehr- oder -prüfungsfach).
2005	Aufnahme einer Prozedurenziffer (OPS) für die palliativmedizinische Komplexbehandlung in Krankenhäusern.
2006	Gründung des “Berufsverbandes der Schmerztherapeuten in Deutschland” (heute: Berufsverband der Ärzte und Psychologischen Psychotherapeuten in der Schmerz- und Palliativmedizin in Deutschland) (BVSD e.V.).
2007	Änderung des SGB V (§§37b und 132d): Recht auf spezialisierte ambulante Palliativversorgung.
2007	Umbenennung der BAG in den “Deutschen Hospiz- und Palliativverband” (DHPV).
2008	G-BA-Richtlinie zur Verordnung spezialisierter ambulanter Palliativversorgung (SAPV-Richtlinie) tritt in Kraft.
2008	Erste Lehrstühle für pädiatrische Palliativmedizin in München und Witten/Herdecke.
2009	Palliativmedizin als 13. Querschnittsfach und damit als Pflichtlehr- und Prüfungsfach in der Approbationsordnung für Ärzte.
2009	3. Gesetz zur Änderung des Betreuungsrechts vom 29.07.2009 (Gesetzliche Grundlagen der Patientenverfügung im BGB).
2010	Charta zur Betreuung schwerstkranker und sterbender Menschen in Deutschland.
2011	Einführung des nationalen Hospiz- und Palliativregisters durch die DGP.
2013	Aufnahme der Allgemeinen Palliativversorgung in den EBM.
2015	Verbot der geschäftsmäßigen Förderung der Selbsttötung (§217 StGB).

2015	AWMF-S3-Leitlinie Palliativmedizin für Patienten mit einer nicht heilbaren Krebserkrankung.
2015	Hospiz- und Palliativgesetz (HPG) vom 01.12.2015 (☞ auch Kap. 2.).
2016	Einrichtung einer Koordinierungsstelle für Hospiz- und Palliativversorgung in Deutschland (Förderung durch Bundesregierung).
2017	OPS weist Palliativdienste im Krankenhaus aus.
2019	25 Jahre DGP; 16th World Congress European Association for Palliative Care in Berlin.
2020	Urteil des Bundesverfassungsgerichtes vom 26.02. hebt das Verbot der geschäftmäßigen Förderung der Selbsttötung auf und stellt ein Grundrecht auf selbstbestimmtes Sterben als Teil des allgemeinen Persönlichkeitsrechts fest (s. Lit.).
2020	Überarbeitetes (Muster)-Kursbuch-Palliativmedizin durch die BÄK veröffentlicht.

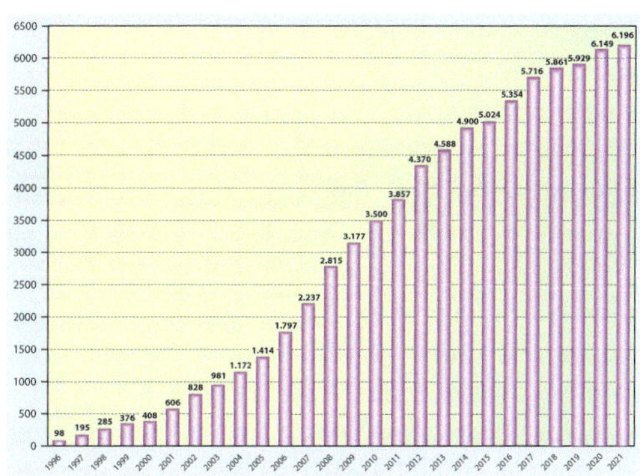

Abb. 1.1: Deutsche Gesellschaft für Palliativmedizin (Mitgliederentwicklung Stand 09/2021).

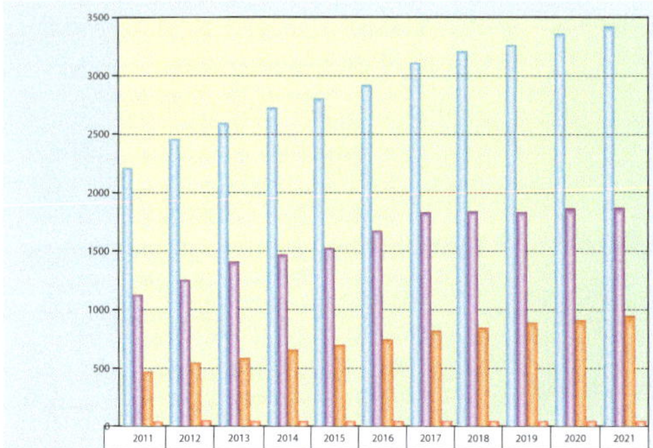

	2011	2012	2013	2014	2015	2016	2017	2018	2019	2020	2021
Medizin	2213	2461	2578	2697	2807	2949	3089	3199	3235	3384	3434
Pflege	1124	1245	1387	1483	1510	1642	1792	1792	1790	1807	1809
Weitere Professionen	467	568	588	632	668	728	801	837	872	925	948
Fördermitglieder	32	36	35	35	35	35	35	34	32	33	34

Abb. 1.2: Deutsche Gesellschaft für Palliativmedizin: Mitglieder nach Berufsgruppen (absolute Zahlen). Stand 09/2021.

1.4. Deutsche Gesellschaft für Palliativmedizin

Die Deutsche Gesellschaft für Palliativmedizin wurde am 02.07.1994 in Köln gegründet. Diese Gründung kam sehr spät, denn schon Mitte der 80er Jahre hatten sich in Deutschland in vielen Städten ehrenamtlich arbeitende Hospizgruppen (Vereine, Arbeitsgemeinschaften und andere Organisationsformen) gegründet, meist ohne ärztliche Beteiligung.

Obwohl schon bei der Gründung umstritten, konnten bis zur Neufassung der Satzung 2010 nur approbierte Ärzte als ordentliche Mitglieder der Gesellschaft fungieren. Mitglieder anderer Berufsgruppen, die mit Palliativmedizin befasst sind, konnten aber im multiprofessionellen Kontext assoziierte Mitglieder werden. Seit der Änderung der Satzung, die am 10.09.2010 in Dresden verabschiedet wurde, kann jede Ärztin und jeder Arzt, jede Pflegeperson sowie jedes Mitglied weiterer in der Palliativversorgung tätiger Professionen ordentliches Mitglied des Vereins werden, insofern er/sie sich nachweislich um die Entwicklung der Palliativmedizin bemüht bzw. in diesem Gebiet tätig ist. Daneben können auch entsprechende juristische Personen oder andere institutionalisierte Gruppen als ordentliche Mitglieder aufgenommen werden.

Die Präambel der Satzung der DGP führt aus (Auszüge):

Präambel der Deutschen Gesellschaft für Palliativmedizin e.V.

- Palliativmedizin/Palliative Care ist gemäß der Definition der Weltgesundheitsorganisation (WHO) von 2002 ein Ansatz zur Verbesserung der Lebensqualität von Patienten und ihren Familien, die mit Problemen konfrontiert sind, welche mit einer lebensbedrohlichen Erkrankung einhergehen. Dies geschieht durch Vorbeugen und Lindern von Leiden durch frühzeitige Erkennung, sorgfältige Einschätzung und Behandlung von Schmerzen sowie anderen Problemen körperlicher, psychosozialer und spiritueller Art.
- Durch eine ganzheitliche Herangehensweise soll Leiden umfassend gelindert werden, um Patienten und ihren Zugehörigen bei der Krankheitsbewältigung zu helfen und deren Lebensqualität zu verbessern.
- Die Palliativmedizin bejaht das Leben und sieht im Sterben einen natürlichen Prozess. Das Leben soll nicht künstlich verlängert und der Sterbeprozess nicht beschleunigt werden.
- Palliativversorgung erfolgt interdisziplinär und multiprofessionell, das heißt, basiert auf der Kooperation von Ärztinnen/Ärzten unterschiedlicher Fachgebiete, Pflegenden, Vertretern weiterer Berufsgruppen und Ehrenamtlichen, die mit der ambulanten und stationären Behandlung und Begleitung unheilbar Kranker befasst sind.

Die Deutsche Gesellschaft für Palliativmedizin DGP e.V. hat heute über 6.000 Mitglieder aus den verschiedenen Berufsgruppen (☞ hierzu auch Abb. 1.1-1.3). Das publizistische Organ der DGP ist seit September 2000 die "Zeitschrift für Palliativmedizin". Die DGP arbeitet seit ihrer Gründung sehr erfolgreich auch politisch in der Durchsetzung und Verbreitung palliativmedizinischer Ziele.

PACE TIPP!

Für weitere Informationen:
☞ www.dgpalliativmedizin.de

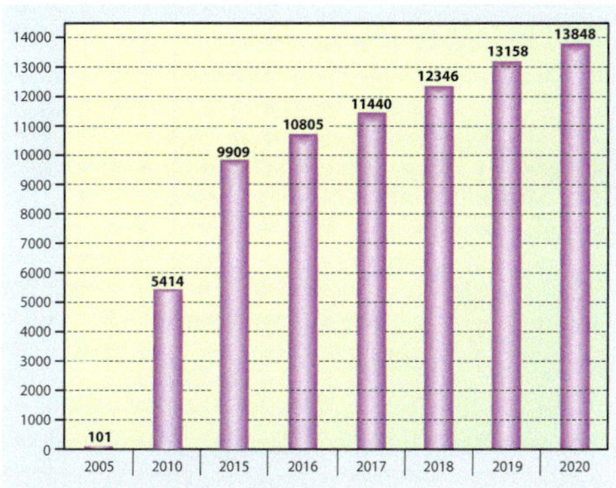

Abb. 1.3: Ärzte mit der Zusatzbezeichnung "Palliativmedizin" Stand 01.01.2021.

1.5. Grundlagen palliativmedizinischen Handelns

Wesentliche Grundlagen der Palliativmedizin/Palliative Care wurden bereits 1977 beschrieben (Shephard 1977):

- Behandlung von Patienten in verschiedenen Umgebungen (ambulant, stationär, Pflegeheim u.a.) mit einem "high-person, low-technology"-Ansatz.
- Effektive Betreuung zu Hause.
- Interdisziplinäres Team, individuelle Behandlung jedes Patienten.
- Symptomkontrolle (v.a. Schmerztherapie) durch Spezialisten.
- Betreuung durch ausgebildete und erfahrene Pflegekräfte.
- Integration ehrenamtlicher Mitarbeiter.
- Leicht zugängliche zentrale Koordinationsstelle für das palliativmedizinische Team.
- Verpflichtung zur kontinuierlichen Betreuung des Patienten und seiner Zugehörigen; Unterstützung der Hinterbliebenen auch nach dem Tod des Patienten.
- Forschung, systematische Dokumentation und statistische Ausarbeitung der Behandlungsergebnisse.
- Unterricht und Ausbildung von Ärzten.

Palliativmedizin/Palliative Care hat sich als umfassendes Konzept am Lebensende weltweit etabliert.

▶ **Grundlagen** sind die

- Erkennung des Sterbeprozesses und Akzeptanz des Todes.
- Exzellente Symptomkontrolle – insbesondere Behandlung der Schmerzen.
- Integration der physischen, psychischen, sozialen und spirituellen Bedürfnisse der Patienten und ihrer Zugehörigen (☞ Abb. 1.4).
- Betonung der Kompetenz im Bereich verbaler und nonverbaler Kommunikation.
- Vorrang der Bedürfnisse der Patienten vor Ansprüchen etwa von Institutionen, von Zugehörigen oder kurativen Aspekten.

▶ **Kuration** bedeutet

- Oberstes Ziel ist die Heilung des Patienten.
- Therapiebedingte Nebenwirkungen werden zugemutet.
- Bleibende Therapiefolgen und Behinderungen werden in Kauf genommen.
- (Vorübergehende) Einschränkung der Lebensqualität wird zugemutet.
- Meist klare und standardisierte Behandlungsrichtlinien.

▶ **Palliation** hingegen bedeutet

- Oberstes Ziel ist der Erhalt oder die Verbesserung der Lebensqualität von Patient/Zugehörigen.
- Schonende Therapieformen.
- Linderung von Leiden und Beschwerden des Patienten.
- Möglichst hohe Funktionsfähigkeit und Lebenszufriedenheit.
- Größere Ermessensspielräume und Entscheidungsunsicherheiten.

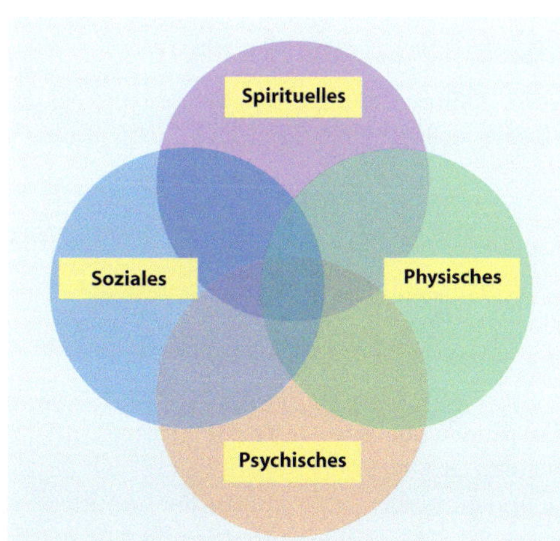

Abb. 1.4: Die vier Dimensionen des Leidens.

Die Frage, die sich nun stellt, ist: wann endet Kuration, wann beginnt Palliation (☞ Abb. 1.5)? Die Übergänge zwischen kurativer und palliativer Therapie sind fließend. Im Verlauf einer unheilbaren Erkrankung wird die Palliation einen immer größer werdenden Stellenwert einnehmen. Sie endet nicht mit dem Tod, sondern geht über diesen hinaus, denn Zugehörige werden in der Bewältigung ihrer Trauer unterstützt.

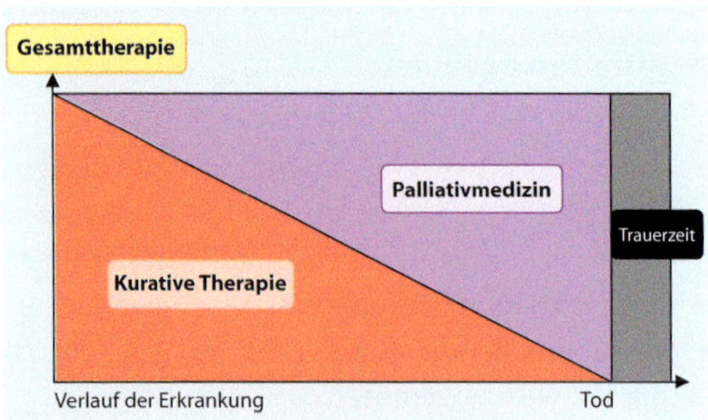

Abb. 1.5: Kuration versus Palliation.

Die folgenden Fragen sollte sich das behandelnde Team stellen und zusammen mit dem Patienten und seinen Zugehörigen besprechen:

- Wie einschneidend darf die Therapie sein, um was zu erreichen?
- Um welchen Preis kann eine Lebensverlängerung erzielt werden?
- Müssen wir überhaupt therapieren?
- Sind vorhersehbare krankheitsbedingte Komplikationen zu verhindern?
- Wie können wir möglichst effektiv bereits bestehende Beschwerden lindern?

1.6. Mythen und Fakten

Die Aufzählung der folgenden Mythen und Fakten befinden sich auf einer Tafel im St. Christopher's Hospice in London:

Mythen	Fakten
Jedermann sollte zu Hause sterben.	Nein. Nur, wenn Familie und Unterstützungssystem gut funktionieren.
Das Krankenhaus ist der einzige Ort, an dem man sterben kann.	Nein. Patienten sind oft zu Hause glücklicher, inmitten ihrer Familie und in vertrautem Rahmen.
Gute Sterbebegleitung ist einfach.	Nein. Eine beachtliche Zahl an Patienten hat größere Versorgungsprobleme.
Gute Sterbebegleitung ist schwierig.	Nein. Schon ein wenig spezifische Kenntnisse und Aufmerksamkeit können weit tragen.
Sterbende Menschen sollten in einem Nebenraum isoliert werden.	Nein. Ärzte und Schwestern, die das glauben, sollten selbst einmal eine solche Isolation ausprobieren.
Die Familie des sterbenden Patienten sollte nicht einbezogen werden.	Nein. Bewusster Ausschluss der Familie kann viel an Schuldgefühlen und Not erzeugen.
"Nie wieder sage ich einem Patienten die Wahrheit. Als ich es einmal tat..."	Falsch. Patienten benötigen ein angemessenes Maß an Wissen (nicht unbedingt die ganze Wahrheit). Vielleicht haben sie auch selbst dem Arzt mehr zu sagen als der ihnen.
"Herr Doktor, sagen Sie es ihr/ihm nicht; sie/er könnte sich sonst aufgeben."	Falsch. Wenn Patienten die Wahrheit wissen wollen, dann geben Sie noch nicht auf. Am besten ist ein offenes Gespräch auf angemessenem Niveau.
Krebs bedeutet lang hingezogenes, schmerzhaftes Sterben.	Nein. Bei den meisten Patienten können die Schmerzen unter Kontrolle gehalten werden, oder sie werden ganz schmerzfrei und bleiben geistig wach. Einige haben niemals Schmerzen.
Morphin-Gabe "nach Bedarf" führt zu befriedigenden Ergebnissen.	Nein. Diese Art der Dosierung ist unwissenschaftlich, ineffektiv und unmenschlich bei Patienten mit chronischen Schmerzen.

Morphin-Toleranz ist eine der häufigsten Ursachen für das Versagen der Schmerztherapie.	Nein. Toleranz ist kein Problem, sofern Morphin richtig eingesetzt wird.
Morphin-Abhängigkeit kommt bei Krebspatienten häufig vor.	Nein. Abhängigkeit kommt nur bei verkehrt behandelten Patienten vor.
Atemstörungen sind unvermeidbare Folgen des Gebrauchs von Morphin.	Nein. Wenn Morphin oral gegeben wird und korrekt dosiert ist, kommen Atemstörungen nicht vor.
Ein Mittel gegen Übelkeit ist immer notwendig, wenn Morphin gegeben wird.	Nein. Erbrechen ist keine unvermeidbare Folge des Morphingebrauchs.
Der Patient sollte am besten stark sediert werden.	Nein. Wem soll das nützen – dem Patienten oder dem Personal? Übersedierte Patienten fühlen sich unwohl und sind für die Zugehörigen sehr belastend.
Der Patient soll bis zu seinem Tode ganz wach sein.	Nein. Viele Patienten werden zunehmend benommen. Einige benötigen wegen finaler Unruhe Sedierung.
Nichtmedizinisches Personal hat bei der Patientenversorgung nichts zu suchen.	Falsch. Sie sind von unschätzbarem Wert beim Zuhören und Herstellen alltäglicher Annehmlichkeiten.
Ärzte und Schwestern werden selbst niemals krank und leben ewig.	Das ist nur ein Gerücht! Selbst wenn es wahr wäre, würde es uns nicht von der Pflicht entbinden, die Beschwerden unserer Patienten zu lindern.

Literatur

BVerfG: Beschluss des Zweiten Senats vom 27. Mai 2020 - 2 BvR 2347/15, http://www.bverfg.de/e/rs20200527_2bvr234715.html

DGP: Charta zur Betreuung schwerstkranker und sterbender Menschen in Deutschland 2010; www.charta-zur-betreuung-sterbender.de

Doyle, D.: Standards und Ausbildung in der Palliativmedizin. In: Klaschik, E., Nauck, F. (Hrsg): Palliativmedizin heute. Springer, 1994.

EAPC: European Association for Palliative Care. Definition of Palliative Care, 2004. www.eapcnet.org/about/definition.html

Heller, B. (Hrsg.): Aller Einkehr ist der Tod. Interreligiöse Zugänge zu Sterben, Tod und Trauer. Lambertus, Freiburg, 2003.

Holden, C.: Hospices for the Dying: Relief from Pain and Fear. Science 1976, 389-391.

Nationale Akademie der Wissenschaften Leopoldina, Union der deutschen Akademien der Wissenschaften. Palliativversorgung in Deutschland - Perspektiven für Praxis und Forschung. Halle (Saale), 2015.

S3-Leitlinie Palliativmedizin für Patienten mit einer nicht heilbaren Krebserkrankung. Leitlinienprogramm Onkologie der Arbeitsgemeinschaft der Wissenschaftlichen Medizinischen Fachgesellschaften e.V. (AWMF), Deutschen Krebsgesellschaft e.V. (DKG) und Deutschen Krebshilfe (DKH), 2015.

Shephard, D.A.: Principles and practice of palliative care. C M A Journal 1977;116:522-526.

WHO: Definition of palliative care, 2002. www.who.int/cancer/palliative/definition/en/

Zech, D.: Entwicklung der Palliativmedizin in Deutschland. In: Klaschik, E., Nauck, F. (Hrsg) Palliativmedizin heute. Springer, 1994, 85-102.

1.7. Charta zur Betreuung schwerstkranker und sterbender Menschen in Deutschland

CHARTA zur Betreuung schwerstkranker und sterbender Menschen in Deutschland

Abb. 1.6: Charta-Logo.

Die Bedürfnisse schwerstkranker und sterbender Menschen standen im Mittelpunkt eines intensiven Arbeitsprozesses, den die Deutsche Gesellschaft für Palliativmedizin (DGP), der Deutsche Hospiz- und PalliativVerband (DHPV) und die Bundesärztekammer (BÄK) gemeinschaftlich im September 2008 in Gang gesetzt haben und dank der Förderung der Robert Bosch Stiftung und der

Deutschen Krebshilfe über einen Zeitraum von zwei Jahren zu dem gewünschten Ergebnis führen konnten: Die "Charta zur Betreuung schwerstkranker und sterbender Menschen in Deutschland" (DGP et al. 2010 (1)) wurde im breiten Konsens der über 50 am Runden Tisch beteiligten Institutionen verabschiedet und im September 2010 der Öffentlichkeit präsentiert (Dlubis-Mertens, K. et al. 2010). Die Charta stellt den deutschen Beitrag zu den auf dem Kongress der European Association for Palliative Care (EAPC) 2007 international vereinbarten Budapest Commitments (The Budapest-Commitments 2007) dar, an der sich Anfang 2011 21 Länder beteiligten.

Sterben unter würdigen Bedingungen?

Wesentliche Fragen in diesem Arbeitsprozess waren:

- Was bedeutet Sterben unter würdigen Bedingungen? Wie kann ein schwerstkranker Mensch sicher sein, dass an seinem Lebensende seine Wünsche und Werte respektiert und Entscheidungen unter Achtung seines Willens getroffen werden?
- Kann sich jeder Mensch mit einer lebensbegrenzenden Erkrankung darauf verlassen, dass ihm bei Bedarf eine umfassende medizinische, pflegerische, psychosoziale und spirituelle Betreuung und Begleitung zur Verfügung steht? Inwieweit werden Zugehörige und nahestehende Menschen in die Betreuung und Begleitung einbezogen?
- Wie werden die unterschiedlichen Professionen dafür qualifiziert, dass sie zwar eine Krankheit nicht heilen, aber Schmerzen und andere belastende Symptome lindern, den schwerstkranken Menschen pflegen sowie ihn und seine Familie bestmöglich umsorgen und begleiten können?
- Wie kann gewährleistet werden, dass jeder schwerstkranke und sterbende Mensch in Deutschland nach dem allgemein anerkannten Stand der Erkenntnisse zur Palliativversorgung behandelt und betreut wird?

In fünf Leitsätzen zeigt die Charta gesellschaftspolitische Herausforderungen auf, benennt Anforderungen an die Versorgungsstrukturen und die Aus-, Weiter- und Fortbildung, skizziert Entwicklungsperspektiven für die Forschung und misst den Stand der Betreuung schwerstkranker Menschen in Deutschland an europäischen Maßstäben. Die Bestandsaufnahme in allen fünf Bereichen wurde verknüpft mit der Definition der jeweiligen mittel- und langfristigen Ziele.

Von der Diskussion zum Konsens

Die äußere Struktur des Charta-Prozesses bildeten mehrere Sitzungen der fünf themenbezogenen Arbeitsgruppen und insgesamt sechs Termine des Runden Tisches, regelmäßige Telefonkonferenzen und Treffen der Steuerungsgruppe sowie eine abschließende umfassende Redaktionskonferenz. In die Arbeitsgruppen unter Leitung von jeweils zwei Sprecherinnen und Sprechern waren über ein Jahr lang mehr als 150 Expertinnen und Experten eingebunden. Auf der Grundlage der ausführlichen Ergebnisse in den Arbeitsgruppen wurde in einer zweiten Phase des Prozesses im Jahr 2010 die Charta entwickelt, am Runden Tisch mit gesundheits- und gesellschaftspolitisch wesentlichen Institutionen diskutiert und im August 2010 im Konsens verabschiedet (DGP et al. 2010(2)).

Doch galt es nicht nur, die zeitlich engen Rahmenbedingungen in diesem konzentrierten Diskussionsprozess einzuhalten. Vielmehr stellte das Verfahren der gemeinsamen Entwicklung, Abstimmung und Konsentierung der Charta außerdem hohe Anforderungen an die Kommunikation, Kooperation, Disziplin und Mitwirkungsbereitschaft sämtlicher Beteiligter.

Die Charta als Selbstverpflichtung

Dass es gelungen ist, die gesellschaftliche Auseinandersetzung mit den drängenden Fragen der Betreuung schwerstkranker und sterbender Menschen in Deutschland zumindest anzustoßen, lässt sich bereits ein Dreivierteljahr nach Verabschiedung der Charta, im Frühsommer 2011, an verschiedenen Indizien erkennen: Weit mehr als 350 Institutionen und Einrichtungen sowie zahlreiche Privatpersonen haben unterzeichnet, dass sie die Ziele und Inhalte der Charta mittragen und für die Rechte schwerstkranker und sterbender Menschen eintreten werden.

25.000 Druckexemplare der Charta sind bis zu diesem Zeitpunkt zur Auslage in Einrichtungen und bei Veranstaltungen, als Unterrichtsmaterial in Kursen und an Schulen, als Grundlage für konzeptionelle Überlegungen und regionale Aktivitäten angefordert worden. Das Echo in den Medien, der

Zugriff auf die Website und die Verlinkungsrate lassen breiten Zuspruch erkennen.

Dies zeigen in den ersten beiden Jahren ebenso einige Wegmarken der Kommunikation in und mit der Öffentlichkeit: Der Charta-Prozess wird 2010 seitens der Gesundheitsministerkonferenz (83. Gesundheitsministerkonferenz 2010) begrüßt, die konsentierte Charta im Rahmen einer Fachtagung sowie des DGP-Kongresses präsentiert und seither in verschiedenen Veröffentlichungen (Nauck, F. et al. 2011) zum Thema gemacht. Auch in den Entschließungen des 114. Deutschen Ärztetages zur palliativmedizinischen Versorgung wird die gesellschaftliche Bedeutung der Erarbeitung und Verabschiedung der Charta betont (114. Dt. Ärztetag 2011).

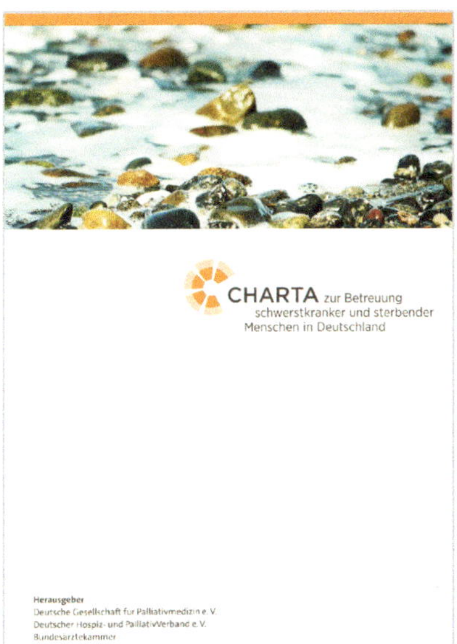

Abb. 1.7: Broschüre "Charta".

Jeder Satz ein eigenes Projekt

All dies deutet bereits an, was sich in den kommenden zehn Jahren bewahrheitet: Die Charta kann auf diversen Ebenen ein Anknüpfungspunkt sein, über die Themen Sterben, Tod und Trauer vielfältig und vertiefend miteinander ins Gespräch zu kommen. Ebenfalls hat sich eine wesentliche damalige Hoffnung im Laufe des ersten Jahrzehnts erfüllt: Die Charta wird zur Hand genommen, um die mittel- und langfristige Umsetzung benannter Ziele zu diskutieren und im Sinne einer Selbstverpflichtung Veränderungen auf den Weg zu bringen (vgl. Kap. 1.8.). Anregungen für einzelne konkrete Projekte wie auch Anstöße für gesundheits- und gesellschaftspolitische Notwendigkeiten gibt es diverse, wie exemplarisch folgende Auszüge aus der Charta zeigen:

- *"Schwerstkranke und Angehörige eines sterbenden Menschen brauchen bei Entscheidungen in Grenzsituationen fachkompetente Ansprechpartner."* (Seite 9)
- *"Menschen in hohem Lebensalter benötigen geeignete Versorgungsangebote, die auch palliative Gesichtspunkte ausreichend berücksichtigen."* (Seite 13)
- *"Das Erleben von Sterben und Tod kann mit starken Gefühlen – vor allem der Ohnmacht und Hilflosigkeit – verbunden sein. Helfende brauchen fachliche Anleitung, um Sterbenden und Angehörigen angemessen begegnen und ihnen zur Seite stehen zu können."* (Seite 15)
- *"Die Forschung dient in erster Linie der Verbesserung der Palliativversorgung, sollte sich aber auch sozialen, kulturellen, religiösen und ethnischen Lebensumständen schwerstkranker und sterbender Menschen widmen".* (Seite 19)
- *"Patienten mit nicht-onkologischen Erkrankungen brauchen ebenso wie Patienten mit Tumorerkrankungen Zugang zur Palliativversorgung."* (Seite 20)

Ausblick

Die Rechte schwerstkranker und sterbender Menschen und der ihnen Nahestehenden einzufordern, ist und bleibt eine gesamtgesellschaftliche Aufgabe. Das Besondere an der Charta ist, dass sie im besten Sinne zeitlos ist und immer wieder zur Hand genommen werden sollte, um zu überprüfen, wie weit wir an einzelnen Punkten bereits gekommen sind und was die Zukunft für Aufgaben bereit hält. So konnte bei ihrer Veröffentlichung am 08.09.2010 niemand ahnen, dass zehn Jahre später die Corona-Pandemie und das Urteil des Bundesverfassungsgerichtes zu §217 StGB schmerzhafte und intensive Debatten auslösen würden, wie ein Leben und Sterben in Würde entsprechend des Wunsches des schwerstkranken Menschen auch unter eingeschränkten oder veränderten Rahmenbedingungen gewährleistet werden kann.

WWW.CHARTA-FUER-STERBENDE.DE

Wir unterstützen die Charta

Abb. 1.8: "Wir unterstützen die Charta".

Die Logos "Wir unterstützen die Charta" signalisieren, dass sich die Einrichtungen der Hospiz- und Palliativversorgung sowie gesellschafts- und gesundheitspolitische Organisationen und Institutionen für die Weiterentwicklung der Hospiz- und Palliativversorgung einsetzen. Die Logos können z.B. auf Webseiten, Flyern und unter Signaturen verwendet werden und können kostenfrei unter

www.charta-zur-betreuung-sterbender.de

bezogen werden.

Kontakt

Karin Dlubis-Mertens
Öffentlichkeitsarbeit der Deutschen Gesellschaft für Palliativmedizin
Koordination/Redaktion Charta bis zu ihrer Veröffentlichung 08.09.2010
Aachener Str. 5
10713 Berlin
Tel.: 030/301010013

Charta zur Betreuung schwerstkranker und sterbender Menschen in Deutschland

Leitsatz 1
Gesellschaftspolitische Herausforderungen – Ethik, Recht und öffentliche Kommunikation

Jeder Mensch hat ein Recht auf ein Sterben unter würdigen Bedingungen. Er muss darauf vertrauen können, dass er in seiner letzten Lebensphase mit seinen Vorstellungen, Wünschen und Werten respektiert wird und dass Entscheidungen unter Achtung seines Willens getroffen werden. Familiäre und professionelle Hilfe sowie die ehrenamtliche Tätigkeit unterstützen dieses Anliegen.

Ein Sterben in Würde hängt wesentlich von den Rahmenbedingungen ab, unter denen Menschen miteinander leben. Einen entscheidenden Einfluss haben gesellschaftliche Wertvorstellungen und soziale Gegebenheiten, die sich auch in juristischen Regelungen widerspiegeln.
Wir werden uns dafür einsetzen, ein Sterben unter würdigen Bedingungen zu ermöglichen und insbesondere den Bestrebungen nach einer Legalisierung der Tötung auf Verlangen durch eine Perspektive der Fürsorge und des menschlichen Miteinanders entgegenzuwirken. Dem Sterben als Teil des Lebens ist gebührende Aufmerksamkeit zu schenken.

Leitsatz 2
Bedürfnisse der Betroffenen – Anforderungen an die Versorgungsstrukturen

Jeder schwerstkranke und sterbende Mensch hat ein Recht auf eine umfassende medizinische, pflegerische, psychosoziale und spirituelle Betreuung und Begleitung, die seiner individuellen Lebenssituation und seinem hospizlich-palliativen Versorgungsbedarf Rechnung trägt. Die Zugehörigen und die ihm Nahestehenden sind einzubeziehen und zu unterstützen. Die Betreuung erfolgt durch haupt- und ehrenamtlich Tätige soweit wie möglich in dem vertrauten bzw. selbst gewählten Umfeld. Dazu müssen alle an der Versorgung Beteiligten eng zusammenarbeiten.

Wir werden uns dafür einsetzen, dass Versorgungsstrukturen vernetzt und bedarfsgerecht für Menschen jeden Alters und mit den verschiedensten Erkrankungen mit hoher Qualität so weiterentwickelt werden, dass alle Betroffenen Zugang dazu erhalten. Die Angebote, in denen schwerstkranke und sterbende Menschen versorgt werden, sind untereinander so zu vernetzen, dass die Versorgungskontinuität gewährleistet ist.

Leitsatz 3
Anforderungen an die Aus-, Weiter- und Fortbildung

Jeder schwerstkranke und sterbende Mensch hat ein Recht auf eine angemessene, qualifizierte und bei Bedarf multiprofessionelle Behandlung und Begleitung. Um diesem gerecht zu werden, müssen die in der Palliativversorgung Tätigen die Möglichkeit haben, sich weiter zu qualifizieren, um so über das erforderliche Fachwissen, notwendige Fähigkeiten und Fertigkeiten sowie eine reflektierte Haltung zu verfügen. Für diese Haltung bedarf es der Bereitschaft, sich mit der eigenen Sterblichkeit sowie mit spirituellen und ethischen Fragen auseinanderzusetzen. Der jeweils aktuelle Erkenntnisstand muss in die Curricula der Aus-, Weiter- und Fortbildung einfließen. Dies erfordert in regelmäßigen Zeitabständen eine Anpassung der Inhalte.

Wir werden uns dafür einsetzen, dass der Umgang mit schwerstkranken und sterbenden Menschen thematisch differenziert und spezifiziert in die Aus-, Weiter- und Fortbildung der Beteiligten in den verschiedensten Bereichen integriert wird.

Leitsatz 4
Entwicklungsperspektiven und Forschung

Jeder schwerstkranke und sterbende Mensch hat ein Recht darauf, nach dem allgemein anerkannten Stand der Erkenntnisse behandelt und betreut zu werden. Um dieses Ziel zu erreichen, werden kontinuierlich neue Erkenntnisse zur Palliativversorgung aus Forschung und Praxis gewonnen, transparent gemacht und im Versorgungsalltag umgesetzt. Dabei sind die bestehenden ethischen und rechtlichen Regularien zu berücksichtigen.

Zum einen bedarf es der Verbesserung der Rahmenbedingungen der Forschung, insbesondere der Weiterentwicklung von Forschungsstrukturen sowie der Förderung von Forschungsvorhaben und innovativen Praxisprojekten. Zum anderen sind Forschungsfelder und -strategien mit Relevanz für die Versorgung schwerstkranker und sterbender Menschen zu identifizieren.

Wir werden uns dafür einsetzen, auf dieser Basis interdisziplinäre Forschung weiterzuentwickeln und den Wissenstransfer in die Praxis zu gewährleisten, um die Versorgungssituation schwerstkranker und sterbender Menschen sowie ihrer Zugehörigen und Nahestehenden kontinuierlich zu verbessern.

Leitsatz 5
Die europäische und internationale Dimension

Jeder schwerstkranke und sterbende Mensch hat ein Recht darauf, dass etablierte und anerkannte internationale Empfehlungen und Standards zur Palliativversorgung zu seinem Wohl angemessen berücksichtigt werden. In diesem Kontext ist eine nationale Rahmenpolitik anzustreben, die von allen Verantwortlichen gemeinsam formuliert und umgesetzt wird.

Wir werden uns für die internationale Vernetzung von Organisationen, Forschungsinstitutionen und anderen im Bereich der Palliativversorgung Tätigen einsetzen und uns um einen kontinuierlichen und systematischen Austausch mit anderen Ländern bemühen. Wir lernen aus deren Erfahrungen und geben gleichzeitig eigene Anregungen und Impulse.

Literatur zur Charta

The Budapest Commitments: setting the goals: A joint initiative by the European Association for Palliative Care, the International Association for Hospice and Palliative Care & Help the Hospices. Editorial. Palliative Medicine 2007;21:269-271.

Nauck F, Dlubis-Mertens K: Germany has adopted a charter for the care of the critically ill and the dying. European Journal of Palliative Care 2011;18(4):176-178.

Deutsche Gesellschaft für Palliativmedizin e.V., Deutscher Hospiz- und PalliativVerband e.V., Bundesärztekammer (Hrsg.): Charta zur Betreuung schwerstkranker und sterbender Menschen in Deutschland, Berlin: 2010.

Deutsche Gesellschaft für Palliativmedizin e.V., Deutscher Hospiz- und PalliativVerband e.V., Bundesärztekammer: Presseerklärung: Jeder Mensch hat ein Recht auf ein Sterben unter würdigen Bedingungen. http://www.charta-zur-betreuung-sterbender.de/tl_files/dokumente/CHARTA-Pressemitteilung-080910.pdf

Dlubis-Mertens K, Müller-Busch HC: Jeder Mensch hat ein Recht auf ein Sterben unter würdigen Bedingungen. Zeitschrift für Palliativmedizin 2010; 6: S. 268 ff.

Beschluss der 83. Gesundheitsministerkonferenz der Länder vom 1.7.2010, TOP 10.2, Charta zur Betreuung schwerstkranker und sterbender Menschen. http://www.gmkonline.de/?&nav=beschluesse_83&id=83_10.02

Dokumentation zum 114. Deutschen Ärztetag: Entschließungen zum Tagesordnungspunkt II: Palliativmedizinische Versorgung in Deutschland – ein zukunftweisendes Konzept, Dtsch Arztebl 2011;108(23):A-1313.

1.8. Die Umsetzung der Charta im Rahmen einer Nationalen Strategie

Jeder Mensch hat ein Recht auf Sterben unter würdigen Bedingungen. Dieses Recht bildet das Fundament der Charta zur Betreuung schwerstkranker und sterbender Menschen in Deutschland [1], in der die Bedürfnisse und Situationen von Menschen in den Vordergrund gestellt werden, die aufgrund einer fortschreitenden lebensverkürzenden Erkrankung mit dem Sterben und dem Tod konfrontiert sind.

▶ 11 Jahre Charta – Aus 5 Leitsätzen wird eine Nationale Strategie

Die Idee zu einer Charta ist zurückzuführen auf die 2007 international vereinbarten Budapest Commitments auf dem 10. Kongress der *European Association for Palliative Care* (EAPC) [2]. Ein Jahr später, im September 2008, haben sich auf Grundlage dessen die Deutsche Gesellschaft für Palliativmedizin e.V. (DGP), der Deutsche Hospiz- und PalliativVerband e.V. (DHPV) und die Bundesärztekammer (BÄK) zu einer Trägerschaft zusammengeschlossen und den Charta-Prozess in Deutschland initiiert. Maßgeblich beteiligt an diesem Arbeitsprozess war der damalige "Runde Tisch" bestehend aus 50 gesundheitspolitischen und gesellschaftlichen Organisationen und Institutionen, der im Sinne der freiwilligen Selbstverpflichtung die Charta im Konsens erarbeitet und im September 2010 veröffentlicht hat.

Die fünf Leitsätze der Charta decken ein breites Themenspektrum ab, welches nicht zuletzt die Vielfalt und Interdisziplinarität der Hospiz- und Palliativversorgung widerspiegelt. Neben den gesellschaftspolitischen Herausforderungen stehen auch Anforderungen an die Versorgungsstrukturen und die Aus-, Weiter- und Fortbildung im Fokus. Außerdem werden die Entwicklungsperspektiven in der Forschung herauskristallisiert und internationale Maßstäbe aufgezeigt.

▶ Ziele der Charta

- Förderung des internen Dialogs aller gesellschaftlich und gesundheitspolitisch relevanten Gruppen
- Förderung der gesellschaftlichen Auseinandersetzung und Verankerung im öffentlichen Bewusstsein
- Orientierung und Perspektiven für die Weiterentwicklung der Palliativ- und Hospizversorgung in Deutschland
- Grundlage für politische Weichenstellung und Realisierung
- Beteiligung an einem international viel beachteten Prozess

Jeder Mensch hat ein Recht auf ein Sterben unter würdigen Bedingungen. Vor dem Hintergrund der demografischen Entwicklung mit einer zunehmenden Zahl hilfebedürftiger und schwerstkranker Menschen mit chronischen Erkrankungen, aber auch von unterschiedlichen Vorstellungen zur Gestaltung der letzten Lebensphase, stellt die Umsetzung dieses Rechts nicht nur eine Herausforderung für das Gesundheitssystem, sondern für die Gesellschaft insgesamt dar. Aus dieser Überlegung heraus wurden die Handlungsempfehlungen im Rahmen einer Nationalen Strategie [3] zur Umsetzung der Charta-Leitsätze erarbeitet.

Für eine bedarfsgerechte Versorgung von schwerstkranken und sterbenden Menschen ist eine Nationale Strategie insofern essenziell, als dass eine sichtbare Verantwortung der Gesellschaft, der Politik und aller Beteiligten des Gesundheitssystems entwickelt wird. Das Besondere bei den Handlungsempfehlungen zur Charta im Rahmen einer nationalen Strategie ist vor allem, dass es sich um den größten Bottom-Up-Prozess in der Gesundheitspolitik der Bundesrepublik Deutschland handelt und sich alle 50 Organisationen und Institutionen nach wie vor für die Belange von Menschen mit lebensverkürzenden Erkrankungen einsetzen.

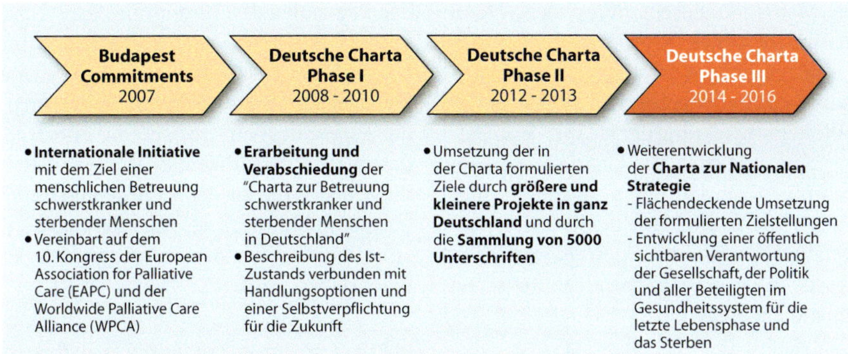

Abb. 1.9: Der Charta-Prozess.

Der Charta-Prozess ist somit ein Gemeinschaftsprozess, der auf unterschiedlichsten Ebenen Diskussionen und Veränderungen angeregt hat. Das im Jahr 2015 in Kraft getretene Hospiz- und Palliativgesetz (HPG) [4] ist ein besonderes Ergebnis dieses Prozesses, denn die Notwendigkeit der Gesetzesinitiative wurde von den Verfassern unter anderem mit der Charta begründet. Um weitere Ergebnisse zu erzielen und auch die Akteure der Hospiz- und Palliativversorgung bei der Umsetzung der Handlungsempfehlungen zu unterstützen als auch die Gesellschaft für die Ziele der Charta zu sensibilisieren, wurde im Jahr 2016 *das Projekt Koordinierungsstelle für Hospiz- und Palliativversorgung in Deutschland* [5] ins Leben gerufen. Gefördert vom Bundesministerium für Familie, Senioren, Frauen und Jugend setzt sich das Projekt Koordinierungsstelle zum Ziel, die verbindliche und nachhaltige Umsetzung der Charta zur Betreuung schwerstkranker und sterbender Menschen in Deutschland und ihrer Handlungsempfehlungen zu unterstützen.

Koordinierungsstelle
für Hospiz-und Palliativversorgung
in Deutschland

Abb. 1.10: Koordinierungsstelle für Hospiz- und Palliativversorgung in Deutschland.

Die Koordinierungsstelle übernimmt durch zielgerichtete Öffentlichkeitsarbeit die Verbreitung der Charta und ihrer Handlungsempfehlungen, unterstützt bei der Vernetzung von Akteur:innen und Projekten der Hospiz- und Palliativversorgung und dokumentiert systematisch die nachhaltige Umsetzung der Handlungsempfehlungen.

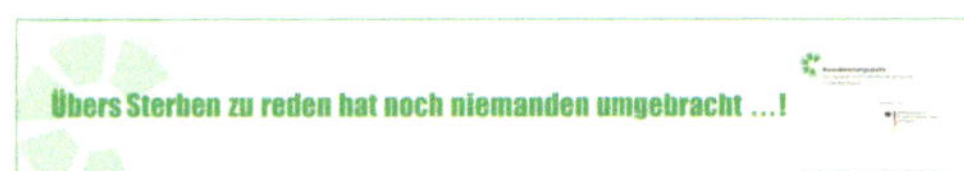

Abb. 1.11: Slogan der Koordinierungsstelle.

Die bisher am Runden Tisch der Charta vertretenen Institutionen und Organisationen werden auf Arbeitsebene im Rahmen regelmäßiger Sitzungen in Form eines beratenden und unterstützenden Begleitgremiums im Umsetzungsprozess weiterhin einbezogen und unterstützen die Koordinierungsstelle bei ihren Aufgaben:

- Verbreitung von Informations- und Weiterbildungsangeboten zur Charta und ihren Handlungsempfehlungen
- Unterstützung bei der Kooperation, Koordination und Kommunikation unterschiedlicher Akteur:innen
- Begleitung und Unterstützung der Akteur:innen in der konkreten Übernahme von Verpflichtungen aus den Handlungsempfehlungen und systematischen Berichterstattung
- Sensibilisierung der Öffentlichkeit (Gesellschaft) für die Bedarfe und Bedürfnisse schwerstkranker und sterbender Menschen und ihrer Zugehörigen

▶ Die Charta als Selbstverpflichtung

Seit ihrer Veröffentlichung vor 11 Jahren haben über 30.000 Organisationen und Institutionen sowie Einzelpersonen die Charta unterzeichnet, welche sich mit den drängenden Fragen um die Versorgung und Betreuung von schwerstkranken und sterbenden Menschen auseinandersetzen. Denn die Charta ist nicht nur ein Projekt großer Organisationen, sondern gibt jedem Menschen die Möglichkeit, einen eigenen Beitrag für die Verbesserung und Weiterentwicklung der Hospiz- und Palliativversorgung zu leisten. Die Charta kann zum Anlass genommen werden mit Verwandten oder Personen aus dem beruflichen Umfeld in den Dialog zu treten und Veränderungen für die Situation von schwerstkranken und sterbenden Menschen in Deutschland anzuregen.

Seit der Veröffentlichung hat es außerdem eindrucksvolle Veranstaltungen gegeben, auf denen die Charta vorgestellt und über ihre Inhalte diskutiert wurde. Durch eine offizielle Charta-Unterzeichnung im Rahmen einer Veranstaltung können die Einrichtungen der Hospiz- und Palliativversorgung unter anderem zeigen, dass sie sich im Sinne der Charta bereits für die Verbesserung der Situation schwerstkranker und sterbender Menschen einsetzen. Indem Einrichtungen die Charta in die Öffentlichkeit tragen, sie verbreiten und den Dialog über ihre Inhalte fördern, entsteht die Möglichkeit, sich als bisheriger Hospiz- und Palliativversorger der Kommune vorzustellen, bestehende Vernetzungen zu stärken und kommunale politische Unterstützung einzufordern. Engagierte Einrichtungen können auch eine Charta-Unterzeichnung gemeinsam mit den lokalen Politikern ihrer Kommune organisieren. Nicht nur, um kommunale Entscheidungstragende auf die regionale Hospiz- und Palliativarbeit aufmerksam zu machen, sondern auch um die politische Verantwortung für die regionale Daseinsfürsorge aufzuzeigen.

Eine Zukunft mit der Charta

Sowohl die COVID-19-Pandemie als auch die Abschaffung des §217a und die damit verbundene Debatte um den assistierten Suizid haben im Jahr 2020 die Themen Sterben, Tod und Trauer jeweils in den Fokus gerückt. Gesellschaftliche und ethische Fragestellungen über die Art, wie wir derzeit mit dem Tod und dem Sterbeprozess in unserer Gesellschaft umgehen wollen, wurden auf vielfältigen Ebenen diskutiert. Die Charta bietet mit ihrer Vielschichtigkeit nicht nur Antwortmöglichkeiten auf diese Fragen, sondern auch Rahmenbedingungen, welche grundlegend für die Weiterentwicklung der Versorgung von schwerstkranken und sterbenden Menschen sind. Die Charta basiert auf den Prinzipien der Autonomie, Selbstbestimmung sowie eines würdigen und selbstbestimmten Sterbens. Diese sind Grundlage der Ziele und Aufgaben aller fünf Leitsätze. Es ist gleichermaßen auch der Aspekt des Schutzes und der Fürsorge als auch der dazu notwendigen strukturellen Rahmenbedingungen, die in der Charta und ihren Handlungsempfehlungen als unabdingbare Voraussetzung für ein selbstbestimmtes Sterben in Würde beschrieben werden.

> "Deswegen muss es nun darum gehen, dass wir alle, Politik und Gesellschaft, alle Möglichkeiten nutzen – auch unter den Vorgaben des Bundesverfassungsgerichts – Schutz, Fürsorge und Solidarität für und mit den Betroffenen so weit wie möglich Geltung zu verschaffen, damit nicht am Ende des Lebens der assistierte Suizid zu einer normalen Form des Abschieds wird." [6]

Literatur zur Charta

1. Deutsche Gesellschaft für Palliativmedizin e.V., Deutscher Hospiz- und PalliativVerband e.V., Bundesärztekammer (Hrsg.) (2010): Charta zur Betreuung schwerstkranker und sterbender Menschen in Deutschland, Berlin: 2010.

2. The Budapest Commitments: setting the goals: A joint initiative by the European Association for Palliative Care, the international Association for Hospice and Palliative Care & Help the Hospices. Editorial. Palliative Medicine 2007;21:269-271.

3. Deutsche Gesellschaft für Palliativmedizin e.V., Deutscher Hospiz- und PalliativVerband e.V., Bundesärztekammer (Hrsg.) (2016): Charta zur Betreuung schwerstkranker und sterbender Menschen in Deutschland: Handlungsempfehlungen im Rahmen einer Nationalen Strategie, Berlin: 2016.

4. Gesetz zur Verbesserung der Hospiz- und Palliativversorgung in Deutschland, vom 1. Dezember 2015 htps://www.bundesgesundheitsministerium.de/service/begriffe-von-a-z/h/hospiz-und-palliativgesetz.html

5. Kopitzsch F. Von der Charta zur Koordinierungsstelle für Hospiz- und Palliativversorgung in Deutschland. Zeitschrift für Palliativmedizin 2018;19(01):1-2.

6. Weihrauch, Birgit; Müller-Busch, Christof (2021): 10 Jahre Charta zur Betreuung schwerstkranker und sterbender Menschen in Deutschland: Festschrift zum Jubiläum. S. 18-19.

2. Versorgungsstrukturen

> *“Wenn Du Fehler machst, schrecke nicht davor zurück, sie zu berichtigen.”*
>
> Asiatische Weisheit

2.1. Die Entwicklung der Hospiz- und Palliativversorgung in Deutschland

Die Hospiz- und Palliativversorgung hat in Deutschland seit den 90er-Jahren eine überaus positive Entwicklung genommen, was sich auch an der zunehmenden Zahl von Palliativstationen und stationären Hospizen (☞ Abb. 2.1) oder der Zunahme der SAPV-Verordnungen der letzten Jahre zeigt (☞ Abb. 2.2). Aktuellere Zahlen zu den SAPV-Verordnungen lagen zur Drucklegung noch nicht vor, da der letzte GKV-Bericht aus dem Jahr 2015 stammt.

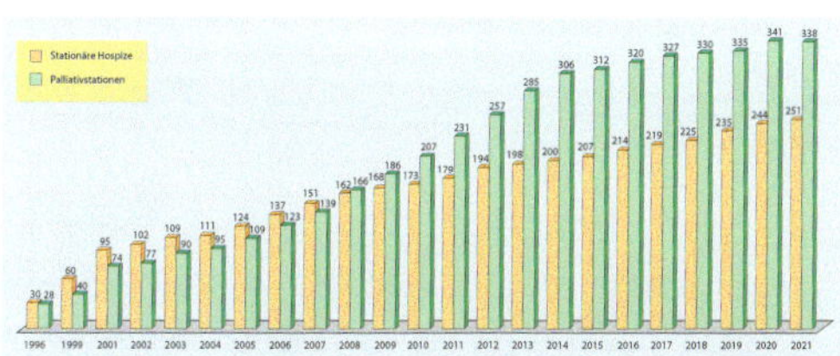

Abb. 2.1: Entwicklung stationäre Einrichtungen (Quelle: www.wegweiser-hospiz-palliativmedizin.de).

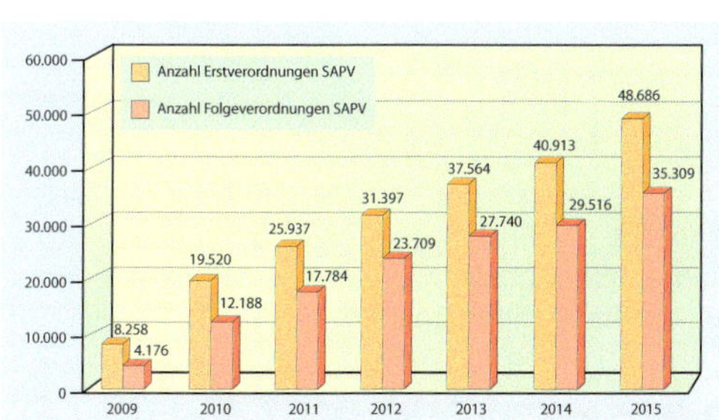

Abb. 2.2: Anzahl der Erst- und Folgeverordnungen SAPV 2009 bis 2015 (Quelle: KBV).

Dennoch verfügen derzeit nur ca. 15 % aller deutschen Krankenhäuser über eine Palliativstation. Im Bereich der spezialisierten ambulanten Palliativversorgung (SAPV), worauf für gesetzlich Versicherte seit 2007 ein Rechtsanspruch besteht, ist davon auszugehen, dass der Bedarf (im Jahr 2020) erst zu ca. 70 % gedeckt ist (Melching 2015). Auch die Tatsache, dass bei Medizinern die Zusatzbezeichnung Palliativmedizin die am zweithäufigsten erlangte Zusatzbezeichnung nach der Notfallmedizin ist und inzwischen ca. 14.000 Ärztinnen und Ärzte über diese Zusatzbezeichnung verfügen, kann nicht darüber hinwegtäuschen, dass damit nur ca. 3,5 % aller in Deutschland tätigen Ärzte über diese Zusatzqualifikation verfügen. Langfristig werden sich weitere Verbesserungen daraus ergeben, dass Palliativmedizin im Jahr 2009 zum Pflichtlehr- und Prüfungsfach im Medizinstudium erklärt wurde, und dass der Bereich der Palliativversorgung zunehmend in verschiedenen Facharztausbildungen Berücksichtigung findet. Auch durch das Hospiz- und Palliativgesetz (HPG) vom 01.12.2015 wurden weitere Anreize zur palliativmedizinischen Weiterqualifizierung geschaffen.

Generell lässt sich bezüglich der Versorgungsstrukturen in Deutschland eine große Heterogenität feststellen, wie die Verteilung stationärer Hospiz- und Palliativbetten ebenso zeigt wie die Anzahl qualifizierter Palliativmediziner (☞ Abb. 2.3-2.6). Aber nicht nur hinsichtlich der Quantität, sondern auch bezüglich der Qualität ist besonders in den letzten Jahren eine Weiterentwicklung und Ausdifferenzierung der einzelnen Bereiche der Palliativversorgung zu beobachten. Insbesondere ist hier die im Mai 2015 fertiggestellte und im August 2019 erweiterte S3-Leitlinie “Palliativmedizin für Patienten mit einer nicht heilbaren Krebserkrankung” zu nennen, die neben den Behandlungsempfehlungen und Qualitätsindikatoren auch ein umfangreiches Kapitel zu Versorgungsstrukturen inklusive Personalanforderungen enthält. Darüber hinaus wurden von der Deutschen Gesellschaft für Palliativmedizin Zertifizierungskriterien für Palliativstationen entwickelt, wodurch diese seit Juni 2017 die Möglichkeit haben, sich durch eine unabhängige Zertifizierungsgesellschaft zertifizieren zu lassen. Aber auch verschiedene Finanzierungsmöglichkeiten der Hospiz- und Palliativversorgung setzen bestimmte Qualitäts- und Personalanforderungen voraus.

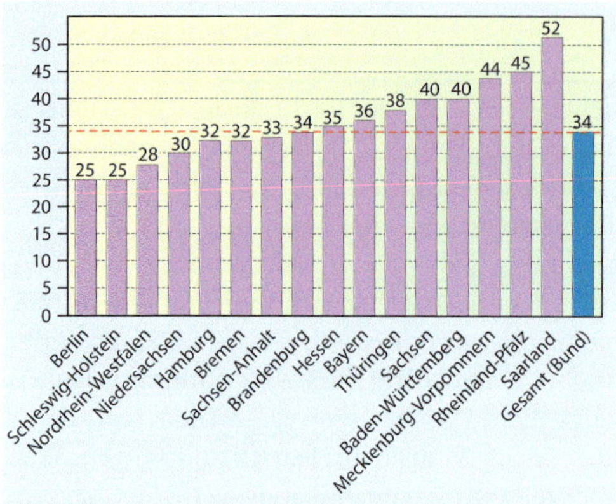

Abb. 2.3: Betten auf Palliativstationen pro 1 Mio. Einwohner (Quelle: www.wegweiser-hospiz-palliativmedizin.de, Stand: 21.06.2021).

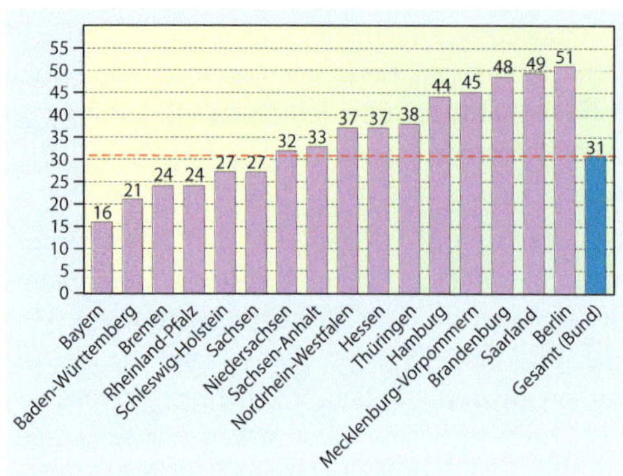

Abb. 2.4: Betten stationäre Hospize pro 1 Mio. Einwohner (Quelle: www.wegweiser-hospiz-palliativmedizin.de, Stand: 21.06.2021).

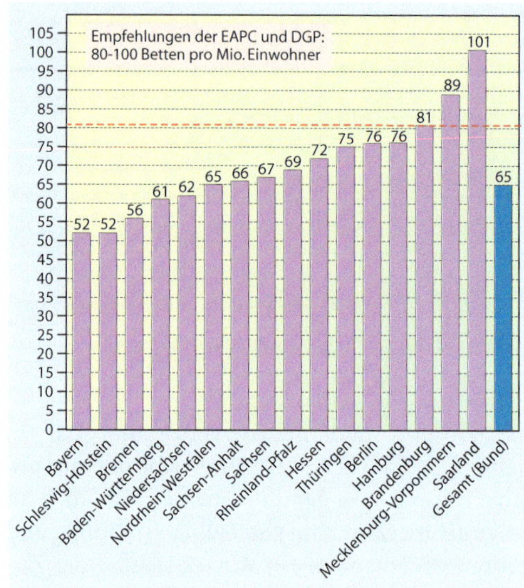

Abb. 2.5: Betten Palliativstationen und Hospize pro 1 Mio. Einwohner (Quelle: www.wegweiser-hospiz-palliativmedizin.de, Stand: 21.06.2021).

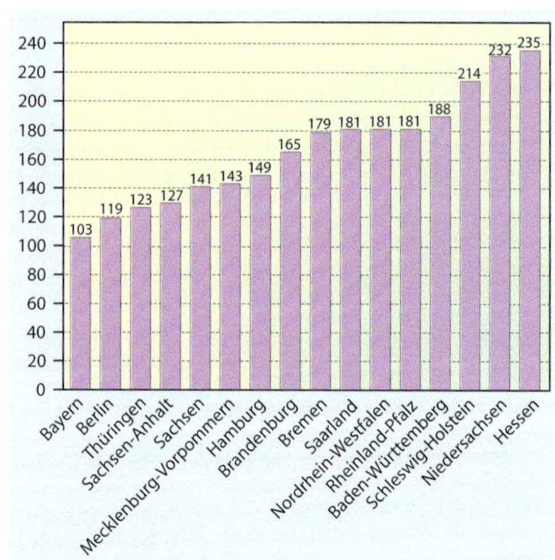

Abb. 2.6: Ärztinnen und Ärzte mit Zusatzbezeichnung Palliativmedizin pro 1 Mio. Einwohner (Stand 2020) (Quelle: gbe-bund.de).

2.2. Spezialisierte und allgemeine Palliativversorgung

Zunehmend kristallisiert sich eine Unterteilung der Strukturen in "allgemeine" und "spezialisierte" Palliativversorgung (APV und SPV) heraus (☞ Tab. 2.1), wodurch sich eine Einteilung in folgende vier Bereiche ergibt:

	Stationäre Palliativversorgung	Ambulante Palliativversorgung
Allgemeine Palliativversorgung (APV)	• Allgemeine Krankenhausstationen • Nicht spezialisierte Palliativstationen/ Palliativeinheiten/Palliativbetten • Palliativbeauftragte • Durch Personal mit Basisqualifikation	• AAPV = Allgemeine ambulante Palliativversorgung • Hausärzte/tlw. mit Zusatzqualifikation (in EBM vergütet) • Ab 2017 – BQKPMV • Pflegedienste und Pflegeheime mit Basisqualifikation • Ambulante Hospizdienste (ca. 1.500 Hospizdienste mit ca. 100.000 Ehrenamtlichen), Vergütung über §39a SGB V • Weitere Netzwerkpartner, z.B. Palliativstützpunkte
Spezialisierte Palliativversorgung (SPV)	• Spezialisierte Palliativstationen (eigenständige Abteilungen mit erhöhten Qualitätsanforderungen – z.B mind. 5 Betten) • Palliativdienste • Stationäre Hospize • Immer durch multiprofessionelle Teams!	• SAPV = Spezialisierte ambulante Palliativversorgung (gesetzlicher Anspruch seit 2007 – geschätzter Bedarf = ca. 10 % aller Sterbenden) • Immer multiprofessionell – oft durch Teams! • Tgl. 24 h Verfügbarkeit

Tab. 2.1: Übersicht APV/SPV (Quelle DGP).

1. Allgemeine ambulante Palliativversorgung (AAPV)

2. Spezialisierte ambulante Palliativversorgung (SAPV)

3. Allgemeine stationäre Palliativversorgung (ASPV)

4. Spezialisierte stationäre Palliativversorgung (SSPV)

Initial für diese Differenzierung war die Einführung der SAPV im Jahr 2007 und die damit verbundenen Regelungen im §37b und 132d SGB V, wodurch sich später die Frage stellte, was die AAPV kennzeichnet und welche Regelungen dafür ggf. zu schaffen sind. Im stationären Bereich wurde im Jahr 2012 ein neues Zusatzentgelt (gemäß OPS 8-98e) mit dem Begriff "Spezialisierte stationäre palliativmedizinische Komplexbehandlung" eingeführt. Bereiche, in denen dieses Zusatzentgelt aufgrund der dafür geforderten Strukturmerkmale nicht erlöst werden kann, werden seitdem als Bereiche der "allgemeinen stationären Palliativversorgung" bezeichnet. Diese Unterteilung, die einzig einer Finanzierungslogik folgt, ist allerdings nicht korrekt, da zunächst jede Palliativstation (unabhängig vom Erlös eines bestimmten Zusatzentgeltes) und jeder Palliativdienst im Krankenhaus der spezialisierten Palliativversorgung (SPV) zuzuordnen ist. Eine verbindliche oder gar gesetzlich definierte Differenzierung zwischen SPV und APV existiert jedoch nicht. In der S3-Leitlinie heißt es dazu: "*In der Versorgungspraxis werden Angebote in allgemeine und spezialisierte Palliativversorgungsangebote kategorisiert. Die Indikationsstellung für ein spezialisiertes Angebot ist patientenindividuell anhand der Komplexität und des Aufwands der Versorgung zu stellen. [...] Es scheint allgemein akzeptiert, dass bestimmte Merkmale eines Angebotes Hinweischarakter auf den Spezialisierungsgrad des Angebotes geben können*".

Als Hinweise für die Zuordnung einer Versorgungsleistung in die Kategorie der Allgemeinen Palliativversorgung (APV) werden dort genannt:

- "Leistungserbringung durch [Behandelnde], die ihr Haupttätigkeitsfeld ***nicht*** in der Palliativversorgung haben;
- die Patientensituation ist weniger komplex als in der Spezialisierten Palliativversorgung;

- die Versorgungsleistung ist nicht zwingend an spezifische strukturelle Voraussetzungen gekoppelt."

Und als Hinweise für die Zuordnung einer Versorgungsleistung zur Spezialisierten Palliativversorgung (SPV):

- "Patientenbedürfnisse erfordern eine komplexere und aufwändigere Versorgungsleistung als in der Allgemeinen Palliativversorgung.
- Leistungserbringer haben ihr Tätigkeitsfeld überwiegend oder ausschließlich in der SPV.
- Leistungserbringer verfügen über spezifische palliativmedizinische Qualifikation und Erfahrung.
- Teamansatz und Multiprofessionalität sind konzeptionelle und strukturelle Voraussetzung.
- 24-h-Verfügbarkeit der Komplexleistung ist gewährleistet."

Für beide Bereiche definiert die S3-Leitlinie unterschiedliche Qualifikationsanforderungen an die Leistungserbringer aller beteiligten Berufsgruppen, die wie folgt formuliert sind:

Basisqualifikation (für die APV):

- "Basiswissen, -haltung und -fertigkeiten in der Palliativmedizin, die eine allgemeine Palliativversorgung (APV) ermöglichen.
- Erlangt v.a. durch palliativmedizinische Inhalte in der Ausbildung; und/oder durch Fort- und Weiterbildung, z.B. ein- oder mehrwöchigen Kursen; und/oder durch eine mehrjährige Berufserfahrung in der Betreuung von schwerstkranken und sterbenden Patienten (v.a. in der APV)."

Spezialisierte Qualifikation (für die SPV):

- "Spezialisierte palliativmedizinische Kenntnisse, Haltungen und Fertigkeiten mit praktischer

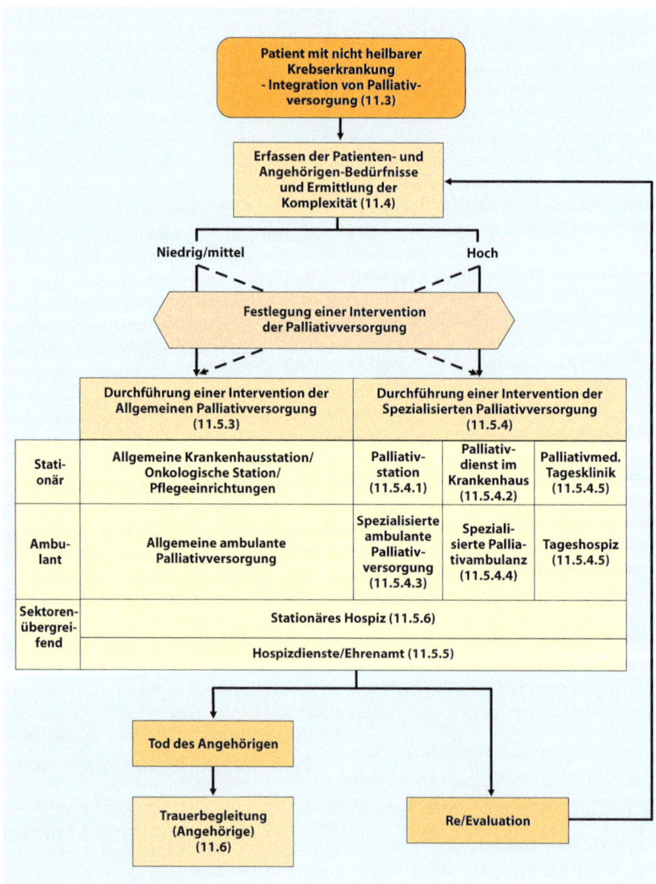

Abb. 2.7: Flussdiagramm S3-Leitlinie.

Erfahrung, die eine spezialisierte Palliativversorgung (SPV) ermöglichen.
- Erlangt durch eine mehrjährige Aus-, Fort- oder Weiterbildung in der SPV mit der Erlangung von theoretischem Wissen (z.B. durch Aufbaukurse) und einer mindestens einjährigen praktischen Tätigkeit in der SPV (Berufserfahrung in der SPV)."

Die S3-Leitlinie weist allerdings auch darauf hin, "*...dass bezüglich der Qualifikation von Leistungserbringern in der Palliativversorgung und der Zuordnung zu den Qualifikationsstufen ein dringender Klärungsbedarf besteht.*" Hintergrund dieser Aussage ist, dass die palliativmedizinischen Qualifikationen der einzelnen Berufsgruppen aktuell uneinheitlich geregelt sind und bei einzelnen Berufsgruppen bisher keine anerkannten Qualifikationen vorliegen.

Das Flussdiagramm (☞ Abb. 2.7) aus der S3-Leitlinie zeigt, wie eine Zuordnung von Patienten zu den Bereichen der APV und SPV erfolgen kann.

▶ Allgemeine ambulante Palliativversorgung (AAPV)

Für die AAPV gibt es keine allgemeingültigen umfassenden Regelungen. Sie ist Teil der Regelversorgung und wird von Haus- und Fachärzten, Pflegediensten, Hospizvereinen und anderen Netzwerkpartnern erbracht. Seit dem 01.10.2013 existieren spezielle Abrechnungsziffern im EBM (einheitlicher Bewertungsmaßstab), die dort als Leistungen der AAPV benannt sind und die niedergelassenen Ärzten die Vergütung bestimmter Leistungen ermöglichen. Diese Ziffern beinhalten folgende Leistungen:

- Palliativmedizinische Ersterhebung des Patientenstatus inkl. Behandlungsplan,
- Zuschlag für die palliativmedizinische Betreuung des Patienten in der Arztpraxis,
- Zuschlag für die palliativmedizinische Betreuung in der Häuslichkeit (mind. 15 min),
- Zuschlag für die palliativmedizinische Betreuung in der Häuslichkeit (dringende Hausbesuche).

▶ Besonders qualifizierte und koordinierte palliativmedizinische Versorgung (BQKPMV)

Durch das Hospiz- und Palliativgesetz vom 01.12.2015 ist eine weitere Leistung der AAPV unter dem Begriff "Besonders qualifizierte und koordinierte palliativmedizinische Versorgung" (BQKPMV) hinzugekommen. Die hierfür maßgebliche Vereinbarung ist am 01.01.2017 in Kraft getreten.

Neben definierten Anforderungen an die Qualität der Leistung, an Koordination und Kooperationen (mit Pflegeeinrichtungen und weiteren Leistungserbringern der Hospiz- und Palliativversorgung) und an den Umfang der zu leistenden Fortbildungen werden auch persönliche Qualifikationen für Ärzte vorausgesetzt. Hierzu gehören:

1. **Praktische Erfahrungen:** Mindestens zweiwöchige Hospitation in einem Bereich der Palliativversorgung oder die Betreuung von mind. 15 Patienten mit palliativem Behandlungsbedarf in den letzten drei Jahren.

2. **Theoretische Kenntnisse:** 40-stündige Kursweiterbildung Palliativmedizin, welche nur anteilig (18 bzw. 20 Std.) erbracht werden muss, sofern eine Zusatzqualifikation "spezielle Schmerztherapie" oder "psychosomatische Grundversorgung" vorliegt.

Für Patienten besteht als Voraussetzung dafür, diese neue Leistung zu erhalten, dass eine nicht heilbare, fortschreitende und so weit fortgeschrittene Erkrankung vorliegt, dass nach fachlicher Einschätzung die Lebenserwartung auf Tage, Wochen oder Monate gesunken ist. Durch diese Anforderung besteht allerdings die Gefahr, dass dem Grundgedanken der frühen Integration und eines fließenden Übergangs von kurativer zu palliativer Versorgung in Einzelfällen nicht entsprochen werden kann. Noch bedenklicher ist der Umstand, dass gemäß der neuen Vereinbarung nur Patienten einen Zugang zu dieser Versorgung erhalten können, bei denen eine kurative Behandlung der Grunderkrankung nicht mehr indiziert oder gewünscht ist. Dies kann dazu führen, dass Kostenträger die Leistung nicht genehmigen, wenn parallel noch Behandlungen durchgeführt werden, die gemeinhin als kurativ verstanden werden. Es muss deutlich gemacht werden, dass diese Form der allgemeinen Palliativversorgung auch dann möglich ist, wenn z.B. noch eine Chemotherapie, eine Bestrahlung oder Antibiose durchgeführt wird.

Des Weiteren wurde der GBA durch das HPG aufgefordert, Näheres zur Verordnung der häuslichen Krankenpflege zur allgemeinen ambulanten Palliativversorgung in der Richtlinie zur Häuslichen

Krankenpflege (HKP-RL) zu regeln, was am 16.03.2017 erfolgt ist. Hier wurde unter der Überschrift: "**Symptomkontrolle bei Palliativpatientinnen oder Palliativpatienten**" eine neue Ziffer 24a eingefügt, die folgende Leistungen beschreibt:

"Symptomkontrolle bei Palliativpatientinnen oder Palliativpatienten in enger Abstimmung mit der verordnenden Ärztin oder dem verordnenden Arzt,

- insbesondere bei Schmerzsymptomatik, Übelkeit, Erbrechen, pulmonalen oder kardialen Symptomen, Obstipation,
- Wundkontrolle und -behandlung bei exulzerierenden Wunden,
- Krisenintervention, z.B. bei Krampfanfällen, Blutungen, akuten Angstzuständen".

Neben einigen Problemen dieser Regelung, wie z.B. dem Umstand, dass diese Leistung nur verordnet werden kann, wenn nach fachlicher Einschätzung des behandelnden Arztes die Lebenserwartung auf Tage oder wenige Wochen limitiert ist, was der Idee einer frühen Integration der AAPV widerspricht, ist es auch als kritisch zu betrachten, dass für die Erbringung dieser Leistung keinerlei palliativpflegerische Qualifikationen seitens der Pflegedienste gefordert sind.

Spezialisierte ambulante Palliativversorgung (SAPV)

Die SAPV ist der einzige gesetzlich eindeutig geregelte Bereich der Palliativversorgung.

Im Jahr 2007 wurde mit der Einführung der gesetzlichen Regelungen zur Spezialisierten Ambulanten Palliativversorgung (SAPV) in das Sozialgesetzbuch (§37b und §132d SGB V) eine große Chance für den Ausbau und die Verbesserung der ambulanten Versorgung für schwerstkranke und sterbende Menschen in Deutschland eröffnet. Mittels palliativmedizinisch und -pflegerisch qualifizierter Teams, bestehend aus Ärzten, Pflegekräften und weiteren psychosozialen Berufsgruppen und unter der Einbindung Ehrenamtlicher, können Betroffene hier auf eine 24-Std.-Verfügbarkeit zugreifen. In Ergänzung zum bestehenden Versorgungssystem soll dies neben einer verbesserten Symptomkontrolle u.a. auch zu der Vermeidung nicht gewollter Krankenhauseinweisungen beitragen. Als Besonderheit der SAPV kommt noch hinzu, dass erstmals die Vergütung von ärztlichen, pflegerischen und psychosozialen Leistungen gemeinsam vertraglich geregelt werden. Allerdings hat sich die SAPV nur in wenigen Regionen als multiprofessionelle Leistung im engeren Sinne entwickelt. Sie wird zumeist biprofessionell durch Ärzte und Pflegekräfte erbracht und durch Einbindung Ehrenamtlicher aus ambulanten Hospizvereinen ergänzt. Feste Stellenanteile für Psychologen oder Sozialarbeiter sind bisher nur vereinzelt in den SAPV-Teams anzutreffen. Zudem sind die regionalen Unterschiede der Regelungen zur SAPV in Deutschland derart heterogen, dass eine Vergleichbarkeit nur in sehr begrenztem Maße gegeben ist. Viele Informationen, darunter auch Hilfen zur Verordnung dieser Leistung, finden sich auf der Website der Bundesarbeitsgemeinschaft SAPV (www.bag-sapv.de). Aktuell befindet sich ein bundesweit einheitlicher Rahmenvertrag zur SAPV in einem Schiedsverfahren, und es ist damit zu rechnen, dass es hierdurch im Jahr 2022 zu erheblichen Veränderungen und einer gewissen Vereinheitlichung im Bereich der SAPV kommen wird.

Allgemeine stationäre Palliativversorgung (ASPV)

Eine Unterscheidung von allgemeiner und spezialisierter Versorgung ergibt sich im stationären Bereich lediglich durch die Finanzierungsmöglichkeiten im DRG System (mittels zweier unterschiedlicher Komplexpauschalen gemäß OPS 8-982 und 8-98e) sowie durch den bereits erwähnten Hinweischarakter gemäß der "S3-Leitlinie Palliativmedizin für Patienten mit einer nicht heilbaren Krebserkrankung". Grundsätzlich sollte die allgemeine Palliativversorgung im Krankenhaus auf jeder Station erbracht werden können. Um ein entsprechendes Zusatzentgelt zu erlösen, bedarf es allerdings einiger Voraussetzungen, die im OPS 8-982 beschrieben sind. Hauptmerkmale hierfür sind u.a. Mindestanforderungen an palliativmedizinische und pflegerische Qualifikationen, regelmäßige Teambesprechungen, Dokumentationen sowie der Einsatz nichtärztlicher und nichtpflegerischer Therapien, wie z.B. Physiotherapie, Psychotherapie, Sozialarbeit, Seelsorge, Musiktherapie usw. von mind. 6 Std. pro Woche und Patient.

Eine Forderung der Deutschen Gesellschaft für Palliativmedizin besteht darin, in jeder stationären Einrichtung (Krankenhaus und Pflegeheim) einen Palliativbeauftragten (im Sinne eines "Kümmerers") zu etablieren, der für die jeweilige Einrichtung Palliativstrukturen entwickeln und befördern soll und u.a. durch Maßnahmen zur Qualitätssicherung und Fortbildung dazu beitragen kann, eine Palliativkultur im Haus zu entwickeln.

Spezialisierte stationäre Palliativversorgung (SSPV)

Der Begriff der spezialisierten stationären Palliativversorgung ist erstmals 2012 mit dem Inkrafttreten eines neuen Operationalisierungsschlüssels (OPS 8-98e) aufgetaucht. Hierdurch erhalten Palliativstationen, die bestimmte Vorgaben bezüglich ihrer Struktur (z.B. mind. 5 Betten, abgetrennte Abteilung, Qualifikation des Personals, Multiprofessionelles Team usw.) und ihres Leistungsspektrums erfüllen, die Möglichkeit, ein erhöhtes Zusatzentgelt zu erlösen. Spezialisierte Palliativversorgung wird im Krankenhaus auf Palliativstationen und durch Palliativdienste erbracht, die abteilungsübergreifend tätig sind.

1. Finanzierungsebene im stationären Krankenhausbereich

Um für Leistungen der Palliativversorgung entsprechende Zusatzentgelte erlösen zu können, existieren drei sogenannte Operationalisierungsschlüssel (OPS):

- OPS 8-982 (Palliativmedizinische Komplexbehandlung).
- OPS 8-98e (Spezialisierte stationäre palliativmedizinische Komplexbehandlung).
- OPS 8-98h (Spezialisierte palliativmedizinische Komplexbehandlung durch einen Palliativdienst).

2.3. Weitere Regelungen aus dem Hospiz- und Palliativgesetz (HPG) vom 01.12.2015

Für die Palliativversorgung wurden durch das HPG einige bedeutsame gesetzliche Regelungen in den Bereichen des SGB V, des SGB XI und des Krankenhausfinanzierungsgesetzes geschaffen. Neben den verschiedenen "allgemeinen Regelungen" des Gesetzes bedarf es an einigen Stellen weiterer Regelungen und Ausführungsbestimmungen, damit das Gesetz zur Anwendung kommen kann. Zu den allgemeinen Regelungen sind vor allem Änderungen wie die des §27 SGB V zu zählen, wonach zur Krankenbehandlung auch die palliative Versorgung der Versicherten gehört, oder die Neufassung des §28 SGB XI, in dem es nun heißt: *"Pflege schließt Sterbebegleitung mit ein; Leistungen anderer Sozialleistungsträger bleiben unberührt."* Solche Änderungen, die auch als ein starkes Statement der Politik zu verstehen sind, führen allerdings nicht unmittelbar und schon gar nicht von selbst zu einer Veränderung der Versorgungslandschaft. Vielmehr können und sollten diese gesetzlichen Neuerungen nun aktiv dafür genutzt werden, die sich daraus ergebenden logischen Konsequenzen zu fordern. Im Falle des §28 SGB XI könnte dies zum Beispiel bedeuten, dass die Pflege nun auch konsequent befähigt werden muss, qualifizierte Sterbebegleitung leisten zu können, wozu das Thema Hospiz- und Palliativversorgung zwingend in alle Bereiche der Ausbildung von Pflegenden implementiert werden muss. Bezüglich des §27 SGB V könnten analog hierzu solche Forderungen auch für alle im Bereich des SGB V Tätigen abgeleitet werden. Wenn die Palliativversorgung Teil der Krankenbehandlung nach §27 SGB V ist, müssen auch alle an der Versorgung Beteiligten zumindest über Grundkenntnisse zur Palliativversorgung verfügen, um entsprechende Angebote erbringen oder vermitteln zu können.

Konkrete gesetzliche Regelungen aus dem HPG

SGB V §39a stationäre und ambulante Hospizleistungen

Durch das neue HPG wurde die Finanzierung ambulanter und stationärer Hospizleistungen deutlich verbessert. Bezüglich der Fördersumme für ehrenamtliche Begleitungen ergibt sich aus den gesetzlichen Regelungen eine Steigerung von ca. 18 % sowie als Neuerung zusätzlich auch eine Fördermöglichkeit von Sachkosten. Bei der Finanzierung stationärer Hospize trägt die Krankenkasse bei Erwachsenenhospizen nicht mehr wie bisher 90 %, sondern (wie bereits zuvor bei Kinderhospizen) 95 % der zuschussfähigen Kosten, wodurch nur noch 5 % durch Spenden finanziert werden müssen. Eine 100 %-Finanzierung wurde vor allem von den Vertretern der Hospizverbände nicht gewünscht, da Ehrenamt und bürgerliches Engagement als wesentlicher und unverzichtbarer Bestandteil der Hospizversorgung angesehen und erhalten werden sollen. Darüber hinaus wurde der kalendertägliche Mindestzuschuss durch die

Krankenkassen für stationäre Hospize von 7 auf 9 % der monatlichen Bezugsgröße erhöht, was einer Steigerung von ca. 28,5 % und einem kalendertäglichen Mindestzuschuss von 255,15 EUR (bisher 198,45 EUR) zuzüglich Leistungen aus der Pflegekasse entspricht.

▶ SGB V §39a Abs. 2 Ehrenamtliche Hospizbegleitung im Krankenhaus

Im §39a Abs.2 des SGB V ist eine für den Krankenhausbereich relevante Änderung formuliert. Dort heißt es u.a.: *"Die Krankenkasse hat ambulante Hospizdienste zu fördern, die für Versicherte, die keiner Krankenhausbehandlung und keiner stationären oder teilstationären Versorgung in einem Hospiz bedürfen, qualifizierte ehrenamtliche Sterbebegleitung [...] erbringen"*. Hier wird nun folgender Satz neu eingefügt: *"Satz 1 gilt entsprechend, wenn ambulante Hospizdienste für Versicherte in Krankenhäusern Sterbebegleitung im Auftrag des jeweiligen Krankenhausträgers erbringen."*

Hierdurch wurde klargestellt, dass im Rahmen der Förderung nach §39a SGB V auch der Einsatz von Ehrenamtlichen im Krankenhaus durch Hospizvereine geltend gemacht werden kann. Somit können die Zuschüsse für Personal- und Sachkosten der Hospizvereine auch für Begleitungen in Anspruch genommen werden, die im Krankenhaus erfolgt sind. Hierzu ist allerdings der Auftrag des jeweiligen Krankenhausträgers erforderlich.

An einigen Stellen wurde aber auch die Sorge geäußert, dass es durch die explizite Einbeziehung des Krankenhausträgers zu dem Versuch kommen könnte, Ehrenamtliche bedarfsdeckend anstelle evtl. bestehender psychosozialer Angebote durch hauptamtliche Mitarbeiter einzusetzen. Dies ist sicherlich nicht im Sinne des Gesetzes und es wird weiterhin von Relevanz sein, darauf hinzuweisen, dass die wichtige Arbeit von Ehrenamtlichen nicht als "Ersatz" professioneller Angebote von Psychologen, Sozialarbeitern, Pflegekräften usw. angesehen werden darf, sondern ein zusätzliches Angebot darstellt. Auch wenn die Arbeit von Hospizvereinen im Krankenhaus für Betroffene und Beschäftigte eine große Entlastung darstellen kann, entsteht hierdurch für das Team auch ein gewisser Mehraufwand durch Koordination, Abstimmung und ggf. die Einbeziehung in Teambesprechungen.

▶ SGB V §39b Hospiz- und Palliativberatung durch die Krankenkassen

Im neuen §39b heißt es im Abs. 1: *"Versicherte haben Anspruch auf individuelle Beratung und Hilfestellung durch die Krankenkasse zu den Leistungen der Hospiz- und Palliativversorgung"*. Der GKV-Spitzenverband (GKV-SV) hat hierzu am 20.06.2016 *"Regelungen für die Information der Versicherten über die Möglichkeiten persönlicher Vorsorge für die letzte Lebensphase"* veröffentlicht. Darin hat der GKV-SV die Rolle der Kassen als "Lotsen" beschrieben und explizit darauf hingewiesen, dass *"keine über die allgemeine Informationsvermittlung hinausgehende individuelle Beratung von Versicherten zu den Vorsorgemöglichkeiten für die letzte Lebensphase"* und *"insbesondere keine Hilfestellung beim Abfassen von Patientenverfügungen"* erfolgen soll. Diese Eingrenzung auf eine Lotsenfunktion ohne direkte inhaltliche Beratung wird von den maßgeblichen Verbänden der Hospiz- und Palliativversorgung (DGP, DHPV und Wohlfahrtsverbände) außerordentlich begrüßt, da somit auf bestehende Beratungsangebote der Leistungserbringer verwiesen werden soll. Eine Sorge dieser Verbände lag darin, dass die Krankenkassen nicht über ausreichend Ressourcen verfügen, um eine Beratung zu Inhalten der Versorgung sowie zur Ausgestaltung von Patientenverfügungen (was zudem eine Vertrauens- und Beziehungsebene voraussetzt) verfügen.

▶ SBG V §132g Gesundheitliche Versorgungsplanung für die letzte Lebensphase

Der §132g ist sicherlich geeignet, unnötige und ungewollte Notarzteinsätze in Pflegeheimen sowie Krankenhauseinweisungen zu vermeiden und den Umfang der nichtindizierten und unerwünschten Therapien am Lebensende zu reduzieren. Bei guter Umsetzung kann zudem ein deutlich erhöhter Grad an Aufklärung erzielt werden. Auch der Patientenwille wird im Falle einer Erkrankung eine deutlich stärkere Berücksichtigung finden, da eine Verbesserung der Qualität und ein Zuwachs an Patientenverfügungen und Vorsorgevollmachten zu erwarten ist.

Die Kerninhalte dieser Regelung, die auf dem Konzept des Advance Care Planning (ACP, ☞ hierzu auch Kap. 3.) beruht, sind u.a. die folgenden:

- Die gesetzlichen Krankenkassen tragen die Kosten für die beschriebene Versorgungsplanung, die jede zugelassene Pflegeeinrichtung allen Versicherten in den Einrichtungen freiwillig anbieten kann.

- Im Rahmen von Fallbesprechungen soll nach den individuellen Bedürfnissen des Versicherten insbesondere auf medizinische Abläufe in der letzten Lebensphase und während des Sterbeprozesses eingegangen, sollen mögliche Notfallsituationen besprochen und geeignete einzelne Maßnahmen der palliativmedizinischen, palliativpflegerischen und psychosozialen Versorgung dargestellt werden.
- Versicherte sollen, sofern die Leistung angeboten wird, über die medizinisch-pflegerische Versorgung und Betreuung in der letzten Lebensphase beraten werden und ihnen sollen Hilfen und Angebote der Sterbebegleitung aufgezeigt werden.
- Mögliche Notfallszenarien sollen besprochen und Abstimmung mit Krankenhäusern, Rettungsdiensten und anderen Versorgungsangeboten getroffen werden.

Entscheidend für den Erfolg des §132g wird sein, mit welcher Qualität und in welchem Umfang dieses Angebot in den Einrichtungen umgesetzt wird und welche Voraussetzungen für diese Beratungstätigkeit geschaffen werden. Entsprechende Vereinbarungen waren zum Zeitpunkt der Artikelerstellung noch nicht geschlossen.

Mit großer Skepsis behaftet ist der Umstand, dass der Gesetzgeber in der Begründung zum §132g davon ausging, dass ein zusätzlicher mittlerer Personalbedarf von einer Achtelstelle für 50 Bewohner einkalkuliert werden sollte. Dies würde bedeuten, dass für die sehr umfangreichen Beratungs- und Koordinierungstätigkeiten für 50 Bewohner nur 5 Wochenarbeitsstunden zur Verfügung stehen würden, was 6 Minuten pro Bewohner pro Woche entspricht. Selbst wenn man davon ausgeht, dass die im §132g vorgesehene Beratungsleistung, inkl. der erforderlichen Abstimmungen mit anderen Beteiligten, Einrichtungen und Zugehörigen, nur ca. 3 Stunden in Anspruch nimmt, würde eine Person, die mit einer Achtelstelle für 50 Bewohner ausgestattet ist, 7 Monate benötigen, bis für jeden Bewohner einmal diese Leistung erbracht wurde. Hier wäre es sinnvoll, für ein Pflegeheim (z.B. ab 75 Bewohner) eine volle Stelle zu kalkulieren, da nur so die gewünschten Effekte erzielt werden und eine Refinanzierung durch Einsparungen durch den Verzicht unerwünschter Leistungen (Notarzteinsätze, KH-Einweisungen und Übertherapien) möglich erscheint.

Das HPG im Krankenhaus – Änderung des Krankenhausfinanzierungsgesetzes

Artikel 4 des HPG sieht zwei wesentliche Änderungen vor:

1. Palliativdienste

Änderung des §6 Absatz 2a des Krankenhausentgeltgesetzes

"Zur Förderung der palliativmedizinischen Versorgung durch Palliativdienste ist die Kalkulation eines Zusatzentgelts zu ermöglichen; im Einvernehmen mit der betroffenen medizinischen Fachgesellschaft sind die hierfür erforderlichen Kriterien bis zum 29. Februar 2016 zu entwickeln."

"Soweit für die palliativmedizinische Versorgung durch Palliativdienste noch kein Zusatzentgelt nach §7 Absatz 1 Satz 1 Nummer 2 kalkuliert werden kann, ist hierfür ab dem Jahr 2017 unter Beachtung der nach §17b Absatz 1 des Krankenhausfinanzierungsgesetzes für Palliativdienste entwickelten Kriterien ein gesondertes krankenhausindividuelles Zusatzentgelt zu vereinbaren; Satz 2 gilt entsprechend."

Obgleich bereits seit Einführung des DRG-Systems die Möglichkeit besteht, ein Zusatzentgelt für Palliativdienste im Krankenhaus kalkulieren zu lassen, und das HPG an dieser Stelle keine wirkliche Neuerung schafft, ist die Entwicklung von Palliativdiensten im Krankenhaus durch das neue HPG noch einmal sehr viel stärker in den Fokus der Krankenhäuser gerückt. Es ist zu beobachten, dass sich viele Häuser intensiv mit dieser Option befassen und Überlegungen anstellen, wie ein solcher Dienst zu etablieren ist.

Neu hingegen ist, dass es nun festgelegte Kriterien für Palliativdienste gibt (OPS 8-98h) [18], und bis zum Abschluss der Kalkulation durch das Institut für das Entgeltsystem im Krankenhaus (INEK, voraussichtlich 2019) ein krankenhausindividuelles Zusatzentgelt verhandelt werden kann, wodurch bereits ab 2017 Palliativdienste (mit definierten Kriterien nach OPS-8-98h [18]) finanziert werden. Auch soll ermöglicht werden, dass Krankenhäuser sich eines externen Palliativdienstes bedienen, etwa durch SAPV-Teams oder Dienste anderer Krankenhäuser.

▶ 2. Palliativstationen als Besondere Einrichtungen (BE)

Änderung des §17b Absatz 1 des Krankenhausfinanzierungsgesetzes

Im HPG Artikel 4 Abs. 1 heißt es dazu:
"*...unabhängig davon, ob die Leistungen mit den Entgeltkatalogen sachgerecht vergütet werden, ist bei Palliativstationen oder -einheiten, die räumlich und organisatorisch abgegrenzt sind und über mindestens fünf Betten verfügen, dafür ein schriftlicher Antrag des Krankenhauses ausreichend.*"

Dies bedeutet, dass Palliativstationen mit den genannten Voraussetzungen mittels eines schriftlichen Antrages außerhalb des DRG-Systems nach tagesgleichen Pflegesätzen, welche individuell mit den Kostenträgern auszuhandeln sind, abrechnen können. Bisher war dies nur im Rahmen der jeweils für ein Jahr gültigen VBE (Vereinbarung für Besondere Einrichtungen) möglich, die zwischen dem GKV-Spitzenverband und der Deutschen Krankenhausgesellschaft geschlossen wurde.

Vorteile einer BE-Regelung sind für Krankenhäuser, neben geringeren Dokumentationsanforderungen, besonders bei hausinternen Verlegungen von Patienten gegeben. Hier entfällt das Problem der Zuordnung des DRG-Erlöses zu einer bestimmten Abteilung bzw. der Aufteilung des Erlöses zwischen verschiedenen Abteilungen. Außerdem entfällt der Anreiz, Patienten bestimmte Leistungen oder Aufenthaltstage zukommen zu lassen, die ein Zusatzentgelt im DRG-System triggern, was häufig als "ökonomischer Fehlanreiz" bezeichnet wird.

Aktuell ist zu beobachten, dass sich aufgrund der neuen gesetzlichen Regelung viele Krankenhäuser damit befassen, bestehende und neu entstehende Palliativstationen außerhalb des DRG-Systems als BE anerkennen zu lassen. Dahinter stehen häufig ökonomische Überlegungen, die auch der zum Teil problematischen wirtschaftlichen Lage von Krankenhäusern geschuldet sind und zu einer beträchtlichen Herabsetzung der Versorgungsqualität führen können. Da zur Anerkennung als BE keinerlei verbindliche Kriterien für Palliativstationen existieren (außer 5 Betten in einem abgegrenzten Bereich und ein Facharzt/Fachärztin mit der Zusatzbezeichnung Palliativmedizin), sind zunächst keine weiteren Voraussetzungen nötig. Somit ist es naheliegend, dass Krankenhäuser, denen zwar bewusst ist, dass sich die Einnahmen durch einen Ausstieg aus dem DRG-System nicht verbessern, sondern vermutlich leicht verschlechtern, eine BE-Regelung dennoch als sehr interessant empfinden. Dies bietet nämlich ein erhebliches Einsparpotential, vor allem im personellen Bereich. So ist es für den Erlös eines Zusatzentgeltes im DRG-System zwingend notwendig, bestimmte Leistungs- und Strukturmerkmale anzuwenden bzw. vorzuhalten wie z.B. multiprofessionelle Teambesprechungen, Anwendung nichtärztlicher und nichtpflegerischer Therapiebereiche (z.B. Sozialarbeit, Psychologie, Seelsorge, Physiotherapie usw.), speziell geschulte Pflegekräfte, 7-stündige ärztliche Anwesenheit usw. Augenfällig ist das Potential an möglichen Einsparungen, da (zumindest aus kaufmännischer Sicht) keines der genannten Kriterien notwendig ist, um eine Palliativstation als BE zu betreiben. Eine Ausnahme bildet hier das Bundesland Bayern, in welchem der Krankenhausplan das Fachprogramm "Palliativversorgung in Krankenhäusern" enthält, wodurch ein gewisses Maß an Qualität gesichert ist. Ein weiteres Problem ergibt sich bei Besonderen Einrichtungen aus dem nun entstehenden "ökonomischen Fehlanreiz", Patienten zunächst nicht auf der Palliativstation aufzunehmen, sondern eine Aufnahme auf einer anderen (DRG-)Station anzustreben oder den Patienten durch einen Palliativdienst versorgen zu lassen. Durch dieses Vorgehen, wozu es vereinzelt schon indirekte Anweisungen zu geben scheint, besteht die Möglichkeit für einen Patienten, den man zunächst auf einer anderen Station versorgt, das volle DRG zu erlösen, um anschließend auf der Palliativstation (BE) für jeden Tag eine feste Pauschale zu erhalten. Der Anreiz, Patienten zumindest bei Bettenleerstand länger als notwendig im Krankenhaus zu halten, ist natürlich ebenfalls gegeben.

2.4. §39d SGB V Förderung der Koordination in Hospiz- und Palliativnetzwerken durch einen Netzwerkkoordinator

Im Rahmen des Gesundheitsversorgungsweiterentwicklungsgesetzes vom 20.07.2021 wurde erstmals die Förderung regionaler Hospiz- und Palliativnetzwerke im §39d SGB V gesetzlich geregelt. Hierbei geht es allerdings nicht um die Koordination von Leistungen der Hospiz- und Palliativversorgung, sondern um die Koordination auf Systemebene. Ziel ist es nicht nur, die Leistungserbringer der allgemeinen und spezialisierten Palliativversorgung auf kommunaler Ebene zu vernetzen, sondern auch weitere Anbieter von Leistungen, die für Patienten mit palliativem Behandlungsbedarf von Bedeutung sein können, miteinander in ein regionales Netzwerk einzubinden. Hierzu zählen z.B. auch Pflegestützpunkte, Selbsthilfeangebote, Demenznetzwerke, Einrichtungen der Alten- und Eingliederungshilfe, kommunale Behörden und kirchliche Einrichtungen. Die Finanzierung erfolgt zu gleichen Teilen (jeweils max. 15.000 Euro) durch den Kreis oder eine kreisfreie Stadt und die Landesverbände der gesetzlichen Krankenversicherung für Personal- und Sachkosten des Netzwerkkoordinators.

Aufgaben des Netzwerkkoordinators sind übergreifende Koordinierungstätigkeiten, insbesondere

- die Unterstützung der Kooperation der Mitglieder des regionalen Hospiz- und Palliativnetzwerkes und die Abstimmung und Koordination ihrer Aktivitäten im Bereich der Hospiz- und Palliativversorgung
- die Information der Öffentlichkeit über die Tätigkeiten und Versorgungsangebote der Mitglieder des regionalen Hospiz- und Palliativnetzwerkes in enger Abstimmung mit weiteren informierenden Stellen auf Kommunal- und Landesebene
- die Initiierung, Koordinierung und Vermittlung von interdisziplinären Fort- und Weiterbildungsangeboten zur Hospiz- und Palliativversorgung sowie die Organisation und Durchführung von Schulungen zur Netzwerktätigkeit
- die Organisation regelmäßiger Treffen der Mitglieder des regionalen Hospiz- und Palliativnetzwerkes zur stetigen bedarfsgerechten Weiterentwicklung der Netzwerkstrukturen und zur gezielten Weiterentwicklung der Versorgungsangebote entsprechend dem regionalen Bedarf
- die Unterstützung von Kooperationen der Mitglieder des regionalen Hospiz- und Palliativnetzwerkes mit anderen Beratungs- und Betreuungsangeboten wie Pflegestützpunkten, lokalen Demenznetzwerken, Einrichtungen der Altenhilfe sowie kommunalen Behörden und kirchlichen Einrichtungen
- die Ermöglichung eines regelmäßigen Erfahrungsaustausches mit anderen koordinierenden Personen und Einrichtungen auf Kommunal- und Landesebene.

Idealerweise sollte die Koordinationstätigkeit an eine kommunale Einrichtung angebunden sein und nicht an einzelne Leistungserbringer, um sowohl eine gewisse Neutralität zu gewährleisten als auch die politische Verantwortung der Kommunen zu befördern.

Die Förderrichtlinien sollen erstmals bis zum 31. März 2022 durch den GKV-Spitzenverband festgelegt werden und lagen zum Zeitpunkt des Drucks dieses Artikels noch nicht vor.

Literatur

Besonders qualifizierte und koordinierte palliativmedizinische Versorgung (BQKPMV): http://www.dgpalliativmedizin.de/allgemein/allgemeine-ambulante-palliativversorgung-aapv.html

Gesetz vom 01.12.2015 - Bundesgesetzblatt Teil I 2015 Nr. 48 07.12.2015 S. 2114 / 27.11.2015 - BR-Drucksache 519/15(B)

GKV Spitzenverband (2016) Regelungen des GKV-Spitzenverbandes vom 20.06.2016 für die Information der Versicherten über die Möglichkeiten persönlicher Vorsorge für die letzte Lebensphase nach § 39b Abs. 2 Satz 2 SGB V. www.gkv-spitzenverband.de/media/dokumente/krankenversicherung_1/hospiz_palliativversorgung/20160620_Hospiz_Palliativ_Beratung_nach_39_Abs_2_Satz.pdf. Zugegriffen: 02. August 2016

Melching H, Bertelsmann Stiftung (Hrsg.) (2015) Palliativversorgung – Modul 2 – Strukturen und regionale Unterschiede in der Hospiz- und Palliativversorgung. http://www.bertelsmann-stiftung.de/fileadmin/files/BSt/Publikationen/GrauePublikationen/Studie_VV__FCG_Versorgungsstrukturen-palliativ.pdf. Zugegriffen: 04. August 2016

S3-Leitlinie "Palliativmedizin für Patienten mit einer nicht heilbaren Krebserkrankung" (http://www.dgpalliativmedizin.de/allgemein/s3-leitlinie.html. Zugegriffen: 05. Januar 2017

2.5. Regionale Netzwerke in der Hospizarbeit und Palliativversorgung

> *"Soziales Netzwerk hieß früher draußen."*
>
> (Autor unbekannt)

Die Erfahrung zeigt, dass regional koordinierte Hospiz- und Palliativnetzwerke eine grundlegende Bedeutung für eine qualitativ hochwertige und nachhaltig wirksame Hospiz- und Palliativversorgung und deren Weiterentwicklung haben. Das Versorgungssystem in Deutschland ist auf die besondere Komplexität der Anforderungen und Bedürfnisse schwerstkranker und sterbender Menschen und ihrer Zugehörigen nur unzureichend eingerichtet. Eine an den individuellen Bedürfnissen orientierte Betreuung setzt nicht nur in jedem Einzelfall, sondern auch auf der Systemebene eine systematische Zusammenarbeit der beteiligten Partner in einem koordinierten regionalen Hospiz- und Palliativnetzwerk voraus. Hier gibt es grundlegenden Handlungsbedarf. In den Charta-Handlungsempfehlungen wurde daher in Leitsatz 2, Handlungsfeld 3 ein eigenes Kapitel [1] dazu erarbeitet und mit allen Beteiligten der Charta am Runden Tisch konsentiert.

Mit der Einführung einer gesetzlichen Regelung zur Förderung der Koordination regionaler Hospiz- und Palliativnetzwerke in das SGB V im Rahmen des GVWG (Gesetz zur Weiterentwicklung der Gesundheitsversorgung) wurde im Juli 2021 eine weitere wichtige Weichenstellung zur Weiterentwicklung der Hospiz- und Palliativversorgung vom Gesetzgeber vorgenommen.

Wesentliche Impulse für einen systematischen Aufbau von regionalen Hospiz- und Palliativnetzwerken, orientiert an den jeweiligen Strukturen und regionalen Gegebenheiten, die offen stehen für alle an der Versorgung Beteiligten, sollen nachfolgende Ausführungen liefern.

1. Definition eines Netzwerkes

2. Netzwerke in der Hospiz- und Palliativversorgung und deren Bedeutung

3. Netzwerke initiieren: Was braucht es? Was ist wichtig?

4. Weshalb sollte der systemische Ansatz Berücksichtigung finden?

1. Definition eines Netzwerkes

Bei einem Netzwerk handelt es sich um eine kooperative Form der Zusammenarbeit. Dafür braucht es zunächst einen Initiator, der zum Teil bereits sensibilisierte Akteure in der Region für die zielgerichtete Zusammenarbeit im Netzwerk gewinnt. Zweck eines Netzwerkes ist es, eine sektorenübergreifende Vernetzung zu schaffen. Dies wird durch die Vernetzung stationärer, ambulanter sowie hospizlicher und palliativer Versorgungsstrukturen erreicht, wobei die jeweils aktuelle Definition von Palliative Care der WHO als Basis dient [2]. Zudem können darüber hinaus weitere beteiligte Organisationen (wie z.B. Selbsthilfeorganisationen, Kommune etc.) miteinbezogen werden.

Netzwerke sind nicht hierarchisch organisiert, denn die einzelnen Akteure engagieren sich, weil sie einen gemeinsamen Zweck verfolgen. Dennoch bedarf es gewisser Regeln, die das Zusammenspiel der Beteiligten erleichtern und Transparenz und Gleichberechtigung wahren.

Solche Regeln betreffen:

- die Entscheidungsfindung
- die Verteilung von Verantwortlichkeiten
- den Informations- und Wissensaustausch
- den Ein- und Ausstieg von Personen

In einem Hospiz- und Palliativnetzwerk muss jeder Person im Netzwerk im Vorhinein Vertrauen entgegengebracht werden. Es gibt also einen Vertrauensvorschuss, um die Beziehung aufzubauen. Dies gilt es im weiteren Verlauf auszubauen und zu pflegen.

Die zweite Grundvoraussetzung eines funktionierenden Netzwerkes ist es, Informationen gemeinsam auszutauschen, um Vertrautheit zu schaffen, d.h. angemessen zu kommunizieren, um Vertrauen aufzubauen. Dabei sind Zuverlässigkeit und Transparenz wichtige Punkte für gute Netzwerkende. Falls Teilnehmende nur einem Netzwerk beitreten, um sich Informationen für die eigene Einrichtung einzuholen oder nur Meinungen zu Ideen der Netzwerkarbeit abgeben, ohne selbst engagiert aktiv im Netzwerk mitzuarbeiten, kann das Netzwerk scheitern. Zweck eines Netzwerkes ist, wenn möglich, eine sektorenübergreifende Vernetzung.

2. Grundvoraussetzungen für Netzwerke in der Hospiz- und Palliativversorgung und deren Bedeutung

Netzwerke kennen keine Hierarchien und die Mitarbeit ist freiwillig. Um effektiv arbeiten zu können, brauchen jedoch auch Netzwerke ein klares Konzept, das Zuständigkeiten und Verantwortlichkeiten vorsieht sowie Regeln für die Zusammenarbeit. Das passende Konzept hängt eng mit den zu bearbeitenden Themen und der Anzahl der Akteure zusammen. Wichtig ist, dass das erarbeitete Netzwerk-Ziel der Ausgangspunkt für das Hospiz- und Palliativnetzwerk ist.

Das Ziel eines Hospiz- und Palliativnetzwerkes ist eine abgestimmte unter Bezugnahme auf bestehende Richtlinien und/oder Leitlinien orientierte Versorgung unter Berücksichtigung des Schließens von Behandlungslücken und Überwindung von Versorgungsgrenzen. Diese sollte nicht nur vom Engagement einzelner Personen abhängig sein, sondern nachhaltig und nach den Bedürfnissen der Betroffenen und ihrer Zugehörigen strukturiert sein.

Deshalb sollten sich die Initiatoren eines regionalen Netzwerkes zu Beginn folgende Fragen stellen:

- Was ist der Handlungsbedarf? Was ist das Ziel?
- Warum ist das Netzwerk ein wichtiges Anliegen?
- Welche Vorteile ergeben sich
  - für die Patienten?
  - für die eigene Einrichtung?
  - für die Kommune/das Quartier/den Stadtteil/die Region?

Wichtig ist es, eine Analyse der regionalen Verhältnisse vorzunehmen [3]. Konkret bedeutet dies:

- Welche Daten stehen zur Verfügung?
- Welche Angebote und Akteure in diesem oder ähnlichen Bereichen gibt es schon?
- Wer sind Verbündete mit einem ähnlichen Auftrag?

Dabei ist wichtig, dass der Kreis der Kollegen den Vernetzungsprozess unterstützt. Wenn das gemeinsame Ziel entweder nicht vorhanden oder nicht allen bekannt ist, kann dies der Grund sein, warum der Aufbau eines Netzwerkes scheitert.

Aushandlungsprozesse, Kommunikation, Transparenz und Offenheit sollen das Hospiz- und Palliativnetzwerk prägen [4]. Auch sollten Grundwerte in den Hospiz- und Palliativnetzwerken verankert werden wie:

- Wertschätzung
- Offenheit
- Werteverständigung
- Diskretion innerhalb des Netzwerkes
- Transparenz
- Kommunikation.

▶ 3. Netzwerke initiieren: Was braucht es? Was ist wichtig?

Um mögliche Frustrationen abzumildern, sei vorweggenommen, dass gerade die Initiierungsphase einen größeren Zeitraum in Anspruch nehmen kann. Bevor das Netzwerk seine Potenziale voll entfalten kann, müssen die Akteure zunächst Vertrauen in die Funktions- und Erfolgsfähigkeit des Netzwerks gewinnen. Umso wichtiger ist es, die richtigen Schwerpunkte zu setzen und immer wieder den Nutzen des Netzwerks zu stärken und zugleich Überzeugungsarbeit dafür zu leisten, dass das Netzwerk für seine Realisierung ein gewisses Engagement braucht und die Beteiligten gemeinsam dafür verantwortlich sind.

Auch die Versorgung schwerstkranker und sterbender Menschen unterliegt den Gesetzmäßigkeiten von Organisationen und Politik. Deshalb empfiehlt es sich, bei regionalen Hospiz- und Palliativnetzwerken auch kommunale Entscheidungsträger in das Netzwerk einzubeziehen. Die konkrete Ausgestaltung und Koordinierung sollte immer im Verantwortungsbereich der Akteure vor Ort verbleiben.

▶ "Klinkenputzen"

In der ersten Phase ist Sorgfalt geboten. Zum einen kann es zu erheblichen Verstimmungen führen, wenn wichtige Akteure oder Interessenvertreter vergessen und nicht eingebunden werden. Solche Verstimmungen lassen sich im Nachhinein oft nur mit viel Energie beseitigen. Zum anderen ist durch eine möglichst frühzeitige und angemessene Einbindung der wichtigsten Personen der Weg geebnet, dass das Vorhaben auch von dieser Seite Unterstützung erfährt.

Folgende Aufgaben fallen an:

- erste Akteure zur Ansprache auswählen – es müssen nicht gleich alle relevanten Personen sein.
- Punkte, die den jeweiligen Akteur interessieren könnten, herausarbeiten.
- entsprechende Personen ansprechen.
- wichtige Interessenvertreter identifizieren und für den Bedarf/das Thema sensibilisieren.

Der Zweck eines Hospiz- und Palliativnetzwerkes bestimmt auch die Zusammensetzung der beteiligten Personen. Der Zweck und damit die Punkte, die die jeweiligen beteiligten Akteure für ein gemeinsames Netzwerk interessieren könnten, sollten in einer Planungsgruppe bzw. in der Gruppe der Initiatoren vorab erarbeitet werden.

Je nach Größe des Netzwerks kann es ebenfalls sinnvoll sein, ein Steuerungsgremium und Arbeitsgruppen einzurichten. Bei kleineren Netzwerken kann diese Form der Zusammenarbeit jedoch zu einer Überlastung der Akteure durch zu viele Treffen führen. Dennoch ist es im Sinne der Netzwerkarbeit wichtig, die Aufgaben unter den Beteiligten aufzuteilen. So ist sichergestellt, dass jede Person seine oder ihre Expertise gezielt einbringen kann, denn die Übernahme von Verantwortung erhöht die Identifikation mit dem Netzwerk. Ganz allgemein ist auch für die Netzwerkarbeit eine effiziente Arbeitsorganisation zu empfehlen:

- klare Arbeitsaufträge mit definierten Zielen und Zeithorizonten festlegen.
- für den Rücktransfer an das gesamte Netzwerk und die Würdigung der Ergebnisse sorgen.
- die Ressourcen im Blick behalten und dem Bedarf entsprechend planen.

Welche Regeln die richtigen sind, muss jedes Netzwerk selbst herausfinden. Aber grundsätzlich ist es sinnvoll, sich nicht mit Regeln zu überfrachten. Doch für wesentliche, das Vertrauen und die Transparenz im Netzwerk betreffende Bereiche sollten Regeln gefunden und auch schriftlich festgehalten werden (z.B. Satzung) [5]. Sie bieten den Rahmen für die Art und Weise der Zusammenarbeit. Es empfiehlt sich auch, diese Regeln immer wieder zu überprüfen und ggf. anzupassen. Auch Regeln haben nicht ewig Bestand bzw. können sich mit der Zeit als überholt oder sogar hinderlich erweisen. Dies kann z.B. der Fall sein, wenn viele neue Akteure hinzugekommen sind oder wenn die Regeln nicht eingehalten werden oder nicht mehr zweckmäßig sind. Umgekehrt können kluge und klare Regeln das gegenseitige Vertrauen festigen und die Belastbarkeit des Netzwerks erhöhen. Ein Konzept für die Netzwerkarbeit sollte folgende Aspekte berücksichtigen:

- Art der Kommunikation
- Anzahl der Treffen
- Arbeitsweise
- Art der Entscheidungsfindung
- Dokumentation
- Regeln und Verbindlichkeiten
- Umgang mit Konflikten

Die Funktionsfähigkeit eines Netzwerkes hängt von der Kooperationsfähigkeit der Akteure ab [6].

4. Weshalb sollte der systemische Ansatz Berücksichtigung finden?

An ein Netzwerk wird oftmals von den beteiligten Akteuren die Erwartung gestellt, aus sich heraus als soziales Gefüge zu funktionieren. Nicht selten besteht der Glaubenssatz, dass man die nötigen Informationen von anderen Akteuren bekommt. Dem ist jedoch oft nicht so, denn Netzwerke müssen wie oben beschrieben mit einem Ziel verbunden werden und mit Vertrauen, andernfalls dominiert ein Stillstand [7].

Der Umgang mit Komplexität stellt eine wesentliche Basiskomponente dar. Durch Berücksichtigung des systemischen Ansatzes werden von Anfang an verschiedene Dimensionen in den Fokus des Netzwerkes gerückt: Die Frage nach dem Ziel (sachliche Dimension), die Frage nach der Zeit (zeitliche Dimension) und die Frage nach den relevanten Akteuren (soziale Dimension) sollten von Anbeginn der Gründung eines Netzwerkes Berücksichtigung finden. Gleichfalls sollten Prinzipien wie Ressourcenorientierung und wertschätzende Grundhaltung in den Vordergrund gestellt werden. Aufgrund des gezielten Perspektivwechsels finden nicht nur die eigenen Interessen Berücksichtigung, sondern auch die der anderen beteiligten Akteure. Durch die verschiedenen Sichtweisen der verschiedenen Akteure können neue Impulse und Dynamiken erzeugt werden, gemäß dem Prinzip Eins plus Eins ist mehr als Zwei. Des Weiteren kann sich ein systemtheoretisches Verständnis von sektorenübergreifender Zusammenarbeit als ergiebig erweisen, und zwar für alle beteiligten Akteure sowohl in Bezug auf die Ressourcennutzung als auch für die Umsetzung der Ziele. Die Zielsetzung sollte nach Abschluss der Definierung nicht als Selbstverständnis vorausgesetzt, sondern im eigenen Netzwerk in zeitlichen Abständen überprüft und reflektiert werden u.a. mit folgenden Fragen:

- Was läuft gut oder was weniger gut in unserer Zusammenarbeit? Wer will was von wem? Bis wann?
- Wovon braucht es mehr? Wovon weniger?
- Macht unser gemeinsames Ziel noch Sinn? Und welche Rahmenbedingungen haben sich zwischenzeitlich verändert?

- Welche Widersprüchlichkeiten lassen sich erkennen?
- Wie werden Entscheidungen getroffen?
- Was blenden wir bewusst aus?
- Was können wir von anderen Netzwerken lernen?

Mit Hilfe des systemischen Ansatzes können auftretende Kommunikations- und Kooperationsprobleme als regelrecht erwartet und erkannt werden [8]. Mit Hilfe der lösungsorientierten und ressourcenorientierten Perspektive können mögliche Probleme, Hindernisse, Stagnationen innerhalb des Netzwerkes in der Zusammenarbeit immer auch als Ressource gesehen und dies als Lernprozess für das gesamte Netzwerk verstanden werden [9].

Netzwerkarbeit ist freiwillige Beziehungsarbeit mit Menschen vergleichbarer oder sich ergänzender Interessen. Sie ist gekennzeichnet durch den vertrauensvollen Austausch von Informationen, Kontakten und Wissen. Netzwerkarbeit bringt Freude, schafft Bindungen und dient dem gegenseitigen Nutzen in finanzieller und ideeller Weise gleichermaßen und soll die persönliche Entwicklung, den Erfolg, das Sicherheitsempfinden und das Glück aller Beteiligten fördern [10].

Literatur

1. DGP, DHPV, BÄK – Deutsche Gesellschaft für Palliativmedizin, Deutscher Hospiz- und PalliativVerband e. V., Bundesärztekammer (2016): CHARTA zur Betreuung schwerstkranker und sterbender Menschen in Deutschland. Handlungsempfehlungen im Rahmen einer Nationalen Strategie. https://www.charta-zur-betreuung-sterbender.de/files/bilder/neu2%20RZ_161004_Handlungsempfehlungen_ONLINE.pdf (Zugriff: 30.09.2021).

2. WHO 2021: Palliative Care. https://www.who.int/health-topics/palliative-care (Zugriff: 30.09.2021).

3. Rösch E. (2016, S.19): Hospiz- und Palliativversorgungsnetzwerke gestalten. Ein Leitfaden. Schriftenreihe des Bayerischen Hospiz- und Palliativverbands. Stuttgart: W. Kohlhammer.

4. Rösch E. (2016, S. 30f.): Hospiz- und Palliativversorgungsnetzwerke gestalten. Ein Leitfaden. Schriftenreihe des Bayerischen Hospiz- und Palliativverbands. Stuttgart: W. Kohlhammer.

5. Eichner E. (Hrsg.)(2016, s. 148): Gemeinsames Rahmenkonzept für Hospizarbeit und Palliativversorgung in der Region Augsburg.

6. Miller T. (2005, S.120): Die Störanfälligkeit organisierter Netzwerke und die Frage nach Netzwerkmanagement und Netzwerk-Steuerung. In: Otto U, Bauer P. (Hg.): Mit Netzwerken professionell zusammenarbeiten. Band II: Institutionelle Netzwerke in Steuerungs- und Kooperationsperspektive. Tübingen.

7. Ochs M, Orban R, Crone I, Lingnau-Carduck A, Mengel M, Herchenhan M. (2019): NETZWERKE FRÜHE HILFEN SYSTEMISCH VERSTEHEN UND KOORDINIEREN.

8. Ochs M, Orban R, Crone I, Lingnau-Carduck A, Mengel M, Herchenhan M. (2019, S.30): NETZWERKE FRÜHE HILFEN SYSTEMISCH VERSTEHEN UND KOORDINIEREN.

9. Ochs M, Orban R, Crone I, Lingnau-Carduck A, Mengel M, Herchenhan M. (2019, S. 53): NETZWERKE FRÜHE HILFEN SYSTEMISCH VERSTEHEN UND KOORDINIEREN.

10. Müller K-D. (2013, S.120): Erfolgreich Denken und Arbeiten in Netzwerken. Networking als Kulturtechnik. Wiesbaden: Springer VS.

2.6. Palliativversorgung in Pandemiezeiten

> *"Viele Patienten waren einfach nur dankbar, dass wir trotz Pandemie die Versorgung aufrechterhalten haben"*
>
> *(SAPV-Mitarbeiter, Antwort im Onlinefragebogen, 27.10.2020)*

▶ Kontext

Die Aufrechterhaltung der Palliativversorgung in den unsicheren Zeiten einer Pandemie ist besonders bedeutsam, um Patienten sowie deren Zugehörigen Sicherheit zu vermitteln und Nähe zu ermöglichen. Der folgende Abschnitt basiert auf den Erfahrungen während der Covid-19-Pandemie (2020/21). Die Covid-19-Pandemie hat den Strukturen und Akteuren der Palliativversorgung eine enorme Anpassungsleistung abverlangt. Eine Aufgabe in Krisensituationen ist es, schnell verlässliche Handlungsempfehlungen und Informationen über Erkrankungsverläufe, Behandlungs- und Handlungsoptionen zu erstellen. Dazu bedarf es Netzwerke. In der Covid-19-Pandemie hat sich der Forschungsverbund Palliativmedizin innerhalb des "Nationalen Forschungsnetzwerks der Universitätsmedizin zu Covid-19 (NUM)" gebildet und in 16 Teilstudien die Erfahrungen aller Akteure der Palliativversorgung, sowie der Patienten und Zugehörigen systematisch aufgearbeitet. Aus diesen Ergebnissen wurde die "Nationale Strategie für die Betreuung von schwerkranken und sterbenden Menschen und ihren Zugehörigen in Pandemiezeiten" (PallPan) mit 33 Handlungsempfehlungen entwickelt (1). Die Ergebnisse der Teilstudien bilden die Grundlage des Abschnittes. In den Tabellen 2.2 bis 2.5 sind Themenbereiche zusammengefasst, die während einer Pandemie besonders beachtet werden sollten. Zudem sind in den Tabellen einige Lösungsmöglichkeiten und Umsetzungsbeispiele aufgelistet.

▶ Covid-19-Pandemie und Palliativversorgung

Der Ausbruch der Atemwegserkrankung Covid-19 hat weltweit zahlreiche Todesopfer gefordert und als Reaktion drastische Maßnahmen zur Eindämmung der Pandemie notwendig gemacht. Hygienebestimmungen, Kontakt- und Besuchsbeschränkungen kennzeichneten den Alltag. Durch strukturelle Probleme (z.B. Mangel an persönlicher Schutzausrüstung und Testmöglichkeiten), eine Vielzahl an ungefilterten Informationen und mangelnde Digitalisierung des Gesundheitssystems verschärfte sich die Situation. Die Begleitung von schwerkranken und sterbenden Patienten war nur mit Einschränkungen möglich. Es bestanden direkte Auswirkungen auf alle Dimensionen der Palliativversorgung: physisch, psychisch, sozial und spirituell (vgl. Kap. 1.).

Physisch: Im Verlauf der Pandemie hat sich gezeigt, dass die Versorgung von Schwerkranken und sterbenden Menschen, mit und ohne Infektion, erschwert war. Teilweise gab es eine palliativmedizinische Unterversorgung der Patienten. Die Therapie von Symptomen war unzureichend und notwendige Krankenhausaufenthalte wurden teilweise verschoben aus Mangel an Betten, aus Angst der Patienten vor einer eigenen Infektion oder aus Angst keine Besuche erhalten zu können.

Psychisch: Ängste und Unsicherheiten bestanden auch beim Fachpersonal bezüglich des klinischen Verlaufs und der Behandlung einer Infektion, aber auch in Bezug auf eine eigene Infektion.

Sozial: Durch Besuchsverbote entstand Einsamkeit bei den Patienten. Es gab weniger Hausbesuche von den Hausärzten, aber auch von SAPV-Teams. Die Versorgung erfolgte zum Teil auf digitalem Weg. Jedoch konnte die digitale Kommunikation den persönlichen Kontakt nur teilweise ersetzten.

Spirituell: Eine würdevolle Sterbebegleitung war nur eingeschränkt möglich. Die interdisziplinäre Zusammenarbeit war eingeschränkt und stellte die Teams vor große Herausforderungen. Nur begrenzt wurden Seelsorge und Hospizdienste in die Palliativversorgung eingeschlossen und somit der Erhalt von Lebensqualität und das Lindern von Leidbeeinträchtigt.

▶ Kommunikation als zentrales Thema

In Pandemiezeiten müssen sich Kommunikationsstrukturen zwangsläufig verändern. Vor allem wenn diese "normalerweise" auf dem persönlichen Kontakt aufgebaut sind. So war die Kommunikation mit Zugehörigen während der Covid-19-Pandemie in allen Bereichen der Palliativversorgung beeinträchtigt. Zugehörige konnten nicht vor Ort (z.B. in den Pflegeeinrichtungen) direkt Informationen erhalten bzw. durch das Fach- und Pflegepersonal angesprochen werden. Der fehlende Austausch zwischen Behandelnden, Patienten und Zugehörigen über Therapieziele und Behandlungswege führten entweder zu einem Mangel oder aber auch zu einem Überfluss an intensivmedizinischer Versorgung. Auch wurden Zugehörige zum Teil nicht bei Therapiezieländerungen benachrichtigt. Die Zuständigkeit für die Zugehörigenkommunikation war meist in den Einrichtungen nicht geklärt. Eine einfühlsame Kommunikation ist im Spannungsfeld des erhöhten Informationsbedarfs durch die Besuchsverbote und die häufig wechselnden Regelungen notwendig, konnte jedoch durch die Belastung des Personals nicht immer realisiert werden.

Darüber hinaus führten eine häufig ungefilterte Flut von Informationen und wechselnde Aussagen über Schutzmaßnahmen und Besuchsregelungen zu Unsicherheiten bei Zugehörigen und Patienten, aber auch bei dem betreffenden Personal.

Zum Teil wurden persönliche Kontakte durch digitale Möglichkeiten kompensiert. Doch es fehlten die Voraussetzungen für eine flächendeckende Umsetzung. Z.B. gab es in Pflegeeinrichtungen nicht immer eine belastbare IT-Infrastruktur, es gab Bedenken wegen des Datenschutzes und es mangelte an Endgeräten und Personal, das die Bewohner bei dem Umgang mit den digitalen Geräten unterstützt.

Themenbereich	Umsetzungsbeispiele
Kommunikation Zugehörige und Patienten	Endgeräte für die digitale Kommunikation (Tablets und Smartphones) zur Verfügung stellen und Patienten und Zugehörige bei der Nutzung unterstützen (z.B. auch durch Ehrenamtliche oder den ambulanten Hospizdienst).
Patientenwillen beachten	Auf die Pandemie angepasste Patientenverfügung bereitstellen und systematisch mit den Patienten bearbeiten.
Kommunikation mit Angehörigen	Tagesaktuelle Informationen zu Besuchsregelungen für Zugehörige niederschwellig (einfacher Zugang und leichte Sprache) zugänglich machen (z.B. über Homepage, Newsletter, Aushänge, Hotline, Pressemitteilungen) Telefonsprechstunde für Angehörige in den Einrichtungen anbieten. Intensivtagebücher zur Dokumentation der Erlebnisse, wichtiger Gespräche und Entscheidungen durch Mitarbeitende erstellen lassen, um so die Kommunikation zwischen Patienten und Zugehörigen sicherzustellen. Niedrigschwellige Angebote zur empathischen Kommunikation in schwierigen Situationen für Mitarbeitende (z.B. Postkarten oder "Bierdeckel" mit typischen Sätzen in kritischen Kommunikationssituationen).
Kommunikation innerhalb des Teams	Personal in Krisenkommunikation schulen und einsetzen.
Kommunikation mit Netzwerkpartnern	Etablierung von palliativmedizinischen Netzwerken zum strukturierten Austausch.

Tab. 2.2: Umsetzungsbeispiele zur Unterstützung von Patienten und Zugehörigen.

Bei der Kommunikation innerhalb des Teams und zu Netzwerkpartnern gab es weniger informelle Gespräche und kurze Absprachen. Für Absprachen musste ein fester Termin gefunden werden. Die Güte der Kommunikation mit Netzwerkpartnern war abhängig von der Stärke des Netzwerkes vor der Pandemie. Bei bereits gut etablierten Netzwerken war die Kommunikation weniger problematisch.

▶ Versorgung von Patienten & Zugehörigen in Pandemiezeiten

Die Bedürfnisse von Patienten und Zugehörigen am Lebensende nach Autonomie, sozialer Nähe und Spiritualität bestehen auch in Pandemiezeiten. Zusätzlich kommen pandemiebezogene Sorgen und Ängste hinzu. Zum Beispiel bezüglich einer Infektion aber auch die Angst vor palliativmedizinischer Unterversorgung.

Soziale Beziehungen und deren Aufrechterhaltung spielen in der palliativen Versorgung von Patienten eine zentrale Rolle (vgl. Kap. 22.4.).Während der Covid-19-Pandemie vereinsamten Patienten in allen Bereichen der Palliativversorgung durch eingeschränkte Besuchsmöglichkeiten von Zugehörigen in stationären Einrichtungen, aber auch durch seltenere Besuche des Fach- und Pflegepersonals in der ambulanten Versorgung. Zum Teil war ein Abschiednehmen nicht möglich, und die Patienten verstarben allein. Auch Hilfsangebote für Zugehörige zur Trauerbewältigung waren stark eingeschränkt. In den Pandemieplänen der Einrichtungen gab es zu Beginn der Pandemie selten differenzierte Konzepte, mit dem Besuche am Lebensende ermöglicht werden konnten.

Außerdem wirkten sich der fehlende Körperkontakt und die eingeschränkte nonverbale Kommunikation durch das Tragen des Mund-Nasen-Schutzes negativ auf das Wohlbefinden der Patienten aus und hatten potentiell Auswirkungen auf den Krankheitsfortschritt. Beispielsweise konnte bei Demenzpatienten ein verstärkter kognitiver Abbau beobachtet werden.

Die Aufgaben der Zugehörigen haben sich während der Pandemie stark verändert. Während ihre Beteiligung im stationären Bereich stark eingeschränkt war, kam im ambulanten Setting eine neue Ebene der Verantwortung hinzu. Die Zugehörigen mussten selbst Abwägen zwischen dem Ermöglichen von Besuchen und dem Risiko einer möglichen Infektion. Die Zugehörigen selbst erhielten dabei wenig Unterstützung und waren stark belastet.

Versorgende in Pandemiezeiten

Die Anpassung an sich aufgrund der dynamischen Lage der Pandemie ändernde Bedingungen erfordert Flexibilität und Kraft von den Versorgenden. Der Arbeitsalltag im Gesundheitswesen hat sich massiv verändert und führte zu höheren Arbeitsbelastungen. Die zusätzlichen Hygienemaßnahmen erhöhten den Arbeitsaufwand. Durch die beschriebenen Besuchsverbote übernahmen Mitarbeiter zum Teil Aufgaben der Zugehörigen bzw. stellten Kontakt über digitale Medien her. Personalmangel entstand durch Infektion und Quarantäne von Mitarbeitenden sowie durch private Notwendigkeiten wie die Sicherstellung von Kinderbetreuung. Außerdem schürt die Pandemie auch persönliche Ängste und Sorgen bei den Mitarbeitenden. Durch den Mangel an Schutzausrüstung oder auch durch den vielfachen Kontakt mit Zugehörigen und anderen Versorgenden mit unklaren Infektionsstatus waren die Mitarbeitenden einem erhöhten Infektionsrisiko ausgesetzt.

Um eine funktionierende palliative Versorgung auch in Pandemiezeiten sicherzustellen, ist das Wohlergehen und die Einsatzfähigkeit der Versorgenden selbst ausschlaggebend. Diese haben durch ihren persönlichen Einsatz vielerorts selbstständig Begrenzungen der Versorgung kompensiert. Während der Pandemie bestand jedoch ein Mangel an psychosozialen Unterstützungsangeboten für Mitarbeiter. Dabei ist es besonders bedeutsam Belastungserfahrungen frühzeitig zu thematisieren und durch Reflexionsangebote aufzuarbeiten.

Die pandemiebedingten Kontaktbeschränkungen erschwerten die interdisziplinäre Teamarbeit. Der kollegiale Austausch war reduziert und es fehlte die Integration der verschiedenen Fachdisziplinen bei der Behandlungsplanung und -umsetzung. Ressourcengenerierende und kompensierende teambildende Maßnahmen fielen aus.

Strukturen der Palliativversorgung in Pandemiezeiten

Die Strukturen der Palliativversorgung müssen in Pandemiezeiten funktionsfähig bleiben und unter den besonderen Umständen auch angepasst werden, denn die Versorgung von Patienten mit Palliativbedarf kann nicht aufgeschoben werden. Während der Covid-19-Pandemie geschah gegenteiliges. Palliativstationen wurden zum Teil geschlossen und als Stationen für Infizierte genutzt. In Krankenhäusern kam es zu vorzeitigen Entlassungen und Verlegungen waren erschwert. Pflegeeinrichtungen und Hospize nahmen zum Teil keine Patienten mehr auf oder verlangten eine Quarantäne.

Themenbereich	Umsetzungsbeispiele
Besuche & Nähe zwischen Patient & Zugehörigen ermöglichen	Ausnahmeregelungen für Besuche bei sterbenden Menschen in stationären Versorgungssituationen ermöglichen und in den Pandemieplänen festschreiben. Nutzung von Einzelzimmern, um gemeinsam unter Einhaltung der Hygienebestimmungen Abschied nehmen zu können Ermöglichung des Feierns von Festen(z.B. letzter Geburtstag), um die Lebensqualität der Patienten zu steigern. U. U. mit begrenzter Personenanzahl oder draußen.
Unterstützung von Zugehörigen	Permanente Anwesenheit von Zugehörigen bis zum Versterben ermöglichen (z.B. Gebäude/Zimmer wird nicht verlassen, regelmäßige Testung). Ausnahmeregelungen für Besuche für alle Teammitglieder transparent kommunizieren, im Dokumentationssystem eintragen. Unterstützung der Zugehörigen durch Telefonseelsorge. Trauerbegleitung durch ehrenamtliche Hospizdienste im Freien.
Abschied nach dem Versterben	Aufbahrung des hergerichteten Leichnams in einem Abschiedsraum auf der Infektionsstation und Festhalten auf Fotos für Zugehörige. Broschüre mit Anregungen für alternative Abschiedsrituale.

Tab. 2.3: Umsetzungsbeispiele zur Unterstützung von Patienten und Zugehörigen.

Themenbereich	Umsetzungsbeispiele
Infektionsschutz	Anleitungsvideos zum Umgang mit Schutzausrüstung.
Ausreichend Schutzmaterial (inkl. Testung, Impfung) sicherstellen	Bevorratung von Schutzausrüstung in den Einrichtungen.
Austausch zwischen Mitarbeitenden	Tägliche virtuelle Meetings zum Austausch und ohne konkrete Agenda. Gedenkfeier in Form von "Gedenk-Wandern" anbieten.
Unterstützungsangebote Mitarbeiter bereitstellen	(online-) Supervision. Psychosoziale/seelsorgerische Unterstützung anbieten. Anbindung an betriebliches Gesundheitsmanagement. Nutzung der Angebote der Krankenkassen zu Bewegung und Gesundheitsförderung (Nutzung von APPs). Achtsamkeitsübungen vor Teambesprechungen, z.B. 2 Minuten Stille.

Tab. 2.4: Umsetzungsbeispiele zur Unterstützung der Versorgenden.

Themenbereich	Umsetzungsbeispiele
Strukturen aufrechterhalten (SAPV, PMD, Palliativstation, Ehrenamt...)	Durchführung virtueller Teambesprechungen und Schulungen, Etablierung mobiler Dokumentation. Etablierung von Standardverfahren für den Umgang mit Verdachts-/Infektionsfällen, Teamteilung, Telemedizin muss abgerechnet werden können. Bei Personalmangel/-überlastung kurzzeitige Reduzierung der Bettenbelegung im stationären Bereich zur Entlastung. Erschließung neuer Räumlichkeiten durch ambulante Hospizdienste (über Träger, andere Institutionen), um kleinere Gruppen anbieten können. Vereinfachte Meldeverfahren für Patienten in der SAPV. Unterstützung anderer Versorger durch Palliativdienste bei Bedarf: gemeinsam Therapieentscheidungen treffen, Symptomlinderung, Begleitung und Unterstützung in der Kommunikation von Patienten, Nahestehenden und Mitarbeitenden, psychosoziale Unterstützung von Kollegen auf anderen Stationen.
Netzwerke aufrechterhalten	Regionale Vernetzungstreffen (der ambulanten Hospizdienste, Trauernetzwerk, Runder Tisch Palliativversorgung und Hospizarbeit) finden per Video-/Telefonkonferenz statt. Besuchskonzepte in der Region untereinander abstimmen. Entwicklung konsentierter Informationen (Vorlagen von Dachverbänden und Gesellschaften), die Einrichtungen als Textbausteine zur Verfügung gestellt werden und in eigene Aushänge und Konzepte eingearbeitet werden können.

Tab. 2.5: Umsetzungsbeispiele zur Aufrechterhaltung der Strukturen der Palliativversorgung.

Die einzelnen Versorgungsstrukturen im Gesundheitswesen beeinflussen sich gegenseitig. Wenn Krankenhäuser ihre Versorgung auf die Pandemiebekämpfung fokussieren, benötigt es eine Stärkung der ambulanten Palliativversorgung. Während der Covid-19-Pandemie wurden jedoch weniger ambulante Hospizarbeit durchgeführt und die Behandlung durch die SAPV war durch die mangelnden Ressourcen eingeschränkt. Nicht nur die direkte Versorgung der Patienten war in der SAPV eingeschränkt, auch die Kooperation mit Netzwerkpartnern war schwieriger als vor der Pandemie. Vor allem die Kooperation mit Pflegeheimen war bedeutend beeinträchtigt. Auch die allgemeine Palliativversorgung, realisiert durch die Hausärzte, war eingeschränkt möglich, da weniger Hausbesuche durchgeführt wurden. Unterstützungsangebote für Zugehörige und Patienten wurden aufgrund der Kontaktbeschränkungen nicht durchgeführt.

Palliativversorgung findet in Netzwerkstrukturen verschiedener Leistungserbringer (bspw. SAPV, Hospizdienste, Hausärzte, stationäre Pflegeeinrichtungen, Physiotherapeuten) statt, von denen jeder eine wichtige Rolle bei der palliativen Begleitung übernimmt und einsatzfähig sein muss, um eine gute palliative Versorgung von Patienten zu gewährleisten. In den erstellten Pandemieplänen auf Mikro-, Meso- und Makroebene sind selten palliativmedizinische Belange berücksichtigt. In den Krisenstäben waren nur selten Palliativmediziner integriert und auch in der Kommunikation mit den lokalen Gesundheitsbehörden gab es keine klaren Ansprechpartner für die Belange von schwerkranken und sterbenden Patienten.

Literatur

1. Bausewein, C., & Simon, S. T. (2021). *Nationale Strategie für die Betreuung von schwerkranken und sterbenden Menschen und ihren Angehörigen in Pandemiezeiten (PallPan).* Zenodo. https://doi.org/https://doi.org/10.5281/zenodo.5012504

3. "Advance Care Planning" und das deutsche Konzept "Behandlung im Voraus Planen"

"In jedem Anfang liegt schon das Ende."
Zarathustra

3.1. Einleitung

Sich "Nicht reanimieren" auf die Brust tätowieren zu lassen scheint ein Trend vor allem unter älteren und hochbetagten Menschen zu sein, die abgesichert haben wollen, im Fall der Einwilligungsunfähigkeit nicht lebensverlängert behandelt zu werden. Doch handelt es sich bei dieser Tätowierung um einen Hinweis, dessen Aussagekraft Ärzte vor ein ethisches Dilemma und rechtliche Herausforderung stellt, wie ein Beispiel aus Miami, USA, zeigt (Holt et al. 2017). Dort wurde ins örtliche Krankhaus ein bewusstloser Mann ohne Identifikation und Familienzugehörigkeit in die Notaufnahme gebracht, dessen Brust die tätowierten Buchstaben "DNR" (*Do Not Resuscitate*) zierten. Das Klinikpersonal stellte sich die Frage, wie ernsthaft diese Form der Aussage zu bewerten ist, denn die Tätowierung könnte aus Spaß im betrunkenen Zustand entstanden sein. Erst als Sozialarbeiter eine schriftliche Anordnung zum Verzicht auf Wiederbelebung einholten, waren die Ärzte erleichtert und konnten dem Wunsch des Mannes folgen, der kurz darauf verstarb.

In Deutschland ist seit 2009 gesetzlich verankert, dass bei medizinischen Behandlungen der niedergeschriebene Wille – etwa in einer Patientenverfügung – des Patienten zu beachten ist, auch wenn dieser nicht ansprechbar ist – wie bei schweren Hirnerkrankungen (z.B. Schädelhirntrauma und Demenz), aber auch, wenn Menschen in einer Notfallsituation bewusstlos werden und somit nicht mehr einwilligungsfähig sind. Dazu muss aus rechtlicher Sicht der Wille eigenständig unterzeichnet worden sein. Unter der Tätowierung müsste mindestens die eigenständige Unterschrift – und nicht die abgemalte vom Tätowierer – sein, damit es von dem in die Behandlung involvierten Personal beachtet werden könnte. Eine gut zu deutende Patientenverfügung dahingehend ist jedoch das Maß aller Dinge, wenn der Wille bei einer Einwilligungsunfähigkeit beachtet werden sollte.

3.2. Hintergrund – Die Patientenverfügung in Deutschland

Im Bürgerlichen Gesetzbuch (BGB) §1901a ist verankert, dass bei medizinischen Behandlungen der niedergeschriebene Wille der Patienten zu beachten ist, wenn eine Person nicht einwilligungsfähig ist. Für diese einwilligungsunfähigen Zustände oder Situationen ist es gängig, eine "Patientenverfügung" anzufertigen, um Behandlungswünsche im Vorhinein festzulegen und gegebenenfalls ungewollte lebensverlängernde Maßnahmen zu vermeiden.

Um eine an der jeweiligen Person und an der jeweils individuellen Situation ausgerichtete Entscheidung im Rahmen der Vorausverfügung treffen zu können, ist es notwendig, dass sowohl die Patienten sowie ihre Bevollmächtigten oder gesetzlichen Betreuer im Rahmen des Entscheidungsprozesses von qualifizierten Beratern, im folgenden Gesprächsbegleiter (GB) genannt, umfassend begleitet, informiert und im Rahmen der komplexen Entscheidungsprozesse über mögliche Optionen, Grenzen und Konsequenzen professionell aufgeklärt werden (Stanze, Nauck, 2019).

(**Anmerkung:** In diesem Kapitel wird der Begriff "gesetzlicher Betreuer" verwendet, umfasst aber auch die "rechtlichen Vertreter".)

3.3. Gesundheitliche Versorgungsplanung für die letzte Lebensphase

Advance Care Planning (ACP) ist ein im angloamerikanischen Raum entstandenes Konzept, das einen stetigen Gesprächsprozess zwischen Patienten, ihren Zugehörigen, Bevollmächtigten sowie dem Personal aus den Gesundheits(fach)berufen anstrebt, um Behandlungs- und Versorgungsentscheidungen für mögliche medizinische und nicht-medizinische Szenarien im Voraus umfänglich zu besprechen. Das Ergebnis der Gespräche kann, auf Wunsch der vorausverfügenden Person, in einem Dokument, wie z.B. in einer Patientenverfügung, festgehalten werden. Bei eintretender Einwilligungsunfähigkeit müssen diese schriftlich dargelegten Vorausverfügungen von Bevollmächtigten oder gesetzlichen Betreuern gemeinsam mit den behandelnden Ärzten in die anstehenden Entscheidungen einbezogen und in der Behandlung und Versorgung umgesetzt werden (vgl. in der Schmitten et al. 2016; Stanze, Nauck 2017; Nauck et al. 2018).

Im Sozialgesetzbuch V ist im Hospiz- und Palliativgesetz (HPG) §132g die *Gesundheitliche Versorgungsplanung für die letzte Lebensphase* verankert, worin das Konzept des ACP aufgegriffen wird (vgl. Kap. 2.3.). Advance Care Planning gewinnt in den letzten Jahren in Deutschland immer mehr an Bedeutung. Verschiedene S2- und S3-Leitlinienprogramme greifen das Konzept auf, haben dabei jedoch variierende deutsche Übersetzungen: AWMF-Leitlinien zur Onkologie wie zur Palliativmedizin und zum Lungenkrebs übersetzen ACP mit *Vorausschauender Versorgungsplanung*, wohingegen die interdisziplinäre S2k-Leitlinie zur Einwilligung von Menschen mit Demenz, dem Gesetzestext nahe, es mit *gesundheitliche Vorausplanung* umschreibt.

In der (Fach-) Literatur etabliert sich, sobald über Advance Care Planning geschrieben wird, dass das Konzept *Behandlung im Voraus Planen (BVP)* als Beispiel genannt wird, was sich in Deutschland immer mehr verbreitet. Nach §132g SGB V haben die Bewohner in zugelassenen Pflegeeinrichtungen im Sinne des §43 SGB XI und Einrichtungen der Eingliederungshilfe für behinderte Menschen §75 SGB XII einen gesetzlichen Anspruch auf eine professionelle Gesprächsbegleitung zur gesundheitlichen Versorgungsplanung für die letzte Lebensphase, die Kosten dafür trägt die jeweilige gesetzliche Krankenkasse. (SGB V, §132g)

In den USA, Australien, Neuseeland, Kanada und weiteren europäischen Ländern gibt es seit vielen Jahren Entwicklungen, die Advance Care Planning für Patienten sowie Bewohner vorsehen, damit der Wille einer Person mehr in den Fokus rückt und stärker berücksichtigt wird. Daraus können weniger unerwünschte medizinische Therapien, aber auch eine personenzentrierte Pflege und psychosoziale Begleitung resultieren.

Um ein an das deutsche System angepasste Konzept zu gestalten, hatte sich 2016 eine Task-Force der Deutschen Gesellschaft für Palliativmedizin (DGP) gebildet, woraus sich 2017 die Deutsche Interprofessionelle Vereinigung Behandlung im Voraus Planen e.V. (DiV-BVP) gründete (DiV-BVP e.V., 2018). Die BVP-Fachgesellschaft strebt die Sicherung der Qualität bei Gesprächsbegleitungen und den regionalen Implementierungen von BVP an, indem sie einheitliche Dokumente zur Verfügung stellt, ein einheitliches Bildungskonzept vorgibt und über aktuelle Entwicklungen aufklärt. Die Dokumente sind in einer multiprofessionellen und interdisziplinären Expertengruppe entstanden. Neben Medizinern verschiedener Fachdisziplinen und Medizinethikern haben Juristen unterschiedlicher Spezialisierungen, Pflegewissenschaftler, Sozialwissenschaftler, Theologen alle mit der Perspektive aus ihren Berufsfeldern an den Dokumenten mitgewirkt. Erfahrungen aus dem nationalen und internationalen Raum sowie der aktuelle Stand der Wissenschaft wurden bei der Erstellung der BVP-Dokumente berücksichtigt und dienen der stetigen Qualitätsprüfung.

Selbstbestimmungsrecht und Selbstbestimmungsfähigkeit einer Person

Die nächsten Abschnitte nehmen Bezug auf das Buchkapitel: Stanze H. Kernkompetenz: Auf die Herausforderungen der klinischen und ethischen Entscheidungsfindung in Palliative Care reagieren, Vorsorge- und Krisenplanung; In: Gaspar M, Hach M, Kern M, Hrsg. (in Druck) Palliative Care. 1. Auflage. Stuttgart: Thieme; 2022

Autonomie und Selbstbestimmung eines einwilligungsfähigen Menschen zu medizinischen Maßnahmen haben in den letzten 50 Jahren einen hohen Stellenwert bekommen. Wie bereits zuvor erwähnt, ist die Einwilligung einer Person zu einer medizinisch indizierten Maßnahme im §630d im Bürgerlichen Gesetzbuch (BGB, §630d) festgelegt. Eine Einwilligung in eine medizinische Maßnahme erlischt auch dann nicht, wenn das Bewusstsein eines Individuums eingetrübt ist. Bei Zuwiderhandlung, also ein bewusstes Handeln gegen einen bekannten Behandlungswunsch, kann die durchgeführte medizinische Maßnahme nach §223 Strafgesetzbuch (StGB, §223) als Körperverletzung strafrechtlich verfolgt werden. Patienten in Deutschland haben selbst bei eindeutiger medizinischer Indikation für eine Therapie ein uneingeschränktes Vetorecht in Bezug auf eine Behandlung, d.h. ein Recht auf Unvernunft, selbst dann, wenn dies den sicheren Tod bedeuten würde (in der Schmitten et al. 2014; Rietjens et al. 2017).

Eine einwilligungsfähige Person ist dann in der Lage in eine medizinische Behandlung einzuwilligen, wenn sie die Reichweite der Ablehnung erkennen und die Folgen absehen kann. Folgende Merkmale müssen für eine Einwilligungsfähigkeit erfüllt werden:

Die Person …

- kann nach verständlicher und ausreichender Aufklärung erkennen, welche positiven Wirkungen und welche negativen Folgen durch ihre Entscheidung eintreten können (Informationsverständnis).
- muss in Anbetracht der eigenen Lebenssituation, Wertvorstellungen und Interessen abwägen und bewerten können. Sie muss die Konsequenzen der Entscheidung in Bezug auf die eigenen Einstellungen beurteilen können, vor allem im Hinblick auf etwaige Alternativen (Urteilsvermögen).
- muss die eingeschränkte physische und psychische Gesundheit begreifen und einsehen können, dass dieser bestehende Zustand behandelt oder gelindert werden kann (Einsichtsfähigkeit zur Krankheit und Behandlung).
- muss fähig sein, zwischen allen gegebenen Alternativen entscheiden und dies verbal oder nonverbal äußern zu können (Ausdrucksfähigkeit der Entscheidung) (DGPPN 2014).

Im Rahmen dieser Einschätzung und Beurteilung der Einwilligungsfähigkeit einer Person gibt es gewisse Pflichten, die im Rahmen dessen durch Ärzte und weitere in die Behandlung involvierte Gesundheitsfachberufe erfüllt sein müssen.

Informierte Einwilligung

Nachdem der Arzt eine Diagnose festgestellt hat, wird anhand dieser aufgrund der ärztlichen Expertise eine medizinische Indikation für eine medizinische Therapie formuliert. Daran schließt das Informations- und Aufklärungsgespräch mit dem Patienten an, da der Mediziner, rechtlich betrachtet, eine Aufklärungspflicht hat. Nach diesem Gespräch muss der einwilligungsfähige Patient der Therapie bzw. Maßnahme zustimmen, sodass eine informierte Einwilligung (Informed Consent) vorliegt. Erst dann darf die Therapie bzw. Maßnahme durchgeführt werden (Jörmann und Schöne-Seifert 2013; Frank 2009). Ist eine Person aufgrund eines bewusstlosen oder einwilligungsunfähigen Zustands nicht in der Lage der medizinischen Maßnahme zuzustimmen, muss der Wille mutmaßlich eruiert werden (☞ Abb. 3.1) und entsprechend müssen dann Außenstehende, die von der Person im Voraus selbst oder durch das Betreuungsgericht benannt wurden, für die einwilligungsunfähige Person zustimmen oder ablehnen, "soweit nicht eine Patientenverfügung nach §1901a […] die Maßnahme gestattet oder untersagt." (BGB, §630d). Die Bundesärztekammer (BÄK) und die Zentrale Ethikkommission der Bundesärztekammer (ZEKO) sind wie das Bundesministerium der Justiz und für Verbraucherschutz der Auffassung, dass entsprechend des §630d Abs. 1 S.2 BGB der Gesetzgeber es nicht für erforderlich hält, in Fällen, in denen eine einschlägige Patientenverfügung vom Patienten vorliegt ohne dass ein Bevollmächtigter oder Betreuer existiert bzw. benannt ist, kein Betreuer durch das Betreuungsgericht angeregt werden muss und den Arzt an den geäußerten Willen in der Patientenverfügung direkt bindet (BÄK und ZEKO 2018).

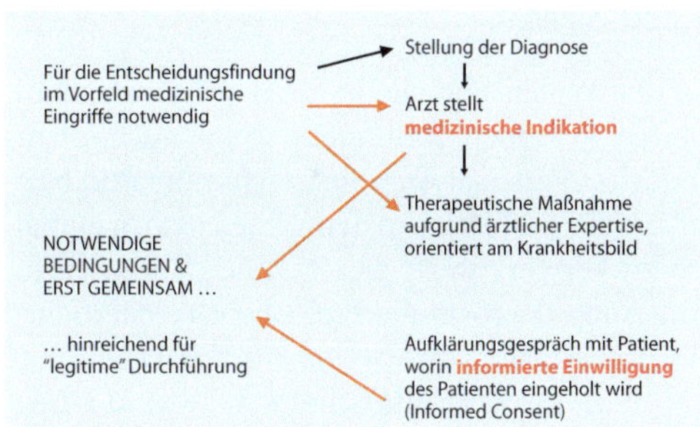

Abb. 3.1: Selbstbestimmungsrecht des Patienten (modif. n. Jörmann und Schöne-Seifert 2013).

Shared Decision Making – Partizipative Entscheidungsfindung

Um Menschen nach Diagnosestellung über ihre Behandlungsoptionen auf Grundlage der medizinischen Indikation zu informieren, wird seit einigen Jahren vor allem in den westlichen Industrieländern der Patient anhand des Konzepts der partizipativen Entscheidungsfindung (Shared Decision Making) in die Behandlung mit eingebunden. Menschen sollen demzufolge in einem oder mehreren Gesprächen darin aufgeklärt werden, was für Behandlungs- und Versorgungsoptionen zur Verfügung stehen (Frank 2009). Sie werden als gleichberechtigt im medizinisch-therapeutischen Versorgungs- und Behandlungssetting angesehen (Bieber et al. 2016). Wünsche und Werte sowie Bedürfnisse des Patienten werden eruiert, die in die Behandlung einfließen sollen, damit Patienten gemeinsam mit ihren Ärzten die weitere bzw. zukünftige Behandlung selbstbestimmt planen können und mehr Verantwortung für sich selbst übernehmen können (Stanze und Nauck 2018). Anhand der Patientenwünsche und -bedürfnisse wird dann der medizinisch indizierte therapeutische Rahmen für die Behandlung festgesetzt.

Die neue Form einer Patientenverfügung

Wie bereits im Voraus in diesem Kapitel beschrieben, ist die Patientenverfügung in Deutschland seit 2009 gesetzlich im Betreuungsrecht unter §1901a Bürgerliches Gesetzbuch (BGB, §1901a) verankert und beinhaltet die Berücksichtigung der Willenserklärung einer Person zu medizinischen Maßnahmen für den Fall der Einwilligungsunfähigkeit. Die BÄK und die ZEKO beziehen auch Notfallsituationen in diese Form der Versorgungsplanung mit ein, so wie es auch der §132g SGB V im Gesetzestext vorsieht.

An den Willen sind alle in die Behandlung involvierten Personen gebunden, wozu auch nichtärztliches Personal wie Pflegefachkräfte und Notfallsanitäter zählen. Um den Willen jedoch einhalten zu können, muss dies in einer Vorausverfügung auch klar formuliert sein, bei Unsicherheiten gilt das Prinzip "Im Zweifel für das Leben" (☞ Abb. 3.2) (Jörmann und Schöne-Seifert 2013; BÄK und ZEKO 2018).

Seit 2016 lautet aufgrund eines Beschlusses des Bundesgerichtshofs die Empfehlung, dass Ankreuz-Verfügungen persönliche Ausführungen beinhalten sollten, damit diese besser gedeutet und entsprechend umgesetzt werden können. Um aus einer Patientenverfügung eine wirksame Einwilligung oder Ablehnung zu lebensverlängernden Maßnahmen herausziehen zu können, sollten möglichst Behandlungssituationen und ärztliche Maßnahmen beschrieben werden (BGH Beschl. v. 06.07.2016, BGH Beschl. v. 08.02.2017, BGH Beschl. v. 14.11.2018). Die Entscheidung setzt entsprechend der in einer Vorsorgevollmacht eingesetzte Bevollmächtigte oder der vom Amtsgericht benannte Betreuer im Sinne der einwilligungsunfähigen Person durch (BGB, §1901a).

Damit eine Person in einer Patientenverfügung im Voraus einen Willen formulieren kann, muss die Person selbst als auch der von ihr bestimmte Bevollmächtigte oder etwaige Betreuer über medizinische Entscheidungsprozesse in Krankheitssituationen, Zustand sowie mögliche Behandlungsoptionen aufgeklärt und informiert sein, damit die Person für den Fall einer eintretenden Einwilligungsunfähigkeit so behandelt wird, wie es sich diese wünscht (Stanze und Nauck 2018).

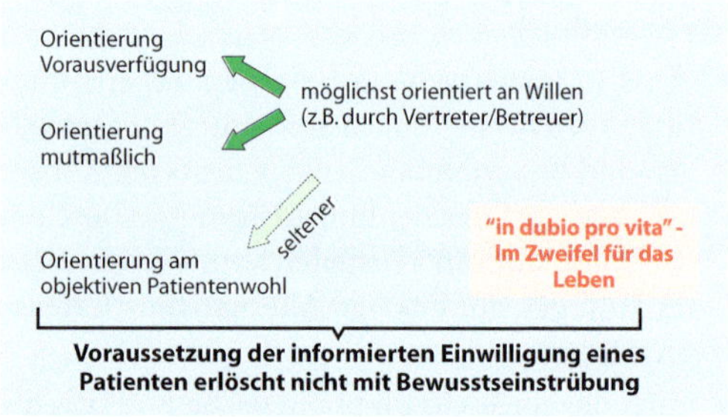

Abb. 3.2: Einhaltung des Patientenwillens bei einsetzender Einwilligungsunfähigkeit (modif. n. Jörmann und Schöne-Seifert 2013).

Vorsorgevollmacht und Betreuungsverfügung

Der Vorsorgebevollmächtigte muss von einer verfügenden Person schriftlich ernannt und durch die eigenhändigen Unterschriften festgelegt werden. Oftmals wird davon ausgegangen, dass der Ehemann oder die Ehefrau dies automatisch sind, was jedoch ein Fehlwissen ist.

Ein Bevollmächtigter oder Betreuer muss – im besten Fall im Voraus – festgelegt werden, damit nach §1901a BGB die Entscheidung für eine einwilligungsunfähige Person getroffen werden kann. Das bedeutet, solang eine Person selbstbestimmungsfähig ist, kann diese im Voraus eine ihr vertraute Person als Vorsorgebevollmächtigten benennen und dies in einer Vorsorgevollmacht dokumentieren. Da sich die Vorsorge aus rechtlicher Perspektive in unterschiedliche Bereiche aufteilt, kann individuell für entsprechende Bereiche eine bestimmte Einzelperson oder verschiedene Personen bestimmt werden. Die rechtliche Vollmachtserteilung unterteilt sich wie folgt:

- Gesundheitssorge und Pflegebedürftigkeit

- Aufenthalt und Wohnungsangelegenheiten
- Behörden
- Vermögenssorge
- Post und Fernmeldeverkehr
- Vertretung vor Gericht
- Untervollmacht
- Betreuungsverfügung
- Geltung über den Tod hinaus (BMfJ 2019)

Es benötigt – anders als bei einer Vorsorgevollmacht zu empfehlen – im Bereich der Gesundheitssorge und Pflegebedürftigkeit, die im Rahmen einer Patientenverfügung erteilt werden kann, keiner notariellen Beglaubigung für eine rechtliche Wirksamkeit. Dabei zählt lediglich die eigene Unterschrift der einwilligungsfähigen Person. Rechtlich betrachtet, ist noch nicht einmal ein Datum notwendig.

Zusammengefasst ist zu sagen: Es empfiehlt sich dringend für die anderen Bereiche, die in einer Vorsorgevollmacht aufgeführt werden, eine rechtliche Beratung und gar eine notarielle Beglaubigung, um die rechtliche Wirksamkeit garantieren zu können und langwierige Gerichtsverfahren zu vermeiden.

Vertrauensperson bei einwilligungsunfähigen Personen

Der Vertreter des einwilligungsunfähigen Patienten nimmt gegenüber dem Arzt die Rechte des Patienten wahr und ist im gesamten Behandlungsprozess zu involvieren und daran zu beteiligen. Es wird dann vom Gericht ein gesetzlicher Betreuer benannt, wenn der Patient bei eingetretener Einwilligungsfähigkeit im Voraus keinen Vorsorgebevollmächtigten benannt hat (Stanze und Nauck 2018).

Ein rechtlicher Betreuungsbedarf besteht dann, wenn spezielle Formen von seelischer, geistiger als auch körperlicher Behinderung sowie psychischer Krankheit vorliegen und eine Geschäftsunfähigkeit eingetreten ist und/oder die Fähigkeit der Besorgung eigener Angelegenheiten nicht möglich ist (BMfJ 2020).

In dem seit 1992 in Kraft getretenen Gesetz des Rechts der Vormundschaft und Pflegschaft für Volljährige (BtG 1990) wurde bei einer gesetzlichen Betreuungssituation das Wohl des Betroffenen in den Fokus genommen. Es wurde sich von den alten und bedenklichen Strukturen gelöst, die Betreuung eines einwilligungsunfähigen Menschen durch Vormundschaft für Erwachsene, Entmündigung und Gebrechlichkeitspflegschaft zu gestalten. Für einen festgelegten Aufgabenkreis ist heutzutage eine Betreuung rechtlich geregelt. Dabei steht im Vordergrund, dass auch ein einwilligungsunfähiger Mensch ein Selbstbestimmungsrecht sowie ein Recht auf Achtung der individuellen Wünsche hat (BMfJ 2020).

Sollte ein Bevollmächtigter oder gesetzlicher Betreuer bzw. rechtlicher Vertreter augenscheinlich gegen den Willen einer einwilligungsunfähigen Person handeln, muss das Amtsgericht darüber in Kenntnis gesetzt und zu einer Entscheidung der entsprechenden Betreuungsregelung herangezogen werden. "Der Betreuer wird erst durch die Bestellung des Gerichts vertretungsberechtigt und unterliegt dessen Kontrolle. Der vom Amtsgericht benannte Betreuer ist im Falle der Regelung gesundheitlicher Belange an den (mutmaßlichen) Willen des von ihm Vertretenen gebunden (§§1901a Abs.2, 1901 b BGB)."

Für den Fall einer dauerhaften Einwilligungsunfähigkeit kann eine Person in einer Betreuungsverfügung unabhängig von einer Vorsorgevollmacht eine bestimmte Person als gesetzlichen Betreuer festlegen, die dann im eintretenden Fall vom Gericht benannt wird (Stanze und Nauck 2018).

Entscheidungen für einen einwilligungsunfähigen Patienten

Bei einem einwilligungsunfähigen Patienten erörtert der Arzt aufgrund der von ihm festgestellten medizinischen Indikation gemeinsam mit dem Bevollmächtigten bzw. gesetzlichen Betreuer die therapeutischen Maßnahmen. Sollte es keinen vorausverfügten Willen geben bzw. diese Situation nicht abgedeckt sein, ist in einem nächsten Schritt gemeinsam auf der Grundlage des (mutmaßlichen oder objektiven) Patientenwillens zu entscheiden (☞ Abb. 3.2). Zugehörige haben dabei auch das Recht, sich dazu zu äußern, auch wenn diese nicht bevollmächtigt sind. Ihre Äußerung fließen bei der Feststellung des Patientenwohls mit ein. Laut Beschluss des Bundesgerichtshofs von 2018 sind mündliche Aussagen, die in der Vergangenheit von dem Patienten in Bezug auf medizinische Behandlungen getroffen worden sind, genauso bindend wie schriftliche Aussagen – die mündlichen Aussagen sind sogar über schriftlich dokumentierte Festlegungen zu stellen, wenn sie dazu dienlich sind, eine aktuellere Willensbekundung zu eruieren (BGH 2018). Das Betreuungsgericht ist nur bei vorliegendem Dissens über den Patientenwillen erforderlich.

BVP-Formulare

Die BVP-Formulare zur Patientenverfügung beinhalten fünfThemenkomplexe, die für die Versorgung und Behandlung von Menschen im Zustand einer Einwilligungsunfähigkeit von Bedeutung sein können.

Themenkomplex 1: Einstellungen zum Leben, Weiterleben und Sterben

Das Formular *"Einstellungen zum Leben, Weiterleben und Sterben"* (☞ Abb. 3.3) stellt dar, weswegen eine Person sich für gewisse Behandlungen – ob nun lebensverlängernden oder mit palliativem Behandlungsziel – unter den aktuellen Lebensbedingungen entscheiden würde. Es soll somit erklären, weswegen einige Kreuze auf den folgenden Formularen gesetzt wurden und soll auch dabei helfen, die Behandlungen bei eintretender Einwilligungsunfähigkeit im Sinne des individuellen Behandlungswillen umzusetzen (natürlich auf Grundlage der medizinisch gegebenen Indikation für eine Behandlung).

Das Formular bildet das Fundament der ganzen Patientenverfügung, da es Erklärungen zu den getroffenen allgemeinen Ankreuz-Formularen beinhalten und die Wünsche genauer beschreiben sowie begründen kann. Pauschalaussagen sollten vom BVP-Gesprächsbegleiter immer hinterfragt werden (z.B. "Ich möchte in Würde sterben" – Was bedeutet für Sie in Würde zu sterben? Oder "Als Pflegefall möchte ich nicht mehr weiterleben." – Wann sind Sie ein Pflegefall in Ihrer Vorstellung? Oder Was müsste mindestens gewährleistet sein, dass Sie sich ein Weiterleben für sich noch vorstellen könnten?) (Stanze und Nauck 2022).

Gesprächsbeispiel (Themenkomplex 1)

Frau/Herr...., **wir haben uns heute verabredet, damit wir darüber sprechen, wie Sie von Ärzten und Pflegekräften behandelt werden möchten, sollten Sie es selbst nicht mitteilen können.** Wir sprechen also über medizinische und pflegerische Maßnahmen, sollte bei Ihnen eine so genannte Entscheidungsunfähigkeit einsetzen. **Ich möchte hier noch einmal hervorheben, dass alles, was wir hier besprechen, nichts endgültiges ist und Sie sich jederzeit wieder anders entscheiden können.** Wir können also immer wieder darüber sprechen und sollten Sie sich heute bei bestimmten Behandlungen nicht festlegen können oder wollen, brauchen Sie das auch nicht. Hier geht es allein um Sie und Ihre Wünsche.

Dazu interessiere ich mich für bestimmte Fragen, um erst einmal herauszubekommen, welche Einstellungen Sie (in Bezug auf ihr Leben und Sterben) haben.

(Hier Fragen von der Therapiezielklärung, ☞ **Abb. 3.3)**

Themenkomplex 2: Ärztliche Anordnung für den Notfall

Das Formular *"Ärztliche Anordnung für den Notfall" (ÄNo)* (☞ Abb. 3.4) verfügt den Behandlungswunsch einer Person für den Notfall (d.h. in diesem Fall kann keine Diagnose gestellt werden und es wird auf der Grundlage der vorliegenden Symptome gehandelt), was auch von dem behandelnden Mediziner (z.B. Hausarzt) mitunterzeichnet wird. Der verfügte Wille sowie die Unterschrift des Arztes bestätigt Notfallsanitätern und Notärzten sowie Pflegekräften, dass diese Anordnung auf der Grundlage entstanden ist, dass sowohl die verfügende Person (Bewohner) die verfügten Maßnahmen verstanden hat und dafür einwilligungsfähig in dem Moment der Unterschrift war, als auch dass nach Einschätzung des unterzeichnenden Arztes diese Maßnahmen aus der jetzigen Perspektive medizinisch indiziert und von objektiv scheinbarem Erfolg sein könnten (wenn es denn zum Erfolg kommen würde, was nie vorhergesagt werden kann – es kann nur auf der Grundlage der bestehenden Gesundheitszustandes eingeschätzt werden aufgrund von hoher oder niedriger Wahrscheinlichkeit) (Stanze und Nauck 2022).

Gesprächsbeispiel (Themenkomplex 2)

Sie rutschen vom Stuhl und wären nicht mehr ansprechbar. Was würden Sie wollen, was gemacht wird?
Sie haben nun die Option, zwischen den Behandlungsmaßnahmen zu entscheiden.

- A) Im Zweifel gilt immer, dass alles für das Überleben gemacht wird, auch wenn dadurch körperliche Einbußen in Kauf genommen werden müssten. Dazu würde in einem solchen Fall, dass Sie jetzt vor mir vom Stuhl rutschen, **alle Möglichkeit ausgeschöpft, um Sie am Leben zu erhalten**. So würden Sie reanimiert werden (ggf. etwas ausführen oder umformulieren) und Sie würden einen Tubus, d.h. ggf. einen Schlauch in den Hals bekommen, der Ihnen über eine Maschine das Atmen ermöglicht.

  Zu Ihrer Information: Etwa 15 % aller Menschen, die ohne Herzschlag und Atmung auf der Straße gefunden werden und reanimiert werden müssen, werden stationär behandelt (40 % verstirbt direkt in der Notfallsituation, 40 % in der Notaufnahme oder auf der Intensivstation). Von diesen 15 % der Überlebenden sind am Ende 1-2 % in einem umgangssprachlich so genannten Wachkoma oder hochgradig pflegebedürftig.
- **B0**) Sollten Sie sich gegen eine Reanimation entscheiden, so gibt es auch Zustände im Notfall, dass zwar das Herz schlägt, aber die Atmung aussetzt. Hierbei muss, wie auch beim Herzstillstand, schnell gehandelt werden, damit ihr Leben erhalten werden kann. Wäre es unter diesen Umständen für Sie denkbar, dass Sie dann vom Notarzt einen Tubus, d.h. einen Schlauch in den Hals gelegt bekommen, damit sie dann künstlich in dieser akuten Notfallsituation behandelt werden könnten? Es handelt sich in diesem Fall erst einmal um einen vorübergehenden Zustand und es ist noch nicht klar, wie lange sie beatmet werden müssen (es kann somit auch schnell wieder rückgängig gemacht werden).
- **B1**) Sie haben A und B0 für sich ausgeschlossen und können nun entscheiden, dass Sie auf eine Intensivstation kommen, z.B. wenn Sie zwar Herzschlag und Puls haben, aber intensivmedizinisch behandelt werden müssten. Auch in diesem Fall sind Sie nicht ansprechbar. Dort werden Ihnen dann starke Medikamente zugeführt und Ihr Herzschlag usw. würde über einen Monitor überwacht werden, jedoch würden Sie nicht über einen Tubus beatmet oder reanimiert werden, aber vielleicht würden Sie nicht-invasiv über eine Maske, die auf über Ihre Nase und Mund gelegt wird, beatmet. Sie atmen noch selbständig, aber nicht tief genug. Somit unterstützt und fördert dies die Atmung und ist lebensnotwendig. Wäre das für Sie noch eine Maßnahme, die Sie haben wollen würden?
- **B2**) Sollten Sie gegen eine Reanimation, eine invasive Beatmung (Tubus) und einen Aufenthalt auf einer Intensivstation sein und dies auf jeden Fall für sich ausschließen, so können Sie sich dafür entscheiden, dass Sie dennoch mit ins Krankenhaus genommen werden und alles für Sie auf **‚Normalstation‘** getan wird, was mit den dortigen Mitteln gemacht werden kann (z.B. Medikamente/Flüssigkeit über eine Infusion zu geben).
- **B3**) Es gibt auch die Möglichkeit, dass Sie **nicht ins Krankenhaus** gebracht werden und Sie dafür **mit den Mitteln, die Ihrem Hausarzt ambulant zur Verfügung stehen**, vor Ort, d.h. hier im Heim, behandelt werden. So kann eine Infusion, zum Beispiel bei zu wenig Flüssigkeit - also Wasser - in ihrem Körper, Ihnen auch hier gegeben werden. Das darf der behandelnde Arzt bzw. Hausarzt jedoch nur, wenn Sie damit einverstanden sind. Da der Hausarzt dann eine medizinische Maßnahme durchführt, die das Leben erhält, wäre es eine lebensverlängernde Maßnahme. Ohne diese Maßnahme würden Sie mit an Sicherheit grenzender Wahrscheinlichkeit sterben.

- **Die Variante C wäre**, wenn Sie alles für sich ausschließen, d.h. nur eine so genannte **palliative Behandlung** wünschen. Dabei würde der Hausarzt oder behandelnde Arzt dann gerufen werden, damit er Sie soweit begleitet, dass sie z.B. keine Schmerzen haben oder nicht leiden müssen. Dazu kann er Ihnen dann Medikamente geben, die nicht heilen, sondern die dabei unterstützen, dass Sie kein Leid empfinden (z.B. Schmerzmittel).

Themenkomplex 3: Einwilligungsunfähigkeit unklarer Dauer

Das Formular *"Einwilligungsunfähigkeit unklarer Dauer"* (☞ Abb. 3.5) hält den Behandlungswillen einer Person bei einer Einwilligungsunfähigkeit unklarer Dauer fest, d.h. es liegt ein Zustand vor, bei dem unklar ist, ob und wenn wann wieder eine Einwilligungsfähigkeit eintritt. In diesem Zustand liegt eine Diagnose vor.

Auf diesem Bogen ist es möglich, anhand von Risiken einer zu erwartenden bleibenden Folgekomplikation die Weiterbehandlung oder den Abbruch der Behandlung festzulegen, d.h. in Abhängigkeit der Prognose, ob sie weiterleben oder dann sterben möchten. Wichtig für Gesprächsbegleiter ist in diesem Bogen, die Risikobereitschaft des Gegenübers in Bezug auf eine Lebensverlängerung durch eine medizinische Behandlung herauszubekommen. Wichtig ist: In diesem Zustand ist vieles ungewiss und auch die von Ärzten eingeschätzten Risiken sagen nicht aus, dass es tatsächlich so eintrifft. Dies sind Wahrscheinlichkeiten, worauf sich gestützt wird, aufgrund der ärztlichen Erfahrungen, wie es bei anderen Patienten mit der gleichen Diagnose und einem vergleichbaren Verlauf sich entwickelt hat (Stanze und Nauck 2022).

Gesprächsbeispiel (Themenkomplex 3)

Nun möchte ich mit Ihnen darüber sprechen, wie es bei einem **möglicherweise eintretenden Schlaganfall** für Sie wäre.

Sie sind ins Krankenhaus gebracht worden und eine so genannte **Lysetherapie wurde eingeleitet.** Die Therapie ist dazu da, damit das Blutgerinnsel, das eine Hirnarterie verstopft, wieder aufgelöst wird und die Durchblutung dann weiter gewährleistet ist. Es kann erst einige Tage später festgestellt werden, wie viel im Gehirn zerstört wurde und welche Bereiche beansprucht sind. Der Körper kann sich wieder regenerieren, jedoch hängt dies auch vom körperlichen Zustand ab. Ihre Genesung ist noch unklar.

In diesem Bereich gibt es eine Staffelung, wie lange und wie intensiv Ärzte und Pflegekräfte Sie lebenserhaltend behandeln sollen. Eine medizinische Indikation ist dabei immer die Voraussetzung und grenzen Sie nichts ein, versuchen die Mediziner ihr Leben zu retten bzw. zu erhalten, auch wenn dann Folgekomplikationen Ihr zukünftiges Leben einschränken würden. Mediziner gehen ohne vorausverfügten Willen davon aus, dass Sie auf der Risikoskala nahezu 100 % in Kauf nehmen, um am Leben zu bleiben.

Beispiel für B:

Stellen Sie sich nun vor, Sie haben eine Risikoskala von 0-100 %. 0 % bedeutet, Sie würden das Risiko gar nicht in Kauf nehmen, 100 % bedeutet, Sie würden das Risiko zu 100 % für sich in Kauf nehmen. Ein Risiko könnte zum Beispiel sein, dass Sie mit **schweren körperlichen Beeinträchtigungen** wieder aufwachen, die bleibend sind. Sie wären demnach auf volle pflegerische Unterstützung bei der Körperpflege und bei der Urin- und Stuhlausscheidung angewiesen. Sie können womöglich noch in einen speziellen Lehnstuhl mobilisiert werden, der auch zum Beispiel auf die Terrasse gefahren werden kann, doch wären Sie dafür auf fremde Hilfe angewiesen. Sie könnten dies aber noch mitteilen, dass Sie z.B. auf die Terrasse oder zurück ins Bett möchten oder welches Fernsehprogramm sie sehen möchten. Wie wäre das für Sie? Um Ihnen die Risiken zu erleichtern, möchte ich Ihnen kurz erklären, wann von einer guten, mittleren oder schlechten Prognose gesprochen wird.

Sobald von 100 Patienten in einer ähnlichen Situation 80 danach wieder so hergestellt werden konnten, wie sie vor dem Herzinfarkt/Schlaganfall waren – vielleicht mit kleinen Einschränkungen, wie leichte motorische Beschwerden oder Konzentrationsschwierigkeiten – und 20 diese Folgekomplikation einer schweren körperlichen Beeinträchtigung haben, spricht man von einer guten Prognose. Hier liegt das Risiko dann bei 20 %. Das bedeutet aber auch, dass womöglich ein längerer Therapieprozess von mehreren Wochen und Monaten entstehen kann.

Von einer mittleren Prognose spricht man, wenn von 100 Patienten 50 wieder so hergestellt und 50 die Folgekomplikation der schweren Beeinträchtigung haben, also jeder Zweite hat die Folgekomplikation oder wird zum größten Teil wieder so hergestellt wie vorher. Dann liegt das Risiko einer Folgekomplikation wie hier auf der Skala bei 50 %.

Von einer schlechten Prognose spricht man, wenn von 100 Patienten 20 wieder so hergestellt werden konnten und 80 die Folgekomplikation, wie hier die schwere körperliche Beeinträchtigung, haben. Dann liegt das Risiko auf dieser Skala bei 80 %.) usw.

Themenkomplex 4: Dauerhafte Einwilligungsunfähigkeit

Das Formular "Dauerhafte Einwilligungsfähigkeit" greift im Zustand einer definitiven und diagnostizierten dauerhaften Einwilligungsunfähigkeit. Für diesen Fall kann verfügt werden, inwiefern in diesem Zustand eine lebensverlängernde oder palliative Behandlung gewünscht wird. Auch für dieses Formular ist der Bereich mit den "Einstellungen zu Leben, schwerer Krankheit und Sterben" ausschlaggebend und sollte immer im Kontext zueinander genommen und interpretiert werden. Im Bereich "B" der "Dauerhaften Einwilligungsunfähigkeit" können die Menschen mit Verfügungsinteresse zum Beispiel angeben, dass anhand der von Außenstehenden eingeschätzten Freude entschieden wird, ob eine medizinische Behandlung durchgeführt wird, die das Leben verlängert. Bei "nicht wahrgenommener Freude" würde eben keine lebensverlängernden, sondern eher palliative Maßnahmen eingeleitet werden. Um es für Außenstehende zu vereinfachen, sollten die Menschen mit Verfügungsinteresse überlegen, woran denn ihre Freude zu erkennen wäre (Achtung: Der Gesichtsausdruck reicht hier nicht aus, um Freude wirklich er-kennen zu können). Beispiel: Eine Dame erklärt, dass sie ihrer Meinung nach noch Freude am Leben habe, wenn sie einen Pinsel in die Hand bekommt und sofort weiß, was sie mit dem Pinsel machen kann (eben malen). Ihr wäre es egal, wenn sie das Wort für den Gegenstand (also Pinsel) nicht mehr kennen würde, und auch, dass das gemalte vielleicht nicht so schön mehr aussieht (für Außenstehende).

Gleichzeitig sind unter dem Punkt "B" noch Angaben möglich, die eine Eingrenzung der lebensverlängernden Maßnahmen zulassen (ungeachtet dessen, ob die verfügende Person eine Lebensverlängerung möchte, die sich an der Einschätzung des rechtlichen Vertreters zur Freude am Leben des Verfügenden orientiert oder nicht) (Stanze und Nauck 2022).

Gesprächsbeispiel (Themenkomplex 4)

Ich möchte nun mit Ihnen einen körperlichen Zustand besprechen, der einer dauerhaften Entscheidungsunfähigkeit entspricht. **Beispielsweise ist dies bei einer Demenz der Fall.** Stellen Sie sich bitte vor, Sie wären an einer Demenz **oder einer vergleichbaren zerebralen Schädigungen** (z.B. Schädelhirntrauma) erkrankt.

Sie können vielleicht noch einige wenige Schritte laufen, teilweise erkennen Sie vertraute Menschen um sich herum, teilweise nicht. Dies hängt von ihrer Tagesverfassung ab. Ankleiden und sich waschen können Sie nur noch mit Hilfe anderer Personen oder es muss gar komplett von anderen Personen übernommen werden. Nun wäre es der Fall, Sie würden eine lebensbedrohliche Krise haben, d.h. es würde Ihnen körperlich sehr schlecht gehen und die Ärzte müssten Sie behandeln. Was würden Sie noch alles wollen? Erzählen Sie bitte... (erst einmal Raum für die eigene Erzählung der Person lassen).

⇒ A/B/C Varianten mit dem Bereich der einschätzbaren Freude in B besprechen. (Hier sollte für die Person unter Anmerkungen eruiert und notiert werden, was z.B. für sie Indizien für Freud- und Leidempfinden wäre).

(HINWEIS: DER ZUSTAND DES UMGANGSSPRACHLICH SO GENANNTEN WACHKOMAS KÖNNTE REVERSIBEL SEIN, AUCH WENN DIE WAHRSCHEINLICHKEIT GERING IST, UND MUSS SOMIT EXTRA BESPROCHEN UND ANGEKREUZT WERDEN)

▶ Persönliche Hinweise

Das Formular *"Persönliche Hinweise"* (☞ Abb. 3.7) ist besonders für die Pflegekräfte, Physiotherapeuten, Seelsorger usw. heranzuziehen, wenn die Person sich in einem einwilligungsunfähigen Zustand befindet und z.B. noch keine Biografiearbeit durchgeführt wurde und/oder im Zustand der "Einwilligungsunfähigkeit unklarer Dauer" und "Dauerhafte Einwilligungsunfähigkeit" die Person therapeutisch und wahrnehmungsfördernd begleitet werden soll. Vor allem im Bereich der Basalen Stimulation (Pflege), der Erinnerungsarbeit (Ergotherapie) und der spirituellen Begleitung (Seelsorger/Theologen) ist die Verwendung dieses Formulars nützlich (Stanze und Nauck 2022).

▶ Vertreterdokumentation

Die BVP-Vertreterdokumentation (☞ Abb. 3.8a+b) wird dann ausgefüllt, wenn eine Person selbst nicht mehr in den aktiven Gesprächsprozess involviert werden kann, aber ein gesetzlicher Betreuer für diese Person spricht. Der Vertreter der einwilligungsunfähigen Person kann für gewisse Krisensituationen medizinische Behandlungen im Voraus besprechen und ggf. stellvertretend für die einwilligungsunfähige Person im Voraus dokumentieren. Voraussetzung sollte hierbei sein, dass der Vertreter auch in einer persönlichen Beziehung zu der einwilligungsunfähigen Person steht oder Berufsbetreuer ist, die sich sehr intensiv mit der einwilligungsunfähigen Person auseinandergesetzt haben. Dies hat zum Vorteil, dass gesetzliche Betreuer sich darüber in informativen Gesprächen Gedanken machen können und gemeinsam mit Zugehörigen oder an der Behandlung beteiligten Personen besprechen können, was denn in möglicherweise entstehenden Krisensituationen die einwilligungsunfähige Person für sich wünschen würde (z.B. Lebensverlängerung zu jedem Preis, Lebensverlängerung unter Einschränkungen, palliative Behandlung). So ist es dem gesetzlichen Betreuer zumindest möglich, sich im Vorfeld Gedanken zu machen und nicht ad hoc in den jeweiligen Krisensituationen mit hoher emotionaler Belastung entscheiden zu müssen. Auch der Notfallbogen sorgt dann für eine schnelle Entscheidungsfindung des an der Behandlung beteiligten Personals, vor allem wenn es sich um Minutenentscheidungen handelt und der gesetzliche Betreuer in dem Moment nicht zu erreichen ist. Dazu benötigt es aus rechtlicher Sicht, dass auf dem ÄNo-Bogen (Notfallbogen) der behandelnde Arzt (z.B. Hausarzt) das Dokument neben dem gesetzlichen Betreuer unterschreibt. Anders als bei einwilligungsfähigen Menschen sieht es die Rechtslage vor, dass bei einwilligungsunfähigen Personen die ärztliche Einschätzung auf Grundlage der Krankheitsgeschichte durchgeführt und bei einem Konsens mit der Entscheidung des Betreuers durch beide Unterschriften (Betreuer und Arzt) bestätigt werden muss, sodass es rechtlich wirksam und für das in der Notfallsituation behandelnde Personal bindend wird (Stanze und Nauck, 2022).

3.4. Die Qualifizierung zum Gesprächsbegleiter nach §132 g SGB V

Im Januar 2018 hatte sich der GKV-Spitzenverband (GKV-SV) in einer Vereinbarung zum §132g geäußert und die vorauszusetzenden Qualifikationen für die Weiterbildung zum Gesprächsbegleiter und zu den Rahmenrichtlinien der Ausbildung geäußert. Diese Vereinbarung richtet sich sehr nach den Empfehlungen, die die Task-Force der DGP und DiV-BVP ausgesprochen hatte. Diese sieht Gesprächsbegleitungen so vor, dass qualifizierte Personen aus ärztlichen wie nicht-ärztlichen Gesundheitsfachberufen diese durchführen können (Stanze, Nauck 2017).

In der Vereinbarung werden 48 Unterrichtseinheiten (UE) zu unterschiedlichen theoretischen Inhalten festgelegt. Des Weiteren werden 12 UE für zwei Beratungsprozesse mit insgesamt vier begleiteten Gesprächen des angehenden Gesprächsbegleiters unter Begleitung eines Dozenten mit anschließender Reflexion gefordert (siehe hierzu GKV-SV 2018, §12 Abs. 6). Damit soll gewährleistet werden, dass sich neben der reinen Präsenz in der Theorieeinheit der Trainer in dem separaten Performanz-Format – wie es das reale Gespräch mit anschließender Supervision in einer Einrichtung darstellt – davon vergewissern kann, dass die

Gesprächsbegleiter-Trainees ihrer verantwortungsvollen Aufgabe gewachsen sind.

Ein Einzel-Coaching mit standardisierten Patienten im BVP-Schulungskonzept

Das BVP-Konzept sieht vor, dass Coachings anhand von standardisierten Rollen, die an realen Gesprächssituationen orientiert sind und von geschulten (Laien-)Schauspieler gespielt werden, durchgeführt werden. Die Coachings durch den Trainer in diesen Simulationsübungen konzentrieren sich darauf, bei den Gesprächsbegleiter-Trainees eruieren zu können, wie der einzelne Trainee das Gespräch führt, den Gesprächsprozess anregt und mit den inhärenten Emotionen begleitet, auf rechtliche Aspekte hinweist und die unterschiedlichen Bögen der BVP-Patientenverfügung mit möglichen Krankheitsszenarien vermittelt. Die Gesprächsbegleiter-Trainees können zeigen, inwiefern sie spezifische Themen der Vorausplanung – d.h. auch (palliativ-)medizinische, (palliativ-)pflegerische sowie psychosoziale Inhalte – in der Weiterbildung aufgenommen haben und diese übermitteln, Gesprächstechniken situationsspezifisch anwenden als auch die individuellen und teilweise an das Lebensalter, aber auch an Vorerkrankungen und Erfahrungen angepassten Bedürfnisse sowie bestehende Probleme erkennen.

Darüber hinaus sollen insgesamt 12 reale in der Praxis durchgeführte Gespräche nachgewiesen werden. Dies soll gewährleisten, dass die Lernleistungen in den vielseitigen Gesprächsbegleitersituationen, d.h. zu den kognitiven, affektiven, sozialen, voluntativen wie psychomotorischen (hier paraverbalen und nonverbalen) Lernprozessen, pädagogisch begleitet werden sowie überprüfbar werden (Dubs 2009).

Zu den 12 UE der Vereinbarung zum §132g vom GKV-SV werden in §12, Abs. 6 bislang nur die Einzel-Coachings anerkannt, die in der Praxis an realen Bewohnern durchgeführt werden und durch einen Dozenten begleitet werden.

Ein Praxisbeispiel zu BVP

Herr R. ist 87 Jahre alt und lebt seit circa drei Monaten in der Seniorenresidenz "Sonnenaufgang". Er selbst hatte diesen Einzug nach einem Sturz zu Hause veranlasst, bei dem er sich eine glatte Radiusfraktur sowie eine Schenkelhalsfraktur zugezogen hat. Herr R. war vor dem Sturz bereits auf den Gehstock angewiesen und ist nun – trotz guter Frakturheilung – seitdem auf den Rollstuhl bei längeren Strecken angewiesen. Herr R. hat einen bekannten, medikamentös gut eingestellten, Hypertonus und einen insulinpflichtigen Diabetes mellitus Typ II. Nach dem Tod seiner Ehefrau vor 3 Jahren hat er immer mehr abgebaut. Er gibt an, sich in der Pflegeeinrichtung wohl zu fühlen. Zu seinem jüngeren Bruder, seiner Schwägerin und seinem Neffen pflegt er einen regelmäßigen und guten Kontakt.

Herr R. hat von der Möglichkeit gehört, im Rahmen des §132g SGB V ein Gesprächsangebot zur Vorsorgeplanung mit einer professionell dafür weitergebildeten Fachkraft in Anspruch zu nehmen, dessen Kosten seine Gesetzliche Krankenkasse übernimmt. Er nimmt dieses Angebot an und das Gespräch findet kurz darauf mit der sogenannten Gesprächsbegleiterin in seinem Zimmer in Anwesenheit seines Bruders statt.

Im Gespräch gibt Herr R. an, er möchte keine Reanimation mehr und möchte eine lebensverlängernde Behandlung nur noch vor Ort ohne eine Mitnahme ins Krankenhaus. Sobald sein Zustand sich soweit verschlechtert, dass er ins Krankenhaus eingeliefert werden müsste, sagt er immer wieder, dass er dann im Krankenhaus nur noch eine leidlindernde Behandlung möchte. Er kann sich somit bei einer eintretenden Exsikkose wohl eine subkutan injizierte Flüssigkeitssubstitution vorstellen, da diese in der Pflegeeinrichtung durchgeführt werden kann, aber eine intravenöse (i.v.) Antibiotikagabe würde er im Fall einer Einwilligungsunfähigkeit ablehnen, da er dafür ins Krankenhaus müsste. Er lehnt dies weiterhin ab, auch als die Gesprächsbegleiterin ihm spiegelt, dass der Krankenhausaufenthalt wohl kurzweilig sein könnte und keine i.v. Antibiotikagabe womöglich seinen sicheren Tod bedeuten könnte. Sein Bruder versucht ihn davon zu überzeugen, dass er mehr medizinische Maßnahmen in Anspruch nehmen sollte, vor allem, wenn die Expertise der jeweiligen behandelnden Ärzte eine Indikation für eine lebensverlängernde Behandlung sehen. Die Gesprächsbegleiterin moderiert das Gespräch zwischen den beiden Brüdern und Herr R. kann damit überzeugen, sein Leben gelebt zu haben und sterben zu wollen, wenn eine medizinische Krise sein Leben bedroht, selbst wenn diese aus medizinischer Perspektive mit einer eher kleinen Maßnahme kuriert werden könnte. Sein jetziger Lebenszustand sei in

Ordnung, aber auch nicht mehr so, dass er sehr an seinem Leben hängen würde. Der Bruder kann diese Entscheidung nachvollziehen, verneint jedoch die Frage der Gesprächsbegleiterin, ob er sich emotional in der Lage fühlen würde, diesen Willen im eintretenden Krisenfall durchzusetzen.

In einem zweiten Gespräch drei Wochen später ist auf Wunsch von Herrn R. wieder sein Bruder und zusätzlich sein Neffe dabei. Gemeinsam werden alle Gesprächsinhalte vom vorherigen Mal durch die Gesprächsbegleiterin wiederholt und erneut durch Herrn R. bestätigt. Sein Neffe ist besonders intensiv in das Gespräch eingebunden, damit er versteht, in welchen medizinischen Krisen Herr R. noch eine Lebensverlängerung wünschen würde und wann er lieber palliative Maßnahmen erhalten möchte. Sein Neffe ist am Ende des Gesprächs einverstanden, die Bevollmächtigung im eintretenden Fall der Einwilligungsfähigkeit seines Onkels zu übernehmen.

Nachdem beide Gespräche abgeschlossen sind und die Dokumente mit Hilfe der Gesprächsbegleiterin ausgefüllt wurden, bittet Herr R. seine Hausärztin um ein abschließendes Gespräch zu dem Dokument. Diese prüft die Kongruenz auch im Hinblick auf Herrn R.s Krankheitsgeschichte und bestätigt dann mit ihrer Unterschrift die Einwilligungsfähigkeit. Das Dokument wird vervielfältigt und Kopien werden in seine Bewohnerakte in der Pflegeeinrichtung und die Patientenakte in der Hausarztpraxis eingefügt und sein Neffe sowie der Bruder erhalten eine Kopie. Das Original verwahrt Herr R. in seinem Bewohnerzimmer auf, worüber sein Neffe, Bruder, die Pflegefachkräfte und die Hausärztin informiert werden, damit das Dokument zu finden ist. Dies gewährleistet, dass der vorausverfügte Wille schnell auffindbar ist und alle in die Behandlung beteiligten Personen diesen schnell wiedergeben und entsprechend der Wünsche handeln können.

Literatur

Betreuungsgesetz (BtG). Gesetz zur Reform des Rechts der Vormundschaft und Pflegschaft für Volljährige. Bundesgesetzblatt Teil I. 1990. Nr. 48 vom 21. September 1990.

Christiane Bieber C, Gschwendtner K, Müller N, Eich W. Partizipative Entscheidungsfindung (PEF) – Patient und Arzt als Team. Psychother Psychosom Med Psychol 2016; 66(05): 195-207. DOI: 10.1055/s-0042-105277

Bürgerliches Gesetzbuch (BGB), §630d Einwilligung, Bundesgesetzblatt, Teil I, 2013, Nr. 9 vom 25.02.2013, Gesetz zur Verbesserung der Rechte von Patientinnen und Patienten.

Bürgerliches Gesetzbuch (BGB), § 1901a Patientenverfügung, In: Drittes Gesetz zur Änderung des Betreuungsrechts, Bundesgesetzblatt Jahrgang 2009, Teil I Nr. 48, ausgegeben zu Bonn am 31. Juli 2009.

Bundesärztekammer, Zentrale Ethikkommission bei der Bundesärztekammer (Hrsg.) Hinweise und Empfehlungen zum Umgang mit Vorsorgevollmachten und Patientenverfügungen im ärztlichen Alltag. Deutsches Ärzteblatt, 2018; Jg. 115; Heft 51-52.

Bundesgerichtshof (BGH), Beschl. v. 06.07.2016 - XII ZB 61/16, BGHZ 211, 67, Rn. 17 ff.

Bundesgerichtshof (BGH), Beschl. v. 08.02.2017 - XII ZB 604/15, NJW 2017,1737.

Bundesgerichtshof (BGH), Beschl. v. 14.11.2018 - XII ZB 107/18.

Bundesministerium der Justiz und für Verbraucherschutz, Referat Öffentlichkeitsarbeit; Digitale Kommunikation. Betreuungsverfügung. Stanze 06/2020. Im Internet: https://www.bmjv.de/SharedDocs/Publikationen/DE/Betreuungsrecht.pdf?__blob=publicationFile&v=34 (Zugriff am: 30.10.2021).

Bundesministerium der Justiz und für Verbraucherschutz. Vorsorgevollmacht. Im Internet: https://www.bmjv.de/SharedDocs/Downloads/DE/Service/Formulare/Vorsorgevollmacht.pdf;jsessionid=1CBF26ECF1F454C2F2E589B4EE9A28DE.2_cid297?__blob=publicationFile&v=21 (Zugriff am 30.10.2021).

Deutsche Gesellschaft für Psychiatrie und Psychotherapie, Psychosomatik und Nervenheilkunde e.V. (DGPPN). Achtung der Selbstbestimmung und Anwendung von Zwang bei der Behandlung psychisch erkrankter Menschen. Nervenarzt 2014;85, 1419-1431.

Deutsche interprofessionelle Vereinigung für Behandlung im Voraus Planen (DiV BVP e.V.). Behandlung im Voraus Planen. Im Internet: https://www.div-bvp.de/ (Zugriff am 30.10.2021)

Deutsche Gesellschaft für Gerontologie und Geriatrie (DGGG), Deutsche Gesellschaft für Psychiatrie und Psychotherapie, Psychosomatik und Nervenheilkunde (DGPPN), Deutsche Gesellschaft für Neurologie (DGN) (Hrsg.) Einwilligung von Menschen mit Demenz in medizinische Maßnahmen Interdisziplinäre S2k-Leitlinie für die medizinische Praxis (AWMF-Leitlinie Registernummer 108 –001). 1. Auflage 2020.Stuttgart: Kohlhammer GmbH.

Dubs, R. Lehrerverhalten. Ein Beitrag zur Interaktion von Lehrenden und Lernenden im Unterricht. Stuttgart: ranz Steiner Verlag 2009.

Frank RK. Shared decision-making and its role in end of life care. Br J Nurs 2009;18:612-618.

Gaspar M, Hach M, Kern M, Hrsg. (in Druck) Palliative Care. 1. Auflage. Stuttgart: Thieme; 2022

GKV-Spitzenverband (GKV-SV) (2018). Vereinbarung nach § 132g Abs.3 SGB V über Inhalte und Anforderungen der gesundheitlichen Versorgungsplanung für die letzte Lebensphase vom 13.12.2017, Berlin. Im Internet: https://www.gkv-spitzenverband.de/media/dokumente/krankenversicherung_1/hospiz_palliativversorgung/versorgungsplanung/Vereinbarung_nach_132g_Abs_3_SGBV_ueber_Inhalte_und_Anforderungen_der_gesundheitlichen_Versorgungsplanung.pdf (Stand 30.10.2021).

Holt GE, Sarmento B, Kett D, Goodman KW. An Unconscious Patient with a DNR Tattoo. N Engl J Med 2017; 377:2192-2193.

in der Schmitten J, Lex K, Mellert C, Rothärmel S, Wegscheider K, Marckmann G. Implementing an advance care planning program in German nursing homes: results of an inter-regionally controlled intervention trial. Dtsch Arztebl Int 2014; 111(4): 50-7.

in der Schmitten J, Marckmann G. Was ist Advance Care Planning? Internationale Bestandsaufnahme und Plädoyer für eine transparente, zielorientierte Definition. In: Coors M, Jox RJ, in der Schmitten J, W. Kohlhammer GmbH (Hrsg.). Advance Care Planning: von der Patientenverfügung zur gesundheitlichen Vorausplanung. 1. Aufl. Stuttgart: Kohlhammer; 2015. S. 75-94.

in der Schmitten J, Nauck F, Marckmann G. Behandlung im Voraus planen (Advance Care Planning): ein neues Konzept zur Realisierung wirksamer Patientenverfügungen. Zeitschrift für Palliativmedizin 2016;17(4):177-95.

Jörmann N, Schöne-Seifert B. "Patientenautonomie und Patientenverfügung in der Palliativmedizin", In: Pott G, Baumann-Köhler M, Schober A (Hrsg.) "Integrierte Palliativmedizin: Leidensminderung - Patientenverfügungen - Sterbebegleitung - intuitive Ethik." Stuttgart: Schattauer, 2013.

Leitlinienprogramm Onkologie (Deutsche Krebsgesellschaft, Deutsche Krebshilfe, AWMF): Prävention, Diagnostik, Therapie und Nachsorge des Lungenkarzinoms, Langversion 1.0, 2018, AWMF-Registernummer: 020/007OL, im Internet: http://leitlinienprogramm-onkologie.de/Lungenkarzinom.98.0.html (Zugriff am: 30.10.2021).

Leitlinienprogramm Onkologie (Deutsche Krebsgesellschaft, Deutsche Krebshilfe, AWMF): Palliativmedizin für Patienten mit einer nicht-heilbaren Krebserkrankung, Langversion 2.2, 2020, AWMF-Registernummer: 128/001OL, Im Internet: https://www.leitlinienprogramm-onkologie.de/leitlinien/palliativmedizin/ (Zugriff am: 30.10.2021).

Nauck F, Marckmann G, in der Schmitten J. Behandlung im Voraus planen – Bedeutung für die Intensiv- und Notfallmedizin, Anästhesiol Intensivmed Notfallmed Schmerzther 2018;53(01):62-70.

Rietjens JAC, Sudore RL, Connolly M et al. Definition and recommendations for advance care planning: an international consensus supported by the European Association for Palliative Care. Lancet Oncol 2017;18(9): e543-e551.

Sozialgesetzbuch (SGB) V, §132g in der Fassung des Hospiz- und Palliativgesetzes vom 01.12.2015. Bundesgesetzblatt Jahrgang 2015 Teil I Nr. 48, ausgegeben zu Bonn am 7. Dezember 2015.

Stanze H, Nauck F. "Advance Care Planning" in der Onkologie. Behandlungswünsche immer wieder besprechen. Im Fokus Onkologie 2018;21(10).

Stanze H, Nauck F. Weiterbildung für Advance Care Planning. Weiterbildungsangebot zur Gesprächsbegleiterin, zum Gesprächsbegleiter ohne Trainerqualifikation? PADUA 2019;14:191-195.

Stanze H, Nauck F. BVP: Behandlung im Voraus Planen. In: Pflegezeitschrift 2017;70(12):14-16.

Stanze, H., Nauck, F. Behandlung im Voraus Planen – ein «Advance Care Planning»-Konzept für Deutschland. Therapeutische Umschau 2022; 79(1):1-6.

Stanze H. (in Druck). Kernkompetenz: Auf die Herausforderungen der klinischen und ethischen Entscheidungsfindung in Palliative Care reagieren, Vorsorge- und Krisenplanung; In: Gaspar M, Hach M, Kern M, Hrsg. (in Druck) Palliative Care. 1. Auflage. Stuttgart: Thieme.

Strafgesetzbuch (StGB), § 228 Einwilligung, Bundesgesetzblatt Teil I, 1998, Nr. 6 vom 30.01.1998, Sechstes Gesetz zur Reform des Strafrechts (6. StrRG).

DiV-BVP **PATIENTENVERFÜGUNG** © DiV-BVP e.V. 2021-08 | Deutschland | S. 3

Einstellungen zu Leben, schwerer Krankheit und Sterben

Standortbestimmung zur Therapiezielfindung

Wie gerne leben Sie?
Welche Bedeutung hat es für Sie, (noch lange) weiter zu leben?

Wenn Sie ans Sterben denken – was kommt Ihnen dann in den Sinn?
Wenn ich Ihnen sagen könnte, dass Sie heute Nacht friedlich einschlafen und morgen nicht mehr aufwachen werden – was würde das jetzt in Ihnen auslösen?

Darf eine medizinische Behandlung dazu beitragen, Ihr Leben in einer Krise zu verlängern? Welche Belastungen und Risiken wären Sie bereit, dafür in Kauf zu nehmen?
Welche Sorgen oder Ängste bewegen Sie, wenn Sie an künftige medizinische Behandlungen denken? Warum ist das bei Ihnen so?

Gibt es Situationen, in denen Sie nicht mehr lebensverlängernd behandelt werden wollen?
Warum ist das bei Ihnen so? Sind in diesem Zusammenhang Erfahrungen bei Ihnen oder anderen Personen mit konkreten Erkrankungen oder Behandlungen von Bedeutung?

Gibt es religiöse, spirituelle oder persönliche Überzeugungen oder kulturelle Hintergründe, die Ihnen in diesem Zusammenhang wichtig sind?

Datum; Name, Vorname; Handzeichen : ______________________

Abb. 3.3: Formular "Einstellungen zum Leben, Weiterleben und Sterben" (DiV BVP e.V., 2020).

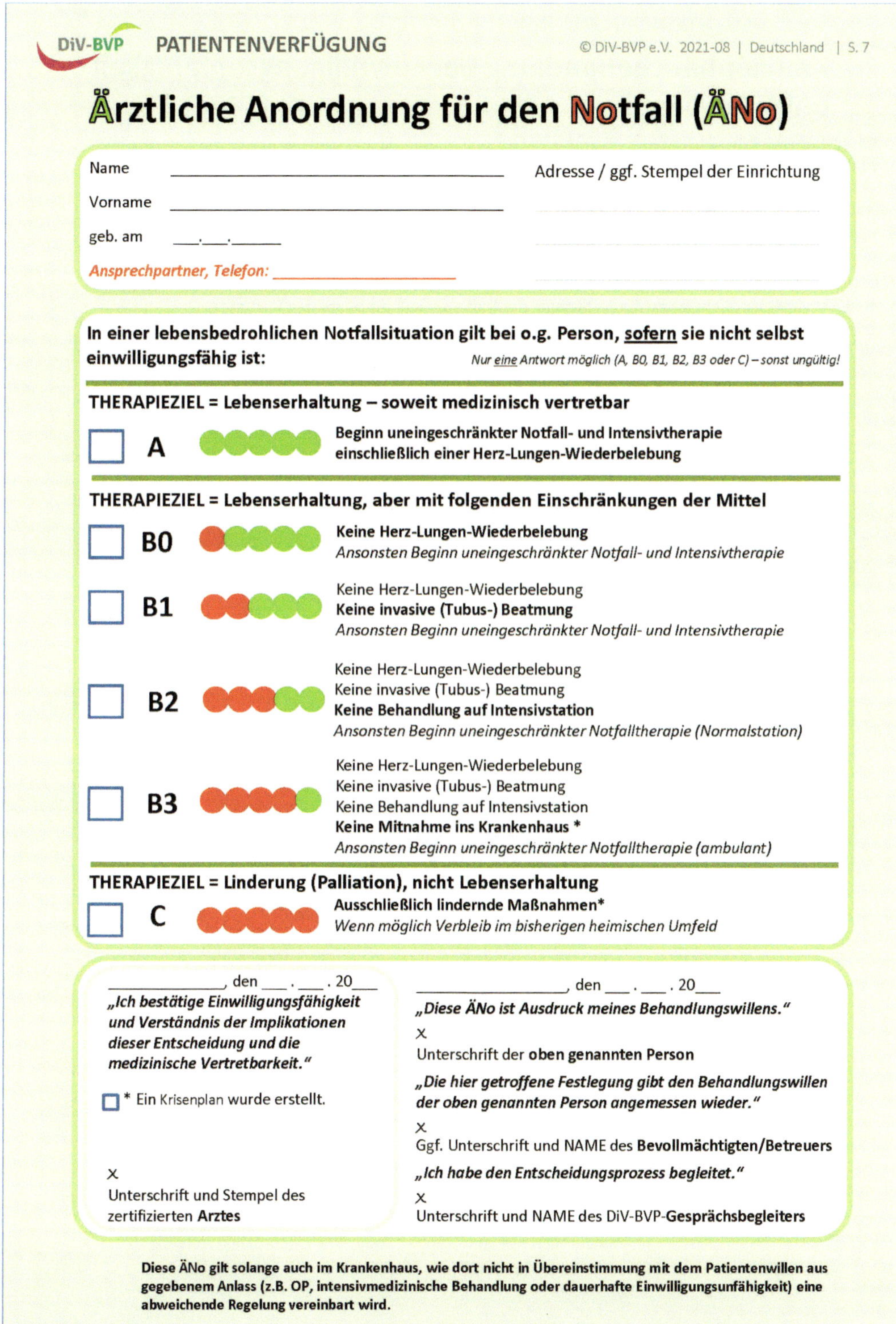

DiV-BVP PATIENTENVERFÜGUNG © DiV-BVP e.V. 2021-08 | Deutschland | S. 7

Ärztliche Anordnung für den Notfall (ÄNo)

Name ______________________________ Adresse / ggf. Stempel der Einrichtung

Vorname ______________________________

geb. am ___.___.______

Ansprechpartner, Telefon: ____________________

In einer lebensbedrohlichen Notfallsituation gilt bei o.g. Person, sofern sie nicht selbst einwilligungsfähig ist: *Nur eine Antwort möglich (A, B0, B1, B2, B3 oder C) – sonst ungültig!*

THERAPIEZIEL = Lebenserhaltung – soweit medizinisch vertretbar

☐ **A** – **Beginn uneingeschränkter Notfall- und Intensivtherapie einschließlich einer Herz-Lungen-Wiederbelebung**

THERAPIEZIEL = Lebenserhaltung, aber mit folgenden Einschränkungen der Mittel

☐ **B0** – **Keine Herz-Lungen-Wiederbelebung**
Ansonsten Beginn uneingeschränkter Notfall- und Intensivtherapie

☐ **B1** – Keine Herz-Lungen-Wiederbelebung
Keine invasive (Tubus-) Beatmung
Ansonsten Beginn uneingeschränkter Notfall- und Intensivtherapie

☐ **B2** – Keine Herz-Lungen-Wiederbelebung
Keine invasive (Tubus-) Beatmung
Keine Behandlung auf Intensivstation
Ansonsten Beginn uneingeschränkter Notfalltherapie (Normalstation)

☐ **B3** – Keine Herz-Lungen-Wiederbelebung
Keine invasive (Tubus-) Beatmung
Keine Behandlung auf Intensivstation
Keine Mitnahme ins Krankenhaus *
Ansonsten Beginn uneingeschränkter Notfalltherapie (ambulant)

THERAPIEZIEL = Linderung (Palliation), nicht Lebenserhaltung

☐ **C** – **Ausschließlich lindernde Maßnahmen***
Wenn möglich Verbleib im bisherigen heimischen Umfeld

____________, den ___.___.20___

„Ich bestätige Einwilligungsfähigkeit und Verständnis der Implikationen dieser Entscheidung und die medizinische Vertretbarkeit."

☐ * Ein Krisenplan wurde erstellt.

x
Unterschrift und Stempel des zertifizierten **Arztes**

____________, den ___.___.20___

„Diese ÄNo ist Ausdruck meines Behandlungswillens."

x
Unterschrift der **oben genannten Person**

„Die hier getroffene Festlegung gibt den Behandlungswillen der oben genannten Person angemessen wieder."

x
Ggf. Unterschrift und NAME des **Bevollmächtigten/Betreuers**

„Ich habe den Entscheidungsprozess begleitet."

x
Unterschrift und NAME des DiV-BVP-**Gesprächsbegleiters**

Diese ÄNo gilt solange auch im Krankenhaus, wie dort nicht in Übereinstimmung mit dem Patientenwillen aus gegebenem Anlass (z.B. OP, intensivmedizinische Behandlung oder dauerhafte Einwilligungsunfähigkeit) eine abweichende Regelung vereinbart wird.

Abb. 3.4: Formular "Ärztliche Anordnung für den Notfall" (ÄNo) (in der Schmitten et. al 2014, DiV BVP e.V., 2020).

DiV-BVP **PATIENTENVERFÜGUNG** © DiV-BVP e.V. 2021-08 | Deutschland | S. 9

Krankenhausbehandlung bei Einwilligungsunfähigkeit unklarer Dauer

Bei stationärer Behandlung einer lebensbedrohlichen Erkrankung und unklarer Dauer der Einwilligungsunfähigkeit soll gelten:

THERAPIEZIEL = Lebenserhaltung – soweit medizinisch vertretbar

☐ A — Uneingeschränkte Notfall- und Intensivtherapie einschließlich einer Herz-Lungen-Wiederbelebung

THERAPIEZIEL = abhängig von der Ermittlung des Patientenwillens durch den Vertreter

☐ B — Begrenzung lebensverlängernder Behandlung durch meinen Vertreter auf Grundlage der „Einstellungen" (S. 3) und gegebenenfalls der weiteren hier getroffenen Festlegungen.

Die Einschränkungen der Maßnahmen, die in der ÄNo (S. 7) festgelegt sind, gelten solange fort bis mein Vertreter diese ggf. ändert, um meinen Willen in dieser Situation bestmöglich zu vertreten.

Auch wenn der Eintritt folgender Ereignisse oder Behandlungsergebnisse **mit an Sicherheit grenzender Wahrscheinlichkeit (nahe 100%)** zu erwarten ist, sollen lebensverlängernde Maßnahmen dessenungeachtet fortgesetzt / durchgeführt werden:

JA	Vertreter soll entscheiden	NEIN	**Ereignisse / Behandlungsergebnisse:**	**NEIN, und ich verlange die Unterlassung / den Abbruch lebensverlängernder Maßnahmen sogar schon ab einer Eintrittswahrscheinlichkeit von:**
☐	☐	☐	Bleibende schwerste körperliche Behinderung: Bettlägerigkeit, Inkontinenz und ständiger pflegerischer Hilfsbedarf	≥20% ≥40% ≥60% ≥80%
☐	☐	☐	Bleibende schwere kognitive Einschränkung: braucht fremde Hilfe um zurechtzukommen, vergisst Namen, zeitlich und örtlich desorientiert	≥20% ≥80%
☐	☐	☐	Monatelanger stationärer Verlauf (ggf. inklusive Rehabilitation) bis zur Wiedererlangung meines bisherigen Zustands	≥20% ≥80%
☐	☐	☐	Versterben an (Komplikationen) der aktuellen Erkrankung im Verlauf, ungeachtet aller weiteren ärztlichen Bemühungen	≥20% ≥80%
☐	☐	☐	______________________ ______________________	≥20% ≥80%

Die Folge des dann voraussichtlich eintretenden Todes nehme ich in Kauf.

THERAPIEZIEL = Linderung (Palliation), nicht Lebenserhaltung

☐ C — Ausschließlich lindernde Maßnahmen. Eine bestehende lebensverlängernde Behandlung ungeachtet der Prognose unter Inkaufnahme des dann möglicherweise eintretenden Todes soll abgebrochen werden!

Datum / Name, Vorname / Handzeichen: ______________________

Abb. 3.5: Formular "Einwilligungsunfähigkeit unklarer Dauer" (DiV BVP e.V., 2020).

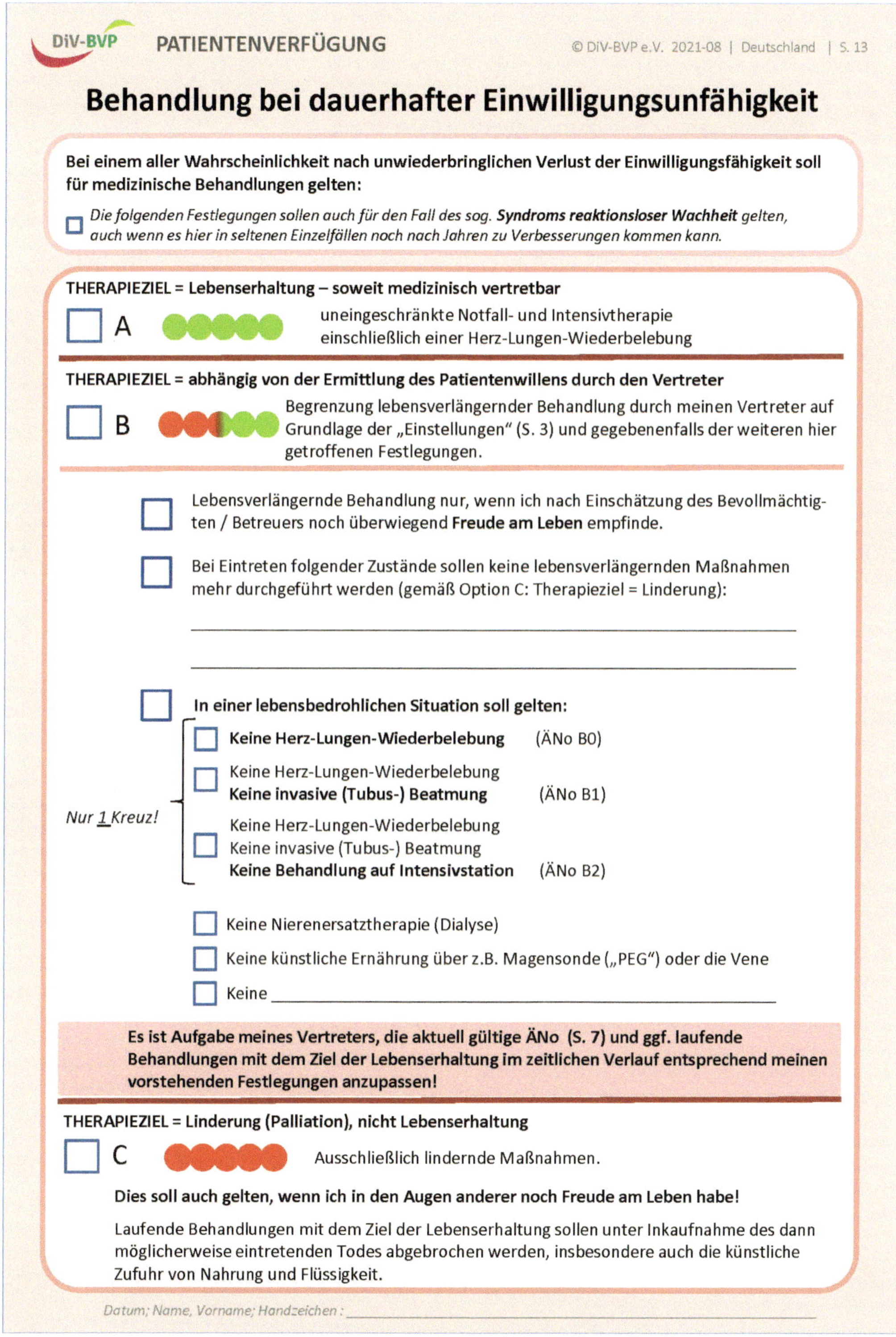

DiV-BVP **PATIENTENVERFÜGUNG** © DiV-BVP e.V. 2021-08 | Deutschland | S. 13

Behandlung bei dauerhafter Einwilligungsunfähigkeit

Bei einem aller Wahrscheinlichkeit nach unwiederbringlichen Verlust der Einwilligungsfähigkeit soll für medizinische Behandlungen gelten:

☐ *Die folgenden Festlegungen sollen auch für den Fall des sog.* ***Syndroms reaktionsloser Wachheit*** *gelten, auch wenn es hier in seltenen Einzelfällen noch nach Jahren zu Verbesserungen kommen kann.*

THERAPIEZIEL = Lebenserhaltung – soweit medizinisch vertretbar

☐ A uneingeschränkte Notfall- und Intensivtherapie einschließlich einer Herz-Lungen-Wiederbelebung

THERAPIEZIEL = abhängig von der Ermittlung des Patientenwillens durch den Vertreter

☐ B Begrenzung lebensverlängernder Behandlung durch meinen Vertreter auf Grundlage der „Einstellungen" (S. 3) und gegebenenfalls der weiteren hier getroffenen Festlegungen.

☐ Lebensverlängernde Behandlung nur, wenn ich nach Einschätzung des Bevollmächtigten / Betreuers noch überwiegend **Freude am Leben** empfinde.

☐ Bei Eintreten folgender Zustände sollen keine lebensverlängernden Maßnahmen mehr durchgeführt werden (gemäß Option C: Therapieziel = Linderung):

____

____

☐ **In einer lebensbedrohlichen Situation soll gelten:**

Nur 1 Kreuz!

- ☐ **Keine Herz-Lungen-Wiederbelebung** (ÄNo B0)
- ☐ Keine Herz-Lungen-Wiederbelebung
Keine invasive (Tubus-) Beatmung (ÄNo B1)
- ☐ Keine Herz-Lungen-Wiederbelebung
Keine invasive (Tubus-) Beatmung
Keine Behandlung auf Intensivstation (ÄNo B2)

☐ Keine Nierenersatztherapie (Dialyse)

☐ Keine künstliche Ernährung über z.B. Magensonde („PEG") oder die Vene

☐ Keine ________________________________

Es ist Aufgabe meines Vertreters, die aktuell gültige ÄNo (S. 7) und ggf. laufende Behandlungen mit dem Ziel der Lebenserhaltung im zeitlichen Verlauf entsprechend meinen vorstehenden Festlegungen anzupassen!

THERAPIEZIEL = Linderung (Palliation), nicht Lebenserhaltung

☐ C Ausschließlich lindernde Maßnahmen.

Dies soll auch gelten, wenn ich in den Augen anderer noch Freude am Leben habe!

Laufende Behandlungen mit dem Ziel der Lebenserhaltung sollen unter Inkaufnahme des dann möglicherweise eintretenden Todes abgebrochen werden, insbesondere auch die künstliche Zufuhr von Nahrung und Flüssigkeit.

Datum; Name, Vorname; Handzeichen: ____________________________

Abb. 3.6: Formular "Dauerhafte Einwilligungsunfähigkeit" (DiV BVP e.V., 2020).

DiV-BVP **PATIENTENVERFÜGUNG** © DiV-BVP e.V. 2021-08 | Deutschland | S. 15

Informationen zur palliativmedizinischen Behandlung

Wenn lebensverlängernde Behandlung nicht mehr medizinisch angezeigt (indiziert) ist oder vom Patienten gewollt wird, richtet sich die weitere Behandlung des interprofessionellen Teams auf die Linderung möglicher Beschwerden (palliative Therapie) wie Schmerzen, Luftnot, Angst und anderen. In seltenen Fällen kann es dabei durch die Gabe von Medikamenten zu einer geringen Verkürzung der Lebenszeit kommen. Dies wird jedoch in Kauf genommen, wenn die Medikamentengabe zu einer wirksamen Leidenslinderung erforderlich ist. Die Zufuhr von Nahrung oder Flüssigkeit durch Infusionen oder Sonden ist in der Sterbephase in der Regel nicht hilfreich, um Leiden zu lindern, oder wäre sogar kontraproduktiv. Ein etwaiges Durstgefühl kann meist durch das Befeuchten der Mundschleimhäute gelindert werden.

Ggf. persönliche Anmerkungen: ______________________________

____

Persönliche Hinweise

Entscheidungsunfähigkeit bedeutet häufig auch, dass Vorlieben und Wünsche nicht mehr geäußert werden können, die für das tägliche Leben und auch für das Sterben u.U. von Bedeutung sind. Sie können an dieser Stelle mitteilen, was Ihnen besonders am Herzen liegt:

Wichtige Menschen: ______________________________

Vorlieben (Tätigkeiten, Musik, Fernsehen, Nahrungsmittel, Gerichte, ...):

____

Abneigungen (Tätigkeiten, Musik, Fernsehen, Nahrungsmittel, Gerichte, ...):

____

Pflege, Berührung, Scham: ______________________________

____

Religion, Spiritualität, Seelsorge: ______________________________

____

Hospizliche Begleitung: ______________________________

Wo wäre ein guter „letzter Ort"? ______________________________

Anderes / Anmerkungen / Ergänzungen:

____

____

____

____

Datum; Name, Vorname; Handzeichen : ______________________________

Abb. 3.7: Formular "Persönliche Hinweise" (DiV BVP e.V., 2020).

DiV-BVP **VERTRETERDOKUMENTATION**

Einstellungen zu Leben, schwerer Krankheit und Sterben

Standortbestimmung zur Therapiezielfindung

Aktuelle Äußerungen verbal und/oder nonverbal

Patientenverfügung Aussagen in einer Patientenverfügung

Behandlungswünsche frühere mündl. o. schriftl. Äußerungen, die Festlegungen für konkrete Situationen enthalten

Mutmaßlicher Wille Aufgrund konkreter Anhaltspunkte (verbale/nonverbale Äußerungen oder Einstellungen): „Wie würde die Person sich äußern, wenn wir sie heute befragen könnten (und woher wissen wir das)?"

Welche Hinweise gibt es zu der Frage, wie gerne die vertretene Person lebt?
Welche Bedeutung hat es für sie, (noch lange) weiter zu leben?

☐☐☐☐ ____________________
☐☐☐☐ ____________________
☐☐☐☐ ____________________
☐☐☐☐ ____________________
☐☐☐☐ ____________________

Was ist bekannt darüber, was die Person über das Sterben denkt oder früher dachte?
Wenn sie heute Nacht friedlich einschlafen und morgen nicht mehr aufwachen würde, was würde das für sie bedeuten?

☐☐☐☐ ____________________
☐☐☐☐ ____________________
☐☐☐☐ ____________________
☐☐☐☐ ____________________

Darf eine medizinische Behandlung aus Sicht der vertretenen Person dazu beitragen, ihr Leben in einer Krise zu verlängern? Welche Belastungen und Risiken wäre sie bereit, dafür in Kauf zu nehmen? Warum ist das bei ihr so? Was ist über Sorgen und Ängsten der vertretenen Person hinsichtlich medizinischer Behandlungen bekannt?

☐☐☐☐ ____________________
☐☐☐☐ ____________________
☐☐☐☐ ____________________
☐☐☐☐ ____________________
☐☐☐☐ ____________________
☐☐☐☐ ____________________

WICHTIG: Bei Hinweisen auf veränderte Einstellungen ist diese Dokumentation zu aktualisieren!

nicht einwilligungsfähige Person: ____________ Datum, Name u. Handzeichen des Vertreters: ____________

Abb. 3.8a: Formular "Vertreterdokumentation" (DiV BVP e.V., 2020).

DiV-BVP **VERTRETERDOKUMENTATION**

Fortsetzungen Einstellungen

Aktuelle Äußerungen verbal und/oder nonverbal

Patientenverfügung Aussagen in einer Patientenverfügung

Behandlungswünsche frühere mündl. o. schriftl. Äußerungen, die Festlegungen für konkrete Situationen enthalten

Mutmaßlicher Wille Aufgrund konkreter Anhaltspunkte (verbale/nonverbale Äußerungen oder Einstellungen): „Wie würde die Person sich äußern, wenn wir sie heute befragen könnten (und woher wissen wir das)?"

Sind Situationen bekannt, bei deren Eintreten die vertretene Person nicht mehr lebensverlängernd behandelt werden wollte? Warum ist das bei ihr so? Sind in diesem Zusammenhang zurückliegende Erfahrungen bei ihr oder anderen Personen mit konkreten Erkrankungen oder Behandlungen von Bedeutung?

☐☐☐☐ ______________________________

☐☐☐☐ ______________________________

☐☐☐☐ ______________________________

☐☐☐☐ ______________________________

☐☐☐☐ ______________________________

☐☐☐☐ ______________________________

☐☐☐☐ ______________________________

Gibt es religiöse, spirituelle oder persönliche Überzeugungen oder kulturelle Hintergründe, die der vertretenen Person in diesem Zusammenhang wichtig sind?

☐☐☐☐ ______________________________

☐☐☐☐ ______________________________

☐☐☐☐ ______________________________

(Weitere) Anmerkungen zu Einstellungen zum Leben, schwerer Krankheit und Sterben; hier ggf. auch offene Benennung von Ambivalenzen oder Widersprüchlichkeiten, Unsicherheiten und offenen Fragen:

☐☐☐☐ ______________________________

☐☐☐☐ ______________________________

☐☐☐☐ ______________________________

☐☐☐☐ ______________________________

☐☐☐☐ ______________________________

☐☐☐☐ ______________________________

☐☐☐☐ ______________________________

☐☐☐☐ ______________________________

nicht einwilligungsfähige Person: ____________ Datum, Name u. Handzeichen des Vertreters: ____________

Abb. 3.8b: Formular "Vertreterdokumentation" (DiV BVP e.V., 2020).

4. Lebensqualität in der Palliativmedizin

> *"Millionen sehnen sich nach Unsterblichkeit, wissen aber nicht, was sie mit sich an einem verregneten Sonntagnachmittag anfangen sollen."*
>
> Maurice Chevalier

> *"Palliativmedizin dient der Verbesserung der Lebensqualität von Patienten und ihren Familien, die mit einer lebensbedrohlichen Erkrankung konfrontiert sind. Dies geschieht durch Vorbeugung und Linderung von Leiden mittels frühzeitiger Erkennung, hochqualifizierter Beurteilung und Behandlung von Schmerzen und anderen Problemen physischer, psychosozialer und spiritueller Natur."* (WHO 2002)

"Lebensqualität" ist der zentrale Begriff der Palliativmedizin: *"Wir wollen nicht dem Leben (um jeden Preis) Zeit hinzufügen, sondern der verbleibenden Zeit Leben (Lebensqualität) geben"* (Aulbert 1993). Ab dem Moment, wo die Heilung einer Erkrankung nicht mehr in Frage kommt, wird die Lebensqualität, die durch eine Therapie zu erreichen oder zu erhalten ist, zum bedeutendsten Entscheidungskriterium für das behandelnde Team. Nebenwirkungen von Therapien, unnötige angsterzeugende "Überdiagnostik", lange Krankenhausaufenthalte durch Therapien, "experimentelle" Operationen können die Lebensqualität eines kranken Menschen so beeinträchtigen, dass ein eventuell therapiebedingter Zugewinn an Lebenszeit für den Betroffenen nicht mit Leben gefüllt werden kann. Neben rein krankheitsbezogenen Aspekten spielen bei diesen Therapieentscheidungen auch die Auswirkungen auf das funktionelle, psychische, soziale und spirituelle Befinden für den Betroffenen eine bedeutende Rolle. In der Palliativmedizin muss also immer eine Abwägung zwischen dem Nutzen einer Behandlung i.S. von Symptomkontrolle und den Kosten i.S. von unerwünschten Wirkungen der Behandlung vorgenommen werden, nicht nur körperlicher Art, sondern die gesamte Existenz des Menschen betreffend. Dies ist in der palliativen Behandlung besonders zu berücksichtigen bei der Indikation einer Dialyse bei Nierenversagen, einer operativen Behandlung eines Ileus oder einer symptomlindernden Radiatio. Gemeinsam mit dem Patienten gilt es hier sorgfältig die zu erwartenden Wirkungen und Nebenwirkungen abzuwägen.

Es lassen sich demnach vier Dimensionen der Lebensqualität unterscheiden:

- Körperlich-funktionales Wohlbefinden, z.B. funktionelle Fähigkeit, Kraft, erholsamer Schlaf, Ruhe, Sexualität.
- Seelisches Wohlbefinden, z.B. Kontrolle, Angstfreiheit, keine Depression, Freude/Entspannung, Erkennen/Aufmerksamkeit, geringe Belastung durch Diagnose und Therapieüberwachung.
- Soziales Wohlbefinden, z.B. familiäre Bindung, Rollen und Beziehungen, äußeres Erscheinungsbild, Freunde, soziale Integration vs. Isolation, Finanzen.
- Spirituell, z.B. Bedeutung/Sinn von Krankheit, Religiosität, Transzendenz, Hoffnung, Kraftquellen, Umgang mit Unsicherheit, innere Stärke.

4.1. Der Begriff "Lebensqualität"

Die WHO (1974) definiert Gesundheit als *"einen Zustand vollkommenen körperlichen, geistigen und sozialen Wohlbefindens und nicht die bloße Abwesenheit von Krankheit oder Gebrechen."* Die Stärke dieser Definition liegt darin, dass Gesundheit nicht auf körperliche Gesundheit reduziert wird, sondern auch psychische und geistige Aspekte einbezogen werden. Ist Lebensqualität demnach ein Höchstmaß von Wohlbefinden?

Lebensqualität tauchte als Gegenstand der medizinischen Forschung erst seit den 70er Jahren des letzten Jahrhunderts auf. Ziel war es, die gesamte Befindlichkeit eines Menschen in einem Zahlenwert, ähnlich dem Karnofski-Index zu fassen. Da Lebensqualität unstrittig mehrdimensional konzipiert werden musste, in dem nicht nur gesundheitsbezogene Dimensionen einfließen, begann eine multidimensionale Forschung, die auch die psychologische Dimension der Lebensqualität stärker ins Zentrum rückte.

Einen psychologischen Zugang zum Konstrukt Lebensqualität bietet das Modell der Bedürfnishierarchie (Maslow 1954, 1970; ☞ Abb. 4.1):

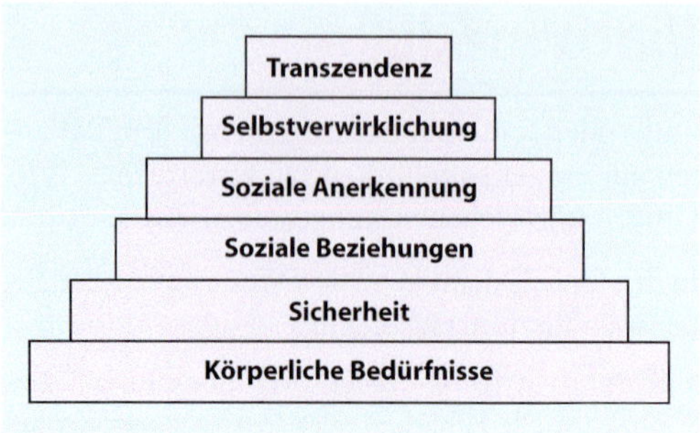

Abb. 4.1: Hierarchie der Bedürfnisse (nach Maslow 1954, um Transzendenz erweitert, 1970).

Beispiele für die Stufen der Pyramide:

- **Transzendenz**: Suche nach Gott oder etwas, das außerhalb des beobachtbaren Systems liegt.
- **Selbstverwirklichung**: Individualität, Talententfaltung, Altruismus, Güte, Kunst, Philosophie und Glaube (Welterklärung und Leitlinien, Ethik).
- **Soziale Anerkennung**: Status, Wohlstand, Geld, Macht, Karriere, sportliche Siege, Auszeichnungen, Statussymbole und Rangerfolge.
- **Soziale Beziehungen**: Freundeskreis, Partnerschaft, Liebe, Nächstenliebe, Kommunikation und Fürsorge.
- **Sicherheit**: Wohnung, fester Arbeitsplatz, Gesetze, Versicherungen, Gesundheit, Ordnung, Religion (Ritual und Handlungshilfen, Moral) und Lebensplanung (vor allem Planung der Befriedigung körperlicher Grundbedürfnisse und auch Geburtenkontrolle).
- **Körperliche Grundbedürfnisse**: Atmung, Wärme, Trinken, Essen, Schlaf, körperliches Wohlbefinden und Sexualität.

Die unteren drei Stufen (und auch Teile der vierten) nennt man auch Defizitbedürfnisse. Diese Bedürfnisse müssen befriedigt sein, damit man zufrieden ist, aber wenn sie erfüllt sind, hat man keine weitere Motivation in dieser Richtung mehr (wenn man nicht durstig ist, versucht man nicht zu trinken). Wachstumsbedürfnisse können demgegenüber nie wirklich befriedigt werden. Diese treten ab der vierten Stufe auf.

4.2. Definitionen

Aus dem Bereich der sozialwissenschaftlichen Wohlfahrtsforschung wurde Lebensqualität definiert als das *"Maß der Kongruenz zwischen Bedingungen eines bestimmten objektiven Lebensstandards und der subjektiven Bewertung der dadurch gekennzeichneten Bevölkerungsgruppe"*. Demnach hat Lebensqualität auch immer eine kulturelle und ökonomische Dimension.

- Lebensqualität in Entwicklungsländern könnte beinhalten: Lebensmittel und sauberes Trinkwasser, ausreichende Bekleidung, Schuhe, Frieden, Bürgerrechte, Infrastruktur, geordnete Arbeitsverhältnisse, soziale Absicherung, medizinische Versorgung, Hygiene, Zugang zu Bildung, Schutz vor Kriminalität.
- Lebensqualität in Industrieländern: schön gestaltete Wohnung, Haus, gutes Einkommen, gesicherter Arbeitsplatz, Versicherungsschutz, Gesundheit, Vorsorgemedizin, Vorhandensein von Familie, Harmonie, Erholung, Freizeitmöglichkeiten, Kaufkraft, etc..

"Reich und gesund" macht nicht automatisch "glücklich". Glücksfähigkeit und die Wahrnehmung von Glücksmöglichkeiten spielen hier eine ebenso entscheidende Rolle wie die Einschätzung der eigenen Leistungsfähigkeit und die Fähigkeit zum Genuss.

Unter gesundheitsbezogener Lebensqualität ist ein psychologisches Konstrukt zu verstehen, das die körperlichen, psychischen, mentalen, sozialen und funktionalen Aspekte des Befindens und der Funktionsfähigkeit der Patienten aus ihrer Sicht beschreibt (Bullinger 1997).

Die aktuelle Definition der WHO lautet: "Lebensqualität ist die subjektive Wahrnehmung einer Person über ihre Stellung im Leben in Relation zur Kultur und den Wertsystemen, in denen sie lebt und in Bezug auf ihre Ziele, Erwartungen, Standards und Anliegen." (WHOQOL 1998)

Dementsprechend ist Lebensqualität ein individuelles Konstrukt, das nur subjektiv beschrieben und gemessen werden kann.

Küchler und Schreiber (1989) haben ein mehrdimensionales Modell der Lebensqualität vorgeschlagen, das versucht, die verschiedenen Dimensionen zu integrieren (☞ Abb. 4.2).

Lebensqualität ist demnach vor allem das Ergebnis eines individuellen, multidimensionalen Bewertungsprozesses der Interaktion zwischen Person und Umwelt.

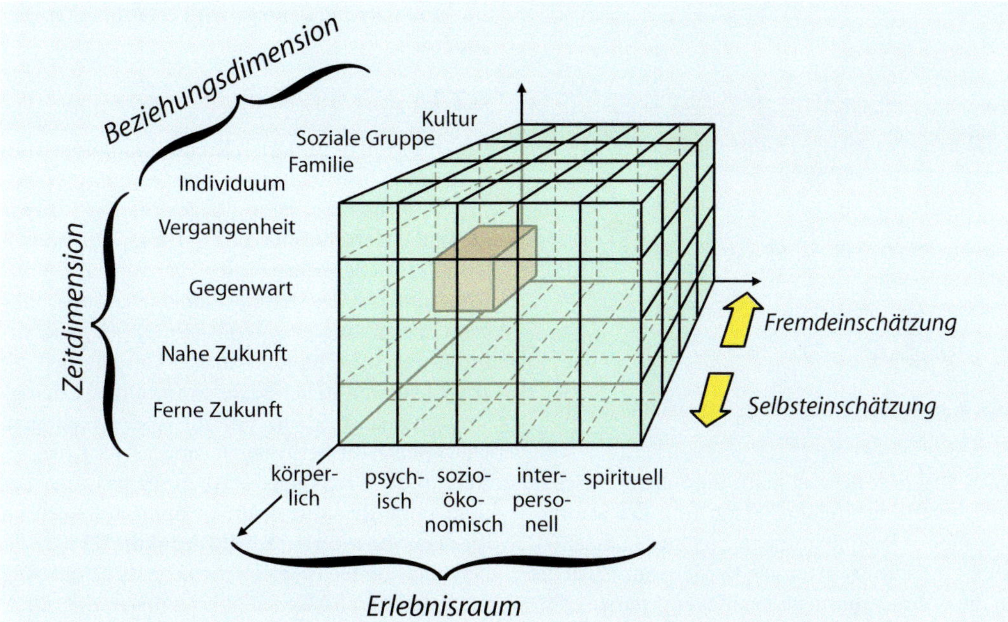

Abb. 4.2: Mehrdimensionales Modell der Lebensqualität (Küchler und Schreiber 1989).

Hervorzuheben ist bei diesem Modell der Aspekt der Selbst- und Fremdeinschätzung. Diese können sich radikal unterscheiden (s.u.).

> *"Lebensqualität kann nicht von anderen, sondern nur vom Kranken selbst als eine für sein individuelles Leben wichtige Qualität erlebt werden."*
>
> Helmchen 1990

Objektive Gesundheitsindikatoren wie physiologische Kennwerte oder Fremdurteile von Ärzten haben kaum einen Einfluss auf die subjektive Lebensqualität (Daig und Lehmann 2007). Auch das Alter hat einen geringen Einfluss. Persönlichkeitseigenschaften wie Selbstsicherheit, Selbstwirksamkeitsüberzeugungen und Depressivität sind die stärksten Prädiktoren der Lebensqualität. Daraus lässt sich ableiten, wie wichtig die Unterstützung bei der Krankheitsbewältigung und die Förderung des psychischen Wohlbefindens zur Erlangung von Lebensqualität sind.

4.3. Lebensqualität des Patienten mit palliativem Versorgungsbedarf

Was bedeutet also Lebensqualität bei einer progredienten Erkrankung mit begrenzter Lebenszeit? Wenn unsere schwer kranken Patienten Sätze sagen wie: *"Ich habe Schmerzen, aber ich fühle mich wohl."* oder *"Mir geht es heute bombig."*, gilt es unser Verständnis von Lebensqualität zu überdenken.

> *"Quality of life is whatever the patient says it is."*
>
> Prof. Ciaran O'Boyle, Dublin

Als Kriterien können sowohl soziale Normen als auch individuelle Wertvorstellungen und affektive Faktoren herangezogen werden. Lebensqualität definiert sich immer subjektiv und kontextabhängig. *"Lebensqualität misst zu einem bestimmten Zeitpunkt den Unterschied zwischen Hoffnungen und Erwartungen einer Person und dem momentanen Erleben."* (Calman 1984).

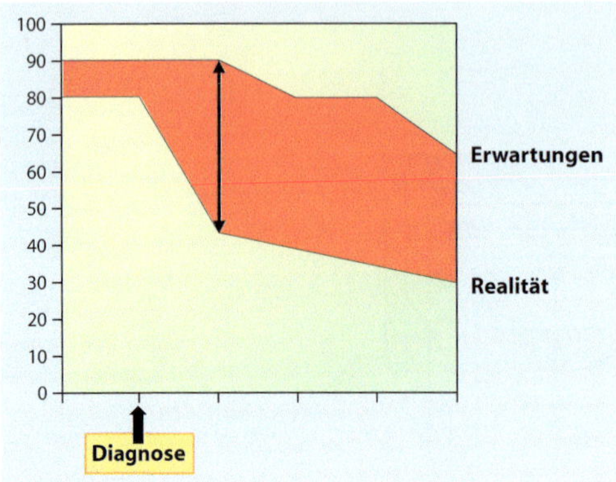

Abb. 4.3: "Calman-Gap": Lebensqualität = Realität – Erwartungen.

Nach Diagnosestellung klafft die Schere zwischen den Erwartungen einer Person und der wahrgenommenen Realität immer weiter auseinander (☞ Abb. 4.3.). Die Erwartungen werden immer wieder an die wahrgenommene Realität angepasst.

Eine Vielzahl verschiedener Variablen, die im Einzelfall von ganz unterschiedlichem Gewicht sind, bestimmen die Lebensqualität des Betroffenen (nach Aulbert 1998):

- Die Qualität zwischenmenschlicher Beziehungen.
- Die erhalten gebliebenen physischen Möglichkeiten und deren Bedeutung für den Patienten.
- Die Krankheitssymptome und Beschwerden.
- Die Nebenwirkungen der Therapie.
- Das emotionale Befinden.
- Die Krankheitsverarbeitung und -bewältigung.
- Die soziale Situation.
- Materielle Lebensumstände.
- Berufliche Möglichkeiten und Einschränkungen.
- Empfinden von Freiheit und Unfreiheit.
- Heute zunehmend auch ökologische Bedingungen der Umwelt.
- Angst bzw. das Freisein von Angst.

Lebensqualität könnte auch definiert werden als "*... ein Wohlbefinden, eine Zufriedenheit unter den gegebenen Umständen ...* " (Raspe 1990).

Viele Patienten berichten, dass das Erleben von Leid ihnen zu einer nie wahrgenommenen positiven Sinngebung verhilft, also die Wahrnehmung für die positiven Aspekte und die Sinnhaftigkeit ihrer Existenz schärft und sich damit die Kriterien zur Einschätzung der eigenen Lebensqualität verändern.

4.3.1. Zufriedenheitsparadox

Patienten mit bestimmten Krebserkrankungen berichten in Untersuchungen über eine mit Gesunden vergleichbare, häufig sogar bessere Lebensqualität (Herschbach 2002). Dieses Phänomen wird "Zufriedenheitsparadox" genannt. Die Konfrontation mit der Diagnose einer lebensbedrohlichen Erkrankung stellt den Patienten vor neue Anforderungen, verbunden mit der Unsicherheit, ob zur Verfügung stehende Ressourcen und Copingstrategien ausreichen, um diese zu bewältigen. Dies erleben die Betroffenen zunächst als Krise. Im Verlauf der Krankheitsverarbeitung passt der Patient seine Ressourcen und Copingstrategien an die neue Situation an. Sobald das akute Krisenerleben überstanden ist, bleibt die Lebensqualität trotz verändertem physischen Niveau unverändert. Patienten, die also einen Zuwachs an Copingstrategien verzeichnen, erleben so einen Zuwachs an Lebensqualität. Eine Theorie zur Erklärung des "Zufriedenheitsparadoxes" ist die der "Response-Shift-Prozesse".

4.3.2. Response-Shift

> *"Obwohl das Leben jetzt manchmal schmerzhaft und schwierig für mich war, so war es doch nie unerträglich gewesen, und was davon verblieben war, wurde mir unendlich kostbar, seit ich wusste, dass es bald zu Ende gehen würde."*
>
> J. Cameron, 1983, 70

Gesundheitsbezogene Lebensqualität ist nicht statisch, sondern hat einen dynamischen Charakter. Finden objektive Veränderungen statt, z.B. Verschlechterung des physischen Funktionsniveaus, können Copingprozesse und eine Veränderung innerer kognitiver Bewertungsmaßstäbe zum sog. Response-Shift führen. So können sich die Bewertung der Symptome und die damit verbundene Beeinträchtigung ändern. Der erlebte Gesundheitszustand und die Lebensqualität sind also ganz subjektive Variablen. So lässt sich auch die Aussage einer Patientin mit palliativem Behandlungsbedarf einordnen: *"Durch die Medikamente bin ich jetzt schmerzfrei. Ich möchte nun die Medikamente wie-*

der reduzieren, damit ich etwas Schmerzen habe. Das hilft mir, mich daran zu erinnern, dass ich krank bin."

4.4. Lebensqualität aus der Sicht unterschiedlicher Berufsgruppen im multidisziplinären Team

Studien belegen, dass Ärzte und Pflegepersonal die Lebensqualität von Patienten mit palliativem Versorgungsbedarf bedeutsam niedriger einschätzen als die Patienten selbst. Jede Person und auch jede Berufsgruppe in einem multiprofessionellen Palliativteam hat möglicherweise ganz eigene Kriterien, um die Lebensqualität eines Patienten zu beurteilen. Hieraus können Missverständnisse und Konflikte entstehen. Deshalb ist es im Alltag von großer Wichtigkeit, die eigenen Vorstellungen von Lebensqualität immer wieder zu reflektieren. Beispiele:

- **Lebensqualität aus medizinischer Sicht:**
  Der Patient ist schmerz- und symptomgelindert und kann sein Leben bis zuletzt aktiv gestalten.
- **Lebensqualität aus pflegerischer Sicht:**
  Die Würde des Patienten wird auch körperlich bis zuletzt gewahrt. Der Mensch erfährt gute Pflege, Zuwendung und Zuneigung.
- **Lebensqualität aus sozialer Sicht:**
  Die Beziehungen des Patienten sind geklärt und das Gesamtsystem stabil. Die Versorgung ist bis zuletzt gewährleistet.
- **Lebensqualität aus psychologischer Sicht:**
  Eine möglichst große Auswahl an Verhaltensmöglichkeiten stehen zur Verfügung, und der Patient ist mit sich einverstanden. Er besitzt Kognitionen und Affekte und ein damit verbundenes Selbstwertgefühl, das trotz der Erkrankung durch Aktivitäten mit anderen Menschen und durch eine positive Einstellung zu sich selbst entsteht. Er lebt mit einem Gefühl von Kontrolle, nicht über die Krankheit, sondern über das Leben durch Aufrecht- und Lebendighalten von Beziehungen, in denen auch über Gefühle gesprochen werden kann.
- **Lebensqualität aus seelsorgerischer Sicht:**
  Das Leben ordnet sich abschließend, versöhnt sich und der Patient kann seine letzte Lebensphase und den Schmerz in einem Sinnzusammenhang sehen.
- **Lebensqualität aus physiotherapeutischer Sicht:**
  Der Patient kann seine Körperlichkeit spüren und seine körperlichen Möglichkeiten selbständig nutzen.
- **Lebensqualität aus der Sicht eines Hospizmitarbeiters:**

> *"Lebenskunst und die Kunst, endlich zu leben, sind nicht möglich ohne Begegnung. Wo wir einander begegnen, sind wir Lebende und Hoffende."*
>
> Pera 2004

Für jeden Behandler und Begleiter stellt sich immer wieder die Frage nach der eigenen Vorstellung von Lebensqualität. Auch im multiprofessionellen Palliative-Care-Team sollten Fragen der Lebensqualität im Zusammenhang mit der Therapieplanung im behandelnden Team immer wieder diskutiert werden.

4.5. Messung von Lebensqualität

Philosophische Argumente gegen die Messung der Lebensqualität: Dem Begriff Lebensqualität wohnt immer eine Subjektivität inne, sie lässt sich nicht quantifizieren und Individualität lässt sich nicht auf Messwerte reduzieren. *"Der Versuch, die Lebensqualität zu erfassen, bringt in theoretischer, sprachlicher, konzeptioneller und methodischer Hinsicht so zahlreiche Probleme, dass die wissenschaftliche Diskussion auf den Begriff der Lebensqualität verzichten sollte."* (Raspe 1990)

Die Lebensqualitätsforschung hat es sich dennoch zum Ziel gemacht, Verfahren zur Messung der Lebensqualität zu entwickeln. Eine Sichtung der Literatur ergibt mehr als 1.000 verschiedene Messinstrumente mit höchst unterschiedlicher Zielsetzung. Es lassen sich unterscheiden:

- Krankheits-übergreifende Messansätze.
- Krankheits-spezifische Messansätze.
- Instrumente der Selbst- oder Fremdeinschätzung.
- Unterschiedliche Methoden: strukturierte Interviews, Fragebögen, Ratingskalen.

Ältere Skalen sind häufig korreliert mit dem funktionellen Status z.B. dem Karnofsky-Index, der häufig mit Lebensqualität gleichgesetzt wird. Sie messen den allgemeinen Gesundheitszustand ("general health status"). Nicht-physische Determinanten von Lebensqualität, wie Wertvorstellungen, Lebenssinn, Spiritualität, finden dabei wenig Eingang in die Messung.

Die meisten Messinstrumente dienen der Forschung. Für den praktischen Alltag können die folgenden interessant sein:

- EORTC QLQ-C30 (Aaronson et al. 1993).
- FACT (Cella et al. 1993).
- SEIQol-DW (Schedule for the evaluation of individual quality of life – direct weighting, O'Boyle et al. 1997).

▶ EORTC QLQ-C30 – The European Organization for Research and Treatment of Cancer Quality of Life Questionnaire-Core 30 (Aaronson et al. 1993)

Der EORTC ist ein mehrdimensionaler, 30 Items umfassender Selbstbeurteilungsfragebogen zur Lebensqualität, der kulturübergreifend bei Tumorpatienten aller Krankheitsstadien eingesetzt werden kann. Die Durchführung dauert ca. 12 Minuten. Dieser Kernfragebogen kann durch derzeit acht tumorspezifische Zusatzmodule, wie beispielsweise zu kleinzelligem oder nicht-kleinzelligem Lungenkarzinom oder zum Mammakarzinom, ergänzt werden. Der Fragebogen besteht aus fünf Funktionsskalen: körperliche Funktion (5 Items), Rollenfunktion (2 Items), kognitive Funktion (2 Items), emotionale Funktion (4 Items) und soziale Funktion (2 Items). Zudem kommen noch a) eine Skala zum globalen Gesundheitsstatus bzw. zur Lebenszufriedenheit, b) die Symptomskalen Fatigue (3 Items), Übelkeit und Erbrechen (2 Items) sowie Schmerz (2 Items) hinzu und c) 6 Einzelitems (zum Beispiel Kurzatmigkeit, Schlafstörungen, etc.). Die Skalen beziehungsweise Items werden auf einen Wertebereich von 0 bis 100 transformiert. Höhere Werte entsprechen dann einem höheren Funktionsniveau, wohingegen höhere Symptomscores auf eine größere Symptomausprägung hinweisen.

▶ FACT – Functional Assessment of Cancer Therapy (Cella et al. 1993)

Beim FACT handelt es sich ebenfalls um ein mehrdimensionales, tumorspezifisches Selbstbeurteilungsverfahren, bei dem Zusatzmodule für krankheitsspezifische, symptomspezifische und behandlungsspezifische Lebensqualitätsbeeinträchtigungen existieren. Die Durchführung dauert zirka sieben Minuten. Insgesamt besteht der FACT aus 25 Items, die unabhängig von der Tumorlokalisation eingesetzt werden können. Das Kerninstrument ohne die Zusatzmodule hat folgende 4 Subskalen, die über ein fünffachgestuftes Antwortformat verfügen: körperliches Wohlbefinden (6 Items), Funktionsfähigkeit (7 Items), Verhältnis zu Freunden, Bekannten und Familie (6 Items) und seelisches Wohlbefinden (6 Items). An Zusatzmodulen existieren für den deutschsprachigen Raum tumorspezifische wie etwa Bauchspeicheldrüsenkrebs, Blasenkrebs, Prostata-Ca. etc., behandlungsspezifische wie etwa Knochenmarktransplantation, Taxane-Toxizität etc. und symptomspezifische Zusatzmodule für beispielsweise Anämie, Fatigue oder Anorexie.

Dimension	Erfassung von
Körperliches Befinden	Symptomen, Beschwerden, Funktionalität.
Psychisches Befinden	Ausgeglichenheit, keine Depressionen oder Angst, Selbstwertgefühl, Kontrolle, Verhaltensmöglichkeiten.
Soziale Beziehungen	Art, Möglichkeit von Kontakten zu Familie, Freunden, Bekannten, Soziales Netz.
Funktionale Kompetenz	Aufrechterhaltung von Rollen, Bewältigung von Anforderungen, Leistungsfähigkeit, Konzentration.
Spiritualität	Bindung/Gehaltensein in einer Weltanschauung/Überzeugung, unabhängig von Religion, Sinnstiftung.

Tab. 4.1: Multidmensionales Konzept der Lebensqualität (mod. nach Cella 1998).

▶ SEIQol-DW (O'Boyle et al. 1997)

Dieses Verfahren trägt der Beobachtung Rechnung, dass einzelne Lebensbereiche eine unterschiedliche subjektive Bedeutung haben und die Gewichtung der einzelnen Bereiche sich im Verlauf einer Erkrankung verändern kann.

Der Patient wird in einem semi-strukturierten Interview gebeten, die fünf Bereiche in seinem Leben anzugeben, die ihm im Augenblick am wichtigsten sind. Danach soll er für jeden einzelnen Bereich den Grad der Zufriedenheit angeben. In einem dritten Schritt können die Patienten die fünf genannten Bereiche zueinander gewichten, und zwar mithilfe einer Scheibe ("Pie Chart", ☞ Abb. 4.4.): fünf überlappende, farbige Segmente, die sich um einen Punkt in der Mitte wie Kuchenstücke vergrößern oder verkleinern lassen (entsprechend der relativen Bedeutung). Aus der Multiplikation der relativen Bedeutung in % des Tortenstückes an der Gesamtscheibe mit der Zufriedenheit im entsprechenden Bereich (zwischen 0 und 100) und der anschließenden Addition ergibt sich immer ein Wert zwischen 0 und 100, der die allgemeine Lebensqualität widerspiegelt. Berechnung eines Lebensqualitätsquotienten dient als Veränderungsmessung, wenn SEIQoL in regelmäßigen Abständen durchgeführt wird.

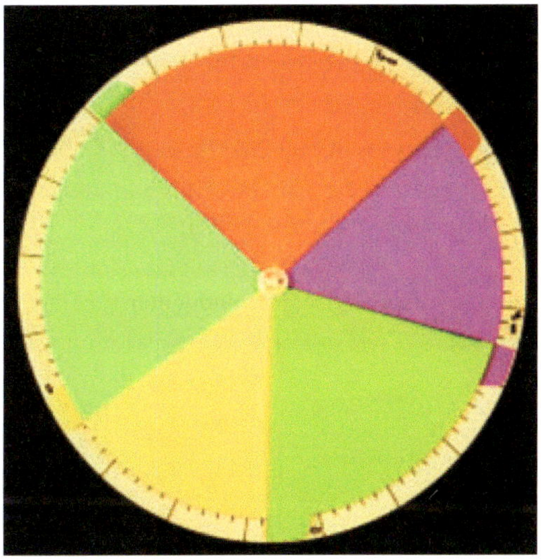

Abb. 4.4: Die SEIQoL-Messscheibe zur Einschätzung der individuellen Lebensqualität.

Es zeigte sich, dass der am häufigsten genannte Bereich "Familie" (87 %) gefolgt wird von "Gesundheit" und "Freizeitaktivitäten" (je 73 %). Danach kamen "soziales Leben" (53 %), "Freundschaften" (40 %) und "Unabhängigkeit" (27 %).

Der SEIQoL-DW ist ein hilfreiches Instrument für das Palliativteam, besonders zu Beginn der Behandlung, wenn der Patient noch nicht hinreichend bekannt ist.

PACE TIPP!

Für Patienten und Zugehörige ist der SEIQoL-DW gering belastend und wird von vielen Patienten als hilfreich zur Selbstklärung und zur Verbesserung der Kommunikation über eigene Bedürfnisse erlebt. Er scheint eine positive psychosoziale Intervention zu sein für 47 % der Patienten, 43 % der Zugehörigen und 57 % der Mitarbeiter (Kuprella et al. 2005).

Vermutlich verbessert der SEIQoL-DW die Krankheitsbewältigung von Patienten und Zugehörigen.

Patienten sehen die Erhebung der Lebensqualität keineswegs als Belastung i.S. von "*noch mehr Diagnostik*", sondern als ein Teil der Humanisierung in der onkologischen Behandlung: "*Endlich interessiert sich jemand mal dafür, wie es mir geht, nicht nur meinem Tumor*". Aus Sicht der Behandelnden stellt die Lebensqualitätsmessung einen Beitrag zum Beziehungsaufbau und zur Qualitätssicherung dar.

PACE TIPP!

Die SEIQol-DW-Messscheibe lässt sich leicht selbst herstellen aus fünf gleich großen runden Pappscheiben, die an einer Stelle bis zur Mitte eingeschnitten und ineinandergesteckt werden, sowie einer etwas größeren Pappscheibe, die mit einer Skalierung von 0 bis 100 versehen wird. Die Scheiben werden mit Hilfe einer Briefklammer übereinander fixiert.

4.6. Einige Ergebnisse der Lebensqualitätsforschung

Nach neueren Untersuchungen (Wasner 2007) hat Spiritualität einen ebenso großen Einfluss auf die Lebensqualität wie das körperliche und psychische Wohlbefinden und sollte in der Diagnose der Gesamtsituation, in der Betreuung, aber auch in der gezielten palliativmedizinischen Fortbildung mehr Platz finden, um Hoffnung und Sinnfindung in einer palliativen Situation gezielt zu fördern.

30 % der Zugehörigen schätzten ihre Lebensqualität schlechter ein als die des Patienten!

Bei ALS-Patienten blieben die Parameter für Lebensqualität konstant, trotz funktionaler Verschlechterung über vier Monate. Die Bereiche mit der häufigsten Nennung waren: Familie, Freunde, Gesundheit und Beruf.

4.7. Hilfen zur Verbesserung der Lebensqualität

Zur Verbesserung der Lebensqualität von Patienten mit palliativem Behandlungsbedarf gehört nicht nur die Linderung von krankheits- und behandlungsbedingten Beschwerden, Behinderungen und Nebenwirkungen, sondern vor allem die Unterstützung bei der Krankheitsverarbeitung und -bewältigung (Trauerarbeit, Bearbeitung von Verlust und notwendigem Verzicht).

PACE **TIPP!**

Viele Patienten mit palliativem Behandlungsbedarf bewerten die Bedeutung ihrer Familie und ihres sozialen Umfeldes höher als ihren aktuellen Gesundheitszustand!

Ihre Sorge gilt ihren Zugehörigen und deren Absicherung, z.B. finanzieller Art, und deren Versorgung. Daraus sollte eine intensive Betreuung der An- und Zugehörigen folgen.

4.7.1. Würde

Die existenzielle Voraussetzung der Selbstachtung des Patienten ist die Wertschätzung seiner Persönlichkeit. Oberstes Ziel der Palliativmedizin zur Erhaltung von Lebensqualität sollte somit die Achtung der Würde des Schwerstkranken und Sterbenden trotz aller Funktionsverluste sein. Die Wertschätzung der Persönlichkeit beinhaltet auch, den Vorstellungen und Wünschen des Patienten und seiner Zugehörigen mit Respekt zu begegnen, mögen sie auch noch so fremd für den Betreuenden sein.

Die Achtung und der Schutz der Würde des Menschen ist in unserem Grundgesetz (Artikel 1, Abs. 1 des Grundgesetzes der Bundesrepublik Deutschland) verankert. Der Begriff "Würde" wird in der palliativmedizinischen Literatur häufig verwandt, z.B. auch in der Diskussion um aktive und passive Sterbehilfe, sowohl von Befürwortern als auch von Gegnern gleichermaßen ins Feld geführt, aber wenig konkretisiert.

Chochinov (2017) hat anhand einer Untersuchung zum Würdeverständnis sterbender Menschen ein Modell der Würde erarbeitet, das den krankheitsspezifischen Belastungen Würde bewahrende individuelle und soziale Ressourcen gegenüberstellt. Daraus leitete er Würde bewahrende Interventionen ab. Schwerpunkte sind die sorgfältige Erfassung von körperlichen und psychischen Belastungen, der medizinischen Unsicherheit, der Todesangst sowie Autonomie, kognitiver Kapazitäten und physischer Funktionsfähigkeit und die Verbesserung dieser Bereiche. Die Ressourcen und Beispiele für Würde bewahrende Fragen und Interventionen sollen hier kurz vorgestellt werden (☞ Tab. 4.2).

Zusammenfassend heißt "Würde bewahren" im palliativen Kontext:

- Aufklärung als dialogischer Prozess.
- Einbeziehung des Patienten in Entscheidungsprozesse.
- Abbau von Ängsten.
- Psychosoziale Betreuung und Unterstützung.
- Schaffung von Ansatzpunkten für Hoffnung.

4.7.2. Hoffnung

Besondere Aufmerksamkeit verdient die Aufrechterhaltung von Hoffnung, die ganz unterschiedliche Zielrichtungen haben kann: Hoffnung, dass die Diagnose sich nicht bestätigt, Hoffnung auf erfolgreiche Therapie, Hoffnung auf langsamen Krankheitsfortschritt und beschwerdearmen Verlauf, Hoffnung, in der letzten Stunde nicht allein zu sein, Hoffnung auf friedvolles Sterben (Moadel et al. 1999).

"Der Himmel hat den Menschen als Gegengewicht gegen die vielen Mühseligkeiten des Lebens drei Dinge gegeben: die Hoffnung, den Schlaf und das Lachen."

I. Kant
§54 Kritik der Urteilskraft

Hoffnung kann beschrieben werden als eine Haltung, die über die gegenwärtige Situation hinausweist (Selbsttranszendenz). Hoffnungslosigkeit

Themenbereiche	Würdebezogene Fragen	Würdebezogene Interventionen
Kontinuität des Selbstwertgefühls	Gibt es Bereiche in Ihnen, die nicht von der Krankheit betroffen sind?	Anerkennung von und Interesse an den Dingen und Bereichen, die dem Patienten am wichtigsten sind.
Erhalt der Rollenfunktion	Welche Dinge oder Tätigkeiten sind Ihnen jetzt am wichtigsten?	Anerkennung des Patienten als einen wertvollen Menschen.
Aufrechterhaltung des Stolzes	Was macht Sie stolz in Ihrem Leben?	
Hoffnung	Was bereitet Ihnen Freude? Was wünschen Sie sich?	Ermutigung und Hilfe zu zielgerichteten Aktivitäten.
Autonomie und Kontrolle	Wie selbstständig fühlen Sie sich in Ihren Entscheidungen und Ihrem Handeln?	Einbeziehung des Patienten in die Behandlungsentscheidungen.
Vermächtnis	Wie möchten Sie, dass man sich an Sie erinnert?	Erstellen von Lebensdarstellungen, Psychotherapie.
Akzeptanz	Können Sie die gegenwärtige Situation annehmen?	Unterstützung im Hinblick auf verbleibende Möglichkeiten.
Widerstandskraft	Was an Ihnen ist im Moment am stärksten?	Ermutigung zu Aktivitäten, die Wohlbefinden fördern.
Leben im Hier und Jetzt	Gibt es Dinge, die Sie ablenken oder Ihnen Freude bringen?	Ermutigung zu alltäglichen Routineaufgaben und Ablenkungen.
Aufrechterhalten der Normalität	Welche alltäglichen Dinge oder Gewohnheiten machen Ihnen Freude?	
Suche nach spirituellem Trost	Gibt es religiöse oder spirituelle Dinge, die Ihnen helfen? Was gibt Ihnen Kraft?	Kontakt zu Seelsorgern, Teilhabe an religiösen oder spirituellen Praktiken.
Persönliche Grenzen	Welche persönlichen und körperlichen Dinge Ihrer Privatsphäre sind Ihnen wichtig?	Maßnahmen zum Schutz der Privatsphäre, Einholen der Erlaubnis zu körperlichen Untersuchungen, zu physischer Nähe.
Soziale Unterstützung	Welche Menschen sind Ihnen am wichtigsten? Vertrauenspersonen?	Großzügige Regeln zu Besuchen, Besuchszeiten, Unterbringung, Einbeziehung des sozialen Netzes.
Einstellung zur Behandlung	Gibt es etwas in der Behandlung, das Ihre Würde verletzt?	Kontinuierlich respektvolle und wertschätzende Haltung gegenüber dem Patienten.
Belastung für Andere	Haben Sie Sorge, eine Last für Andere zu sein? Für wen und in welcher Art?	Ermutigung zum Mitteilen der Sorgen.
Sorge um Hinterbliebene	Welches sind Ihre größten Sorgen bezüglich der Menschen, die Sie zurücklassen?	Ermutigung, Aufgaben zu erledigen, zu klären, zu regeln.

Tab. 4.2: Würde bewahrende Ressourcen, Fragen und Interventionen (nach Chochinov 2017).

beinhaltet das Erleben von Kontrollverlust und Verlust von Zielen.

"Hoffnungslosigkeit ist kein unausweichlicher Bestandteil des Sterbens."

Heußner 2006

"Es ist die Hoffnung, die den Schiffbrüchigen veranlasst, mitten im Meer zu schwimmen, obwohl nirgendwo Land in Sicht ist."

W. Shakespeare

Kappauf (2001) hat darauf aufmerksam gemacht, dass es nicht Aufgabe der Begleiter sein kann, Hoffnung "einzuflößen". Hoffnung kann nur erfragt werden oder sich in einem Gespräch entwickeln. Sie gehört dem Patienten – als Individuum – und kann somit auch nicht zerstört oder weggenommen werden.

Ansatzpunkte für Hoffnung können geschaffen werden durch ehrliche, genaue und realistische Informationen, die nicht den guten Weg zu stark herausstreichen, verbunden mit einer adäquaten Zeitvorstellung – realistisch bezüglich der Zukunft –, und auch deutlich werden lassen, dass eine vorübergehende Besserung nicht vor späterer Verschlechterung schützt (auch wichtig für die Zugehörigen!). Wichtig dabei ist die Einbeziehung des Patienten in Entscheidungsfindung, das Einbinden in Kontrolle, Vertrauen und ein Unterstützungsnetz mit Beziehung, Vertrauen, Kontinuität.

In Todesnähe ist es hilfreich, den Fokus zu setzen auf:

- Eher das "Sein" als das Handeln oder das Erreichen von Zielen.
- Die Beziehungen zu anderen.
- Das Vervollständigen von Angefangenem oder Unerledigtem.
- Das, was der Patient hinterlässt: Erinnerungen, Eindrücke, Werte.
- Die Beziehung zu Gott oder einer höheren Macht.
- Die Sicherheit, nicht alleine gelassen zu werden.
- Den inneren Frieden.

"Die Hoffnung stirbt nicht. Für uns (Betroffene) wandelt sie sich nur ein wenig von Zeit zu Zeit... Im Anfangsstadium der Krankheit hoffte ich, dass sie sich nicht ausbreiten würde. Aber sie hat sich ausgebreitet. Inzwischen ist die Hoffnung etwas anders: Für mich bedeutet Hoffnung, dass ich im nächsten Frühjahr vielleicht wieder in meinen Garten hinauskomme und die Blumen blühen sehen werde... Hoffnung hat mich im letzten Herbst bewogen, in meinem Garten die Zwiebeln zu setzen, obwohl ich in den mitleidigen Blicken der Leute las: Warum machen Sie sich die Arbeit? Sie wissen doch, dass Sie es nicht mehr erleben werden."

J. Cameron 1983, 139

PACE TIPP!

Hilfreich zur Schaffung von Ansatzpunkten für Hoffnung ist nicht nur die Frage nach Ängsten und Befürchtungen und dann gemeinsam nach Lösungsstrategien dafür zu suchen, sondern auch die Frage, was sich der Patient ganz **konkret** für heute, morgen oder die nächste Woche wünscht: viel oder wenig Besuch, ein bestimmtes Essen, die Aussicht auf einen Spaziergang.

"Hoffnung ist eben nicht bloßer Optimismus. Es ist nicht nur die Überzeugung, dass etwas gut ausgeht. Es ist vielmehr die Gewissheit, dass etwas Sinn hat auch ohne Rücksicht darauf, wie es ausgeht."

V. Havel

Literatur

Aaronson, N.K. et al.: The European Organization for Research and Treatment of Cancer QLQ-C30: a quality-of-life instrument for use in international clinical trials in oncology. J Natl Cancer Inst 1993;85:365-376.

Aulbert, E., Niederle, N. (Hrsg.): Die Lebensqualität des chronisch Krebskranken. Georg Thieme Verlag Stuttgart, 1990.

Aulbert, E. (Hrsg.): Bewältigungshilfen für den Krebskranken. Georg Thieme Verlag Stuttgart, 1993.

Aulbert, E.: Prinzipien der Symptomkontrolle in der Palliativedizin. Zentralbl Chir1998;123:632-636.

Aulbert, E.: Lebensqualität in der Palliativmedizin. In: Aulbert, E. et al. (Hrsg.): Lehrbuch der Palliativmedizin. Schattauer Verlag Stuttgart, 2007, 15-35.

Bullinger, M: Gesundheitsbezogene Lebensqualität und subjektive Gesundheit. PPMP 1997;47:76-79.

Calman, K. C.: Quality of life in cancer patients-An hypothesis. J Med Ethics 1984;10:124-127.

Cameron, J. Heute will ich leben. Kreuz Verlag, Stuttgart, 1983

Cella, D.F. et al.: The Functional Assessment of Cancer Therapy scale: development and validation of the general measure. J Clin Oncol 1993;11:570-579.

Cella, D. F., & Cherin, E. A.: Quality of life during and after cancer treatment. Compr Ther 1988;14:69-75.

Chochinov, H. M.: Würdezentrierte Therapie: Was bleibt – Erinnerungen am Ende des Lebens. Vandenhoeck & Ruprecht. Göttingen, 2017.

Daig, I., Lehmann, A.: Verfahren zur Messung der Lebensqualität. Z Med Psychol 2007;16:5-23.

Helmchen, H.: "Lebensqualität" als Bewertungskriterium in der Psychiatrie. In: Schölmerich, P., Thews, G. (Hrsg.): Lebensqualität als Bewertungskriterium in der Medizin. G. Fischer Verlag Stuttgart, 1990, 93-115.

Herschbach, P.: Das "Zufriedenheitsparadox" in der Lebensqualitätsforschung. Wovon hängt unser Wohlbefinden ab? Psychother Psych Med 2002;52:141-150.

Heußner, P.: Die Lebensqualität schwerstkranker und sterbender Menschen. In: Koch, U., Lang, K., Mehnert, A., Schmeling-Kludas, C. (Hrsg.): Die Begleitung schwer kranker und sterbender Menschen. Schattauer Verlag Stuttgart, 2006, 17-27.

Kappauf, H.: Aufklärung und Hoffnung – Ein Wiederspruch? Z Palliativmed 2001;2:47-51.

Küchler Th., Schreiber H. W.: Lebensqualität in der Allgemeinchirurgie – Konzepte und praktische Möglichkeiten der Messung, HÄB 1989;43:246-250.

Kuprella, T., Fegg, M., Wasner, M., Borasio, G.: Ist der SEIQoL-DW eine psychosoziale Intervention? Zeitschrift für Palliativmedizin 2005:6:42.

Maslow, A.: Motivation and personality. Harper New York, 1954, 1970 (2. Auflage)

Maslow, A.: Motivation und Persönlichkeit. Rowohlt, Reinbek 1981.

Mehnert, A., Chochinov, H.M.: Würde aus der Perspektive todkranker und sterbender Patienten. In: Koch, U. et al. (Hrsg.): Die Begleitung schwer kranker und sterbender Menschen. Schattauer Verlag Stuttgart, 2006, 53-64.

Moadel, A. et al.: Seeking meaning and hope: self-reported spiritual and existential needs among an ethnically-diverse cancer patient population. Psycho-Oncology 1999;8:378-385.

Neudert, C.: Evaluation der Lebensqualität. In: Aulbert, E., Nauck, F., Radbruch, L. (Hrsg.): Lehrbuch der Palliativmedizin. Schattauer Verlag Stuttgart, 2007, 36-45.

O'Boyle, C.A., Waldron, D.: Quality of life issues in palliative medicine. J Neurol 244:18-25,1997

Pera, H.: Da sein bis zuletzt. Erfahrungen am Ende des Lebens. Herder Freiburg im Breisgau, 2004.

Raspe H.H. "Zur Theorie und Messung der "Lebensqualität" in der Medizin". In: Schölmerich, P., Thews, G. (Hrsg.) "Lebensqualität als Bewertungskriterium in der Medizin", Fischer, Stuttgart, 1990.

Wasner, M.: Bedeutung von Spiritualität und Religiosität in der Palliativmedizin. Dissertation zum Erwerb des Doktorgrades der Humanbiologie an der Medizinischen Fakultät der Ludwig-Maximilians-Universität zu München 2007.

WHOQOL Group. Development of the World Health Organization WHOQOL-BREF quality of life assessment. Psychol Med 1998;28:551-558.

5. Kommunikation

5.1. Kommunikationsmodelle: die personenzentrierten Einstellungen in der Begleitung sterbender Menschen

> *"Ich habe es als äußerst wertvoll empfunden, wenn ich es mir erlauben kann, einen anderen Menschen zu verstehen."*
>
> C. Rogers

Der amerikanische Psychologe Carl Rogers (1902-1987) entwickelte die personenzentrierte Gesprächspsychotherapie. Seine vom humanistischen Menschenbild geprägten Arbeiten wirkten in viele Bereiche der angewandten Psychologie, der Pädagogik, der Soziologie, der Seelsorge und der Medizin hinein. In vielen Untersuchungen stellte er fest, dass besonders drei Merkmale einer Beziehung hilfreich sind. Wenn der andere spürt, dass wir ihm mit Achtung und Wertschätzung begegnen, mit ihm mitempfinden und ihn versuchen zu verstehen, ihm gegenüber ehrlich und aufrichtig sind, kann die Beziehung hilfreich und förderlich für ihn sein. Er geht davon aus, dass jeder Mensch in sich selbst eine Fülle von Hilfsmitteln zur Änderung seines Selbstkonzeptes, seiner Einstellungen und seines Verhaltens hat, die aber nur genutzt werden können, wenn bestimmte Bedingungen geschaffen sind. Es ist nicht Ziel, den anderen zu verändern, sondern ihn zu ermutigen und zu bestärken, seine Antworten und seinen Weg zu finden.

5.1.1. Warum benötigen wir einen personenzentrierten Ansatz in der Sterbebegleitung?

Schwerkranke und sterbende Menschen fühlen sich oft in ihren Gedanken und Gefühlen alleine gelassen. Sie schwanken zwischen Hoffnung und Resignation, zwischen Auflehnung und Einwilligung. Bei Rückblicken auf ihr Leben versuchen sie gleichsam eine Bilanz zu ziehen. Manchmal belasten sie Schuldgefühle; sie haben den Wunsch, andere um Verzeihung zu bitten oder zu danken. Sorgende Gedanken gelten oft den Zugehörigen und nahestehenden Freunden. Es schmerzt den Sterbenden, die vertrauten Menschen zurückzulassen und zu spüren, wie viel Trauer durch sein Weggehen ausgelöst wird. Die zunehmende Hinfälligkeit konfrontiert den sterbenden Menschen mit seiner Hilflosigkeit. Abhängig von der Hilfe anderer zu sein, diese anzunehmen, ist ein schwieriges und schmerzliches Lernen. Eine schwere Erkrankung und der mögliche Tod konfrontieren den Sterbenden mit Fragen seines Glaubens. Zweifel gegenüber dem Schicksal und Fragen wie: *"Warum geschieht mir das? Wie kann Gott das zulassen?"* können den sterbenden Menschen belasten. Die Zeit des Sterbens ist somit für die Sterbenden und auch für die Zugehörigen oft eine Zeit der schweren Krise und Belastung. Jeder Mensch wird früher oder später damit konfrontiert.

In dieser belastenden Zeit ist es für die Sterbenden existentiell wichtig, eine hilfreiche Beziehung zu Zugehörigen und/oder beruflichen Helfern zu haben. Diese Beziehung bringt ihnen die Erfahrung des Verstandenwerdens, des Angenommenseins und der Geborgenheit. Sie gibt ihnen die Möglichkeit der Klärung ihrer Ängste und Wünsche. Sie hilft den Sterbenden, sich selbst zu verstehen, anzunehmen und selbstbestimmt zu bleiben. Untersuchungen sowie viele Erfahrungen bestätigen die Wichtigkeit einer hilfreichen Beziehung in derartigen Lebenssituationen (Tausch und Tausch 1990).

Der personenzentrierte Ansatz ermöglicht eine derartige Beziehung zwischen Begleitern und sterbenden Menschen. Vor allem auch deswegen, weil der personenzentrierte Ansatz nicht eine angewandte Technik ist, sondern weil hier persönliche Einstellungen aufrichtig gelebt werden müssen. Der personenzentrierte Ansatz kann sterbenden Menschen und ihren Zugehörigen helfen, die letzte Lebenszeit auch als eine Zeit des seelischen Wachsens und Reifens zu erfahren.

5.1.2. Die personenzentrierten Einstellungen in der Sterbebegleitung

5.1.2.1. Kongruenz, Authentizität

Authentizität meint, dass sich der berufliche Helfer nicht hinter einer professionellen Fassade versteckt. Er ist sich seines eigenen Erlebens, seiner Gefühle und Einstellungen bewusst und diese stimmen mit seinen Äußerungen überein. Der Begleiter ist transparent in der Beziehung. Dadurch kann sich der sterbende Mensch sicherer fühlen und sich leichter anvertrauen.

Untersuchungen zeigten, dass die Worte nur 7 % der Kommunikation ausmachen. Viel bedeutsamer sind unsere Stimmmelodie und unsere Sprechgeschwindigkeit (38 %) und die Körpersprache (55 %). Es kommt also nicht darauf an, bestimmte "Sätze zu lernen" in dem Wunsch *"was sage ich, wenn..."*, sondern viel mehr, wie ich als ganze Person reagiere. Hinter den "richtigen" Worten versuchen wir oft unsere Unsicherheit und Betroffenheit zu verstecken, sie erreichen den Betroffenen dann aber nicht. Unsere Stimme und unsere Körpersprache zeigen dem anderen, ob wir die Worte wirklich empfinden. Spürt der Betroffene, dass dies nicht der Fall ist, fühlt er sich eher allein gelassen und zieht sich in die Einsamkeit zurück. Wir stehen dem sterbenden Mensch eben nicht nur als Ärztin oder Arzt gegenüber, sondern als Mensch.

Wenn man als Ärztin oder Arzt sich selbst gegenüber aufrichtig ist, ist man sich seiner eigenen Empfindungen bewusst und setzt sich mit ihnen auseinander. Unsere eigenen Gefühle sind wichtige Informationen; sie können uns helfen, die Situation und den anderen besser zu verstehen: *"Was spricht der andere in mir an, dass ich so wütend oder ärgerlich oder auch hilflos reagiere? Wie würde es mir selbst in der Situation des Erkrankten ergehen? Was wäre dann für mich selbst wirklich hilfreich? Begegne ich dem Patienten so, wie ich es mir selbst wünschen würde?"*

Die ehrliche Auseinandersetzung mit unserem eigenen Erleben fließt in die Begegnung mit dem Erkrankten ein. Wir sind bereit und fähig, uns auf die existentielle Situation des anderen wirklich einzulassen. Wir brauchen uns dann nicht hinter einer beruflichen Maske zu verstecken, sondern sind von der Not des anderen betroffen. Denn gerade der Sterbende nimmt sensibel wahr, ob wir uns als Menschen auf ihn einlassen.

Klar zu sein in unseren eigenen Gefühlen, Gesten und Worten, vermittelt dem Sterbenden Vertrauen. Er weiß dann, woran er mit uns ist. So sagt Herbert, ein Krebs-Patient: *"Das war für mich zeitweise eine große Hilfe, wenn ich sehen konnte, da ist ein Arzt und ich kann ihm schweigend vom Gesicht ablesen, dass er jetzt eben mit mir traurig und enttäuscht ist. Das ist sehr viel wert."* (Tausch 1982). In einer solchen Beziehung teilen wir als Begleiter dem anderen, falls angebracht, auch unser eigenes Erleben und Empfinden mit. Es ist keine rücksichtslose Offenheit, sondern ein behutsames, sich in die Situation des anderen einfühlendes Aufrichtigsein.

Sich selbst und dem anderen gegenüber ehrlich und aufrichtig zu sein, bedeutet auch, sich seine eigenen Grenzen und Schwächen einzugestehen.

PACE TIPP!

Wir können nicht alles wissen und nicht auf alles eine Antwort haben. Sinnsuchende Fragen wie *"Warum ich?"* oder *"Wie kann Gott das zulassen?"* sind für berufliche Helfer eine sehr große Herausforderung. Hier geht es nicht darum, Antworten zu geben, sondern vor allem darum, die innere Not hinter diesen Fragen zu hören, das Ringen um Klarheit mit auszuhalten und zu tragen und manchmal vielleicht gemeinsam nach möglichen Antworten zu suchen. Gabi, eine 33-jährige Krebs-Patientin, fragt und sucht selbst nach Antworten: *"Die Frage: Warum gerade ich? wollte ich mir nicht stellen – trotzdem tat ich unablässig nichts anderes, wenngleich in verschiedenster Form. Der Sinn der Krankheit, gibt es den?"* (Suritsch-Bauer 1990). Im Bereich von menschlichem Leiden, Fragen und Suchen eröffnet sich manchmal gerade dadurch ein Weg, dass wir im Hier und Jetzt ohne Lösung und ohne Antwort sein dürfen und niemand diesen Freiraum mit einer vorschnellen Antwort zubaut. Aber dies bedeutet oftmals, die Fragen und die damit verbundene Verzweiflung, das Nichtwissen und Nichtertragenkönnen mit auszuhalten und durch unser Mitempfinden zu tragen.

5.1.2.2. Bedingungsfreie positive Wertschätzung

Carl Rogers meint damit die bedingungslose Zuwendung, das Akzeptieren des anderen mit all seinen Möglichkeiten und Schwierigkeiten, ohne zu bewerten. Unsere Zuwendung und Wertschätzung sind nicht an Bedingungen geknüpft, sind also unabhängig davon, welches unmittelbare Gefühl beim anderen auch immer präsent ist: Verwirrung, Groll, Furcht, Zorn, Resignation, Mut, Liebe oder Stolz (Rogers 1982).

Achtung und Wertschätzung können sich dem Kranken gegenüber in vielerlei Hinsicht zeigen: einfühlsames Sorgen für eine gute Lebensqualität, Wahren der Autonomie, bedingungsloses Annehmen unterschiedlichster Gefühle, wahrheitsgemäße Informationen, kleine Gesten und Zeichen, körperliche Zuwendung, Einbeziehung der Zugehörigen.

Viele Menschen haben weniger Angst vor dem Tod selbst. Vielmehr fürchten sie die Zeit des Sterbens: Abhängig zu sein von anderen, der Medizin ausgeliefert, vielleicht die letzte Lebenszeit in einer anonymen Klinik-Atmosphäre, getrennt von den Zugehörigen, verbringen zu müssen. Die Einstellung von Achtung, Respekt und Wärme in der Beziehung ist hier sehr wichtig und ist Grundlage für Handlungen, um den Kranken eine lebenswerte Zeit zu ermöglichen. Dies zeigt sich auch in kleinen Gesten.

PACE TIPP!

Anklopfen an der Tür des Patientenzimmers, sich auf einen Stuhl neben das Bett setzen, sodass ich als Ärztin oder Arzt auf gleicher "Augenhöhe" bin, die Wünsche des sterbenden Menschen ernst nehmen, auch wenn sie mir fremd erscheinen, z.B. noch einmal im Rollstuhl auf den Jahrmarkt zu gehen, sich trotz starker Schmerzen immer noch zu schminken und schöne Kleider anzuziehen...

Wenn der sterbende Mensch es wünscht, können wir ihm vielleicht ermöglichen, zu Hause, in seiner vertrauten Umgebung, seine letzte Lebenszeit zu verbringen und hierbei die Zugehörigen zu unterstützen. Gemäß einer Befragung wünschen sich 70 bzw. 90 % der Menschen zu Hause zu sterben (Beutel und Tausch 1989).

Den sterbenden Menschen zu achten, als Mensch mit seiner individuellen Lebensgeschichte, bedeutet, dass ich mich als Ärztin oder Arzt von meinen vorgefassten Meinungen, wie "man richtig oder gut stirbt", löse. Manchmal belasten uns nämlich Gedanken wie: *"Wenn der Patient dies oder jenes tun würde, dann könnte er loslassen"*. Mit diesen vorgefassten Vorstellungen und Idealen werden wir jedoch dem Weg des sterbenden Menschen nicht gerecht. Was wissen wir schon von *seiner* Zeit, von *seinem* Weg, vom Geheimnis seines Todes?

In der Begleitung geht es vielmehr darum, jedem sein ganz eigenes Sterben zu ermöglichen. Vielleicht passt es zu jemandem, der sein ganzes Leben Kämpfer gewesen ist, auch bis zum Schluss sich aufzulehnen und zu kämpfen? Wenn ich als beruflicher Helfer meine Vorstellungen loslasse und versuche, den Anderen in seinen Sorgen, Ängsten und Wünschen wahrzunehmen und anzunehmen, ohne ihn zu beschwichtigen oder ihn verändern zu wollen – z.B. dass er "weiter" sein sollte oder er sich seinem Schicksal hingeben sollte – kann ich ihm helfen, *seinen* Weg zu finden. *Er* zeigt mir den Weg, den er gehen will und vielleicht kann ich durch mein Verstehen, durch meine Zuwendung und Achtung ihm Mut machen, *seinen* Weg zu finden. Bildlich kann ich durch mein "da sein", Zuhören und Akzeptieren für ihn ein Licht sein, sodass er seinen Weg erkennen kann.

Es ist für erkrankte Menschen oft schwer, Hilfe anzunehmen und um alles bitten zu müssen. Deshalb ist es wichtig, nicht anstelle des Erkrankten zu handeln, sondern ihn bei Entscheidungen zu fragen. Der Erkrankte weiß, was ihm gut tut, was er braucht. Das Gesetz des Handelns liegt bei ihm, z.B. wenn der Erkrankte eine bestimmte Untersuchung oder Behandlung nicht mehr durchführen lassen will oder nicht mehr essen mag, nehmen wir ihn darin ernst. Wir versuchen, den Zugehörigen verstehbar zu machen, dass es ein natürlicher Wunsch ist, in dieser Lebenssituation nichts mehr essen zu wollen.

Bei der Begleitung schwerkranker und sterbender Menschen ist es oft schwer, die bedingungslose positive Zuwendung aufrechtzuerhalten. Die Gefühle kranker Menschen sind sehr unterschiedlich, schwanken oft zwischen Kampf und Resignation, zwischen Abschied und Hoffnung, zwischen Ablehnung und dem Bedürfnis nach Nähe und Liebe. Da ist es sehr hilfreich, sich immer wieder bewusst zu machen, dass Gefühle Informationen aus dem Inneren sind. Wir brauchen sie nicht zu fürchten oder sie gar uns selbst oder dem Sterbenden auszureden. Wenn wir dem Erkrankten sehr nahe stehen oder durch die Begleitung selbst erschöpft sind, neigen wir leicht dazu, negative Gefühle persönlich zu nehmen. Dies zeigt anschaulich folgende Erfahrung: "*Ich war bei Herrn B., als seine Frau anrief. Ich bekam einen seiner Ausbrüche ihr gegenüber mit. Er hatte starke Schmerzen und gab den Hörer an mich weiter. Ich sprach mit ihr, erklärte ihr, dass ihr Mann im Moment an starken Schmerzen leide und diese Wut sicherlich nichts mit ihr zu tun hätte. Er hörte das mit, verlangte noch einmal den Hörer und bestätigte seiner Frau, dass er sie nicht angreifen wollte.*"

Emotionale Wärme und Wertschätzung drücken sich auch in körperlicher Zuwendung und kleinen Gesten aus. Wir wissen heute, dass die Sinne in der letzten Lebenszeit besonders wach und empfindsam sind. So ist z.B. der Hörsinn bei Menschen, die im Koma liegen, wach und nimmt das gesprochene Wort auf. Insofern ist es wichtig, darauf zu achten, wie wir über den sterbenden Menschen reden, wenn er im Koma liegt.

Aber auch die anderen Sinne können ganz neu wahrnehmen und entdeckt werden. Eine Frau, die keine Nahrung mehr zu sich nehmen konnte: "*Wissen Sie, ich ernähre mich von dem Duft der Früchte. Sonst beißt man rein und merkt gar nicht, dass unser Herrgott den Früchten auch den Duft gegeben hat – das Allerschönste. Ich schneide die Früchte in kleine Scheibchen, besonders die Passionsfrucht, und nehme den Duft zu mir.*" (Tausch 1993).

Wenn wir krank sind, loslassen und Abschied nehmen müssen, sind wir vielleicht besonders offen für menschliche Nähe und sehnen uns nach der wärmenden Hand des Mitmenschen. Gerade der sterbende Mensch wird zwar viel für medizinische und pflegerische Handlungen berührt, aber viel seltener als Zeichen des Mitempfindens, Daseins und Begleitens.

Aber nicht immer wünscht sich der sterbende Mensch körperliche Nähe. Manche Menschen möchten ganz bewusst, ohne ablenkende Berührung, manchmal auch alleine, sterben. Deshalb ist es wichtig, dass wir besonders behutsam und einfühlend unsere Nähe anbieten und uns vom Kranken leiten lassen und ihm auch immer wieder den Raum geben, alleine zu sein.

5.1.2.3. Einfühlendes Verstehen, Empathie

Einfühlsames Verstehen ist die Fähigkeit, das jeweilige Erleben des anderen, seine Gedanken, seine Gefühle und Empfindungen mitsamt den persönlichen Bedeutungen sensibel zu erfassen und das Verstandene mitzuteilen. Der Begleiter versucht, sich in die Welt des anderen so einzufühlen, als ob er der andere wäre, aber ohne jemals außer Acht zu lassen, nicht der andere zu sein. Von jemandem wirklich verstanden zu werden, ist eine wesentliche, hilfreiche Erfahrung, die die seelische Entwicklung deutlich fördert. Leider ist es im Leben sehr selten, dass uns jemand zuhört und wirklich versteht, ohne gleich zu urteilen.

Jeder lebt in seiner eigenen Wirklichkeit mit persönlichen Gefühlen, Empfindungen, Stimmungen, und jeder von uns nimmt Ereignisse in unterschiedlicher Bedeutung wahr. So reagieren z.B. Menschen auf ein und dieselbe Krankheit sehr unterschiedlich. Der eine ruhig und gelassen, der andere mit Angst, Trauer, Verzweiflung, der dritte mit Wut und Aggression. Es ist wichtig, wirklich hinzuhören und sich immer wieder zu vergewissern, ob wir den sterbenden Menschen richtig verstanden haben. Es besteht die Gefahr, dass wir uns zu sehr nach unseren eigenen Vorstellungen orientieren. Den anderen wirklich hören – vielleicht erscheint dies selbstverständlich, doch wie schnell neigen wir dazu, den anderen zu trösten, zu beschwichtigen, Angst und Hilflosigkeit zu überspielen. Zuhören, meinte der berühmte Kardiologe Bernhard Lown, sei "*der schwierigste Teil der ärztlichen Kunst, aber auch der Wichtigste*". Nach statistischen Erhebungen unterbricht der Arzt seinen Patienten bereits nach 18 Sekunden. Der Zeitdruck in der Praxis wird als Grund dafür angegeben. Erste Untersuchungen zeigen jedoch, dass die Gesamtgesprächsdauer sich durch ein freies Sprechenlassen nicht über die durchschnittlich acht Minuten in der deutschen Hausarztpraxis hinaus verlängert, der Patient aber subjektiv zufriedener ist, weil *"mein Arzt mir heute zugehört hat"*. (Haug 2007).

Eine Studie der Pennsylvania State University belegt: Patienten, die sich verstanden fühlen, kommen wieder – selbst wenn der Arzt schon einmal bei einer Diagnose voll daneben lag. Eine weitere Studie (von Fogarty) hat ergeben, dass bei Brustkrebspatientinnen der Angstpegel geringer war, wenn der Arzt oder die Ärztin bei der Diagnosemitteilung 40 Sekunden Mitgefühl zum Ausdruck bringt, als wenn ihnen die Diagnose rein sachlich und ohne Einfühlung mitgeteilt wurde (Kappauf 2004).

Manche berufliche Helfer haben Vorstellungen vom Prozess des Sterbens, vom Durchlaufen verschiedener Phasen und vielleicht von einem idealen Sterben. Es kann für die Begleitung hilfreich sein, die Sterbephasen von Dr. Kübler-Ross (Kübler-Ross 1971) zu kennen. Wenn wir aber phasenfixiert sind, neigen wir dazu, den anderen einzuordnen und ihn gar nicht mehr wahrzunehmen in seinem wirklichen Sein. Aktiv zuzuhören hilft uns, dem anderen sein ganz eigenes Sterben zu ermöglichen, denn jeder Tod ist ein individuelles Geschehen.

Die so genannte "Wahrheit am Krankenbett", mit der viele Begleiter – Ärzte, Schwestern und Zugehörige – größere Schwierigkeiten haben, ist letztlich eine Frage der Fähigkeit, einfühlend hinzuhören. Es geht hier eigentlich mehr um das Hören als um das Sagen. Der Patient teilt uns direkt oder in symbolischer Sprache mit, was er weiß oder wissen möchte. Wenn wir uns vom Patienten leiten lassen, erfahren wir, was er seelisch verkraften kann. Ein Arzt in einem Hospiz: *"Ich glaube, das Wichtigste bei der Betreuung dieser Menschen ist, dass man ein offenes Ohr für sie hat und versucht zu verstehen, wie viel sie hören möchten. Was wir dabei wirklich anstreben, ist Offenheit, d. h., nie zu lügen, nie etwas zu sagen, was nicht der Wahrheit entspricht und gleichzeitig dabei sehr behutsam vorzugehen."* (Stocky und Romy 1989).

Wahrheit bedeutet nicht nur das Mitteilen der Diagnose, sondern ist ein Prozess, der in eine vertrauensvolle Beziehung eingebunden sein sollte. So eine Krankenschwester: *"Was heißt überhaupt Wahrheit? Sie ist verschieden für jeden Kranken, jeden Pfleger, für jede Schwester. Sie ist verschieden zu den verschiedenen Tageszeiten. So kann ein Patient zu irgendeiner Zeit vollständig klar und gefasst seinem Ende entgegengehen und im nächsten Augenblick wieder mit Auflehnung, Zorn, Panik und Trauer reagieren"* (Stocky und Romy 1989).

Ist ein lebensbedrohlich erkrankter Mensch bereit, sich mit der Diagnose und dem möglichen Tod auseinanderzusetzen, so bleibt dennoch Raum für Hoffnung, und wir lassen ihn wissen, dass alles Menschenmögliche für ihn getan wird: Schmerz- und Symptom-Kontrolle, Begleitung in der letzten Lebenszeit, Erfüllen von persönlichen Wünschen und Einbeziehen der Zugehörigen.

Es gibt aber auch Menschen, die über den bevorstehenden Tod nicht sprechen möchten. Ein einfühlendes Ernstnehmen zwingt den Sterbenden nicht, sich mit dem Tod auseinanderzusetzen und ihm ins Auge zu sehen. Vielleicht ist es gut, immer mal wieder dieses Thema anzusprechen, damit der sterbende Mensch spürt: Es ist die Bereitschaft vorhanden, offen darüber zu reden.

Verschweigen berufliche Helfer die Wahrheit, wird als Grund oft angegeben, der Erkrankte könnte dies nicht verkraften. Erfahrungsgemäß ist es wichtig, sich als beruflicher Helfer sehr offen zu fragen: *"Wen will ich wirklich schonen? Habe ich selbst vielleicht Angst vor den Gefühlen, die dort aufbrechen?"* Meine Erfahrung ist, dass Patienten, die die Diagnose nicht hören wollen, einen Weg finden, diese zu verdrängen und in ihrem Bewusstsein nicht zuzulassen.

Sich in die Innenwelt des Kranken einzufühlen, hilft uns, nonverbale Zeichen und Symbole zu entschlüsseln. Vor allem sterbende Menschen deuten häufig ihre innere Situation in symbolischer Sprache an. Die Symbole der Reise und des Wetters sind uns vertraut, andere Bilder erfordern oft mehr Einfühlung. M., eine 42-jährige Frau, deren Mann im Sterben lag, erzählt: *"Mein Mann ist manchmal in einem anderen Zustand. Ich würde aber nicht sagen, dass er dann verwirrt ist. Gestern – plötzlich –wollte er einfach 'gehen'. Ich habe ihm liebevoll die Hausschuhe vor das Bett gestellt, auch die Gehhilfen wollte er noch haben. Nach einem mühsamen Versuch, der aber aus mangelnder Kraft scheitern musste, sank er zurück ins Bett und sagte: "Ich glaube, ich muss noch ein bisschen warten." Oder ein andermal sagte er: "Hast Du die Tüte im Keller gesehen?" Auf meine liebevolle Bestätigung – obwohl natürlich keine solche Tüte im Keller war – sagte er weiter: 'Da ist doch Brot drin und eine Wurst und Käse. Auch etwas Süßes für die Kinder und Limonade für unterwegs.' Als ich ihm all das bestätigte und mich bei ihm bedankte, legte er sich ganz erleichtert, zufrieden und dankbar in die Kissen zurück und sagte: 'Ach, ich habe doch immer so gut für Euch sorgen wollen.' Damit schlief er wohlig ein."*

Die symbolische Sprache erschließt sich uns, wenn wir ohne Wertungen zuhören, also nicht denken und sagen: *"Ja, aber du kannst doch gar nicht mehr gehen"*, sondern in dem wir uns in seine innere Welt einfühlen, mitgehen und ihn nach seiner Erlebenswelt fragen.

In der Stunde des Sterbens zeigt sich unser Einfühlen weniger in Worten, als im schweigenden und stillen Dasein. Dies können wir nur, wenn wir innerlich selbst ruhig sind, das Vor- und Nachher loslassen können und ganz anwesend sind. *"Es ist stiller geworden, stiller und auch selbstverständlicher. Wir haben ein deutliches Gefühl von dem, was wichtig ist, dass es noch gesagt werden soll und dem, was unwichtig ist. Das gute Schweigen miteinander. Es ist so viel einfacher, beieinanderzusitzen und die Hände zu halten, ab und zu formuliert sich ein Satz."*

Als einfühlsame Begleiter beachten wir auch die Umwelt des Sterbenden. Der sterbende Mensch muss sich von hier lösen können und Zugehörige und Freunde müssen von ihm Abschied nehmen. Der Abschied kann durch Unerledigtes oder Unausgesprochenes erschwert werden. Manchmal können wir als Helfer vermitteln. Rodger, ein junger Pfleger, hilft einer Patientin, einen letzten Wunsch auszusprechen:

Patientin: *"Mein Sohn war immer so gut zu mir, aber er hat sich jetzt so verändert."*

Begleiter: *"Vielleicht macht ihm die Krankheit Angst?"*

Patientin: *"Man müsste mit ihm reden können, um zu wissen, was er denkt... Einen ganzen Monat seine Mutter vergessen, das ist zu lang."*

Begleiter: *"Und das nehmen Sie ihm ein bisschen übel? Könnten Sie ihm sagen, dass Sie ihm böse sind?"*

Patientin: *"Vielleicht durch jemand anderes, aber ich selbst kann es nicht."*

Begleiter: *"Vielleicht könnten wir mit ihm sprechen und versuchen, die Mauer zwischen Ihnen, ihm und der Krankheit zu durchbrechen. Sie brauchen jetzt vor allem ihre Kinder hier bei sich?"*

Patientin: *"Ja, sehr."* (weint).

Begleiter: *"Ich verstehe, wie hart es ist."* (streichelt der Patientin sanft den Arm) (Stocky und Romy 1989).

Das Loslassen fällt den Zugehörigen oft schwerer als dem Sterbenden. Auch sie brauchen Hilfe und Unterstützung. Eine junge Mutter berichtet, wie wichtig es für sie und ihren Mann war, in Stille und Zärtlichkeit von ihrem Sohn Abschied zu nehmen: *"Die Ärztin stellt das Beatmungsgerät ab – ein ausklingendes Geräusch, dann unvergleichliche Totenstille: Unser Sohn ist eingeschlafen – für immer! Die Ärztin sagt nur leise: 'Bleiben Sie, solange Sie wollen.' Wir weinen und weinen, sagen: 'nie mehr'. Wir berühren Frank, sehen uns an, greifen einander Hilfe suchend nach den Händen. Friedlich und sehr schön liegt unser Kind da. Seine langen Wimpern heben sich dunkel auf dem leichenblassen Gesicht ab. Heiner pustet ihm leicht das Blondhaar aus der Stirn, sagt: 'Mit den Haaren im Wind, nie wieder werden seine Haare so im Wind fliegen!' Ich ziehe den Beatmungsschlauch aus dem Tubus, löse die Binde, die mehr als zwei Wochen lang den Tubus an der kleinen Nase befestigt hielt. Nun sieht man mehr von dem jetzt ganz entspannten Gesicht. Wir küssen unseren toten Sohn, sagen: 'Es war schön mit Dir.' Weinen wieder. Wir spüren, dass der Kopf schon kühl wird. Wir gehen, soll er so warm, so lieb, so voller Frieden in unserer Erinnerung leben."* (Matouschek 1990). Hier hat sich die Ärztin in die emotionale Welt der Eltern eingefühlt und danach gehandelt.

5.1.3. Selbstauseinandersetzung der Begleiter mit Sterben und Tod

Wenn wir Schwerkranke und Sterbende begleiten, so sind auch wir immer mit unserer eigenen Vergänglichkeit, mit unserer Hilflosigkeit, mit Leid und Schmerzen konfrontiert. Viele Themen, die die Patienten bewegen, beschäftigen auch uns, wenn wir sie begleiten. Wir können zwar heute viel lesen und hören über dieses Thema. Aber wir wissen aus Erfahrung, dass uns das Gelesene oft wenig hilft, wenn wir selbst in Angst gefangen sind. Eine lebensbedrohliche Erkrankung wirft viele Fragen und Probleme auf. Auf dieser Ebene gibt es keine Rezepte, oft keinen Trost. Wir haben dann nichts anzubieten außer uns selbst, unser eigenes Sein und unsere eigenen Antworten. Wenn wir selbst von Befürchtungen und Angst gelähmt sind, können wir nicht hilfreich sein für den anderen, können nicht wirklich offen sein für ihn, für ein Gespräch oder vielleicht in Stille dazusitzen und mit auszuhalten.

Die beste Vorbereitung, um kranke und sterbende Menschen zu begleiten, ist die eigene Auseinandersetzung mit Sterben und Tod (vgl. Kap. 21.). Von daher ist es grundlegend wichtig, dass wir uns zunächst mit unserem eigenen möglichen Sterben auseinandersetzen, uns also auf folgende Fragen einlassen:

- Wie würde es mir gehen, wenn ich eine lebensbedrohliche Erkrankung hätte?
- Wie wäre es, wenn ich stark pflegebedürftig, vielleicht im Rollstuhl oder bettlägerig dem nahen Tod entgegengehen würde?
- Wäre ich bereit, jetzt zu sterben?
- Wie wäre es für mich, Abschied vom Leben, von geliebten Menschen und der Natur zu nehmen?

Wenn wir uns auf diese Fragen einlassen, tauchen vielleicht unangenehme Gefühle der Angst, der Wut oder der Trauer auf. Wichtig ist es, dass wir diese Gefühle und Gedanken zulassen und Wege suchen, sie im Gespräch mit anderen auszusprechen. Denn gerade durch das Aussprechen dieser Gefühle und Gedanken können wir erfahren, dass wir mit diesen nicht alleine sind und unsere Abwehr und Angst kann sich verändern und wandeln.

Selbstauseinandersetzung heißt nicht, dass wir ein abgeklärtes Verhältnis zum Tod haben oder angstfrei sein müssen, aber es meint, sich der eigenen Endlichkeit zu stellen. Wichtig ist die Selbsterfahrung, den eigenen Sterbeängsten und Lebensängsten zu begegnen, vielleicht eigene schwierige oder traumatische Erlebnisse mit Verstorbenen aufzuarbeiten und die Vergänglichkeit des eigenen Seins anzunehmen. Diese Gefühle behindern uns dann nicht mehr in der Begleitung sterbender Menschen.

Lassen wir uns auf die Auseinandersetzung mit dem Sterben ein, zeigt uns dies deutlich, wo wir im Leben stehen. Es stellt oft auch unser eigenes Verhalten in Frage, z.B. wie wir, angesichts der Endlichkeit, unsere Zeit verbringen...ob wir unser Leben so leben, dass wir bereit wären zu sterben oder vieles versäumt hätten...welchen Sinn wir in unserem Leben sehen...

All diese Fragen, die uns tief bewegen, kann die Begleitung Sterbender manchmal schwer und belastend machen. Es gibt dann Zeiten, in denen uns das zu viel erscheint, zu belastend, da möchten wir am liebsten davonlaufen. Aber gerade diese Auseinandersetzung mit dem Tod kann auch eine Chance sein, uns jetzt, solange wir noch gesund sind, noch Lebenszeit haben, das für uns als richtig Erkannte ins Leben hinein umzusetzen und zu verwirklichen (Tausch und Bickel 2000).

Leitgedanke für die Selbstauseinandersetzung ist hier eine Aussage von Ina Seidel: "*Wir können nur das wirken, was wir in uns selbst verwirklicht haben.*" Was wir in uns selbst verwirklicht haben, befähigt uns, Anteil zu nehmen, innerlich mitzugehen, mit auszuhalten. Und es ist viel, wenn wir ganz mit dem anderen mitgehen, für ihn da sein können. Dann können wir ein Weggefährte sein und erfahren, dass Sterbebegleitung auch Lebensbegleitung ist.

5.1.4. Hilfen für die beruflichen Helfer

Auch wenn die Begleiter sich mit Sterben und Tod auseinandergesetzt haben und angstfreier sterbende Menschen begleiten können, so sind doch häufig die Belastungen, das Leid mitzutragen und immer wieder Abschied zu nehmen, groß. Denn durch unser Bemühen, dem Erkrankten ein aufrichtiger Wegbegleiter zu sein, entsteht eine vertrauensvolle und nahe Beziehung. Auch für uns berufliche Helfer ist es dann oft schmerzlich, den anderen loszulassen und Abschied zu nehmen. "*Es tut uns beiden weh. Ich denke: wieder Abschied nehmen. Auf dem Heimweg lebe ich Trauer. Trauer in einer Weise um ein Stück Leben. Ich trauere um die verlorene Stille, um ganz persönliches Menschsein und Leben, das sich so nicht mehr ereignen kann.*"

Um ein Ausbrennen zu verhindern, ist es wichtig, dass auch die Begleiter Unterstützung und Hilfe erfahren. Die offene und verständnisvolle Atmosphäre in einem Team kann uns helfen, nicht auszubrennen und neue Kräfte zu schöpfen. Es ist wichtig, dass das Klima im Team – also der Mitarbeiter untereinander – von den personenzentrierten Einstellungen geprägt ist. So äußert eine junge Krankenschwester: "*Unser Team bietet jedem Einzelnen von uns Unterstützung und Hilfe. Mir ist schon von verschiedenen Kollegen enorm geholfen worden. Man muss sich von Anfang an immer wieder sagen, dass man Dinge, die einen beschweren, nicht hinunterschlucken, sondern herauslassen soll. Das muss man erst lernen. Ich habe einige Monate gebraucht, bis ich über alles reden konnte. Man hält sich eben immer für stärker als man ist. Ich kann mir hier tatsächlich erlauben, meine Gefühle zu äußern. Es ist mir schon öfters passiert, dass ich bei der Arbeit, sogar in der Gegenwart von Patienten, geweint habe. Aber auch meinen Ärger habe ich manchmal gezeigt, und überhaupt all diejenigen Gefühle, die man sonst hinter seinem weißen Kittel versteckt."* (Stocky und Romy 1989).

In mehreren Untersuchungen hing die Engagiertheit und seelisch-körperliche Belastungsfähigkeit von Pflegern und Ärzten sehr von dem Teamgeist einer Station ab.

Wenn wir kranke und sterbende Menschen begleiten, ist es wichtig, selbst Hilfe und Unterstützung durch Gruppen- und/oder Einzel-Supervision zu suchen. Dies besonders, wenn Schwierigkeiten bei der Begleitung, im Team oder auch persönliche Fragen auftauchen.

Wichtig ist auch, dass die Begleiter aktiv für ihre eigene seelisch-körperliche Gesunderhaltung sorgen, aktiv Kraftquellen für sich kennen und sich Zeit dafür nehmen, z.B. durch regelmäßige Entspannung oder Meditation, Bewegung, Hobbys, Freunde, Spiritualität, Spielen...

5.1.5. Die drei personenzentrierten Haltungen nach C. Rogers – Zusammenfassung

Authentizität und Kongruenz

"Keiner erreicht diesen Zustand völlig."

Rogers

Der berufliche Helfer ist sich seiner eigenen Gefühle bewusst und ist in der Lage, diese Gefühle zu leben oder mitzuteilen, wenn es zweckmäßig erscheint. Was er sagt, muss authentisch sein, aber nicht alles Authentische muss gesagt werden. Der andere kann so wirklich Vertrauen haben.

Ganz konkret:

- Meine Äußerungen stimmen mit dem Fühlen und Denken überein.
- Ich bin aufrichtig und heuchele nicht.
- Ich verstecke mich nicht hinter meiner professionellen Rolle.
- Ich habe echtes Interesse an den Gefühlen und am Befinden des anderen. Für die Begegnung mit einem Sterbenden ist es wichtig, dass ich die Angst des anderen vor seinem Tod ertragen kann.
- Ich vertraue meiner Intuition und meinem Herzen.
- Wenn ich einen Fehler gemacht habe, spreche ich offen darüber.

Bedingungsfreies Akzeptieren

"Wenn ich mich so, wie ich bin, akzeptiere, dann ändere ich mich."

Rogers

"Je mehr ich den einzelnen zu akzeptieren vermag, je mehr Zuneigung ich für ihn empfinde, desto leichter kann ich eine für ihn nützliche Beziehung schaffen. Akzeptieren heißt hier ein warmherziges Anerkennen des Anderen als Person von bedingungslosem Selbstwert – wertvoll, was auch immer seine Lage, sein Verhalten oder seine Gefühle sind. Das bedeutet Respekt und Zuneigung, eine Bereitschaft, ihn seine Gefühle auf seine Art haben zu lassen....Die Sicherheit, als Mensch gemocht und geschätzt zu werden, ist anscheinend ein höchst wichtiges Element einer hilfreichen Beziehung."

Zu den Grundbedürfnissen des Menschen gehört, dass er ein hohes Maß an Anerkennung und Wertschätzung braucht.

Ganz konkret:

- Es bedeutet, dass ich im Gespräch auf Normen und Wertungen verzichte: *"wie können sie nur"* oder *"das geht doch nicht..."*.
- Ich respektiere den anderen damit als selbständige, autonome Person.
- Ich vertraue der anderen Person.
- Ich bekunde Interesse, Sorge, Anteilnahme, Solidarität.
- Ich respektiere den Widerstand des Anderen, z.B. über den möglichen Tod nicht zu sprechen.

- Ich respektiere die Gefühle des Anderen: Wut, Zorn, Depression...
- Ich widerstehe dem Bedürfnis, die Situation für den anderen in Ordnung bringen zu wollen, den anderen "retten" zu wollen.
- Ich befinde mich auf gleicher Augenhöhe mit dem Anderen, wir sind gleichwertig.

Einfühlendes Verstehen – aktives Zuhören

Jemandem aktiv zuhören bedeutet, mich als Begleiter auf die innere Welt des Anderen einzulassen. Ihn nicht nur zu hören, sondern auch zu sehen und zu spüren. Es bedeutet, beim Zuhören offen für alle Aspekte dessen zu sein, was er ausdrückt. Es ist nicht etwas Passives, sondern eine hochgradige Aktivität der Hinwendung. Meine Art und Weise des Zuhörens beeinflusst den Sprechenden.

Ganz konkret:

- Ich spiegele dem anderen, was ich von ihm gehört und gespürt habe, in meinen eigenen Worten wider. (Ich wiederhole also nicht bloß seine Sätze). Dabei konzentriere ich mich vor allem auf die Gefühle, seine inneren Bewertungen und Wünsche.
- Ich formuliere in möglichst kurzen und einfachen Sätzen.
- Ich passe mich dem Sprachniveau des anderen an.
- Ich lasse Gefühle beim anderen zu und ermutige ihn, sie auszudrücken, z.B. versuche ich nicht die Tränen "weg zu trösten". Im Trost ist viel Egoismus, er dient vor allem dem, der tröstet.
- Ich nehme neben den verbalen auch die nonverbalen Äußerungen des anderen (Sitzhaltung, Stimmlage, Gesichtsausdruck...) wahr.
- Ich verbalisiere auch die Schutz – und Abwehrhaltungen, z.B. *"Ich habe den Eindruck, dass Sie lieber nicht darüber sprechen möchten?"*
- Ich habe auch den Mut, schwierige Themen anzusprechen, auch wenn dies viele Gefühle aufwirbelt. Ich lasse dem anderen aber die Freiheit, ob er auch darüber reden will.
- Meine Einfühlung ist immer nur Annäherung an die Aussage des anderen, darum halte ich meine Aussage eher offen: *"Ich habe das Gefühl,.... ", "Das macht Sie traurig, oder?"*
- Ich spreche den anderen direkt an, auch wenn er über "man" redet: *"Sie wünschen sich mehr Ruhe..."*
- Pausen dürfen sein, sind wichtiger Bestandteil des Gesprächs.
- Wenn der andere Fragen stellt, höre ich zunächst darauf, welche Antworten er selber finden kann.

Warum ist das "einfühlende Verstehen" so wichtig?

Der Ratsuchende kann dadurch erfahren, ob er richtig verstanden wurde. Durch das Verstandenwerden, dadurch, dass er seine eigenen Gefühle aus dem Munde eines anderen hört, gewinnt er ein wenig Distanz zu sich selbst, bekommt größere Klarheit über sein Denken und Fühlen und wird zur weiteren Auseinandersetzung angeregt. Das Mitteilen entlastet ihn, er fühlt sich in seiner Gefühlswelt nicht mehr so alleine. Mein Zuhören stimuliert den Anderen, mehr auf sich selbst zu hören.

Literatur

Beutel, H., Tausch, D.: Sterben – eine Zeit des Lebens, Quell, Stuttgart, 1989.

Haug, A.: Bessere Kommunikation hilft Behandlungsfehler vermeiden. In: Bremer Ärztejournal, 03, 2007.

Kappauf, H.: Arzt-Patienten-Beziehung. In: Sterben, Tod und Trauer, Herder, Freiburg, 2004, 47-52.

Kübler-Ross, E.: Interviews mit Sterbenden. Stuttgart, Kreuz, 1971.

Matouschek, L.: Trauer, die nicht enden will. Gütersloher-Verlagshaus, Gütersloh, 1990.

Rogers, C.: Meine Beschreibung einer personenzentrierten Haltung. In: Zeitschrift f. personenzentrierte Psychologie u. Psychotherapie, 1982;1:11.

Stocky, P., Romy, B.: In Würde sterben. DRS Zeitspiegel, 1989.

Suritsch-Bauer, G.: Lebensqualität aus der Sicht einer Betroffenen. In: Aulbert und Niederle: Die Lebensqualität des Krebskranken. Thieme, Stuttgart, 1992, 27-52.

Tausch, A.: Gespräche gegen die Angst. Rowohlt, Reinbeck, 1982.

Tausch, D.: Sterbenden nahe sein. Herder, Freiburg, 1993, 132-135.

Tausch, D. und Bickel, L.: Jeder Tag ist kostbar. Herder, Freiburg, 2000.

Tausch, R. und Tausch, A.: Sanftes Sterben. Rowohlt, Reinbeck, 1985.

Tausch, R. und Tausch. A.: Gesprächspsychotherapie. Hogrefe, Göttingen, 1990.

5.2. Kommunikation im Team

> *"Wenn ich die Welt mit Ihren Augen sehe und Sie die Welt mit meinen Augen sehen, werden wir beide etwas erkennen, das wir allein niemals entdeckt hätten."*
>
> Senge 2001

Multiprofessionelle Teamarbeit ist integraler Bestandteil der Definition von Palliative Care.

Viele Personen und unterschiedliche Professionen bedeuten Vielfalt von Kompetenzen, Breite von Wissen und die Möglichkeit einer intensiven Beobachtung. Die tätigen Professionen können Patienten nur adäquat betreuen, wenn sie nicht nebeneinander sondern zusammen arbeiten. Die Versorgung des Patienten geschieht in der Beziehung aller Beteiligten. Sie ist ohne Kommunikation, verbal wie nonverbal, nicht denkbar. In der Hospizarbeit und Palliativversorgung ist eine Forderung: wöchentliche Teambesprechungen und tägliche Übergaben im multiprofessionellen Team (Reimann 2006). Um "Kulturkonflikte" zu vermeiden, ist es wichtig, als Team eine gemeinsame Sprache für eine gemeinsame Verantwortung zu entwickeln. Sollen Lernprozesse und Veränderungen nachhaltig wirken, braucht das Team Zeit zum Experimentieren und Reflektieren, Menschen, die bereit sind, ihre eigenen Routinen und Standpunkte zu relativieren und zu erkunden. Es braucht keine Abwesenheit von Konflikten, im Gegenteil, der wahre Wert von Kollegialität zeigt sich bei unterschiedlichen Ansichten.

5.2.1. Team

Gellert und Nowak haben Teamarbeit folgendermaßen definiert (Gellert und Nowak 2002):

> Teamarbeit ist die kooperative, zielorientierte Arbeit von Fachleuten, die gemeinsam an einer definierten komplexen Aufgabe, in einem Projekt oder an einem Problem arbeiten, bei Integration unterschiedlichen Fachwissens, und nach bestimmten gemeinsam festgelegten Regeln. Die optimale Teamgröße liegt zwischen drei bis acht Personen.

Vergnaud schreibt hierzu (Vergnaud 2004):

Ein Team ist eine leistungsorientierte Gruppe mit gemeinsamer Zielsetzung und der Verantwortung für einen geschlossenen Arbeitsprozess. Zudem weist ein Team intensive wechselseitige Beziehungen und Interaktionen sowie einen ausgeprägten Gemeinschaftssinn und einen starken Gruppenzusammenhalt auf.

"Team-Arbeit" besteht also zum einen aus der **inhaltlichen** Arbeit einer Gruppe von Menschen an einem gemeinsamen Ziel und zum anderen aus der professionellen **Zusammen**arbeit dieser Gruppe, die sie erst zu einem Team werden lässt. Wie jede Gruppe entwickelt sie eine Dynamik, die in ihrer Komplexität wahrgenommen und in der Kommunikation berücksichtigt werden muss. Hieraus geht bereits hervor, dass die Qualität der Kommunikation für erfolgreiche Teamarbeit ausschlaggebend ist.

5.2.1.1. Die Entwicklung eines Teams, die Positionen seiner Mitglieder und die Dynamik zwischen ihnen

Die Entwicklung eines Teams durchläuft verschiedene Phasen, die Francis in der "Teamentwicklungsuhr" dargestellt hat (Francis, Young 1992).

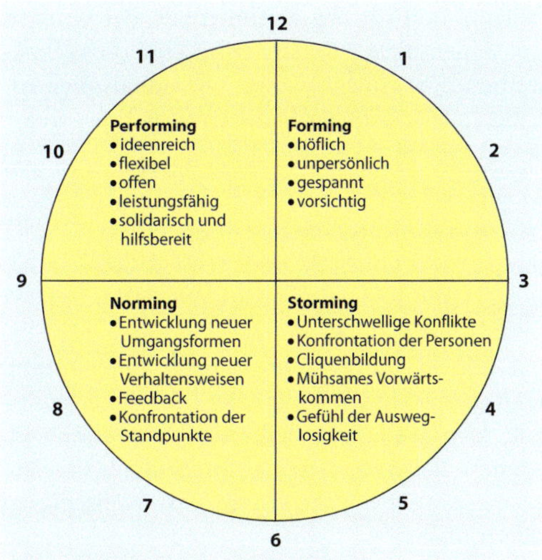

Abb. 5.1: Teamentwicklungsuhr.

Erfahrungsgemäß werden diese Phasen in jedem sich entwickelnden Team durchlaufen, wenn auch nicht immer klar voneinander abgegrenzt und linear in der Zeit.

Das Rangdynamikmodell nach Schindler (in König und Schattenhofer 2006) geht davon aus, dass eine Gruppe ein eigenes Ziel und eine eigene Identität immer in Auseinandersetzung mit einem Gegenüber (G) ausbildet:

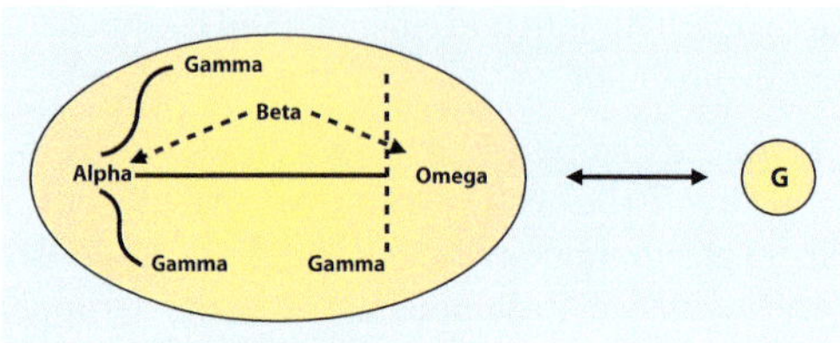

Abb. 5.2: Rangdynamikmodell.

In der Auseinandersetzung mit G entsteht nun folgende Rangstruktur:

Mit **Alpha** identifiziert sich die Mehrheit der Teammitglieder, er/sie führt die Gruppe an, von ihm/ihr wird eine erfolgreiche Auseinandersetzung mit G erwartet. **Beta** ist der Fachmann/frau, besitzt die Sachkenntnisse, berät die Gruppe, leitet sie sachlich an und wird in Konflikte zwischen Alpha und Omega nicht direkt verwickelt. Die **Gammas** identifizieren sich voll und ganz mit Alpha, erwarten von ihm/ihr, dass er/sie den Omega im Schach hält. Der/die **Omega** befindet sich in maximaler Distanz zu denen, die sich mit Alpha identifizieren, und ist, obwohl innerhalb der Gruppe, mit G identifiziert. Omega repräsentiert das abzuwehrende, das sowohl verunsichernde als auch faszinierende Gegenüber *in* der Gruppe.

Damit ein Team ihre personalen Ressourcen und Möglichkeiten optimal nutzen kann, um ihre Ziele besser zu erreichen, braucht es jemanden, der oder die neue Ideen anstößt, initiativ wird, bisheriges in Frage stellt und neue Konzepte einfordert. Es braucht genauso Menschen, die mitmachen, die die Initiative loyal und engagiert unterstützen. Und es braucht jemanden, der oder die dagegenhält, kritische Fragen stellt, sich nicht anschließt, sondern kompetent in der Opposition bleibt und so die Antreiber dazu bringt, ihre Konzepte zu überprüfen.

5.2.1.2. Teamfähigkeit

Mitte der 60er Jahre fanden Psychologen heraus, dass effektive Teams aus Menschen bestehen, die psychisch auf Distanz bleiben und sich auf die Aufgabe konzentrieren. Teamfähig ist demnach, wer gegen Probleme kämpft und nicht gegen Menschen. Teamfähigkeit bedeutet ein Problem optimal zu lösen, auch wenn einem die anderen nicht sonderlich sympathisch scheinen.

In einer von Francis und Young (1992) durchgeführten Befragung charakterisieren Führungskräfte erfolgreiche Teams folgendermaßen:

- Sie erbringen auch unter schwierigen Bedingungen ausgezeichnete Leistungen.
- Teammitglieder fühlen sich für ihre Arbeit verantwortlich.
- Daher reden sie über anstehende Probleme sehr offen miteinander.
- Sie sehen Fehler eher als Herausforderung und Chance zur Verbesserung an.
- Sie sprechen über Probleme, die im Miteinander entstehen, und stempeln kein Mitglied zum Sündenbock.

Auch hier wird deutlich, dass funktionierende Kommunikation im Sinne von vernetzter Informationsverarbeitung, kreativem Denken und gemeinsamem Erkenntnisgewinn der Schlüssel zu funktionierender Zusammenarbeit ist.

Entsprechend zählt auch L.S. Geisler bei seinem Vortrag auf dem 6. Kongress der DGP 2006 folgende Schlüsselqualifikationen der Teamfähigkeit auf:

- Kommunikationsfähigkeit,
- Kooperationsfähigkeit,
- Ergebnisorientierung,
- Teamwilligkeit,
- Konfliktfähigkeit,
- Sozialkompetenz, bzw. soziale Intelligenz.

In der Praxis sind gut funktionierende Teams nicht der Standard. Der Normalfall sind Reibungsverluste, Neid, Konkurrenz, sich "nicht-sympathisch finden", Nicht-einhalten von Absprachen oder Unzuverlässigkeit bei übernommenen Aufgaben. Es ist unbestritten, dass multidisziplinäre Palliativteams effektiver darin sind, die Bedürfnisse von Patienten und ihren Zugehörigen zu identifizieren. Da diese Teams in der Realität noch "unüblich" sind, müssen sie erst arbeitsfähig werden. Dazu benötigen sie einerseits gemeinsame Zeit zum Experimentieren und anderseits Mitarbeiter, die über die oben beschriebenen Kompetenzen verfügen.

5.2.2. Kommunikationsstil erfolgreicher Teams

Teams können nur erfolgreich kommunizieren, wenn sich jedes Mitglied der Komplexität dieses Vorgangs bewusst ist, und das Team bereit ist, dies auch gemeinsam zu reflektieren. Teamarbeit bedient sich nicht der Kommunikation, sie **ist** Kommunikation. Dabei ist Kommunikation immer mehrgleisig und besteht nur zu einem geringen Teil aus dem verbalen Austausch. Wir teilen uns mit unserem gesamten Verhalten mit.

> *"Man kann nicht **nicht** kommunizieren."*
>
> Watzlawick 1990

Die Komplexität der Kommunikation im palliativen Team kann als Zusammenspiel dreier Faktoren vereinfacht dargestellt werden. Die des **Senders**, des **Empfängers – oder der Empfänger – und der Rahmenbedingungen.**

Sender und Empfänger werden in ihrer Kommunikation beeinflusst von:

- Ihrer Position im Team.
- Ihrer Einstellung zur Teamarbeit.
- Ihrer Einstellung zu den anderen Teammitgliedern.
- Ihrer Einstellung zum gemeinsamen Ziel.
- Ihrer Einstellung zu dem in diesem Team herrschenden Umgangsstil.
- Ihrer ganz persönlichen Tagesform.
- Ihren ganz persönlichen Werten und Haltungen.
- Ihrer eigenen Lebensgeschichte
  - und deren Bezügen zur inhaltlichen Arbeit und zur Dynamik im Team.

Nicht zu unterschätzen ist der Einfluss der Rahmenbedingungen. Ob diese bewusst und gemeinsam im Team erarbeitet werden, lässt bereits weitreichende Aussagen über die Teamkultur zu. Im Einzelnen gehören dazu u.a.:

- Der zeitliche Rahmen.
- Der Ort.
- Die Ausstattung des Ortes.
- Die Bereitschaft, Störfaktoren zu verringern.
- Der Zeitpunkt im Arbeitsablauf.
- Eine Übereinkunft über den Ablauf (z.B. Moderation und Protokoll).

Die Kommunikation im Palliativteam stellt durch die ständige Konfrontation der Teammitglieder mit existenziellen Fragen eine besondere Herausforderung dar. Die oben genannten persönlichen Faktoren bekommen hier ein besonderes Gewicht. Die Einübung des "Palliativen Blickes" unter Berücksichtigung der vier Ebenen des "total pain", und unter Selbstreflexion der Teammitglieder und der Dynamik im Team ist eine weitere Herausforderung an alle beteiligten Professionen.

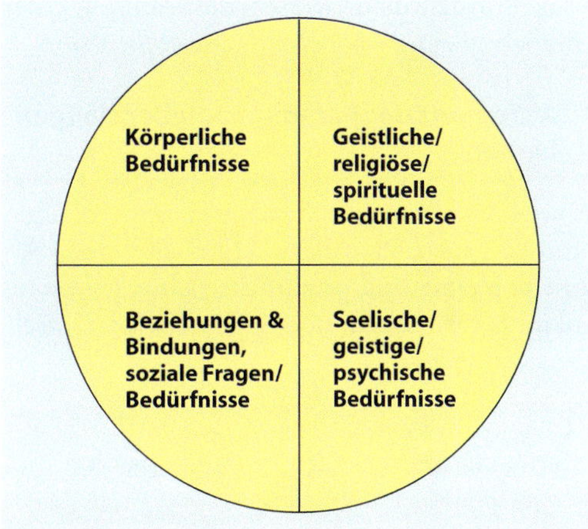

Abb. 5.3: Total Pain.

Als Voraussetzung für einen erfolgreichen Kommunikationsstil werden z.B. von Aulbert und Zech (1994) die "Akzeptanzregeln" beschrieben:

▶ Akzeptanz partnerschaftlicher Kollegialität

Abwendung von Gewalt und Machtstreben. Sie setzt eine ausreichend fachliche Qualifikation und ein gutes Selbstwertgefühl voraus. Wenn ich mir selbst sicher bin und andere akzeptieren kann, fällt mir der Verzicht auf Gewalt und Machtstreben leichter, wenngleich auch hier Wachsamkeit angebracht ist.

▶ Akzeptanz von Leitung und Rollenzuschreibungen

Abwendung von Abwertung. Sie geht davon aus, dass eine Organisation klare Leistungsstrukturen und Rollenzuweisungen braucht. Gerade in einem multiprofessionellen Team, in dem einzelne Mitglieder sehr verschiedenen Hierarchielinien angehören, bedarf es einer klaren Leitung und Rollenzuschreibung.

▶ Akzeptanz von Konfrontation und Feedback

Abwendung von Konfliktvermeidung. Da Konflikte lieber vermieden werden, ist es eine Herausforderung für ein Team, eine Kultur der Konfrontation und des Konfliktes gezielt einzuüben.

▶ Akzeptanz von Verbindlichkeit und Verabredungen

Abwendung von heimlichen Manipulationen. Sie ist ein Prüfstein dafür, wie sehr die Teammitglieder wirklich an einer Kooperation interessiert sind.

▶ Akzeptanz des Paradigmas lebenslangen Lernens

Abwendung von dem Irrglauben, jemals ausgelernt zu haben. Resignierte Mitarbeiter und resignierte Teams sind gefährliche Behinderer einer zukunftsorientierten und erfolgreichen Umsetzung der Ziele.

Reimann (2006) entwickelt entsprechend folgende "Kernkompetenzen der Kommunikation im Team":

▶ Zuhören

- Wertschätzung.
- Empathie.

▶ Stimme erheben

- Seine eigene Wahrheit sprechen.

▶ Respekt

- Einbeziehen von anderen Sichtweisen.
- Platz einräumen für eine Diversität von Perspektiven.

▶ In der Schwebe halten

- Wille, Vorurteile zur Seite zu legen und alles unter diversen Blickpunkten zu betrachten.

Sowohl die "Akzeptanzregeln" als auch Reimanns "Kernkompetenzen" finden sich in den Prinzipien der offenen Kommunikation wieder. Diese lassen sich, stark vereinfacht, auf vier wesentliche Bausteine reduzieren:

▶ Aktives Zuhören

▶ Wohlwollen gegenüber den Teammitgliedern

▶ Angstfreies Sprechen über Fehler

▶ Kritik an der Sache und nicht an der Person

Diese "Regeln" der Kommunikation greifen die Aspekte auf, die in der eingangs zitierten Befragung von Francis und Young von Führungskräften als wesentliche Merkmale der Kommunikation erfolgreicher Teams genannt werden. In einem solchen Team herrscht eine Kultur, die von gegenseitigem Respekt geprägt ist und Unterschiedlichkeiten akzeptiert. Dies ist eine Voraussetzung dafür, dass ein Team *"auch unter schwierigen Bedingungen ausgezeichnete Leistungen erbringt"*, weil die *"Teammitglieder sich für ihre Arbeit verantwortlich fühlen"*.

> *"Im Vordergrund steht nicht, wer am Ende Recht hat, sondern wie Teams und HausärztInnen, BewohnerInnen/PatientInnen und Angehörige miteinander zurecht kommen, damit die BewohnerInnen/PatientInnen rechtzeitig zu dem Recht kommen, das eigene Leben bis zuletzt verantwortlich mitzugestalten."*
>
> S. Dinges, S. 51

Literatur

Aulbert, E., Zech, D.: Lehrbuch der Palliativmedizin. Schattauer, Stuttgart 1994.

Dinges/Kittelberger: Zurechtkommen. Ethikkultur in der Altenhilfe. Diakonie Bayern 2009.

Fitzgerald, A., Dauz, E., Toplak, H.: Kooperative Kommunikation im Krankenhaus. Verlag Wilhelm Maudrich, Wien München Bern 1999.

Francis D., Young, D.: Mehr Erfolg im Team. Windmühle Hamburg 1992.

Geisler, L. S.: Kommunikation im Team. Online-Version des Vortrags vom 23. September 2006 in Hamburg. 6. Kongress der Deutschen Gesellschaft für Palliativmedizin.

Gellert, M., Nowak, C.: Teamarbeit – Teamentwicklung – Teamberatung. Limmer Verlag, Meezen 2002.

König, O., Schattenhofer, K.: Einführung in die Gruppendynamik. Carl-Auer, Heidelberg 2006.

Reimann, Ute: Die Hospiz-Zeitschrift 28 2006/2, "Zusammenarbeit im multiprofessionellen Team – leichter gesagt als getan". Deutscher Hospiz- und PalliativVerband e.V., Berlin 2006.

Schulz von Thun, F.: Miteinander reden 1. Rowohlt, Reinbek 1981.

Senge, P.M.: Die fünfte Disziplin. Kunst und Praxis der lernenden Organisation. Stuttgart 2001.

Vergnaud, M.: Teamentwicklung. Urban und Fischer, München 2004.

Watzlawick, P., J.H. Beavin, D.D. Jackson: Menschliche Kommunikation. 8. Auflage. Bern Stuttgart Toronto 1990.

5.3. Teamarbeit

> *"Solche wähle zu Begleitern*
> *auf des Lebens Bahn,*
> *die dein Herz und deinen Geist erweitern."*
>
> Friedrich von Schiller

Die WHO beschreibt im Konzept Palliative Care Teamarbeit als wünschenswerte Herangehensweise, der Gesamtheit der Probleme, denen Erkrankte und ihr Zugehörigensystem im Krankheitsverlauf ausgesetzt sind, wirksam zu begegnen.

"Palliative Care requires a team approach, which recognizes that all health care workers have roles to play. Leadership of the team may vary according to the patient's particular problems and local factors..." (WHO 1990)

Die inhaltliche Idee des Konzepts Palliative Care findet inzwischen in vielen Organisationen Verbreitung, Umsetzungsstrategien werden erprobt. Wer sind nun aber die "care worker" und welche Rollen haben sie im Verlauf der Betreuung zu übernehmen? Wer definiert ihre Aufgaben und Ziele? Wie kann ein Organisationsrahmen aussehen?

Bedürfen die "care worker" einer Leitung oder gar hierarchischer Strukturen? Beinhaltet der Teamgedanke nicht auch so etwas wie "Basisdemokratie", wobei das Team gemeinsam entscheidet?

Nachfolgend wird der Versuch unternommen, etwas Klarheit in die Begriffsvielfalt zu bringen und einige Hinweise für das Gelingen von Teamarbeit zu geben.

5.3.1. Der Teambegriff im Bereich Palliative Care

Nicht Wenige werden die Aussage kennen: Sie (Ihre Mitarbeiter, Ihre Arbeitsgruppe) schaffen das schon, Sie sind doch ein Team! Unzureichende Personalausstattung und ständige Arbeitsüberlastung sowie unklare Verantwortung werden gerne mit dem Teambegriff überdeckt und kaschiert. Der Begriff soll zu einem Gemeinschaftsgefühl beitragen, wird aber inhaltlich zu einem "Totschlagargument" umfunktioniert. Der Begriff ist kein Heilmittel für Überforderung und Personalmangel! Teamarbeit braucht eine klare inhaltliche Bestimmung und klare Bedingungen, unter denen sie Umsetzung finden soll.

Hinter dem Begriff Teamarbeit können sich sehr unterschiedliche Inhalte verbergen. Zunächst kann er als Leistung einer Organisationseinheit in einem Unternehmen verstanden werden: von Menschen, die in irgendeiner Form gemeinsam an einem Ort arbeiten. Der Teambegriff wird also an einem gemeinsamen Ort festgemacht. In einem Büro werden z.B. durch Mitarbeiter Arztbriefe geschrieben. Die Mitarbeiter machen gemeinsam Pause und treffen sich auch manchmal in der Freizeit. Der Teambegriff wird hier eher als soziales Phänomen betrachtet. Das Arbeitsergebnis ist nicht von der Zusammenarbeit der Mitarbeiter abhängig.

Als eine einfache Form der Teamarbeit kann die Zusammenarbeit einzelner Mitarbeiter, z.B. einer Station, verstanden werden. Das aktuelle Arbeitsaufkommen oder akute Probleme erscheinen durch die Gestaltung gemeinsamer Arbeitsprozesse auch berufsgruppen-übergreifend besser lösbar.

Teamarbeit, wie sie heute im Sinne der Organisationsentwicklung verstanden wird, versteht sich als die kooperative und zielorientierte Arbeit von Fachleuten, die gemeinsam an einer definierten komplexen Aufgabe arbeiten. Sie integrieren unterschiedliches Fachwissen und haben gemeinsam festgelegte Regeln (vgl. Gellert und Nowak 2002).

Teamarbeit ist erkennbar an einem definierten gemeinsamen Ziel, mit klarer Aufgabenstellung und -verteilung unter den einzelnen Teammitgliedern. Die Schnittstellen sind benannt und Verbindlichkeiten ausgehandelt. Jedes Teammitglied trägt aktiv zur Lösung der Aufgabe bei und das Arbeitsergebnis wird nach außen gemeinsam getragen (vgl. Gellert und Nowak 2002).

Der Teambegriff im Umfeld von Palliative Care leitet sich vom Hospizgedanken her. Das Palliative Care Konzept erkennt, dass der kranke Mensch in ein soziales Umfeld eingebettet lebt und neben den medizinorientierten Versorgungs- und Behandlungsbedürfnissen auch Unterstützung in der Krankheitsbearbeitung und -bewältigung auf der psychischen, sozialen und spirituellen Ebene benötigt. Daher ergibt sich ein Aufgabenverständnis, das dem Gesamtgeschehen Beachtung schenkt. Um den umfangreichen Aufgaben gerecht zu werden, bedarf es deshalb eines Teams Handelnder mit unterschiedlichen Qualifikationen, die, ausgerichtet am jeweiligen Ziel, kooperativ zusammenarbeiten.

Bezogen auf die Unternehmen, die sich des Themas Palliative Care annehmen, bedarf es einer entsprechenden Organisationsphilosophie und damit der Bereitschaft und dem Willen, Zusammenarbeit im Sinne von Teamarbeit zu fördern. Teamarbeit ist damit ein Arbeitssystem, das gewollt sein muss.

Betrachtet man das Krankenhaus oder andere Einrichtungen wie Arztpraxen und Pflegeheime und sieht die Aufgabenstellung von Palliative Care, so stellt sich primär die Frage nach dem Organisationsziel der jeweiligen Einrichtung. Hauptziel des Krankenhauses ist die Wiederherstellung von Gesundheit. Auch in der Arztpraxis geht es zunächst um die Gesundheitsherstellung oder zumindest die Gesundheitserhaltung. Auch Pflegeheime verstehen sich nicht primär als Orte, sterbende Menschen zu begleiten, sondern einen pflegerisch begleiteten Lebensraum zu schaffen. Um im Sinne eines Palliative-Care-Teams zu arbeiten, müssen daher entsprechende Ziele bekundet werden. Wir benötigen deshalb in den einzelnen Organisationen eine Aufgaben- und Zieldefinition, die Palliative Care einschließt. Es geht um die Bewusstmachung der Aufgaben, schwerstkranke und sterbende Menschen ausgerichtet am Palliative Care Konzept zu behandeln und zu begleiten, medizinische, soziale, psychologische sowie spirituelle Probleme unter dem Gesichtspunkt der Unheilbarkeit und oft absehbaren Sterbens zu betrachten und entsprechende Ziele und Aufgabeninhalte zu formulieren. Die Erkenntnis, dass es sich um eine sehr umfassende Aufgabenstellung handelt, die nur in enger Zusammenarbeit unterschiedlicher Fachleute zu bewältigen ist, muss um sich greifen. Neben der gemeinsamen Zielorientierung bedarf es auch eines gemeinsamen fachinhaltlichen Orientierungsrahmens, der berufs- und einrichtungsübergreifend die oft langen zeitlichen Krankheitsphasen strukturieren hilft und Unterstützungsangebote an den Bedürfnissen der Patienten sowie ihrer Zugehörigen bereit hält. Die Palliative-Care-Teams müssen damit Teams unterschiedlicher Fachleute sein, die entsprechend ihres Einrichtungsziels Unterstützungsangebote bereithalten.

5.3.2. Teamarbeit und Palliative Care in der Organisationslogik des Unternehmens

Um die Teamarbeit in die Organisationslogik von Unternehmen, wie unsere Krankenhäuser, einzuordnen, bedarf es der Abgrenzung der Begrifflichkeiten. Bei der Einrichtung oder dem Unternehmen handelt es sich um das zielgerichtete Zusammenwirken von Teilen eines Ganzen. Das Ganze bildet das Unternehmen. Je größer das Unternehmen, um so mehr "Organisation" ist erforderlich. Damit benötigen Unternehmen durch die Schaffung von Teilsystemen einen Organisationsrahmen. Der Aufbau einer Organisation ist abhängig von der Größe und dem Organisationsziel. Die Ablauforganisation gliedert sich in die einzelnen Teilbereiche und ist durch das Ziel geprägt (vgl. Einführung in die Betriebswirtschaftslehre). Aufbau- und Ablauforganisationen sind in "alten" Organisationen, wie Krankenhäusern, meist historisch und aus einem bürokratischen Ansatz heraus entstanden. Sie sind nur schwer zu verändern! Prägende Begriffe sind "Aufgabenfelder der Abteilungen" oder "Tätigkeitsbeschreibungen der einzelnen Mitarbeiter". Hierarchische Beziehungen innerhalb der Berufsgruppen, aber auch zwischen den Berufsgruppen, sind festgelegt und damit formal geklärt. Es sieht auf den ersten Blick einfach aus: Wenn ein Unternehmen über eine klare Zielformulierung verfügt, eine gute Aufbau- und Ablauforganisation hat, dann muss auch die Gesamtorganisation problemlos funktionieren. Alle, die wir in Unternehmen arbeiten, wissen aber, dass es nicht so einfach ist. An diesem Punkt wird deutlich, dass die Organisation mehr benötigt als Struktur- und Ablauforganisation oder Zielvorgaben, denn in ihr arbeiten Menschen. Die Organisation ist daher auch immer ein soziales Gebilde, das sozialen Phänomenen unterworfen ist.

Für den Bereich Palliative Care ist daher zunächst nach dem Organisationsziel zu fragen. Gehört es zum Unternehmensziel, sich mit schwerstkranken und sterbenden Menschen zu befassen und auch die Zugehörigen als Betreuungsschwerpunkt zu verstehen? Ist die Umsetzung des Konzepts Palliative Care für das Unternehmen ein gewolltes Ziel? Wie soll Palliative Care in der Praxis gelebt werden? Ist es eine Idee und Philosophie für das gesamte Unternehmen oder gibt es nur einzelne Bereiche, die sich dem Thema stellen? Benötigt die Umsetzung einen Organisationsrahmen? Welche Ressourcen (finanzieller und personeller Art) stehen dafür im Unternehmen zur Verfügung?

Weiter stellt sich dann die Frage, ob "Teamarbeit" die gewünschte Arbeitsform ist. Bei einer Entscheidung "für Teamarbeit" müssen schon durch die Vorgaben und die Haltung der Unternehmensleitung entsprechende Bedingungen geschaffen werden. Sie müssen für Ihr Unternehmen entscheiden, unter welchen Rahmenbedingungen die Palliativarbeit umgesetzt werden soll. Es muss geklärt werden, welches Ziel das Unternehmen mit der Einführung von Palliative Care verfolgt: Handelt es sich eventuell um ein Marketing Projekt? Oder stehen auch die Verantwortlichen hinter dem Gedanken und der Philosophie? Palliative Care braucht daher zunächst einen formalen Auftrag: Was will das Unternehmen im Bereich Palliative Care umsetzen und was ist dabei das Ziel? Weiter ist zu klären, welche finanziellen Ressourcen für den Aufbau der Struktur zur Verfügung stehen und welche finanziellen Mittel für die laufende Umsetzung geplant sind. Um Enttäuschung und Frustration vorzubeugen, sollten solche Fragen vor Beginn eines entsprechenden Projekts geklärt werden.

Einen weiteren entscheidenden Faktor bilden neben den Rahmenbedingungen die Mitarbeiter, die Palliative Care umsetzen: Wie sind die Aufgabenstellungen zwischen den Mitarbeitenden geregelt und wie erleben sie sich und ihre Aufgabe in der Organisation? Das Verhalten des einzelnen Teammitgliedes hat immer auch Auswirkungen auf das Ergebnis der gesamten Teamarbeit. Daher benötigt das Team neben den klientenbezogenen Zielen auch Verhaltensziele innerhalb des Teams. Diese Ziele müssen im praktisch arbeitenden Team erprobt, geübt und überprüft werden.

PACE TIPP!

Teamarbeit benötigt regelmäßige Entwicklung!

Im Folgenden werden Gedanken zur Teamarbeit und Teamentwicklung dargestellt. Sie sollen zum Nachdenken über die Arbeit in den bestehenden Strukturen anregen und helfen, über die praktischen Probleme in unterschiedlichen Teams ins Gespräch zu kommen.

5.3.3. Einstiegsfragen zur Teamarbeit

Was ist die Aufgabe beziehungsweise das Ziel der gemeinsamen Arbeit?

Ist für die Aufgabe Teamarbeit die geeignete Arbeitsform? Wer, das heißt: Vertreter welcher Berufsgruppen müssen zum Team gehören? Welche Aufgabe und Rolle hat das einzelne Teammitglied im Arbeitskontext? Was wird von dem Einzelnen erwartet und was erwartet das Team im Gegenzug? Zu welchen Bereichen der Zusammenarbeit müssen Vereinbarungen getroffen werden?

Was ist der Einzelne bereit einzubringen, wo liegen die Grenzen?

Die grundsätzliche Aufgabenstellung einer Palliativeinrichtung ergibt sich jeweils aus der Organisationsform. Bei der Palliativstation geht es beispielsweise vorrangig um die Bewältigung von krankheitsbedingten Krisen durch die Optimierung der Symptomkontrolle. Im stationären Hospiz geht es um die Begleitung bis zum Lebensende unter den Bedingungen bester Symptomkontrolle. Im Rahmen der Teamentwicklung werden aber differenziertere Fragestellungen aufkommen, und es werden sicher kontroverse Meinungen, z.B. zu Aufnahmekriterien oder Möglichkeiten der Kriseninterventionen, entstehen. Hier setzt die Entwicklung des Teams ein. Nur wenn es gelingt, einen Konsens zu entsprechenden Fragen herzustellen und in der Folge klare Vereinbarungen zu treffen, wird auch das Ergebnis der Arbeit von allen Teammitgliedern getragen werden. In vielen Situationen wird es dringenden Klärungsbedarf geben, es werden Vereinbarungen über die Art der Zusammenarbeit zu treffen sein und es entstehen

Fragen nach Abgrenzung der einzelnen Teammitglieder. Schließlich werden auch unterschiedliche Erwartungen deutlich werden. Es besteht also erheblicher Kommunikations- und Aushandlungsbedarf.

Die sich entwickelnden Prozesse benötigen zur Bearbeitung Zeit! Das entstehende Team muss lernen, Erwartungen auszusprechen und Grenzen anzuerkennen.

5.3.4. Phasen der Entscheidungsfindung

Um in einem Team zu transparenten Entscheidungen zu kommen, sollte allen bewusst sein, dass auch die Entscheidungsfindung prozesshaft verläuft. Es muss akzeptiert werden, dass nicht alle Entscheidungen, die zu treffen sind, immer Teamentscheidungen sein können. Bei einem anstehenden Entscheidungsprozess muss daher der Grad der Entscheidungsbefugnis eines Teams geklärt sein: Hat das Team lediglich eine beratende Funktion? Kann es Vorschläge machen? Oder trifft es selbst eine, dann bindende, Entscheidung?

Zu Beginn des Prozesses müssen zunächst alle entscheidungsrelevanten Informationen zusammengetragen werden. Hier bedarf es eines offenen Umgangs mit den Informationen durch die Informationsträger. Das Team benötigt einen offenen Zugang zu allen relevanten Informationen.

In der anschließenden Beratungsphase müssen die einzelnen Informationen miteinander abgewogen und bewertet werden. Es entsteht ein Meinungsbild.

Die Entscheidung treffen dann die Entscheidungsträger, die ihre Entscheidung anschließend für alle Teammitglieder durch eine Begründung offen legen, dabei aber keinen erneuten Einstieg in den Beratungsprozess zulassen.

PACE TIPP!

Es ist zu empfehlen, die getroffenen Entscheidungen durch eine Teamvereinbarung einer Rückkopplung zu unterziehen und dies im Umsetzungsprozess einzuplanen und festzulegen. Es wird ein Termin festgelegt, wann die Entscheidung erneut begutachtet und bewertet werden soll. Im Rahmen der Umsetzung müssen Kontrollmechanismen für eine korrekte Umsetzung der getroffenen Verabredungen sorgen. Unterbleibt die Kontrolle der Umsetzung, entsteht schnell Unbehagen bei einzelnen Teammitgliedern, oder die Einhaltung findet nicht statt. Alte Gewohnheiten werden gerne beibehalten, Veränderung hingegen bedeutet immer auch Verunsicherung. Unklarheiten führen dann zu Behinderungen der Teamarbeit auf der Sach- und Beziehungsebene, es können Gefühle ungleicher Arbeitsverteilung entstehen und die Vereinbarungen werden nicht akzeptiert.

Störungen in Entscheidungsprozessen entstehen meist, wenn die Entscheidungswege unklar sind und die Informationsträger nicht offen oder einseitig mit ihren Informationen umgehen.

Wenn Sie an Entscheidungen in Ihren Teams denken: Wie werden dort Entscheidungen getroffen und wie wird die Umsetzung oder Einhaltung überprüft? Kommt es zu klaren Abmachungen? Wie werden die Entscheidungen kommuniziert und wie wird der Informationsfluss an das Team gesichert? Gibt es schriftliche Vereinbarungen? Was geschieht, wenn Vereinbarungen nicht eingehalten werden?

5.3.5. Die Rolle der Teamleitung

Die Rolle einer Teamleitung ist stark von formalen Bedingungen geprägt. Ihre Aufgabenstellung, besonders in Bezug auf ihre Fach- und Dienstaufsicht sowie ihre Entscheidungsbefugnis, muss daher klar definiert sein.

Ihre Aufgabe ist es, Entscheidungsprozesse zu moderieren und für die Delegation von Aufgaben zu sorgen sowie die Etablierung von Rückkopplungs- und Kontrollmechanismen verantwortlich zu überwachen.

Sie moderiert die Zusammenarbeit und trägt entscheidend Verantwortung für das Erreichen der Ziele.

5.3.6. Kooperatives Arbeiten im Team

Um in der Teamentwicklung zu kooperativen Arbeitsbedingungen zu kommen, bedarf es von allen Beteiligten des Willens zur Kooperation. Empirische Untersuchungen belegen, dass nur gleichberechtigte Partner effektiv kooperieren können (Garms-Homolova und Schaeffer 1998).

Nachfolgend werden einige wichtige Bedingungen für gelingende Kooperation benannt.

Die Rollen und Beziehungen im Arbeitskontext müssen geklärt sein. Vorgehensweisen und Arbeitsstile müssen miteinander vereinbart, verstanden und akzeptiert werden. Die unterschiedlichen Aufgabenstellungen müssen allen bekannt und von allen anerkannt sein (z.B. zwischen Medizin und Pflege). Dabei gilt für alle Beteiligten, dass jedes Teammitglied wichtig ist, denn sobald ein Teil fehlt, kann das Ergebnis nicht mehr das gleiche sein.

Die unterschiedlichen Kompetenzen der Teammitglieder werden gegenseitig anerkannt, gewürdigt und wertgeschätzt. Jeweilige Fähigkeiten können angemessen eingebracht werden. Wissen und Information werden bereitwillig zur Verfügung gestellt. Die Teammitglieder arbeiten nicht in Konkurrenz zueinander. Unklarheiten werden zeitnah angesprochen.

Die Teammitglieder wissen um die Fähigkeiten des Einzelnen und akzeptieren gegenseitige Stärken und Schwächen.

Sie vertrauen der Kompetenz des anderen und können damit auch Arbeitsaufträge mit gutem Gefühl abgeben oder auch mal Arbeit überlassen.

Feedback-Gespräche sind fester Bestandteil der Teamkultur. Es wird dabei klar zwischen sachlichen Anliegen sowie Fehlern und zwischenmenschlichen Themen unterschieden. Fehler gelten als "Diamanten": Nur aus Fehlern können Alle lernen, sie dürfen und müssen offen angesprochen werden. Sachliche Anliegen werden gemeinsam bearbeitet und zur Entscheidung gebracht. Zwischenmenschliche Themen haben Raum. Ihre Bearbeitung gehört zur Teamkultur.

Teamentwicklung ist "schwere Arbeit", bei der alle Teammitglieder gefordert sind, mitzugestalten. Die Entwicklung eines Teams lässt sich in Phasen beschreiben, wobei das Team die Entwicklungsphasen immer wieder erneut durchlaufen muss, wenn neue Teammitglieder hinzustoßen, denn jedes neue Teammitglied bedeutet Veränderungen im Gesamtgefüge.

In der ersten Phase findet sich das neue Team, man ist höflich, gespannt und vorsichtig miteinander. Alle orientieren sich in Bezug auf die Aufgabe sowie auf die anderen Teammitglieder. Jedes Teammitglied schätzt die anderen ein und wägt seine eigene Stellung ab.

In der zweiten Phase entstehen unterschwellige Konflikte, es kommt zu Meinungsverschiedenheiten, erste Konfrontationen entstehen. Es kommt zur Cliquenbildung und zu Abgrenzungen. Der Prozess geht nur mühsam vorwärts. Jedes Gruppenmitglied positioniert sich.

In der dritten Phase schließlich kommt es zur Entwicklung neuer Umgangsformen und zur Ausgestaltung einer eigenen Teamkultur. Neue Verhaltensweisen werden erprobt, Feedback wird möglich, unterschiedliche Standpunkte werden ausgesprochen. Die Gruppe organisiert sich.

In der vierten Phase ist die Gruppe arbeitsbereit und leistungsfähig. Man geht solidarisch miteinander um und ist hilfsbereit. Gute Ergebnisse werden als Teamerfolg betrachtet! (☞ auch Abb. 5.1)

Literatur

Drucker, P.: Die Kunst des Managements. Econ Verlag 2000.

Einführung in die Betriebswirtschaftslehre: www.it-infothek.de/fht/bwl_02.ktml

Garms-Homolova; Schaeffer, D. (Hrsg.): Medizin und Pflege. Ullstein Medical Verlag 1998.

Gellert, M., Nowak, C.: Teamarbeit-Teamentwicklung-Teamberatung. Ein Praxisbuch. Limmer Verlag 2002.

Heller, A:, Heimerl, K., Metz, C. (Hrsg.): Kultur des Sterbens. Lambertus Verlag 2000.

Heintel, P. (Hrsg.): betrifft: Team, Dynamische Prozesse in Gruppen. VS Verlag für Sozialwissenschaften 2006.

Malik, F.: Führen Leisten Leben. Heyne Verlag 2001.

5.4. Interdisziplinarität

> *"Zwar habe ich noch nie woanders gearbeitet, aber man hat mir von Arbeitsplätzen erzählt, an denen man nicht einfach drauflosarbeiten kann, sondern immer Acht geben muss, nicht in den Arbeitsbereich eines anderen zu geraten; hier ist es jedenfalls ganz anders. Wir sind ein Team, und wir diskutieren nicht dauernd darüber, wer welche Arbeiten zu erledigen hat, sondern schauen, dass wir damit fertig werden."*
>
> Stan Philipps,
> Hausmeister am St. Christopher's Hospice, London
> (Quelle: St. Christopher's Hospice Annual Report)

5.4.1. Warum Interdisziplinarität und Interprofessionalität?

Für die Behandlung von Patienten mit einer nicht heilbaren, progredienten, weit fortgeschrittenen Erkrankung und begrenzter Lebenserwartung ist das Hauptziel die Verbesserung und/oder Erhaltung der Lebensqualität. Diese Menschen und ihre Zugehörigen haben Bedürfnisse, die weit über die "normale" medizinische und pflegerische Betreuung hinausgehen. Sie leiden an komplexen und sich ändernden körperlichen, psychosozialen und spirituellen Beschwerden, die nach der Definition der WHO durch frühzeitige Erkennung und sorgfältige Einschätzung gelindert werden sollen.

"Palliativversorgung erfolgt interdisziplinär und multiprofessionell, das heißt, basiert auf der Kooperation von Ärztinnen/Ärzten unterschiedlicher Fachgebiete, Pflegenden, Vertretern weiterer Berufsgruppen und Ehrenamtlichen, die mit der ambulanten und stationären Behandlung und Begleitung unheilbar Kranker befasst sind" (Präambel der Satzung der Deutschen Gesellschaft für Palliativmedizin e.V., 2018).

"Die in der Palliativversorgung Tätigen sollen sich durch eine Haltung auszeichnen, die den Patienten als Person in seiner physischen, psychischen, sozialen und spirituellen Dimension wahrnehmen und seine Angehörigen mit einbeziehen, wahrhaftig im Umgang mit den Betroffenen sind und Sterben und Tod als einen Teil des Lebens akzeptieren." (Leitlinienprogramm Onkologie (2020).

5.4.2. Was ist Interdisziplinarität?

Zur optimalen Förderung der Lebensqualität ist die institutionalisierte Zusammenarbeit mehrerer Berufsgruppen mit ihren speziellen Fähigkeiten und Kompetenzen in einem interdisziplinär arbeitenden Team notwendig. Das Zusammenkommen und die räumliche Nähe verschiedener Einrichtungen, Professionen und Fachrichtungen (multidisziplinäres Team), z.B. in einem Krankenhaus, sind dabei nicht mit Interdisziplinarität gemeint. Interdisziplinarität bedeutet mehr als das Zusammentragen isolierter Befunde aus verschiedenen Fachdisziplinen (Multidisziplinarität), sondern konkrete Kooperation gleichberechtigter Fachdisziplinen und Berufsgruppen, die ein gemeinsames Ziel verfolgen. Rangordnungen und Ziele der einzelnen Berufsgruppen ordnen sich in der engen Zusammenarbeit dem Ziel unter, die bestmögliche Lebensqualität für den Patienten mit palliativem Behandlungsbedarf und seine Zugehörigen zu erreichen. Die Teammitglieder arbeiten dabei wohlwollend und sich gegenseitig fördernd und ergänzend zusammen (Identität des Teams).

Multidisziplinarität/ Multiprofessionalität	Interdisziplinarität/ Interprofessionalität
Die einzelnen Disziplinen und Professionen stellen ihre Kenntnisse und Kompetenzen dar und tragen sie zusammen. Ansonsten lässt man alles Disziplinär- bzw. Professions-Fachliche wie es ist. Die Problembeschreibungen und Lösungsmöglichkeiten bleiben disziplinär bzw. den Professionen verhaftet.	Die Problembeschreibung bzw. Problemabgrenzung wird gemeinsam von Vertretern verschiedener Disziplinen und Professionen vorgenommen. Nach der Problembeschreibung wird anschließend danach gesucht, welche Disziplin und Profession welchen Lösungsanteil beitragen kann.
Hier bedarf es einer Profession, die die Koordination übernimmt.	Hier ist echte Kooperation gefordert.

Tab. 5.1: Unterschied Multidisziplinarität – Interdisziplinarität (mod. nach Charbonnier und Hagen 2007).

Interdisziplinarität und Interprofessionalität heißt also auch, den Blickwinkel des eigenen Fachgebietes zumindest wissensmäßig zu überschreiten, offen zu sein für die Sichtweisen anderer Fachdisziplinen. Für eine fruchtbare Kooperation gilt es, die Scheu zu überwinden, Vertreter anderer Fachdisziplinen – und das kann auch der Physiotherapeut sein – um Rat und nach ihrem Urteil zu einem bestimmten Patienten zu fragen. Das impliziert aber auch, die Grenzen des eigenen Fachgebietes zu erkennen und zu respektieren. Das Wissen um die Herangehensweise anderer Fachgebiete allein reicht nicht aus, um eine interdisziplinäre Kooperation zu ersetzen.

Ein solch umfassendes Betreuungskonzept stellt vielfältige und weitreichende Anforderungen an das behandelnde Team, das multiprofessionell und zur interdisziplinären Zusammenarbeit fähig sein muss. Es reicht dabei nicht aus, wenn die verschiedenen Disziplinen eigenständig nebeneinander und unabhängig voneinander den Patienten betreuen. Vielmehr müssen die verschiedenen Berufsgruppen und Disziplinen ineinandergreifen und sich gegenseitig einbeziehen (Clemens et al. 2005).

Kriterien "echter" Interdisziplinarität formulierten Strumpf et al. 1999 (☞ Tab. 5.2). Leider besteht die beklagenswerte Situation, dass viele sog. "Palliativstationen" in Krankenhäusern, die an Fachabteilungen angegliedert sind, noch immer ohne gleichberechtigte Einbeziehung eines Psychotherapeuten oder eines Physiotherapeuten arbeiten.

- Gemeinsame Verantwortung.
- Gemeinsame Untersuchung.
- Gemeinsame Erhebung von Befunden.
- Transparenter Kommunikationsprozess.
- Integration der Information innerhalb eines Teams.
- Keine diagnostischen oder therapeutischen "Auftragsarbeiten".

Tab. 5.2: Kriterien "echter" Interdisziplinarität.

Wie schon schmerztherapeutische, vor allem anglo-amerikanische Studien zeigen, können interdisziplinäre kombinierte medizinische, physio- und psychotherapeutische Behandlungen am ehesten langfristige Verbesserungen erzielen (Flor 1992).

5.4.3. Wer arbeitet interdisziplinär und interprofessionell zusammen?

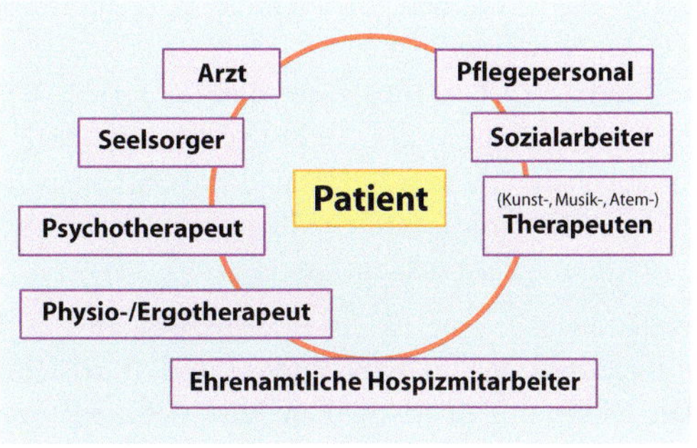

Abb. 5.4: Das palliative Team.

- **Patient und Zugehörige**: Können sich nach Information und Beratung aktiv an Entscheidungen über das weitere Vorgehen beteiligen.
- **Ärzte**: Haben aus den verschiedenen Fachrichtungen Know-how über die Symptomlinderung und führen diese durch; informieren die Patienten und Zugehörigen und das Team über die Krankheit und die Prognose.
- **Pflegepersonal**: Sind häufig am engsten am Patienten; beteiligen sich an der Symptomkontrolle durch spezielle Pflegemaßnahmen und übernehmen rehabilitative Funktionen durch Erhalten und Unterstützen von Alltagsfähigkeiten (z.B. Essen, Körperpflege).
- **Seelsorger**: Bieten sich als kompetente Gesprächspartner für spirituelle Fragen an (z.B. Sinngebung).
- **Sozialarbeiter**: Unterstützen den Patienten und Zugehörigen bei der weiteren Versorgung, Koordination der Betreuung, Kontakt zu Behörden, Beratung bei finanziellen Problemen, evtl. Trauerbegleitung.
- **Psychologen oder Psychotherapeuten**: Unterstützen den Patienten und die Zugehörigen bei der Krankheits- und Symptombewältigung; externe Psychotherapeuten supervidieren das Team.
- **Kunst-, Musik-, Atemtherapeuten**: Fördern Entspannung und Angstlösung durch die Förderung der (verborgenen) Ressourcen der Patienten.

- **Physio-, Ergotherapeuten**: Kümmern sich um die Mobilisierung und helfen durch verschiedene Methoden (z.B. Lymphdrainage) bei der Symptomkontrolle; unterstützen die Ökonomisierung der nachlassenden körperlichen Kräfte.
- **Diätassistenten**: Ermöglichen "Wunschkost" für die Patienten in kleinen Portionen zu "Wunschzeiten".
- **Ehrenamtliche Hospizmitarbeiter**: Helfen bei der Bewältigung des Alltags (vorlesen, spazierengehen, "da sein"); können die Patienten in der Artikulation ihrer Bedürfnisse stärken und so die Zugehörigen entlasten.

Palliativversorgung ist ein interdisziplinäres und interprofessionelles Forschungs- und Praxisfeld. Die Disziplin Palliativmedizin, also der medizinische Part der Palliativversorgung, wird erst zur Palliativmedizin, wenn sie mit den anderen Disziplinen und Professionen der Palliativversorgung interdisziplinär und interprofessionell zusammenarbeitet (Charbonnier und Hagen 2007).

5.4.4. Welcher Art sind die gesetzlichen Vorgaben?

Die fachübergreifende Diagnostik und Therapie bei Patienten mit palliativem Behandlungsbedarf sind in der ambulanten Palliativversorgung richtungsweisend als Vertragsbedingung genannt.

▶ SAPV-Richtlinie des G-BA zum §37b SGB V: §6 Zusammenarbeit der Leistungserbringer

(1) Im Rahmen der SAPV ist zu gewährleisten, dass die einzelnen Leistungserbringer die erforderlichen Maßnahmen aufeinander abgestimmt und bedarfsgerecht erbringen; die Koordinierung innerhalb des Teams ist sicherzustellen. Hierüber sind verbindliche Kooperationsvereinbarungen zu treffen. Kooperationspartner ist auch der jeweilige Hospizdienst, der auf Wunsch des Patienten an der Versorgung beteiligt wird.

(2) Die vorhandenen Versorgungsstrukturen sind zu beachten.

(3) Es ist zu gewährleisten, dass zwischen den an der Patientenversorgung beteiligten Leistungserbringern zeitnah alle notwendigen Informationen über die vorhergehende Behandlung ausgetauscht werden.

(4) Bei der SAPV ist der ärztlich und pflegerisch erforderliche Entscheidungsspielraum für die Anpassung der Palliativversorgung an die Besonderheiten des Einzelfalls zu berücksichtigen.

(5) Für die notwendigen koordinativen Maßnahmen ist vernetztes Arbeiten innerhalb der gewachsenen Strukturen der Palliativversorgung unabdingbar. Dieses ist unter Berücksichtigung medizinischer, pflegerischer, physiotherapeutischer, psychologischer, psychosozialer und spiritueller Anforderungen zur lückenlosen Versorgung über die Sektorengrenzen hinweg zu fördern und auszubauen.

Auch im stationären Bereich ist die interdisziplinäre Zusammenarbeit verschiedener Berufsgruppen zur Erfüllung der OPS 8-982 "Palliativmedizinische Komplexbehandlung" festgelegt.

▶ OPS 8-982 Mindestmerkmale

- Aktive, ganzheitliche Behandlung zur Symptomkontrolle und psychosozialen Stabilisierung ohne kurative Intention und im Allgemeinen ohne Beeinflussung der Grunderkrankung von Patienten mit einer progredienten, fortgeschrittenen Erkrankung und begrenzter Lebenserwartung unter Einbeziehung ihrer Zugehörigen und unter Leitung eines Facharztes mit der Zusatzweiterbildung Palliativmedizin.
- Aktivierend- oder begleitend-therapeutische Pflege durch besonders in diesem Bereich geschultes Pflegepersonal.
- Erstellung und Dokumentation eines individuellen Behandlungsplans bei Aufnahme.
- Wöchentliche multidisziplinäre Teambesprechung mit wochenbezogener Dokumentation bisheriger Behandlungsergebnisse und weiterer Behandlungsziele.
- Einsatz von mindestens zwei der folgenden Therapiebereiche: Sozialarbeit/Sozialpädagogik, Psychologie, Physiotherapie, künstlerische Therapie (Kunst- und Musiktherapie), Entspannungstherapie, Patienten-, Zugehörigen- und/ oder Familiengespräche mit insgesamt mindestens sechs Stunden pro Patient und Woche in patientenbezogenen unterschiedlichen Kombinationen.

5.4.5. Fazit

Die radikale Patientenorientierung in der Behandlung und Begleitung des Schwerstkranken am Ende seines Lebens und seiner Zugehörigen erfordert ein institutionalisiertes Zusammenarbeiten verschiedener Berufsgruppen und Disziplinen in einem speziell zusammengestellten Team (☞ Kap. 5.2. zur Kommunikation im Team).

Literatur

Charbonnier, R., Hagen, T.: Was bedeutet Multiprofessionalität in der Palliativversorgung? Vortrag auf dem Palliativtag der Deutschen Gesellschaft für Palliativmedizin e.V. in Tübingen 13.10.2007.

Clemens, K.E., Ostgathe, Chr., Klaschik, E.: Palliativmedizin und Interdisziplinarität. Auftrag und Wirklichkeit. Klinikarzt 2005;34(1+2):11-14.

Deutsche Gesellschaft für Palliativmedizin; Satzung (2018) https://www.dgpalliativmedizin.de/images/190416_Satzung.pdf

Flor, H. et al.: Efficacy of multidisciplinary pain treatment centers: a meta-analytic review; Pain 1992;49;221-230.

Leitlinienprogramm Onkologie: S3-Leitlinie Palliativmedizin Version 2.2. September 2020 https://www.dgpalliativmedizin.de/images/stories/pdf/LL_Palliativmedizin_Langversion_2.2.pdf

Strumpf M et al.: Chronische Schmerzen – organisatorische Aspekte bei der Behandlung; Schmerz 1999; 13; 409-422.

5.5. Die Rolle des Arztes

> *"Das ist die wichtigste Aufgabe des Arztes: zuerst die eigene Seele zu heilen und sich um sich selbst zu kümmern, bevor er versucht, anderen zu helfen..."*
>
> Stein Husebø

▶ Das Arbeitsfeld des Palliativmediziners

Die ärztliche Tätigkeit ist nicht nur in der Palliativmedizin durch zeitliche und inhaltliche Unplanbarkeit geprägt. So kommt es regelmäßig zu Situationen, in denen der Arzt die Therapie den aktuellen Geschehnissen akut angleichen und auf neue Ereignisse spontan und möglichst schnell reagieren muss. Der Arzt gelangt hier zwangsläufig wiederholt in stressige und emotional sowie körperlich belastende Zustände. Diese sind dann häufig auch nicht klar zu terminieren, sodass es zwangsläufig zum Auftreten von Überstunden und außerplanmäßigen Einsätzen kommt.

Nicht nur Ärzte, die ihr Hauptbetätigungsfeld auf einer Palliativstation, in einem Hospiz oder im SAPV Dienst finden, haben Kontakt zu Patienten mit palliativem Behandlungsbedarf. Gerade im hausärztlichen Berufsfeld, jedoch auch in der Notaufnahme und diversen anderen Schnittstellen kann man als Arzt auf Patienten mit palliativem Behandlungsbedarf treffen und mit deren Behandlung konfrontierte werden, sodass jeder ärztlich tätige Kollege sich zumindest mit den Grundzügen der Palliativmedizin beschäftigt haben sollte.

Ein spezielles Zusammentreffen ergibt sich im Rettungsdienst, wenn der Notarzt zu einem Patienten mit palliativem Behandlungsbedarf nach Hause gerufen wird und sich vor dem Konflikt seines Notfallauftrages und der palliativen Situation findet (vgl. hierzu auch Kap. 12.).

Häufig sind es die An- und Zugehörigen, die den Notruf absetzten, da sie mit der vorliegenden Situation in der Häuslichkeit überfordert sind. Gerade bei Symptomen wie Dyspnoe, in der Terminalphase auch death rattle und stärkste Schmerzen, kommen die Betreuenden oft an ihre psychischen und physischen Grenzen. Hier wird häufig Hilfe von außen eingefordert, auch wenn eigentlich in einer Patientenverfügung klar geäußert wurde, dass der Patient zwingend zu Hause verbleiben wollte. Es muss immer berücksichtigt werden, dass solche Bekundungen häufig in Situationen getätigt werden, in denen es dem Patienten noch nicht in der Art schlecht geht, und Patient und Zugehöriger die theoretischen Szenarien nicht komplett überblicken können.

Wenn man als Notarzt nun in eine solche Situation gerufen wird, sollte man tunlichst keine Kritik äußern, sondern vielmehr den Zugehörigen eine Unterstützung sein und versuchen, mit den Mitteln, die man zur Verfügung hat, eine Symptomkontrolle zu erzielen und den Patienten unter Umständen dann gebessert zu Hause zu belassen.

Dieses ist jedoch nicht zu erzwingen. Es gilt vielmehr herauszufinden, ob sich die betreuenden Personen die weitere Betreuung zutrauen oder ob die Situation soweit eskaliert ist, dass der Patient, auch entgegen früherer Entscheidungen, vielleicht doch besser ins Krankenhaus verbracht wird, um dann im Verlauf nach Stabilisierung und Optimierung der häuslichen Betreuungssituation unter Umständen wieder nach Hause zurückkehren kann.

Prekär ist, dass Notärzte nicht zwingend über jahrelange palliativmedizinische Erfahrung verfügen und nun unter Zeitdruck und möglicherweise mit unzureichenden Informationen Entscheidungen treffen sollen, die nicht aufgeschoben werden können.

Und natürlich spielen auch juristische Aspekte eine Rolle. Der Notarzt hat nach der ärztlichen Berufsordnung die Aufgabe,

"*... das Leben zu erhalten, die Gesundheit zu schützen und wiederherzustellen, Leiden zu lindern, Sterbenden Beistand zu leisten...*" ((Muster-) Berufsordnung für die deutschen Ärztinnen und Ärzte – MBO-Ä 1997)

Insbesondere der Tatbestand der unterlassenen Hilfeleistung nach §323c Strafgesetzbuch (StGB) könnte hier bedeutsam sein.

Umgang mit Belastungen der Palliativmedizin

Der Arzt trägt eine extreme Verantwortung in seinem Handeln, da durch falsche Entscheidungen, die teilweise in Notfallsituationen unter Stress und Zeitnot getroffen werden müssen, möglicherweise Verschlechterungen des Gesundheitszustandes bis zum letalen Ausgang die Folge sein können. Hiervon ist auch der Palliativmediziner nicht befreit. Obwohl die Patienten, die hier betreut werden, in der Regel eine deutlich limitierte Lebenserwartung aufweisen, sind doch alle Behandlungsschritte, und auch gerade nicht eingeleitete Behandlungen, einer stetigen Konsequenzprüfung zu unterziehen.

Bei einer Befragung der Mitarbeiter von Palliativstationen in Deutschland konnte in einer berufsgruppenorientierten Auswertung gezeigt werden, dass Ärzte sich signifikant stärker durch den Verantwortungsfaktor belastet fühlten als andere Berufsgruppen.

Außerdem entwickelten Ärzte mehr Schuldgefühle und zeigten sich stärker durch eigene Lebenskrisen und eine Häufung von Todesfällen in ihrem beruflichen Umfeld belastet als Pflegende.

Weiterhin wurden als belastende Faktoren der persönlich nicht erfüllte Anspruch an die praktizierte Palliativmedizin sowie die belastenden Beziehungen zu Patienten, vor allem sehr nahestehenden und jungen Patienten sowie solchen mit jungen Kindern, genannt, außerdem zu Patienten, die sich in vergleichbaren Lebenssituationen wie der behandelnde Arzt befanden (Müller 2009).

Viele Ärzte sind der Überzeugung, dass von ihnen erwartet wird, immer alles im Griff haben zu müssen und jede Situation professionell zu beherrschen. Dies ist im medizinischen Alltag auch oft durch Routine und viel Erfahrung bis zu einem gewissen Punkt möglich.

Im Bereich der Palliativmedizin kommt es jedoch häufig zu emotionalen und psychisch stark belastenden Grenzsituationen. Und dies nicht nur für den Patienten und die Zu- und Angehörigen, sondern in einem großen Maße ebenfalls für das Palliativteam mit all seinen Mitwirkenden. Hier ist es nicht immer möglich, ausschließlich professionell und abgegrenzt zu handeln. Das Erlebte macht etwas mit einem selbst.

Nun ist es jedoch wichtig, das Erlebte professionell zu verarbeiten, z.B. mit Supervision oder einfach nur in Gesprächen mit Kollegen oder eigenen Zugehörigen. Eindeutig der falsche Weg ist es zu versuchen, diese Dinge mit sich selbst auszumachen. Es ist erlaubt und wünschenswert zu kommunizieren, dass das Erlebte einem zusetzt und psychisch belastet. Dies dürfen Kollegen niemals als Schwäche auffassen, sondern es sollte als ernst zu nehmende Aufgabe verstanden werden, sich damit auseinanderzusetzen und Hilfestellung z.B. durch interne Gespräche zu geben. Hier ist das gesamte Team gefragt, diesen Anforderungen gerecht zu werden.

Wichtig ist es, diese belastenden Dinge selbst auch anzusprechen und einen ehrlichen Umgang mit diesen Problemen zu führen. Wenn man den Kollegen zeigt, dass man selbst auch Grenzen hat und Hilfe benötigt, werden diese ihrerseits bei eigenen Problemen eher Hilfe suchen und sich anvertrauen.

Ärzte, die auf Palliativstationen arbeiten, berichten, dass der bedeutendste Schutzfaktor, der beim Umgang mit dem Tod half, das Team war. Darauf folgten Humor und das Privatleben. Als Schlussfolgerung aus der Befragung ergaben sich folgende Aussagen:

"*Im palliativmedizinischen Team sollten die Ansprüche an die eigene Praxis thematisiert und geklärt werden, um somit vielleicht unrealistisch hohe Ansprüche zu senken. Dies beinhaltet eine genaue Definition der Arbeitsziele und der Aufgaben des einzel-*

nen Mitarbeiters im gesamten Team. Vor allem in Phasen mit einer Häufung von Todesfällen sollten in Supervisionen und in Fortbildungen belastende Faktoren wie die Beziehung zum Patienten zum Thema gemacht werden. Die Teamkommunikation sollte gezielt gefördert werden, um sie als wichtigsten Schutzfaktor zu erhalten." (Müller 2009)

Die Verarbeitung der Erlebnisse im ärztlichen Beruf endet nicht mit Verlassen des Arbeitsplatzes am Ende des Arbeitstages.

Der Arzt nimmt diese Erlebnisse mit nach Hause. Dort wird natürlich nicht immer alles berichtet, zum einen wegen der Schweigepflicht, zum anderen weil auch die Familie geschützt werden soll.

Essentiell für eine professionelle Verarbeitung sind jedoch der verbale Austausch darüber und dadurch eine mögliche Entlastung des Arztes. Problematisch wird es, wenn keine Familie/Freunde im Hintergrund sind, mit denen man das Erlebte aufarbeiten kann und wenn es keine professionelle Supervision oder offene Gespräche mit Kollegen gibt.

Und natürlich, wenn der Arzt diesen Austausch durch Veränderung der Bewältigungsstrategien von Problemen, wie z.B. Rückzug, emotionale Abstumpfung und Empathieverlust gar nicht mehr sucht.

Burn out, Suchterkrankungen, Depression, Scheidung und Suizid treten vermehrt auf, wenn sich der Arzt nicht abgrenzen bzw. entlasten kann.

Daher ist es extrem wichtig, dass sich der Arzt auch um sich selbst und seine eigene Lebensqualität kümmert und nicht nur um seine Patienten.

"Das ist die wichtigste Aufgabe eines Arztes: Zuerst die eigene Seele zu heilen und sich um sich selbst zu kümmern, bevor er versucht anderen zu helfen." (Husebø 2009, S. 556)

Und hierzu ist neben der Arbeit auch ein intaktes Privatleben notwendig. Als Ausgleich empfiehlt sich die regelmäßige Durchführung von Hobbys oder anderen Unternehmungen, die nicht in direktem Zusammenhang mit der Arbeit stehen. Hierdurch können die emotionalen, psychischen und physischen Ressourcen wieder aufgefüllt werden.

Wenn die oben aufgeführten Mechanismen nicht mehr ausreichend funktionieren, muss der Arzt dieses auch realisieren. Aber gerade dieser Wesenszug ist Ärzten teilweise nicht inne. Sie haben für sich selbst oft nur eine eingeschränkte Krankheitseinsicht, gehen selber oft nicht konsequent zu Vorsorgeuntersuchungen und ignorieren Warnhinweise des eigenen Körpers, bei denen sie ihre Patienten längst einer Diagnostik oder Therapie zugeführt hätten. Die Selbstfürsorge bei Ärzten ist häufig deutlich eingeschränkt, und so kommt es neben der regelmäßigen starken beruflichen Belastung zu mangelnder professioneller Einschätzung der eigenen Gesundheit.

Bis Ärzte sich selbst eine Auszeit nehmen, um sich gesundheitlich zu erholen, muss häufig schon viel passieren. Dabei hat schon Osler 1904 berichtet "*Es ist manchmal gesund krank zu sein*" (Osler 1904).

Als zusätzliches Problem stellt sich für den Arzt die Aufgabe, die bestmögliche Therapie für den Patienten anzubieten, auf der anderen Seite jedoch den Forderungen der Krankenkassen, dieses möglichst kostengünstig abzubilden, zu entsprechen. Als Folge sieht sich der Arzt regelmäßig Regressforderungen der Krankenkassen gegenüber, die kostengünstigere Alternativen fordern, auch wenn dies nicht immer der optimalen therapeutischen Versorgung des Patienten entspricht.

▶ Die Aufgaben des Palliativmediziners und die schwierige Kommunikation darüber

Der Arzt sollte nicht nur wissen, wie er bestimmte Krankheitsbilder und Symptome behandelt, sondern auch mit dem Patienten zusammen erarbeiten, wann vielleicht keine weitere Therapie sinnvoll erscheint und die Symptomkontrolle in den Vordergrund gerät (Husebø 2009, S. 541).

Dies stellt sich für Ärzte oft problematisch dar. Sie haben in ihrem Studium und in der nachfolgenden Zeit gelernt und sind darauf trainiert worden, Erkrankungen zu erkennen, zu therapieren und möglichst zu heilen. Wenn dies gelingt, erfüllt es den Arzt mit Befriedigung, nicht zuletzt über den Dank des geheilten Patienten. In der Palliativmedizin stellt sich die Situation nun oft anders dar. Es ist hier nicht mehr oberstes Ziel den Menschen zu heilen, sondern vielmehr das Leiden auf dem nicht mehr abzuwendenden begrenzten Lebensweg zu erleichtern. Ein ganz anderer Ansatz ist nun vom Arzt gefragt.

Es erscheint deutlich einfacher, über fortführende Diagnostik und Therapieansätze dem Patienten zu vermitteln, es werde sich mit allen zur Verfügung stehenden Mitteln darum gekümmert, die Erkrankung zu besiegen, als eingestehen zu müssen, dass dies nicht mehr möglich sei. Gespräche mit Patienten, in denen man erläutern kann, welche kurativen Optionen bestehen, sind sicherlich deutlich weniger emotional und schwierig zu führen als solche, in denen ausgesprochen werden muss, dass gerade diese Optionen nicht mehr bestehen.

Und genau hier ist nun der Arzt gefragt. Er sollte sich nicht hinter weiterer Diagnostik etc. verstecken, sondern diese schweren Gespräche mit all ihren Konsequenzen führen und durch professionelle Gesprächsführung und Empathie für den Patienten und dessen Zu- und Angehörigen da sein.

Wichtig ist natürlich hierbei, den Patienten nicht in eine hoffnungslose Situation zu drängen, sondern vielmehr zu verdeutlichen, dass mit einer intelligenten Symptomkontrolle und Nutzung der vorhandenen Ressourcen häufig eine suffiziente Betreuung der Patienten mit palliativem Behandlungsbedarf und Aufrechterhaltung deren Autonomie möglich ist.

Leider ist es auch heute noch so, dass Kollegen den vermeintlich einfacheren Weg wählen und die klaren Worte umgehen, sodass etliche Patienten nicht adäquat über ihre Erkrankung aufgeklärt sind.

Es muss sicher im Gespräch genau überprüft werden, ob dem Patienten immer die komplette Komplexität der Situation in allen Einzelheiten dargestellt werden muss. Hier ist der Arzt in der Verantwortung durch professionelle Gesprächsführung herauszufinden, wie der Aufklärungsbedarf des Patienten ist. Dies darf jedoch nicht dazu führen, den Patienten gar nicht aufzuklären und einen problemlosen Verlauf der Erkrankung zu suggerieren.

Der Arzt sollte Begleitung und Hilfestellung geben und im Konsens mit dem Patienten eine kritische Beurteilung der Therapiemöglichkeiten auch und gerade mit palliativem Ansatz erarbeiten. Zusammen sollten realistische Ziele definiert werden, die je nach Fortschreiten der Erkrankung bzw. Zustand des Patienten angeglichen werden können.

Als Voraussetzungen für einen Arzt, der palliativmedizinisch tätig sein will, sollte dieser eine besondere Haltung mitbringen, schwerstkranke und sterbende Patienten begleiten und medizinisch behandeln zu wollen.

Bedürfnisse, Wünsche, Sehnsüchte und Ängste des Patienten sollten gleichwertig im Behandlungsprozess berücksichtigt werden. Weiterhin sollte eine vorsorgende und vorausschauende Behandlung und Betreuung erfolgen sowie eine klare Reflexion der eigenen Einstellung zu Krankheit, Sterben, Tod und Trauer erfolgen.

Obwohl der Tod schon seit Beginn der Ausbildung für Ärzte allgegenwärtig ist, bleibt bei vielen der Eindruck, den verstorbenen Patienten nicht gerecht geworden zu sein.

In einem Interview berichtet ein Befragter über seine Gründe, Palliativmediziner geworden zu sein: "Ich habe viele Menschen so sterben sehen, wie ich nicht wollte, dass ich sterben würde." Ein anderer berichtete: "Wir sind nicht mehr die Ärzte, die heilen. Man sollte sich immer der Vergänglichkeit des Lebens gegenwärtig sein, auch des eigenen Lebens." (Tamayo 2012)

Interdisziplinäre und interprofessionelle Zusammenarbeit sollte sich mit engem patientenzentrierten Handeln ergänzen. Wünschenswert ist eine Konzentration auf die im Vordergrund stehenden Probleme, häufige Visiten, die möglichst zeitlich offen sind, wodurch Zeit für den Patienten zur Verfügung steht. Weiterhin Schulung und Einbeziehung der An-und Zugehörigen, aktives Engagement mit Außenwirkung, Netzwerkbildung und Öffentlichkeitsarbeit.

Als Gesamtkonzept für die Palliativmedizin und daraus resultierende Handlungsaufgaben des Arztes, der Palliativmedizin betreibt, arbeitet Klaschik 2009 folgende Punkte heraus (Husebø 2009, S. 3):

- Schmerz und Symptomkontrolle.
- Betreuung von psychischen, seelischen und sozialen Problemen.
- Kommunikation und Ethik.
- Akzeptanz des Sterbens als Teil des Lebens.

▶ Ausbildung, Weiterbildung und Fortbildung

Generell sind Ärzte daran gehalten, sich konsequent fortzubilden. Dies gilt natürlich auch und besonders im Falle der Palliativmedizin. Hierbei ist zu beachten, dass sich erst seit 2009, durch die Einführung des neuen Querschnittsbereiches 13 (QB13), das Fach Palliativmedizin bzw. seit 2012, durch die Einführung des neuen Querschnittsbereiches 14 (QB14), das Fach Schmerzmedizin als

Pflicht- und Prüfungsfach in der ärztlichen Approbationsordnung finden.

Zuvor wurde Palliativmedizin als Pflichtlehr- und Prüfungsfach der ÄAppO nicht erwähnt. Es war nur als möglicher Prüfungsinhalt für den zweiten Abschnitt der ärztlichen Prüfung als Begriff in einer Reihe mit 68 anderen Punkten in Anlage 15 zu §29 aufgeführt (Schiessl 2013).

Hierdurch wird verdeutlicht, wie jung diese Fächer im Vergleich zu den alt eingesessenen sind und dass hier gerade für ältere Ärzte, die in ihrer Ausbildung nur rudimentäre Konfrontationen mit diesen speziellen Fachgebieten hatten, deutlicher Nachholbedarf besteht. Jedoch sollten alle Ärzte kontinuierlich ihr Wissen vertiefen und Sachzusammenhänge wiederholen, um sie bei Bedarf professionell anwenden zu können.

Literatur

Husebø, S., Klaschik, E., Palliativmedizin, Grundlagen und Praxis (2009).

Müller, M., Pfister, D., Markett, S. et al.: Wie viel Tod verträgt das Team? Eine bundesweite Befragung der Palliativstationen in Deutschland. Schmerz 2009;23:600.

(Muster-) Berufsordnung für die deutschen Ärztinnen und Ärzte – MBO-Ä 1997, geändert durch den Beschluss des Vorstands der Bundesärztekammer am 24.11.2006, (§ 18 Absatz 1): Grundsätze, § 1, Aufgaben der Ärztinnen und Ärzte.

Osler, W.: Aequanimitas with other adresses to medical students, nurses and prationers. Keynes London (1904).

Schiessl, C., Ilse, B., Hildebrandt, J. et al.; Implementierung des Querschnittsbereichs 13, Umfrage an den medizinischen Fakultäten in Deutschland. Schmerz 2013; 27:275.

Tamayo, M., Mantell, P., Huptasch, B.: Professionelles Selbstverständnis in der Palliativmedizin: Ärzte, aber keine Heiler. Dtsch Arztebl 2012;109(45): A-2244 / B-1829 / C-1793.

5.6. Ehrenamtlichkeit in Palliative Care

> *"Schafft euch ein Nebenamt, [...] ein unscheinbares, vielleicht geheimes Nebenamt. Tut die Augen auf und suchet, wo ein Mensch oder ein Menschen gewidmetes Werk ein bisschen Zeit, ein bisschen Freundlichkeit, ein bisschen Teilnahme, ein bisschen Gesellschaft, ein bisschen Arbeit eines Menschen braucht. Vielleicht ist es ein Einsamer, oder ein Verbitterter, oder ein Kranker, oder ein Ungeschickter, dem du etwas sein kannst. Vielleicht ist es ein Greis oder ein Kind. Oder ein gutes Werk braucht Freiwillige, die einen freien Abend opfern oder Gänge tun können. Wer kann die Verwendungen alle aufzählen, die das kostbare Betriebskapital, Mensch genannt, haben kann! An ihm fehlt es an allen Ecken und Enden! Darum suche, ob sich nicht eine Anlage für dein Menschentum findet. Lass dich nicht abschrecken, wenn du warten oder experimentieren musst. Auch auf Enttäuschungen sei gefasst. Aber lass dir ein Nebenamt, in dem du dich als Mensch an Menschen ausgibst, nicht entgehen."*
>
> Albert Schweitzer

Als Cicely Saunders am 24. Juli 1967 das St. Christopher's Hospice in London eröffnete, da ging es ihr darum, in Medizin und Gesellschaft einen Paradigmenwechsel hinsichtlich des Umganges mit Sterben und Tod anzuregen: Sie wollte eine "hospice community" begründen, die ein Ort einer ganzheitlichen "Umsorge" (Heimerl et al. 2012, S. 409) sein sollte, in dem die Sterbenden nicht mehr in die Badezimmer der Krankenhäuser abgeschoben würden. Ein solches Setting war für Saunders der "ideale" Ort für Sterbende, aber auch für die Mitarbeiter einer solchen Einrichtung (Saunders 1972, S. 275; 1997, S. 9; Clark 2005, S. 128). Mit diesem Praktischwerden der hospizlichen Idee setzten Saunders und ihre Mitstreiter in England eine Erfolgsgeschichte in Gang, die sich auch in der Hospiz- und Palliativarbeit in Deutschland fortsetzen sollte. Allerdings ging die Initiierung des hospizlich-palliativen Konzepts in Deutschland – anders als in England – nicht von einer Person aus, sondern diese wurde (in den 1970er und 1980er Jahren) von einer Vielzahl an Personen unterschiedlicher Berufs- wie Ehrenamtsgruppen in unterschiedlichen Regionen des Landes getragen (vgl. ausführlicher Fleckinger 2018, S. 40ff.). Ein wichtiger Unterschied zur englischen Situation bestand dabei darin, dass der Erfolg der hospizlichen Idee in Deutschland insbesondere auch auf das große Engagement von Ehrenamtlichen zurückzuführen war (Heller et al. 2012, S. 13ff.). Dabei war dieses Engagement aber nicht nur eine wichtige Bedingung des Erfolgs, sondern die Ehrenamtlichen waren von Anfang an auch wesentlicher Bestandteil der hospizlich-palliativen Idee in Deutschland. Im Folgenden soll nun zunächst auf die weitere Entwicklung der Ehrenamtlichkeit in Palliative Care (☞ Kap. 5.6.1.) sowie auf das Verständnis von Ehrenamtlichkeit in den einschlägigen Verbänden (☞ Kap. 5.6.2.) eingegangen werden, um im Anschluss ihre zivilgesellschaftlichen Aspekte und Funktionen (☞ Kap. 5.6.3.) zu skizzieren.

5.6.1. Zur historischen Entwicklung der Ehrenamtlichkeit in Palliative Care

Nach der Initiierungsphase in den 1970er und 80er Jahren können die 1990er Jahre als die Phase der Etablierung der hospizlichen wie der palliativen Idee verstanden werden (Student 1997), wodurch der Übergang zu einer "Palliative Care"-Regelversorgung eingeleitet wurde. Dabei erschwerten allerdings die unterschiedlichen konzeptionellen Ausrichtungen des hospizlichen Ansatzes einerseits und des palliativmedizinischen Ansatzes andererseits zunächst das Zusammenwachsen zu einer umfassenden "Palliative Care": Während die Palliativmedizin der Hospizarbeit das Fehlen einer inhaltlichen und praktischen Gestaltung vorwarf (Klaschik 2009, S. 6), kritisierten ehrenamtliche Hospizler die Vertreter der Palliativmedizin wegen ihrer medizinischen Systemrationalität und ihrer Akzeptanz der Ökonomisierung der gesundheitlichen Versorgung (Borasio 2012, S. 174). Auch innerhalb der Hospizarbeit gab es vielerorts Konflikte zwischen (ehrenamtlich-)ambulantem und stationärem Sektor, bei denen es sich im Grunde um die gleichen Kritikpunkte handelte (Fleckinger 2013, S. 52). Zwar wurde im Jahr 1990 eine erste Version des Versorgungskonzeptes "Palliative Care" von der World Health Organization (WHO 2002) formuliert, das die beiden Richtungen zu vereinen suchte, etwa indem Ehrenamtlichkeit und hauptamtliche Professionalität gleichermaßen als Komponenten von "Palliative Care" vorgesehen waren und auch keine Unterscheidung in Hospiz- und Palliativversorgung vorgenommen wurde. Gleichwohl aber gab es in den 1990er Jahren in Deutschland keinen Konsens über die *Definition(en)* der Palliativ- und Hospizarbeit.

Der mangelnde Konsens änderte allerdings nichts daran, dass sich allmählich hauptamtlich-professionelle Versorgungsstrukturen herausbildeten: Für die ambulante – bis dahin (ausschließlich) ehrenamtliche – Hospizarbeit gilt das insofern, als erste Hospizinitiativen einen Hospizverein gründeten und eine hauptamtliche Koordinatorin einstellten. Zugleich wurden die ersten ambulanten Palliativdienste gegründet: Waren 1993 noch insgesamt 220 Einrichtungen bekannt (Godzik 1993, S. 11), so waren es 1996 bereits 451 Hospiz- und Palliativdienste und 1999 schon 684 (DHPV 2017a, S.51). In beiden Feldern waren Ehrenamtliche "patientennah" bei den Betroffenen und in deren Familien als seelische bzw. emotionale Unterstützer tätig und wurden im Hospizdienst in der Telefonseelsorge oder aber in der Öffentlichkeitsarbeit eingesetzt (Tausch-Flammer 1992, S. 29ff.). Das Ziel dieser Dienste bestand in der Ermöglichung des Sterbens im häuslichen bzw. vertrauten Umfeld; dazu war auch der Aufbau von Versorgungsstrukturen notwendig (DHPV 2017a), was nunmehr in den Aufgabenbereich der jeweiligen Koordinatoren fiel (Fleckinger 2013, S. 54). Gleichzeitig nahmen aber auch die stationären Einrichtungen zu: Die Zahl von 30 Palliativstationen im Jahre 1996 verdoppelte sich innerhalb der folgenden drei Jahre; die Zahl der stationären Hospize nahm von 28 (1996) auf 40 im Jahr 1999 zu. Zudem entstanden neue teilstationäre Angebote in Alten- und Pflegeheimen, welche die hospizlich-palliative Kultur in ihre Settings übernehmen wollten (Charbonnier 2010, S. 169). In allen genannten Bereichen waren Ehrenamtliche in der emotionalen Unterstützung Sterbender eingesetzt (Tausch-Flammer 1992, S. 31).

Ein wichtiger Schritt in der Entwicklung war auch, dass nun allmählich die Organisationsentwicklung einschlägiger Verbände voranschritt: 1992 gründeten sich in den 16 Bundesländern Landesarbeitsgemeinschaften (LAG Hospiz), die sich im Jahr 2000 zur Bundesarbeitsgemeinschaft Hospiz (BAG Hospiz) zusammenschlossen; seit 2007 hat sich die BAG Hospiz umbenannt in Deutscher

Hospiz- und PalliativVerband (DHPV), dessen Vereinsorgane seit 1999 die "hospiz zeitschrift" sowie der "Bundes-Hospiz-Anzeiger" sind (DHPV 2020a, o.S.). Im Jahr 1994 gründete sich die Deutsche Gesellschaft für Palliativmedizin (DGP) (seit dem Jahr 2000 ist die "Zeitschrift für Palliativmedizin" das Vereinsorgan der DGP), die auf Länderebene themenspezifische Arbeitsgruppen innerhalb der DGP gründete, u.a. auch die "AG Ehrenamtlichkeit" (DGP 2018a, o.S.; Fleckinger/Meyer 2015).

Mit der Gründung einer eigenen Verbandsstruktur gewann die ehrenamtliche Arbeit auch politisch an Gewicht (Hardinghaus 2017, S. 8; Bolze 2017, S. 14). Parallel zur Ausbreitung der hospizlich-palliativen Strukturen auf neue stationäre und teilstationäre Bereiche weiteten sich auch die Einsatzbereiche Ehrenamtlicher aus und erstreckten sich nun auch auf die Zusammenarbeit mit Hauptamtlichen. Im Rahmen dieser Entwicklungen wurden mit der Ausbildung zum "ehrenamtlichen Hospizbegleiter" zudem erste Qualitätskriterien für die ehrenamtliche Tätigkeit geschaffen (Fleckinger 2013, S. 56). So betrachtet sind die 1990er Jahre auch der Beginn von Bürokratisierung, Professionalisierung und Spezialisierung der ehrenamtlichen (wie der hauptamtlichen) Arbeit (Hayek et al. 2011, S. 99f.).

Seit den 2000er Jahren hat sich die Hospiz- und Palliativversorgung zur Regelversorgung etabliert. Die Hospizarbeit bewegte sich dabei seit Beginn des neuen Jahrtausends auf die Palliativmedizin zu, wodurch sich auch die ehrenamtlich-hospizlichen Strukturen veränderten. Nunmehr waren hauptamtlich koordinierte Hospiz- und Palliativeinrichtungen auf Basis von gesetzlich verankerten Strukturen der Standard und inzwischen ist die Zusammenarbeit mit der Palliativmedizin Alltag geworden (vgl. ausführlicher Fleckinger 2013, S. 56ff.; 2018)

5.6.2. Ehrenamtlichkeit in den Konzepten von DHPV, DGP und EAPC

Diese Veralltäglichung wird nicht zuletzt auch in den Dokumenten und Texten der beiden großen nationalen Verbände DHPV (2017b; 2020b; 2021a; 2021b) und DGP (2018a; 2018b; 2021) deutlich. Beide Verbände beziehen sich dabei explizit auf eine so bezeichnete "Hospizidee":

a) Der Deutsche Hospiz- und PalliativVerband (DHPV 2020b, o.S.) versteht die "Hospizidee" der Hospizbewegung auf einer symbolischen Ebene als Anknüpfung an die mittelalterlichen Pilgerherbergen, die zunächst "*gleichermaßen gesunden und kranken Pilgern Gastfreundschaft boten. Erst im Laufe der Zeit hatten die Herbergen vorrangig die Pflege kranker Menschen zum Ziel.*" Ausgehend vom Wirken Cicely Saunders' wird für den DHPV (2020b, o.S.) die Hospizbewegung in Deutschland wesentlich "*von der Überzeugungskraft und dem Engagement zahlreicher Bürgerinnen und Bürger getragen. Die Hospizbewegung ist in diesem Sinne eine Bürgerbewegung.*" Motiviert sei dieses Engagement von der tabuisierten und häufig unwürdigen Situation schwerstkranker und sterbender Menschen in Krankenhäusern, aber auch in anderen modernen Einrichtungen. Dabei vertritt der DHPV (Schneider 2017, S. 11; vgl. auch DHPV 2017a) die Position, dass das Engagement ehrenamtlicher Mitarbeiter "*für unseren gesellschaftlichen Auftrag unverzichtbar [ist]. Dies gilt zum einen im Hinblick auf die ganzheitliche Begleitung schwerstkranker und sterbender Menschen. Dies gilt aber auch für die weitere gesellschaftliche Verankerung der Hospizidee als Gesamtkonzept der Hospizarbeit und Palliativversorgung, stehen die ehrenamtlich in der Hospizarbeit tätigen Menschen doch für die Solidarität mit Menschen in einer existenziellen Lebenskrise und die Bereitschaft, einen Beitrag zu einem würdevollen Lebensende und Sterben zu leisten.*" In der jüngst erschienenen 3. Auflage der DHPV-Rahmenempfehlungen zur "Qualifizierte[n] Vorbereitung Ehrenamtlicher in der Sterbebegleitung" (DHPV 2021b) wird das Ziel der Verankerung der Hospizidee in der Mitte der Gesellschaft nochmals konkretisiert: So sollen "*in den Kursen die Ehrenamtlichen darauf vorbereitet werden, die Hospizidee auch dorthin zu tragen, wo sie bislang noch kaum oder gar nicht vertreten ist.*" Denn gerade für gesellschaftliche Bereiche, die sich die Hospizbewegung bislang noch nicht erschlossen habe (DHPV 2021b, S. 9f), seien diese zivilgesellschaftlich Engagierten "*die zentralen Multiplikator*innen.*", so das Ergebnis der DHPV-Studie zum hospizlichen Ehrenamt (Klie et al. 2019, S. 278).

b) Die Deutsche Gesellschaft für Palliativmedizin (DGP) (Sabatowski et al. 2005, S. 1f.) verweist ebenfalls auf die große Bedeutung der "Hospizidee", indem sie betont, dass Palliativmedizin und

Hospizidee ein "Gesamtkonzept" (Sabatowski et al. 2005, S. 2) darstellen. Hierbei wird die "Hospizidee" in der Regel allerdings nicht weiter ausgeführt, sondern insbesondere an der "Integration ehrenamtlicher Mitarbeiter" festgemacht, welche "für das Selbstverständnis des Hospizgedankens wichtig" seien: "*Vor allem Laien, Mitglieder von Hospizinitiativen oder Angehörige ehemals betreuter Patienten gehören zu dieser Gruppe*" (Sabatowski et al. 2005, S. 1).

c) Explizit zum Gegenstand macht die Ehrenamtlichen hingegen das "White Paper" der European Association for Palliative Care (EAPC) mit dem Titel "*Defining volunteering in hospice and palliative care in Europe*" (Goossensen et al. 2016). In dem "White Paper" wird erstmals versucht, eine "*consensual definition and typology of HPC volunteering*" auf europäischer Ebene vorzulegen, die "*clarifies its role, position, identity and value*" (Goossensen et al. 2016, S. 184). Dabei wird zunächst folgende allgemeine Definition gegeben: "*Volunteering in hospice and palliative care is defined as the time freely given by individuals, with no expectation of financial gain, within some form of organised structure other than the already existing social relations or familial ties, with the intention of improving the quality of life of adults and children with life-limiting conditions and those close to them (family and others)*" (Goossensen et al. 2016, S. 186). Im Anschluss erstellen Goossensen et al. (2016, S. 186f.) eine "*typology of HPC volunteers*", die drei Typen umfasst:

- 1) "*D-volunteers are disciplinary-based volunteers; that is, professionals who work within their discipline without being paid*";
- 2) "*C-volunteers are community-based volunteers; that is, members of the local community who offer their time, bridging normal life and professional care*"; und
- 3) "*B-volunteers are unpaid board members of HPC services [...] and are prevalent in many non-profit organisations. They are often seen quite differently to other volunteers and carry significant responsibility for the organisation's strategic direction and effective management*" (Goossensen et al. et al. 2016, S. 187).

Als Gesamtergebnis formulieren die Autoren, dass "care-focussed volunteering" als eine "relational activity" zu verstehen sei, die zwischen "being there" und "performing tasks" angesiedelt sei (Goossensen et al. 2016, S. 190). Weiter resümieren sie: "*When positioned as such, HPC volunteering has a lot to offer, not only to people with life-limiting conditions and those close to them, but also to healthcare organisations and paid staff: volunteers may have different views than paid medical staff and detect different signals from patients, which they can then pass on to paid staff. For society, HPC volunteering is an expression of the caring community; it shows a connection between society and the terminally ill. Further theoretical analysis of the contributions of volunteers would be welcome.*"

Die Ergebnisse dieses "EAPC-White Paper" stellen u.E. einen ersten Schritt in der Erschließung des Themenfeldes dar und geben einen guten Überblick über die aktuell veröffentlichten englischsprachigen Arbeiten zum Themenfeld. Insgesamt werden dabei vier Felder deutlich, für die die Ehrenamtlichkeit Bedeutung hat:

- 1) das "being there", also das unmittelbare Da-Sein für die Sterbenden in der konkreten Situation;
- 2) das "performing tasks", d.h. die Erledigung unterschiedlichster Aufgaben im Kontext der Praxis von Hospizarbeit und Palliative Care;
- 3) die Tatsache, dass Ehrenamtliche "*have different views than paid medical staff and detect different signals from patients* ", was auf ihre reflexiven Potentiale für die Zusammenarbeit zwischen Haupt- und Ehrenamt verweist; und
- 4) die Entwicklung einer kommunalen Sorgekultur, indem Ehrenamtlichkeit zu verstehen ist als eine "expression of the caring community" (Goossensen et al. 2016, S. 190).

Zu den ersten drei Punkten, die sich insbesondere auf die Zusammenarbeit von Ehrenamt und Hauptamt in Hospizarbeit und Palliative Care beziehen, sei hier auf Fleckinger (2018) verwiesen. An dieser Stelle soll vor allem auf den vierten Punkt eingegangen werden, der die Ehrenamtlichkeit in den Kontext der Zivilgesellschaft oder auch einer kommunalen Sorgekultur stellt.

5.6.3. Zivilgesellschaftliche Funktionen der Ehrenamtlichkeit in Palliative Care

Das "Ehrenamt" beschreibt "ein tätiges, gemeinwohlorientiertes Engagement von Bürgerinnen und Bürgern" (Beher et al.2000, S. 115ff.) und ist eine gesellschaftliche Institution, deren Geschichte mindestens zum Beginn des 19. Jahrhunderts zurückreicht. Nachdem seine Bedeutung nach dem Ende des Zweiten Weltkrieges etwas in den Hintergrund getreten war, wurde insbesondere seit den 1990er Jahren das Potenzial dieses "zivilgesellschaftlichen Engagements" für die Gestaltung des gesellschaftlichen Zusammenlebens und die Bearbeitung entsprechender Probleme wiederentdeckt. Im Folgenden wird eine Einordnung des Ehrenamtes im Sinne der von Priller (2010) vorgeschlagenen Funktionen des zivilgesellschaftlichen Engagements vorgenommen:

- a) "Stärkung der Demokratie"

Hierbei geht es wesentlich um den Stellenwert des zivilgesellschaftlichen Engagements bei der Interessenartikulation und Interessenvertretung spezieller Gruppen. Man kann sagen, dass für Hospizarbeit und Palliative Care dieses demokratische Prinzip konstitutiv ist, weil es von Beginn an darum ging, Sterbende und Schwerstkranke nicht länger aus der Gesellschaft (der Lebenden) auszuschließen, sondern sie mit ihren Bedarfen und Bedürfnissen in die Gesellschaft zurückzuholen und ihnen damit ein Sterben in Gemeinschaft wie auch in Würde zu ermöglichen. Den Ehrenamtlichen kommt in diesem inkludierenden und partizipativen Konzept u.E. eine zentrale Funktion zu: Durch ihre v.a. psychosoziale unterstützende Tätigkeit in der Sterbebegleitung ermöglichen sie die gesellschaftliche Teilhabe der Sterbenden bis zuletzt, indem sie ihren psychosozialen Bedürfnissen in ihren eigenen lebensweltlichen Bezügen Aufmerksamkeit schenken und (in) Verbundenheit mit ihnen leben (Klie 2007, S. 457). Pointiert gesagt, ermöglichen sie umfassend das demokratische Prinzip und Recht auf Partizipation und Selbstbestimmung bis zuletzt – und das nicht nur für die Betroffenen und ihre Zugehörigen, sondern auch für die demokratische Gesellschaft insgesamt (vgl. ausführlicher Fleckinger 2018).

- b) "Sicherung und Gewährleistung sozialer Integration"

Ausgangspunkt sind hierbei die "Bindungsverluste im Kontext von Modernisierungsprozessen". Vor diesem Hintergrund wird zum einen gefragt, inwieweit Ehrenamtliche Produzenten des sozialen Zusammenhalts sind, andererseits wird "*die bedeutende Rolle des Engagements bei der individuellen Identitätsbildung bzw. der Ausbildung einer bürgerschaftlichen Gesinnung und eines Zugehörigkeits- und Selbstwertgefühls besonders hervorgehoben*" (Priller 2010, S. 201). Hinsichtlich des sozialen Zusammenhalts verweist z.B. das Council of Europe/Europarat (2008, S. 1) in seinem Report "*Palliative Care: a model for innovative health and social policies*" explizit auf den sozialkohäsiven Aspekt des Konzeptes Palliative Care "*as an essential component of appropriate health care based on a humane concept of human dignity, autonomy, human rights, patient rights and a generally acknowledged perception of solidarity and social cohesion*" (Council of Europe 2008, S. 1) – wobei hierbei Haupt- und Ehrenamtliche gleichermaßen gemeint sind. Soziale Kohäsion wird vom Council of Europe (2010, S. 2) definiert "*as the capacity of a society to ensure the well-being of all its members [...] to manage differences and divisions and ensure the means of achieving welfare for all members.*" Der Europarat sieht soziale Kohäsion dabei als "*essential for the fulfillment of the three core values [...] human rights, democracy and the rule of law*" (Council of Europe 2010, S. 2). Hinsichtlich der Ausbildung einer individuellen Identität sowie eines Zugehörigkeits- und Selbstwertgefühls verweist z.B. Goebel (2012, S. 221) in ihrer biographieanalytischen Studie zur Motivation von ehrenamtlich-hospizlichem Engagement darauf, dass das Engagement im Hospizbereich "als Arbeit an der eigenen Biographie" funktioniere und seine individuelle Bedeutung als Biographiearbeit und Selbstbestärkung sowie als Inspiration und Anregung erhalte (Goebel 2012, S. 214ff.; vgl. insgesamt ausführlicher Fleckinger 2013, S. 66ff.).

- c) "Beitrag zur Werte- und Normenbildung und zum zivilen Verhalten"

Bei dieser Funktion steht für Priller (2010, S. 201) die Vermittlungsfunktion des (werte- und normengeleiteten) zivilgesellschaftlichen Engagements zwischen Gesamtgesellschaft, sozialen Gruppen und einzelnen Bürgern hinsichtlich der "Erreichung gesellschaftlich konsensfähiger Werte und Normen" im Vordergrund. Hospizarbeit und Palliative Care (und hierbei insbesondere auch die Ehrenamtlichen) haben den Umgang mit Sterben und Tod in der modernen Gesellschaft grundlegend verändert: Sie kritisierten v.a. den Ausschluss der Sterbenden aus der Gesellschaft, dem sie die

Werte Partizipation und gesellschaftliche Teilhabe (auch) im Sterbeprozess entgegensetzten. Allerdings haben sich im Laufe der Zeit die Adressaten des Protestes gewandelt: War es in den Anfängen eine Gesellschaft, die die Sterbenden aus ihrer Mitte ausschloss, und eine Medizin, die nicht mehr präsent war, "wenn nichts mehr zu machen" war, so sind es heute die Ökonomisierungs- und Medikalisierungsprozesse des Sterbens und damit in einem gewissen Sinne der "eigene Erfolg", den es kritisch zu begleiten und immer wieder zu diskutieren gilt (vgl. hierzu auch Heller et al. 2007; Maio 2017, S. 175ff.; ausführlicher auch Fleckinger 2018).

▶ d) "Beitrag zur Wohlfahrtsproduktion"

Bei dieser Kategorie geht es nun um die Leistungen, welche die zivilgesellschaftlichen Organisationen und das entsprechende Engagement erbringen und die "*als Kollektivgüter einen bedeutenden Beitrag für den Erhalt und Ausbau der sozialen Infrastruktur*" (Priller 2010, S. 202) liefern. Allerdings birgt dieser Aspekt allgemein, aber auch mit Blick auf Hospizarbeit und Palliative Care durchaus Ambivalenzen: Zwar ist unbestritten, dass das ehrenamtliche hospizlich-palliative Engagement einen nicht unwesentlichen "Beitrag zur Wohlfahrtsproduktion" sowie zum "Ausbau der sozialen Infrastruktur" leistet. Zugleich aber stehe das Ehrenamt, so Rauschenbach (2001, S. 354), immer in der Gefahr, "*als Substitutionspotential für ansonsten lohnarbeitsmäßig regulierte gesellschaftliche Arbeit [...] missbraucht zu werden*", was auch im Kontext der COVID-19-Pandemie problematisiert wurde (Kiepke-Ziemes/Münch 2020, S. 280). Dabei ist die Kostenfrage gerade im Gesundheitswesen immer virulent und auch im Bereich von Hospizarbeit und Palliative Care zweifellos ein wichtiges Thema: Aber während die einen die Kostenfrage stellen, um sie zu "lösen", wird von anderen unter Hinweis auf die Würde der Sterbenden kritisiert, dass sie überhaupt gestellt wird (vgl. etwa Gronemeyer 2008, S. 50; Heller et al. 2007, S. 12). Insofern stellt sich die Frage, wie das Verhältnis von haupt- und ehrenamtlichen Tätigkeiten zukünftig (quantitativ und qualitativ) gestaltet werden soll (Fleckinger 2019; Hayek et al. 2011, S. 100; Burbeck et al. 2014; Leopoldina 2015; Schneider 2017, S. 69ff.).

▶ e) "Realisierung von sozialpolitischen Aufgaben"

Neben öffentlichen und privatwirtschaftlichen Leistungserbringern sowie den informellen Leistungssystemen von Familie und Nachbarschaft sind es insbesondere auch zivilgesellschaftliche Organisationen sowie das entsprechende Engagement, die über "*das Subsidiaritätsprinzip in besonderer Weise in die Realisierung staatlicher Sozialpolitik*" (Priller 2010, S. 202) eingebunden sind. Diese wechselseitige Komplementarität von Hauptamtlichen unterschiedlicher Provenienz und Ehrenamtlichen ist für Hospizarbeit und Palliative Care (wie oben gezeigt wurde) gewissermaßen konstitutiv, denn "*Palliative Care ist geprägt von der Grundeinstellung, dass weder der Staat noch der Markt noch die Professionellen alles leisten können, was Menschen Teilhabe, Zugehörigkeit und Würde schenkt. Dazu bedarf es auch und immer Menschen, die sich jenseits der Erwerbslogik um die Integration von Menschen, aber auch um deren Anliegen bemühen*" (Klie 2007, S. 458; vgl. auch Deutscher Bundestag 2016). Diese "Koproduktion" von Staat, Markt, Familie und zivilgesellschaftlichem Engagement ist für Klie (2007, S. 460) "der Schlüssel zu einer teilhabeorientierten Begleitung Sterbender", der darüber hinaus auch zu den ursprünglichen "ideologischen Wurzeln" der Hospizidee (Klie 2007, S. 462) zurückführen könne. Ein Beispiel hierfür stellt der Ansatz der "Compassionate Cities/Communities" (Kellehear 2005; 2013) dar, der die Verzahnung von End-of-Life Care und Public Health im Sinne der Gesundheitsförderung zum Ziel hat und als gemeinwesenorientierte Palliative Care verschiedenenorts bereits Umsetzung gefunden hat, z.B. im St Christopher's Hospice (St Christopher's Group 2013; Fleckinger 2014, S. 30ff.; St Christopher's 2021) und in Indien (Kumar 2007); zudem sind gegenwärtig in Österreich, der Schweiz, in Irland (Praxisprojekte siehe unter https://www.compassionatecommunities.ie/ [07.08.2021])) und weiteren Ländern erste Projekte nach diesem Ansatz implementiert (Wegleitner et al. 2016; 2021). Dieser Ansatz einer gemeinwesenorientierten Palliative Care wird zukünftig auch für Deutschland relevant werden: Unter dem Begriff der "Caring Communities/Sorgende Gemeinschaften" hat dieser Ansatz "*als Perspektive für Sorge und Pflege in einer Gesellschaft des langen*

Lebens" (Klie 2015, S. 31ff.) Eingang in den "Zweiten Engagementbericht" (BMFSFJ 2017, S. 154ff.) und den ein Jahr zuvor veröffentlichten "Siebten Altenbericht" (Deutscher Bundestag 2016, S. 44ff.) gefunden. Letzterer wurde unter dem Aspekt "Sorge und Mitverantwortung in der Kommune – Aufbau und Sicherung zukunftsfähiger Gemeinschaften" verfasst (Deutscher Bundestag 2016, S. 20ff.). In beiden Dokumenten wird der Bezug zur lokalen Politik und die bedeutende Rolle der Kommunen in der "Daseinsvor- und -fürsorge" herausgestellt, wobei vernetzte Versorgungskonzepte und ein "Welfare-Mix" die Bedingungen für die Schaffung effizienter Versorgungsstrukturen darstellen und zugleich jenen Kontext bilden, in dem sich Sorgende Gemeinschaften (weiter-)entwickeln könnten (Deutscher Bundestag 2016, S. 52; S. 285f.; BMFSFJ 2017, S. 341ff.).

5.6.4. Fazit

Insgesamt ist deutlich geworden, dass das Ehrenamt ein zentrales Element und Merkmal von Hospizarbeit und Palliative Care ist: Die Komplementarität von haupt- und ehrenamtlicher Arbeit findet sich sowohl in der Hospizidee und den unterschiedlichen Versorgungsbereichen als auch in den Positionen der Verbände sowie den einschlägigen Gesetzen, Rahmenvereinbarungen und -richtlinien. Dabei übernimmt die Ehrenamtlichkeit in Palliative Care bereits heute wichtige zivilgesellschaftliche Aufgaben und Funktionen im Rahmen der gesundheitlichen Versorgungsstrukturen. Wie zentral und wichtig diese Aufgaben und Funktionen tatsächlich sind, ist während der Corona-Pandemie nur zu deutlich geworden, als ambulante Hospizdienste die Besuche ihrer ehrenamtlichen Mitarbeiter einschränken, wenn nicht gar einstellen mussten (Kiepke-Ziemes et al. 2021, S. 70; Radbruch/Schaible 2020, S. 301) (vgl. auch Kap. 2.6.). Zugleich wurden in diesem Zusammenhang aber auch neue und kreative Unterstützungsangebote (etwa Fensterbesuche, Videotelefonie, Nutzung sozialer Medien, Spaziergänge mit Zugehörigen) genutzt, die auch nach Ende der Pandemie das Spektrum hospizlich-ehrenamtlicher Begleitung ergänzen können (Münch et al. 2020).

Mit Blick auf die Auswirkungen der Corona-Pandemie, aber auch auf grundsätzliche Fragen des Zusammenlebens in einer älter werdenden Gesellschaft diskutiert man nun seit einigen Jahren international vor allem auch Ansätze einer "kommunalen Sorgekultur" (Wegleitner et al. 2021), die ihren Blick sowohl auf eine "Gesundheitsförderung am Lebensende" (Fleckinger/Schmidt-Semisch 2019) als auch auf die gesellschaftlichen und politischen Rahmen- und Lebensbedingungen des Sterbens (Klie 2020; Heller/Wegleitner 2017) richtet. Vor diesem Hintergrund wird sich auch in der Hospiz- und Palliativarbeit hierzulande die Frage der komplementären Zusammenarbeit haupt- und ehrenamtlicher Akteure immer wieder neu stellen, deren Beantwortung wiederum nur gemeinsam gelingen kann.

Literatur

Beher, Karin/Liebig, Reinhard/Rauschenbach, Thomas (2000): Strukturwandel des Ehrenamts. Gemeinwohlorientierung im Modernisierungsprozeß. Weinheim und München: Juventa.

Bolze, Benno (2017): Die politische Arbeit des DHPV. In: Deutscher Hospiz- und PalliativVerband (Hrsg.): 25 Jahre DHPV. Bürgerbewegt. Initiativ. Zugewandt. Berlin: Spreedruck, S. 14-16.

Borasio, Gian Domenico (2012): Über das Sterben. München: C.H. Beck Verlag.

Bundesministerium für Familie, Senioren, Frauen und Jugend (BMFSFJ) (Hrsg.) (2017): Zweiter Bericht über die Entwicklung des bürgerschaftlichen Engagements in der Bundesrepublik Deutschland. Schwerpunktthema: "Demografischer Wandel und bürgerschaftliches Engagement: Der Beitrag des Engagements zur lokalen Entwicklung." Verfügbar unter: https://www.bmfsfj.de/bmfsfj/service/publikationen/zweiter-bericht-ueber-die-entwicklung-des-buergerschaftlichen-engagements-in-der-bundesrepublik-deutschland-115660 (07.08.2021).

Burbeck, Rachel/Candy, Bridget/Low, Joe/Rees, Rebecca (2014): Understanding the role of the volunteer in specialist palliative care: a systematic review and thematic synthesis of qualitative studies. In: BMC Palliative Care, 13(3), S. 1-12.

Charbonnier, Ralph (2010): Seelsorge in der Palliativversorgung. Konzeptionelle, kommunikative und organisatorische Aspekte einer berufsübergreifenden Zusammenarbeit. In: Burbach, Christiane (Hrsg.): ... bis an die Grenze. Hospizarbeit und Palliative Care. Göttingen: Vandenhoeck & Ruprecht, S. 165-189.

Clark, David (2005): Cicely Saunders. Founder of the Hospice Movement. Selected Letters 1959-1999. Oxford/New York: Oxford University Press.

Council of Europe (2008): Palliative Care: A model for innovative health and social policies. Parliamentary Assembly, Document 11758, Strasbourg 04.11.2008. Verfügbar unter: https://pace.coe.int/en/files/12060/html (07.08.2021).

Council of Europe (2010): New Strategy and Council of Europe Action Plan for Social Cohesion. Strasbourg 07.07.2010. Verfügbar unter: http://www.coe.int/t/dg3/socialpolicies/socialcohesiondev/source/2010Strategy_ActionPlan_SocialCohesion.pdf (07.08.2021).

Deutsche Gesellschaft für Palliativmedizin (DGP) (2018a): Die Deutsche Gesellschaft für Palliativmedizin. Verfügbar unter: https://www.dgpalliativmedizin.de/diverses/ziele-und-aufgaben-der-dgp-satzung-mitgliedschaft-und-beitraege-vorstand.html (07.08.2021).

Deutsche Gesellschaft für Palliativmedizin (DGP) (2018b): Curricula Palliative Care/Palliativmedizin. Stand 04/2018. Verfügbar unter: https://www.dgpalliativmedizin.de/images/Curricula_%C3%9Cbersicht.pdf (07.08.2021).

Deutsche Gesellschaft für Palliativmedizin (DGP) (2021): ‚Wegweiser' Hospiz- und Palliativversorgung Deutschland. Verfügbar unter: http://wegweiser-hospiz-palliativmedizin.de/angebote/erwachsene (07.08.2021).

Deutscher Bundestag (2016): Siebter Bericht zur Lage der älteren Generation in der Bundesrepublik Deutschland. Sorge und Mitverantwortung in der Kommune – Aufbau und Sicherung zukunftsfähiger Gemeinschaften und Stellungnahme der Bundesregierung. Dokument v. 02.11.2016. Berlin: Drucksache 18/10210.

Deutscher Hospiz- und PalliativVerband (Hrsg.) (2017a): 25 Jahre DHPV. Bürgerbewegt. Initiativ. Zugewandt. Berlin: Spreedruck.

Deutscher Hospiz- und PalliativVerband (DHPV) (2017b): Ambulante Hospiz- und Palliativdienste. Orientierungshilfe für Vorstände sowie Mitarbeiterinnen und Mitarbeiter. 2., aktualisierte Auflage vom 21.12.2017. Verfügbar unter: https://www.dhpv.de/files/public/broschueren/2017_Orientierungshilfe.pdf (07.08.2021).

Deutscher Hospiz- und PalliativVerband (DHPV) (2020a): Unsere Medien. Verfügbar unter: https://www.dhpv.de/aktuelles_medien.html (07.08.2021).

Deutscher Hospiz- und PalliativVerband (DHPV) (2020b): Themen. Die Hospizidee. Verfügbar unter: https://www.dhpv.de/themen_hospizidee.html (07.08.2021).

Deutscher Hospiz- und PalliativVerband (DHPV) (2021a): Der Verband. Verfügbar unter: https://www.dhpv.de/ueber-uns_der-verband.html (07.08.2021).

Deutscher Hospiz- und PalliativVerband (DHPV) (2021b): Qualifizierte Vorbereitung Ehrenamtlicher in der Sterbebegleitung. Rahmenempfehlungen für Kursleitungen. Eine Handreichung des DHPV. Verfügbar unter: https://www.dhpv.de/files/public/broschueren/2021_Broschu%CC%88re_RzQVEA.pdf (07.08.2021).

Fleckinger, Susanne (2013): Ehrenamtlichkeit in Palliative Care: Zwischen hospizlich-palliativer Sorgekultur und institutionalisierter Dienstleistung. Wiesbaden: Springer VS.

Fleckinger, Susanne (2014): Mitfühlende Gemeinden. Gemeinwesenorientierte Palliative Care in England. In: Praxis Palliative Care, Heft 23, S. 30-34.

Fleckinger, Susanne/Meyer, Dorothee (2015): Skizze des aktuellen "Positionspapiers" der DGP-AG Ehrenamtlichkeit. Neue Handlungsfelder für das Ehrenamt in Palliative Care. In: Zeitschrift für Palliativmedizin, 16(5), S. 196-197.

Fleckinger, Susanne (2018): Hospizarbeit und Palliative Care. Zum wechselseitigen Arbeitsverhältnis von Haupt- und Ehrenamt. Sozialwissenschaftliche Gesundheitsforschung. Wiesbaden: Springer VS.

Fleckinger, Susanne (2019): Gehören Ehrenamtliche zum Team'? Einige Anmerkungen zu Weiterbildungs-Curricula im Kontext von Palliative Care. In: Kreutzer, Susanne/Oetting-Roß, Claudia/Schwermann, Meike (Hrsg.): Palliative Care aus sozial- und pflegewissenschaftlicher Perspektive. Weinheim: Beltz Juventa, S. 211-232.

Fleckinger, Susanne/Schmidt-Semisch, Henning (2019): Kommunale Sorgekultur. Gesundheitsförderung am Lebensende Kommunale Sorgekultur. In: Impu!se für Gesundheitsförderung, Heft 102, S. 4-5.

Godzik, Peter (1993): Der Stand der Hospizbewegung in Deutschland. In: Diakonisches Werk der Evangelischen Kirche Deutschlands (EKD) (Hrsg.): Dokumentation zur Hospizbewegung. EKD Hannover, S. 10-13.

Goebel, Swantje (2012): Die eigene Sterblichkeit im Blick. Eine biographieanalytische Studie mit Hospizhelferinnen und Hospizhelfern. Paderborn: Wilhelm Fink Verlag.

Goossensen, Anne/Somsen, Jos/Scott, Ros/Pelttari, Leena (2016): Defining volunteering in hospice and palliative care in Europe: an EAPC White Paper. In: European Journal of Palliative Care, 23(4), S. 184-191.

Gronemeyer, Reimer (2008): Sterben in Deutschland. Wie wir dem Tod wieder einen Platz in unserem Leben einräumen können. Frankfurt am Main: Fischer-Taschenbuch-Verlag.

Hardinghaus, Winfried (2017): Blick zurück nach vorn. In: Deutscher Hospiz- und PalliativVerband (Hrsg.): 25 Jahre DHPV. Bürgerbewegt. Initiativ. Zugewandt. Berlin: Spreedruck, S. 8-9.

Hayek von, Julia/Pfeffer, Christine/Schneider, Werner (2011): Hospiz schafft Wissen. Ehrenamtliche unter der Lupe der Wissenschaft. In: Bödiker, Marie Luise/Graf,

Gerda/Schmidbauer, Horst (Hrsg.): Hospiz ist Haltung. Kurshandbuch Ehrenamt. Ludwigsburg: der hospiz verlag, S. 94-101.

Heimerl, Katharina/Heller, Andreas/Wegleitner, Klaus/Wenzel, Claudia (2012): Organisationsethik und Palliative Care – partizipative Konzepte. In: Rosenbrock, Rolf/Hartung, Susanne (Hrsg.): Handbuch Partizipation und Gesundheit. Bern: Verlag Hans Huber, S. 408-417.

Heller, Andreas/Heimerl, Katharina/Husebø, Stein (2007): Wenn nichts mehr zu machen ist, ist noch viel zu tun. Wie alte Menschen würdig sterben können. 3. Auflage. Freiburg im Breisgau: Lambertus Verlag.

Heller, Andreas/Pleschberger, Sabine/Fink, Michaela/Gronemeyer, Reimer (2012): Die Geschichte der Hospizbewegung in Deutschland. Ludwigsburg: der hospiz verlag.

Heller, Andreas/Wegleitner, Klaus (2017): Sterben und Tod im gesellschaftlichen Wandel. In: Bundesgesundheitsblatt, 60(1), S. 11-17.

Kellehear, Allan (2005): Compassionate Communities: Public Health and End of Life Care. London: Routledge.

Kellehear, Allan (2013): Compassionate communities: end-of-life care as everyone's responsibility. In: QJM. An International Journal of Medicine, 106(12), S. 1071-1075.

Kiepke-Ziemes, Susanne/Münch, Urs (2020): Sechs Monate Corona-Pandemie in Deutschland: Psychosoziale und spirituelle Aspekte aus Sicht der Palliativversorgung. In: Zeitschrift für Palliativmedizin, 21(06), S. 279-284.

Kiepke-Ziemes, Susanne/Nau, Hans/Janisch, Maria/Goiny, Florian/Stolte, Almut/Reindl, Birgit (2021): Soziale Arbeit in der Hospiz- und Palliativversorgung in Zeiten der Pandemie. Eine Zwischenbilanz der Sektion Soziale Arbeit. In: Zeitschrift für Palliativmedizin, 22(2), S. 68-71.

Klaschik, Eberhard (2009): Palliativmedizin. In: Husebø, Stein/Klaschik, Eberhard (Hrsg.): Palliativmedizin. Grundlagen und Praxis. 5., aktualisierte Auflage. Berlin/Heidelberg/New York: Springer Verlag, S. 1-42.

Klie, Thomas (2007): Palliative Care und Welfare Mix. In: Heller, Andreas/Heimerl, Katharina/Husebø, Stein (Hrsg.): Wenn nichts mehr zu machen ist, ist noch viel zu tun. Wie alte Menschen würdig sterben können. 3., aktualisierte und erweiterte Auflage. Freiburg im Breisgau: Lambertus Verlag, S. 457-466.

Klie, Thomas (2015): Caring Communities als Perspektive für Sorge und Pflege in einer Gesellschaft des langen Lebens. In: Freiräume für die Zukunft. Plädoyer für einen Neuen Generationenvertrag'. Band 17 der Reihe Wirtschaft und Soziales, hrsgg. von der Heinrich-Böll-Stiftung, S. 31-44. Verfügbar unter: (2021-08-06).

Klie, Thomas/Schneider, Werner/Moeller-Bruker, Christine/Greißl, Kristina (2019): Ehrenamtliche Hospizarbeit in der Mitte der Gesellschaft? Empirische Befunde zum zivilgesellschaftlichen Engagement in der Begleitung Sterbender. Esslingen: der hospiz verlag.

Klie, Thomas (2020): Kommunale Sorge. In: Impu!se für Gesundheitsförderung, Heft 108, S. 3-4.

Kumar, Suresh (2007): Kerala, India: a regional community-based palliative care model. In: Journal of Pain and Symptom Management, 33(5), S. 623-627.

Leopoldina Nationale Akademie der Wissenschaften/Union der deutschen Akademien der Wissenschaften (2015): Palliativversorgung in Deutschland – Perspektiven für Praxis und Forschung. Stellungnahme Februar 2015. Verfügbar unter: https://www.leopoldina.org/uploads/tx_leopublication/2015_Palliativversorgung_LF_DE.pdf (07.08.2021).

Maio, Giovanni (2017): Sorgerationalität als identitätsstiftendes Moment der Palliativmedizin. In: Zeitschrift für Palliativmedizin, 18(4), S. 175-178.

Münch, Urs/Müller, Heidi/Deffner, Teresa/Schmude, Andrea von/Kern, Martina/Kiepke-Ziemes, Susanne/Radbruch, Lukas (2020): Empfehlungen zur Unterstützung von belasteten, schwerstkranken, sterbenden und trauernden Menschen in der Corona-Pandemie aus palliativmedizinischer Perspektive. Empfehlungen der Deutschen Gesellschaft für Palliativmedizin (DGP), der Deutschen Interdisziplinären Vereinigung für Intensiv- und Notfallmedizin (DIVI), des Bundesverbands Trauerbegleitung (BVT), der Arbeitsgemeinschaft für Psychoonkologie in der Deutschen Krebsgesellschaft, der Deutschen Vereinigung für Soziale Arbeit im Gesundheitswesen (DVSG) und der Deutschen Gesellschaft für Systemische Therapie, Beratung und Familientherapie (DGSF). In: Der Schmerz, 34(4), S. 303-312.

Priller, Eckhard (2010): Stichwort: Vom Ehrenamt zum zivilgesellschaftlichen Engagement. In: Zeitschrift für Erziehungswissenschaften. Heft 13, S. 195-213.

Radbruch, Lukas/Schaible, Hans-Georg (2020): Isolieren, bis es weh tut – die Folgen der Corona-Pandemie. In: Der Schmerz, 34(4), S. 301-302.

Rauschenbach, Thomas (2001): Ehrenamt. In: Otto, Hans-Uwe/Thiersch, Hans (Hrsg.): Handbuch Sozialarbeit/Sozialpädagogik. Neuwied/Kriftel: Luchterhand Verlag, S. 344-360.

Sabatowski, Rainer/Radbruch, Lukas/Nauck, Friedemann/Roß, Josef/Zernikow, Boris (2005): Was ist Palliativmedizin? In: Wegweiser Hospiz- und Palliativmedizin 2005. Verfügbar unter: https://www.dgpalliativmedizin.de/images/stories/Was_ist_Palliativmedizin_Definitionen_Radbruch_Nauck_Sabatowski.pdf (07.08.2021).

Saunders, Cicely (1972): A therapeutic community: St Christopher's Hospice. In: Psychosocial aspects of terminal care. Columbia University Press, New York/London, S. 275-289.

Saunders, Dame Cicely (1997): Hospices Worldwide: A Mission Statement. In: Saunders, Dame Cicely/Kastenbaum, Robert (Hrsg.): Hospice Care on the International Scene. New York: Springer-Verlag, S. 3-12.

Schneider, Anja (2017): Hospizkultur und Gesellschaft. In: Deutscher Hospiz- und PalliativVerband (Hrsg.): 25 Jahre DHPV. Bürgerbewegt. Initiativ. Zugewandt. Berlin: Spreedruck, S. 10-11.

Schneider, Werner (2017): Bürgerbewegte Ehrenamtlichkeit in der Betreuung am Lebensende. Herausforderungen, Probleme, Perspektiven. In: Bundesgesundheitsblatt, 60(1), S. 69-75.

Schweitzer, Albert ([1923] 2007): Kulturphilosophie. Verfall und Wiederaufbau der Kultur. Kultur und Ethik. München: C.H. Beck, S. 321.

St Christopher's Group (2013): Making good care happen. Good care needs compassionate communities. In: Annual review 2012/13, S. 8-10. Verfügbar unter: https://www.stchristophers.org.uk/wp-content/uploads/2015/11/Annual_Review_2013.pdf (07.08.2021).

St Christopher's (2021): Compassionate Neighbours. Building caring communities. Verfügbar unter: https://www.stchristophers.org.uk/compassionate-neighbours/ (07.08.2021).

Student, Johann-Christoph (1997): Die Zukunft und die Bedeutung der ehrenamtlichen Hospizarbeit. In: Klie, Thomas/Roloff, Sighard (Hrsg.): Hospiz und Marketing. Finanzierungsstrategien für soziale Initiativen am Beispiel der ambulanten Hospizarbeit. Stuttgart: Kontaktstelle für praxisorientierte Forschung, S. 32-45.

Tausch-Flammer, Daniela (1992): Jahresbericht 1992 der Dienststelle Hospiz – Begleitung Sterbender und ihrer Angehörigen. In: Diakonisches Werk der EKD (Hrsg.): Dokumentation zur Hospizbewegung. Hannover: EKD, S. 29-34.

Wegleitner, Klaus/Heimerl, Katharina/Kellehear, Allan (Hrsg.) (2016): Compassionate Communities. Case studies from Britain and Europe. New York: Routledge.

Wegleitner, Klaus/Heller, Andreas/Schuchter, Patrick (2021): Public Health als kommunale Sorgekultur. In: Schmidt-Semisch, Henning/Schorb, Friedrich (Hrsg.), Public Health. Disziplin – Praxis – Politik. Sozialwissenschaftliche Gesundheitsforschung, Wiesbaden: Springer VS, S. 285-302.

World Health Organization (WHO) (2002): Palliative Care. Verfügbar unter: https://www.who.int/health-topics/palliative-care (07.08.2021).

5.7. Die Palliativanamnese

> *"Allein schon die Anamnese verrät viel über den Arzt."*
>
> Gerhard Kocher

Vorstellung eines Modells für die palliativmedizinische Praxis

Einleitung

Ärztliche Professionalität und Kompetenz zeigen sich in der Anamnese als zentraler, immanenter Bestandteil jedes Patienten- (Erst-) Kontakts (Anamnese: griechisch = Erinnerung, in unserem Verständnis = Vorgeschichte).

Bei der Erstbegegnung treffen ein Mensch mit einer einzigartigen Krankheitsgeschichte und ein Mensch mit einer einzigartigen Patientenumgangsgeschichte aufeinander oder anders ausgedrückt: Es entsteht Kontakt zwischen einem Betroffenen in einem bestimmten Stadium seiner Krankheitsverarbeitung und einem Behandler in einem bestimmten Stadium seiner Auseinandersetzung mit Kranken.

Das palliativmedizinische Versorgungsprinzip beinhaltet sowohl einen Ganzheitlichkeitsansatz als auch Betonung der Lebensqualität im Verhältnis zur (prognostizierten) Lebenszeit. Wie können diese zentralen Aspekte strukturiert und systematisch in die Anamnese während einer Erst- (aber auch Verlaufs-) Begegnung integriert werden?

Ziele

Die ärztliche Anamnese ist der erste entscheidende Schritt eines Prozesses zur Erstellung einer medizinischen Indikation für eine Behandlung mit einem individuell abzustimmenden Ziel.

Die palliative Anamnese unterliegt folgenden Erwartungen und Ansprüchen:

- Erfassung der sogenannten Ganzheitlichkeit, d.h. körperliche, seelisch emotionale, soziale und spirituelle Dimensionen
- Beschreibung sowohl des Ausmaßes der einzelnen Beschwerden (quantitative Symptomenlast) als auch deren Stellwert für den Patienten (qualitative Symptomenlast)
- Erstellung einer Rangliste der Probleme abhängig von der vom Betroffenen festgelegten Beschwerdelast (Priorisierung)

- Betonung der Lebensqualität
- Konzentriertes Vorgehen in einer zeitlich und räumlich ungestörten Atmosphäre
- Fürsorge für den Patienten im Hinblick auf seine psychophysische Belastbarkeit während der Anamnese
- Entwicklung einer vertrauensfördernden Arzt-Patienten-Beziehung (Verdeutlichung der ärztlichen Grundhaltung durch nonverbale und verbale Kommunikation)
- Möglichkeit zur Reflektion für Betroffenen und Behandler als Basis eines bereits mit der Anamnese beginnenden Behandlungsprozesses
- Sicherstellung, dass alle relevanten Lebensbereich von Anfang an berücksichtigt werden
- Grundlage für einen multiprofessionellen Behandlungsansatz
- Ständige Fortschreibung des anamnestischen Prozesses mit Möglichkeiten für aktuelle Ergänzungen

Hintergrund

Der medizinisch-therapeutische Handlungsauftrag leitet sich traditionell von einer Störung bzw. Beschwerde ab. Ein mechanistisch ausgerichteter medizinischer Reparaturbetrieb berücksichtigt weder ein komplexes, ganzheitliches, biopsychosoziales und spirituelles Krankheitsverständnis noch die mehrdimensional angelegten individuellen Selbstheilungskräfte bzw. Ressourcen. In Anlehnung an das therapeutische Modell der Salutogenese geht es ergänzend zur kausal orientierten sogenannten Symptomkontrolle durch den Arzt um die Stärkung des je einzigartigen Krankheitsadaptionsvorganges durch den Betroffenen.

Die Übertragung des Konzeptes der Salutogenese auf Patienten mit palliativem Behandlungsbedarf kann "idealerweise" zu einer Selbstheilung des Sterbenden beitragen im Sinne eines "Heilwerdens" bzw. "mit sich eins sein" trotz (oder gerade) angesichts des nahenden Lebensendes.

Durch die Art und Weise des Anamnesegespräches kann der Arzt dieses Ziel frühzeitig verfolgen. Oder anders ausgedrückt: Bereits die Anamnese ist so verstanden integraler Bestandteil einer ärztlichen Gesamtbehandlung!

Und schließlich scheint eine Erweiterung des Begriffs der Beschwerde (als Synonym für eine direkte Störung) um den Ausdruck Bedürfnis (als Synonym für indirekte Belastungen durch unerfüllte Wünsche) sehr sinnvoll. Durch die formale Gleichstellung von Beschwerde und Bedürfnis während des anamnestischen Prozesses wird die Chance auf eine umfassende Erkenntnis der aktuellen Krankheitsdimensionen sowohl für den Arzt als auch Patienten erhöht (beispielsweise bietet die Beschwerde "Einsamkeit", ergänzt durch das Bedürfnis "Nähe zu bestimmten Menschen haben zu wollen", bereits einen möglichen therapeutischen Ansatz).

Vorstellung der Struktur

Die nachfolgend aufgezeigte Anamnesestruktur bietet einerseits einen Rahmen für je individuelle Arzt-Patienten-Gespräche, andererseits dient sie als zusammenfassendes Ergebnisprotokoll.

Palliativanamnese

I. Beschwerden/Bedürfnisse
- körperlich
- seelisch-emotional
- sozial
- spirituell

II. Ressourcen/Kraftquellen
- körperlich
- seelisch-emotional
- sozial
- spirituell

Erläuterungen:

zu I. Beschwerden/Bedürfnisse:

Als Einstieg hat sich die Frage nach dem am stärksten belastenden Symptom bewährt, welches dann "in der Tiefe" bearbeitet wird: "Wo, wie, wann, abhängig von, wie stark....?" Bei dem Ausmaß kann einerseits die numerische oder visuelle Analog-Skala hinzugezogen werden, andererseits ist dazu der Umgang des Kranken in Form der Erträglichkeit einzubeziehen:

Beim Symptom "Schmerz" beispielsweise kommt es neben dem Messwert für die weitere Verlaufsbeobachtung (Stärke 0 bis 10) auf die individuelle Verarbeitung (nicht aushaltbar bis schlecht/mäßig/gut erträglich) an. Damit gewinnt man gleichzeitig Erkenntnisse über die Einstellung und Haltung des Betroffenen.

Sehr wichtig ist die Erfassung von den Kranken häufig nicht bewussten oder tabuisierten Symptomen, die von den Hauptbeschwerden oft überlagert werden (je nach Zustand können diese erst im Verlauf angesprochen werden). Typische Probleme beziehen sich auf Fatigue, Schlaf, Sexualität (mit Überschneidung zum Bedürfnis nach Nähe als seelisch-emotionale Dimension). Hier zeigt sich im Detail die "hohe Kunst" des palliativmedizinischen Konzepts.

Häufig verschiebt sich bei dieser ganzheitlichen Erfassung die Priorisierung von der vermeintlich offensichtlichen Hauptsymptomatik auf das für den Kranken zugrunde liegende Problem: Verständlicherweise bieten Patienten Ärzten entsprechend dem gängigen Rollenverständnis Probleme an, für die diese originär zuständig gemacht werden wie Schmerzen, Luftnot und Übelkeit.

Nicht selten sind diese aber vordergründig "entlastend" und stellvertretend für "wirklich" belastende biopsychosoziale Prozesse wie Abschiedsschmerz, Isolation, Sinnentleerung und Lebensmüdigkeit.

Analog zu körperlichen Beschwerden werden Probleme in seelisch-emotionalem Bereich besprochen, wobei der Arzt hier erfahrungsgemäß nachfragen muss, da Betroffene unterschiedlich in der Lage sind oder sein möchten, über ihr "Innenleben" zu erzählen. Dabei wird das Ausmaß der individuellen und krankheitsbedingten Verdrängung deutlich, welches die weitere Krankheitsverarbeitung und therapeutische Beziehung entscheidend mitprägt. Zur Beurteilung können direkte Fragen nach der Selbsteinschätzung des Betroffenen zum Krankheitsgeschehen sehr hilfreich sein – besonders bewährt haben diese sich im weiteren Behandlungsprozess.

Ausgehend von der Erkenntnis, dass fast alle Schwerkranken lebensmüde Gedanken entwickeln, sollte eine – vorsichtig tastende, einfühlsame – kommunikative Annährung an die Vorstellung des Betroffenen fester Bestandteil der Palliativanamnese sein. Im Sinne von Advance-Care-Planning (vgl. auch Kap. 3.) können sich daraus wichtige Hinweise auf die Form und das Ausmaß der gewünschten Linderung in fortgeschrittenen geschwächten Lebensphasen ergeben, also dann, wenn Kranke nicht mehr in der Lage sind, aktuell ihren Willen zu äußern!

Es geht aber für die Erstellung des Behandlungsplans beispielsweise auch um die Frage für Patient und Arzt, ob eine vorliegende depressive Verstimmung als therapiebedürftig oder "physiologisch" eingeordnet wird.

Gerade bei den psychischen, sozialen und spirituellen Dimensionen wird häufig ein Perspektivenwechsel von Beschwerden zu Bedürfnissen vollzogen, die unerfüllt zu Beschwerden werden können: So kann angesichts der zunehmend begrenzten Lebenszeit der abgebrochene Kontakt zu nahestehenden Zugehörigen (Bedürfnis zur Nähe) zur höchsten seelischen Not werden. Oder ein nicht abgetragenes Schuldgefühl (Bedürfnis zur Entlastung) kann existenziell-spirituelle Beschwerden verursachen.

Nach einer (ersten) Anamnese der Beschwerden wird der Patient um eine Einschätzung gebeten, welche Symptome prioritär-schwerpunktmäßig behandelt werden sollten. Dies betont zum einen die Autonomie des Betroffenen und stärkt als Bestandteil eines palliativmedizinischen Behandlungsziels sein lebenswichtiges Kontrollgefühl, welches häufig krankheits-, aber auch patientenrollenbedingt geschwächt ist. Zum anderen schützt es den Arzt vor einer (übergriffigen) Fehleinschätzung: Dem durch den Umgang mit Schwerkranken provozierten, die eigene Existenz bedrohenden Ohnmachtsgefühl wird ein palliatives Symptom-Kontrollsystem entgegengesetzt. In einem eigenen Priorisierungssystem konzentriert sich der Behandler auf (vermeintlich) gut beherrschbare Beschwerden, wie Schmerzen, Luftnot oder Übelkeit. Regelmäßige kritische Reflexionen und Überprüfung der Selbstwahrnehmung des Arztes sind notwendig, um unangenehme, therapeutisch kaum beeinflussbare, aber für den Kranken möglicherweise bedeutsame Themen wie Erschöpfung, Traurigkeit, Einsamkeit nicht zu verdrängen (vgl. auch Kap. 5.5.).

▶ zu II. Ressourcen/Kraftquellen

Vom Kranken oft unerwartet, bergen Fragen nach den vorhandenen Stärken Möglichkeiten einer selbstbestimmten Anpassung und Neuorientierung angesichts eines progredienten Krankheitsverlaufs und können in den genannten Dimensionen beschrieben werden. Besonders für die seelisch-emotionale, soziale und spirituelle Ansprache von möglichen Kraftquellen ergeben sich unmittelbar therapeutische Anknüpfungspunkte für einzubeziehende Psychologen, Sozialarbeiter und

Seelsorger. Die multidimensionale Versorgung beginnt somit bereits bei der ärztlichen Anamnese und schützt Ärzte zudem vor überfordernden und unberechtigten Gefühlen, allein zuständig zu sein.

Die Frage nach der Hauptbezugsperson als Kraftquelle hat sich in der Praxis sehr bewährt, denn neben dem Zugang zum individuellen Angehörigen-, bzw. Zugehörigenbezugssystem schützt sie vor möglichen Vorurteilen, dass zum Beispiel der Lebenspartner in der Krise automatisch der Vertrauensperson des Kranken entspricht.

PACE TIPP!

Das vorgestellte Konzept dient dem Arzt als Orientierung für das Anamnesegespräch mit einem bewusst offengelassenen Zeitrahmen und kann entweder (idealerweise) zusammenfassend mit dem Patienten besprochen oder im Nachhinein als Gesprächsdokumentation genutzt werden, insbesondere bei Kranken mit eingeschränkter Kommunikationsfähigkeit.

Die notwendige Bewertung des Betroffenen bezüglich Stärke und Ausmaß von Beschwerden bzw. Ressourcen und die damit verbundene Priorisierung der Behandlungsschritte wird entweder im Gespräch oder während der Zusammenfassung erfragt. Bei Bewusstseinseingeschränkten erfolgt die Schwerpunktsetzung der Therapie durch den Arzt unter Einbezug der Einschätzung von Zugehörigen und Mitgliedern des therapeutischen Teams.

Und schließlich kann die Anamnesestruktur auch als "roter Faden" bei der Besprechung von Krankenschicksalen dienen.

Zusammenfassung

Vorgestellt wird ein bereits pragmatisch bewährtes ärztliches Anamnesemodell, welches an die besondere Lebens- und Erfahrungswelt von Schwerkranken und Sterbenden angepasst ist.

Es gilt, innerhalb eines (auch durch die Schwäche des Betroffenen) begrenzten Zeitraumes ein möglichst umfassendes, ganzheitlich orientiertes Fundament für notwendige multidisziplinäre Interventionen zu schaffen.

Für den Arzt ist die Fähigkeit zur Selbstwahrnehmung Grundbedingung, um den Einfluss der eigenen Betroffenheit auf die Behandlungsempfehlung möglichst gering zu halten.

Gleichzeitig bildet die Palliativanamnese eine kommunikative Brückenfunktion zwischen Arzt und Patient:

Beim Kennenlernen geht es zum einen um die Entwicklung einer vertrauensvollen Beziehung, zum anderen um die Erfahrung der höchsteigenen Einstellung des Kranken zu seinem Schicksal. Erst dann kann vom Arzt ein individuell abgestimmtes Behandlungskonzept vorgeschlagen werden. Zum Dritten wird durch die systematische Hinwendung von einer dominierenden stigmatisierenden Defizitorientierung zur Ressourcenanamnese der Blick auf einzigartige Adaptionsprozesse und Bewältigungsstrategien für beide Gesprächspartner frei.

Damit kann bereits mit dem anamnestischen Erstkontakt das palliative Angebot zur unbedingten Orientierung an einzigartige Lebens- und Sterbenswege des aktuell Betroffenen eröffnet werden.

Die Palliativanamnese wird von einer Grundhaltung des Arztes getragen, Gast im Leben eines Kranken sein zu dürfen!

6. Aufklärung

> *"Man sollte dem anderen die Wahrheit wie einen Mantel hinhalten, dass er hineinschlüpfen kann, und sie ihm nicht wie einen nassen Lappen um die Ohren schlagen."*
>
> Max Frisch

6.1. Grundlagen

Niemand überbringt gerne schlechte Nachrichten. Wie sagte neulich eine Kursteilnehmerin sehr treffend: *"Natürlich fällt es mir leichter, jemandem zur Geburt der Tochter zu gratulieren, als jemandem die Diagnose Krebs zu sagen"*. Auch erinnere man sich: die alten Griechen töteten die Überbringer schlechter Nachrichten. Und so ist es auch in unserer Kultur tief verwurzelt, dass schlechte Nachrichten mit dem Überbringer assoziiert werden.

> *"Den Tod verkünden, heißt den Tod geben."*
>
> Prof. Christoph Wilhelm Hufeland
> 1762-1836

Schon Hippokrates riet Ärzten, sich von unheilbar Kranken fernzuhalten, nicht mit ihnen zu sprechen. Diese Forderung basiert wohl einerseits auf einem Selbstverständnis des Arztes als Heiler, andererseits vielleicht auch auf einem professionellen Sicherheitsbedürfnis. Denn Ärzte mussten in der Medizingeschichte nicht selten für den Tod ihrer Patienten sogar mit ihrem Leben büßen. Vor diesem kulturellen Hintergrund konnte sich eine offene ärztliche Kommunikation mit Todkranken nicht entwickeln (Kappauf 2001a).

Auch in der Palliativsituation ist das Überbringen schlechter Nachrichten eine der schwierigsten ärztlichen Aufgaben. Schlechte Nachrichten verursachen in der Regel Stress, sind aber andererseits auch wichtig für den Heilungsprozess und das Annehmen der Krankheit, die im Verlauf zu Verlustsituationen führt. Ziel ist es, das Annehmen und Verstehen der Krankheit zu erleichtern, und darüber hinaus das Risiko von Verleugnung, Ambivalenz und unrealistischen Erwartungen zu vermeiden (Faulkner et al. 1994).

Die Informationsübermittlung besteht aus fünf Elementen (Krisman-Scott 2000):

- Wer (führt das Gespräch)?
- Mit wem?
- Wann?
- Wie?
- Über was?

Die Antworten auf diese Fragen unterscheiden sich deutlich in Hinblick auf verschiedene Kulturen. Einigkeit besteht dabei nur für das "Wer?". Hier gilt allein der Arzt als die Person, die über ausreichendes Wissen und Information, Schulung und Verantwortung verfügt (verfügen sollte). Der Arzt darf die ärztliche Aufklärung nicht an andere Berufsgruppen delegieren, sollte diese aber in den Prozess einbeziehen und über den Stand informieren.

Das Überbringen schlechter Nachrichten ist kein einzelnes Ereignis, sondern ein kontinuierlicher Prozess mit möglicherweise mehreren Gesprächsterminen über verschiedene Themen und Ziele. Hierbei bestimmt individuell der jeweilige Patient mit seinen eigenen Bewältigungsstrategien und Wünschen das Tempo des Informationsvorgangs.

Die Informationsvermittlung kann als eine der Hauptaufgaben der Ärzte angesehen werden. Es gibt hierbei drei Modelle (Donovan 1993, De Valck 2001):

- Individualisierte Informationsvermittlung.
- Zurückhaltung von Informationen.
- Vollständige Informationsvermittlung.

▶ **Die individualisierte Informationsvermittlung** (präferiertes Modell) kann sich zunächst kurzfristig negativ auf die Gefühlslage auswirken, langfristig aber stellen sich die meisten Patienten (und Ärzte) entsprechend gut auf die schlechte Nachricht ein, was zu einer positiven Haltung, weniger Angst und besserer Einhaltung der Behandlungsmaßnahmen führt.

▶ Das ungerechtfertigte **Zurückhalten von Informationen** unterminiert die Arzt-Patient-Beziehung, weil eine aufrichtige und offene Kommunikation und gegenseitiges Verständnis und Vertrauen auf dieser Grundlage nicht möglich sind.

- **Vollständige Informationsvermittlung** beinhaltet umfassende Aufklärung, sobald die Befunde vorliegen. Auch wenn die Literatur darauf schließen lässt, dass die meisten Patienten ihre Diagnose, Behandlungsoptionen und Prognose wissen wollen (Meredith 1996), so gibt es doch einige Patienten, die keine detaillierten Angaben zu den vorliegenden Informationen wünschen und die Realität lieber verdrängen wollen.

6.1.1. Rechtliche Grundlagen

Mit dem "Gesetz zur Verbesserung der Rechte von Patientinnen und Patienten" (kurz: Patientenrechtegesetz), das 2013 in Kraft trat, wurde auch die ärztliche Aufklärung gesetzlich präzisiert. Im § 630e BGB: Aufklärungspflichten heißt es dazu u.a.: *"Der Behandelnde ist verpflichtet, den Patienten über sämtliche für die Einwilligung wesentlichen Umstände aufzuklären. Dazu gehören in der Regel insbesondere Art, Umfang, Durchführung, zu erwartende Folgen und Risiken der Maßnahme sowie ihre Notwendigkeit, Dringlichkeit, Eignung und Erfolgsaussichten im Hinblick auf die Diagnose und Therapie"*.

§8 der Musterberufsordnung für Ärzte legt fest: *"Zur Behandlung bedarf der Arzt der Einwilligung des Patienten. Der Einwilligung hat grundsätzlich die Aufklärung im persönlichen Gespräch vorauszugehen"* (Wiesing et al. 2014).

Aufzuklären ist immer in erster Linie der Patient. Zugehörige dürfen nur dann aufgeklärt werden, wenn der Patient diesem **ausdrücklich** zugestimmt hat. Ergo ist es unzulässig, lediglich die Zugehörigen aufzuklären, es sei denn, der Patient ist weder einsichts- noch einwilligungsfähig, also nicht in der Lage, Bedeutung und Tragweite der beabsichtigten ärztlichen Maßnahme zu erfassen. Dies ist aber nicht gleichzusetzen mit Geschäftsfähigkeit. Auch nicht geschäftsfähige Patienten, z.B. Kinder, Jugendliche, Menschen, die aufgrund einer psychischen Erkrankung oder Demenz oder Alzheimer nicht geschäftsfähig sind und deshalb einen bestellten Betreuer haben, müssen auf einen Eingriff vorbereitet werden.

Die Aufklärung ist nur rechtmäßig, wenn dem Patienten vor Beginn einer medizinischen Maßnahme genug Zeit bleibt, das Für und Wider abzuwägen. Bei schwerwiegenden Eingriffen, wie Operationen, Chemotherapie und Bestrahlung, muss mindestens ein Tag vorher aufgeklärt werden (BGH 1992).

Die Aufklärung ist auch nur dann rechtmäßig, wenn sie im persönlichen Gespräch erfolgt. Vorformulierte, vom Patienten zu unterschreibende Formulare sind rechtlich nicht wirksam, können aber ergänzend verwendet werden.

Auch über Alternativen und deren Risiken muss der Arzt aufklären, auch wenn der Arzt diese nicht als gleichwertig ansieht. Wenn beispielsweise bei einer Chemotherapie mit erheblichen Nebenwirkungen bei geringer Lebensverlängerung zu rechnen ist, muss der Arzt darüber aufklären, ohne zu dramatisieren oder zu beschönigen.

Durch die am 29.11.2016 zwischen der Kassenärztlichen Bundesvereinigung und dem GKV-Spitzenverband als Anlage 30 zum Bundesmantelvertrag-Ärzte (BMV-Ä) beschlossene Vereinbarung nach § 87 Abs. 1b SGB V zur besonders qualifizierten und koordinierten palliativmedizinischen Versorgung verpflichten sich die an dieser Vereinbarung teilnehmenden Vertragsärzte, Patienten und sofern gewünscht bzw. erforderlich deren Zugehörigen umfassende Information und Aufklärung über Krankheit, Verlauf und Prognose sowie über palliativmedizinische und palliativpflegerische Beratungs- und Versorgungsangebote zu geben (Kassenärztliche Bundesvereinigung 2017).

Hat der Arzt die Befürchtung, dass ein Patient die Diagnose einer unheilbaren Erkrankung nicht erträgt, darf die Aufklärung darüber nur unterbleiben, wenn *"ausreichende Anhaltspunkte dafür vorhanden sind, dass die Aufklärung zu einer ernsten und nicht behebbaren Gesundheitsschädigung führen würde"* (BGHZ, 29, 176,186). Hingenommen werden müsse jedoch eine *"herab gedrückte Stimmung"* oder eine *"Verschlechterung des Allgemeinbefindens"*. *"Die mit der Aufklärung verbundene seelische Belastung ist die hinzunehmende Kehrseite der freien Selbstbestimmung"* (Steiner 1999; BVerfGe 52, 131).

Bei juristischen Auseinandersetzungen ist es der Arzt, der nachweisen muss, dass er den Patienten angemessen aufgeklärt hat. Deshalb ist eine ausführliche schriftliche Dokumentation wichtig.

6.1.2. Unterschiedliche "Wirklichkeiten" im Aufklärungsgespräch

Häufig besteht eine tiefe Kluft zwischen den Vorstellungen des Arztes und des Patienten über das, was bei dem Überbringen schlechter Nachrichten beachtet werden sollte. In der bei ihnen vorhandenen Unsicherheit lenken Ärzte das Gespräch gerne auf "unverfängliche Themen" und sprechen über körperliche Befunde und therapeutische Optionen. So sind Kommunikationsprobleme schon vorprogrammiert: während der Arzt quasi sein "Aufklärungsprogramm" abarbeitet, beschäftigen den Patienten ganz andere existenzielle Fragen (☞ Tab. 6.1).

Seite des Arztes	Seite des Patienten
• Befund. • Ziel und Wirkung der Behandlung. • Ablauf der Behandlung. • Akute Nebenwirkungen. • Langfristige Spätfolgen. • Nachsorgeuntersuchungen. • Verhaltensregeln.	• Wie konnte das geschehen? • Muss ich nun sterben? • Bin ich bisher falsch behandelt worden? • Was wird aus meinen Zugehörigen? • Was wird aus meiner Arbeit? • Wie wird es weitergehen? • Was hat das für Folgen?

Tab. 6.1: Verschiedene Erlebniswelten im Aufklärungsgespräch (nach Klusmann 1998).

Arzt und Patient befinden sich u.U. in ganz unterschiedlichen Wirklichkeiten. Dies führt einerseits dazu, dass der Patient u.U. so mit seinen eigenen Fragen beschäftigt ist, dass er der Informationsvermittlung nicht mehr folgen kann mit dem bekannten Resultat, dass einem dokumentierten Aufklärungsgespräch die Uninformiertheit des Patienten gegenübersteht. Dies kann beim Patienten aber auch zum Gefühl des Unverstandenseins und in der Folge zu Rückzug, Isolation und Entfremdung führen – in einer Situation, in der Nähe, Verständnis, Mitgefühl und Trost vordringlich gebraucht werden.

Die Mitteilung der Krebsdiagnose wird als "*unfreiwilliger Sturz aus der normalen Wirklichkeit*" beschrieben (Gerdes 1984). Durch die Krise einer Krebserkrankung existiert für den Patienten und seine Zugehörigen nicht mehr im gleichen Maße die bis dahin selbstverständliche, gesellschaftlich abgesicherte Wirklichkeit eines geordneten Lebens. Durch die Bewusstwerdung der Begrenztheit der Zeit bricht Unbeherrschbares, Nicht-Planbares ins Zentrum des Denkens. Dem Patienten wird so bewusst, dass sein Leben in seinen Möglichkeiten und in der zeitlichen Dimension nicht unbegrenzt ist. Die Zukunft des Lebens ist nicht mehr so einfach planbar und berechenbar.

6.1.3. Was macht die Mitteilung der Wahrheit so schwierig?

Linemayr (2001) macht Angst, Scham, ethisch-moralische und magisch-animistische Gründe für die Schwierigkeiten beim Aussprechen der Wahrheit verantwortlich.

So fürchten nicht wenige Ärzte sich vor der eigenen Hilflosigkeit, vor dem Gefühl des Versagens, vor den Reaktionen der Patienten und vor der Unfähigkeit, mit gefühlsmäßigen Reaktionen der Patienten auf eine schlechte Nachricht umzugehen. "*Wir Mediziner gehen ja beispielsweise mit Tränen um wie mit einer Blutung: Sofort stoppen!*" (Linemayr 2001). Patienten könnten ja fragen, was wir nicht wissen oder beantworten können.

Auch Scham auf Seiten des Arztes kann das Überbringen schlechter Nachrichten belastend gestalten: "*Wir schämen uns für unser Unvermögen, für unser Versagen, für unsere Gefühle, für unsere Hilflosigkeit und unsere Schwäche*" (Linemayr 2001).

Auch ethisch-moralische Gründe, z.B. angesichts unerträglichen Leids moribunden Patienten den Tod herbeizuwünschen, können zu Problemen beim Aussprechen der Wahrheit beitragen.

Unbewusste magisch-animistische Gründe für Hemmungen beim Aussprechen der Wahrheit können darin liegen, dass der Überbringer einer schlechten Nachricht fürchtet, in magischer Weise dafür verantwortlich gemacht zu werden: manch aufklärender Arzt bekommt ja auch tatsächlich die Wut des Patienten zu spüren.

Kappauf (2001b) wies darauf hin, dass Angst auf Seiten des Therapeuten die stärkste Barriere für das Aussprechen der Wahrheit darstellt. Die Angst davor, den Patienten so zu beunruhigen, dass der

Patient die Hoffnung verlieren und sein restliches Leben nicht genießen könnte, und die Angst vor der eigenen Angst im Umgang mit Tod und Sterben führen zu diversen Strategien der Angstabwehr auf Seiten des Therapeuten:

- Die Verleugnung der Wahrheit: "*Da ist eine Geschwulst, die man aber gut behandeln kann.*"
- Die Delegation des Aufklärungsgesprächs an Andere.
- Der Zynismus und die aggressive Distanzierung als Reaktion darauf, dass der ("böse") Patient durch seine schlechte Prognose den Arzt in eine ihn verunsichernde Situation gebracht und auf die vorherigen Therapien nicht angesprochen hat.
- Die Pathologisierung des Patienten: Wenn der Patient wegen seiner schlechten Prognose weint oder ängstlich ist, wird ein Psychiater oder Psychotherapeut bestellt, weil der Patient eine Depression oder eine andere psychische Störung haben könnte.
- Der therapeutische Aktivismus und Polypragmatismus: Statt sich der eigenen Angst und der des Patienten im Gespräch zu stellen, werden ungeheure Energien in diagnostische und therapeutische Maßnahmen gesetzt.
- Die Problemverschiebung, wenn bei einem Sterbenden nebensächliche Probleme vordringlich behandelt werden.
- Der emotionale Rückzug, indem sich der Arzt zurückzieht und unerreichbar ist.

6.1.4. Kommunikative Kompetenz

Leslie Fallowfield (1993) wies darauf hin, dass zum Überbringen schlechter Nachrichten kommunikative Kompetenz notwendig ist. Dies ist eine Fertigkeit, die lehr- und lernbar ist, z.B. in Kommunikationstrainings. Die wichtigsten Kommunikationstechniken sind nicht Eloquenz, sondern Zuhören und Wahrnehmen. Der zweite Aspekt kommunikativer Kompetenz ist die innere Haltung, die Selbstwahrnehmung, die Auseinandersetzung mit der eigenen Sterblichkeit und dem Leben in seiner Ganzheit, das eben auch Verlust, Leid, Schmerz und Zerstörung beinhaltet und auch die Reflexion, nämlich das Wahrnehmen und das Bearbeiten eigener Ängste und Befürchtungen. Dies ist lernbar durch Selbsterfahrung und Supervision. Diese Haltung erleichtert es, sich gemeinsam mit dem Patienten unangenehmen Gefühlen zu stellen und auch das Schreckliche zu akzeptieren und auszuhalten. "*Hält der Arzt Krankheit und Tod für wesentliche Dimensionen des Menschlichen, wird er eher geneigt sein, die ihn fragenden Kranken umfassend aufzuklären, weil er ihnen damit einen wichtigen Teil ihres persönlichen Schicksals erschließt*" (Eberbach 1984). Diese innere Haltung ermöglicht erst Empathie und fördert Nähe, Verständnis und Trost. Und damit stellt sich auch die häufige Frage nach den "richtigen Worten" nicht mehr. Beim Versuch, eine bedrohliche Realität sachlich zu beschreiben, wird leicht übersehen, dass menschliche Kommunikation mehr emotional als kognitiv geleitet ist (Kappauf 2000). So viele Worte sind dann gar nicht mehr notwendig; manchmal sind sie auch überflüssig, und gemeinsames Schweigen ist viel angebrachter.

Diese Empathie ist aber auch sehr anstrengend, und ein "*kreatives Pendeln zwischen Empathie und Distanz*" (Wesiak 1984) notwendig, um sich vor Burnout zu schützen.

Fallowfield (2002) konnte zeigen, dass ein gezieltes Video-unterstütztes Kommunikationstraining für schwierige Gesprächssituationen mit onkologischen Patienten die Zufriedenheit der teilnehmenden Ärzte und der Patienten signifikant verbessern konnte.

Eine andere Herangehensweise an schwierige Situationen, die von der Angst vor Hilflosigkeit, Nichtwissen und Verwirrung geprägt sind, schlägt der Systemtherapeut Varga von Kibéd (2005) vor: Statt diese drei Zustände abzuwehren, sollte der aufklärende Arzt sich diesen stellen, sich mit ihnen verbünden und als Helfer betrachten, um eine kreative Lösung für eine schwierige Gesprächssituation zu entwickeln.

6.1.5. Hoffnung

Noch bis vor 30 Jahren glaubte man, dass durch die Diagnosemitteilung die Hoffnung zerstört werde, die der Mensch zum Weiterleben brauche. Der Arzt "*habe nicht das Recht, die letzte Hoffnung eines Kranken zu zerstören*" (Hoff 1975), weil sich dann sein Leiden rapide verschlechtern würde.

"Enttäuschte Hoffnung auf Heilung ist noch keine Hoffnungslosigkeit". "Schwerkranke, deren legitime Hoffnung auf Heilung und Genesung enttäuscht wird, sind deshalb nicht notwendigerweise hoffnungslos, sondern in ihrem Krankheitserleben gewinnen andere Hoffnungen an Bedeutung" (Kappauf 2001a). Hoffnung ist in allen Phasen einer Krebserkrankung zu beobachten. Da steht dann nicht mehr die Hoffnung auf Heilung im Vordergrund, sondern die Hoffnung auf Symptomlinderung oder darauf, im Sterben nicht allein zu sein.

Früher dachte man, es sei Aufgabe des Arztes, Hoffnung einzuflößen. Hoffnung ist aber keine absolute, sondern eine ganz individuelle Größe. Deshalb ist es wichtig, die ganz individuellen Hoffnungen zu erfragen und diese realistisch und ganz konkret zu unterstützen. Das kann die Hoffnung auf Besuch sein, oder auf das Gelingen einer Therapie. Auch Illusionen haben hier ihren Platz. Sie können Kraft und Sinn geben. Vaclav Havel definiert: *"Hoffnung ist nicht dasselbe wie die Freude darüber, dass sich die Dinge gut entwickeln. Sie ist auch nicht die Bereitschaft, in Unternehmen zu investieren, deren Erfolg in naher Zukunft absehbar ist. Hoffnung ist vielmehr die Fähigkeit, für das Gelingen einer Sache zu arbeiten. Hoffnung ist auch nicht dasselbe wie Optimismus. Sie ist nicht die Überzeugung, dass etwas klappen wird, sondern die Gewissheit, dass etwas seinen guten Sinn hat – egal, wie es am Ende ausgehen wird. Diese Hoffnung alleine ist es, die uns die Kraft gibt zu leben und immer wieder Neues zu wagen, selbst unter Bedingungen, die uns vollkommen hoffnungslos erscheinen. Das Leben ist viel zu kostbar, als dass wir es entwerten dürften, indem wir es leer und hohl, ohne Sinn, ohne Liebe und letztlich ohne Hoffnung verstreichen lassen."* (Vaclav Havel)

Hoffnung schwindet dann, wenn Handlungsoptionen nicht mehr bestehen. Eine richtig konzipierte Aufklärung vermittelt auch in einer unheilbaren Krankheitssituation Ansatzpunkte für Hoffnung, indem sie realistische Handlungsoptionen aufzeigt, empathisch begleitet und Autonomie respektiert, z.B. in Bezug auf medizinische Prioritäten im letzten Lebensabschnitt, die Wahl der Sterbeumgebung und der anwesenden Bezugspersonen. *"Hoffnung wird also durch die Tatsache des begrenzten Lebens nicht um ihren Sinn gebracht. Für todkranke Patienten und ihre Angehörigen schließt die Thematisierung des Sterbens keineswegs Hoffnung aus, sie gibt ihr lediglich einen Rahmen."* (Kappauf 2001a)

6.2. Kontext und Kenntnisstand

In einem funktionierenden Team sollte im Voraus geklärt werden, wer die schlechte Nachricht überbringt. Die Planung eines derartigen Gespräches nimmt nur einige Minuten in Anspruch. Eine gründliche Vorbereitung hilft dabei, Zeit zu sparen und Stress zu verringern (Curtis 2000).

Jeder im Team muss genau über die Erkrankung des Patienten, deren Prognose und Therapie Bescheid wissen. Unter Umständen kann es sinnvoll sein, eine kleine Gruppe des Teams beim Gespräch teilnehmen zu lassen, z.B. wenn der Patient im Team mehrere enge Bezugspersonen hat und er zustimmt.

Bei einem Gespräch über schlechte Nachrichten sollten keine weiteren medizinischen Details angesprochen werden, sofern der Patient nicht ausdrücklich danach fragt. Diese würden höchstwahrscheinlich in Vergessenheit geraten und könnten zudem missverstanden werden.

6.3. Gesprächsrahmen

Zum Gesprächsrahmen oder Setting ☞ Kap. 6.10.1.

6.4. Abklärung des Informations- und Kenntnisstands und der Bedürfnisse des Patienten

6.4.1. Herausfinden, was der Patient weiß

Am Anfang muss sich der Arzt davon überzeugen, dass der Patient und seine Zugehörigen die Informationen verstehen. Gibt es medizinische, kognitive und/oder psychologische Gründe für unzureichendes Verstehen (Schmerzen, geistige Retardierung, Demenz, emotionale Erschütterung, etc.)? Der Arzt muss zunächst herausfinden, was der Patient bereits weiß. Es sollten keine Vermutungen angestellt werden, sondern man fragt: *"Wie schätzen Sie Ihren derzeitigen Zustand ein?"* Wichtig ist es zu wissen, welche Auswirkungen die Krankheit derzeit auf das Alltagsleben des Patienten hat: *"Machen Sie sich Sorgen, was auf Sie zukommen könnte?"* Auch muss die psychische Verfassung des

Patienten erkundet werden: *"Was beunruhigt Sie?"* Manchmal geben Patienten an, überhaupt nicht informiert worden zu sein. Dies mag in einigen Fällen zutreffen, allerdings könnten Angst und Verdrängung die Fähigkeit gehemmt haben, Informationen zu verarbeiten.

6.4.2. Herausfinden, was der Patient wissen möchte

Der Arzt muss herausfinden, wie viel Informationen der Patient haben möchte: *"Gehören Sie zu den Menschen, die über alles Bescheid wissen müssen, oder überlassen Sie lieber alles dem Arzt?"* Besteht die Bewältigungsstrategie des Patienten in der Verdrängung (*"Ich bin gerade ein bisschen müde; morgen geht es mir schon wieder besser"*), ist es sinnvoll, ihm die Wahrheit nicht aufzudrängen. Bei einer anstehenden dringlichen Therapie kann dies aber trotzdem notwendig werden.

In jedem Fall müssen Ärzte und das Team darauf vorbereitet sein, dass der Patient eventuell nicht die Wahrheit hören möchte. Dieses Recht des Patienten zur Verdrängung sollte respektiert werden.

Es kann vorkommen, dass Zugehörige vor dem Aufklärungsgespräch versuchen, die Übermittlung von Diagnose und Prognose zu verhindern: *"Sagen Sie ihr bitte nicht, dass sie Krebs hat; das würde sie nicht verkraften"*. Der Grund für diesen Wunsch muss im Vorfeld abgeklärt werden. Häufig sind es eher die Zugehörigen, die fürchten, dass der aufgeklärte Patient ihnen selbst Probleme bereitet. Den Zugehörigen muss deutlich gemacht werden, dass Patienten ein Recht haben, selbst zu entscheiden, was und wie viel sie über Diagnose, Prognose und Behandlung erfahren möchten. Viele Zugehörige können mit den Argumenten überzeugt werden, dass ein schwer kranker Patient in der Regel seinen Zustand einzuschätzen weiß, und dass es zu einer emotionalen Belastung der Behandler durch das Verschweigen der Diagnose kommen könnte. Wenn das Schweigen durchbrochen wird, führt dies häufig zu einer Verbesserung der Lebensqualität des Patienten, weil dadurch der Weg frei wird für verdrängte Gefühle und eine offene Beziehung.

6.5. Vorwarnen und Übermitteln der schlechten Nachricht

Besteht eine große Diskrepanz zwischen dem Kenntnisstand des Patienten und der medizinischen Realität, sollte man als Einleitung zum Gespräch eine Vorwarnung geben: *"Die Untersuchungsergebnisse weisen darauf hin, dass wir es mit etwas Ernsterem zu tun haben"*.

PACE TIPP!

Durch eine kleine Sprechpause wird dem Patienten die Möglichkeit gegeben, auf Verleugnung als Bewältigungsstrategie zurückzugreifen und den Arzt daran zu hindern, mit der Diagnoseübermittlung fortzufahren, die unter Umständen eine massive emotionale Erschütterung auslösen würde.

Normalerweise wünschen sich Patienten von ihren Ärzten Wahrhaftigkeit, Fürsorge und Mitgefühl. Der Überbringer schlechter Nachrichten sollte langsam, wohl überlegt und deutlich sprechen und die Informationen prägnant und in einfachen Worten übermitteln. Auf medizinische Fachbegriffe ist weitgehend zu verzichten. Sind diese unumgänglich, müssen sie umgehend erläutert werden. Fehlinterpretationen der medizinischen Begrifflichkeit sind möglich. So kann z.B. eine "Positive Testung" von dem Patienten missinterpretiert werden.

PACE TIPP!

Auch die Aussage: *"Das können wir behandeln."* wird von vielen Menschen verstanden als *"Das können wir heilen."* Eine Aufklärung über realistische Ziele einer Behandlung ist hier angezeigt, um Missverständnisse zu vermeiden.

Es sollte immer überprüft werden, was der Patient vom letzten Gespräch in Erinnerung behalten hat. Es kann sein, dass Informationen wiederholt, Missverständnisse ausgeräumt und weiterführende Informationen erteilt werden müssen. In jedem Fall gibt der Patient das Tempo des Informationsvorgangs vor. Fragt der Patient z.B. direkt danach, ob er die Diagnose "Krebs" habe, muss man herausfinden, was Krebs für ihn bedeutet (z.B. Siechtum und Tod, Schmerzen, keine Heilungschancen), bevor man diese Frage beantwortet. Auf keinen Fall sollte man "um den heißen Brei herumreden". Es ist aber legitim, eine "sanfte" Wahrheit zu wählen: "*Die Untersuchungsergebnisse deuten darauf hin, dass es eine Art Krebs ist.*" Man sollte Formulierungen mit einem eher positiven Unterton wählen, z.B. "*Sie haben zur Zeit keine rechte Energie.*" anstelle von "*Sie werden immer schwächer.*"

Aktives Zuhören können Fragen sein, die Aussagen des Patienten aufgreifen, z.B. "*Warum meinen Sie, dass das gut für Sie war?*" Außerdem sind Fragen nach Gefühlen und deren Bestätigung von großer Wichtigkeit. Achten Sie auf Stichworte wie: "*Mein Onkel hat die gleiche Krankheit*" und auf nonverbale Zeichen wie das Sitzen mit verschränkten Armen und Beinen. Auch die eigene verbale und nonverbale Kommunikation muss kongruent sein. Andernfalls erhält der Patient sich widersprechende Signale, die ihn verunsichern.

6.6. Umgang mit emotionalen Reaktionen des Patienten

Laut Fallowfield (2002) kann man die Reaktion des Patienten auf die Übermittlung schlechter Nachrichten in drei Kategorien einteilen:

- Psycho-physiologische Reaktion: Flucht oder Kampf (das Bedürfnis aufzustehen und umherzugehen oder fluchtartig den Raum zu verlassen versus Erstarrung und Rückzug).
- Kognitive Reaktion: Schuldzuweisung, Ungläubigkeit, Intellektualisierung, Verleugnung.
- Affektive Reaktion: Wut, Schuld, Angst, Besorgnis, Weinen, Trauer, Scham, Erleichterung.

Häufig benötigen die Patienten Hilfestellung, wenn es darum geht, herauszufinden, was ihnen in der Vergangenheit bei der Bewältigung schwieriger Situationen geholfen hat. Eine ganz wichtige Hilfestellung kann sein, den Patienten zu ermutigen, die Normalität so weit wie möglich zu erhalten.

Besonders, wenn die Kommunikation ins Stocken gerät, kann es hilfreich sein, wenn der Behandler eigene Gefühle und Lebenserfahrungen als geeignetes Kommunikationsmittel einbringt. Wie viel der Arzt von sich preisgibt, ist abhängig davon, wie lange und wie gut er den Patienten kennt. Das Sich-Öffnen sollte aber lediglich dazu dienen, eine persönliche Verbindung zwischen Behandler und Patient herzustellen. Das Gespräch sollte danach immer wieder auf die Belange des Patienten zurückkommen.

Für einige Patienten kann in gewissen Situationen eine flüchtige Berührung hilfreich sein (z.B. Hand auf Hand oder Schulter legen). Das kann dem Patienten ein beruhigendes Gefühl geben und vermittelt emotionalen Beistand. Es gibt allerdings auch Patienten, die keinen Körperkontakt mögen. Wie der Patient reagiert, können Sie feststellen, wenn Sie bemerken, dass der Patient nach einer vorsichtigen Berührung mit der Außenfläche Ihrer Hand seine Hand zurückzieht oder seine Körperhaltung verändert.

6.7. Abschluss des Gesprächs

Das Gespräch sollte beendet werden, wenn der Patient signalisiert, dass er für den Moment genug erfahren hat, oder wenn die vorgesehenen Informationen weitergegeben wurden, und zunächst keine Fragen offen sind.

Gegen Ende des Gesprächs sollten alle Informationen noch einmal zusammengefasst werden. Dem Patienten sollte in seiner psychischen Ausnahmesituation Unterstützung signalisiert werden:

- "*Welche Hilfestellung können Sie jetzt brauchen?*"
- "*Wie kommen Sie nach Hause?*"
- "*Wir halten engen Kontakt mit Ihnen. Wenn Sie Hilfe benötigen, können Sie uns jederzeit anrufen.*"

Auch wenn in vielen Fällen die Suizidgefahr nicht signifikant erhöht ist (Breitbart 1989), sollte eine Suizidneigung (☞ Kap. 8.3.7.) abgeklärt werden. In bestimmten Situationen kann man die Patienten direkt darauf ansprechen.

Als weiterer Schritt muss die Verlaufskontrolle gemäß den Wünschen des Patienten und der medizinisch-psychosozialen Bedürfnisse geplant und ein neuer Termin vereinbart werden. Wünscht ein Patient zunächst keinen neuen Termin, sollte der Arzt ihm eine Kontaktadresse oder Telefonnummer geben, die zu erreichen ist, wenn z.B. weitere Informationen gewünscht sind. Auch ist es sinnvoll, dem Patienten anzubieten, Zugehörige oder Freunde, die an dem Gespräch nicht teilgenommen haben, bei einem weiteren Termin mit einzubeziehen.

Bewältigungsstrategien	Ihre Charakteristika	Rolle des Arztes
Fluchtstrategie Die Fakten werden nicht realistisch gesehen; die Hoffnung kann unrealistisch sein.	• Die Hoffnung macht sich an neuen Therapien fest. • Die Konfrontation mit den Grenzen dieser Therapien verursacht Wut. • Der Patient ist stärker krankheitsorientiert als selbstorientiert. • Ein Gespräch über Tod und Sterben ist nicht möglich.	• Der Arzt sollte sein Vorgehen auf eine vertretbare professionelle Unterstützung begrenzen, ohne falsche Hoffnungen zu wecken. • Am wichtigsten ist, einfach da zu sein.
Kampfstrategie Der Patient wird mit den Fakten konfrontiert; der Überlebenswille steht im Vordergrund.	• Die Hoffnung ist auf möglichst langes Überleben gerichtet. • Die Konfrontation mit den Grenzen verursacht keine Depression. • Der Patient möchte das weitere Vorgehen mitbestimmen. • Früher überwundene Krisen dienen als Kraftquelle. • Die Aufmerksamkeit ist nicht nur krankheitsorientiert, sondern auch auf sein Wohlbefinden ausgerichtet.	• Der Arzt bestätigt möglicherweise den großen Nutzen dieser Strategie. • Das Mitdenken des Patienten hat für den Arzt einen hohen Stellenwert.
Opferstrategie Der Patient ist passiv und abhängig.	• Der Patient nimmt seine eigene Rolle im Krankheitsgeschehen nicht wahr. • Der Patient resigniert. • Depressive Stimmung überwiegt. • Das Umfeld fühlt sich hilflos.	• Der Arzt sollte die Biographie des Patienten beachten, um diese Strategie zu begreifen. • Der Arzt sollte mit Unterstützung eines Psychologen oder Seelsorgers die Kommunikation mit dem Patienten und seinen Zugehörigen aufnehmen. • Es könnte sein, dass der Patient eine Bestätigung von seinem Arzt erwartet.
Forderungsstrategie Der Patient ist in erster Linie Konsument von Dienstleistungen und erwartet schnelle und effiziente Hilfe.	• Der Arzt wird als Garant für Besserung und Genesung gesehen; bei Zustandsverschlechterung hat der Arzt versagt. • Der Arzt sollte immer sofort verfügbar sein.	• Der Arzt sollte den Kampf mit dem Patienten und seinen Zugehörigen vermeiden. • Der Arzt sollte mit ungerechtfertigten Vorwürfen fertig werden können. • Der Arzt sollte ehrlich sein und seine eigenen Grenzen deutlich machen.

Emanzipationsstrategie Der Patient denkt in enger Zusammenarbeit mit seinem Arzt aktiv und realistisch über seine Zukunft nach.	• Arzt als Partner des Patienten. • Der Patient beteiligt sich auch aktiv selbst an der Informationsbeschaffung. • Neben den medizinischen Fakten beschäftigt sich der Patient auch mit spirituellen und psychosozialen Aspekten.	• Der Arzt sollte das Gefühl haben, eine ganze Menge vom Patienten lernen zu können. • Der Arzt sollte sich nicht zu sehr distanzieren. • Der Arzt sollte die Kommunikation nicht nur auf den Krankheitsverlauf beschränken, sondern auch die Wahrnehmung der Krankheit im Lebenskontext berücksichtigen.
Optimistisch-realistische Strategie Der Patient sieht die Fakten realistisch und schafft es, die letzte Lebensphase mit neuem Inhalt und Sinn zu füllen.	• Der Patient wünscht den Erhalt von Lebensqualität, um Abschied nehmen zu können. • Der Patient ist in der Lage, seine Lebensweise den geänderten Möglichkeiten und Perspektiven anzupassen. • Der Patient ist in der Lage, aus eigener Initiative Hilfe und Unterstützung zu mobilisieren. • Der Patient kann über Tod und Sterben reflektieren. • Der Patient entdeckt Möglichkeiten, die kleinen Dinge im Leben zu genießen.	• Der Arzt ist begeistert von einer Bewältigungsstrategie, die Optimismus ausstrahlt. • Der Arzt wird einerseits wegen seiner Fachkompetenz geschätzt, andererseits aber auch wegen seiner menschlichen Qualitäten. • Der Arzt ist in der Lage, das Gefühl der Machtlosigkeit mit dem Patienten zu teilen. • Allen Beteiligten wird es zugestanden, ihre Emotionen und ihr Engagement zu zeigen.

Tab. 6.2: Bewältigungsstrategien (modifiziert nach van den Berg 1999).

6.8. Dokumentation

Alle Gespräche müssen in der Patientenakte dokumentiert werden. Dazu gehören die Auflistung der Gesprächsteilnehmer, die besprochenen Themen, die nächsten Maßnahmen und die Planung des weiteren Vorgehens. Neben juristischen Aspekten ist die Dokumentation wichtig, damit alle Teammitglieder den gleichen Informationsstand haben. Schließlich sollte jedes Teammitglied wissen, welche Inhalte über Diagnose, Prognose und weiteres Vorgehen dem Patienten kommuniziert wurden. Dies vermeidet widersprüchliche Aussagen von Teammitgliedern gegenüber dem Patienten oder seinen Zugehörigen.

6.9. Aufarbeitung im Team

Für den Patienten geht es dabei um einen Prozess der schrittweisen inneren Annäherung an die neue Wirklichkeit in seinem eigenen Tempo, den Ärzte und andere an der Behandlung beteiligte Berufsgruppen mit kontinuierlicher Bereitschaft zu weiteren Gesprächen wirksam unterstützen können (Gaspar 2010).

Bekanntlich sind manche Aufklärungssituationen für einzelne Teammitglieder besonders schwierig, z.B. wenn der Patient ein Kind oder ein junger Erwachsener ist, wenn die Erkrankung rasch fortschreitet oder wenn die Patienten noch kleine Kinder haben. In diesen Fällen, wie auch in weniger belastenden Situationen, wird dringend empfohlen, ein Teammeeting in zeitlicher Nähe zur Aufklärung durchzuführen, bei dem alle Themen, einschließlich ethischer Probleme, die die Teammitglieder beschäftigen, angesprochen und diskutiert werden. Es sollte den Teammitgliedern möglich sein, z.B. eine Supervision zu erhalten. Dieses kann notwendig werden, um typische emotionale Reaktionen, besonders jüngerer Kollegen, zu bearbeiten, wie

- Schuldgefühle (*“Das ist meine Schuld; ich habe die ersten Symptome unterschätzt”*),
- Wut (*“Warum muss immer ich mit solchen schwierigen Fällen zu tun haben”*),
- Angst (*“Hoffentlich passiert mir das nie”*),
- Traurigkeit (*“Wie kann diesem Menschen nur so etwas Schlimmes passieren”*).

6.10. Das Sechs-Punkte-Protokoll SPIKES

Das Sechs-Punkte-Protokoll SPIKES ist ein nützliches Instrument, um die eigene Unsicherheit beim Überbringen schlechter Nachrichten zu mindern, denn es bietet die Möglichkeit, durch das Erinnern plakativer Schlagwörter dem Gespräch einen Rahmen zu geben (Baile et al. 2000).

SPIKES bedeutet in seiner englischsprachigen Ursprungsfassung:

- Setting,
- Perception,
- Invitation,
- Knowledge,
- Empathy,
- Summary.

Diese könnte man in deutscher Sprache folgendermaßen fassen:

- Situation,
- Patientenwissen,
- Informationsbedarf,
- Kenntnisvermittlung,
- Emotionen wahrnehmen,
- Strategien und Zusammenfassung.

- ▶ Situation = Gestaltung der Gesprächssituation und des Gesprächs, Beachtung von Körpersprache und Körperkontakt, unterstütztes Zuhören (offene Fragen!), Reagieren, Wiederholen, Klären.
- ▶ Patientenwissen = Ergründen, was der Patient weiß und denkt; erkennen, wie er sich ausdrückt und was er verstehen kann.
- ▶ Informationsbedarf = Herausfinden, was und wie viel der Patient erfahren möchte und auch zu akzeptieren, wenn er zu diesem Zeitpunkt nichts wissen möchte.
- ▶ Kenntnisvermittlung = Informationen in für den Patienten verständlicher Sprache und in überschaubaren “Happen” geben, das Verständnis überprüfen.
- ▶ Emotionen wahrnehmen = Reaktionen und Emotionen des Patienten wahrnehmen, identifizieren und empathisch ansprechen.
- ▶ Strategien und Zusammenfassung = Zusammenfassen, das weitere Vorgehen mit dem Patienten planen und einen nächsten Termin vereinbaren.

6.10.1. Setting (Situation)

Privatsphäre: Der Ort, an dem schlechte Nachrichten überbracht werden, kann wichtige Auswirkungen auf das Ergebnis und den Verlauf des Gespräches haben, insbesondere, wenn der Gesprächsrahmen für ein privates, einfühlsames und möglicherweise sehr emotionales Gespräch nicht angemessen ist. Misstrauen und Widerspruch von Patientenseite können so allein daher rühren, dass der Gesprächsort nicht gut gewählt wurde. Daher sollte man einen Ort mit privater Atmosphäre suchen, zum Beispiel das Sprechzimmer.

- ▶ **Verfügbarkeit:** Am Gesprächsanfang sollte man dem Patienten den gedachten und möglichen zeitlichen Rahmen mitteilen. Es muss sichergestellt sein, dass der Arzt durch Telefonanrufe in dieser Zeit nicht gestört wird. Das Sprechzimmer sollte gegen Störungen, etwa mit einem angebrachten Schild (**Bitte nicht stören!**), gesichert werden.
- ▶ **Einbeziehen Zugehöriger:** Der Patient sollte die Möglichkeit bekommen, zu wählen, ob ein oder mehrere Zugehörige an dem Gespräch teilnehmen sollen. Dadurch erhält der Patient möglicherweise Unterstützung. Familiengespräche wirken positiv auf den Behandlungsverlauf (Hannon et al. 2012). Die Familienmitglieder können davon profitieren, ihre gegenseitige Wertschätzung und Liebe gemeinsam zu benennen und zu vertiefen (ebd.).
  Die minderjährigen Kinder von lebensbedrohlich erkrankten Eltern bilden dabei eine spezifische Gruppe von Zugehörigen. Je nach Alter sind sie unterschiedlich und in besonderer Weise mitbetroffen und können in der Folge stark belastet sein, was zu psychischen Problemen führen kann. Dies kann auch zutreffen, wenn den Kindern nahestehende Bezugspersonen le-

bensbedrohlich an Krebs erkranken. Die altersgerechte Einbindung und kommunikative Vermittlung bieten hier präventive Möglichkeiten, Belastungen in der Entstehung zu verringern und stark belastete Kinder zu stabilisieren (vgl. Kap. 22.6.).

PACE TIPP!

In dem von der Deutschen Krebshilfe geförderten Verbundprojekt "Kinder krebskranker Eltern" wurden spezifische Beratungskonzepte für Eltern und Kinder sowie Jugendliche erarbeitet und auch die spezifischen Erfordernisse für die Palliativsituation fokussiert (Romer et al. 2014).

- **Sitzordnung:** Gesprächsbehindernde Barrieren (z.B. auf dem Schreibtisch) sollten entfernt werden. Eine Anordnung der Stühle über Eck ermöglicht dem Patienten den Blickkontakt mit dem Behandler, kann diesem aber auch optional ausweichen.

PACE TIPP!

Bei einem bettlägerigem Patienten ist es notwendig, Augenhöhe herzustellen, indem man sich einen Stuhl ans Bett stellt. Günstig ist es, wenn der Arzt etwas unter der Augenhöhe des Patienten sitzt. Zudem sollte man versuchen, den Patienten aufzusetzen.

- **Aufmerksam und ruhig wirken:** Man sollte versuchen, die durch die unangenehme Situation bedingten Körpersignale eigener Nervosität zu unterdrücken. Hierfür kann es sinnvoll sein, eine "psychotherapeutisch neutrale Position" einzunehmen. Dabei stellen Sie die Füße flach mit sich berührenden Innenknöcheln auf den Boden und legen die Handflächen in den Schoß.
- **Art des Zuhörens:** "Aktives Zuhören" bedeutet auch schweigen zu können, das heißt auch, den Patienten nicht zu unterbrechen. Dazu gehört auch, etwa durch Nicken, Lächeln oder Äußerungen wie "*Hmmm*", dieses zu signalisieren.

PACE TIPP!

Wichtig ist das Bereithalten von Papiertaschentüchern, so dass auf mögliche Tränen reagiert werden kann.

6.10.2. Perception (Patientenwissen)

Zunächst sollte erfragt werden, auf welchem Wissensstand sich der Patient befindet. Hier sollten offene Fragen gestellt werden, wie:

- *"Was haben Sie gedacht, als Sie den Knoten gefühlt haben?"*
- *"Was ist Ihnen bisher darüber erzählt worden?"*
- *"Wie besorgt sind Sie, dass es etwas Ernstes sein könnte?"*

Während der Patient antwortet, achten Sie auf seine Ausdrucksweise und wählen Sie bei Ihrer Antwort dieselben Formulierungen. Durch diese Angleichung können Sie die Kluft zwischen den Erwartungen des Patienten und dem tatsächlichen Zustand besser einschätzen. Verdrängt ein Patient, konfrontieren Sie ihn nicht damit. Verdrängung kann für einige Patienten eine wichtige Form der Verarbeitung sein, mit der auch in Folgegesprächen sensibel umgegangen werden muss.

6.10.3. Invitation (Informationsbedarf)

Obwohl die meisten Menschen alle Details über ihren Krankheitszustand wissen möchten, ist dies nicht immer der Fall. Fragen Sie den Patienten also um Erlaubnis, ihn umfassend zu informieren, etwa mit den Fragen:

- *"Gehören Sie zu den Menschen, die immer alle Details wissen möchten?"*
- *"Inwieweit möchten Sie über Ihre Diagnose und Therapie informiert werden?"*
- *"Möchten Sie alle Details wissen oder möchten Sie, dass wir nur über die geplante Behandlung sprechen?"*

Wichtig ist es, die Vorstellungen des Patienten zu erfragen. Subjektive Assoziationen können und müssen durch Fragen herausgefunden werden.

Before you tell – you ask!!

PACE TIPP!

Fragen kann nicht schaden!!!

Bieten Sie dem Patienten an, immer nachzufragen, wenn er etwas nicht verstanden hat und versichern Sie ihm, dass zusätzliche Fragen auch in weiteren Gesprächen geklärt werden können.

6.10.4. Knowledge (Kenntnisvermittlung)

Bevor Sie schlechte Nachrichten überbringen, warnen Sie den Patienten davor, etwa mit der Einleitung: *"Ich habe leider keine sehr guten Nachrichten für Sie..."*

Vermeiden Sie wissenschaftliche Fachbegriffe, sondern versuchen Sie, die Sprache Ihres Gegenübers zu sprechen. Versuchen Sie, die Symptome zu erklären. Woher kommen die Schmerzen? Wie kommt es bei der Erkrankung zu Übelkeit und Appetitlosigkeit? Gehen Sie auf die Themen ein, vor denen der Patient Angst hat.

Geben Sie die Informationen portionsweise und klären Sie nach jedem Punkt, ob der Patient verstanden hat, was Sie gesagt haben und fragen Sie nach.

6.10.5. Empathy (Emotionen wahrnehmen)

Die meisten Ärzte finden es schwierig, nach dem Überbringen schlechter Nachrichten auf die Gefühle ihrer Patienten einzugehen. In unserem Bemühen, unser eigenes Unbehagen zu lindern und den Patienten zu entlasten, neigen wir dazu, einen Teil der Informationen wegzulassen, den Ernst der Lage herunterzuspielen oder eine bessere Prognose zu stellen, als die Realität dies zulässt. Ein Vertrauensverlust, der sich aus einer solchen Vorgehensweise ergibt, wäre unumkehrbar.

Es ist daher therapeutisch sinnvoller, die Emotionen des Patienten zu thematisieren und zu benennen:

- Achten Sie auf Emotionen und benennen Sie diese. Sind Sie nicht sicher, welche Gefühle bei dem Patienten gerade vorherrschen, fragen Sie z.B. *"Wie fühlen Sie sich dabei?"* oder *"Was fühlen Sie bei dem, was ich Ihnen gerade gesagt habe?"*
- Signalisieren Sie dem Patienten, dass Sie sowohl seine Gefühle als auch deren Ursache erkannt haben: *"Dass Sie jetzt das Ergebnis der Knochenszintigraphie erfahren haben, ist sicherlich ein großer Schock für Sie?"*

Empathisches Verhalten führt zur Bestärkung des Patienten in seinen Gefühlen und hilft Ihnen bei der Gesprächsführung (*"Ich hätte Ihnen lieber bessere Nachrichten überbracht."*). Machen Sie dem Patienten klar, dass es in einer solchen Ausnahmesituation völlig normal und auch angemessen ist, Gefühle zu zeigen.

6.10.6. Summary (Strategie und Zusammenfassung)

Am Ende des Gesprächs sollten die gerade vermittelten Informationen noch einmal zusammengefasst werden. Der Patient sollte die Möglichkeit erhalten, Befürchtungen und Fragen zu äußern. Vereinbaren Sie einen weiteren Gesprächstermin, evtl. auch im Beisein Zugehöriger. Der Patient sollte das Gespräch mit eindeutig formulierten Hinweisen auf das weitere Vorgehen verlassen. Die Aufklärung ist Teil eines Prozesses.

6.10.7. Voraussetzungen für eine angemessene Aufklärung

- Der aufklärende Arzt muss selbst über die Krankheit aufgeklärt sein, über ihre Erstmanifestation, den früheren und jetzigen Befund, die früheren und jetzigen Behandlungsstrategien und Maßnahmen sowie über die absehbare Prognose.
- Er muss wissen, was dem Patienten bisher offiziell von den untersuchenden und behandelnden Ärzten gesagt worden ist und inwieweit er Aufklärung bzw. Verschleierung erfahren hat.
- Er muss wissen, was der Patient wirklich weiß, auch durch Zugehörige und Mitpatienten und welche Phantasien er über seine Erkrankung und seine Prognose hat.
- Er muss die Erkrankung biographisch einordnen können (bisherige Versagungen und Befriedigungen, bisherige Belastungen).
- Er sollte versuchen herauszufinden, was der Patient im jeweiligen Stadium seiner Erkrankung über die Diagnose und Prognose wirklich wissen will (Aufklärung als Prozess) und welche Phantasien er nach der Aufklärung über seine Erkrankung und die Zukunft hat.

- In diesem Prozess sollten Abwehrmechanismen (Verleugnung, Umkehr ins Gegenteil, etc.) respektiert und keinesfalls durchbrochen werden.
- Er sollte das soziale Netz des Patienten kennen.
- **Ungenügende Aufklärung kann Diebstahl am Leben sein!**
- Auch in ihren Ambivalenzen (heute so, morgen so) sollten Patienten begleitet werden.
- Eventuell kann die Aufklärung in mehreren Schritten erfolgen. Auf jeden Fall soll das Angebot einer Wiederholung des Gespräches gemacht werden. Dabei sollte jedoch nicht nur das vorher Gesagte wiederholt, sondern nachgefragt werden, was der Patient bisher verstanden hat.

Denn: vom Verstehen bis zum Begreifen muss oft ein langer, mühevoller Weg zurückgelegt werden.

- Er sollte einen angemessenen örtlichen und zeitlichen Rahmen für das Gespräch zur Verfügung stellen.
- Zugehörige sollten (da wo es gewünscht wird) ins Gespräch mit einbezogen werden.
- Er sollte im Gespräch auf eine für den Patienten verständliche Sprache und auf eine offene Körpersprache achten und sich durch Nachfragen vergewissern, was der Patient verstanden hat. Es ist also günstiger, den Patienten anzuregen beim Aufklärungsgespräch Fragen zu stellen, und diese gezielt zu beantworten, als monologisch aufzuklären.
- Er sollte mehr fragen und zuhören als erzählen oder dozieren.

Im täglichen Umgang erleben wir immer wieder Patienten, die aufgrund von ungenügender Aufklärung und mangelndem Wissen über ihre Erkrankung Ängste entwickeln, weil sie Symptome, Behandlungen und deren Nebenwirkungen nicht verstehen und sich allein gelassen fühlen. Gute Aufklärung und Information hilft übermäßige Ängste und Befürchtungen abzubauen und zugleich Ansatzpunkte für Hoffnung zu entwickeln.

PACE **TIPP!**

Ärzte, die fähig sind, offen über eine tödliche Erkrankung zu sprechen, finden ihre Patienten meist auch dazu in der Lage.

Dieses Manuskript entstand unter Zuhilfenahme einiger Textpassagen der Hintergrundinformationen des "Internationalen interaktiven Palliativ-Workshops" der Firma Grünenthal (Autor: Joep Douma), zu dessen nationalem Advisory Board H. Kayser gehört.

6.10.8. Aufklären in Zeiten von COVID-19

(vgl. auch Kap. 2.6. und 5.7.)

In Zeiten der Pandemie mit "Social distancing", dem Tragen von Mund-Nasenschutz, Besuchsverboten und einhergehender außergewöhnlicher Isolation wird es noch wichtiger, die angesprochenen Verhaltensvorschläge zu befolgen. Bei eingeschränkten Möglichkeiten, z.B. durch Körperkontakt Empathie zu verstärken, sollte sich der Überbringer schlechter Nachrichten darüber hinaus noch mehr als üblich überzeugen, dass die Information bei dem Patienten angekommen ist. Der verstärkte Einsatz non-verbaler Kommunikation (z.B. durch Gesten) ist sinnvoll. Eine Idee ist auch, im Vorfeld des Gespräches zu erfragen, ob Bezugspersonen z.B. via Telekommunikation dazugeschaltet werden sollen (Hauk et al. 2021).

6.11. Fortbildung

Vergleichbar zur Entwicklung im angelsächsischen Raum, wo entsprechende Veranstaltungen inzwischen Pflichtbestandteil des Ausbildungscurriculums für Ärzte geworden sind, gibt es auch in Deutschland ein zunehmendes Interesse an Lehr- und Fortbildungsveranstaltungen zu ethischen und kommunikativen Aspekten der Aufklärung und Entscheidungsfindung mit schwerkranken Patienten (Schildmann et al. 2005, Langkafel Lüdke 2008).

Literatur

Baile, W.F., Buckman, R., Lenzi, R., Glober, G., Beale, E.A., Kudelka, A.P.: SPIKES-A six-step protocol for delivering bad news: application to the patient with cancer. Oncologist 2000;5:302-311.

Berg, M. van den: Calvijn en Melanchthon, een beproefde vriendschap In: Theologia reformata 1998;41:7-102.

Breitbart, W.: Suicide in cancer patients. Oncology, 1989;63:49-53

Bundesgesetzblatt Jahrgang 2013 Teil I Nr. 9, S. 278

Curtis, J.: Communicating with patients and their families about advance care planning and end-of-life care. Resp Care 2000;45:1385-94.

De Valck et al.: Medical students' attitudes towards breaking bad news: an empirical test of the World Health

Organization model. Psychooncology 2001;10(5):398-409.

Donovan, K.: Breaking bad news. In: World health Organisation. Behavioural Science Learning Modules; Module 1: Communication bad news. Geneva: WHO-Division of mental health, 1993.

Eberbach, W.H.: Die Aufklärung des Patienten vor dem Hintergrund der Einstellung zum Tod. In: Medizinrecht 1984, Heft 6, 201-240.

Fallowfield, L.: Giving sad and bad news. Lancet 1993; 341:476-478.

Fallowfield, L. et al.: Efficacy of a cancer research UK communication skills training model for oncologists: a randomised controlled trial. Lancet 2002;359:650-656.

Faulkner, A. et al.: Breaking bad news – a flow diagram. Palliat Med 1994;8(2):145-151.

Gaspar, M.W.: Kommunikation in der Palliativmedizin. Z Palliativmed, 2010.

Gerdes, N.: Der Sturz aus der normalen Wirklichkeit und die Suche nach Sinn. In: Ergebnisbericht der 2. Jahrestagung der Deutschen Arbeitsgemeinschaft für Psychoonkologie e.V. in Bad Herrenalb 1984, 28-56

Hannon, B. et al.: Meeting the family: measuring effectiveness of family meetings in a specialist inpatient palliative care unit. Palliat Support Care 2012;10(1):43-49.

Hauk, H., Bernhard, J., McConnell, M, Wohlfahrt, B.: Breaking bad news to cancer patients in times of COVID-19. Supportive Care of Cancer 2021;29:4195-4198.

Hoff, F.: Der Krebskranke, der Arzt und die Wahrheit. In: Therapiewoche 1975;26:6033-6039.

Kappauf, H.: Aufklärung und Hoffnung – ein Widerspruch? Palliativmedizin 2001a;2:47-51.

Kappauf, H.: Beziehungsmedizin im Akutkrankenhaus – aus der Sicht eines internistischen Onkologen. Balint 2001b;2:95-100.

Kassenärztliche Bundesvereinigung: Vereinbarung nach § 87 Abs. 1b SGB V zur besonders qualifizierten und koordinierten palliativ-medizinischen Versorgung. Dtsch Arztebl 2017; 114(3): A-105 / B-93 / C-93.

Klusmann, D.: Das ärztliche Aufklärungsgespräch. In: Verres, R., Klusmann, D. (Hrsg.): Strahlentherapie im Erleben der Patienten. Johann Ambrosius Barth Verlag, Heidelberg-Leipzig. 1998.

Krisman-Scott, M.A.: An historical analysis of disclosure of terminal status. J Nurs Scholarsh 2000;32(1):47-52.

Langkafel, P., Lüdke, C.: Breaking Bad News. Economica Verlag, Heidelberg, 2008.

Linemayr, G.: Über das Unaussprechliche reden. Vortrag auf der 17. Arbeitstagung der Österreichischen Gesellschaft für Psychoonkologie, Bad Ischl 15.-18.11.2001.

Meredith, C. et al.: Information needs of cancer patients in west Scotland: cross sectional survey of patient views. BMJ 1996;313:724-726.

Romer, G., Bergelt, C., Möller, B.: Kinder krebskranker Eltern: Manual zur kindzentrierten Familienberatung nach dem COSIP-Konzept. Göttingen: Hogrefe 2014.

Schildmann, J., Herrmann, E., Klambeck, A., Ortwein, H., Schwarz, C., Vollmann, J.: "Wahrheit am Krankenbett" – Eine ärztliche Fortbildungsveranstaltung zum Überbringen schlechter Nachrichten. Zeitschrift für ärztliche Fortbildung und Qualität im Gesundheitswesen 2005;99:443-447.

Schlömer-Doll, U., Doll, D.: Patienten mit Krebs: Information und emotionale Unterstützung. Dtsch Arztebl 2000; 97(46): A-3076 / B-2612 / C-2420.

Steiner, W.: Zur Problematik der Aufklärung von Tumorpatienten. Onkologie 1999;22:432-435.

Varga von Kibéd, M., Sparrer, I.: Ganz im Gegenteil. Tetralemmaarbeit und andere Grundformen systemischer Strukturaufstellungen. Carl Auer Verlag, Heidelberg 2005.

Wesiak, W.: Psychosomatische Medizin in der ärztlichen Praxis. Urban und Schwarzenberg, München, 1984.

Wiesing, U. et al.: Aufklärung von Tumorpatienten. Schriftenreihe "Therapieempfehlungen" des Südwestdeutschen Tumorzentrums – Comprehensive Cancer Center Tübingen ISSN 1862-6734, 4. überarbeitete Auflage 2014; http://www.medizin.uni-tuebingen.de/ukt-media/Einrichtungen/Zentren/Tumorzentrum/PDF_Archiv/TLL/TLL_Aufklaerung.pdf

7. Ethisch-rechtliche Fragen am Lebensende

7.1. Grundlagen des Handelns und der ethischen Orientierung am Lebensende

> *"Ethik besteht darin, dass ich mich verpflichtet fühle, allem Leben die gleiche Ehrfurcht entgegenzubringen, wie dem eigenen Leben."*
>
> Albert Schweitzer

7.1.1. Normative Grundlagen

Normative Grundlagen medizinischen Handelns sind einerseits die medizinische bzw. ärztliche Indikation, andererseits die informierte Einwilligung des Betroffenen bzw. seines Stellvertreters (Betreuer, Bevollmächtigter) in die auf Basis der Indikation empfohlenen (ärztlich indizierten) Maßnahmen. Das Handeln und die Entscheidungsfindung zum Einsatz medizinischer Möglichkeiten am Lebensende haben medizinische, juristische, weltanschauliche, soziale, emotionale sowie kommunikative Dimensionen, die beim Umgang mit schwierigen Situationen im Vorfeld des Todes unterschieden werden sollten.

Das Ringen um ethische Werte in der Medizin muss Rahmenbedingungen rechtlicher, wirtschaftlicher und wissenschaftlicher Entwicklungen berücksichtigen. Medizinisches Handeln in sterbenahen Situationen beruht auf ethischen Grundsätzen und moralischen Pflichten, die im Spannungsfeld von Sorge für den kranken Menschen und der Selbstbestimmung des Betroffenen die Bereitschaft beinhaltet, die veränderten gesellschaftlichen Bedingungen, in denen Sterben und Tod wesentlich durch die vielfältigen Möglichkeiten der modernen Medizin mitbestimmt wird, zu berücksichtigen und Verantwortung zu übernehmen. Ethik als philosophische und praktische Wissenschaft beschäftigt sich in besonderer Weise mit den "Möglichkeiten des Guten" (Vossenkuhl 2006) bzw. des guten Handelns in diesem Zusammenhang.

Dabei haben sich als Kriterien für eine ethische Entscheidungsorientierung und -findung in der Medizin die "Prinzipien der biomedizinischen Ethik" der beiden amerikanischen Moralphilosophen Tom L. Beauchamp und James F. Childress bewährt, die sie in ihrem Buch "Principles of Biomedical Ethics" 1979 erstmals vorstellten. Das von Ihnen vorgestellte "bioethische Quartett" beansprucht für alle Gesundheitswissenschaften eine universelle, normative Gültigkeit und hat nicht nur im angloamerikanischen, sondern auch im deutschsprachigen Raum eine hohe Akzeptanz und Popularität erlangt. Das "bioethische Quartett" stellt einen Rahmen dar, in dem alle ethisch relevanten Entscheidungssituationen in der Medizin und in den Biowissenschaften systematisch behandelt werden können. Ganz besonders geeignet ist es für die Behandlung schwieriger Fragen am Lebensende, wo das Spannungsfeld von Autonomie und Fürsorge oft berührt wird. Die vier Grundprinzipien oder Prinzipien erster Ordnung nach Beauchamps & Childress sind die Grundlage jeder ethischen Fallbesprechung, von klinischen Ethikkonsilen und Ethikkonferenzen. Die Akzeptanz dieser Handlungsprinzipien beruht auf einem historisch gewachsenen und von kulturellen Traditionen unabhängigen Wertekonsensus und ermöglicht in Konfliktsituationen eine ethische Urteilsbildung ohne philosophische Begründung. Ergänzt werden diese Prinzipien durch solche zweiter Ordnung wie Respektierung der Privatsphäre, wahrheitsgemäße Aufklärung, Schweigepflicht und informierte Zustimmung zu Maßnahmen der Behandlung (z.B. Zwangsmaßnahmen) sowie durch berufsbezogene Leitbilder und -prinzipien (Grundsätze der Bundesärztekammer) oder beispielweise in der Pflegeethik die Beachtung von Hygiene, Teamarbeit, Dokumentation und Transparenz.

Ethische Fragestellungen sind in besonderer Weise Bestandteil der täglichen Praxis bei der Betreuung und Behandlung von Patienten in der Palliative Care. Fragen nach den Kriterien eines richtigen oder gelingenden Lebens und "guten" Sterbens beziehen sich auf Werte und Normen des Einzelnen oder einer Gruppe von Menschen. Sie verweisen auf eine Vielzahl ethisch relevanter Themen, mit denen sich Patienten, Zugehörige und Vertreter verschiedener Berufsgruppen in der Palliative Care auseinandersetzen. Etymologisch stammt das

Wort Ethik vom griechischen Begriff "Ethos" ab. Der Begriff bezieht sich auf die Gewohnheiten, Sitten und Gebräuche sowie die zugrunde liegende Denkweise bzw. den Charakter der Menschen. Die systematische Beschreibung, Reflexion und Analyse von Werten, Normen und Tugenden im Zusammenhang mit Leben und Handeln des Menschen ist zentraler Gegenstand der philosophischen Ethik. Die Gesamtheit der in einer Gesellschaft, Organisation oder sonstigen menschlichen Gemeinschaft geltenden bzw. gelebten Werte, Normen oder Tugenden wird auch als Moral bzw. Ethos (z.B. "Berufsethos") bezeichnet. Ethik umfasst folglich die systematische philosophische Reflexion über Moral. Ethik in der Medizin ist einer der wichtigsten Bereiche der angewandten Ethik (Müller-Busch et al. 2007).

Grundprinzipien der biomedizinischen Ethik

- Respekt vor Autonomie (1)
  Kompetenz, Selbstbestimmungsfähigkeit, Willen
- Benefizienz (2)
  Leben, Gesundheit, Lebensqualität
- Non-Malefizienz (3)
  Nutzen-/Risiko-Relation, individuelle Werte
- Gerechtigkeit (4)
  Gleichheit, Angemessenheit, Ressourcen

Respekt vor Autonomie

Das Autonomieprinzip gesteht jeder Person das Recht zu, eigene Ansichten zu haben, eigene Entscheidungen zu fällen und Handlungen zu vollziehen, die den eigenen Wertvorstellungen entsprechen. Das Prinzip des Respekts vor der Autonomie kann in negativer Form auch so erklärt werden: "Autonome Handlungen sollten nicht vom kontrollierten Zwang durch andere abhängig sein." Das Autonomieprinzip findet seinen Ausdruck in der Forderung nach informiertem Einverständnis (informed consent), d.h., jede diagnostische oder therapeutische Maßnahme muss durch die ausdrückliche Einwilligung des Patienten, bzw. im Falle der Nichteinwilligungsfähigkeit von dessen Stellvertreter, legitimiert werden. Ein informiertes Einverständnis liegt vor, wenn der Patient ausreichend aufgeklärt worden ist, seine individuellen Ansichten und Rechte respektiert wurden, sodass der Betroffene selbst Entscheidungen treffen kann und seine Handlungen anderen Menschen keinen Schaden zufügen. Respekt vor Autonomie richtet sich gegen den in der Medizin oft gut gemeinten (ärztlichen) Paternalismus, in dem der Arzt als Experte eigenständig über das Wohl des Patienten entscheidet und entsprechend handelt. Respekt vor Autonomie in der Palliativsituation fordert im Ringen um gutes Entscheiden, den Dialog zur Berücksichtigung von Bedürfnissen, Zielen und Wertvorstellungen des Patienten. "Shared decision making" ist Ausdruck dieses Dialogs.

Ein auch in ethischen Debatten zu wenig berücksichtigter Aspekt ist die Unterscheidung von Autonomie als die Würde des Menschen bestimmendes Wesensmerkmal und Selbstbestimmung als der aktuellen Ausprägung von Autonomie:

Selbstbestimmung als die Fähigkeit über die eigene Zukunft zu entscheiden, hat eine biologische, juristische und philosophische Dimension. So ist Selbstbestimmung z.B. in der Form der informierten Zustimmung, des "informed consent", an kognitive Funktionen gebunden, mit denen der Wille des Betroffenen zum Tragen kommt. Im Falle nicht vorhandener Selbstbestimmungsfähigkeit übernimmt ein Betreuer oder Bevollmächtigter juristisch die Aufgabe, dass dem Willen entsprochen wird. Das Recht auf Selbstbestimmung ist juristisch verankert in den Grundwerten Menschenwürde (Art.1 Abs.1 GG), Recht auf freie Entfaltung der eigenen Persönlichkeit (Art. 2 Abs. 1 GG) und Recht auf körperliche Unversehrtheit (Art. 2 Abs. 2 GG).

- Philosophisch wird Selbstbestimmung auch im Sinne von Lebens- und Selbstverwirklichung bzw. Möglichkeit der Identitätsfindung verstanden – eine Position die u.a. von dem Schweizer Philosophen Peter Bieri vertreten wird (Bien 2011). Grundbedingung für die Wahrnehmung von Selbstbestimmung ist Autonomie.
- Autonomie umfasst als Wesensmerkmal des Menschen die Fähigkeit, über die eigenen Kräfte zu verfügen. Sie beinhaltet eine situative Disposition, aber auch ein moralisches Recht. "Die Autonomie des Menschen ist das Fundament seiner Freiheit ... auf ihr beruht die Würde seines Mensch-Seins, deren Gewicht wir, wie so oft, erst in dem Augenblick des Verlusts wirklich wahrnehmen." schreibt der Psychosomatiker und Philosoph Thure von Uexküll (von Uexküll

und Wesiack 1998) Autonomie ist das Grundelement des Lebens, ein Synonym für Würde.

- Die Wiederherstellung, zumindest die Förderung von Autonomie ist das Grundanliegen der Medizin. Darauf hat schon Alexander Mitscherlich in seinem 1947 veröffentlichten Buch "Freiheit und Unfreiheit in der Medizin" hingewiesen. Dies gilt für alle Bereiche der Medizin – auch der Intensivmedizin und Palliativmedizin, die sich hier begegnen. Die Anerkennung und Förderung von Autonomie ist das Grundanliegen pflegerischen und medizinischen Handelns in der Begleitung schwerstkranker und sterbender Menschen. Insofern ist es wichtig, sich der doppelten Bedeutung von Autonomie als Handlungsgrundlage und Handlungsziel bewusst zu werden, wenn es um die Sinnbestimmung bzw. Angemessenheit von Maßnahmen im Grenbereich zwischen Leben und Tod geht.

Benefizienz – Gutes Tun

Das Prinzip der Benefizienz, des Wohltuns entspricht dem traditionellen Fürsorgeprinzip der medizinischen Ethik, also der intentionalen Verpflichtung zur Fürsorge, Hilfe und Nächstenliebe, die die Grundmotivation des pflegerischen und ärztlichen Handelns darstellt. Während sich das Prinzip des Nicht-Schadens mehr auf die Folgen des Handelns bezieht und damit die Unterlassung möglicherweise schädigender Handlungen legitimiert, intendiert das Prinzip des Wohltuns die Voraussetzungen des Handelns, z.B. die auf das Gute konzentrierten Grundsätze, Pflichten und Intentionen, z.B. die aktive Förderung des Patientenwohls bzw. die Verbesserung der Lebenssituation anderer zur Vermeidung oder Beseitigung von Schäden. Auch wenn nach Beauchamp und Childress keine scharfe Trennung zwischen Nichtzufügung von Schaden und der Realisierung von Nutzen besteht, findet sich im Prinzip der Benefizienz eher der Aspekt der auf Immanuel Kant verweisenden Tugend- oder Pflichtenethik.

Non-Malefizienz – Nicht Schaden

Mit dem Prinzip der Schadensvermeidung (Non-Malefizienz) wird der schon im Eid des Hippokrates formulierte Grundsatz aufgenommen, dass therapeutisches Handeln dem Patienten nicht schaden darf oder anders ausgedrückt: Der Nutzen muss den Schaden überwiegen. Dieses Prinzip ist eigentlich das zentrale Prinzip jeder medizinischen Ethik. Es bedeutet allerdings auch, bei der Frage der Intention des Handelns stets das Ziel bzw. das Ergebnis im Blick zu haben. Mit diesem Prinzip sollen die Folgen und die Auswirkungen medizinischen Handelns Berücksichtigung finden. Auch wenn dieses Prinzip für die medizinische Ethik selbstverständlich erscheint, so stellt es doch gerade in Grenzsituationen eine Herausforderung dar, wenn es darum geht, bei der Durchführung einer Behandlung neben dem erhofften und erwarteten Nutzen auch die Schadensmöglichkeiten realistisch zu berücksichtigen. Jeder Eingriff ist mit einem Risiko bzw. einer potenziellen Schadensmöglichkeit verbunden, so dass bei den vielen u.U. sehr risikoreichen Behandlungsmöglichkeiten in Grenzsituationen die realistische und verantwortungsvolle Abwägung des Nutzen-Schadens-Verhältnisses immer wichtiger wird – gerade dann, wenn seitens der Betroffenen und u.U. auch von Zugehörigen eine sehr hohe Risikobereitschaft besteht. So kann sich beispielsweise bei einer fortgeschrittenen Krebserkrankung im Endstadium die Frage stellen, ob eine weitere Chemotherapie oder Operation dem Patienten nicht eher schadet als nützt und damit gar nicht als Behandlungsoption angeboten werden darf. Gerade bei interventionellen und zum Teil sehr eingreifenden Behandlungsverfahren bei unheilbaren und lebensbedrohlichen Erkrankungen gewinnt bei progredientem Krankheitsverlauf das Prinzip der Schadensvermeidung eine größere Bedeutung für die Indikationsstellung als das Prinzip des Nutzens, wobei zudem auch der Aspekt der Gerechtigkeit Entscheidungen mitbestimmt. Das gilt ganz besonders auch für den Bereich der Intensivmedizin, in dem unter palliativen Gesichtspunkten die Berücksichtigung der Zweckrationalität medizinischer Maßnahmen in Relation zu deren Werterationalität (Belastung des Betroffenen, Therapiezielorientierung) reflektiert werden muss (Neitzke et al. 2017).

Gerechtigkeit

Das Prinzip der Gerechtigkeit fordert nicht nur eine faire Verteilung von Gesundheitsleistungen, sondern auch die Absicherung von Grundrechten am Lebensende. Alle Menschen mit hoher Symptomlast und aufwändigem Betreuungsbedarf haben den gleichen Anspruch auf Behandlung und Art der Behandlung, z.B. das Recht auf spezialisierte Palliativbehandlung. Gleichzeitig wird das Gerechtigkeitsprinzip von wirtschaftlichen und kulturellen Interessen geprägt, die Priorisierungsdebatten zu Fragen von Nutzen und Lasten im Gesundheitswesen bestimmen. Das Prinzip der Gerechtigkeit ist am meisten von Regeln, Gesetzen und Empfehlungen gekennzeichnet, durch die Palliative Care im Rahmen der Gesundheitsversorgung weltweit eine hohe Anerkennung bekommen hat. Das Gerechtigkeitsprinzip geht sicherlich über die individuelle Patienten-Arzt-Beziehung hinaus und betrifft auch allgemeine Fragen nach der Gestaltung und Regulierung der gesundheitlichen Versorgung. Es mag verwundern, dass das Gerechtigkeitsprinzip als Grundprinzip in die Prinzipienethik aufgenommen wurde, zumal es keine umfassende und einheitliche Theorie der Gerechtigkeit gibt und die verschiedenen Konzepte der Gerechtigkeit immer weitere Interpretationen und Konkretisierungen benötigen. Während mit dem Respekt vor Autonomie mehr die individualethischen Aspekte der Ethik angesprochen werden, finden wir im Gerechtigkeitsprinzip eher sozialethische Gesichtspunkte, die in der modernen Medizin – auch unter der Berücksichtigung der Ressourcen – immer wichtiger werden.

Die vier genannten Prinzipien stehen zunächst gleichberechtigt nebeneinander. Sie müssen im Einzelfall konkretisiert und in Beziehung zueinander gesetzt werden. Moralische Kontroversen können als Konflikte zwischen unterschiedlich gewichteten Prinzipien dargestellt werden. Dennoch hat das Prinzip des Respekts vor Autonomie nach Beauchamps und Childress – wie schon am Beispiel der Einwilligung erwähnt – eine hervorgehobene Position, was auch der hohen Bedeutung des Begriffs der Autonomie in der Philosophie gerecht wird. Im Vier-Prinzipien-Modell lassen sich zudem die wesentlichen philosophischen Richtungen der Ethik in ihrer Beziehung zueinander erkennen. So bewegen sich die Prinzipien 2 und 3 im Spannungsfeld von Deontologie und Teleologie bezogen auf die hippokratischen Grundsätze medizinischen Handelns: "Gutes Tun" und "Nicht-Schaden", während in Prinzip 1 und 4 das Spannungsfeld von Individualethik und Sozialethik zur Geltung kommt. Die Behandlung des Einzelnen muss sich nicht nur nach dem Wollen und dem Recht des betroffenen Individuums richten, sondern immer auch Gleichheit und soziale Gerechtigkeit im Blick haben.

Diese Grundprinzipien bestimmen in besonderer Weise das Handeln bei sterbenskranken Menschen – dennoch ergeben sich gelegentlich Konfliktsituationen, da mit zunehmender Erkrankungsdauer die Selbstbestimmungsfähigkeit des Patienten häufig eingeschränkt ist, individuelle Lebensqualität nicht von außen bestimmt werden kann und die Beurteilung des individuellen Nutzen-/Risiko-Verhältnisses schwierig ist. Entscheidungen am Ende des Lebens beruhen auf einer therapeutischen Partnerschaft, bei der Verantwortung im Sinne des Patienten auch unter der Prämisse eingeschränkter Kompetenz- und Selbstbestimmungsfähigkeit übernommen werden muss (Janssens et al. 2021). In zahlreichen Publikationen sind in den letzten Jahren Richtlinien zum Umgang mit Sterbenskranken erstellt worden (Grundsätze zur ärztlichen Sterbebegleitung 2011; Winkler et al. 2012; Neitzke et al. 2016; Erweiterte S3-Leitlinie Palliativmedizin 2021), dennoch mangelt es häufig nicht nur an der Kenntnis dieser Richtlinien, sondern auch an der Kenntnis praktischer Schritte, wie im Falle eines Konfliktes mit ethischen Problemen vorgegangen werden soll.

Veränderung der Sterbebedingungen und ärztliche Verantwortung

Sowohl der Ort wie auch die Art und der Zeitpunkt des Sterbens werden unter den Bedingungen der modernen Medizin weniger durch die Unbeeinflussbarkeit von meist akuten Erkrankungen und deren natürlichem Verlauf wie noch vor 100 Jahren bestimmt, sondern bei über 90 % der Betroffenen durch Entscheidungen und Maßnahmen zur Begrenzung therapeutischer Maßnahmen am Ende des Lebens bzw. im Vorfeld der eigentlichen Sterbephase oder wie es inzwischen in vielen Empfehlungen und Grundsätzen zur Entscheidungsfindung in Grenzbereichen heißt: durch Entscheidungen zur Therapiezieländerung (Klinkhammer 2012). Bei weniger als 10 % der Verstorbenen erfolgt der Tod derart "plötzlich", z.B. durch einen plötzlichen Herztod, tödlichen Unfall oder Suizid, ohne dass medizinische Maßnahmen in den Sterbeprozess eingreifen konnten.

Mehr als 70 % der Menschen in den industrialisierten Ländern sterben nach einer längeren Phase des Krankseins infolge von Herz-Kreislauf- und Lungenerkrankungen, Krebs und neurologischen Erkrankungen, wobei die Krankheitsverläufe im Alter oft von einer längeren Phase der Hilfe- bzw. Pflegebedürftigkeit – begleitet von Schwäche und Demenz – gekennzeichnet sind. Über 20 % der Menschen sterben nach einer relativ kurzen Phase des Krankseins, oft auf der Intensivstation oder nach einer Intensivtherapie im Krankenhaus – zumeist nach einem kurzen dramatischen Verlauf, in denen sich das Spannungsfeld zwischen kurativen und palliativen Behandlungsansätzen besonders deutlich zeigt. Palliativmedizin in diesen Bereichen bedeutet deswegen auch rechtzeitig durch Präferenz- und Bedürfnisorientierung zu einer Werte-orientierten Entscheidungsfindung und Prävention des Leidens beizutragen. Unterschiedliche Zeitverläufe in der Endphase bei zum Tode führenden Erkrankungen erleichtern die Urteilsbildung, den Dialog und das Entscheiden bei Komplikationen im Krankheitsverlauf bzw. in Grenzsituationen, aber auch zur Therapiezieländerung, Therapiebegrenzung bzw. zum "Einfrieren" von Maßnahmen in der Intensivsituation.

Im Vordergrund des Sterbens steht also nicht mehr wie früher nur das Nachlassen elementarer Lebens- und Körperfunktionen, sondern schon vor dem Eintritt des endgültigen biologischen Organversagens werden Entscheidungen gefordert und notwendig, in denen individuelle und soziale Wertvorstellungen und Normen sowie gesellschaftliche Interessen berührt werden. Im Spannungsfeld der medizinischen bzw. ärztlichen Indikation und der Selbstbestimmung des Betroffenen sind die Möglichkeiten eines "guten Sterbens" in den letzten Jahren zunehmend zum Thema öffentlicher Diskussionen und kontroverser Debatten gemacht worden, die von unterschiedlichen Interessen bestimmt werden. Insofern haben Fragen zum "guten Sterben" in der Regel drei Dimensionen: eine philosophisch-religiöse, in der allgemeine Prinzipien, aber auch unterschiedliche weltanschauliche Wertvorstellungen berührt werden, z.B. zum Umgang mit Hilfebedürftigkeit, mit Abhängigkeit, mit Leiden und Schmerz; eine rechtliche, die gesellschaftliche und wirtschaftliche Rahmenbedingungen berücksichtigt, die für Lebensqualität, Prävention des Leidens aber auch zur Begleitung des Sterbens benötigt werden; und eine medizinische Dimension, in der sich diagnostische und therapeutische Prinzipien, Möglichkeiten und Erfahrungen für konkrete Handlungssituationen manifestieren.

Probleme, Konflikte und Dilemmata

Sterben heute ist mit vielfältigen und komplexen Problemen sowie nicht selten mit Konflikten und Dilemmata, verbunden. Fragen eines "guten" Sterbens werden auf verschiedenen Ebenen aus unterschiedlicher Perspektive behandelt (vgl. Kap. 7.3.). Während einerseits die individuelle Selbstbestimmung und persönliche Würdevorstellungen diese Fragen bestimmen, konzentrieren sie sich auf der gesellschaftlichen Ebene auf die Organisation des Umgangs im Rahmen von Gesetzesregelung sowie der medizinischen, psychosozialen und pflegerischen Versorgungs- und Verantwortungsbereiche – sie betreffen damit auch die Wertvorstellungen des sozialen Miteinanders. Das in der Sozialpsychologie entwickelte Modell des Konfliktmanagements (Gilbert et al. 1998) kann auch auf die palliativmedizinische Situation angewandt werden.

Konflikte treten dann auf, wenn die Positionen der Beteiligten sehr stark auseinander liegen oder sich sogar widersprechen. Besonders in der Medizin können ethische Konflikte therapeutische Beziehungen belasten und problemorientierte Lösungswege erschweren, unmöglich machen oder sogar zu Entladungen in die "falsche Richtung" führen. Die Übergänge vom Problem zum Konflikt und umgekehrt sind nicht immer eindeutig zu bestimmen und werden auch häufig negiert – dennoch ist die Unterscheidung in mit- oder gegeneinander streitende Positionen und divergierende Ziele für den Umgang mit ethischen Fragestellungen und Konfliktsituationen in der Palliativmedizin hilfreich.

> Kennzeichnend für Probleme, Konflikte und Dilemmata in der Palliativsituation ist, dass ethisch schwierige Situationen mit Sinnfragen verbunden werden und sich im Spannungsfeld zwischen Selbstbestimmung, Lebensschutz, Lebensqualität und medizinethischen Prinzipien ganz unterschiedliche Interessen von Patienten, Zugehörigen und den betreuenden Professionen manifestieren.

Bei **ethischen Problemen** stimmen Werte- und Zielvorstellungen der Beteiligten miteinander überein, aber es gibt unterschiedliche Wege zum Erreichen eines Ziels, das aus bestimmten Gründen bisher nicht erreicht werden konnte. Die Behandlung ethischer Probleme erfolgt meist auf der rationalen Ebene und orientiert sich in schwierigen Situationen an Ressourcen bzw. technischen und praktischen Lösungsmöglichkeiten.

Konflikte treten dann auf, wenn die Positionen der Beteiligten sehr stark auseinander liegen und sich in den Zielen des Handels widersprechen. Besonders in der Medizin können unterschiedliche Zielvorstellungen zu ethischen Konflikten führen, therapeutische Beziehungen belasten und problemorientierte Lösungswege erschweren, unmöglich machen oder sogar zu Entladungen in die "falsche Richtung" führen. Ein Konflikt kann zum Problem gemacht werden, indem man sich über "gemeinsame Ziele" verständigt. Ein Konflikt manifestiert sich meist auf der emotionalen Ebene und muss irgendwann beendet werden, um die emotionale Spannung zu entlasten (Glasl 2011).

Dilemmata sind oft in Extremsituationen geforderte moralische Handlungsnotwendigkeiten, in denen im Spannungsfeld von deontologischen und teleologischen Grundsätzen zugunsten des "weniger Schlechten" entschieden wird. Die Übergänge vom Problem zum Konflikt bzw. zum Dilemma und umgekehrt sind nicht immer eindeutig zu bestimmen und werden auch häufig negiert. Die Unterscheidung in 1. mit- oder gegeneinander streitende Positionen zum richtigen Weg zur Definition von Problemen und 2. unterschiedliche Auffassungen zum Weg mit divergierenden Zielen ist für den Umgang mit schwierigen Entscheidungssituationen in der Palliativbetreuung sehr hilfreich. Während ein Konflikt durch die Bestimmung gemeinsamer Werte oder Ziele u.U. zum Problem gemacht werden kann, ist das beim Dilemma in der Regel nicht möglich.

Entscheidungen am Lebensende – Medizinische und ärztliche Indikation

Die ärztliche Entscheidung für die Empfehlung angemessener Maßnahmen am Lebensende beruht nicht nur auf der Erfahrung und Begründung über die einsetzbaren therapeutischen Möglichkeiten, sondern auch auf einer Abwägung verschiedener Werte. Sie soll den Willen des Patienten berücksichtigen und muss sich deswegen auch mit den Lebensvorstellungen, Lebensumständen, Werten und Wünschen des Betroffenen befassen. Anders als die stark naturwissenschaftlich geprägte medizinische Indikation enthält die ärztliche Indikation somit auch eine ethische Dimension.

Die ethischen Abwägungen im Rahmen der ärztlichen Indikation sollen sich an der Frage orientieren, ob die empfohlenen therapeutischen Maßnahmen tatsächlich dazu beitragen, das Krankheitsgeschehen bzw. das Befinden des Patienten günstig zu beeinflussen, u.U. auch, ob sie ein schicksalhaftes Geschehen erleichtern, Leiden lindern oder vermeiden können, und zu helfen, ein unabwendbares Schicksal anzunehmen, zu tragen oder nicht.

Eine **medizinische Indikation** beschreibt die empirischen bzw. evidenzbasierten Möglichkeiten des Einsatzes medizinischer Maßnahmen als Ergebnis eines fachlich begründeten Befundes und eines kausal erreichbaren Behandlungsziels (Zweckrationalität).

Eine **ärztliche Indikation** ist das Ergebnis einer zum Teil wertenden Entscheidung des Arztes für bestimmte Maßnahmen im Einzelfall, die für die individuelle Situation und den Möglichkeiten des Patienten in seinem besten Interesse und seinen Wertvorstellungen entsprechend angezeigt erscheint. (Wertrationalität).

▶ Medizinische Indikation

Die medizinische Indikation beurteilt, ob eine medizinische Maßnahme aufgrund der vorliegenden Befunde und Diagnosen angebracht ist und zum Einsatz kommen soll. So ist beispielsweise die Anlage einer PEG bei fortgeschrittener Demenz aufgrund vielfach nachgewiesener wissenschaftlicher Evidenz und damit begründeten Empfehlungen eher nicht indiziert, da sowohl die PEG-Sonde als auch die künstliche Nahrungssubstitution mehr Probleme (Manipulation an der PEG, Reflux, Pneumonie, Fixierung, etc.) verursachen können, die die Lebensqualität mindern, ohne dass die Lebenszeit wesentlich verlängert wird. Ob durch eine künstliche Ernährung und Infusionen in der Terminalphase des Lebens die Lebensqualität verbessert werden kann, ist somit eine für die Begründung des Therapieziels künstliche Ernährung bei fortgeschrittenen Erkrankungen in der Palliativsituation wichtige Fragestellung, die im Einzelfall geprüft und beurteilt werden muss.

- Ärztliche Indikation

  Die ärztliche Indikation fragt danach, ob eine medizinische Maßnahme auch dazu geeignet ist, dem individuellen Patienten in seiner konkreten Lebenssituation und Befindlichkeit mehr zu nutzen als potentiell zu schaden. Ist die Demenz in einem Stadium, in dem die negativen Auswirkungen einer PEG bzw. der damit verbundenen Belastungen nach Bewertung durch den Arzt wahrscheinlicher sind als deren Nutzen, wäre die Anlage einer PEG bei einem Patienten mit fortgeschrittener Demenz ärztlich nicht indiziert (Dörries und Lipp 2015).

Mit Blick auf die unterschiedlichen Möglichkeiten des Handelns am Lebensende und damit verbundenen persönlichen, sozialen und wirtschaftlichen Problemen ist es verständlich, dass in der Konfrontation mit den wachsenden medizinischen Möglichkeiten zur Lebensverlängerung viele Menschen den Wunsch haben, gerade für die letzte Zeit des Lebens Vorsorge zu treffen und sie selbst mitzugestalten. Dabei spielt die Frage eine entscheidende Rolle, unter welchen nicht nur rein medizinischen Umständen und um welchen Preis lebensverlängernde Maßnahmen eingesetzt werden sollen. Insofern bewegt sich palliativmedizinische Fürsorge in einem Spannungsfeld von spezieller ärztlicher Kompetenz zu den Möglichkeiten des Handelns und Selbstbestimmung des Betroffenen in der Beurteilung des Leidens und der Belastungen des Krankseins. Dabei können Fragen der Angemessenheit von kurativer und palliativer Versorgung, z.B. dem Wunsch nach Maximaltherapie oder der Vermeidung von Übertherapie, die Nebenwirkungen von leidenslindernden Maßnahmen oder auch der Umgang mit Essen und Trinken am Lebensende ethische Probleme und Konflikte aufwerfen, für die unter Umständen eine ethische Fallbesprechung, Ethikberatung oder Ethikkonferenz hilfreich sein kann. Am deutlichsten wird das Spannungsfeld zwischen ärztlicher Fürsorge und Anerkennung von Selbstbestimmung bei Sterbe- und Todeswünschen, insbesondere Fragen der Tötung auf Verlangen (Euthanasie).

7.1.2. Besondere ethische Herausforderungen in Palliative Care

Übertherapie – Sinnbestimmung und Erkenntnisgrenzen

Unter Übertherapie versteht man eine nicht indizierte oder vom Patienten nicht gewünschte Therapie und Diagnostik ("non-beneficial therapy"). Besonders in der Onkologie und Intensivmedizin sind Maßnahmen ohne ausreichend wissenschaftlich bzw. empirisch begründeten Nutzen bzw. Sinn am Lebensende ohne klar definierte Therapiezielorientierung ein Problem, das alle vier Grundprinzipien der Bioethik berührt. Im Gegensatz zur kurativ ausgerichteten Akutmedizin geht es in palliativen und besonders in terminalen Erkrankungsstadien bzw. der Sterbephase noch mehr um das Erkennen und Berücksichtigen der "Möglichkeiten des Guten" und ihrer Bedeutung für den einzelnen Patienten. Auch wenn Übertherapie ein problematischer Begriff ist, bekommt er in den berechtigten Erwartungen des Patienten auf die bestmögliche Behandlung und den damit verbundenen Sinn- bzw. Wertfragen eine praktische Bedeutung. Wer entscheidet wann, nach welchen Kriterien? Die Frage der Begrenzung, Vermeidung der Übertherapie zugunsten leidenslindernder Maßnahmen steht am Ende des Lebens ganz im Vordergrund, sie sollte allerdings nicht erst in der Terminalphase als Problem behandelt werden. Vorsorgliche Willenserklärungen wie Patientenverfügungen, Advance Care Planning sind zur Vermeidung von Übertherapie, zur kritischen Indikationsstellung und zum Dialog mit den Betroffenen wichtige Instrumente für Entscheidungen im besten Interesse des Betroffenen. Während z.B. in der Onkologie der Erfolg einer Behandlung – gemessen an der Überlebenszeit oder an der Zeit bis zur erneuten Verschlechterung (Progression) – u. U. durch eine hohe Toxizität einer Therapie erkauft wird, kommt in der Palliativmedizin dem Abwägen von möglichen Nebenwirkungen potentiell lebensverlängernder Maßnahmen unter medizinischen und ethischen Gesichtspunkten eine größere Bedeutung zu als ihren erhofften Erfolgen. Das Prinzip des Nicht-Schadens in terminalen Lebenssituationen berührt beispielsweise die Frage, ob mit einer Chemo- oder Strahlentherapie Nebenwirkungen oder Belastungen verbunden sind, die nur durch ihren überwiegenden Nutzen zu rechtfertigen wären. Insbesondere gilt aber die Beachtung der Nutzen- und Nichtschadensabwägung in fortgeschrittenen intensivmedizinischen Behandlungssituationen. Dazu gehören die Wiederbelebung und Kreislaufunterstützung, künstliche Beatmung, Dialyse, aber auch die Durchführung potentiell lebensverlängernder Operationen, Organersatzbehandlungen, Transfusionen, Infusionen, Antibiotikagaben und künstliche Ernährung. Kritische und regelmäßige Therapiezielüberprüfung unter wertrationalen Aspekten ist hier gefordert. Die frühe Integration palliativer Aspekte unter Berücksichtigung der Bedürfnisse und Präferenzen der Betroffenen zur Vermeidung von Übertherapie und unter Berücksichtigung des Willens gewinnen deswegen in vielen Bereichen der Medizin, besonders aber in der Notfall- und Intensivmedizin zunehmend an Bedeutung. Das Thema Übertherapie berührt aber auch ökonomische Gesichtspunkte, Verfügbarkeits- und Personalprobleme, die sich auch auf die palliativ orientierte Entscheidungsfindung auswirken.

Leidenslindernde Maßnahmen – Doppeleffekt

Leidenslindernde Maßnahmen zur Symptomlinderung, z.B. die Schmerztherapie oder die effektive Behandlung der Atemnot mit Opiaten, die Ernährungs- und Flüssigkeitstherapie sowie die palliative Sedierung stehen in der Terminal- bzw. der eigentlichen Sterbephase, der Finalphase ganz im Vordergrund und werden ausschließlich unter ihrem unmittelbaren Nutzen für diese Lebenssituation des Patienten beurteilt. Während in der Terminalphase leidenslindernde palliative Maßnahmen im Hinblick auf optimalen Komfort eingesetzt werden, soll in der finalen Lebensphase alles unterlassen werden, was einen Sterbeprozess verzögert. In der Terminal- und Sterbephase sind nur wenige Medikamente zur Symptomlinderung "indiziert", z.B. Morphin zur Linderung von Schmerzen und Atemnot, Benzodiazepine bei agitierter Angst, Neuroleptika bei Übelkeit und Delir sowie Anticholinergika bei Rasselatmung. Diese Medikamente sollten Sterbenden wegen ihrer potentiellen Möglichkeit der Lebensverkürzung nicht vorenthalten oder wegen eines möglichen Schadens abgelehnt werden, wobei im Übrigen bei regelrechter Anwendung die Angst vor einer Lebensverkürzung nicht berechtigt ist. Dennoch sollte die "Doktrin des Doppeleffekts" kein Freibrief sein, den Eintritt des Todes als Zweck der Leidensminderung zu beschleunigen.

Der Zeitpunkt, in dem in einem Krankheitsverlauf eine Situation erreicht ist, in welchem "lebenserhaltende" Maßnahmen einem Menschen eher schaden als nutzen, in dem die Fortführung einer Behandlung "sinnlos" ist und somit auf Maßnahmen mit lebensverlängerndem Effekt verzichtet werden kann, berührt den ethischen Grundkonflikt zwischen ärztlicher Fürsorge bzw. dem Heilungsauftrag, medizinisch Machbarem und moralisch menschlich Vertretbarem gerecht zu werden. Lebensschutz bedeutet nicht, Sterben und den Tod um jeden Preis zu verhindern. Sterben zulassen und begleiten bedeutet auch, in engem Dialog und Konsens mit allen Beteiligten Fragen des individuellen Lebenswerts, Lebenssinns und der Lebensqualität für Entscheidungen am Lebensende aufzunehmen und zu berücksichtigen. Effektive Kommunikation und reflektierte Entscheidungsfindung zur Begrenzung potentiell lebensverlängernder Maßnahmen und zur Therapiezieländerung unter Beachtung von Vorausverfügungen, Advance Care Planning etc. sind wichtige Grundlagen, um schwerstkranken Menschen mit lebenslimitierenden Erkrankungen ein Sterben unter menschenwürdigen Bedingungen zu ermöglichen, aber auch um Wünschen einer Tötung auf Verlangen und Beihilfe zum Suizid mit Angeboten zu begegnen, dass diese Handlungsmöglichkeiten nicht als Option oder Alternative erwogen werden – auch wenn Sterbewünsche und Akzeptanz des Sterbens die Kommunikation im Team und palliatives Handeln häufig begleiten.

> Das **Prinzip des Doppeleffekts** besagt, dass eine Handlung unter bestimmten Voraussetzungen und Regeln moralisch zulässig ist, wenn sie außer der guten Wirkung (Nutzen) auch vorhersehbare Nebenwirkungen (schlechte Folgen) hat und die Motivation des Handelnden das gute Ziel der Handlung intendiert (Beauchamp und Childress 1994).

Essen und Trinken als ethisches Problem - FVET (vgl. auch Kap. 29.4.3.)

Nahrung und Flüssigkeitsaufnahme sind die Grundlagen des Lebenserhalts. In der Palliative Care liegt das Ziel der Ernährungstherapie primär in der Erhaltung oder Verbesserung der Lebensqualität. Die Fähigkeit zur oralen Nahrungsaufnahme und das Schmecken sind wesentliche Faktoren, die sich unmittelbar auf die subjektive Befindlichkeit günstig auswirken. Insofern stehen Maßnahmen zur Optimierung der oralen Nahrungsaufnahme und Freude am Essen ganz im Vordergrund. Dies gilt allerdings nur für Patienten, die das terminale Stadium noch nicht erreicht haben. Eine künstliche Ernährung als medizinisch indizierte therapeutische Maßnahme ist grundsätzlich immer dann zu erwägen, wenn ein Mensch keine Nahrung auf natürlichem Wege mehr zu sich nehmen kann. Ein besonderes Problem stellen Personen mit körperlichen oder geistigen Beeinträchtigungen dar, die sich selbst nicht äußern können, so dass die Indikationsstellung zur Ernährungstherapie bei mangelnder Nahrungsaufnahme besonders schwierig ist, da das Behandlungsziel nicht gemeinsam bestimmt werden kann.

Besteht keine medizinische Indikation z.B. in der späten Terminal- oder Sterbephase bzw. im Hinblick auf den durch die Ernährungstherapie angestrebten Nutzen, so darf diese auch auf Verlangen des Betroffenen oder seines Stellvertreters nicht durchgeführt werden. Das beabsichtigte Therapieziel einer künstlichen enteralen oder parenteralen Ernährung sollte regelmäßig überprüft werden und die Therapie angepasst werden. Eine künstliche Ernährung muss unterbleiben bzw. abgebrochen werden, wenn ein einwilligungsfähiger Patient die Maßnahme künstliche Ernährung ablehnt oder ein dauerhaft nicht einwilligungsfähiger Patient für diese Situation durch eine wirksame Patientenverfügung unzweifelhaft festgelegt hat, dass er nicht bzw. nicht weiter künstlich ernährt werden will.

Unter ethischen Gesichtspunkten sollten bei der Indikationsstellung zu einer künstlichen Ernährung in Palliative Care nicht nur die Ursachen einer Mangelernährung berücksichtigt werden, sondern es müssen folgende Fragen beantwortet werden:

- Handelt es sich um eine Situation bzw. ein Erkrankungsstadium, welches durch die Ernährungstherapie gebessert werden kann?
- Kann mittels besonderer Nahrungszubereitung oder pflegerischer Hilfe in absehbarer Zeit eine ausreichende Nahrungsaufnahme auf natürlichem Wege ermöglicht werden?
- Ist mit Sondenernährung oder parenteraler Ernährung eine Lebensverlängerung oder ein positiver Einfluss auf die Lebensqualität zu erreichen ("Nutzen" für die Betroffenen)?
- Mit welchen Belastungen ist die Ernährungstherapie verbunden? Kann die Maßnahme zu einer Verringerung der Lebenserwartung führen oder mindert sie zusätzlich die Lebensqualität ("Schaden" für die Betroffenen)?
- Ist die oder der Betroffene zum aktuellen Zeitpunkt in der Lage, über das weitere Vorgehen selbst zu entscheiden? Oder hat er bereits früher für eine solche Situation Entscheidungen getroffen, z.B. mittels einer Patientenverfügung oder vorsorglichen Willenserklärung?
- Wird die Ernährungstherapie z.B. mit Sonde oder parenteral als passagere oder Dauermaßnahme für den Betroffenen erwogen?

Ernährungsprobleme in der Palliativsituation ergeben häufig Anlass zu Konflikten zwischen Betroffenen, Zugehörigen und im Team. Ein schrittweises Vorgehen zur Entscheidungsfindung wird empfohlen, in dem primäre und sekundäre Ursachen der Kachexie und deren Behandlungsmöglichkeiten, Ernährungsziele im Gesamtkontext, die Bedeutung der Ernährung unter weltanschaulichen Gesichtspunkten sowie Konsequenzen einer Nicht-Ernährung durch Nichteinleitung bzw. Abbruch einer künstlichen Ernährung beurteilt werden müssen. Die Einstellung und die Erwartungen der Betroffenen und deren Zugehörigen im Hinblick auf Lebensverlängerung spielen für die ärztliche Indikationsstellung zur künstlichen Ernährung eine wichtige Rolle. Die Ängste und Befürchtungen, aber auch die Erwartungen sollten deswegen sorgfältig und einfühlsam mit allen Beteiligten. erörtert werden. Der Verzicht auf künstliche Ernährung ist kein Todesurteil. Da häufig kontroverse Vorstellungen über den Nutzen eine PEG bei fortschreitender Demenz bzw. schwerster zerebraler Schädigung bestehen, wobei Zugehörige, Betreuer, aber auch Ärzte und Pflegende oft der Ansicht sind, dass durch eine künstliche Ernährung das Leben des Betroffenen verlängert wird bzw. er sonst qualvoll verhungern würde, sollte in strittigen Situationen eine ethische Fallbesprechung, zumindest aber ein ethisches Konsil erfolgen. Bei der Entscheidungsfindung kann dann auch die Option eines Ernährungsversuchs diskutiert werden mit der Möglichkeit, bei fehlendem Nutzen für den Patienten die künstliche Ernährung auch konsequent als nicht mehr indiziert und einvernehmlich zu beenden. Ethische, aber auch medizinische Konfliktsituationen können sich ergeben, wenn Menschen durch "Sterbefasten", d.h. dem freiwilligen Verzicht auf Essen und Trinken (FVET) (Radbruch et al. 2019), ihr Leben beenden wollen. Die respektvolle Anerkennung der Not, die Bewertung einer solchen Entscheidung aus der Perspektive des Betroffenen und die deliberative Begleitung macht die Begleitung am Lebensende zu einer besonderen Prüfung der eigenen Wertvorstellungen, aber auch zu einer emotionalen Herausforderung, zumal über diese Form der Lebensbeendigung als Sonderform des Suizides oder als Beendigung lebenserhaltender Maßnahmen unterschiedliche Meinungen bestehen (Starke 2020).

Grenzsituationen und Dilemmata (vgl. auch Kap. 7.3.)

Es gibt Grenzsituationen, in denen auch in der palliativmedizinischen Versorgung der Wunsch nach Tötung auf Verlangen (Euthanasie) entsteht oder Suizidbeihilfe gefordert wird und sich zumindest ethische Konflikte, wenn nicht sogar Dilemmata ergeben. Aus palliativmedizinischer Sicht sind Tötung auf Verlangen und Beihilfe zum Suizid keine therapeutischen Optionen, deren Therapieziel unter dem Aspekt der Wertrationalität erkenntnisphilosophisch oder empirisch begründbar bzw. ärztlich indiziert sein kann. Die Einbeziehung des Arztes mit dem Wunsch nach "Sterbehilfe" durch Tötung auf Verlangen oder beim assistierten Suizid stellt dennoch einen großen Vertrauensbeweis dar, den es zu respektieren gilt. Während die Tötung auf Verlangen strafrechtlich verboten ist, stellt der Wunsch nach ärztlicher Hilfe zur Selbsttötung bei aller Nachvollziehbarkeit der Not, die dahinter steht, immer auch eine Herausforderung an das eigene bzw. ärztliche Ethos dar. Der Umgang mit Wünschen nach Suizidbeihilfe oder "Sterbehilfe" beinhaltet somit immer auch eine moralische Herausforderung, sich mit der Sinnbestimmung der eigenen Existenz, des ärztlichen Rollenverständnisses und den Grenzen der eigenen moralischen Belastbarkeit auseinanderzusetzen. Auch wenn man besonders berührt und betroffen ist, kann man letztlich den Sinn, den das Leben, das Sterben und der Tod für einen anderen Menschen hat, nicht bestimmen. Allerdings bedeutet "den Tod herbeiführen" immer auch, ihm Sinn zu geben. Eine medizinische bzw. ärztliche Indikation, die als therapeutisches Ziel die "Realisierung" des Todes sieht, überschreitet empirische Erkenntnisgrenzen – dies gilt im Besonderen für die ärztliche Beihilfe zum Suizid. Insofern ist und bleibt die Auseinandersetzung mit dem Tod durch Suizid – so niederdrückend es vielleicht klingen mag – ein bzw. das Thema des Lebens und nicht des Rechts, ihn herbeizuführen. Aus palliativmedizinischer Sicht stellt die Bereitstellung und Gabe von tödlich wirkenden Medikamenten deswegen keine medizinisch indizierte und begründbare Therapieoption dar (Empfehlungen der DGP 2021).

Therapie – und ganz besonders auch leidenslindernde Behandlung – kann sich erkenntnismäßig immer nur an einem Ziel orientieren, das die Qualität, den Sinn und den Wert des bestimmbaren Lebens im Auge hat und nicht die Qualität, den Sinn und den Wert des unbestimmbaren Todes. Deswegen kann die Intention des Todes als Ziel keine auf einer Indikation beruhende ärztliche Handlung sein. Rechtliche Regelungen können und sollten die ethische Debatte nicht ersetzen. In den wenigen Ländern Europas und weltweit, in denen die Tötung auf Verlangen und die Beihilfe zum Suizid durch rechtliche Regelungen ermöglicht wurde, zeigen sich auch die Gefahren und Grenzen solcher Optionen: Wenn Tötung auf Verlangen bzw. die Selbsttötung als Todesart in bestimmten "unerträglichen" Leidenssituationen als Rechtsanspruch gelten, werden die Grenzen des Erlaubten schlüpfriger. Die "Indikationsausweitung" auf psychiatrische Erkrankungen, auf beginnende Demenz, schwerstbehinderte Kinder und bei Hochaltrigkeit, aber auch weiterhin vorkommende "Mitleidstötungen", d.h. Tötungen ohne Verlangen mit einer schwer zu schätzenden Dunkelziffer, deuten darauf hin. Inzwischen kommen in den Niederlanden ebenso wie in Nordbelgien über 4,5 Prozent der Menschen durch Euthanasie zu Tode, also etwa jeder 25. aller Verstorbenen. Unter ethischen Aspekten muss man sich sicherlich auch die Frage stellen, ob die Möglichkeiten des Guten hier ausreichend geachtet werden. Auch wenn sich ein großer Teil der Bevölkerung auch in Deutschland, in Österreich und der Schweiz eine Legalisierung der Sterbehilfe wünscht, sollte der ärztlich assistierte Suizid oder gar die Tötung auf Verlangen nicht als Garant für ein würdigeres Sterben angesehen werden. Anstelle von Suizidbeihilfe sollte die Suizidprävention mehr Beachtung finden. Suizidprävention ist allerdings nicht nur eine medizinische, sondern vor allem eine gesellschaftliche und soziale Aufgabe.

Ethische Fallbesprechungen in der Palliative Care

Es gibt prospektive und retrospektive Formen ethischer Fallbesprechungen mit interner und externer Moderation. Anlass für eine ethische Fallbesprechung sind in der Regel Probleme und Konflikte und die "moralische Intuition" eines oder mehrerer Mitarbeiter, dass "etwas" in der Behandlung oder im Behandlungskonzept nicht gut oder richtig war oder stört bzw. eine Behandlung nicht stimmig war oder ist. Fallbesprechungen sollten von einem in ethischen Fragestellungen erfahrenen, in die Fallsituation nicht involvierten Berater (intern oder extern) moderiert werden. Verschwiegenheit, Respekt vor dem anderen und Verzicht auf persönliche Schuldzuweisungen (no blaming) sind Grundregeln einer ethischen Fallbesprechung (Gratz et al. 2018).

Mit "moralischer Intuition" ist ein spontanes Empfinden gemeint, ohne dass dem oder den Betreffenden rational bewusst sein muss, welche ethischen Dimensionen berührt werden. Dennoch sollte schon bei der Initiierung einer Fallbesprechung versucht werden, die Bezugspunkte, auf die sich die moralischen Bedenken beziehen, zu benennen. In der Regel können dabei drei wesentliche Bezugspunkte unterschieden werden: Unstimmigkeiten zwischen Behandlung und Patientenwillen, Unklarheiten bei Indikation und Behandlungszielen sowie unterschiedliche Wertvorstellungen.

Eine ethische Fallbesprechung sollte möglichst zeitnah stattfinden. Es kann auch vereinbart werden, dass zu bestimmten Fragestellungen eine Fallbesprechung regelmäßig stattfindet, wenn es um schwierige Entscheidungen geht, beispielsweise ob eine künstliche Beatmung nach 14 Tagen fortgeführt werden soll, ob aufgrund des mutmaßlichen Willens lebenserhaltende Maßnahmen beendet werden sollen oder wenn Zweifel am Einverständnis bei der Anlage einer PEG bestehen.

Die Zielsetzungen der im palliativen Rahmen durchgeführten Fallbesprechungen unterscheiden sich und dadurch auch deren Struktur. Die am häufigsten durchgeführte retrospektive Fallbesprechung ist die kollegiale Fallbesprechung. Hier geht es meist im Rückblick um die gemeinsame Diskussion einer schwierigen Problem-, Konflikt- oder Dilemmasituation mit dem Ziel, durch die gemeinsame Reflexion und assoziativen Erfahrungsaustausch zu Handlungsempfehlungen für ähnliche Situationen, die in der Zukunft auftreten könnten, zu gelangen. Besser geeignet für aktuelle schwierige Entscheidungen, die von verschiedenen Professionen und den an der Betreuung Beteiligten unterschiedlich gesehen werden, ist die interdisziplinäre ethische Fallbesprechung nach der Nijmwegen-Methode (benannt nach der Universität Nijmwegen in den Niederlanden, wo diese Methode entwickelt wurde). Während bei der kollegialen Fallbesprechung die Fakten aus unterschiedlicher Sicht eher assoziativ kollegial diskutiert und bewertet werden, werden bei der Nijmwegen-Methode zunächst weitere Fakten aus Sicht der beteiligten Professionen gesammelt und diese im Anschluss im Spannungsfeld der bioethischen Grundprinzipien strukturiert bewertet. Das Ergebnis dieser Bewertung soll dem Fallgeber Argumente und eine ethische Orientierung für die von ihm zu verantwortende Entscheidung bzw. Handeln geben (Vollmann 2021).

Ein wichtiger Lerneffekt solcher Fallbesprechungen ist die Erkenntnis, dass es für schwierige Situationen, Probleme und Konflikte nicht unbedingt nur eine Lösungsmöglichkeit gibt. Lösungen sollten möglichst nicht einsam oder alleine gefunden werden. Ein weiterer Effekt ist, dass auch andere Recht haben können, Irrtümer möglich sind und zugelassen werden dürfen. Der wichtigste Lerneffekt aber ist, dass sich durch die sachbezogene strukturierte Auseinandersetzung mit einem Problem moralische Positionen entwickeln lassen, die sich – wenn sie interdisziplinär im Team erarbeitet wurden und der Überprüfung im Diskurs standgehalten haben – als Regeln eines gemeinsamen Ethos formulieren lassen, welche in schwierigen Situationen mehr Sicherheit geben. Ein letzter, vielleicht etwas ernüchternder Lerneffekt ist auch, dass es gerade in der Palliativbetreuung Situationen gibt, die nicht zu ändern sind.

Palliative Care – Ethos im gesellschaftlichen Kontext

Maßnahmen und Entscheidungen am Lebensende berühren allerdings nicht nur die Medizin. So stellt beispielsweise der zunehmend wachsende Anteil sehr alter Menschen in der Bevölkerung die Gesellschaft vor neue Herausforderungen, die nicht nur die Lebensbereiche alter Menschen betreffen, sondern auch das Verhältnis der Generationen zueinander. Wohnen in Hilfsbedürftigkeit, Dienstleistungen, Infrastruktur und Pflege sind Themen, die nicht nur das individuelle Umfeld berühren, sondern das Wertesystem der Gesellschaft insgesamt. Fragen zur Priorisierung sozialer Leistungen und die Regulierung von Angeboten zur Prävention von Konflikten und Leiden berühren auch den Umgang und die Begleitung von Sterbesituationen.

Die Debatte um das "sozialverträgliche Frühableben" – ein Begriff, der in der Debatte um Einsparungen im Gesundheitswesen von dem damaligen Ärztekammerpräsidenten Karsten Vilmar im Jahr 1998 geprägt wurde und als "Unwort des Jahres" für große Empörung sorgte – hat die Fragen zum Lebenssinn bzw. zur Bedeutung des Lebenswertes am Lebensende neu aufgeworfen. Auch wenn ökologischer und ökonomischer Umbruch ganz im Vordergrund für eine Zukunft des Überlebens stehen, sollte die Frage des Umgangs mit dem Lebensende nicht vergessen werden. Sie sind auch ein Seismograph für das kulturelle Niveau und das humane Ethos einer Gesellschaft. Die von der Deutschen Gesellschaft für Palliativmedizin, dem Deutschen Hospiz- und Palliativverband und der Bundesärztekammer initiierte "Charta zur Betreuung schwerstkranker und sterbender Menschen" (DGP, DHPV 2020) hat deswegen dem "sozialverträglichen Frühableben" das Prinzip der "Letztverlässlichkeit" entgegengestellt, in dem genau auf diesen Aspekt hingewiesen wird (Müller-Busch 2018) (vgl. auch Kap. 1.7.).

7.1.3. Zusammenfassung und Kernbotschaften

1. Medizinische Ethik und palliatives Ethos beruhen einerseits auf den grundlegenden Prinzipien der Fürsorge und des Nichtschadens, die schon im Eid des Hippokrates zu finden sind, andererseits auf den modernen Prinzipien der Bioethik.

2. Die vier Grundprinzipien der Bioethik: Respekt vor Autonomie, Nicht-Schaden, Gutes Tun und Gerechtigkeit haben eine universale Gültigkeit, mit denen alle ethischen Probleme, Konflikte und Dilemmata unter allgemein akzeptierten Kriterien behandelt werden können.

3. Im Umgang mit schwierigen Situationen am Lebensende sollten Probleme, Konflikte und Dilemmata erkannt und voneinander abgegrenzt werden, die sich durch unterschiedliche Handlungswege sowie u.U. durch unterschiedlich gute Handlungsziele bzw. die Notwendigkeit des Handelns unterscheiden lassen.

4. Zur Behandlung ethisch schwieriger Situationen können Ethikberatung, ethische Fallbesprechungen und Ethikkonferenzen eingesetzt werden. Dabei werden möglichst im Konsens anhand der Prinzipien der Bioethik Empfehlungen zur Problem- oder Konfliktlösung formuliert, keine Beschlüsse gefasst.

5. Zur Erreichung von guten Problemlösungsstrategien und eines optimalen Lerneffektes sollen die Strukturen und Regeln der Fallbesprechung beachtet bzw. befolgt werden.

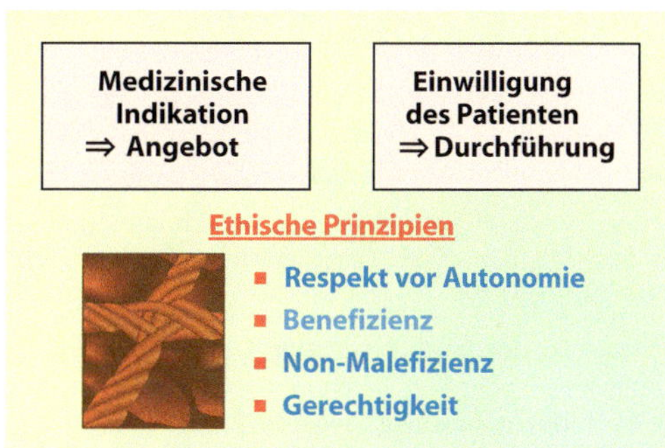

Abb. 7.1: Medizinische Indikation und Einwilligung im Spannungsfeld der 4 Prinzipien.

Literatur

Beauchamp, T.L., Childress, J.F. Principles of Biomedical Ethics, New York, Oxford 1994, 4. Aufl., S. 207.

Bieri, P. Wie wollen wir leben. 2011.

DGP, DHPV. "BÄK (2016) Charta zur Betreuung schwerstkranker und sterbender Menschen in Deutschland." Handlungsempfehlungen im Rahmen einer Nationalen Strategie. www.charta-zur-betreuung-sterbender. de. Zugegriffen am 30 (2020).

Dörries, A. und Lipp, V. (Hrsg) Medizinische Indikation: Ärztliche, ethische und rechtliche Perspektiven. Grundlagen und Praxis. Kohlhammer Verlag, 2015.

Empfehlungen der Deutschen Gesellschaft für Palliativmedizin (DGP) zum Umgang mit dem Wunsch nach Suizidassistenz in der Hospizarbeit und Palliativversorgung (September 2021).

Erweiterte S3-Leitlinie Palliativmedizin für Patienten mit einer nicht heilbaren Krebserkrankung (Kap. Therapiezielfindung und Kriterien der Entscheidungsfindung) AWMF 2021.

Gilbert, D., Fiske, S., & Lindzey, G. Handbook of social psychology. 4th edition. New York: McGraw Hill 1998.

Glasl, F. "Konfliktmanagement." Konfliktregelung und Friedensstrategien. VS Verlag für Sozialwissenschaften, 2011. 125-145.

Gratz, M., Schwermann, M., & Roser, T. Palliative Fallbesprechung etablieren: ein Leitfaden für die Praxis. Kohlhammer Verlag. 2018.

Grundsätze zur ärztlichen Sterbebegleitung Deutsches Ärzteblatt: Ausgabe A. Praxis-Ausgabe: niedergelassene Ärzte 2011; 108(07), A346-A348.

Janssens, U., Burchardi, H., Duttge, G. et al. Therapiezieländerung und Therapiebegrenzung in der Intensivmedizin. Medizinrecht 2012; 30; 10: 647-650.

Klinkhammer, G. Therapiezieländerung und Therapiebegrenzung: Kriterien der Entscheidungsfindung. Dtsch Arztebl 2012; 109(35-36): A-1754 / B-1417 / C-1398.

Müller-Busch, C. Abschiedszeit und Letztverlässlichkeit am Lebensende. Hosp Z/Palliat Care 2018; 78, 22-27.

Müller-Busch, H. C., Simon, A., & Schildmann, J. Ethik in der Palliativmedizin. Zeitschrift für Palliativmedizin 2007; 8(02), 57-68.

Neitzke, G., Burchardi, H., Duttge, G., Hartog, C. S., Erchinger, R., Gretenkort, P., et al. Grenzen der Sinnhaftigkeit von Intensivmedizin MedR 2017; 35, 364-369.

Neitzke, G., et al. "Grenzen der Sinnhaftigkeit von Intensivmedizin." Medizinische Klinik-Intensivmedizin und Notfallmedizin 2016; 111.6: 486-492.

Radbruch, L., Münch, U., Maier, B. O., Tolmein, O., Alt-Epping, B., Bausewein, C.,... & Köln, U. Positionspapier der Deutschen Gesellschaft für Palliativmedizin zum freiwilligen Verzicht auf Essen und Trinken. 2019. https://www.dgpalliativmedizin.de/phocadownload/stellungnahmen/DGP_Positionspapier_Freiwilliger_Verzicht_auf_Essen_und_Trinken %20.pdf

Starke, P. Freiwilliger Verzicht auf Essen und Trinken-zur ethischen Lagebestimmung eines ambivalenten Begriffs. Ethik in der Medizin 2020; 32(2), 171-187.

Uexküll, v. T., Wesiack, W. Theorie der Humanmedizin. Grundlagen ärztlichen Denkens und Handelns. Schattauer, Stuttgart 1998.

Vollmann, Jochen. "Methoden der ethischen Falldiskussion." Medizinethik. Springer VS, Wiesbaden, 2021. 329-346.

Vossenkuhl, W. Die Möglichkeit des Guten: Ethik im 21. Jahrhundert. 2006.

Winkler, E.C., Borasio, G.D., Jacobs, P., Weber, J., Jox, R.J. Münchner Leitlinie zu Entscheidungen am Lebensende.- Ethik in der Medizin, 2012

7.2. Recht der Sterbehilfe – ein Überblick

> *"Wer Recht erkennen will, muss zuvor in richtiger Weise gezweifelt haben."*
>
> Aristoteles

7.2.1. Die rechtliche Entwicklung

Der aktuelle rechtliche Rahmen der zulässigen Sterbehilfe und ihrer Grenzen ist besser zu verstehen, wenn man sich seine Entstehung vergegenwärtigt.

Der Kemptener Fall – die Bedeutung des (mutmaßlichen) Patientenwillens

Das Recht der Sterbehilfe ist in Deutschland in erheblichem Maße in Bewegung. Als einen maßgeblichen Punkt kann man das sogenannte "Kemptener Urteil" des 1. Strafsenats des BGH nehmen (1). Der BGH hat sich in diesem 1994 entschiedenen Revisionsverfahren erstmals mit der Frage befasst, ob der mutmaßliche Wille einer schwerkranken, aber nicht im Sterbeprozess befindlichen Patientin den Abbruch einer lebenserhaltenden medizinischen Behandlung – es ging um die Verfügung eines Sohnes als gesetzlichen Betreuer, keine künstliche Nahrung über die PEG-Sonde mehr zu geben – rechtfertigen kann. In der Entscheidung wurde diese Rechtsfrage bejaht – und damit die Debatte über die Anforderungen an Patientenverfügungen und Vorsorgevollmachten angestoßen sowie über deren mögliche Reichweite. Gesetzliche Regelungen dafür gab es 1994 nicht – auch keine Ansätze einer entsprechenden Planung.

Der 1. Strafsenat ging 1994 zudem weiter: "Lassen sich auch bei der gebotenen sorgfältigen Prüfung konkrete Umstände für die Feststellung des individuellen mutmaßlichen Willens des Kranken nicht finden, so kann und muss auf Kriterien zurückgegriffen werden, die allgemeinen Wertvorstellungen entsprechen." Auch wenn die Bundesrichter für diese Vorgehensweise Zurückhaltung empfahlen, stieß die Idee, lebenserhaltende Behandlungen auf Basis zum Beispiel einer "allgemeinen Wertvorstellung" darüber zu beenden, dass man als Mensch zum Beispiel mit einem schweren Hirnschaden mutmaßlich nicht würde weiterleben wollen, auf Kritik.

Neben der Akzentuierung der maßgeblichen Bedeutung des Selbstbestimmungsrechts des Patienten, das nach Auffassung des BGH auch in Form des mutmaßlichen Willens zum Ausdruck kommen konnte, etablierte der "Kemptener Fall" auch die Auffassung, dass Sterbehilfe im rechtlichen Sinne nicht erst im bereits begonnenen Sterbeprozess ihren Platz finden kann, sondern auch in Form der "Hilfe zum Sterben".

Der Dolantin-Fall – die sogenannte indirekte Sterbehilfe

Ein gutes Jahr später fand der 3. Strafsenat des Bundesgerichtshofes Gelegenheit, die Konstellation der sogenannten "indirekten Sterbehilfe" zu reflektieren (2). Dem Verfahren lag ein komplexer Sachverhalt zugrunde: Ein von Geldnöten geplagtes Arztehepaar wollte sich das Erbe einer älteren befreundeten Nachbarin durch die Fälschung ihres Testaments sichern und versuchte sie deswegen trotz einer akuten schweren Erkrankung zu Hause zu behandeln, statt sie, was geboten gewesen wäre, in ein Krankenhaus zu bringen. Während der Zustand der Patientin immer schlechter wurde, behandelte die Ärztin sie mit einem starken intravenös gegebenen Schmerzmittel (Dolantin), das Atemdepressionen zur Folge haben kann. Im Strafverfahren war zwischen den fünf Gutachtern umstritten, ob die hohe Dolantin-Gabe den Tod der Patientin verursacht hatte. Dabei spielte eine zentrale Rolle die Frage, welche Schmerzmitteldosierungen eine Schmerzmittelpatientin überleben kann: Die gutachterlich gehörten Schmerz- und Palliativmediziner gingen hier von erheblich höheren tolerierbaren und zur Bekämpfung intensiver Schmerzen unter Umständen erforderlichen Dosierungen aus als der Toxikologe und der Rechtsmediziner. Der BGH verdichtete diese Überlegungen in dem Leitsatz, dass eine "ärztlich gebotene schmerzlindernde Medikation entsprechend dem erklärten oder mutmaßlichen Patientenwillen bei einem Sterbenden nicht dadurch unzulässig (wird), dass sie als unbeabsichtigte, aber in Kauf genommene unvermeidbare Nebenfolge den Todeseintritt beschleunigen kann." In der öffentlichen Wahrnehmung wurde das Ergebnis als Legitimierung von sehr hohen Schmerzmitteldosierungen wahrgenommen, auch wenn diese als "unvermeidbare Nebenfolge" den Todeseintritt beschleunigen. Für die medizinische Behandlung muss dagegen im Mittelpunkt die Anforderung stehen, dass insbesondere die besonders hohen Schmerzmitteldosierungen "ärztlich geboten" sein, das heißt auch leitliniengerecht bestimmt und eingesetzt werden müssen: In der S3-Leitlinie Palliativmedizin heißt es beispielsweise unter 6.40 im Abschnitt "Opioide bei Schmerzexazerbation und Durchbruchschmerzen": "Bei einer Schmerzexazerbation infolge unkontrollierter Dauertumorschmerzen soll die Dauermedikation auf eine angemessene Höhe titriert werden und nicht ausschließlich mit Bedarfsmedikation reagiert werden."

BGH zum unabweisbaren Bedürfnis des Betreuungsrechts

Knapp neun Jahre nach der Entscheidung des 1. Strafsenats des BGH im Kemptener Fall bekam der 12. Zivilsenat des BGH die Möglichkeit, über die Wirksamkeit von Patientenverfügungen zu entscheiden (3). Zu diesem Zeitpunkt gab es nach wie vor keine gesetzliche Regelung.

Gegenstand des Verfahrens war die Ernährung eines 72-jährigen Mannes, der einen schweren hypoxischen Gehirnschaden erlitten hatte, seitdem ein apallisches Syndrom hatte und über eine PEG-(Magen-)Sonde ernährt wurde. Der Sohn des Betroffenen, der zum Betreuer u.a. für den Aufgabenkreis "Sorge für die Gesundheit des Betroffenen,... Vertretung gegenüber... Einrichtungen (z.B. Heimen)..." bestellt worden war, hatte beantragt, die Sonden-Ernährung seines Vaters einzustellen und verwies dafür auf eine maschinenschriftliche und vom Betroffenen im November 1998 handschriftlich unterzeichnete Verfügung, in der es u.a. hieß: "Für den Fall, dass ich zu einer Entscheidung nicht mehr fähig bin, verfüge ich: Im Fall meiner irreversiblen Bewusstlosigkeit, schwerster Dauerschäden meines Gehirns oder des dauernden Ausfalls lebenswichtiger Funktionen meines Körpers oder im Endstadium einer zum Tode führenden Krankheit, wenn die Behandlung nur noch dazu führen würde, den Vorgang des Sterbens zu verlängern, will ich: - keine Intensivbehandlung, - Einstellung der Ernährung." Der 12. Zivilsenat des Bundesgerichtshofs bejahte die Notwendigkeit einer vormundschaftsgerichtlichen Zustimmung zur Einstellung der künstlichen Ernährung. Dabei unterstrich er die Bedeutung sog. Patientenverfügungen: Habe bei einem einwilligungsunfähigen Patienten die Grunderkrankung einen irreversiblen tödlichen Verlauf angenommen, müssten lebenserhaltende oder -verlängernde Maßnahmen unterbleiben, wenn dies seinem zuvor – etwa in Form einer sog. Patientenverfügung – geäußerten Willen entspreche. Sei – wie im vorliegenden Fall – für den Patienten ein Betreuer bestellt, so habe dieser dem Patientenwillen gegenüber Arzt und Pflegepersonal in eigener rechtlicher Verantwortung Ausdruck und Geltung zu verschaffen. Seine Einwilligung in eine ärztlicherseits angebotene lebenserhaltende oder -verlängernde Behandlung könne der Betreuer jedoch nur mit Zustimmung des Vormundschaftsgerichts wirksam verweigern. Die – gesetzlich nicht vorgesehene – Entscheidungszuständigkeit der Vormundschaftsgerichte folge aus einer Gesamtschau des Betreuungsrechts und dem unabweisbaren Bedürfnis, mit den Instrumenten dieses Rechts auch auf Fragen im Grenzbereich menschlichen Lebens und Sterbens für alle Beteiligten rechtlich verantwortbare Antworten zu finden.

Von dieser Entscheidung, die sowohl die Bedeutung der Patientenverfügung unterstrich als auch die Erfordernis einer staatlichen Genehmigung von Entscheidungen der gesetzlichen Betreuer hervorhob, wenn es um Fragen lebenserhaltender Behandlungen geht, bis zu einer gesetzlichen Regelung vergingen weitere sechs Jahre.

7.2.2. Der gesetzliche Rahmen

Nach einer längeren, fraktionsübergreifenden und kontroversen Debatte über Möglichkeiten und Gefahren von Patientenverfügungen wurde das 3. Betreuungsrechtsänderungsgesetz beschlossen, das 2009 in Kraft trat und das Anforderungen und Reichweite von Patientenverfügungen regelt. Ebenfalls 2009 ratifizierte der Deutsche Bundestag die UN-Behindertenrechtskonvention, die seitdem auch ein einfaches deutsches Bundesgesetz ist. Vier Jahre später, 2013, traten die Paragraphen 630a bis 630h BGB, die Bestandteil des Gesetzes zur Verbesserung der Rechte von Patienten sind, in Kraft. 2015 beschloss der Bundestag ebenfalls auf Basis von nicht fraktionsgebundenen Gruppenanträgen das Verbot der geschäftsmäßigen Förderung der Selbsttötung, das am 26. Februar 2020 von 2. Senat des Bundesverfassungsgerichts für nichtig erklärt wurde. Das Bundesverwaltungsgericht gab mit seinem Urteil vom 2. März 2017 den Weg frei, in bestimmten Ausnahmenfällen Natriumpentobarbital für einen Suizid zu erhalten. Die Ausnahmen werden begrenzt auf Fälle, "wenn sich der Erwerber wegen einer schweren und unheilbaren Erkrankung in einer extremen Notlage befindet. Das ist der Fall, wenn – erstens – die schwere und unheilbare Erkrankung mit gravierenden körperlichen Leiden, insbesondere starken Schmerzen, verbunden ist, die bei dem Betroffenen zu einem unerträglichen Leidensdruck führen und nicht ausreichend gelindert werden können, – zweitens – der Betroffene entscheidungsfähig ist und sich frei entschieden hat, sein Leben beenden zu wollen und ihm – drittens – eine andere zumutbare Möglichkeit zur Verwirklichung des Sterbewunsches nicht zur Verfügung steht." (BVerwG, Urteil vom 02.03.2017 - 3 C 19.15 -)

7.2.3. Beispiele für gebotenes, erlaubtes und verbotenes Handeln

Sterbehilfe umfasst ein weites Spektrum von Handlungen.

7.2.3.1. Sterbebegleitung

Einerseits geht es um Hilfe im Sterben, also eine Begleitung des Sterbeprozesses (oder auch Vorbereitung darauf). Diese Sterbebegleitung will den zeitlichen Verlauf des Sterbeprozesses weder verkürzen noch verlängern, sondern ihn so gut es geht begleiten. Die Sterbebegleitung zielt darauf, in Abstimmung mit den Patienten selbst oder mit ihren durch Patientenverfügungen, Vorsorgevollmachten oder durch gerichtliche verfügte Einsetzung als Betreuer rechtlich legitimierten Vertretern die Symptomlast zu mindern. Im Sterbeprozess sind gegebenenfalls auch geeignete und erforderliche medizinische Behandlung und pflegerische Versorgung zu erbringen sowie auf Wunsch und bei Bedarf spiritueller Beistand zu leisten. Sterbebegleitung darf nicht aufgedrängt werden und muss den pflegerischen und ärztlichen Behandlungsstandards genügen, sie ist aber rechtlich insoweit unproblematisch.

7.2.3.2. Hilfe zum Sterben

Andererseits geht es um das weite Spektrum von lebensverkürzenden Handlungen oder auch Unterlassungen. Dazu gehören insbesondere das Unterlassen oder die Beendigung lebenserhaltender oder lebensrettender medizinischer Behandlungen, die Ermöglichung, Erleichterung, Begleitung oder sonstige Unterstützung eines Suizids oder die Tötung auf Verlangen. Häufig wird in diesem Zusammenhang die aktive Sterbehilfe von passiver Sterbehilfe unterschieden. Diese Begriffe (aktiv und passiv) sind aber oftmals irreführend, weil das Abschalten eines lebenserhaltenden medizinischen Geräts beispielsweise oftmals als (verbotenes) aktives Tun (miss-) verstanden wird. Der Bundesgerichtshof hat deswegen in einem Urteil 2010 (4) versucht, eine neue Terminologie zu etablieren: "Sterbehilfe durch Unterlassen, Begrenzen oder Beenden einer begonnenen medizinischen Behandlung (Behandlungsabbruch) ist gerechtfertigt, wenn dies ... dem Patientenwillen entspricht." Die alten Begrifflichkeiten der aktiven und passiven Sterbehilfe konnten durch diese neuen Begriffe bislang nicht verdrängt werden.

Die vom Patienten geforderte tödliche Spritze: verbotene Tötung auf Verlangen

Tötung auf Verlangen, oft auch als aktive Sterbehilfe bezeichnet, ist durch § 216 StGB verboten, wird aber erheblich weniger schwer bestraft als ein Totschlag. Tötung auf Verlangen setzt voraus, dass ein Mensch mit freiem Willen einen (oder auch mehrere) anderen Menschen bestimmt, ihn zu töten. Ein Mensch, der zu einer freien Willensbildung nicht (mehr) in der Lage ist, kann nicht "auf Verlangen" getötet werden, es handelt sich dann um Totschlag oder sogar Mord.

In der Praxis muss Tötung auf Verlangen gegebenenfalls von der straflosen Beihilfe zum Suizid (dazu unten) abgegrenzt werden. Das bedeutendste Unterscheidungsmerkmal ist die Tatherrschaft: Beim Suizid muss der Mensch, der stirbt, selbst bis zuletzt die Tatherrschaft haben. Wer einen Becher mit einer tödlichen Substanz selbst in die Hand nimmt oder mithilfe eines Strohhalms austrinkt, kann sich entscheiden doch nicht aus dem Becher zu trinken oder die Flüssigkeit, wenn sie im Mund ist, wieder auszuspucken. Keine Tatherrschaft hat dagegen, wem von einem anderen eine Spritze mit einem tödlich wirkenden Stoff injiziert wird.

Eine Magensonde zu legen, erfordert eine Einwilligung

Medizinische Behandlungen sind grundsätzlich tatbestandliche Körperverletzungen, die in der Regel nur gerechtfertigt sind, wenn die Patienten (oder ihre gesetzlichen Vertreter) nach einer gesetzlichen Anforderungen genügenden Aufklärung (§ 630e BGB) in sie einwilligen. Das regelt § 630d BGB. Wenn Patienten (oder ihre gesetzlichen Vertreter) nicht in die Behandlung einwilligen, ist diese nicht gerechtfertigt und damit, in der Regel zumindest, verboten und als Körperverletzung nach § 223 StGB strafbar.

Für die Sterbehilfe heißt das: Medizinische Behandlungen dürfen nur begonnen werden, wenn es eine Einwilligung des einwilligungsfähigen Patienten gibt (wenn Patienten nicht aktuell nicht einwilligungsfähig sind: s.u.). Das gilt für eine einfache Blinddarm-Operation genauso wie für die Implantation eines Herzschrittmachers oder die Transplantation eines Herzens. Ob die Behandlungen lebenserhaltend sind oder nicht, spielt keine Rolle. Menschen haben das Recht, sich gegen eine Behandlung zu entscheiden – auch wenn ihr Leben nur so erhalten werden kann. Weder die Dialyse, noch die Beatmung auf der Intensivstation, noch die Sauerstoffmaske im Pflegbett, nicht die Einsetzung einer Magensonde zur Ernährung oder die Amputation einer Gliedmaße zur Eingrenzung einer Sepsis und auch nicht die Antibiotikagabe zur Behandlung einer Lungenentzündung können erzwungen werden, wenn ein einwilligungsfähiger Patient nicht einwilligt.

Eine lebenserhaltende Beatmung auf Anordnung der Patientin beenden, ist keine Tötung auf Verlangen

Da eine Einwilligung jederzeit widerrufen werden kann, können lebenserhaltende Behandlungen bei einem Widerruf der erteilten Einwilligung auch jederzeit wieder abgebrochen werden. Dass dabei ein Beatmungsgerät abgeschaltet und eine Magensonde entfernt werden muss – also Ärzte aktiv handeln müssen – macht aus dem Abbruch der lebenserhaltenden Behandlung keine verbotene Handlung. Rechtlich gesehen ist der Abbruch einer medizinischen Behandlung nur das Unterlassen einer Behandlung, die (wegen der zurückgezogenen Einwilligung) nicht gerechtfertigt wäre. Es handelt sich hierbei also auch nicht um eine strafbare Tötung auf Verlangen, denn die Ärzte wollen den Patienten nicht töten, sie wollen lediglich keine strafbare Körperverletzung begehen bzw. nicht gegen das Selbstbestimmungsrecht des Patienten verstoßen.

Was ändert sich, wenn ein Patient nicht einwilligen kann?

Da eine rechtswirksam informierte Einwilligung für jede Art der medizinischen Behandlung zwingend erforderlich ist, entsteht ein Problem, wenn Patienten nicht (mehr) einwilligungsfähig sind. Die Einwilligung muss dann von anderen vorgenommen werden. Als Ersatz für eine Einwilligung (und damit auch ggf. das Zurückziehen einer einmal erteilten Einwilligung) gibt es:

- Vorsorgevollmacht
- Patientenverfügung
- gerichtliche Entscheidung
- mutmaßlichen Willen des Patienten

Da im deutschen Medizinrecht Ärzte nicht einfach das medizinisch Gebotene tun können, müssen sie bei einwilligungsunfähigen Patienten die Einwilligung der jeweiligen gesetzlich Vertretenden einholen oder sich nach einer vorliegenden Patientenverfügung richten.

Die wichtigsten rechtlichen Probleme und Anforderungen in diesem Zusammenhang sind im Betreuungsrecht geregelt – und zwar in den §§ 1901a bis 1906a BGB.

> Das Betreuungsrecht ist geändert worden. Die umfassenden Änderungen, die auch eine neue Anordnung der Vorschriften mit sich bringen, treten zum 1. Januar 2023 in Kraft. Den Wortlaut des neuen Betreuungsrechts finden Sie auf der Seite des Bundesjustizministeriums (5). Die Regelungen zur Patientenverfügung finden Sie im Kapitel 2, §§ 1827 bis 1834, die Vorsorgevollmacht ist dann in § 1820 BGB geregelt. Für die hier interessierenden Probleme und Fragen gibt es allerdings keine grundlegend neuen Regelungen. Eine Ausnahme bildet der neue § 1358 BGB, der die gegenseitige Vertretung von Ehegatten in Angelegenheiten der Gesundheitssorge regelt. Das Vertretungsrecht darf allerdings nach Bestellung eines Betreuers mit dem gleichen Aufgabenkreis nicht mehr ausgeübt werden.

In der Praxis lassen sich durch Patientenverfügungen und Vorsorgevollmachten vielfältige Probleme im Vorwege lösen. Allerdings können Patientenverfügungen und Vorsorgevollmachten auch Probleme schaffen oder im schlimmsten Fall sogar das Selbstbestimmungsrecht der Betroffenen einschränken, wenn sie unüberlegt gemacht sind (6).

▶ Vorsorgevollmacht

Eine Vorsorgevollmacht, die in gesundheitlichen Angelegenheiten der Sterbehilfe wirksam sein soll, muss schriftlich erteilt werden. Sie muss, wenn sie auch medizinische Maßnahmen im Rahmen der Sterbehilfe umfassen soll, auch ausdrücklich auf Maßnahmen nach §§ 1904 Absatz 1 Satz 1 bzw. § 1904 Absatz BGB (gegenwärtiges Recht; §§ 1829 Abs 1 Satz 1, 1829 Absatz 2 BGB neues Recht ab 1.1.2023) Bezug nehmen:

> **Beispiel:** "Diese Vorsorgevollmacht erlaubt Frau YZ auch, über die Durchführung bzw. das Unterlassen ärztlicher Maßnahmen gemäß §§ 1904 Abs 1 Satz bzw. § 1904 Abs 2 BGB zu entscheiden. Mir ist bewusst, dass die Entscheidung meiner Vorsorgebevollmächtigten unter Umständen vom Betreuungsgericht genehmigt werden muss."

Die Vorsorgevollmacht muss nicht beurkundet werden – es sei denn sie umfasst neben der Vorsorgevollmacht in Gesundheitsangelegenheiten auch Verfügungsmöglichkeiten über Immobilienbesitz.

Da im Bedarfsfall immer die gesamte Vollmacht vorgelegt werden muss, ist das aber wenig sinnvoll. Es empfiehlt sich, die gesundheitliche Vorsorgevollmacht gesondert abzufassen. Sie kann nur von einer geschäftsfähigen Person erteilt werden. Sie kann widerrufen werden. Der Widerruf setzt aber seinerseits Geschäftsfähigkeit voraus. Wenn die Vollmachtgeberin oder der Vollmachtgeber geschäftsunfähig geworden sind, können sie die Vollmacht nicht mehr widerrufen.

Empfehlenswert ist bei einer Vorsorgevollmacht in gesundheitlichen Angelegenheiten die notarielle Beurkundung dann, wenn befürchtet werden kann, dass die Wirksamkeit der Vollmacht in Zweifel gezogen wird, weil bezweifelt wird, dass die Vollmachtgeberin oder der Vollmachtgeber zum Zeitpunkt der Abfassung geschäftsfähig waren. Da Notare nach § 11 BeurkG verpflichtet sind, die Geschäftsfähigkeit zu prüfen und bei fehlender Geschäftsfähigkeit die Beurkundung abzulehnen bzw. bei Zweifeln daran dies in der Niederschrift zu vermerken, stehen in einem eventuellen Streit über die Geschäftsfähigkeit Beurkundungen als Beweismittel zur Verfügung.

Bemerken palliativmedizinisches Versorgungsteam, Mitarbeitende eines Hospizes oder andere, dass die Handlungen und Entscheidungen des Bevollmächtigten dem Patienten schaden, können sie das Betreuungsgericht oder die Betreuungsbehörde darüber informieren. Das Gericht kann dann ggf. einen Kontrollbetreuer einsetzen.

Ansonsten hat die Vorsorgevollmacht den Vorzug, dass sie dem Bevollmächtigten Handlungs- und Beurteilungsspielräume für Entscheidungen über die Durchführung oder das Unterlassen von Behandlungsmaßnahmen einräumen kann. Bevollmächtigte können sich daher von Ärzten über die Vor- und Nachteile von Behandlungsmaßnahmen in der konkreten Situation aufklären lassen und danach entscheiden.

▶ Die zwingend wirksame Patientenverfügung

Was eine Patientenverfügung ist, wird derzeit in § 1901a Absatz1 BGB geregelt (im neuen Recht § 1827 BGB).

Es handelt sich um eine schriftlich abgefasste Vorausverfügung, mit der der Verfügende über zukünftig möglicherweise erforderliche Behandlungsmaßnahmen oder auch Untersuchungen entscheidet. Zum Zeitpunkt der Verfügung selbst müssen die Verfügenden zwingend einwilligungsfähig sein.

Erforderlich ist die Patientenverfügung immer dann, wenn der Verfügende befürchtet, im Zeitpunkt, zu dem eine solche Maßnahme erforderlich werden könnte, nicht mehr einwilligungsfähig zu sein. Dabei ist sowohl die Einwilligung als auch die Versagung einer Einwilligung möglich. Wichtig ist, dass die medizinischen Maßnahmen, über die im Voraus entschieden wird, möglichst genau bezeichnet werden.

> **Beispiel:** "Sollte ich dauerhaft nicht mehr einwilligungsfähig sein, insbesondere aufgrund einer Demenz oder eines dauerhaften Hirnschadens, und an einer Lungenentzündung erkranken, möchte ich unter keinen Umständen mit Antibiotika behandelt werden. Das gilt auch, wenn die Lungenentzündung durch die Antibiotikagabe mit guten Aussichten behandelt werden könnte. Ich weiß, dass ich aufgrund der Lungenentzündung in so einem Szenario wahrscheinlich sterben werde. Ich möchte bei Fortschreiten der Erkrankung auch nicht maschinell beatmet oder überhaupt auf einer Intensivstation behandelt werden. Ich wünsche eine möglichst ambulant erbrachte palliativmedizinische Versorgung. Ich habe mit meiner Hausärztin XY über dieses Szenario, die Behandlungsmöglichkeiten und die wahrscheinlichen Folgen der geplanten Nicht-Behandlung gesprochen."

Patientenverfügungen sind, wenn sie genau gefasst worden sind und der in der Patientenverfügung beschriebene Fall eintritt, durch den Betreuer (ggf. auch die Bevollmächtigten) zwingend durchzusetzen. Sie haben die Rechtsqualität einer direkten Einwilligung oder Nicht-Einwilligung des Betroffenen, auch wenn dieser nun nicht mehr einwilligungsfähig ist.

Patientenverfügungen lassen sich am präzisesten und deswegen auch wirksamsten erstellen oder ergänzen, wenn eine Diagnose einer schweren Erkrankung feststeht und dann für bestimmte Stadien von deren Verlauf oder bestimmte drohende Symptome eine Verfügung getroffen wird.

Grundsätzlich ist bei Patientenverfügungen zu beachten:

> Patientenverfügungen sind nach deutschem Recht dauerhaft wirksam. Auch wenn es sinnvoll erscheinen mag, sie von Zeit zu Zeit zu überprüfen, zu ergänzen oder anzupassen, ist das keine Voraussetzung für ihre Gültigkeit. Im eigenen Interesse sollte man von Zeit zu Zeit, insbesondere bei wichtigen Änderungen im Leben, überprüfen, ob noch alle Regelungen weitergelten sollen bzw. ob es sinnvoll erscheint ergänzende Regelungen zu treffen.

Anders als eine Vorsorgevollmacht kann eine Patientenverfügung jederzeit widerrufen werden – also auch nach Eintritt der Einwilligungsunfähigkeit. Der Widerruf kann auch formlos, also beispielsweise mündlich erfolgen. Schwierig wird es, wenn der Verfügende nicht mehr klar artikulieren kann, dass er eine Patientenverfügung widerrufen möchte oder wenn die Person sich insoweit widersprüchlich verhält. Dann kann es sein, dass ein wirksamer Widerruf nicht als solcher erkannt oder anerkannt wird. Bislang gibt es – soweit ersichtlich – keine gerichtliche Entscheidung, in der im Streitfall anerkannt wurde, dass eine wirksam erstellte Patientenverfügung im Zustand der Einwilligungsunfähigkeit von dem Verfügenden wirksam widerrufen wurde.

▶ Fehlende, nicht passende oder zu allgemeine Patientenverfügung, auch Vorgehensweise bei Menschen, die nie einwilligungsfähig waren

In den meisten Fällen sind Patientenverfügungen zu allgemein formuliert, treffen nicht die konkret erforderliche oder angebotene medizinische Maßnahme oder sie existieren gar nicht bzw. werden nicht aufgefunden. Wenn es eine wirksame Vorsorgevollmacht gibt, die auch Maßnahmen im Rahmen der Sterbebegleitung und Sterbehilfe umfasst, ist das unschädlich, denn dann haben die Vorsorgebevollmächtigen die Möglichkeit und die Aufgabe, im Rahmen der Vollmacht den Willen des Betroffenen umzusetzen. Auch ansonsten ist der Wille der Betroffenen aber – soweit er erkennbar ist – vom gesetzlichen Betreuer, der dann stets einzusetzen ist, notwendigerweise zu erforschen und zu beachten.

In Betracht kommen hier nach § 1901a Absatz BGB zwei Formen der Willensäußerung (7):

- Behandlungswünsche
- Mutmaßlicher Wille

Der Bundesgerichtshof hat sich dazu, was als Behandlungswunsch anzusehen ist, ausführlich geäußert: Behandlungswünsche im Sinne des § 1901a Abs. 2 BGB können demnach Äußerungen eines Betroffenen sein, die Festlegungen für eine konkrete Lebens- und Behandlungssituation enthalten, aber den Anforderungen an eine Patientenverfügung im Sinne des § 1901 a Abs. 1 BGB nicht genügen, beispielsweise weil sie nicht schriftlich abgefasst wurden oder weil sie von einem minderjährigen Betroffenen verfasst wurden. Das dürfte auch, wenn der BGH darauf nicht ausdrücklich Bezug nimmt, ebenfalls für Menschen gelten, die im Verlauf ihres Lebens wegen einer Behinderung nie einwilligungsfähig im Rechtssinne waren, die deswegen keine Patientenverfügung im Sinne des § 1901a Absatz 1 BGB verfassen können, durchaus aber Wünsche zum Ausdruck bringen können, die zu beachten sind. Auch eine Patientenverfügung im Sinne des § 1901 a Abs. 1 BGB, die jedoch nicht sicher auf die aktuelle Lebens- und Behandlungssituation des Betroffenen passt und die deshalb keine unmittelbare Wirkung entfaltet, kann dem BGH zufolge als Behandlungswunsch berücksichtigt werden. Behandlungswünsche sollen nach Auffassung der Bundesrichter insbesondere dann aussagekräftig sein, wenn sie in Kenntnis der Erkrankung zeitnah geäußert wurden oder konkrete Bezüge zur aktuellen Behandlungssituation aufweisen und die Zielvorstellungen des Patienten erkennen lassen. Auch an die Behandlungswünsche des Betroffenen ist der Betreuer gebunden (7).

Die mutmaßliche Einwilligung ist anders als Patientenverfügung und Behandlungswünsche keine direkte Äußerung des Betroffenen selbst zum (antizipierten) Behandlungsgeschehen. Der mutmaßliche Wille wird vielmehr ermittelt, wenn sich ein auf die aktuelle Lebens- und Behandlungssituation bezogener Wille gerade nicht feststellen lässt. Der mutmaßliche Wille ist nach § 1901a Absatz 2 BGB anhand konkreter Anhaltspunkte zu ermitteln, insbesondere anhand früherer mündlicher oder schriftlicher Äußerungen (die jedoch keinen Bezug zur aktuellen Lebens- und Behandlungssituation aufweisen), ethischer oder religiöser Überzeugungen und sonstiger persönlicher Wertvorstellungen des Betroffenen. Der BGH geht davon aus, dass der Betreuer damit eine These aufstellt, wie sich der Betroffene selbst in der konkreten Situation entschieden hätte, wenn er noch über sich selbst bestimmen könnte. Deswegen kommt nach Auffassung des BGH die Berücksichtigung eines solchen mutmaßlichen Willens des Betroffenen, der eben nur von Dritten erschlossen werden kann, nur hilfsweise in Betracht, wenn und soweit ein wirklicher vor Eintritt der Einwilligungsunfähigkeit geäußerter Wille des Betroffenen nicht zu ermitteln ist.

Wenn auch ein mutmaßlicher Wille nicht zu ermitteln ist, wird nach dem Wohl des Betroffenen vorgegangen (§ 1901 Abs 2 und 3 BGB).

Gerichtliche Kontrolle

Entscheidungen eines Vorsorgebevollmächtigten oder einer Betreuerin, die im Rahmen der Sterbehilfe dazu führen, dass lebenserhaltende medizinische Maßnahmen nicht ergriffen werden und absehbar ist, dass der Betroffene aufgrund dieses Unterlassens (oder des Abbruchs einer solchen lebenserhaltenden Behandlung) sterben wird, müssen vom Betreuungsgericht genehmigt werden (§ 1904 Abs 2 BGB).

Das vom Gericht zu prüfende Kriterium ist dabei, ob das Unterlassen oder Abbrechen der Maßnahme dem Willen des Betroffenen entspricht.

Eine solche richterliche Genehmigung ist nach § 1904 Abs 4 BGB (neues Recht: § 1829 Absätze 4, 5 BGB) nicht erforderlich, wenn zwischen Betreuer bzw. Vorsorgebevollmächtigter und behandelndem Arzt Einvernehmen darüber besteht, dass die Nichterteilung oder der Widerruf der Einwilligung dem festgestellten Willen des Betreuten entspricht. Wichtig ist sich klarzumachen, dass es also nicht um die Frage geht, ob die Unterlassung oder der Behandlungsabbruch gut für den Betroffenen ist oder ob der Betroffene sich bereits im Sterbeprozess befindet oder nicht. Es geht einzig und allein um die Frage, ob die geplante Vorgehensweise seinen Behandlungswünschen oder seinem mutmaßlichen Willen entspricht.

Im Zweifelsfall kann beim Betreuungsgericht ein sogenanntes Negativ-Attest angefordert werden: Das Gericht stellt dann auf Antrag fest, dass der Abbruch der Behandlung oder das Unterlassen der Behandlung erfolgen kann, ohne dass das Gericht eine Entscheidung trifft (8).

Nur medizinisch indizierte Behandlungen sind Gegenstand von § 1901a BGB

Die Frage, ob eine Behandlungsmaßnahme ergriffen oder nicht ergriffen wird und ob sie abgebrochen oder nicht abgebrochen werden darf, stellt sich nach § 1901b Absatz 1 BGB nur, wenn die Maßnahme auch indiziert ist. Wann eine Maßnahme als indiziert anzusehen ist, ist im rechtlichen und tatsächlichen Sinne umstritten. Ganz allgemein gilt aber: Die Maßnahme muss geeignet sein, das damit verfolgte Behandlungsziel zu erfüllen. Bei der Frage nach der Indikation haben die Ärzte den Gesamtzustand und die Prognose des Patienten zu berücksichtigen.

Über die Indikation entscheidet der behandelnde Arzt. Wenn keine Indikation vorliegt, darf die Maßnahme bei einwilligungsunfähigen Patienten nicht ergriffen werden. Es muss dann auch kein gerichtlicher Beschluss nach 3 1904 Absatz 2 BGB herbeigeführt werden.

Ob eine medizinische Indikation noch vorliegt und wie sich die Prognose oder der Gesamtzustand des Patienten im Rahmen eines längeren zum Tode führenden Krankheitszustandes entwickelt, muss von Zeit zu Zeit vom Arzt überprüft und gegebenenfalls insbesondere bei Veränderungen mit der Vorsorgebevollmächtigten oder dem Betreuer besprochen werden. Welche haftungsrechtlichen Konsequenzen es hat, wenn eine solche Überprüfung und Besprechung unterbleibt, ist Gegenstand eines Verfahrens, das in absehbarer Zeit vom Bundesverfassungsgericht entschieden werden wird (9). Dem Verfahren liegt eine Entscheidung des BGH, VI. Zivilsenat zugrunde, der zu der Auffassung gelangt war, dass eine Behandlung, die das Weiterleben eines Patienten ermöglicht, auch wenn sie Aufklärungs- und Behandlungspflichten verletzt, keinen Schadensersatzanspruch zur Folge haben kann (10).

Eigenständige Erhöhung der Schmerzmittel-Dosierung durch Pflegekräfte kann gerechtfertigt sein

Bemerkenswerte, allerdings medizinrechtlich bedenklich erscheinende Entscheidungen zu einer erhöhten Schmerzmedikation durch eigenständig handelnde Pflegekräfte hat der 2. Strafsenat des Bundesgerichtshofes 2019 und 2020 getroffen. In dem Verfahren 2 StR 325/17 wurde ein Urteil des Landgerichts Darmstadt aufgehoben, das die Angeklagte wegen Körperverletzung zu einem Jahr Freiheitsstrafe auf Bewährung verurteilt hatte. Die Pflegekraft in einer Seniorenresidenz hatte im Nachtdienst einem als präfinal eingestuften Patienten eigenständig statt 5 Milligramm 10 Milligramm Morphin gespritzt, eine Einwilligung des Patienten hatte sie dafür nicht eingeholt. 47 Minuten danach verstarb der Patient, es konnte aber nicht nachgewiesen werden, dass die erhöhte Morphindosis dafür ursächlich war. Der Bundesgerichtshof hob die Verurteilung auf: "Die Verabreichung von Morphin zur Bekämpfung von Vernichtungsschmerzen bei einem Sterbenden durch eine Pflegekraft kann auch dann durch erklärte oder mutmaßliche Einwilligung gerechtfertigt sein, wenn sie nicht der ärztlichen Verordnung entspricht." In einem ähnlichen Fall, in dem ebenfalls eine Verurteilung durch das LG Darmstadt wegen Körperverletzung aufgehoben wurde, entschied der 2. Strafsenat: "Die Beachtung ärztlicher Anordnungen gehört ebenfalls zu dem, was als gemeinhin vernünftig anzusehen ist. Jedoch kann beim eigentlichen Sterbevorgang unmittelbar vor dem Tod auch die Schmerzbekämpfung mit allen verfügbaren und den Regeln der ärztlichen Kunst entsprechenden Mitteln als vernünftig und deshalb dem mutmaßlichen Patientenwillen entsprechend anzusehen sein. Die Eigenschaft des Handelnden als Nicht-Arzt schließt die Rechtfertigung einer Körperverletzung durch mutmaßliche Einwilligung nicht zwingend aus. Das gilt insbesondere dann, wenn – wie hier festgestellt – die ärztlich verordnete Schmerzmedikation an der Untergrenze des medizinisch Angemessenen gelegen hat." (11).

Notfallbehandlungen und Wiederbelebungsmaßnahmen

Bei Notfallbehandlungen und Wiederbelebungsmaßnahmen stellen sich besondere Probleme, weil hier unter Zeitdruck entschieden werden muss und zumeist keine Patientenverfügungen oder Vorsorgevollmachten zur Verfügung stehen bzw. selbst wenn sie existieren, sie von Seiten des Notarztes nicht ausgewertet werden können.

Bei Unfällen, Notfällen im allgemeinen Leben außerhalb von bereits bestehenden Behandlungssituationen gilt deswegen der Grundsatz, dass hier ein mutmaßlicher Wille der Patienten zur Behandlung und zur Lebensrettung vermutet wird.

Im Fall von Suizidversuchen, die ohne Assistenz unternommen werden und bei denen es keine besonderen Umstände gibt, die auf einen Suizid aus freiem Willen mit dem ernstlichen Wunsch zu sterben schließen lassen, gilt das ebenso, jedenfalls dürfte es für die am Ort des Suizid eintreffenden Notfallsanitäter und Notärzte, die die Situation nicht prüfen können, der sicherste Weg sein zu versuchen, das Leben des Patienten zu retten.

Anders sieht es aus, wenn eine solche Situation in einem bestimmten Setting auftritt und es einen klar dokumentierten und wirksamen Willen des Patienten gibt, keiner lebensrettenden Notfall-Behandlung unterzogen zu werden: In diesen Fällen ist dem dokumentierten und bekannten Willen in der Regel zu entsprechen. In Pflegeeinrichtungen und Einrichtungen der Eingliederungshilfe ermöglicht der § 132g SGB V, hier eine entsprechende Vorsorgeplanung zu machen und zu dokumentieren.

Insgesamt sind diese Situationen aber vielfältig und speziell, so dass sich insbesondere für berufsmäßig damit befasste Menschen eine spezielle rechtliche Fortbildung empfiehlt.

Suizidassistenz

Mit der Feststellung der Nichtigkeit des § 217 StGB durch das Bundesverfassungsgericht (12) ist die Rechtslage eindeutig: Nicht nur der Suizid selbst, sondern auch alle Formen der Beihilfe oder auch Anstiftung zum Suizid, die keine verbotene Tötung auf Verlangen nach § 216 StGB darstellen, bei denen also die Tatherrschaft bei dem aus freiem und verantwortlichem Entschluss handelnden Suizidenten liegt, sind nicht verboten.

Es ist zu erwarten, dass in der aktuellen Legislaturperiode der Gesetzgeber handeln und Rahmenbedingungen für die Suizidassistenz und die Möglichkeiten der legalen Abgabe von Betäubungsmitteln zum Zweck der Herbeiführung des Todes (13), möglicherweise aber auch zur Verbesserung und Ausweitung von -Maßnahmen der Suizidprävention beschließen wird. Der dafür durch das Bundesverfassungsgericht gesteckte Rahmen ist allerdings eng und erlaubt keine Einschränkungen des Rechts auf Suizid und auf Inanspruchnahme der von Dritten angebotenen Hilfeleistungen.

Die Ärzteschaft hat auf das Urteil des Bundesverfassungsgerichts reagiert. In der Muster-Berufsordnung der Bundesärztekammer im §16 "Beistand für Sterbende" ist der dritte Satz "Sie dürfen keine Hilfe zur Selbsttötung leisten." gestrichen worden. Nun heißt es allein: "Ärztinnen und Ärzte haben Sterbenden unter Wahrung ihrer Würde und unter Achtung ihres Willens beizustehen. Es ist ihnen verboten, Patientinnen und Patienten auf deren Verlangen zu töten."

Gleichzeitig hat der 124. Deutsche Ärztetag allerdings auch beschlossen, dass Suizidassistenz keine ärztliche Aufgabe sei. Damit wird zum einen deutlich gemacht, dass Ärzte nicht verpflichtet sind, Patienten beim Suizid zu helfen. Darüber hinaus wird so auch hervorgehoben, dass keine medizinischen Standards zur Suizidassistenz entwickelt werden sollen.

Zwei Entscheidungen des BGH aus jüngerer Zeit (14) haben zudem die rechtliche Situation der Suizidassistenz beleuchtet und Freisprüche für Ärzte bestätigt, die vor dem Landgericht Hamburg und dem Landgericht Berlin wegen versuchter Tötung auf Verlangen durch Unterlassen bzw. wegen Tötung auf Verlangen durch Unterlassen angeklagt waren. Beide Ärzte hatten Patienten, von deren Suizidabsichten sie wussten, im Sterbeprozess nach der Einnahme tödlich wirkender Medikationen begleitet, die im Wissen um die Selbsttötungsabsicht keinerlei Rettungsversuche unternahmen. Im Berliner Verfahren hatte der Hausarzt der Patientin, die aufgrund eines nicht lebensbedrohlichen, aber sie sehr quälenden Reizdarmsyndroms, sterben wollte, zwei Privatrezepte für das schließlich in tödlicher Dosis eingenommene Medikament verschrieben. Im Hamburger Verfahren hatte der Arzt zwei über achtzigjährigen Frauen ein Gutachten über ihre Einwilligungsfähigkeit und umfassende Entschlussfähigkeit ausgestellt und sie dann bei der Einnahme einer tödlichen Dosis von Medikamenten, deren Herkunft unbekannt blieb, begleitet. Der BGH stellte dabei fest, dass angesichts der gewachsenen Bedeutung der Selbstbestimmung des Einzelnen über sein Leben auch in Fällen freiverantwortlichen Suizids der Arzt, der die Umstände kennt, nicht mit strafrechtlichen Konsequenzen verpflichtet werden könne, gegen den Willen des Suizidenten zu handeln. Die Garantenstellung des Arztes für das Leben des Patienten ende vielmehr, wenn er vereinbarungsgemäß nur noch dessen freiverantwortlichen Suizid begleite.

Freiwilliger Verzicht auf Essen und Trinken

Mit Blick auf die Zulässigkeit der Beihilfe zum Suizid ist auch die in den letzten Jahren häufiger diskutierte Frage, ob eine Begleitung des freiwilligen Verzichts auf Essen und Trinken strafrechtliche Gefahren in sich birgt, klar zu beantworten: Grundsätzlich ist das bei frei verantwortlich handelnden Menschen nicht der Fall. Unabhängig davon, ob man den freiwilligen Verzicht auf Essen und Trinken als Form des Suizids oder als eine Handlung sui generis bewertet, ist es Menschen jedenfalls nicht verboten, aus welchen Gründen auch immer, Essen und Trinken einzustellen. Eine Rechtsgrundlage für eine Zwangsernährung, die dem entgegenwirken könnte, existiert nicht. Allenfalls ist zu empfehlen, dass eine Patientenverfügung erstellt wird, die für Zustände des Delirs, die in späten Phasen des Verzichts auf Essen und Trinken die Einwilligungsfähigkeit für das weitere Geschehen in Frage stellen könnten, entsprechende Verfügungen zum Unterlassen lebensrettender oder lebensverlängernder Behandlungen trifft.

Möglicherweise kann dadurch auch ein bei Suizidfällen übliches Todesermittlungsverfahren durch die Staatsanwaltschaft abgewendet werden.

7.2.4. Resumee

Durch Rechtsprechung, Gesetzgebung und Veränderungen der gesellschaftlichen Konventionen sind Schutzpflichten für das menschliche Leben in den letzten 30 Jahren zu Gunsten eines weiten Selbstbestimmungsrechts weit zurückgedrängt worden. Voraussetzung dafür ist in Deutschland nach wie vor, dass die Menschen, die ihr Leben beenden wollen, frei verantwortlich handeln, also die Dimension ihres Handelns erfassen und bewusst steuern können. Dass diese weit reichende Deregulierung Gefahren mit sich bringt, ist bekannt und wird derzeit von der Gesellschaft in weiten Teilen hingenommen. Das Bundesverfassungsgericht hat in seiner Entscheidung vom 26. Februar 2020 ausdrücklich festgestellt, dass "die Einschätzung des Gesetzgebers, dass geschäftsmäßige Suizidhilfe zu einer 'gesellschaftlichen Normalisierung' der Suizidhilfe führen und sich der assistierte Suizid als normale Form der Lebensbeendigung insbesondere für alte und kranke Menschen etablieren könne, die geeignet sei, autonomiegefährdende soziale Pressionen auszuüben, nachvollziehbar (ist). Nicht zuletzt angesichts steigenden Kostendrucks in den Pflege- und Gesundheitssystemen ist es nicht unplausibel, dass einer ungeregelten Zulassung der geschäftsmäßigen Sterbe- und Suizidhilfe diese Wirkung zukommen kann." Der Gesetzgeber dürfe sich aber seinen sozialpolitischen Verpflichtungen nicht dadurch entziehen, dass er autonomiegefährdenden Risiken durch die vollständige Suspendierung individueller Selbstbestimmung entgegenzuwirken suche. Er könne weder Defiziten der medizinischen Versorgung und der sozialpolitischen Infrastruktur noch negativen Erscheinungsformen medizinischer Überversorgung, die jeweils geeignet seien, Ängste vor dem Verlust der Selbstbestimmung zu schüren und Selbsttötungsentschlüsse zu fördern, dadurch begegnen, dass er das verfassungsrechtlich geschützte Recht auf Selbstbestimmung außer Kraft setze.

Wirksame Schutzkonzepte zu entwickeln und zu etablieren, die die Folgen der in Gang gebrachten Deregulierung wirksam auffangen und den Schutz des Lebens (nicht nur) von vulnerablen Menschen in einer zunehmend effizienzorientierten Gesellschaft sicherstellen können, ist bislang nur ansatzweise gelungen. Es handelt sich dabei um eine soziale Herausforderung erster Güte, der sich die Medizin, die Pflege, aber auch die Gesellschaft insgesamt stellen muss.

Literatur

1. BGH 1 StR 357/94 - Urteil vom 13. September 1994 (LG Kempten), eingehend dazu: Tolmein, Tödliches Mitleid – Kritische Anmerkungen zum Urteil des Bundesgerichtshofes im "Kemptener Fall" (NJW 1995, 204), Kritische Justiz 1996, 510-524

2. BGH 3 StR 79/96 - Urteil vom 15. November 1996 (LG Kiel)

3. BGH XII ZB 2/03 - Beschluss vom 17. März 2003

4. BGH 2 StR 454/09 – Urteil vom 25, Juni 2010

5. Gesetz zur Reform des Vormundschafts- und Betreuungsrechts BGBl. Teil I, 2021, 12. Mai 2021, S. 882 bis 938, online: https://bit.ly/BetrR2023

6. Informative Broschüren, Texte und Formulierungsvorschläge für Patientenverfügungen und Vorsorgevollmachten finden sich auf der Seite des Bundesjustizministerium: https://bit.ly/Infos_PVundVV

7. BGH, Beschluss vom 17. September 2014 - XII ZB 202/13

8. BGH, Beschluss vom 17. September 2014 - XII ZB 202/13

9. 1 BvR 1187/19, zur Entscheidung für 2022 vorgesehen

10. BGH, Urteil vom 02.04.2019 - VI ZR 13/18

11. BGH 2 StR 434/19 - Beschluss vom 26. Mai 2020; BGH 2 StR 325/17 - Urteil vom 30. Januar 2019

12. BVerfG, Urteil des Zweiten Senats vom 26. Februar 2020 - 2 BvR 2347/15

13. Vergleiche BVerwG, Urteil vom 02.03.2017 -3 C 19.15

14. BGH, Urteil vom 3. Juli 2019, 5 StR 132/18; BGH, Urteil vom 3. Juli 2019, 5 StR 393/18

7.3. Todeswünsche bei palliativ versorgten Patienten

> *"Du kannst dir nicht aussuchen, wie du stirbst. Oder wann. Du kannst nur entscheiden wie du lebst. Jetzt."*
>
> Joan Baez

7.3.1. Charakterisierung von Todeswünschen

Prävalenz von Todeswünschen in der Palliativversorgung

Todeswünsche treten bei Menschen mit fortschreitenden und lebenslimitierenden Erkrankungen im Zuge der Auseinandersetzung mit der eigenen Sterblichkeit und erwartetem krankheitsbedingten Leid häufig auf.

- In Studien mit onkologischen Stichproben äußern 18-45 % der untersuchten Patienten mit fortgeschrittenem Tumor gelegentliche und 10-12 % ausgeprägte und anhaltende Todeswünsche (Chochinov et al. 1995; Wilson et al. 2016).
- Neuere Forschung zu Todeswünschen bei neurologischen Erkrankungen zeigt, dass 22 % der Befragten mit Multipler Sklerose suizidale Gedanken hegen (Strupp et al. 2016). Auch bei amyotropher Lateralsklerose liegt eine besondere Vulnerabilität für Suizidalität vor und unter den Personen, die assistierten Suizid in der Schweiz in Anspruch nehmen (Gauthier et al. 2015) oder sich selbst suizidieren (Brenner et al. 2016), sind Menschen mit unheilbaren neurologischen Grunderkrankungen überproportional häufig vertreten.

- Daneben sind Patienten höheren Alters mit multimorbid-geriatrischen Leiden, die erhebliche Schmerzen und Einschränkungen der Selbstständigkeit mit sich bringen, besonders häufig suizidal; im Jahr 2019 machte die Untergruppe der über 65-Jährigen fast 39 % der Gesamtheit aller Suizidenten in Deutschland aus. Ferner steigen mit zunehmenden Alter (v.a. bei Männern) die Raten deutlich an; Suizide sind in der Gruppe der Hochbetagten über 80 Jahre im Altersvergleich am häufigsten (Schneider et al. 2021).

Betrachtet man die unterschiedlichen Weisen, in welchen sich in den zitierten Studien Todeswünsche manifestieren, so zeigt sich, dass es sich um ein Phänomen mit vielen unterschiedlichen Ausprägungen handelt.

> Todeswünsche treten in den verschiedenen palliativ versorgten Patientengruppen regelmäßig und in vielfältigen Ausprägungen auf.

Definition und Abgrenzung

Im Zuge der seit Februar 2020 geänderten Gesetzeslage zum ärztlich assistierten Suizid in Deutschland (Bundesverfassungsgericht 2020) (vgl. Kap. 7.2.) ist das Thema Todeswünsche in der Palliativversorgung weiter in den Fokus der aktuellen Debatten gerückt. Damit geht jedoch häufig eine begriffliche Engführung auf den Wunsch nach assistiertem Suizid einher. Sagen Patienten etwa "Ich möchte sterben" oder "Bitte geben Sie mir etwas, um das Leben zu beenden", so drückt sich darin zwar jedes Mal ein ähnlicher Wunsch aus, dem liegt jedoch ein komplexes Phänomen zugrunde, das in seinen Ursachen, Bedeutungen und Konsequenzen differenziert zu betrachten ist. Die S3-Leitlinie *Palliativmedizin für Patienten mit einer nicht-heilbaren Krebserkrankung* definiert das Phänomen Todeswünsche in der Palliativversorgung darum als ein Spektrum von handlungsrelevanten Einstellungen gegenüber dem baldigen Sterben angesichts der lebenslimitierenden, fortschreitenden Erkrankung (Leitlinienprogramm Onkologie DK 2020). Auf diesem Spektrum manifestieren sich Todeswünsche über die Akzeptanz des baldigen Todes und den Wunsch, das Sterben zu beschleunigen bis hin zu unterschiedlichen Ausprägungen von Suizidalität (Leitlinienprogramm Onkologie DK 2020). Diese verschiedenen Formen von Todeswünschen verorten sich dabei auf einem Kontinuum steigenden suizidalen Handlungsdrucks; während bei Lebenssattheit oder dem Wunsch nach Ruhe noch kein suizidaler Handlungsdruck verspürt wird, liegt dieser bei einem aktuellen Wunsch nach Beschleunigung des Sterbens durchaus vor (Leitlinienprogramm Onkologie DK 2020) (☞ Abb. 7.2).

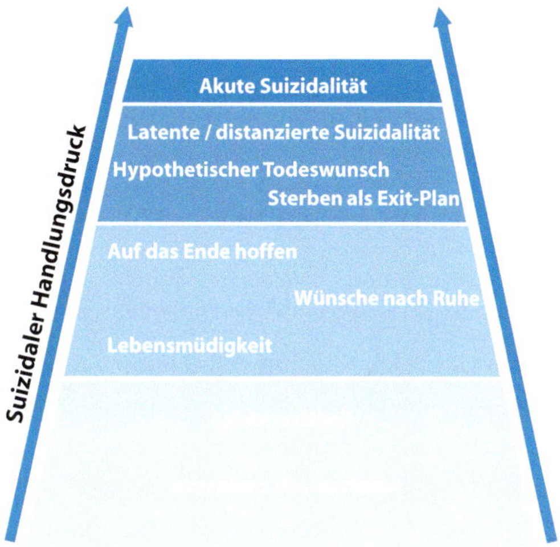

Abb. 7.2: Kontinuum von Todeswünschen (Kremeike et al. 2019).

Tritt Suizidalität also nur dort auf, wo auch ein Todeswunsch vorliegt, so geht mit dem Vorliegen eines Todeswunsches nicht notwendigerweise auch Suizidalität einher; vielmehr wird davon ausgegangen, dass dies in den seltensten Fällen zutrifft (German Association for Palliative Medicine 2020).

Todeswunsch und Lebenswille

Todeswünsche stehen darüber hinaus in einem wechselseitigen Verhältnis zum Lebenswillen. Die oben angeführte Definition von Todeswünschen als Spektrum von Einstellungen zum baldigen Sterben erlaubt es, solche Spannungen zu erfassen (Juliet et al. 2018). Dabei muss auch die potentielle Wandelbarkeit von Todeswünschen im Laufe der Zeit berücksichtigt werden (Leitlinienprogramm Onkologie DK 2020; Kremeike et al. 2019). Zwar kann ein Todeswunsch den Lebenswillen mindern, aber das Vorliegen von Todeswünschen bedeutet nicht notwendigerweise auch die Abwesenheit von Lebenswillen (Kremeike et al. 2019). Solche Ambivalenzen bekunden Patienten bisweilen in scheinbar widersprüchlichen Verhaltensweisen, wie etwa der Äußerung eines Todeswunsches bei gleichzeitigem Wunsch nach kurativen Therapien (Kremeike et al. 2021a). Hier spricht man von sogenannter "Double Awareness"; der Wunsch, so lange wie möglich gut zu leben, besteht bei gleichzeitiger Akzeptanz des möglichen Todeseintritts (Colosimo et al. 2018). Lebenswille bildet damit eine relevante Facette im Erleben von Todeswünsche-betroffenen Patienten.

> Todeswünsche und Lebenswille schließen einander nicht aus; vielmehr können beide Phänomene gleichzeitig vorliegen.

Entstehung, Bedeutungen und Funktionen

Risikofaktoren und Ursachen der Entstehung von Todeswünschen umfassen die Dimensionen

- "physisch" (körperliche Symptome),
- "psychisch" (Hoffnungslosigkeit, Depressivität, Angst, Wunsch nach Kontrolle),
- "sozial" (Isolation, Einsamkeit, geringe Beziehungsqualität zu Bezugspersonen, Anderen nicht zur Last fallen wollen) und
- "spirituell" (existentielle und spirituelle Einstellung, Weltanschauung; Leitlinienprogramm Onkologie DK 2020)

Als stärkster Prädiktor für das Entstehen von Todeswünschen konnte in einer Studie Hoffnungslosigkeit identifiziert werden; als zweitstärkster Prädiktor eine vorliegende Depression (Rodin et al. 2009).

Todeswünsche haben für die betroffenen Personen subjektive Bedeutungen. Sie können persönlicher Ausdruck des eigenen Erlebens von lebenslimitierender, fortschreitender Erkrankung und der mit der Prognose verbundenen Konfrontation mit der eigenen Endlichkeit sein (Ohnsorge et al. 2014); als

- Zulassen des Sterbens,
- Wunsch nach Beendigung nicht mehr auszuhaltenden Leidens,
- Bilanzierung der eigenen Situation,
- Unwille den Tod abzuwarten oder
- Geste der Autonomie

Darüber hinaus erfüllen Todeswünsche soziale Funktionen im zwischenmenschlichen Miteinander (Kremeike et al. 2020); als

- (paradoxer) Ausdruck eines Wunsches nach Leben,
- Mitteilung der Bevorzugung eines beschleunigten Todes,
- Mitteilung der Unerträglichkeit der Situation,
- Hinweis auf die eigene menschliche Einzigartigkeit,
- Darstellung von Selbstlosigkeit,
- Versuch der Einflussnahme auf An-und Zugehörige oder
- Ausdruck von Not und Verzweiflung.

Die Unterscheidung der Bedeutungs- und Funktionsebenen dient dabei vor allem der konzeptionellen Klärung und klinischen Einordung. Im Erleben der Patienten selbst sind Bedeutungen und Funktionen von Todeswünschen oft vermischt und greifen vielfältig ineinander (Leitlinienprogramm Onkologie DK 2020).

> Todeswünsche können physische, psychische, soziale und/oder spirituelle Ursachen haben. Sie haben vielfältige Bedeutungen für die betroffenen Patienten und erfüllen mannigfaltige Funktionen in ihrem sozialen Umfeld.

7.3.2. Haltung und Handlung im Umgang mit Todeswünschen

Ziele im Umgang mit Todeswünschen

Die S3-Leitlinie *Palliativmedizin für Patienten mit einer nicht-heilbaren Krebserkrankung* formuliert vier Ziele für den angemessenen Umgang mit Todeswünschen in der Palliativversorgung; *wahrnehmen & erkennen, verstehen, kompetent begleiten* und Suizidprävention (Leitlinienprogramm Onkologie DK 2020). Die kompetente Begleitung realisiert sich zunächst in Form des anteilnehmenden Aushaltens des Leids der Patienten. Dabei sollten Versorgende mit einer Haltung von Offenheit und Respekt den Wünschen der Patienten gegenüber auftreten, welche jedoch nicht gleichbedeutend mit dem Einverständnis mit einer vorzeitigen Lebensbeendigung ist (Kremeike et al. 2021b). Sofern erwünscht und sinnvoll umsetzbar, ist auch das Einleiten konkreter klinischer Maßnahmen zu erwägen, um das durch den Todeswunsch bedingte

Leid zu lindern und damit präventiv Suizidalität entgegenzuwirken (Deutscher Ethikrat 2014).

Proaktives Ansprechen von Todeswünschen

In der neueren Forschung wird Versorgenden empfohlen, das Vorhandensein von Todeswünschen bei allen palliativ versorgten Patienten aktiv zu erfragen (Kremeike et al. 2020). Eine aktuelle Studie, bei der ein Todeswunsch-Screening schon beim ersten Kontakt in der Palliativversorgung vorgenommen wurde, zeigt, dass von einer deutlichen Mehrheit der angesprochenen Patienten (87 %) eine solche Exploration als hilfreich empfunden wurde – unabhängig davon, ob ein Todeswunsch vorlag oder nicht (Crespo et al. 2021). Zum Zwecke der Exploration empfiehlt auch die S3-Leitlinie *Palliativmedizin für Patienten mit einer nicht-heilbaren Krebserkrankung* das proaktive Ansprechen von Todeswünschen durch die Versorgenden (Leitlinienprogramm Onkologie DK 2020). Dabei handelt es sich um ein patientenzentriertes, bedürfnisorientiertes, grenzsensibles und risikobewusstes Angebot, ergebnisoffen über Belastungen am Lebensende, Todesängste und auf Tod und Sterben gerichtete Gedanken zu sprechen. Obwohl Patienten in der Palliativversorgung sich Gespräche über das Lebensende wünschen (Harding et al. 2013), sprechen sie herausfordernde Themen wie Todeswünsche oft nicht aus eigener Initiative an (Macmillan CancerSupport 2017).

Sorgen, dass die Thematisierung von möglicherweise vorhandenen Todeswünschen diese hervorrufen oder verstärken, können unter Bezugnahme auf Evidenz aus der Suizidologie relativiert werden: Robuste Befunde aus psychiatrischen Studien zeigen, dass das Erfragen von Suizidalität diese weder erzeugt noch verstärkt (Dazzi et al. 2014; DeCou et al. 2018). Es ist anzunehmen, dass es sich beim Erfragen von Todeswünschen ebenso verhält, so dass ein entsprechendes iatrogenes Risiko ausgeschlossen werden kann (Leitlinienprogramm Onkologie DK 2020).

Prävention und Intervention

Klinische Maßnahmen im Umgang mit Todeswünschen, die sich aus Gesprächen ergeben können und über die Kommunikation hinausgehen, lassen sich in Maßnahmen der Prävention und Intervention unterteilen.

Unter den präventiven Maßnahmen sind besonders die Therapie von Schmerzen und Depressionen hervorzuheben, damit diesbezüglicher Symptomkontrolle der Entstehung von Todeswünschen vorgebeugt werden kann (Rodin et al. 2009). Die Behandlung von Depressionen wirkt darüber hinaus auch präventiv gegen die Ausbildung von suizidalen Tendenzen. Liegt bereits akute Suizidalität vor, so ist ärztlich-psychiatrischer Rat einzuholen (Leitlinienprogramm Onkologie DK 2020) und es kann mit spezifischen Interventionen wie einer "Behandlungsvereinbarung" (Übereinkommen, dass die Patienten ihrer suizidalen Tendenz nicht nachgeben werden, solange sie sich mit den Versorgenden in einem Behandlungsverhältnis befinden) verfahren werden (Edwards et al. 2010).

Interventionen für Patienten, die ihr Leid als unerträglich erleben, umfassen:

- Therapien am Lebensende (palliativmedizinische Maßnahmen zur Linderung von Leid in der letzten Lebensphase),
- Verzicht, Einschränkung oder Abbruch von lebenserhaltenden oder -verlängernden Maßnahmen (inklusive des freiwilligen Verzichts auf Flüssigkeit und Nahrung) oder auch
- die therapeutische (palliative) Sedierung (Leitlinienprogramm Onkologie DK 2020)

Es kommt vor, dass Patienten in therapierefraktären Situationen andauernde und selbst durch eine bestmögliche Versorgung nicht zu lindernde Todeswünsche ausbilden und assistierten Suizid in Anspruch nehmen möchten. Das Urteil des Bundesverfassungsgerichts vom Februar 2020 zum §217 des Strafgesetzbuches (StGB) formuliert ein Recht auf selbstbestimmtes Sterben (Bundesverfassungsgericht 2020). Damit zählt Deutschland neben Belgien, Luxemburg, Niederlande, Schweden, der Schweiz und Spanien nun zu den europäischen Staaten, in denen der assistierte Suizid (unter bestimmten Bedingungen) nicht strafbar ist; ab 2022 gilt dies auch für Österreich (vgl. Kap. 7.2.). Laut der aktuellen Gesetzeslage in Deutschland muss der Zugang zur Suizidassistenz somit prinzipiell gewährleistet sein und darf nicht davon abhängen, ob einzelne Versorgende entsprechende Anliegen ablehnen oder unterstützen. Gleichwohl dürfen Versorgende nicht zur Suizidassistenz gezwungen werden (Bundesverfassungsgericht 2020) – dies bleibt eine Gewissenentscheidung der verantwortlichen Ärzte (vgl. Kap. 7.1.). Eine Orientierung können die *Empfehlungen der Deutschen Gesellschaft für Palliativmedizin (DGP) zum Umgang mit dem Wunsch nach Suizidassistenz in der Hospizarbeit und Palliativversorgung* geben (DGP 2021).

PACE TIPP!

Im Umgang mit Todeswünschen wird das proaktive Ansprechen empfohlen. Ein offenes Gespräch kann helfen, die Situation zu entlasten und wichtige Informationen für die weitere Behandlung zu gewinnen. Die Sorge, dass das Ansprechen von Todeswünschen gefährlich sei, kann im Lichte aktueller Forschung entschärft werden: Patienten leiden nicht darunter, nach Todeswünschen befragt zu werden – vielmehr schätzen sie es, über solche Themen ins Gespräch zu kommen.

Selbstschutz und Selbstreflexion

Da die Konfrontation mit dem Tod anderer eigene Ängste wecken oder eigene Wunden berühren kann, ist auch der Selbstschutz für Versorgende wichtig. Entlastung kann etwa der kollegiale Austausch und der Rückhalt im Team bieten, aber auch eine externe Supervision (Medeiros de Oliveira et al. 2019). Außerdem kann es durchaus eine verantwortungsvolle und selbstreflektierte Entscheidung sein, sich aus einer überfordernden Situation herauszunehmen (Allan et al. 2019). Sollten Versorgende zur Einschätzung gelangen, dass die eigene persönliche und professionelle Eignung in einem spezifischen Fall nicht hinreichend oder passend ist, sollte ein Netzwerk von Kollegen entsprechende Fälle auffangen.

Gespräche über Todeswünsche können für Versorgende eine bereichernde Erfahrung, aber auch emotional belastend sein (Rizo-Baeza et al. 2018). Um aufkommende Emotionen zu verstehen und angemessen damit umzugehen, ist es erforderlich, sich der eigenen Haltung zu Todeswünschen bewusst zu sein. Eine authentische Begleitung beinhaltet auch, dass Versorgende zu ihren Haltungen stehen und diese ihren Patienten gegenüber sensibel und respektvoll vertreten können (Kremeike et al. 2020).

Fazit

Todeswünsche können tief in die Beziehungen zwischen Versorgenden und Patienten eingreifen und Herausforderungen, aber auch Möglichkeiten für das eigene Selbstverständnis, die Teilhabe an der Realität des jeweils anderen und für die Versorgung mit sich führen. Todeswünsche sind mit dem Lebenswillen verflochten und obwohl Tod und Leben Themen jeder menschlichen Existenz sind, kann es sein, dass die Routinen der Gesundheitsversorgung nicht immer mit den individuellen Facetten eines Falles korrespondieren. Dann gilt es sich auf die Patienten einzustellen. Ein breites Verständnis von Todeswünschen und die Fähigkeit, Ambivalenzen auszuhalten, kann dabei helfen (Kremeike et al. 2021a).

Literatur

Allan A, Allan MM. Ethical issues when working with terminally ill people who desire to hasten the ends of their lives: a western perspective. Ethics & Behavior. 2019:1-17.

Brenner P, Burkill S, Jokinen J, Hillert J, Bahmanyar S, Montgomery S. Multiple sclerosis and risk of attempted and completed suicide – a cohort study. European Journal of Neurology. 2016;23(8):1329-36.

Bundesverfassungsgericht. Urteil des Zweiten Senats vom 26. Februar 2020. 2 BvR 2347/15, Rn (1-343). 2020.

Chochinov HM, Wilson K, Enns M. Desire for death in the terminally ill. American Journal of Psychiatry. 1995; 152(8):1185–91.

Colosimo K, Nissim R, Pos AE, Hales S, Zimmermann C, Rodin G. "Double awareness" in psychotherapy for patients living with advanced cancer. Journal of Psychotherapy Integration. 2018;28(2):125-40.

Crespo I, Monforte-Royo C, Balaguer A, Pergolizzi D, Cruz-Sequeiros C, Luque-Blanco A, et al. Screening for the Desire to Die in the First Palliative Care Encounter: A Proof-of-Concept Study. J Palliat Med. 2021;24(4):570-3.

Dazzi T, Gribble R, Wessely S, Fear NT. Does asking about suicide and related behaviours induce suicidal ideation? What is the evidence? Psychol Med. 2014; 44(16):3361-3.

DeCou CR, Schumann ME. On the Iatrogenic Risk of Assessing Suicidality: A Meta-Analysis. Suicide Life Threat Behav. 2018;48(5):531-43.

Deutscher Ethikrat. Zur Regelung der Suizidbeihilfe in einer offenen Gesellschaft: Deutscher Ethikrat empfiehlt gesetzliche Stärkung der Suizidprävention 2014 [Available from: https://www.ethikrat.org/fileadmin/Publikationen/Ad-hoc-Empfehlungen/deutsch/empfehlung-suizidbeihilfe.pdf.

Edwards SJ, Sachmann MD. No-suicide contracts, no-suicide agreements, and no-suicide assurances: a study of their nature, utilization, perceived effectiveness, and potential to cause harm. Crisis. 2010;31(6):290-302.

Empfehlungen der Deutschen Gesellschaft für Palliativmedizin (DGP) zum Umgang mit dem Wunsch nach Suizidassistenz in der Hospizarbeit und Palliativversorgung [press release]. 16.09.2021 2021.

Gauthier S, Mausbach J, Reisch T, Bartsch C. Suicide tourism: a pilot study on the Swiss phenomenon. J Med Ethics. 2015;41(8):611-7.

German Association for Palliative Medicine on the eagerly awaited decision of the Federal Constitutional Court on the ban on business-like euthanasia [press release]. Berlin: German Association for Palliative Medicine, 20.02.2020 2020.

Harding R, Simms V, Calanzani N, Higginson IJ, Hall S, Gysels M, et al. If you had less than a year to live, would you want to know? A seven-country European population survey of public preferences for disclosure of poor prognosis. Psycho-Oncology. 2013;22(10):2298-305.

Juliet J, Keri B, A. GJ, Michelle J, Leah R, D. NR, et al. When a Patient Is Reluctant To Talk About It: A Dual Framework To Focus on Living Well and Tolerate the Possibility of Dying. Journal of palliative medicine. 2018; 21(3):322-7.

Kremeike K, Dojan T, Rosendahl C, Juenger S, Romotzky V, Bostroem K, et al. "Withstanding ambivalence is of particular importance" – Controversies among experts on dealing with desire to die in palliative care. PLoS ONE. 2021a;16(9): e0257382.

Kremeike K, Frerich G, Romotzky V, Bostroem K, Dojan T, Galushko M, et al. The Desire to Die in Palliative Care: A sequential mixed methods study to develop a semi-structured clinical aproach BMC Palliative Care. 2020; 19(49).

Kremeike K, Perrar KMP, Lindner R, Montag T, Bostroem K, Voltz R. Todeswünsche bei Palliativpatienten – Hintergründe und Handlungsempfehlungen. Zeitschrift für Palliativmedizin. 2019.

Kremeike K, Pralong A, Boström K, Bausewein C, Simon ST, Lindner R, et al. 'Desire to Die' in palliative care patients-legal framework and recommendations of the national evidence-based guideline on palliative care in Germany. Annals of Palliative Medicine. 2021b.

Leitlinienprogramm Onkologie DK. Palliativmedizin für Patienten mit einer nicht-heilbaren Krebserkrankung - Langversion 2.2 - September 2020 2020 [Available from: https://www.awmf.org/uploads/tx_szleitlinien/128-001OLk_S3_Palliativmedizin_2020-09_02.pdf.

Macmillan CancerSupport. No regrets: How talking more openly about death could help people die well. London: Macmillan; 2017.

Medeiros de Oliveira S, Sousa LVD, do Socorro Vieira Gadelha M, Barbosa do Nascimento V. Prevention Actions of Burnout Syndrome in Nurses: An Integrating Literature Review. Clinical Practice & Epidemiology in Mental Health. 2019;15:64-73.

Ohnsorge K, Gudat H, Rehmann-Sutter C. What a wish to die can mean: reasons, meanings and functions of wishes to die, reported from 30 qualitative case studies of terminally ill cancer patients in palliative care. BMC Palliative Care. 2014;13(38).

Rizo-Baeza M, Mendiola-Infante SV, Sepehri A, Palazón-Bru A, Gil-Guillén VF, Cortés-Castell E. Burnout syndrome in nurses working in palliative care units: An analysis of associated factors. Journal of Nursing Management. 2018;26(1):19-25.

Rodin G, Lo C, Mikulincer M, Donner A, Gagliese L, Zimmermann C. Pathways to distress: the multiple determinants of depression, hopelessness, and the desire for hastened death in metastatic cancer patients. Soc Sci Med. 2009;68(3):562-9.

Schneider B, Lindner, R., Giegling, I., Müller, S. Müller-Pein, H., Rujescu, D., Urban, B., Fiedler, G. Suizidprävention Deutschland. Aktueller Stand und Perspektiven. 2021 [Available from: https://www.naspro.de/dl/Suizidpraevention-Deutschland-2021.pdf.

Strupp J, Ehmann C, Galushko M, Bücken R, Perrar KM, Hamacher S, et al. Risk Factors for Suicidal Ideation in Patients Feeling Severely Affected by Multiple Sclerosis. Journal of palliative medicine. 2016;19(5):523-8.

Wilson KG, Dalgleish TL, Chochinov HM, Chary S, Gagnon PR, Macmillan K, et al. Mental disorders and the desire for death in patients receiving palliative care for cancer. BMJ Supportive & Palliative Care. 2016;6(2):170.

8. Symptomkontrolle

8.1. Einführung

> *"Der Mensch hat dreierlei Wege klug zu handeln: erstens durch Nachdenken, das ist der edelste, zweitens durch Nachahmen, das ist der leichteste, und drittens durch Erfahrung, das ist der bitterste."*
>
> Konfuzius

Symptombehandlung

Im Mittelpunkt der Palliativmedizin steht die Lebensqualität des Patienten. Die Lebensqualität, so definiert Aulbert in seinem Lehrbuch der Palliativmedizin, ist eine dem eigenen Lebensentwurf entsprechende Daseinserfüllung. Nun leiden aber fast alle Patienten im Verlauf ihrer tödlich verlaufenden Erkrankung unter verschiedenen Symptomen. Je größer das Missverhältnis zwischen den Erwartungen des Patienten an sein Leben und seiner tatsächlich aktuellen Realsituation ist, desto schlechter ist nach Aulbert seine Lebensqualität.

Lebensqualität ist kaum wirklich objektivierbar, sie ist subjektiv. Nicht das, was wir Behandler und Begleiter der Patienten als gute Lebensqualität empfinden, ist das Therapieziel für den Patienten mit palliativem Versorgungsbedarf, sondern das, was der (autonome) Patient für sich (in einem realistischen moralisch-ethisch-rechtlichen Rahmen) als zufriedenstellend und gut empfindet.

Die vom Patienten erlebte Lebensqualität kann nach Aulbert auf zwei Wegen verbessert werden:

- Durch eine realistische Korrektur seiner Erwartungen an sein Leben, d.h. durch Adaptation, durch die Unterstützung bei der Akzeptanz der unabänderlichen Beschwerden und Handicaps oder
- durch die Verbesserung seiner aktuellen Realsituation, d.h. durch Symptomkontrolle.

Diese beiden Ziele, die Adaptation des Patienten und die suffiziente Symptomkontrolle sind Kennzeichen einer ganzheitlichen Palliativmedizin.

Die häufigsten Symptome, unter denen Patienten mit palliativem Versorgungsbedarf leiden, sind Schwäche, Schmerzen, Appetitmangel, Übelkeit, Erbrechen, Obstipation, Schlafstörungen, neurologische Symptome, Probleme mit der Krankheitsverarbeitung, Probleme in der Verrichtung der täglich notwendigen Aktivitäten, Kachexie und Dyspnoe, um nur einige zu nennen (☞ Tab. 8.1). Schmerz ist neben Fatigue eines der häufigsten Symptome. Die meisten Patienten mit palliativem Versorgungsbedarf leiden aber nicht nur unter einem, sondern unter mehreren Symptomen gleichzeitig. Palliativbehandlung ist also viel mehr als "nur" die Behandlung von Schmerzen, denn wenn der Schmerz unter Kontrolle ist, demaskieren sich oft andere nicht minder belastende Symptome. Die suffiziente Schmerz- und Symptomkontrolle ist eine "conditio sine qua non" der Palliativmedizin, denn ein Patient, der unter starken Schmerzen oder unter anderen quälenden Symptomen leidet, kann sich nicht mit seiner tödlichen Erkrankung, dem schwächer werdenden Leben und seinem bevorstehenden Sterben auseinandersetzen.

- Schmerzen 70,3 %.
- Mundtrockenheit 67,5 %.
- Anorexie 60,9 %.
- Schwäche 46,8 %.
- Verstopfung 44,7 %.
- Luftnot 42,3 %.
- Übelkeit 36,2 %.
- Schlaflosigkeit 34,2 %.
- Schwitzen 25,3 %.
- Schluckbeschwerden 23,2 %.
- Erbrechen 18,5 %.
- Dyspepsie 11,3 %.
- Diarrhoe 7,6 %.
- Urologische Symptome 21,3 %.
- Neuropsychiatrische Symptome 19,8 %.
- Dermatologische Symptome 16,3 %.

Tab. 8.1: Häufige Symptome in der Palliativmedizin. Daten aus zehn Studien mit insges. 12.438 Patienten (Mehrfachnennungen) (aus Aulbert/Zech: Lehrbuch der Palliativmedizin, SchattauerVerlag 1997).

Diese Symptome werden von den Patienten jedoch oft nur angegeben, wenn sie danach ausdrücklich gefragt werden. Viele der Symptome sind schambesetzt, oder der Patient ist der irrigen Meinung, man könne eh nichts dagegen tun, oder er hat

Angst, eine Therapie übergestülpt zu bekommen, die er eigentlich gar nicht will, deren Nebenwirkungen er fürchtet. Das bedeutet, Patienten mit palliativem Versorgungsbedarf müssen nach allen wahrscheinlichen Symptomen gezielt und nicht nur beiläufig gefragt werden, ob sie *"sonst noch irgendwelche Beschwerden haben"*. Diese Barrieren in der Kommunikation über Symptome müssen berücksichtigt und können überwunden werden, wenn ein Vertrauensverhältnis zu dem Patienten aufgebaut werden kann und gemeinsam realistische Therapieziele festgelegt werden können. Für die Diagnostik hilfreich ist auch der Austausch im interdisziplinären Team, da manchmal Symptome dem Pflegepersonal eher und leichter berichtet werden können als dem Arzt.

Die Behandlung in der Palliativmedizin sollte "leidensorientiert" sein. Symptome, unter denen der Patient nicht leidet oder die ihn nicht belasten, sollten nicht deshalb behandelt werden, nur weil sie vorhanden sind. Mit einem gewissen Maß an erträglichen Einschränkungen, Schmerzen und Belastungen wird auch der Patient mit palliativem Versorgungsbedarf zu leben lernen können.

Es sollte immer eine kausale Symptomkontrolle angestrebt werden, soweit es hinsichtlich der Tumorentität, den zur Verfügung stehenden Therapiemöglichkeiten sowie der persönlichen Situation und den Belastungen des Patienten und den Nebenwirkungen der Therapie vertretbar erscheint.

Die Behandlung sollte individuell erfolgen. Empfehlungen, Richtlinien und Stufenschemata stellen einen therapeutischen Rahmen dar, in dem für jeden Patienten mit palliativem Versorgungsbedarf individuell ein stimmiges und umfassendes Therapiekonzept zusammengestellt wird, das zum Beispiel die eingesetzten Medikamente, ihre Applikationsformen, Dosierungen und Dosisintervalle an die Bedürfnisse des Patienten anpasst.

Dabei gilt nach Cicely Saunders der Grundsatz:

> *"Nicht dem Leben (um jeden Preis) mehr Zeit, sondern der Zeit mehr Leben und Lebensqualität hinzufügen."*

Das heißt auch immer wieder selbstkritisch abzuwägen, ob **das, was ich tue** oder **das, was ich nicht tue** oder unterlasse, dem Patienten mit palliativem Versorgungsbedarf mehr nützt oder ihm mehr Schaden zufügt.

Die Fragen sind:

- Was will der Patient wirklich?
- Gibt es eine medizinische Indikation?
- Muss ich therapieren: ja oder nein?
- Wen therapiere ich: den Patienten, die Zugehörigen, das Team oder mich selbst?

Ein Grundsatz der Symptomkontrolle in der Palliativmedizin ist die symptomursächliche und symptomorientierte, nebenwirkungsarme, ganzheitlich-multimodale Therapie, die die Entscheidungen des aufgeklärten, autonomen Patienten berücksichtigt.

Die Einteilung in körperlich-biologische Symptome und psycho-soziale Beschwerden darf nicht über die Multidimensionalität aller Symptome hinwegtäuschen. Wie Cicely Saunders es in ihrem Konzept des *"total pain"* – des allumfassenden Schmerzes – für das Schmerzempfinden dargestellt hat, ist neben der physisch-biologischen Dimension des Schmerzerlebens auch immer eine psychische, soziale, spirituelle und funktionelle Dimension vorhanden. Analog ist auch bei Symptomen wie Luftnot, Übelkeit, Erbrechen oder Müdigkeit festzuhalten, dass neben der physischen Komponente immer auch ein psychischer, sozialer und spiritueller Anteil an der Auslösung oder am Erleben des Symptoms vorhanden ist. Diese unterschiedlichen Einflussfaktoren können mehr oder weniger stark ausgeprägt sein und sich im Laufe der Therapie auch ändern. Immer wieder muss überprüft werden, ob vielleicht eine dieser anderen möglichen Komponenten des Symptoms nicht angemessen berücksichtigt worden ist, wenn zum Beispiel der Patient trotz anscheinend adäquater Therapie unter diesem Symptom leidet.

Zur Verhinderung des Abbaus seines Selbstwertgefühls sollte dem Patienten mit palliativem Versorgungsbedarf eine sorgfältige, ausgewogene Aufklärung, eine einfühlsam-professionelle Beziehung, der Abbau von Ängsten, das Aufzeigen von Ansatzpunkten für Hoffnung, psychosoziale Unterstützung, psychotherapeutische Hilfen und Trauerbegleitung angeboten werden.

Phantasie und Einfallsreichtum aller Beteiligten sind für eine suffiziente Symptomkontrolle erforderlich. Keine Therapiemöglichkeit sollte als zu ungewöhnlich oder als "unüblich" abdisqualifiziert werden. Auch alternative Verfahren sollten im Einzelfall erwogen werden, wenn es der Lebensqualität des Patienten zugute kommt. Dabei sollten aber alle Beteiligten eine realistische Einschätzung der meist sehr begrenzten Behandlungsmöglichkeiten beibehalten und nicht unrealistische Hoffnung schüren.

Es fällt sicher sehr schwer, für jeden Patienten ein individuell angemessenes Vorgehen zu finden, ein therapeutischer Nihilismus *("Da kann man eh' nichts mehr machen!")* aber ist für den Patienten und sein soziales Umfeld fatal. Denn gerade dann, wenn dem Patienten von den kurativ Tätigen gesagt wird, *"da kann man eh' nichts mehr machen!"*, gerade dann fangen die Aufgaben des palliativ Tätigen an.

Literatur

Aulbert. E. et al: Spezielle Behandlungsformen im interdisziplinären Konzept. In: Aulbert, E., Zech, D. (Hrsg.): Lehrbuch der Palliativmedizin. Schattauer Verlag, Stuttgart, New York, 1997, 167-414

Beck, D. et al.: Symptomkontrolle in der Palliativmedizin. Schmerz, 2001, 5: 320-332

Ensink, F. et al.: Schmerztherapie bei Tumorpatienten und in der Palliativmedizin. Zentralbl Chir, 1998, 123: 649-663

Gleim, M. et al.: Symptomkontrolle bei unheilbar Kranken. AINS, 2007, 4: 285-292

Hartenstein, R. et al.: Allgemeine Symptombehandlung in der Palliativmedizin. In: Aulbert, E., Zech, D. (Hrsg.): Lehrbuch der Palliativmedizin. Schattauer Verlag, Stuttgart, New York, 1997, 531-879

Klaschik, E.: Schmerztherapie und Symptomkontrolle in der Palliativmedizin. In: Husebö, S., Klaschik, E. (Hrsg.): Palliativmedizin, Springer Verlag, Heidelberg, 203, 181-276

Nauck, F.: Symptomkontrolle in der Finalphase. Schmerz, 2001, 5: 362-369

Ostgathe, C. et al.: Tumorschmerztherapie. Z Pallmed, 2007, 8: 13-30

Schug, S. et al.: Therapie des chronischen Krebsschmerzes. In: Aulbert, E., Zech, D. (Hrsg.): Lehrbuch der Palliativmedizin. Schattauer Verlag, Stuttgart, New York, 1997, 427-504

Sittig, H.-B. et al.: Klinikleitfaden Schmerztherapie. Urban & Fischer, Elsevier, München, 2005

Strumpf, M. et al.: Tumorschmerz. Deutsches Ärzteblatt Heft 13, 2005, 102: A916-924

8.2. Angst

> *"Es bleibt wohl eine unserer Illusionen, zu glauben, ein Leben ohne Angst leben zu können; sie gehört zu unserer Existenz und ist eine Spiegelung unserer Abhängigkeiten und des Wissens um unsere Sterblichkeit."*
>
> Fritz Riemann (1990, 7)

Angst ist ein sinnvoller Mechanismus, der uns hilft, in Situationen, denen wir uns nicht gewachsen fühlen, alle Energien zur Bewältigung zu mobilisieren. Erst unangepasste, übertriebene, der Situation nicht angemessene Angstreaktionen können als Störung bezeichnet werden.

▶ Zu viel und zu wenig Angst macht handlungsunfähig

Bei schwerkranken Menschen ist die Angst überwiegend situationsbedingt und real, durch den ungewissen Verlauf der Krankheit oder der Behandlung, eben natürlich und angemessen. Ängste gehören zum Leben und sind ein Signalgeber. Jeder neue Entwicklungsschritt ist mit Angst verbunden, und sie motiviert uns, alles zu unternehmen, um den Schritt zu bewältigen. Zu viel Angst versetzt uns in Panik und macht handlungsunfähig, zu wenig lässt Gefahren falsch einschätzen. Angst ist also auch nützlich (z.B. bei Prüfungen), und ein Mittelmaß ist optimal für die Einschätzung und Bewältigung von Situationen.

▶ Angstauslöser und Angsterleben sind individuell

Letztlich können wir vor allem Angst haben: vor Spinnen, vor Ungewissheit, vor freien Plätzen, vor menschlichem Kontakt, vor Blicken, vor Urlaub, und auch unsere Vorstellungen können direkt Angst auslösend sein. Angst kann den Patienten starr machen, wenn weder Flucht (aus dem Krankenhaus) oder Angriff (dies nimmt ihm die Medizin ab) möglich sind.

Solche Ängste sind von neurotischen Ängsten zu unterscheiden, bei denen das Verhältnis von Angstauslöser und Angstreaktion nicht mehr stimmig und nachvollziehbar ist. Allerdings können frühere Angststörungen durch die wahrgenommene Bedrohung durch die Krankheit aktualisiert werden.

8.2.1. Ängste schwerkranker Menschen

Die Ängste schwerkranker Menschen sind vielfältig:

- Angst vor Kontrollverlust (Todesangst) und Verlust der Autonomie (Versorgung und Abhängigkeit, Einschränkung der Handlungs- und Entscheidungsmöglichkeiten, Verfall).
- Angst vor Entstellungen und funktionellen Verlusten (Sprache, Nahrungsaufnahme, Ausscheidungen).
- Angst vor Blutentnahmen, Anlegen von Portsystemen, etc. in Abhängigkeit von Vorerfahrungen mit medizinischen Eingriffen.
- Angst vor Verletzung der Intimsphäre (Visiten, Begutachtungen von Dekubiti).
- Angst vor Zeichnung durch die Krankheit (Haarausfall, Kachexie, aufgeschwemmt sein).
- Angst vor dem Sterben (häufig größer als vor dem Tod; Angst vor qualvollen Symptomen, wie Schmerzen oder dem Ersticken).
- Sorge um die Zugehörigen.
- Angst vor sozialen Veränderungen im Zusammenhang mit der Erkrankung (Verlust von Arbeit und Lebenssinn).
- Angst vor dem Verlust sozialer Beziehungen.
- Angst vor der Angst.

Diese Ängste sind zunächst nicht pathologisch, sondern auf reale Veränderungen situationsbedingt gerichtet und nachvollziehbar. Sorgen, Unruhe, Anspannung gehören zum klinischen Alltag einer Erkrankung und sind meist durch die Krankheits- und Behandlungssituation erklär- und nachvollziehbar, können aber durch die Starrheit und Undurchschaubarkeit der Abläufe einer Behandlungssituation, z.B. im Krankenhaus, noch verstärkt werden.

Etwa jeder dritte Tumorpatient entwickelt nach der Therapie die Furcht vor dem Fortschreiten der Erkrankung – Progredienzangst (Herschbach, Heußner 2018) –, die jedoch nicht den Kriterien einer Angststörung nach ICD-10 entspricht, die sich dadurch auszeichnet, dass sie irrational ist. Progredienzangst jedoch ist real und berechtigt. Sie kann sich gedanklich, emotional, sozial und körperlich auswirken. Andauerndes oder leicht auszulösendes Grübeln, oft verknüpft mit trauriger Niedergeschlagenheit, wird bezeichnet als dysfunktionale Progredienzangst und sollte aufgrund der massiven Einschränkung der Lebensqualität psychotherapeutisch behandelt werden. Der Schweregrad der Erkrankung kann mit einem von Herschbach et al. 2005 entwickelten Progredienzangst-Fragebogen (PA-F) ermittelt werden. Er enthält 43 Items, die in fünf Bereiche aufgeteilt sind: affektive Reaktionen, Partnerschaft/Familie, Autonomieverlust, Beruf und Angstbewältigung. Eine Kurzform mit zwölf Fragen liegt inzwischen vor.

Manche Ängste sind direkt durch krankheits- oder therapiebedingte Faktoren ausgelöst oder werden durch diese aufrechterhalten (☞ Tab. 8.2):

Situative Ursachen
Anpassungsstörung, Furcht vor Krankenhaus, Chemo- oder Strahlentherapie, Sorgen über familiäre und finanzielle Lage, Verfolgungsphantasien.
Organische Ursachen
Schmerzen, Schlaflosigkeit, Schwäche, Übelkeit, Dyspnoe, Hyperkalzämie, Hypoglykämie, Organisches Psychosyndrom, Hirntumor.
Psychiatrische Ursachen
Panikattacken, Phobien, Depression, Delir, reaktive Psychosen, Posttraumatische Belastungsstörung.
Arzneimittel
Kortikosteroide, Neuroleptika, Benzodiazepine, Halluzinationen durch Opioide, Entzugssymptome.
Kognitive Ursachen
Gedanken über die Vergangenheit, Schuldgefühle, über die Zukunft, die Zeit nach dem Tod.

Tab. 8.2: Ursachen für Angst bei Patienten mit palliativem Versorgungsbedarf.

Wichtig ist auch die Unterscheidung zwischen der akuten, auf etwas Konkretes gerichteten Angst und der Ängstlichkeit als überdauernde Persönlichkeitseigenschaft. Es gibt ängstliche Menschen, die generell auf Umwelt- und innere Reize ängstlich reagieren, diese als bedrohlich wahrnehmen. Die Gründe dafür liegen in der Lebensgeschichte.

8.2.2. Entstehung von Ängsten

Die Entstehung von Ängsten ist immer multifaktoriell (☞ Abb. 8.1). Im Zentrum stehen die subjektive Bewertung von Ereignissen und die damit verbundenen physiologischen Prozesse. Letztere allein können schon Ängste auslösen. Vegetative Erregung, gleich welcher Ursache, können den vegetativen Begleitsymptomen von Angst so sehr ähneln, dass allein die Empfindung der vegetativen Erregung vom Betroffenen als Angst interpretiert wird, ohne dass zunächst eine Aussage darüber gemacht werden kann, wovor der Betroffene eigentlich Angst hat.

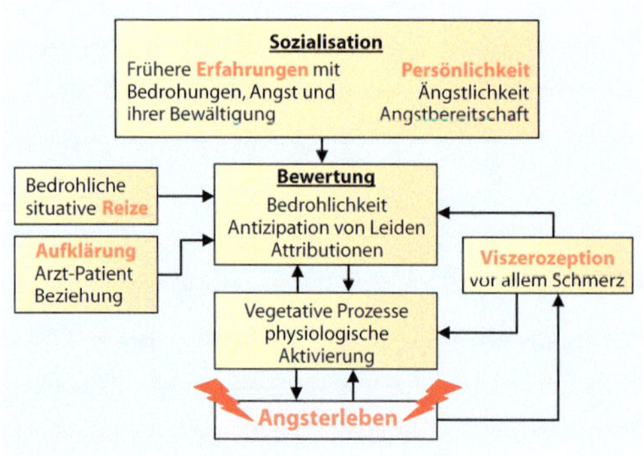

Abb. 8.1: Einflüsse auf das Angsterleben (nach Broda, Muthny 1990). Generell ist jeder situative Reiz in der Lage Angst auszulösen.

8.2.3. Teufelskreise der Angst

Ängste können eine starke psychische Belastung darstellen. Sie treten in einer Erkrankungssituation in Wechselwirkung mit anderen Faktoren und unterhalten oder verstärken sich gegenseitig. Ungenügend behandelte Schmerzen können Ängste auslösen, Ängste wiederum verstärken die Schmerzempfindung oder führen zu ungünstigem Schmerzverhalten.

Für den klinischen Alltag ist die Kenntnis dieser Aufschaukelungsprozesse wichtig zum Verständnis der Vorgänge. Sie bieten aber auch Ansatzpunkte zur Bewältigung:

- Gelingt es beispielsweise, dem Patienten zu einem erholsameren Schlaf zu verhelfen, lässt sich beobachten, dass nach einer durchschlafenen Nacht Schmerzen und Angst geringer werden.
- Auch Maßnahmen zur Beeinflussung der vegetativen Erregung können schmerz- und angstdämpfend sein.
- Soziale Kontakte gegen den Rückzug oder Gespräche, die durch Entwickeln von Ansatzpunkten für Hoffnung der Hoffnungslosigkeit entgegenwirken, können sich angstmindernd auswirken.

Da Angst in unserer Gesellschaft als Schwäche bewertet wird, versuchen viele Menschen diese zu verbergen und zu bekämpfen, was neue Probleme nach sich ziehen kann: die Angst wird dadurch immer übermächtiger. Es entstehen Kommunikationshindernisse mit Zugehörigen und dem Behandlungsteam. Viele Patienten erleben, dass ihre Erkrankung bei Gesunden viel Angst auslöst, die sich auf unterschiedliche Art und Weise äußert. Wenn Begleiter wenig Erfahrung im Umgang mit Angst haben, versuchen sie zu bagatellisieren, die Angst auszureden oder haben tausend Tricks und viele gute Ratschläge, was gegen die Angst zu tun sei.

Das Wichtigste aber ist, zuzuhören, herauszuhören, wovor jemand Angst hat, sie anzunehmen und darüber zu sprechen, ohne die Angst ausreden zu wollen.

> *"Der Angst begegnen heißt, sie nicht vorschnell einfach überwinden zu wollen, sondern dafür offen zu sein, was sie uns sagen möchte."*
>
> Pera 2004

Das wiederum kann eben auch beim Gesprächspartner eigene Ängste mobilisieren, mit denen er dann zusätzlich umgehen muss. Bei Tumorkranken nehmen i.d.R. die Ängste in Abhängigkeit vom Verlauf zu. Sie steigert auch die Empfindlichkeit bei Eingriffen, die mit Schmerzen verbunden sein könnten.

Aber nicht alle Patienten haben Angst. Manche sehnen auch ihr Ende herbei, besonders, wenn die Schmerzen und andere quälende Symptome unerträglich werden und der Lebensraum immer enger wird. Viele kommen an den Punkt, dass sie ihr Lebensende akzeptieren und Abschied nehmen, was aber auch sehr schmerzvoll und mit großer Trauer erlebt wird.

8.2.4. Diagnose einer Angststörung

Die Ängste schwerkranker Menschen sind oft schwer zu erkennen, weil sie sich auch als Depression, Aggression oder Schmerzsymptomatik äußern können. Die genaue Diagnose Angst setzt ein intensives ausführliches Gespräch voraus, in dem es um die Sichtweise des Patienten geht. Wie nimmt er seine Behandlungs- und Krankheitssituation wahr? Wie ist seine psychosoziale Situation? Gibt es aktuelle Belastungen? Bisherige Erfahrungen in Bezug auf Krankheit, Behandlung und Beziehungen zum medizinisch-pflegerischen Behandlungsteam? Welche Strategien zur Bewältigung haben sich bisher auch bei anderen kritischen Lebensereignissen bewährt? Welche Kraftquellen (Ressourcen) sieht der Patient? Dabei spielen auch die Verhaltensweisen, Stimmung, Affekt und das Ausmaß der Selbstwahrnehmung eine Rolle.

Äußerlich lassen sich Ängste im Gespräch am Verhalten des Patienten erkennen (☞ Tab. 8.3):

• Verkrampfte Muskulatur.
• Mimik (Augenbrauen und Mund).
• Stockende, zittrige, raue Stimme.
• Verzögerter Sprachfluss.
• Weit aufgerissene Augen.
• Erstarrung von Mimik und Gestik.
• Flaches Atemmuster.
• Geduckte Körperhaltung.

Tab. 8.3: Nonverbale Zeichen von Angst.

Behandlungswürdige Angststörungen sind in der Bevölkerung weit verbreitet und treten natürlich auch bei Patienten mit palliativem Versorgungsbedarf auf, bzw. werden durch die Erkrankung und Behandlung verstärkt. Bei manchen Patienten spielen aber vorher bestehende Ängste von Krankheitswert im Verlauf der Erkrankung überhaupt keine Rolle mehr. Ängste von Krankheitswert sind in den gängigen diagnostischen Klassifikationssystemen, z.B. in der ICD-10 gut beschrieben. Sie haben die folgenden Merkmale:

- Gemessen am Auslöser ist die Angst unangemessen stark, z.B. bei Phobien.
- Klare Angstauslöser oder Gründe der Angst lassen sich nicht eruieren, z.B. bei der generalisierten Angststörung oder bei Panikattacken.
- Die Angst ist durch die Vernunft nicht erklärbar.
- Die Angst ist nicht durch Willensanstrengung zu beeinflussen.
- Lange anhaltende oder heftige Angst verursacht das Gefühl des Verlustes der Kontrolle.
- Situationen, die mit der Angst in Verbindung gebracht werden, werden vermieden, was erhebliche Einschränkungen im Alltag zur Folge hat.

Dabei sind immer auch Nebenwirkungen und Wechselwirkungen von Medikamenten zu berücksichtigen.

Angststörungen sind durch spezifische kognitive, affektive und verhaltensbezogene Merkmale gekennzeichnet wie übermäßige Ängste und Sorgen sowie Schwierigkeiten, diese zu kontrollieren. Weitere Kernsymptome liegen in Reizbarkeit, Konzentrationsschwierigkeiten, Brustschmerzen oder Kurzatmigkeit. Angststörungen zählen zu den häufigsten psychischen Störungen bei Krebspatienten (Mehnert, Nauck 2016), je nach Erhebungsinstrument 10-30 % (Mitchell et al. 2011), in der Palliativsituation 13,9 % (Wilson et al. 2007).

Art der Angststörung	Fortgeschrittene Erkrankung	Terminalphase	Zugehörige
Anpassungsstörung	14-34,7 %	10,6-6,3 %	—
Generalisierte Angststörung	3,2-5-3 %	5-8 %	3-5 %
Panikstörung	4-2 %	5-5 %	8-0 %
Posttraumatische Angst	2-4 %	0 %	4-0 %
Unspezifische Ängste	—	4-7 %	—

Tab. 8.4: Prävalenz von Angststörungen bei fortgeschrittener Krebserkrankung (n. Miovic, Block 2007).

Hinweise auf das Vorliegen einer behandlungswürdigen Angststörung können psychometrische Testverfahren geben, z.B. der HADS:

Die HADS (Hospital Anxiety and Depression Scale) bzw. ihre deutsche Version HADS-D ist ein kurzes, rasch zu bearbeitendes und gut akzeptiertes Selbstbeurteilungsverfahren mit je sieben alternierend dargebotenen Angst- und Depressionsitems. Itemauswahl und -formulierung berücksichtigen besonders die spezifischen Anforderungen eines durch körperliche Krankheit bestimmten Settings. Erfasst wird die Ausprägung ängstlicher und depressiver Symptomatik während der vergangen Woche. Ein weiteres, frei verfügbares, ökonomisches und gut validiertes Instrument ist die DASS Depressions-Angst-Stress-Skala (Nilges und Essau 2021).

8.2.5. Bewältigungshilfen und Behandlungsmöglichkeiten

Maßnahmen zur Unterstützung und Entlastung des Patienten sind deshalb angezeigt, weil Ängste die Kommunikation mit Zugehörigen und dem Behandlungs- und Pflegeteam erschweren, die Compliance beeinträchtigen und zur Herausbildung oder Verstärkung anderer körperlicher Symptome beitragen können (Erbrechen, Übelkeit, Schmerzen). Nicht alle Patienten mit Ängsten benötigen eine Psychotherapie. Studien belegen jedoch, dass eine psychotherapeutische Begleitung von Patienten und Zugehörigen, sowie dem Pflege- und Behandlungsteam hilfreich und wirksam ist.

> *"Ich sage nicht, man darf keine Angst haben. Aber das Umgehen mit der Angst, das macht mutig, das macht stark. Die Angst zu überwinden, das bringt dich woanders hin. Vielleicht ist die Angst dazu da, überwunden zu werden."*
>
> 41-jährige Patientin mit Brustkrebs und Leber- und Knochenmetastasen

Ziel aller Maßnahmen ist immer die Bewältigung der Angst, d.h. nicht sie auszulöschen, sondern mit ihr zu leben, sie nicht so übermächtig werden zu lassen, dass sie stark beeinträchtigt (dasselbe gilt übrigens auch für alle, die mit dem Patienten umgehen), und der Angst vor der Angst vorzubeugen.

- Angst muss angenommen werden.
- Über Angst kann gesprochen werden.
- Angst soll nicht bagatellisiert oder ausgeredet werden.
- Diffuse Angst sollte so konkret wie möglich werden.
- Körperliche Begleiterscheinungen von Angst sollten ausagiert werden.
- Für unvermeidbar Angst auslösende Situationen sollte ein entspannendes Gleichgewicht geschaffen werden.

An erster Stelle steht das genaue Nachfragen, das Sprechen über die Angst:

- *"Was ist es genau, wovor Sie sich fürchten?"*
- *"Was macht Ihnen die meisten Sorgen?"*
- *"Was genau könnte passieren?"*

Dabei ist es wichtig, genau zuzuhören und nicht vorschnell zu beruhigen, sondern dem Betroffenen Zeit und Raum zur Darstellung seiner Ängste zu geben.

PACE TIPP!

In vielen Fällen hilft schon die Versicherung, dass die Ängste nachvollziehbar, verständlich und der Situation angemessen sind, dass andere genauso fühlen und reagieren würden.

Darüber kann der Patient im Gespräch Einsicht in seine Reaktionen bekommen und andere Verhaltens- und Lösungsmöglichkeiten im Umgang mit der Situation entwickeln. Dazu muss der Gesprächspartner die Persönlichkeit, den psychosozialen Hintergrund (die persönlichen und familiären Kraft- und Belastungsquellen), aber auch die medizinischen Faktoren kennen und mit einbeziehen. Über die Angst muss so konkret wie möglich (direktes Nachfragen) gesprochen werden und nicht ausgeredet werden.

Im nächsten Schritt ist es wichtig, dem Betroffenen zu helfen und eigene Ressourcen zu aktivieren:

- *"Gibt es etwas, was Sie selbst klären können, um beruhigter zu sein?"*
- *"Was haben Sie früher gemacht, wenn Sie Angst hatten?"*
- *"Was hat Ihnen früher in schwierigen Situationen geholfen?"*
- *"Was müsste passieren, damit Ihre Angst geringer würde?"*

Die oft quälenden körperlichen Begleiterscheinungen von Angst (Unruhe, Anspannung) können über körperliche Betätigung, Krankengymnastik, Bewegung, Massagen, körperliche Berührung oder Entspannungstraining ausagiert bzw. gelindert werden. Entspannung, Ruhebilder, Vorstellungsübungen können nach angemessener Einübungszeit ein Gegengewicht zur Angst darstellen.

8.2.5.1. Institutionelle Hilfen

Da Ängste durch die Undurchschaubarkeit, Starrheit und Plötzlichkeit, mit denen Maßnahmen im Krankenhaus ablaufen, zusätzlich geschürt werden können, wirken möglichst viele konkrete Informationen über Abläufe, Stationsregeln, Funktion und Namen der Mitarbeiter, etc. angstmindernd. Auch die Berücksichtigung individueller Eigenheiten und Vorlieben trägt zum Gefühl des Ernst- und Angenommenwerdens mit all den Schwierigkeiten und Nöten bei. Wichtig ist die Herstellung einer Atmosphäre, in der alle Gefühle "erlaubt" sind und ohne Scham und schlechtes Gewissen erlebt werden dürfen.

Bedeutsam ist hier das Thema Aufklärung. Bei vielen Patienten mindert die Teilhabe an Entscheidungsprozessen die Angst vor dem Ausgeliefertsein. Aufklärung ist dabei ein Prozess mit dosierten Informationen und der häufigeren Nachfrage, ob Patienten und Zugehörige (vier Ohren hören mehr als zwei) die Informationen verstanden oder noch zusätzliche Fragen haben. Zu viele Fakten können den Patienten überfordern, zu wenige zu viel Raum lassen für angstbesetzte Phantasien. Wichtig ist auch möglichst eine ärztliche Bezugsperson des Vertrauens, die beispielsweise auch Konsiliarbefunde mit dem Patienten bespricht.

Auf Teamebene sollte jeder Mitarbeiter denselben Wissensstand über Therapiekonzept (hier ist auch der Konsens wichtig), Aufklärungsstand und Reaktion darauf haben.

8.2.5.2. Psychotherapeutische Hilfen

Psychotherapeutische Techniken können der Stärkung und Stützung der gesunden Anteile, dem Herausarbeiten und der Mobilisation von Ressourcen, der emotionalen Entlastung und der Verbesserung der Kommunikationsfähigkeit dienen.

Eine eigenständige psychosoziale Intervention ist erst angezeigt, wenn sichergestellt ist, dass von ärztlicher Seite eine der somatischen, seelischen und sozialen Situation des Patienten angemessene Aufklärung erfolgt ist und dennoch psychische Symptome wie Beunruhigung, Angst und Depressivität bestehen bleiben.

Bei Ängsten und Unsicherheit im Zusammenhang mit der Beziehung zu sich oder anderen Menschen kann klientenzentrierte Gesprächspsychotherapie (vgl. Kap. 21.2.8.) oder tiefenpsychologisch fundierte Psychotherapie (vgl. Kap. 21.2.9.) zur Klärung beitragen.

Halten Ängste länger an und werden vom Patienten selbst als große Belastung empfunden, sollte eine spezielle psychotherapeutische Angstbehandlung angebahnt werden.

Verhaltenstherapie bei Ängsten von Patienten mit palliativem Behandlungsbedarf zielt auf eine Reduktion der Angst und den Aufbau von angemessenen Angstbewältigungsstrategien ab. Angemessene Bewältigung kann auch bedeuten, kleinere Schritte der Veränderung oder auch das Unveränderliche zu akzeptieren und lernen loszulassen und andere Ressourcen zu aktivieren und zu nutzen.

Verhaltenstherapeutische Methoden, in denen schrittweise der Umgang mit angstbesetzten Situationen geübt wird (systematische Desensibilisierung, Exposition, Reaktionsverhinderung, kognitive Umstrukturierung, Abbau von Vermeidungsverhalten), können dem Patienten zum aktiven Angstabbau bei umschriebenen Ängsten oder zur besseren Bewältigung angstauslösender Situationen verhelfen. Sehr hilfreich zur Angstbewältigung ist das Erlernen von Entspannungstechniken, z.B. der Progressiven Muskelentspannung nach Jacobson.

Kognitive Verhaltenstherapie kombiniert mit Entspannungsverfahren und Rollenspielen oder Verhaltensübungen kann dem Patienten helfen, seine Bewertungsvoreingenommenheiten zu hinterfragen und durch günstigere zu ersetzen oder neue Verhaltensweisen in ängstigenden Situationen auszuprobieren und anzuwenden (Greer et al. 2012).

Zentrale Elemente der Psychotherapie von Progredienzangst sind eine Verhaltensanalyse, die Konfrontation mit der Angst und das Erlernen von Bewältigungsstrategien (Berg et al. 2006). Ein manualisiertes verhaltenstherapeutisches Gruppenprogramm haben Waadt et al. 2018 vorgelegt.

8.2.5.3. Pharmakologische Bewältigungshilfen

Angstlösende, beruhigende Medikamente (☞ unten) sollten als zusätzliche Unterstützungsmaßnahme erst dann eingesetzt werden, wenn die körperlichen Symptome der Angst den Patienten besonders quälen und belasten. Wirkungen und Nebenwirkungen müssen abgewogen und mit dem

Patienten besprochen werden. Sie können sinnvoll sein, um den Teufelskreis von Angst → Schmerz → noch mehr Angst → noch mehr Schmerz zu unterbrechen, oder vor belastenden Untersuchungen und Eingriffen, jedoch immer nur in Absprache mit dem Patienten.

PACE TIPP!

Immer beachtet werden sollte: Kein Medikament kann ein vertrauensvolles Gespräch ersetzen!

Medikamentöse Therapie

Akuttherapie

- Lorazepam (z.B. Tavor expedit®) 1-2,5 mg an der Wangenschleimhaut zergehen lassen s.l., oder (z.B. Tavor®) 1-4 mg i.v..
- Diazepam 5-10 mg p.o. (auch als Tropfen verfügbar), i.v. (als Öl-in-Wasser-Emulsion Diazemuls®) oder rektal als Supp. (10 mg) oder als rektale Lösung (5-10 ml ad 2,5 ml).
- Midazolam 7,5 mg oral, 1-2(-5) mg i.v., über die Mundschleimhaut, s.c., i.m., rektal oder als s.c.- oder i.v.-Infusion (1-2 mg/h) bis Symptomkontrolle.
- Haloperidol 0,5-10 mg p.o. (auch als Tropfen verfügbar), s.c., i.m oder i.v..
- Chlorpromazin 12,5-100 mg als i.v.-Infusion über 24 h.

Dauertherapie

- Lorazepam 0,5-2 mg p.o. (oder z.B. als Tavor expedit® 1-2,5 mg s.l.), 1-4 × täglich für maximal ca. 1-4 Wochen.
- Diazepam (auch als Tropfen verfügbar) 2-10 mg p.o., 1-5 × täglich für maximal ca. 1-4 Wochen.
- Oxazepam 10-20 mg p.o., 1-3 × täglich für ca. 1-4 Wochen.
- Haloperidol 0,5-10 mg p.o., s.c., i.m. oder i.v., 3 × täglich, auch als Tropfen verfügbar.
- Levomepromazin 12,5-50 mg p.o., s.c. oder i.m., 1-3 × täglich.
- Amtriptylin 2,0-50 mg p.o., i.m. oder i.v., 1-3 × täglich, auch als Tropfen (1 ml = 20 Tropfen = 40 mg) verfügbar.
- Citalopram 10-20 (-40) mg p.o., i.v. 1 × täglich (morgens).

Literatur

Bausewein, C. et al.: Arzneimitteltherapie in der Palliativmedizin. Urban & FischerVerlag, München, Jena, 2005

Berg, P., Duran, G., Engst-Hastreiter, U. et al: Diagnostik und Therapie von Progredienzangst. In: Herschbach, P., Heußner, P., Sellschopp, A. (Hrsg.). Psycho-Onkologie: Perspektiven heute. Lengerich: Pabst-Verlag, 2006, 194-200

Broda, M., Muthny, F.: Umgang mit chronisch Kranken. Georg Thieme Verlag. Stuttgart, 1990

Greer, J.A., Traeger, L., Bemis, H.et al.: A pilot randomized controlled trial of brief cognitive-behavioral therapy for anxiety in patients with terminal cancer. The Oncologist, 2012, 17, 1337-1345

Herschbach, P., Berg, P., Dankert, A., et al.: Fear of Progression in Diabetes Mellitus, Cancer and Chronic Arthritis - Psychometric Properties of the Fear of Progression Questionnaire (FoP-Q). Journal of Psychosomatic Research 2005, 58, 505-511

Herschbach P, Heußner P.: Einführung in die psychoonkologische Behandlungspraxis. 2. Aufl. Stuttgart: Klett-Cotta; 2018. 207ff

Mehnert, A., Breitbart, W.: Diagnostik und Behandlung psychischer Störungen in der Palliativmedizin. In: Koch, U., Lang, K., Mehnert, A., Schmeling-Kludas, C. (Hrsg.): Die Begleitung schwer kranker und sterbender Menschen. Schattauer Verlag Stuttgart, 2006, 90-122

Mehnert, A., Nauck, F.: Psychotherapie in der Palliativen Versorgung. Z. Palliativmed 2016, 17:289-301

Miovic, M., Block, S.: Psychiatric disorders in advanced cancer. Cancer, 2007. 110(8): 1665–76

Mitchell AJ, Chan M, Bhatti H, Halton M, Grassi L, Johansen C, Meader N.: Prevalence of depression, anxiety, and adjustment disorder in oncological, haematological, and palliative-care settings: a meta-analysis of 94 interview-based studies. Lancet Oncol, 2011. 12(2): 160–74.

Nilges, P. & Essau, C. (2021). DASS. Depressions-Angst-Stress-Skalen - deutschsprachige Kurzfassung [Verfahrensdokumentation und Fragebogen mit Auswertung]. In Leibniz-Institut für Psychologie (ZPID) (Hrsg.), Open Test Archive. Trier: ZPID. https://doi.org/10.23668/psycharchives.4579

Pera, H.: Da sein bis zuletzt. Herder Verlag Freiburg, 2004

Ratsak, G.: Angst und Angstbewältigung bei der Krebskrankheit. In: Aulbert, E. (Hrsg.): Bewältigungshilfen für den Krebskranken. Georg Thieme Verlag Stuttgart, 1993, 77-91

Ratsak, G.: Angst und Angstbewältigung. In: Aulbert, E., Nauck, F., Radbruch, L. (Hrsg.): Lehrbuch der Palliativmedizin. Schattauer Verlag Stuttgart, 2007, 1090-1108

Remi, C. et al.: Arzneimitteltherapie in der Palliativmedizin. Urban & Fischer Verlag, München, Jena, 2018

Schara, J.: Gedanken zur Betreuung terminal Kranker mit Krebsschmerz. Schmerz, 1988, 2: 151-160

Waadt S, Duran G, Berg P, Herschbach P.: Progredienzangst. Manual zur Behandlung von Zukunftsängsten bei chronisch Kranken. Stuttgart: Schattauer, 2018

Wilson KG, Chochinov HM, Skirko MG, et al.: Depression and anxiety disorders in palliative cancer care. J Pain Symptom Manage. 2007 Feb;33(2):118-29

8.3. Depression

> *"Das größte Lebenshemmnis ist das Warten, das sich an das Morgen klammert und das Heute verliert."*
>
> Seneca, Meisterdialoge

Da die Bewältigung einer unheilbaren, schweren Erkrankung – gerade bei fortschreitendem Verlauf – immer wieder an die Grenzen menschlicher Bewältigungsfertigkeiten stößt, handelt es sich um eine angemessene, normale Reaktion, wenn diese Krise von gedrückter Stimmung, intensiven Gefühlen, wie Niedergeschlagenheit, begleitet wird. Den meisten Patienten gelingt es aus eigener Kraft, dieses Tief zu überwinden. Etwa 20-35 % aller Schwerkranken entwickeln eine anhaltende depressive Verstimmung, 5-10 % entwickeln eine schwere klinische Symptomatik. Diese belastet die Patienten nicht selten schwerer als die Grunderkrankung selbst. Sie stellt eine behandlungswürdige und behandelbare Zweiterkrankung dar. Obgleich viele Patienten selbst aus der Depression herausfinden, müssen Depressionen diagnostiziert und behandelt werden. Eine unbehandelte Depression verstärkt andere Symptome (v.a. Schmerzen), führt zu sozialem Rückzug, schwächt Lebensqualität, mögliche Ressourcen und hindert den Patienten, Unerledigtes zu bearbeiten, Notwendiges zu erledigen und mindert Compliance, Autonomie, Lebensqualität und stellt eine zusätzliche Belastung für die Zugehörigen dar.

Neben einer zusätzlich verminderten Lebensqualität sind weitere Folgen der Depression:

- Verminderte Wirksamkeit der Chemotherapie (Colleoni 2000).
- Längere Krankenhausaufenthalte (Faller 1999).
- Vermehrte Schwierigkeiten im Umgang mit Ärzten (Compliance) (Watson 1999).
- Erhöhtes Selbsttötungsrisiko (um das 1,5-fache erhöht).
- Vermehrte Belastung für die Zugehörigen.

8.3.1. Formen depressiver Verstimmung

Häufig werden behandlungswürdige Depressionen unzureichend diagnostiziert und bleiben oft unbehandelt (Salvo et al. 2012), weil eine gedrückte Stimmung der Patienten mit palliativem Behandlungsbedarf als normal oder "reaktiv" interpretiert wird, weil die Stimmung im Tagesverlauf wechselt, weil sozial erwünschte Verhaltensmuster die Depression maskieren ("lächelnde Depression", "stille Anpassung"), weil die Depression somatisiert wird und sich in Form von körperlichen Symptomen äußert, z.B. Schmerzen, oder weil Depression sich als Suche nach vermehrter Aufmerksamkeit äußert.

Ein besonderes Problem stellen die Patienten dar, deren Depression sich in Teilnahmslosigkeit widerspiegelt. Sie machen vordergründig alles mit, was man ihnen vorschlägt, eigene Ideen entwickeln sie nicht. Zugehörige beharren oft auf Behandlungen. Diese Patienten sind vordergründig problemlos im Behandlungs- und Stationsalltag, aber irgendwie geht alles schief und es stellen sich überall Komplikationen ein. Ein Psychoonkologe würde normalerweise nicht bestellt werden, weil der Patient "vollkommen unauffällig" ist. Doch gerade dort verbirgt sich häufig eine schwere Depression, die mit starkem persönlichem Leiden verbunden ist, und ergo psychotherapeutische Hilfe von Nöten ist – einerseits, um das Befinden des Patienten und seines Familiensystems zu verbessern, und andererseits, um Schwierigkeiten in der Compliance zu begegnen.

Depressive Verstimmungen bilden also ein Kontinuum ab – zwischen unglücklicheren Phasen eines normalen Lebens über die leichte bis mittelschwere Erkrankung der "neurotischen Depression" (auch Minor-Depression oder Dysthymia genannt oder mittelgradige depressive Episode), die mindestens 2 Jahre oder lebenslang anhält, bis hin zu der schwerwiegenden psychiatrischen Erkrankung der Major-Depression.

Auch bei Anpassungsstörungen als Reaktion auf ein belastendes Ereignis treten depressive Symptome auf, die allerdings selten die Kriterien einer leichten oder mittelschweren Depression erfüllen und selten länger als einen Monat anhalten.

Abzugrenzen sind Depressionen von einer normalen Trauerreaktion (vgl. Kap. 8.3.4.), einem tumorassoziierten Fatigue-Syndrom (vgl. Kap. 8.7.), einer organisch bedingen Depression, einer Demenz oder einem Parkinsonoid.

8.3.2. Diagnose

Da depressive Patienten aus Gründen der Denkhemmung, Hoffnungslosigkeit oder Antriebsminderung oft nicht spontan über ihre Befindlichkeit berichten, müssen depressive Symptome aktiv erfragt werden (S3-Leitlinie Palliativmedizin 2020). Die gängigen Diagnosekriterien der Depression im DSM oder ICD beruhen auch auf dem Vorhandensein bestimmter körperlicher Symptome. Da diese Symptome auch durch eine fortschreitende Krebserkrankung bedingt sein können, sind diese Diagnosekriterien für Patienten mit palliativem Behandlungsbedarf nicht brauchbar. Eine Alternative dazu entwickelten Faulkner und Maguire (1994) (☞ Tab. 8.5):

- Gedrückte Stimmungslage, die der Patient als qualitativ und quantitativ verschieden von normalen Schwankungen seiner Stimmung und von früheren Phasen der Traurigkeit erlebt.
- Gedrückte Stimmung, die länger als zwei Wochen anhält und mehr als die Hälfte des Tages spürbar ist.
- Unfähigkeit des Patienten, die Depression zeitweilig zu vergessen oder sich abzulenken.
- Mindestens vier weitere Symptome, die **nicht** auf die körperliche Erkrankung zurückgeführt werden können:
  - Schlafstörungen: häufiges oder frühes Erwachen.
  - Gewichts- und Appetitverlust.
  - Konzentrationsstörungen.
  - Entscheidungsschwierigkeiten.
  - Gefühl von Hoffnungslosigkeit.
  - Gefühl von Reizbarkeit.
  - Gefühle von Schuld oder Nutzlosigkeit.
  - Verlust der Freude am Leben.
  - Verlust früherer Interessen.
  - zunehmende Probleme, das tägliche Leben zu bewältigen.

Tab. 8.5: Diagnostische Kriterien der Major-Depression bei fortgeschrittener Krebserkrankung (nach Faulkner und Maguire 1994).

Vor einer spezifischen Depressionsbehandlung sollte eine Abklärung und Behandlung möglicher organischer Ursachen erfolgen.

Hinweise auf das Vorliegen einer behandlungswürdigen Depression können psychometrische Screeningverfahren geben, z.B. HADS (Hospital Anxiety and Depression Scale) bzw. ihre deutsche Version. HADS-D ist ein kurzes, rasch zu bearbeitendes und gut akzeptiertes Selbstbeurteilungsverfahren mit je sieben alternierend dargebotenen Angst- und Depressionsitems. Itemauswahl und -formulierung berücksichtigen besonders die spezifischen Anforderungen eines durch körperliche Krankheit bestimmten Settings. Erfasst wird die Ausprägung ängstlicher und depressiver Symptomatik während einer Woche. Zur Diagnosestellung ist der HADS nicht geeignet (Mitchell et al. 2010), sondern kann nur im Rahmen einer fachpsychologischen Exploration erfolgen (Rayner et al. 2011).

Ein weiteres, frei verfügbares, ökonomisches und gut validiertes Instrument ist die DASS Depressions-Angst-Stress-Skala (Nilges und Essau 2021).

Ausschlaggebend für die Diagnosestellung sollte immer die subjektive Einschätzung oder das subjektive Leiden des Patienten sein.

Als mögliches Verfahren kann das 2-Fragen-Instrument PHQ-2 (Whooley 1997) bei Patienten mit palliativem Behandlungsbedarf eingesetzt werden (Mitchell 2008):

1. Fühlten Sie sich im letzten Monat häufig niedergeschlagen, traurig bedrückt oder hoffnungslos?

2. Hatten Sie im letzten Monat deutlich weniger Lust und Freude an Dingen, die Sie sonst gerne tun?

Spezifische klinische Beobachtungen wie die Minimierung der zuvor bekannten affektiven Schwingungs- und Resonanzfähigkeit des Patienten oder eine gebeugte und kraftlose Körperhaltung sind ebenfalls heranzuziehen [355, 356].

Mögliche diagnostische Fragen (S3-Leitlinie Unipolare Depression 2009):

- *"Können Sie sich noch freuen?"*
- *"Fühlen Sie sich seelisch und körperlich elend, letztlich ohne ausreichenden Grund?"*
- *"Fällt es Ihnen schwer, Entscheidungen zu treffen?"*
- *"Haben Sie das Interesse an Dingen verloren, die Ihnen zuvor viel bedeuteten?"*
- *"Neigen Sie vermehrt zum Grübeln?"*
- *"Quält Sie das Gefühl, Ihr Leben sei sinnlos geworden?"*
- *"Fühlen Sie sich müde, schwunglos, abgeschlagen – und zwar ohne entsprechende Belastung?"*
- *"Sind Sie plötzlich verunsichert, ratlos, ängstlich, obgleich das nicht Ihrer Wesensart entspricht?"*
- *"Wachen Sie häufig nachts auf und müssen grübeln?"*

Hilfreich ist auch die Frage aus systemtherapeutischer Sicht: *"Wer hat das größte Problem mit dem Verhalten des Patienten?"*

8.3.3. Ursachen für Depressionen

Ein höheres Risiko für die Entwicklung einer Depression bei Patienten mit palliativem Versorgungsbedarf besteht bei (Meyer et al. 2003, Lo et al. 2010, Rayner et al. 2011):

- Biologischer Prädisposition.
- Depressionen in der Eigen- oder Familienanamnese.
- Unfähigkeit, Gefühle auszudrücken.
- Labilem Selbstwertgefühl.
- "Verschwörung des Schweigens" (Versuch Zugehöriger oder Behandler, den Patienten durch Nicht- oder Falsch-Information über Diagnose und Prognose zu schonen).
- Fehlen von unterstützenden, auf Vertrauen gegründeten Beziehungen.
- Kurz zurückliegenden Trauerfällen und Verlusten.
- Körperlicher Entstellung.
- Schlechtem körperlichen Funktionsstatus oder körperlichen Beeinträchtigungen.
- Todesgefahr.
- Verlust der Unabhängigkeit.
- Anhaltenden, schweren psychosozialen Belastungen oder Konflikten.
- Andauernden, starken Schmerzzuständen.
- Suchterkrankungen.
- Metabolischen Störungen bei Hypoglykämie, Hyperkalzämie, Hypokaliämie, Organversagen von Leber, Niere, Lunge.
- Endokrinen Störungen bei Hyperthyreioidismus, Hyperkortisolismus, paraneoplastischer Hormonproduktion.
- Tumorkachexie.
- Zerebralen Tumoren, Metastasen, Blutungen, Infarkten.
- Medikamentennebenwirkungen bei Chemotherapie, Steroiden, Interferon, Bestrahlung des Kopfes.

▶ Verhaltenstherapeutischer Erklärungsansatz

Eine dysfunktionale Art zu denken, Inaktivität, ein Übermaß aversiver und belastender Lebensumstände und ein Mangel an positiven Verstärkern führt zu sog. "gelernter Hilflosigkeit" (Seligmann), einem Mangel an positiven Erlebnissen, einem negativen Selbstbild, einer negativen Sicht der Vergangenheit, der Gegenwart und der Zukunft.

▶ Psychodynamische Erklärungsansätze

Ambivalenzkonflikt und die Wendung der Aggressionen gegen das Selbst, da diese ja nicht offen gezeigt oder angesprochen werden dürfen. Entsprechend werden Kränkungs- und Verlusterlebnisse als hoch bedrohlich erlebt und zumeist depressiv verarbeitet.

Alle genannten Faktoren können in Wechselwirkung zueinander treten und sich gegenseitig "hochschaukeln" und so eine Depression aufrechterhalten, die sich wiederum ungünstig, besonders auf Schmerzen, auswirken.

8.3.4. Normale Trauer

Trauerreaktion und Depression haben auf den ersten Blick viele Gemeinsamkeiten (☞ Tab. 8.6), was dazu verleitet, eine ganz normale Trauer als Manifestation einer Depression zu bewerten. Trauer kann sich bei ungünstigen Bedingungen (Risikofaktoren) zu einer manifesten Depression entwickeln. Am Beginn einer depressiven Entwicklung steht häufig ein Verlusterlebnis, auch kann eine Depression der Abwehr von Trauer dienen.

Ein wesentlicher Unterschied zwischen Depression und Trauer liegt im Selbstwertverlust des Depressiven. Häufig äußern schwer depressive Menschen, dass ihr inneres Erleben ihnen ganz fremd *"Ich bin nicht ich selbst."* vorkommt.

Gemeinsame Merkmale	Merkmale der Depression
• Gedrückte Stimmung. • Häufiges Weinen. • Angst. • Suizidphantasien. • Schlafmangel. • Müdigkeit. • Schlechte Konzentration. • Interessenverlust. • Appetitlosigkeit.	• Andersartig gedrückte Stimmung. • Verlust aller Gefühlsreaktionen. • Nicht ablenkbar, aber mit tageszeitlichen Schwankungen. • Reizbarkeit. • Physische Angstzustände. • Hoffnungslosigkeit. • Schuldgefühle. • Therapieresistente Schmerzen.

Tab. 8.6: Unterschied Depression und Trauerreaktion (Casey 1994).

8.3.5. Demoralisation

Eine palliative Lebenssituation stellt eine nachvollziehbare spezifische Bedrohung für die körperliche und psychische Integrität dar, die zur Demoralisierung der Betroffenen führen kann. Kissane et al. (2001) beschreiben, dass krankheitsbedingte Veränderungen wie eine veränderte Rollenfunktion und begrenzte Möglichkeiten der Aktivität einen Verlust an Lebenssinn und Lebenszielen verursachen können. Vor allem Gefühle von Hilflosigkeit verstärken die Demoralisierung, da es keinen Weg aus dieser schwierigen Situation zu geben scheint. Demoralisierung kann zu einem Zustand der klinischen Depression führen. Sechs Symptome sprechen im Unterschied zur Depression für Demoralisierung als klinisch relevantes Syndrom existenzieller Verzweiflung, das besonders bei Patienten mit palliativem Versorgungsbedarf zu beobachten ist (☞ Tab. 8.7). Sie umfassen

1. Affektive Symptome existenzieller Belastung wie Hoffnungslosigkeit, Verlust von Sinngebung und einer Lebensaufgabe,
2. Kognitive Einstellungen wie Pessimismus, Hilflosigkeit, das Gefühl, gefangen zu sein, persönliches Versagen, Fehlen einer erstrebenswerten Zukunft,
3. Motivationale Symptome wie Verlust von willentlichem Antrieb und Motivation, die Situation anders zu bewältigen,
4. Soziale Entfremdung oder Isolation sowie Fehlen von Unterstützung,
5. Fluktuation der emotionalen Intensität,
6. Ausschluss einer psychischen Störung.

Demoralisation in klinisch bedeutsamer Schwere tritt bei 13-18 % der Patienten mit einer fortschreitenden Erkrankung auf (Robinson et al. 2016) und korreliert mit unzureichend behandelten körperlichen und psychischen Symptomen, einem herabgesetzten sozialen Funktionieren und dem Fehlen einer Partnerschaft sowie dem Wunsch nach einem schnellen Eintritt des Todes (Robinson et al. 2015).

Depression	Demoralisation
Psychopathologisch.	Adäquat.
Ohne unmittelbaren Auslöser.	Erkennbarer Auslöser.
Generelle Hoffnungslosigkeit.	Situationsspezifische Hoffnungslosigkeit.
Anhedonie.	Freudfähigkeit.
Verlust der affektiven Schwingungsfähigkeit.	Affektive Schwingungsfähigkeit erhalten.
Verdrehung der Realität.	Realistische Einschätzung der Situation.
Schuldgefühle.	Scham.
Motivationsverlust.	Motivationsreduktion.
Ansprechen auf Pharmakotherapie.	Versagen antidepressiver Medikamente.
Begleitende andere depressionsspezifische Interventionen (Aufbau positiver Aktivitäten, Schlafentzug, Lichttherapie.	Positives Ansprechen auf Vermittlung von Hoffnung und therapeutischem Optimismus durch Definition realistischer Therapieziele, empathische Arzt-Patient-Kommunikation.
Depressionsspezifische Psychotherapie.	Supportive Psychotherapie (Sinnfindung).

Tab. 8.7: Ein Ansatz zur supportiven Psychotherapie des Demoralisationssyndroms ist die "Meaning-centered Therapy" (Breitbart et al. 2015).

8.3.6. Hilfen zum Umgang mit depressiven Patienten

Sinnvoll behandelt werden kann eine Depression nur in einer vertrauensvollen, einfühlenden Atmosphäre, eingebettet in eine tragfähige Arzt-Patient-Beziehung (☞ Tab. 8.8), in der mehr zugehört wird als geredet, und das Bemühen um Verstehen im Mittelpunkt steht. Hilfreich ist das Einnehmen der folgenden inneren Haltung (☞ Tab. 8.8):

- Echtheit, Aufrichtigkeit.
- Empathie, Einfühlung.
- Regulation von Nähe und Distanz.
- Stabilität und Kontinuität in der Beziehung.
- Wahrnehmen eigener Gefühle.
- Aktivitäten fördern – nicht für den Patienten übernehmen.
- Sinnliches Körpererleben fördern.

Tab. 8.8: Haltung gegenüber depressiven Patienten mit palliativem Versorgungsbedarf.

Eckpfeiler des Umgehens mit depressiven Störungen bei Patienten mit palliativem Versorgungsbedarf ist die Basisbetreuung durch das Team: Pflegende, Ärzte, andere Therapeuten, Begleiter und Zugehörige. Die Würde des Patienten und die Annahme des So-Seins des Patienten stehen dabei zunächst im Mittelpunkt. Ganz falsch wäre es, den Patienten zu einer anderen Sicht oder einem anderen Verhalten drängen zu wollen. Das treibt ihn unweigerlich in die Isolation mit nach sich ziehender Zunahme der Depression. Ein stützendes medizinisches Setting mit tragfähigen, verlässlichen Beziehungen, die Halt, Sicherheit und Kontinuität bieten, lässt sich weder durch Antidepressiva noch durch psychotherapeutische Interventionen ersetzen.

Patienten und Zugehörige sollten über die Depression als eigenständige Erkrankung aufgeklärt sein: dass sie vorübergehend und einer Behandlung zugänglich ist, dass Patienten nicht selbst schuld daran sind, dass sie sich nicht nur durch Willensanstrengung überwinden lässt. Bagatellisierender Optimismus (*"Das wird schon wieder"*) verstärkt nur das Gefühl, nicht ernst genommen zu werden und verstärkt das Gefühl von Einsamkeit und Schuld.

Wichtig ist vor allem, dem Patienten einen Raum zu geben, seine Gefühle und Stimmungen wahrzunehmen und mitzuteilen. Im Reden- und Weinenlassen können wir für einen Moment die bedrückende Wirklichkeit des Patienten teilen und ihm ermöglichen, seine Lebendigkeit wieder zu entdecken. Auch wenn es dem Zuhörer manchmal schwer fällt, kann darin mehr Trost liegen als in wissenden, gehaltvollen Worten und Antworten, die beim Patienten das Gefühl erzeugen, nicht ernst genommen zu werden und somit seine Isolation verstärken und sein Selbstwertgefühl weiter schwächen.

Da es depressiven Patienten häufig besonders schwer fällt, Entscheidungen zu treffen, ist es wichtig, sie in die Behandlungsentscheidung mit einzubeziehen. Es trägt eher zur Schwächung des Selbstwertgefühls bei und hilft ihm nur vordergründig, wenn Entscheidungen abgenommen werden. Ermöglichen wir ihm stattdessen, verschiedene Lösungs- und Entscheidungsmöglichkeiten gedanklich durchzugehen, erfährt er Struktur und Flexibilität.

Auch und besonders bei depressiven Patienten ist es wichtig, die Balance zwischen Nähe und ausreichender persönlicher Distanz zu halten, um eine realistische Wahrnehmung und Handlungsfähigkeit zu erhalten. Einfühlung hat da ihre Grenzen, wo sich Begleiter von Lähmung und Hoffnungslosigkeit anstecken lassen oder sich in kompensatorischer Überaktivität für den Patienten verausgaben oder mit einem "*Das gehört eben zu einer solchen Erkrankung dazu.*" im therapeutischen Nihilismus versinken.

In Anbetracht der Hoffnungslosigkeit, die viele Depressive quält, ist es sinnvoll, Hoffnung nicht gleichzusetzen mit Hoffnung auf Heilung, sondern die Entwicklung anderer realistischerer Hoffnungen zu unterstützen, z.B. auf Schmerzlinderung, Klärung von Beziehungen, etc.

Zugehörige fühlen sich häufig entmutigt, hilflos, gar enttäuscht gegenüber dem depressiven Rückzug eines Patienten, interpretieren ihn als mangelnde Willenskraft oder entwickeln Schuldgefühle wegen ihrer negativen Gefühle dem Kranken gegenüber. Daraus resultierende aggressiv-gereizte Spannungen können die Beziehung trüben. Manche Zugehörige überschütten den Patienten mit Aktivitäten oder erdrückender Überfürsorglichkeit und verstärken damit Passivität, Rückzug und Gefühle von Wertlosigkeit. Hier gilt es, die Zugehörigen zur kontinuierlichen Zuwendung zu ermutigen mit großem Raum für Austausch, Selbstbestimmung und Eigenverantwortlichkeit (Dasein als wesentliches, helfendes Verhalten, mehr fragen und zuhören als Ratschläge geben und drängen).

PACE TIPP!

Depressive Störungen sind nicht nur eine Belastung für den Betroffenen selbst, sondern in großem Ausmaß auch für die Zugehörigen. In folgenden Broschüren, die aus dem Internet herunterzuladen oder zu bestellen sind, finden Zugehörige Unterstützung im Umgang mit depressiven Zugehörigen:

- https://www.bgv-depression.de/broschuere.html
- https://www.gesundheitsinformation.de/broschuere-depression.html
- https://www.infobroschueren.de/uploads/BGV_Depression_Lebensmut_20171.pdf
- https://depressionsliga.de/depression-was-nun/

8.3.6.1. Institutionelle Hilfen

Auf institutioneller Ebene können wir für Patienten mit einer depressiven Verstimmung im Grunde dasselbe tun wie für solche mit Ängsten: Autonomie und Selbstwirksamkeit fördern. Wichtig ist, dass der Patient sich weder durch überfürsorgliche Aktivitäten von Mitarbeitern und Zugehörigen gehemmt noch genötigt fühlt, Aktivitäten zu entwickeln, sondern dass wir ihn ermutigen, seine Möglichkeiten selber zu entdecken und wahrzunehmen und der Fähigkeit zur gedanklichen Auseinandersetzung, zur Umorientierung von Werten und Zielen oder zur Gestaltung von Beziehungen ausreichend Raum zu geben.

8.3.6.2. Psychotherapeutische Unterstützung

Eine eigenständige psychosoziale Intervention ist erst angezeigt, wenn sichergestellt ist, dass von ärztlicher Seite eine der somatischen, seelischen und sozialen Situation des Patienten angemessene Aufklärung erfolgt ist und dennoch psychische Symptome, wie Beunruhigung, Angst und Depressivität, unvermindert bestehen bleiben. Voraussetzungen zur Inanspruchnahme psychotherapeutischer Angebote sind ein bestehender Leidensdruck auf Seiten des Patienten, eine Problemsensitivität und die Einsicht in die Behandlungsbedürftigkeit (Fritzsche 2011). Oder anders formuliert: "*Wer hat eigentlich das größte Problem mit der gedrückten Stimmung des Patienten?*"

Bei psychotherapeutischen Interventionen bei Depressionen spielen neben den o.g. therapeutischen

Haltungen (Empathie, Echtheit, Kongruenz) ausreichende Flexibilität des Therapeuten hinsichtlich des angemessenen Reagierens auf unvorhersehbare Veränderungen des Befindens, wie sie für Patienten mit palliativem Versorgungsbedarf (oder alle Menschen in Krisen- und Stresssituationen) typisch sind, eine Rolle, aber auch in Hinsicht auf die Frequenz der Termine.

Inhaltlich tauchen in der Arbeit mit depressiven Patienten mit palliativem Versorgungsbedarf immer wiederkehrende Themenbereiche auf, die spezifisch für depressives Erleben, aber auch verschärft durch reale Erfahrungen im Zusammenhang mit Erkrankung und Behandlung sind:

- Körpererleben, eigenes Körperbild.
- Isolation, Rückzug aus Beziehungen.
- Autonomieverlust.
- Hilf- und Hoffnungslosigkeit.
- Selbstwerterleben.

Verhaltenstherapeutische Strategien (☞ Tab. 8.9 und Kap. 21.2.6.) zur Aktivitätssteigerung und der Strukturierung des Tagesablaufs mit abgestuften Aktivitäten und Aufgaben zusammen mit der Lenkung des Blickes auf das Machbare, auf kleine Erfolge, helfen Isolation, Rückzug aus Beziehungen und Selbstwerterleben zu verbessern und sich wieder als aktiv Handelnder zu begreifen. Dies trägt zu einer Verbesserung des Selbstwertgefühls, der Kommunikationsfähigkeit und Steigerung der Autonomie bei.

• Entspannungsverfahren.
• Imagination.
• Biographische Arbeit.
• Genusstraining.
• Aktivitätsaufbau.
• Förderung und Unterstützung sozialer Interaktion und Integration.
• Kognitive Verhaltenstherapie.

Tab. 8.9: Psychotherapeutische Methoden der Depressionsbehandlung bei Patienten mit palliativem Versorgungsbedarf.

In Krisensituationen können tägliche Gespräche kombiniert mit der Anwesenheit des Psychotherapeuten bei Visiten und Arztgesprächen mit Zugehörigen und Patient erforderlich sein.

8.3.6.3. Medikamentöse Behandlung und Depressionen

Anhaltspunkte zur Einbeziehung medikamentöser antidepressiver Therapie sind Schwere der Depression und das damit verbundene subjektive Leid des Patienten, eine Dauer von mehr als zwei Wochen, und wenn keine Besserung durch Psychotherapie zu erzielen ist. Sie erfordert die Zustimmung und ausreichende Aufklärung des Patienten über Wirkung und Nebenwirkungen.

Antidepressiva stellen eine – in einigen Fällen notwendige – Ergänzung, aber keinesfalls einen Ersatz für psychotherapeutische oder Basisbetreuung dar. Dabei müssen die Nebenwirkungen gegen den potentiellen Nutzen abgewogen und Interaktionen mit anderen Substanzen beachtet werden.

▶ Amitriptylin (TCA = Tricyclisches Antidepressivum)

- Individuelle Dosistitration notwendig.
- Wegen Sedierung beginnend mit 2-10 mg zur Nacht.
- Wenn nötig Dosissteigerung bis auf 75 mg zur Nacht.
- Gelegentlich Tagesdosis bis zu 150 mg erforderlich.
- Der Inhalt der i.v.-Ampulle kann auch oral oder via Magensonde oder PEG verabreicht werden
- Auch als Tropfenlösung verfügbar (1,0 ml = 20 Tropfen = 40 mg).

▶ Imipramin (NRI > SRI = mehr Noradrenalin- als Serotonin-Wiederaufnahmehemmer)

- Individuelle Dosistitration notwendig.
- Wirkt etwas weniger sedierend als Amitriptylin.
- Beginnend mit 10 mg/Tag.
- Wenn nötig Dosissteigerung bis auf 2 × 50 mg/Tag.
- Gelegentlich Tagesdosis bis zu 150 mg erforderlich.

▶ Mirtazepin ($5HT_2$- und $5HT_3$-Rezeptorantagonist)

- Individuelle Dosistitration notwendig.
- Wegen der sedierenden Wirkung nur abends geben, beginnend mit 15 mg zur Nacht.
- Wenn nötig Dosissteigerung nach 1-2 Wochen auf 30(-45) mg zur Nacht.
- Auch als Schmelztablette 15/30/45 mg und als Lösung zum Einnehmen (15 mg/ml).

▶ Citalopram (SRI = Serotonin-Wiederaufnahmehemmer)

- Individuelle Dosistitration notwendig.
- Wirkt nicht sedierend, eher aktivierend, deshalb immer Einmalgabe morgens.
- Beginnend mit 10 mg/Tag morgens, ggf. auch als i.v.-Infusion.
- Gelegentlich Tagesdosis bis zu 40 mg erforderlich.
- Wenig Interaktionen am CYP-450-System zu befürchten.

▶ Venlafaxin (SNRI = Serotonin- und Noradrenalin-Wiederaufnahmehemmer)

- Individuelle Dosistitration notwendig.
- Wirkt nicht sedierend.
- Beginnend mit 1-2 × 37,5 mg täglich.
- Wenn nötig nach 2 Wochen Dosissteigerung bis auf 2(-3) × 75 mg/Tag.
- Gelegentlich Tagesdosis bis zu 375 mg erforderlich.
- Cave: Interaktionen, sehr lange Halbwertzeit!

8.3.7. Suizid

> *"Der Gedanke an den Selbstmord ist ein starkes Trostmittel: mit ihm kommt man gut über manche böse Nacht hinweg."*
>
> Friedrich Nietzsche
> 1844-1900

Suizidhandlungen sind – empirisch – bei Tumorpatienten leicht erhöht im Vergleich zur Normalbevölkerung, jedoch insgesamt selten (0,5-2,5 %). Entgegen der verbreiteten Annahme treten Suizide im ersten Monat nach Diagnosestellung und nach einem Rezidiv selten auf. Besonders therapieresistente Tumorschmerzen stellen ein erhöhtes Risiko dar. Über 85 % derjenigen Krebspatienten, die sich das Leben genommen haben, litten unter mittelstarken bis schweren Schmerzen und erhielten zumeist nicht regelmäßig und nicht in ausreichender Dosierung Opioide (Breitbart 1989). Schwere Depressionen waren bei ca. 50 % der Suizide auslösende Ursache.

8.3.7.1. Risikofaktoren für Suizidalität

- Zwei und mehr depressive Episoden in der Anamnese.
- Frühere Suizidversuche.
- Männliches Geschlecht.
- Getrennt lebend/geschieden.
- Suizide in Familie/Umfeld.
- Sozialer Rückzug.
- Agitiertheit/Ruhelosigkeit.
- Ruhe-/Todeswünsche.
- Andauernde Schlafstörung.
- Aggressivität/Feindseligkeit.
- Suchterkrankung in der Anamnese.
- Ungenügend kontrollierter Schmerz.
- Hoffnungs- und Hilflosigkeitsüberzeugungen.
- Fehlende subjektive Lebensperspektive.
- Erschöpfung.
- Fortgeschrittenes Tumorstadium.

8.3.7.2. Protektive Faktoren bei Suizidalität

Protektive Faktoren bei Suizidalität können intakte soziale Bindungen (Familie, Partner), Lebensziele und akzeptierende Einstellungen und Werthaltungen, z.B. Religiosität/Spiritualität, sein.

8.3.7.3. Suizidgedanken/Todeswunsch

Suizidgedanken jedoch sind bei Tumorpatienten mit fortgeschrittener Erkrankung häufig. Suizidale Gedanken scheinen mit der Diagnose, Prognose und Ausbreitung der Erkrankung zusammenzuhängen (Brustkrebs unter 0,3 %). Viele Patienten mit einer chronischen oder progredienten Erkrankung haben zu irgendeinem Zeitpunkt Suizidgedanken, die nicht als akute Todeswünsche zu werten sind. Häufig dienen sie dazu, einem befürchteten totalen Kontrollverlust wenigstens gedanklich eine letzte Möglichkeit der Autonomie und Kontrolle ohne ernsthafte Selbstgefährdung entgegenzusetzen. *"Falls es zu schlimm wird, kann ich mir ja noch das Leben nehmen."* Je weiter eine Tumorerkrankung fortschreitet, desto seltener sind die vollzogenen Suizide.

Aus der psychologischen Arbeit mit suizidgefährdeten Menschen wissen wir, wie wichtig es ist, Suizidgedanken offen anzusprechen. Dies sollte in einer offenen, vertrauensvollen Atmosphäre geschehen, die nicht bewertet oder abwehrt, um gemeinsam mit dem Patienten seine Phantasien diesbezüglich zu besprechen. In einem solchen Gespräch sollte der Patient die Möglichkeit und die Förderung haben, offen darzulegen, welche Probleme ihn bedrücken, warum er sich jetzt das Leben nehmen möchte. Dabei unterscheidet man nach Pöldinger (1968) folgende Phasen:

- Phase der Erwägung von Suizid.
- Phase der Möglichkeit des eigenen Suizids.
- Phase der Ambivalenz.
- Phase des Entschlusses.
- In einer behutsamen, aber auch nicht ängstlichen Art der Gesprächsführung sollte der Patient die Möglichkeit haben, seine Ängste, Gedanken von Mutlosigkeit, Verzweiflung, Suizidgedanken und auch konkrete Pläne und Phantasien dazu auszusprechen. Er sollte erfahren können, dass Suizidgedanken in einer als ausweglos oder schwierig erlebten Situation nachvollziehbar sind. Dies kann den erlebten Druck für Patient und Behandler erheblich mindern und eine Basis für die Suche nach Lösungsmöglichkeiten bilden. Möglicherweise lassen sich hier Lösungswege finden oder die Zugehörigen mit einbeziehen oder ihnen kompetente Beratung anzubieten, falls das Gefühl, anderen zur Last zu fallen, der Grund für suizidale Gedanken sein sollte. (Nilges und Essau 2021)

Gezielt und detailliert nach Depressivität und Suizidgedanken zu fragen, erhöht das Suizidrisiko nicht, sondern senkt es!

- *"Haben Sie Gedanken gehabt, nicht mehr leben zu wollen?"*
- *"Haben Sie Selbsttötungsabsichten gehabt?"*
- *"Wie würden Sie es tun?"*
- *"Haben Sie früher schon einmal einen Selbsttötungsversuch unternommen?"*

8.3.7.4. Abschätzung des Suizidrisikos

Die Abschätzung des Suizidrisikos (☞ Tab. 8.10) und die Beurteilung eines präsuizidalen Syndroms (☞ Tab. 8.11) sollte nicht allein auf dem subjektiven Eindruck des Behandlers basieren. Immer sollte die aktuelle Suizidgefährdung erfragt werden:

*"Welches sind die Probleme, die dazu führen, dass Sie sich **jetzt** selbst töten wollen?"*

- Der Patient distanziert sich auch nicht nach ausführlichem Gespräch von Suizidideen.
- Sich aufdrängende Suizidgedanken.
- Tiefe Hoffnungslosigkeit.
- Keine Zukunftsperspektive.
- Soziale Isolation; in letzter Zeit zunehmender Rückzug.
- Schwere depressive Verstimmung, evtl. mit Wahnideen.
- Akute Psychose.
- Suchterkrankung.
- Eine oder mehrere Suizidversuche in der Vorgeschichte.
- Mangelnde Impulskontrolle.
- Bevorzugung "harter" Suizidmethoden.
- Suizidarrangement, das ein Auffinden erschwert.
- Treffen von Vorbereitungen, Ordnung persönlicher Angelegenheiten.

Tab. 8.10: Indikatoren für akute Suizidalität.

- Situative bzw. zwischenmenschliche Einengung, auf kritische Lebensereignisse und eigenes Fehlverhalten fixiert (negatives Selbstbild), affektiv auf depressive Stimmung und Angst reduziert.
- Gegen die eigene Person gerichtete (gehemmte) Aggressivität und Frustration.
- Suizidfantasien.

Tab. 8.11: Präsuizidales Syndrom (nach Ringel 1953).

In unklaren Fällen, bei gestörter Arzt-Patient-Beziehung oder bei manifester Suizidgefährdung sollte immer ein Psychiater hinzugezogen werden!

Früher schien eine stationäre Einweisung in die Psychiatrie bei suizidalen Patienten unumgänglich. Bei Patienten mit palliativem Behandlungsbedarf sollte dies nur erwogen werden, wenn andere Möglichkeiten einer Krisenintervention ausgeschöpft sind.

8.3.7.5. Psychotherapeutische Interventionen

Psychotherapeutische Interventionen dienen der emotionalen Entlastung und der Vermeidung von Selbst- und Fremdgefährdung. Am Anfang steht ein Beziehungsangebot und direktes Ansprechen der Suizidalität, eine engmaschige Begleitung und Tagesstrukturierung. Verträge und Selbstverpflichtungen zur Nicht-Selbsttötung werden mit dem Patienten erarbeitet und schriftlich fixiert. Dazu gehört die Erarbeitung einer Zeitperspektive und deren Veränderung: Entscheidungsbasis hinterfragen und zeitlichen Aufschub vereinbaren. Sich noch einmal alle positiven Aktivitäten und Genüsse erlauben. Bei Vorliegen einer Depression sollten kognitive Interventionen eingesetzt werden, z.B. die Konfrontation mit den Folgen: Der Patient soll sich vorstellen, dass er seine Absicht umgesetzt hat und nun die Rolle eines unsichtbaren Beobachters einnimmt *("Wie wird man Sie finden?"; "Wer wird bei Ihrer Beerdigung anwesend sein?"; "Wer wird um Sie weinen und später noch an Sie denken?")*. Die Konfrontation mit den Folgen eines Suizides schafft oft eine Distanzierung von suizidalen Tendenzen. Notfallpläne werden für den Fall eines erneuten Auftretens von suizidalen Gedanken gemeinsam erstellt.

8.3.7.6. Medikamentöse Interventionen

Psychopharmakologische Behandlung (Neuroleptika, sedierende Antidepressiva) sollte rechtzeitig in Erwägung gezogen werden.

▶ Amitriptylin (TCA = Tricyclisches Antidepressivum)

- Individuelle Dosistitration notwendig.
- Wegen Sedierung beginnend mit 2-10 mg zur Nacht.
- Wenn nötig und möglich Dosissteigerung bis auf 75 mg zur Nacht.
- Gelegentlich Tagesdosis bis zu 150 mg erforderlich.
- Der Inhalt der i.v.-Ampulle kann auch oral oder via Magensonde oder PEG verabreicht werden.
- Auch als Tropfen verfügbar (1,0 ml = 20 Tropfen = 40 mg).

▶ Mirtazepin ($5HT_2$- und $5HT_3$-Rezeptorantagonist)

- Individuelle Dosistitration notwendig.
- Wegen der sedierenden Wirkung nur abends geben, beginnend mit 15 mg zur Nacht.
- Wenn nötig und möglich Dosissteigerung nach 1-2 Wochen auf 30(-45) mg zur Nacht.
- Cave: Antidepressive Wirkung der TCA wie Amitriptylin oder Mirtazepin setzt erst nach 4 Wochen ein. In der 3. Therapiewoche wieder erhöhtes Suizidrisiko.

▶ Haloperidol

- 0,5-10 mg p.o., s.c., i.m. oder i.v., 3 × täglich, auch als Tropfen verfügbar.
- Levomepromazin 12,5-50 mg p.o., s.c. oder i.m., 1-3 × täglich.
- Cave: Benzodiazepine: möglicher Kontrollverlust.

8.3.7.7. Kriterien für die Erwägung einer stationären Einweisung in eine psychiatrische Klinik bei Suizidalität

- Nach einem Suizidversuch mit entsprechenden somatischen Problemen.
- In einer akuten Psychose.
- Wenn der Patient dies ausdrücklich wünscht.
- In sozialen Extremsituationen (Obdachlosigkeit, Arbeitslosigkeit, Fehlen von Zugehörigen)
- Wenn andere Kriseninterventionsmöglichkeiten durch Psychiater, kompetente Psychotherapeuten, Beratungsstellen, sozialpsychiatrischer Dienst, interdisziplinäre Kriseninterventionsteams nicht vorhanden oder erreichbar sind.

8.3.7.8. Basisversorgung bei Suizidalität

Der Psychiater William Breitbart schrieb dazu (1994): *"Es gibt Situationen, wo der Arzt den Suizid nicht um jeden Preis verhindern sollte. Dabei muss er Alternativen und Unterstützung anbieten, damit Selbstmord als Impulshandlung vorgebeugt werden kann. Bei diesen schwierigen Situationen sollte der Arzt auf jeden Fall folgende Fragen berücksichtigen:*

- *Liegt ein klarer mentaler Prozess ohne psychische Krankheit (z.B. Depression) vor?*
- *Ist die Einschätzung der Situation vonseiten des Patienten realistisch?*
- *Sind die Motive auch für Außenstehende klar und verständlich?"*

Patienten mit Selbsttötungsgedanken oder Todeswünschen wollen leben, jedoch nicht mit unerträglichen körperlichen oder seelischen Leiden!

Verzweiflung und Aussichtslosigkeit durch das Leiden unter unzureichend behandelten Symptomen können den Wunsch zu sterben beeinflussen. Zielsetzung aller Interventionen bei bestehender

Suizidalität in der palliativen Versorgung liegt in dem Versuch, Verzweiflung, Hoffnungslosigkeit und unzureichend behandelte körperliche und psychische Symptome, z.B. Schmerzen, Delir, Depression, Ängste, zu behandeln und damit eine Alternative zu dem Wunsch zu sterben zu schaffen.

Häufige Fehler im Umgang mit Suizidpatienten sind (in Anlehnung an Bronisch 1998):

- Suizidankündigungen nicht ernst nehmen.
- Stationäre Einweisung bzw. Medikation verzögern/unterlassen.
- Trennungsängste übersehen (z.B. Stationswechsel, Urlaub, Entlassung).
- Provokation persönlich nehmen (Agieren von Ablehnung).
- Bagatellisierungstendenzen des Patienten mitmachen.
- Mangelnde Exploration der jetzigen und evtl. früheren Umstände, die zu Suizidalität geführt haben.
- Zu rasche Suche nach positiven Veränderungsmöglichkeiten.
- Überhöhte Ansprüche an die eigenen therapeutischen Fähigkeiten (Omnipotenzgefühl des Therapeuten).

Literatur

Breitbart, W.: Suicide in cancer patients. Oncology 1987; 1:49-53.

Breitbart, W., Passik, S.: Psychiatric aspects of palliative care. In: Doyle, D., Hanks, J., Macdonald, N. (eds.): Oxford textbook of palliative medicine. 1994, 609-629.

Breitbart, W., Poppito, S., Rosenfeld, B., et al.: Pilot randomized controlled trial of individual meaning-centered psychotherapy for patients with advanced cancer. J Clin Oncol 2012;30(12):1304-9.

Bronisch, T.: Suizidalität. Urban und Schwarzenberg 1998

Casey P.: Depression in the dying – disorder or distress? ProgPall Care 1994;2:1-3.

Colleoni, M., Mandala, M., Peruzzotti, G., Robertson, C., Bredart, A., Goldhirsch, A.:. Depression and degree of acceptance of adjuvant cytotoxic drugs. Lancet 2000; 356:1326-1327.

Faller H.: Emotionales Befinden und Überlebenszeit als Zielgrößen psychoonkologischer Interventionen. Fundamenta psychiatrica 1999;13:18-25.

Faulkner, A, Maguire, P.: Talking to cancer patients and their relatives. Oxford: Oxford University Press, 1994.

Fritzsche, K.: Bedarf und Inanspruchnahme psychosomatischer Konsil- und Liasonleistungen. Verhaltenstherapie & Verhaltensmedizin 2011;32(1):51-68.

Keller, M.: Depression. In: Aulbert, E., Nauck, F., Radbruch, L. (Hrsg.): Lehrbuch der Palliativmedizin. Schattauer Verlag Stuttgart, 2007;1109-1127.

Kissane, D.W., Clarke, D.M., Street, A.F.: Demoralization syndrome: a relevant psychiatric diagnosis for palliative care. J Palliat Care 2001;17(1):12-21.

Lo, C., et al.: Longitudinal study of depressive symptoms in patients with metastatic gastrointestinal and lung cancer. J Clin Oncol 2010;28(18):3084-9.

Mehnert, A., Breitbart, W.: Diagnostik und Behandlung psychischer Störungen in der Palliativmedizin. In: Koch, U., Lang, K., Mehnert, A., Schmeling-Kludas, C. (Hrsg.): Die Begleitung schwer kranker und sterbender Menschen. Schattauer Verlag Stuttgart, 2006, 90-122.

Meyer, H.A., Sinnott, C., Seed, P.T.: Depressive symptoms in advanced cancer. Part 2. Depression over time; the role of the palliative care professional. Palliat Med, 2003;17(7):604-7.

Mitchell, A.J.: Are one or two simple questions sufficient to detect depression in cancer and palliative care? A Bayesian meta-analysis. Br J Cancer 2008;98(12):1934-43.

Mitchell, A.J., Meader, N., Symonds, P.: Diagnostic validity of the Hospital Anxiety and Depression Scale (HADS) in cancer and palliative settings: a meta-analysis. J Affect Disord 2010;126(3):335-48.

Nilges, P. & Essau, C. (2021). DASS. Depressions-Angst-Stress-Skalen - deutschsprachige Kurzfassung [Verfahrensdokumentation und Fragebogen mit Auswertung]. In Leibniz-Institut für Psychologie (ZPID) (Hrsg.), Open Test Archive. Trier: ZPID. https://doi.org/10.23668/psycharchives.4579

Pöldinger, W.: Die Abschätzung der Suicidalität. Huber Stuttgart, 1968.

Rayner, L., Price, A., Hotopf, M. et al.: Expert opinion on detecting and treating depression in palliative care: A Delphi study. BMC Palliat Care 2011;10:10.

Rayner, L., et al.: The clinical epidemiology of depression in palliative care and the predictive value of somatic symptoms: cross-sectional survey with four-week follow-up. Palliat Med, 2011. 25(3): 229-41

Ringel, E.: Der Selbstmord. Abschluss einer krankhaften Entwicklung. Maudrich Wien, 1953.

Robinson S., Kissane D.W., Brooker J., Burney S.: A Review of the Construct of Demoralization: History, Definitions, and Future Directions for Palliative Care. Am J Hosp Palliat Care 2016;33(1):93-101.

S3-Leitlinie/Nationale VersorgungsLeitlinie Unipolare Depression, Deutsche Gesellschaft für Psychiatrie Psychotherapie und Nervenheilkunde in http://www.awmf.org/leitlinien/detail/ll/nvl-005.html2009, DGPPN, BÄK, KBV, AWMF, AkdÄ, BPtK, BApK, DAGSHG, DEGAM, DGPM, DGPs, DGRW: Berlin, Düsseldorf; 2009.

S3-Leitlinie Palliativmedizin für Patienten mit einer nicht heilbaren Krebserkrankung. Leitlinienprogramm Onkologie der Arbeitsgemeinschaft der Wissenschaftlichen Medizinischen Fachgesellschaften e.V. (AWMF), Deutschen Krebsgesellschaft e.V. (DKG) und Deutschen Krebshilfe 2020. https://www.leitlinienprogramm-onkologie.de/leitlinien/palliativmedizin/

Salvo, N., Zeng, L., Zhang, L., et al.: Frequency of reporting and predictive factors for anxiety and depression in patients with advanced cancer. Clin Oncol (R Coll Radiol) 2012;24(2):139-48.

Schara, J.: Gedanken zur Betreuung terminal Kranker mit Krebsschmerz. Schmerz 1988;2:151-160.

Watson, M., Haviland, J. S., Greer, S., Davidson, J., Bliss, J. M.: Influence of psychological response on survival in breast cancer: a population-based cohort study. Lancet 1999;354:1331-1336.

Whooley, M.A., Avins, A., Miranda, J. et al.: Case-finding instruments for depression. Two questions are as good as many. J Gen Intern Med 1997;12(7):439-45.

8.4. Dermatologische Symptome

> *"Der Traum ist der beste Beweis dafür, dass wir nicht so fest in unsere Haut eingeschlossen sind, als es scheint."*
>
> Friedrich Hebbel

8.4.1. Modernes Wundmanagement

In den westlichen Industrienationen leidet ca. 1-2 % der erwachsenen Bevölkerung unter chronischen Wunden. Die Inzidenz steigt jedoch erheblich mit zunehmendem Lebensalter an und wird nach dem 80. Lebensjahr mit bis zu 5 % angegeben. Die am häufigsten auftretenden chronischen Wunden manifestieren sich als Ulcus cruris, Dekubitus oder diabetisches Fußulcus. Darüber hinaus können zahlreiche weitere Faktoren, wie beispielsweise eine periphere arterielle Verschlusskrankheit, Vaskulitis, arterieller Hypertonus, Malnutrition oder Medikamente eine chronische Wunde verursachen oder deren Abheilung zumindest wesentlich behindern (Dissemond 2017). In palliativ ausgerichteten Einrichtungen sind zudem exulcerierende, primär kutane Neoplasien und/ oder kutane Metastasen bei 5-9 % aller Patienten zu finden (Barnabé et al. 2005) (☞ Abb. 8.2-8.4). Somit können in der Palliativmedizin, neben den Wunden im direkten Kontext der malignen Grunderkrankungen, auch zahlreiche andere Wundtypen gefunden werden, bei denen eventuell ein kurativer therapeutischer Ansatz sinnvoll ist.

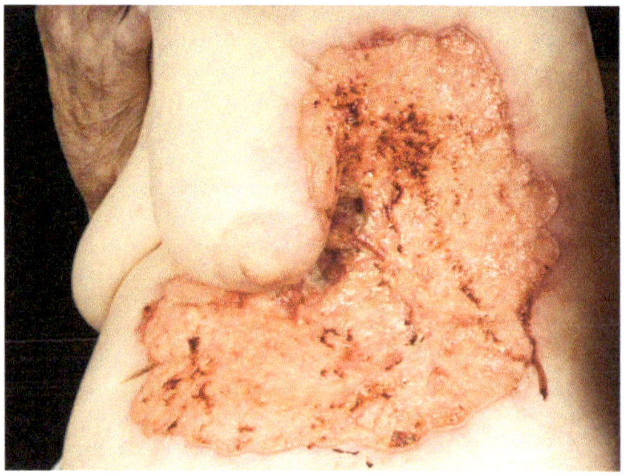

Abb. 8.2: Exulceriertes Basalzellkarzinom.

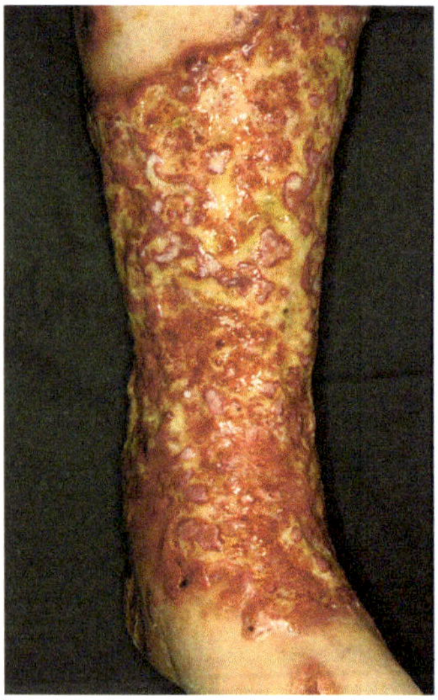

Abb. 8.3: Exulceriertes kutanes T-Zell-Lymphom.

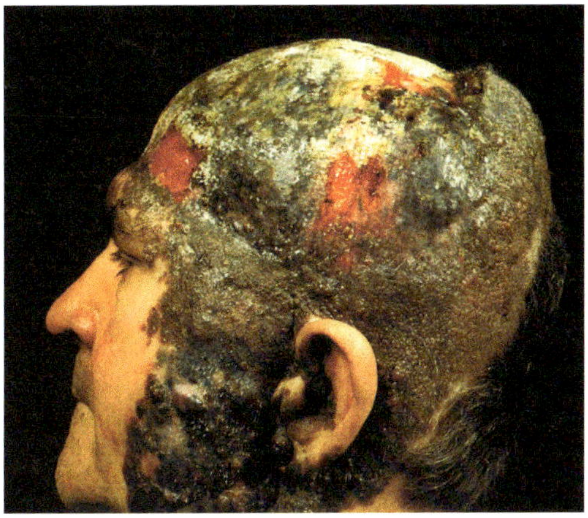

Abb. 8.4: Exulceriertes malignes Melanom.

Unabhängig von der primären Genese der chronischen Wunde stehen in der palliativmedizinischen Versorgung von Patienten mit Wunden neben einem effektiven Exsudatmanagement insbesondere die Vermeidung einer Superinfektion und die Reduktion von Schmerzen im Vordergrund.

8.4.1.1. Moderne Wundtherapie

Der erste Schritt in der Behandlung eines Patienten mit einer chronischen Wunde muss immer die Objektivierung der kausal relevanten Faktoren darstellen. Eingebunden in ein Gesamtkonzept kann anschließend ein modernes Wundmanagement erfolgen.

8.4.1.2. Wundsäuberung

Im Rahmen eines Verbandwechsels sollte eine Wunde meist auch gereinigt werden. Als Wundspüllösungen werden für chronische Wunden entweder sterile 0,9 %ige Kochsalz- oder Ringerlösung eingesetzt. Der Einsatz von Leitungswasser wird aufgrund der bakteriellen Kontamination kritisch gesehen (Fernandez und Griffiths 2008). Unproblematisch ist der Gebrauch von Leitungswasser bei Verwendung von zwischengeschalteten Sterilfiltern. Bei Wasserduschen kann dann zusätzlich der mechanische Reinigungseffekt genutzt werden. Die Anwendung von Bädern sollte hingegen weitestgehend gemieden werden. Falls zusätzlich eine Desinfektion notwendig ist, sind die wenig zytotoxischen Antiseptika mit Octenidin oder Polihexanid (PHMB) in Deutschland derzeit als Goldstandard zu sehen (Kramer et al. 2019). Beide Antiseptika sind auch als Bestandteil von Hydrogelen und einigen Wundauflagen erhältlich, so dass der antiseptische Effekt mit einer modernen Wundtherapie kombiniert werden kann. Bei lokal infizierten Wunden können alternativ beispielsweise auch Wundverbände mit Silber eingesetzt werden.

Bei der Anwendung sämtlicher Lösungen in Wunden ist darauf zu achten, dass diese vor Applikation möglichst auf Körper- oder zumindest Zimmertemperatur angewärmt werden, da sie dann für den Patienten weniger schmerzhaft und für die Wunde weniger zytotoxisch sind.

8.4.1.3. Débridement

Als Débridement bezeichnet man die Abtragung von nicht-vitalem Gewebe aus Wunden. Neben der Nekrosektomie ist hier auch eine Entfernung von Fibrin, Verbandresten oder Fremdkörpern erforderlich (Strohal et al. 2013). Das sachgerechte Débridement stellt eine grundlegende Voraussetzung für den Ablauf eines nicht verzögerten Wundheilungsprozesses dar, ist allerdings in der palliativen Wundversorgung nicht immer ausreichend möglich.

▶ Chirurgische Intervention

Das chirurgische Débridement stellt weiterhin die Methode der ersten Wahl dar, um möglichst rasch auch größere Wunden zu versorgen. Vor dieser Intervention ist aber unbedingt auf eine ausreichende Analgesie zu achten. Neben den meist eingesetzten Instrumenten Skalpell und/oder "scharfer" Löffel hat sich insbesondere der Einsatz von Ringkürretten bewährt (☞ Abb. 8.5).

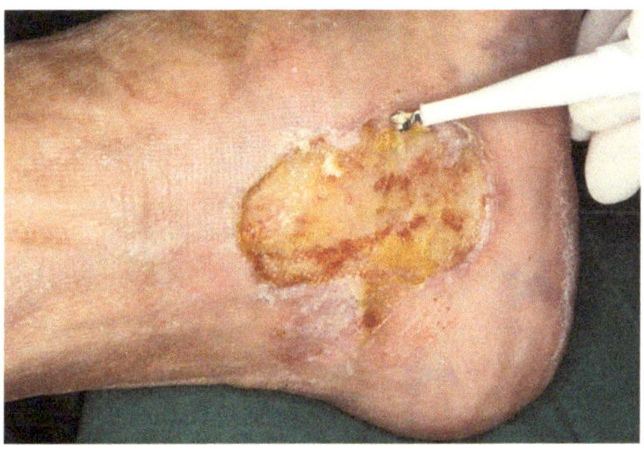

Abb. 8.5: Chirugisches Débridement mittels Ringkürrette.

Treten nach einem chirurgischen Débridement kleinere Blutungen auf, können diese beispielsweise mit einem Alginat- oder Kollagen-Verband hämostyptisch und wundheilungsfördernd versorgt werden.

▶ Proteolytische Enzyme

Proteolytische Enzyme ermöglichen im Rahmen einer enzymatischen Wundreinigung ein schmerzfreies, selektives Débridement ohne Blutungen. Das Auftragen erfolgt in Form einer Salbe oder eines Hydrogels und ist einfach, sicher und schnell durchzuführen. Die in Deutschland derzeit erhältlichen Präparate beinhalten Clostridiopeptidase A oder eine Mischung aus Streptodornase und Streptokinase.

▶ Biochirurgie

Als Biochirurgie wird die Behandlung von Wunden mit steril gezüchteten Fliegenmaden bezeichnet. Es werden ca. 5-10 Maden/cm² Wundoberfläche für 3-4 Tage auf die Wunden aufgebracht (☞ Abb. 8.6).

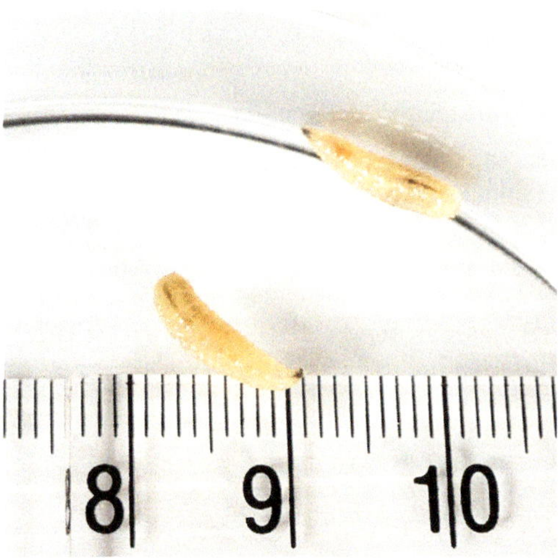

Abb. 8.6: Biochirurgen, nachdem sie 3 Tage auf einer chronischen Wunde waren.

Alternativ zu den ursprünglich ausschließlich genutzten so genannten Freiläufern können die Fliegenmaden auch eingearbeitet in einen Verband ("Biobag") erworben und somit deutlich unkomplizierter aufgetragen und später entfernt werden. Die Fliegenmaden sind durch ihre extrakorporale Verdauung in der Lage, eine äußerst selektive Nekrolyse durchzuführen, die von den meisten Patienten als wenig schmerzhaft empfunden wird. Weiterhin eignet sich die Biochirurgie auch für die Behandlung lokaler Wundinfektionen, insbesondere auch bei Nachweis von grampositiven "Problemkeimen" wie beispielsweise MRSA (Dissemond 2014).

8.4.1.4. Wundauflagen

Es existiert keine für jede Wunde oder jede Phase der Wundheilung geeignete optimale Wundauflage. Moderne Wundauflagen können in verschiedene Kategorien eingeteilt werden, die im Folgenden beispielhaft vorgestellt werden (Dissemond et al. 2014).

▶ Aktivkohle

Aktivkohleverbände bestehen aus einem Faserverbund verkohlter Celluloseprodukte. Die Kompressen absorbieren Geruch, wirken bakterizid und nehmen Toxine auf. Aktivkohleverbände können bei bakteriell kontaminierten und stark sezernierenden Wunden verwendet werden. Insbesondere durch die gute Geruchselimination eignen sich Aktivkohleverbände auch in der palliativen Versorgung von Patienten mit exulcerierten Neoplasien.

▶ Alginat

Wundauflagen aus Alginaten werden aus Fasern von Rot- oder Braunalgen hergestellt und wandeln sich nach Kontakt mit Blut oder Wundsekret unter Quellung in ein hydrophiles Gel um. Dabei werden Bakterien und Detritus in die Gelstruktur eingeschlossen. Alginate eignen sich für tiefe und zerklüftete Wunden ebenso wie für die Behandlung von stark sezernierenden, verschmutzten und/oder bakteriell kontaminierten Wunden und haben somit einen sehr breiten Einsatzbereich.

▶ Hydrofaser

Hydrofasern können innerhalb sehr kurzer Zeit Sekret bis zu dem 40-fachen des Eigengewichtes aufnehmen. Die Flüssigkeitsaufnahme erfolgt bei Wundauflagen aus Hydrofasern ausschließlich vertikal, so dass Mazerationen im Wundrandbereich verhindert werden sollen. Nach Absorption von Wundsekret wandeln sich die Fasern in ein formstabiles, transparentes Gel um und können somit bei stark sezernierenden Wunden für die Förderung der Granulation eingesetzt werden.

▶ Hydrogel

Hydrogele können sowohl Feuchtigkeit an die Wunde abgeben als auch Wundexsudat aufnehmen. Sie eignen sich zudem für die kombinierte

Therapie mit vielen anderen Wundauflagen, falls diese durch die Exsudation der Wunde nicht feucht gehalten werden.

▶ Hydrokolloid

Hydrokolloidverbände bestehen aus einem Polyurethanfilm oder einem Schaumstoff, auf dem eine selbstklebende, stark quellende Masse aufgebracht ist. Unter Aufnahme von Wundexsudat verflüssigt sich die Hydrokolloidmasse und bildet ein visköses Gel. Hydrokolloidverbände erzeugen ein feuchtes, okklusives Wundmilieu und werden insbesondere für die Förderung der Granulation von flachen, wenig exsudativen Wunden verwendet. Der Verband sollte den Wundrand um ca. 2-3 cm überlappen, um eine ausreichende Haftung zu gewährleisten.

▶ Schaumstoff

Schaumstoffkompressen bestehen meist aus Polyurethanschaum, deren Oberflächen beispielsweise mit Silikon beschichtet oder thermisch geglättet sind. Sie können nach einem Débridement in jeder Phase der Wundheilung Anwendung finden. Einige Produkte können Sekret bis zu dem 30-fachen ihres Eigengewichtes aufnehmen und daher auch bei sehr exsudativen Wunden eingesetzt werden. Da offenporige Schaumstoffkompressen in die Granulationsgewebe einwachsen können, werden diese heute insbesondere aufgrund der sehr schmerzhaften Verbandwechsel bei Patienten mit chronischen Wunden als obsolet betrachtet.

▶ Superabsorber

Superabsorber bestehen aus neutralisierten, quervernetzten Polyacrylsäuremolekülen. Sie können bis zu dem 100-fachen ihres Eigengewichtes an Exsudat aufnehmen und in die Polymerstruktur einlagern. Produkte mit Superabsorbern werden insbesondere bei stark exsudativen Wunden als Primär- oder Sekundärverband eingesetzt. Sie können sowohl die Wundreinigung als auch den Granulationsgewebeaufbau unterstützen.

8.4.1.5. Vakuumtherapie

Systeme für eine Vakuumtherapie bestanden ursprünglich aus einem sterilen, auswechselbaren Schwamm und einem nicht kollabierbaren Schlauchsystem mit einer Pumpeinheit (☞ Abb. 8.7). Die Pumpe kann einen individuell modulierbaren Sog aufbauen, der in der Wundtherapie meist 75-125 mmHg beträgt und für 2-4 Tage belassen wird. Heute gibt es auch deutlich kleinere Einweggeräte, die gut ambulant eingesetzt werden können.

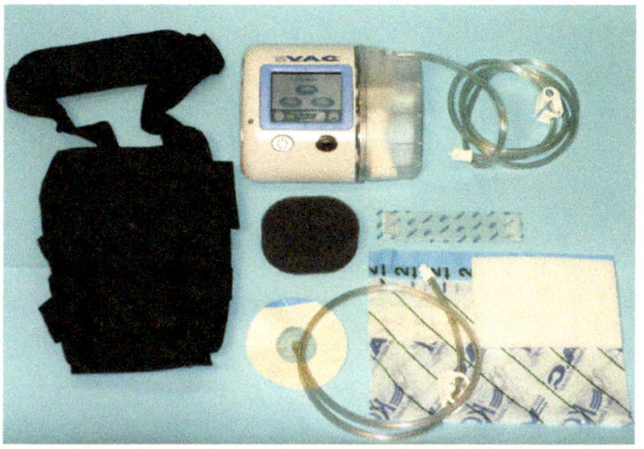

Abb. 8.7: Utensilien, die für die Durchführung einer Vakuumtherapie benötigt werden.

Die Vakuumtherapie kann aufgrund der oft sehr raschen Induktion von Granulationsgewebe und bei Wunden mit sehr ausgeprägter Exsudation, derzeit bei vielen Patienten mit chronischen Wunden als Option der ersten Wahl für die Förderung der Granulation, gesehen werden (Peinemann und Sauerland 2011). In der Palliativmedizin ist jedoch unbedingt zu beachten, dass der Einsatz der Vakuumtherapie in malignen Wunden grundsätzlich als kontraindiziert zu sehen ist, da die Vakuumtherapie potentiell auch eine Proliferationstendenz in dem Tumorgewebe induzieren könnte. Falls jedoch auf anderen Wegen ein Exsudatmanagement nicht zu gewährleisten ist, kann auch hier der Einsatz der Vakuumtherapie diskutiert werden.

8.4.1.6. Wundrandschutz

Im Rahmen einer modernen feuchten Wundtherapie ist es wichtig, darauf zu achten, dass die Wunde zwar feucht gehalten wird, aber der Wundrand und die Wundumgebung vor einer Mazeration geschützt werden. Das immer noch weit verbreitete Auftragen von Zinkpasten ist zwar grundsätzlich nicht falsch, erschwert jedoch die klinische Inspektion und adhäsive Wundverbände können nicht mehr fixiert werden. Insofern ist hier der Einsatz flüssigkeitsabweisender, transparenter Präparate wie beispielsweise Acrylate oder Silikone, die ursprünglich aus der Stomatherapie kommen, zu bevorzugen (Körber et al. 2007).

8.4.1.7. Schmerztherapie

Es hat sich in vielen klinischen Untersuchungen gezeigt, dass Schmerzen für die meisten Patienten mit chronischen Wunden das größte, die Lebensqualität beeinträchtigende Problem sind. Diese Schmerzen können sowohl dauerhaft durch die Wunde und/oder jeweils bei den Verbandwechseln durch eine Traumatisierung auftreten. Nach Objektivierung der Schmerzintensität, beispielsweise mit einer visuellen Analogskala (VAS), sollte bei jedem Patienten mit chronischer Wunde besprochen werden, ob eine Schmerztherapie sinnvoll erscheint. Zusätzlich kann beispielsweise darauf geachtet werden, dass festhaftende Verbände vor dem Wechsel mit angewärmter Ringer-Lösung eingeweicht werden.

PACE TIPP!

Krusten können mit Olivenöl getränkten Kompressen oder einer fettigen Salbe, die mehrere Stunden zuvor aufgetragen worden sind, eingeweicht und anschließend weitestgehend atraumatisch abgetragen werden.

Lokalanästhetika in Form einer Creme eignen sich zudem für die unterstützende lokale Anwendung. Diese Creme sollte jedoch mindestens 60 Minuten vor der Intervention aufgetragen worden sein (Briggs und Nelson 2003). Die Effektivität des Lokalanästhetikums kann durch die okklusive Applikation mittels semipermeablem Folienverband zusätzlich verstärkt werden. Auch Magistralrezepturen mit 1 % Morphium in einem Hydrogel als NRF-Rezeptur (Tran und Fancher 2007) oder modifiziert in einem Polihexanid-Gel (Huptas et al. 2011) zeigen bei topischer Applikation auf Wunden oft eine ausgezeichnete Wirkung. Es gibt zudem auch Schaumstoffwundauflagen, die Ibuprofen freisetzen.

8.4.1.8. Fazit

Wunden können bei zahlreichen Patienten in der palliativmedizinischen Versorgung gefunden werden. Nach Diagnostik der oft multifaktoriellen Genese ist ein kurativer Ansatz oft nicht möglich. Symptomatisch stehen heute aber zahlreiche Möglichkeiten zur Verfügung, um eine möglichst wenig schmerzhafte Wundtherapie begleitend zu ermöglichen und weitere Komplikationen zu vermeiden.

Literatur

Barnabé, C., Daeninck, P.: "Beauty is only skin deep": prevalence of dermatologic disease on a palliative care unit. J Pain Symptom Manage, 2005, 29: 419-422.

Briggs, M., Nelson, E.A.: Topical agents or dressings for pain in venous leg ulcers. Cochrane Database Sys Rev, 2003, 1: CD001177.

Dissemond J.: Differentialdiagnosen des Ulcus cruris. Gefäßchirurgie, 2017, 22: 505-514.

Dissemond, J., et al.: Moderne Wundtherapie – praktische Aspekte der lokalen, nicht-interventionellen Behandlung chronischer Wunden. J Dtsch Dermatol Ges, 2014, 12: 541-554.

Dissemond, J.: Chronische Wunden und Bakterien - Klinische Bedeutung, Nachweis und Therapie. Hautarzt, 2014, 65: 10-14.

Fernandez, R., Griffiths, R.: Water for wound cleansing. Cochrane Database Syst Rev, 2008, 23: CD003861.

Huptas, L., et al: Schmerzreduktion bei Patienten mit chronischem Ulcus cruris durch ein neu entwickeltes Morphin-Gel: Erste Resultate einer klinischen Untersuchung. Hautarzt 2011, 62: 280-286.

Körber, A. et al: Wundrandschutz mit Cavilon® während Vakuumversiegelung: Resultate einer klinischen Untersuchung bei Patienten mit Ulcus cruris. ZfW, 2007, 12: 6-11.

Kramer, A. et al: Auswahl von Wundantiseptika: Aktualisierung des Expertenkonsens 2018. Wundmanagement 2019, 13: 3-23.

Peinemann, F., Sauerland, S.: Vakuumtherapie von Wunden: Systemische Übersicht randomisierter kontrollierter Studien. Dtsch Arztebl, 2011, 108(22): 381-389.

Strohal, R, et al: EWMA Dokument 2013: Debridement. Stand der Entwicklung und Rolle des Debriements: Aktuelle Übersicht und Begriffserklärungen. Wundmanagement 2013, 7(Suppl. 3): 4-39.

Tran, Q.N., Fancher, T.: Achieving analgesia for painful ulcers using topically applied morphine gel. J Support Oncol, 2007, 5: 289-293.

8.4.2. Allergische Symptome

Fall

Eine 66-jährige Patientin wird vom Hausarzt in die Zentrale Notaufnahme einer Universitätsklinik verwiesen. Sie hat starke Schmerzen im Unterbauch, die in die lumbale Wirbelsäule ausstrahlen.

Drei Jahre zuvor ist bei ihr eine Nephrektomie wegen eines Urothelkarzinoms (TCC, transitional cell carcinoma) durchgeführt worden. Seit rund einem Jahr ist sie in der Universitätsklinik wegen eines Blasenkarzinoms (wiederum ein Urothelkarzinom) in Behandlung. Jetzt wird bei ihr eine schwere Harnwegsentzündung mit progressiver Pyelonephritis und leichter Hydronephrose diagnostiziert, die mit Antibiotika behandelt wird. Leber- und Nierenfunktion sind normal. Ihre Schmerzen werden initial mit Metamizol behandelt (500-1000 mg, 3 mal täglich). Die Schmerzen sind hiermit recht gut unter Kontrolle. In den folgenden Tagen sinkt jedoch die Kreatinin-Clearence und Metamizol wird darum wieder abgesetzt. Die Patientin berichtet jetzt, dass sie allergisch gegen Morphin sei, das habe sich nach ihrer Nierenoperation herausgestellt. Wegen der Gefahr einer Kreuzallergie möchten die behandelnden Ärzte zwar am liebsten auf ein Opioid verzichten, wegen der unerträglichen Schmerzen der Patientin entschließt man sich aber doch, mit Tramadol zu behandeln, da es sich hierbei um ein synthetisches Opioid handelt und die Gefahr einer Kreuzallergie daher geringer sein soll. Tramadol (2 mal täglich 50 mg) verringert die Schmerzen nur unzureichend, eine Erhöhung der Dosis auf 3 mal täglich 50 mg verursacht Übelkeit, sodass wieder zur ursprünglichen Dosis zurückgegangen werden muss.

Besprechung des Falls

Konzentrieren möchte ich mich hier auf die Allergie der Patientin gegen Morphin, die Wahrscheinlichkeit einer Kreuzallergie und die Möglichkeiten, eine solche zu vermeiden. Ganz unkommentiert möchte ich hier die Tatsache lassen, dass Metamizol aufgrund einer sich verschlechternden Nierenfunktion abgesetzt wurde.

▶ Opioidallergien

So wie gegen alle exogenen Chemikalien sollte man auch gegen Opiodanalgetika allergische oder anaphylaktische Reaktionen erwarten. Allerdings scheinen solche Reaktionen außerordentlich selten zu sein und liegen nur in Fallberichten vor. (z.B. Woodall et al. 2008) Das gilt folgerichtig auch für Berichte über bewiesene Kreuzallergien zwischen Opioiden. Die einzigen bewiesenen Kreuzallergien sind interessanterweise allergische Hautreaktionen auf perioperativ gegebene Opioide, die bei Sozialarbeitern aufgetreten sind, die durch beruflich bedingten Hautkontakt eine Kontaktdermatitis auf Diacetylmorphin (Heroin) erworben hatten.

Im Gegensatz zu den allergischen Reaktionen ist die überwiegende Mehrheit der Opioid-Nebenwirkungen nicht immunbedingt. Schätzungen gehen davon aus, dass über 98 % der Fälle von Reaktionen auf Opioide keine wirklichen Allergien sind (Li et al. 2017). Auch unter den klinisch diagnostizierten Opioidallergien lassen sich nur 15 % durch einen Provokationstest verifizieren.

Dieses Phänomen der von Patienten selbst berichteten und häufig falsch interpretierten allergischen Reaktionen ist auch in anderen Bereichen der medizinischen Versorgung bekannt. So publizierte eine Gruppe von Anästhesisten, dass in ihrer Klinik von 1260 Patienten 420 (33,4 %) berichteten, allergisch gegen in total 644 individuelle Medikamente zu sein. Die meisten dieser Allergien wurden von den Autoren als Fehldiagnosen eingeschätzt. Die Autoren berichteten weiterhin von 13 Inzidenten, bei denen trotz angegebener Morphinallergie Morphin gegeben wurden, ohne dass es zu einer allergischen Reaktion kam (MacPherson et al. 2006).

▶ Opioidnebenwirkungen

Opioide haben, wie praktisch jedes Medikament, eine Reihe von unerwünschten Wirkungen (Nebenwirkungen; AD = adverse effects). Sie sind in ihrer Häufigkeit und Charakteristik vorhersehbare pharmakologische Wirkungen eines Medikaments. Bei Opioiden sind das vor allem: Übelkeit, Erbrechen, Obstipation, sedierende Effekte, Verwirrtheit, sexuelle Störungen und Harnretention.

▶ Histaminfreisetzung

Eine bei erstmaliger Gabe vorkommende Histaminfreisetzung kann für Patient und Therapeuten wie eine allergische Reaktion aussehen. Praktisch alle Opioid-Analgetika, insbesondere aber die natürlich vorkommenden und halbsynthetischen Verbindungen verursachen als pharmakologische Nebenwirkung eine Histaminfreisetzung. Die Histaminfreisetzung wird für Reaktionen wie Urtikaria, Juckreiz, arterielle Hypotonie und einen Flush verantwortlich gemacht. Diese Reaktionen sind natürlich weder allergisch noch anaphylaktisch. Die Histaminfreisetzung aus kutanen Mastzellen wird auch als "Pseudo-Allergie" oder "Anaphylaktoide Reaktion" bezeichnet. Zwei mögliche Mechanismen der Mastzell-Degranulation (und damit Freisetzung von Histamin und anderen Mediatoren) werden diskutiert: Die Aktivierung des Mechanismus über den Opioidrezeptor und eine direkte Aktivierung über den G-Protein-gekoppelten Rezeptor (Kalangara et al. 2019). Wie gesagt ist die Histaminfreisetzung klinisch nur schlecht von einer echten allergischen Reaktion zu unterscheiden, allerdings ist die Histaminfreisetzung eine Erstreaktion auf das Opioid, während einer Allergie eine Sensibilisierung mit dem Allergen vorausgeht. Auch ist die Histaminfreisetzung temporär, sie tritt schneller auf, ist konzentrationsabhängig und es kommt nur selten zu schweren, lebensbedrohlichen Reaktionen.

▶ Diagnostik einer Opioidallergie

Lange wurde eine Typ-1-Reaktion auf Opioide wegen der Existenz von endogenen Opioiden (Endorphine) als unwahrscheinlich betrachtet, heute wird eine Typ-1-Reaktion als eine reelle, wenn auch seltene Möglichkeit angesehen. Unter den Testverfahren, die eine Allergie sicher diagnostizieren, ergeben bei Opioiden nur Provokationstests verlässliche Ergebnisse. Der Pricktest gibt viele falsch-positive Ergebnisse, da sich durch die Histaminfreisetzung Allergie und "Pseudoallergie" nicht voneinander unterscheiden lassen. Auch spezifische IgE-Tests haben sich als unzuverlässig herausgestellt, da bisher IgE-Immunassays für Opioide schlecht validiert sind und außerdem bei bis zu 15 % falsch positiv sind (Kalangara et al. 2019). Übrig bleiben also nur die Provokationstests, die für Medikamentenallergien überhaupt als Goldstandard angesehen werden (Li et al. 2017). Provokationstests, bei denen unter strengster klinischer Überwachung Medikamente getestet werden, die für die weitere Behandlung eines Patienten essentiell sind, sollten jedoch nur nach sorgfältiger Abwägung der Risiken und Nutzen durchgeführt werden, und das gilt sicherlich besonders für Patienten mit palliativem Versorgungsbedarf.

▶ Kreuzallergien bei Opioiden/Opiaten

Die behandelnden Ärzte in dem oben beschriebenen Fall denken intensiv über die Möglichkeit einer Kreuzallergie bei Opioiden nach. Sie entscheiden sich, auf Tramadol zurückzugreifen, weil sie bei diesem synthetischen Opioid eine Kreuzallergie mit Morphin für unwahrscheinlich halten.

Opioid/ Opiat		6-Hydro-xyl-Gruppe	Basis-struktur
Alfentanil	synthetisch	-	Pethidin
Buprenorphin	halbsynthetisch	nein	Morphin
Codein	Opiat	ja	Morphin
Fentanyl	synthetisch	-	Pethidin
Hydromorphon	halbsynthetisch	nein	Morphin
Methadon	synthetisch	-	Eigenstruktur
Morphin	Opiat	ja	Morphin
Oxycodon	halbsynthetisch	nein	Morphin
Pethidin	synthetisch	-	Pethidin
Tramadol	synthetisch	-	Eigenstruktur

Tab. 8.12: Kreuzallergien bei Opioiden/Opiaten.

In der Tat spielen drei Faktoren eine Rolle bei der Frage, wie wahrscheinlich oder unwahrscheinlich eine Kreuzallergie ist (☞ Tab. 8.12), unabhängig davon, dass Allergien (also auch Kreuzallergien) überhaupt bei Opioiden selten sind:

- 1. Natürlich vorkommende (Opiate) im Vergleich zu halbsynthetischen und synthetischen Verbindungen(Opioide): Die natürlich vorkommenden und halbsynthetischen Verbindungen haben mehr Potenzial eine Allergie auszulösen als die synthetischen Opioide. Auf jeden Fall sind sie stärkere Auslöser einer Histaminausschüttung, also einer "Pseudoallergie" oder anaphylaktoiden Reaktion.
- 2. Vorhandensein einer 6-Hydroxylgruppe an der Morphin-Grundstruktur. Opioide, die diese 6-Hydroxylgruppe ebenfalls aufweisen, haben theoretisch eine höhere Chance, mit Morphin eine Kreuzallergie auszubilden.
- 3. Die allgemeine chemische Struktur des Opioids: Traditionell teilt man Opioide nach ihrer Basisstruktur in Morphinstruktur, Pethidinstruktur und Opioide mit eigenen Strukturen (nicht-Morphin und nicht-Pethidin) ein. Theoretisch sind Opioide innerhalb einer dieser

Gruppen eher geeignet, eine Kreuzallergie zu entwickeln.

Eine andere Möglichkeit, eine Kreuzallergie zu umgehen, ist zu einer anderen chemischen Klasse von Opioiden zu wechseln. So ergibt ein Wechsel von einem Phenanthren-Opioid, zu dem die meisten gängigen Opioide gehören (u.a. Morphin, Oxycodon, Hydromorphon, Buprenorphin) zum Diphenylheptan-Opioid Methadon ein höheres Maß an Sicherheit.

Allergien allgemein

Allergische Erkrankungen sind Ausdruck einer durch spezifische Sensibilisierung veränderten Reaktionsbereitschaft des Organismus gegen ein Antigen. Es gibt vier Arten von allergischen Reaktionen (sofortige, zytotoxische, immunkomplexe und verzögerte), aber das gemeinsame Merkmal ist, dass alle diese Reaktionen IgE- oder T-Zell-vermittelt sind. Eine Sensibilisierung mit dem Allergen oder einer strukturchemisch ähnlichen Substanz (dann Kreuzallergie genannt) ist Voraussetzung für eine allergische Reaktion. Bei einer erstmaligen Exposition kommt es also noch nicht zu einer Reaktion.

Es sind eine Reihe von allergischen Reaktionen beschrieben: Die Allergietypen I bis III werden zu den Sofortreaktionen gerechnet, sie werden durch Antikörper vermittelt. Der Allergietyp IV wird zu den verzögerten Reaktionen gerechnet. Hier werden Lymphokine aus sensibilisierten T-Lymphozyten freigesetzt, die dann die allergische Reaktion auslösen.

Anaphylaktische Reaktion (Typ I)

An Zellen fixierte IgE-Antikörper reagieren mit Antigen, es kommt zur lokalen Entzündung durch freigesetzte Mediatoren (Histamin, Leukotriene u.a.). Die meisten Arzneimittelallergien und Nahrungsmittelallergien gehören zu diesem Typ.

Zytotoxische Reaktion (Typ II)

An Zellen fixiertes Antigen reagiert mit zirkulierendem Antikörper (IgG- und IgM-Antikörper). Dadurch werden das Komplementsystem oder zytotoxische Killerzellen aktiviert und es kommt zur Zytolyse körpereigener Zellen. Beispiele sind: Transfusionsreaktion, autoimmunhämolytische Anämie, bestimmte Formen der Medikamentenallergie, Agranulozytose.

Immunkomplex- oder Arthus-Typ-Reaktion (Typ III)

Immunkomplexe aus präzipitierenden IgG- und IgM-Antikörpern und Allergenen lösen diese Reaktion aus. Es kommt zur Organerkrankung durch Freisetzung von Entzündungsmediatoren. Beispiele sind: Serumkrankheit, allergische Alveolitis, Glomerulonephritis, Panarteriitis, systemischer Lupus erythematodes.

Tuberkulin-Typ-Reaktion (verzögerte Allergie – Typ IV)

Reaktion spezifisch sensibilisierter T-Zellen mit Antigen, im Gewebe kommt es zur Freisetzung von entzündungserregenden Lymphokinen. Beispiele sind: Tuberkulin-Reaktion, Kontaktdermatitis, akute Transplantatabstoßung und Arzneimittelexanthem.

Zu den allergischen Erkrankungen im klassischen Sinne werden die Typen I und IV gezählt. Sie sind auch die am häufigsten vorkommenden Formen.

In der Palliativmedizin stellt sich auch bei allergischen Reaktionen die Frage, inwieweit diagnostische Tests überhaupt indiziert sind. Expositionstests (Prick-, Scratch-, Intrakutan-Test, nasale, konjunktivale, subkutane, orale oder intravenöse Exposition) und aufwendige Blutuntersuchungen (Gesamt-IgE: PRIST, spezifisches IgE im Serum: Radio-Allergo-Sorbent-Test = RAST, Eosinophilie im Blut, Eosinophiles Cationisches Protein: ECP) sind nur dann indiziert, wenn dadurch Behandlungsmöglichkeiten eröffnet werden. Bereits bei den Gesprächen im Rahmen des "Advance care planning" ist eine detaillierte Allergieanamnese nützlich. Eine genaue Expositionsanamnese der allergischen Reaktion (u.U. mit Fotos) ist ebenfalls wichtig, um Rückschlüsse auf das Allergen zu ermöglichen.

Therapie allergischer Reaktionen bei palliativen Patienten

Auch bei den therapeutischen Maßnahmen muss auf die besondere Situation des Patienten mit palliativem Versorgungsbedarf Rücksicht genommen werden, was allerdings nicht heißt, dass eine Therapie nicht indiziert sei. Walker und Kollegen (2016) haben ein Simulationstrainingsprogramm für Palliativmedizin-Spezialisten in der Region West/East Yorkshire entwickelt, bei dem im Simulationslabor des Pinderfields-Krankenhauses eine

Reihe medizinischer Notfälle der palliativen Situation gerecht eingeübt werden. Darunter ist auch das Szenarium eines anaphylaktischen Schocks auf eine Antibiotikatherapie.

Aus der Fülle von allergischen Reaktionen seien drei Beispiele einer Therapie für palliative Patienten genannt:

▶ Allergische Rhinokonjunktivitis

- Eine Hyposensibilisierung ist hier in der Regel nicht indiziert.
- Eine symptomatische Therapie mit Antihistaminika ist auch bei palliativen Patienten möglich. Neuere Substanzen wie Astemizol, Terfenadin, Desloratidin und Cetirizin wirken nicht sedierend, können auch den Appetit steigern, sie haben allerdings teilweise organspezifische Nebenwirkungen, die bei palliativen Patienten mit Leber- oder Niereninsuffizienz kontraindiziert sein können.
- Lokale Anwendung von Cromoglicinsäure als Nasenspray bzw. Pulverkapseln oder Augentropfen.
- Topische Steroide, 3-4 × tgl. 2 Hübe pro Nasenloch.
- Ggf. orales Steroid (5-10 mg Prednison pro Tag).

▶ Urtikaria

- Bei der allergischen Form genügt die Allergenkarenz.
- Die chronische (idiopathische) Urtikaria ist therapeutisch schwer beeinflussbar. Versuch mit Antihistaminika (H1- und H2-Blocker), ggf. orale Steroide oder Kombination (Antiallergikum und Betamethason).

▶ Anaphylaktischer Schock

Auf jeden Fall aber sind die Allergenzufuhr zu stoppen und die lokalen Notbehandlungsprotokolle zu beachten. Auch der Patient mit palliativem Versorgungsbedarf muss in der Regel dem Protokoll zufolge behandelt werden. Unter Umständen ist eine weitergehende Behandlung wie eine Wiederbelebung oder eine Therapie auf einer Intensivstation bei einem Patienten mit palliativem Versorgungsbedarf nicht indiziert. Die Entscheidung hängt sehr von den zuvor mit dem Patienten und seinen Zugehörigen gemachten Absprachen ab. Als Beispiel führe ich hier das im AmsterdamUMC gebräuchliche Notprotokoll an. Dieses Protokoll kann in der Tat an anderen Orten anders aussehen.

PACE TIPP!

1. Stop das Allergen
2. Patient in Trendelenburg lagern
3. Intravenöser Zugang und Füllen mit Kristalloiden
4. Gib Adrenalin: 500 µg i.m. oder 10-20 µg i.v.
5. Unzureichende Wirkung? Ja: Adrenalin i.v. titrieren alle 1-2 min in ansteigender Dosis
6. Gib:
   - Clemastin 2 mg i.v.
   - Ranitidin 50 mg i.v.
   - Dexamethason 8 mg i.v.
7. Denk nach über:
   - Adrenalinpumpe 0,05-0,1 µg/kg/min i.v.
   - Terlipressin 1-2 mg i.v.
   - Salbutamol-Inhalation/Vernebelung
   - Salbutamol 5-10 µg/kg i.v. (cave Hypokaliämie)
8. Formulier Differentialdiagnosen, diese ausschließen oder behandeln.

Konsequenzen für die Klinik

Eine Allergieanamnese ist in der Palliativmedizin wichtig und sollte möglichst bereits im Advance-Care-Gespräch erhoben werden. Die meisten von Patienten berichteten Medikamentenallergien sind allerdings keine solchen, sondern Nebenwirkungen von Arzneimitteln. Selbst in der Klinik beobachtete allergische Reaktionen sind mehrheitlich keine echten Allergien. Das gilt besonders für Opioidallergien, die außerordentlich selten sind. Bei Morphin handelt es sich dabei häufig stattdessen um eine Histaminfreisetzung, die von einer echten Allergie nicht immer deutlich unterschieden werden kann. Bei Patienten, die hierfür empfindlich sind, ist ein Wechsel zu einem synthetischen Opioid angezeigt. Echte Medikamentenallergien sind IgE- oder T-Zell-vermittelte Reaktionen. Ihnen geht immer eine Sensibilisierung mit dem Allergen oder einer strukturchemisch ähnlichen Substanz voraus. Um bei echten Allergien Kreuzallergien aus dem Weg zu gehen, sollte man bei Opioiden also zu einer Struktur-unähnlichen Substanz übergehen. Das allein gibt einen hohen Grad an Sicherheit.

Allergietests sollten nur dann durchgeführt werden, wenn sich dadurch therapeutische Möglichkeiten eröffnen. Bei der Opioidallergie sind allein Provokationstests wirklich zuverlässig. Allergische Reaktionen – vor allem aber der anaphylaktische Schock – müssen auch bei palliativen Patienten behandelt werden. Hier kommen in der Regel örtliche Protokolle zur Anwendung. Der weitere Verlauf der Behandlung ist von Vereinbarungen abhängig, die mit dem Patienten und seinen Verwandten getroffen wurden.

Literatur

Kalangara J, Potru S, Kuruvilla M. Clinical Manifestations and Diagnostic Evaluation of Opioid Allergy Labels - A Review. J Pain Palliat Care Pharmacother 2019;33(3-4):131-140

Li PH, Ue KL, Wagner A, Rutkowski R, Rutkowski K. Opioid hypersensitivity: predictors of allergy and role of drug provacation testing. J Allergy Clin Immunol Pract 2017;5(6):1601-1606

MacPherson RD, Willcox C, Chow C, Wang A. Anaesthetist's responses to patients' self-reported drug allergies. Br J Anaesth 2006;97(5):634-9

Walker LN, Russon L. Does simulation have a role in palliative medicine specialty training? BMJ Support Palliat Care 2016;6(4):479-485

Woodall HE, Chiu A, Weissman DE. Opioid allergic reactions #175. J Palliat Med 2008;11(5):776-7

8.4.3. Infektion

Fall

Eine 52-jährige Patientin mit einem metastasierten Mammakarzinom präsentiert sich in der Palliativambulanz. Trotz einer linksseitige Mastektomie, einer adjuvanten Radiotherapie und Chemotherapie konnte ein lokales Rezidiv nicht verhindert werden. Ihre Lebenserwartung beträgt 2-3 Monate. Nun präsentiert sie sich mit einem exulzerierend wachsenden Tumor, der deutlich Zeichen einer Superinfektion aufweist. Sie hat Fieber, Schüttelfrost, Schmerzen in der Umgebung der Wunde und Juckreiz. Sie beschreibt, dass sie seit 3 Wochen praktisch "in ihrem Badezimmer lebe". Aktuell wechselt sie alle 2 Stunden den Verband, hat hierbei keine Hilfe und glaubt nicht mehr, dass sie so alleine zuhause zurechtkommt. Vor allem quält sie aber der entsetzliche Geruch, der von der Wunde ausgeht. Der Hausarzt hat empfohlen, Silbersulfadiazin (Flammazine® Creme) auf die Läsionen zu schmieren. Das hat allerdings nicht zu einer Besserung geführt. Bis vor einem Monat hatte sie noch an allen Aktivitäten des täglichen Lebens teilgenommen, besuchte regelmäßig die Gottesdienste ihrer Glaubensgemeinschaft und war aktives Mitglied des Kirchenchors, bis sie mitbekam, dass sich Kirchgänger über den Geruch beschwerten und sie seitdem in sozialer Isolation zuhause blieb.

Sie wird auf der Palliativstation aufgenommen. Neben einer allgemeinen Wundversorgung wird die Wunde 2 × täglich mit Metronidazol 2 % gespült. Der Geruch ist nach 5 Tagen deutlich verbessert und die Patientin wird nach Hause entlassen. Hier wird in Folge weitere 10 Tage der Wundgrund 1 × täglich mit Metronidazol Gel 0,8 % ca. 3 mm dick durch den Pflegedienst versorgt.

Besprechung des Falls

Unnötige stationäre Aufnahmen und sinnlose Antibiotikabehandlungen sind mit Recht rote Tücher für einen Palliativmediziner, aber hier hat das Vorgehen zu einer Verbesserung der Lebensqualität geführt. Schlechte Gerüche sind ein Symptom, das zu einer erheblichen psychischen Belastung für Patienten und deren Umgebung führt. Gerüche vermindern Lebensqualität und führen zu Depressionen und nicht unerheblicher sozialer Isolation. Nicht-sporenbildende Anaerobier, die Wunden kolonisieren, sind häufig die Ursache für einen charakteristischen fauligen Geruch. Sie erzeugen als metabolisches Endprodukt flüchtige Fettsäuren. Weder durch ausgiebige Belüftung der Räume noch durch Deodorantien oder selbst Aktivkohleverbände lässt sich der Geruch ausreichend beherrschen. 0,8 % Metronidazol-Gel ist effektiv im Vermindern dieses Geruchs (Bower et al. 1992). Übrigens wird hierdurch auch der Wundschmerz und der Zustand der Wunden verbessert. Eine systemische Therapie mit Metronidazol ist zwar ebenfalls effektiv, aber belastender und sehr viel häufiger mit Nebenwirkungen (vor allem Übelkeit) verbunden. Ramasubbu und Mitarbeiter (2017) unterstreichen die Bedeutung von systemischer Antibiotikatherapien in der palliativen Behandlung von malignen Wunden. Auftragen von pulverisierten Metronidazol-Tabletten (Hu et al. 2019) und Metronidazol-Lösung scheinen ebenso wirkungsvoll zu sein. Der Fall zeigt, dass bei richtiger Indikation Antibiotika wichtige Hilfsmittel in der Versorgung palliativer Patienten sein können. Ich möchte dabei nicht unerwähnt lassen, dass eine lokale Antibiotikatherapie nur ein kleiner Teil der palliativen Wundpflege ist und dass es andere erfolgreiche Strategien (zum Beispiel Chlorophyll) gegen Wundgerüche gibt.

Häufigkeit von Infektionen bei palliativen Patienten

Die meisten der hier zitierten Studien sind in der sehr lesenswerten Übersichtsarbeit von Macedo und Kollegen (Macedo et al. 2018) zusammengefasst, die sich sehr viel eingehender mit dem Thema "Häufigkeit von Infektionen" befassen, als es an dieser Stelle getan wird.

Juthani-Mehta und Kollegen (2015) stellen fest, dass Infektionen und Fieber die häufigsten Komplikationen bei palliativen Patienten sind. Ihnen zufolge werden fast 90 % der Patienten, die mit Krebs im fortgeschrittenen Stadium ins Krankenhaus eingeliefert werden, in der Woche vor ihrem Tod mit Antibiotika behandelt.

Die Infektionshäufigkeit bei palliativmedizinischen Krebspatienten liegt bei etwa 50 % (Pereira et al. 1998). Die Autoren sehen Krebspatienten als besonders anfälliger für Infektionen, Faktoren wie Unterernährung, Immunsuppression, Immobilität und die Verwendung von Hilfsmitteln wie Harnkatheter und Infusionen bei der Behandlung dieser Patienten seien unter anderem hierfür verantwortlich zu machen. In dieser retrospektiven Studie zeigten Pereira und Mitarbeiter, dass auf ihrer Palliativstation Infektionen der ableitenden Harnwege (39,2 %) und des Respirationstraktes (36,5 %) am häufigsten waren. Entsprechend war das Erregerspektrum mit Escherichia coli (22,9 %), Staphylococcus aureus (20 %) und Enterococcus (11,4 %). Die überwiegende Mehrzahl der Infektionen wurde dann auch mit Antibiotika behandelt (71,6 %). Eine Metaanalyse der bis dahin bestehenden acht Studien (Nagy-Agren et al. 2002) bestätigte die Erfahrungen von Pereira und Mitarbeitern: Enterobacteriaceae und S. aureus wurden am häufigsten isoliert, am meisten waren Harnwege und Respirationstrakt befallen.

Die insgesamt hohe Inzidenz von Infektionen bei Patienten mit palliativem Versorgungsbedarf wird durch andere Studien unterstützt. In einer retrospektiven Studie (Thompson et al. 2012) erhielten 86,9 % der Krebspatienten Antibiotika, von denen nur 69,8 % auf eine Infektion hinweisende klinische Befunde aufwiesen. In Deutschland scheint das nicht viel anders zu sein: Stiel (2012) zeigte in einer kleinen Studie mit 448 Patienten mit palliativem Versorgungsbedarf, dass 63,8 % mit Antibiotika behandelt wurden.

Weitestgehend unklar ist es, wie man mit multiresistenten Keimen bei palliativen Patienten in verschiedenen Umgebungen – poliklinisch, stationär klinisch und auf Palliativstationen – umgehen muss. Aus einer jüngst veröffentlichten Übersichtsarbeit zu diesem Thema geht hervor, dass trotz zahlreicher Publikationen weder das Ausmaß des Problems noch deutliche Protokolle zu deren Beherrschung sichtbar sind (Enninger et al. 2021).

Antibiotikatherapie bei Patienten mit palliativem Versorgungsbedarf

Es ist umstritten, ob die allgemeinen Regeln einer Antibiotikatherapie bei Infektionen für einen Patienten mit palliativem Versorgungsbedarf gültig sind. Ist eine gezielte Therapie nach einem Antibiogramm nötig? Wie geht man mit multiresistenten Keimen um? Ziel der Palliativmedizin ist es,

Symptome zu lindern, die durch Infektionen bedingt oder verstärkt werden. Dabei kommen häufig auch Antibiotika zum Einsatz. So berichtete Bruera schon 1986 von sieben Patienten mit sehr schmerzhaften ulzerierenden Tumoren im Kopf-Hals-Bereich, bei denen durch eine antibiotische Therapie der Superinfektion der Schmerz deutlich gesenkt werden konnte.

Wegen der nicht unerheblichen Nebenwirkungen (Übelkeit, Brechreiz, Durchfall, Appetitmangel oder allergische Reaktionen) muss ein unkritischer Einsatz von Antibiotika in der Palliativmedizin allerdings abgelehnt werden. Eine Studie von Oh und Mitarbeitern (2006) zeigt das exemplarisch: Zwar entwickelten 80,1 % ihrer onkologischen Patienten in der Terminalphase Zeichen einer klinischen Infektion und sogar 84,4 % erhielten eine Antibiose, aber nur bei 15,1 % konnte damit eine Besserung von Symptomen erzielt werden, 55,4 % profitierten überhaupt nicht von der Behandlung.

Die meisten Studien halten Antibiotika für ein sinnvolles Instrument der Symptomkontrolle. Einige Studien beschäftigen sich aber auch mit der lebensverlängernden Wirkung einer erfolgreichen Antibiotikatherapie. Brown (1979) zeigte, dass die Patienten, die Antibiotika erhielten, während fieberhafter Episoden eine signifikant niedrigere Mortalität aufwiesen als bei einem abwartenden Vorgehen (9 % gegenüber 59 %). Allerdings sind die Daten dieser Studie über 40 Jahre alt und die Palliativmedizin, Antibiotikatherapie und Onkotherapie haben sich deutlich weiterentwickelt. Macedo (2018) bespricht in ihrer Übersichtsarbeit 7 Studien, von denen 4 eine Verminderung der Mortalität durch Antibiotikatherapie bei Fieber zeigen, 3 von 7 zeigen keinen Unterschied in der Mortalität. Macedo (2008) vermutet, dass eine Infektion, die von einem tumorösen Organ ausgeht, schlechter auf Antibiotika anspricht als zum Beispiel eine Harnwegsinfektion oder Infektion der unteren Luftwege, die unabhängig von der Grunderkrankung sind.

Neben der Frage nach der Mortalität und der Lebensqualität Patienten mit palliativem Versorgungsbedarf mit Infektionen entstehen aber eine Reihe ethischer Fragen im Zusammenhang mit einer Antibiotikatherapie: Ist eine prophylaktische Antibiotika- oder Antimykotikatherapie bei Chemotherapien indiziert? Infektionen gelten vielfach als Ausschlusskriterium für palliative, potentiell lebensverlängernde Therapien. Sind hier Antibiotikatherapien indiziert, um Patienten eine solche Behandlung doch noch zu ermöglichen? Wie ist mit einer Infektion als Komplikation einer palliativen Chemotherapie umzugehen? Eine Antibiotikatherapie ist zwar keine primär lebenserhaltende Maßnahme wie zum Beispiel eine kardiopulmonale Wiederbelebung, aber auch in diesen Fällen sitzen Therapeuten häufig in einem ethischen Dilemma bei der Frage: Behandeln oder nicht?

Diagnostik von Infektionen bei Patienten mit palliativem Versorgungsbedarf

Die Diagnostik einer Infektion ist in erster Linie klinisch: durch Anamnese und körperliche Untersuchung. Klinische Anzeichen, dass ein Patient mit palliativem Versorgungsbedarf infiziert sein könnte, sind Fieber, Husten, gelber Auswurf, Eiter oder Hautverletzungen. Die Diagnose einer Infektion bei einem Patienten mit palliativem Versorgungsbedarf ist nicht immer einfach. Gerade Fieber, ein sonst sicherer Indikator, ist nicht immer vorhanden. Patienten mit palliativem Versorgungsbedarf verwenden häufig Medikamente wie Paracetamol, nicht-steroidale entzündungshemmende Medikamente und Kortikosteroide, die die Fieberreaktion möglicherweise verwischen können. Fieber muss aber auf der anderen Seite nicht unbedingt durch eine Infektion verursacht sein, es könnte Neoplasma-induziert sein. Eine weitere mögliche Ursache für Fieber ist eine Lungenembolie/tiefe Venenthrombose. Häufig werden Infektionen von der Umgebung als Veränderung der mentalen oder kognitiven Funktion des Patienten oder als Verschlechterung des funktionellen Status wahrgenommen. Die amerikanische Infectious Diseases Society hat in einer klinischen Richtlinie publiziert, dass bei einem der folgenden Merkmale der Verdacht auf eine Infektion besteht:

Verschlechterung des funktionellen Status, definiert als nachlassende Mobilität, mangelnde Zusammenarbeit mit dem Pflegepersonal, neue oder zunehmende Verwirrung, Stürze oder Inkontinenz;

Fieber wird wie folgt definiert:

(1) ein Temperaturanstieg von >1,1 °C über der Basistemperatur;

(2) eine einzelne orale Temperatur >37,8 °C; oder

(3) wiederholte rektale Temperaturen >37,5 °C oder wiederholte orale Temperaturen >37,2 °C (High et al. 2009).

Diagnostische Tests sollten nur durchgeführt werden, wenn sie ein besseres therapeutisches Vorgehen zum Ziel haben, wenn sie ein geringes Risiko haben und die Kosten vertretbar sind. Ein Test sollte nicht angeordnet werden, wenn sein Ergebnis keine Änderung der Therapie oder der Behandlungsstrategie bewirken würde. Solche wenig aufwendige, aber aussagekräftige diagnostische Tests, die therapeutische Konsequenzen haben könnten, sind zum Beispiel:

- Differentialblutbild: Kortikosteroide können die Anzahl der peripheren weißen Blutkörperchen allerdings erhöhen und die Labordiagnose einer Infektion verwirren.
- Urinanalyse und Urinkultur: Ein Nachweis von Bakterien ist jedoch bei den meisten älteren Personen asymptomatisch.
- Blutkulturen
- Röntgendiagnostik: Trotz der heute verfügbaren präziseren und genaueren bildgebenden Verfahren ist die Röntgenaufnahme des Thorax nach wie vor die zuverlässigste Methode zur Diagnose einer Pneumonie.
- Sputumuntersuchungen
- Haut- und Weichgewebekultur aus Cellulitis und infiziertem Dekubitus.

Seit einigen Jahren wird die Rolle von Procalcitonin als potentieller Biomarker bei der Diagnose von Infektionen bei Krebspatienten diskutiert (Sedef et al. 2015). Dieses bereits in der Risikoabschätzung von Sepsisverläufen gebrauchte Prohormon wird normalerweise in den C-Zellen der Schilddrüse gebildet. Bei Infektionen wird es aber auch durch andere Zellen wie Leber- oder Fettzellen produziert. Procalcitonin kann allerdings bei medullären Schilddrüsenkarzinomen oder Lungenkarzinomen unabhängig vom Vorliegen einer Infektion erhöht sein.

Konsequenzen für die Klinik

Infektionen sind ein häufiges Problem bei Patienten mit palliativem Versorgungsbedarf, vor allem in den letzten Lebensmonaten und vor allem bei Krebspatienten. Die überwiegende Mehrzahl wird mit Antibiotika behandelt, obwohl viele Patienten hiervon nicht profitieren. Viele Studien weisen andererseits eine Verbesserung der Lebensqualität palliativer Patienten durch eine Antibiotikatherapie nach. Ob die Mortalität dadurch auch verringert wird, ist nicht eindeutig geklärt. Möglicherweise sprechen Infektionen, die von einem tumorösen Organ ausgehen, schlechter auf Antibiotika an als Infektionen, die unabhängig von der Grunderkrankung sind.

Die Diagnostik einer Infektion ist in erster Linie klinisch. Eine weitergehende Diagnostik muss sorgfältig erwogen werden und ist nur indiziert, wenn daraus therapeutische Möglichkeiten resultieren. Die Frage nach dem "behandeln oder nicht" stellt Therapeuten immer wieder vor ein ethisches Dilemma.

Literatur

Bower M, Stein R, Evans TR, Hedley A, Pert P, Coombes RC. A double-blind study of the efficacy of metronidazole gel in the treatment of malodorous fungating tumours. Eur J Cancer 1992;28A(4-5):888-9.

Brown N, Thompson D. Non-treatment of fever in extended care facilities. N Engl J Med 1979;300:1246-1250.

Bruera, E. Intractable pain in patients with advanced head and neck tumors: a possible role of local infection. Cancer Treat Rep 1986;70(5):691-692.

Enninger A, Schmidt P, Hasan C, Wager J, Zernikow B. Multidrug-Resistant Organisms in Palliative Care: A Systematic Review. J Palliat Med 2021;24(1):122-132.

High K, Bradley S, Gravenstein S et al. Clinical practice guideline for the evaluation of fever and infection in older adult residents of long-term care facilities: 2008 update by the infectious diseases society of America. Clin Infect Dis 2009;48(2):149-171.

Hu JK, Ligtenberg KG, Leventhal J, Bunick CG. Successful management of malodor from fungating tumors using crushed metronidazole tablets. JAAD Case Rep 2019;6(1):26-29.

Juthani-Mehta M, Malani P, Mitchell S. Antimicrobials at the end of life: an opportunity to improve palliative care and infection management. JAMA 2015;314(19): 2017-2018.

Macedo F, Nunes C, Ladeira K, Pinho F, Saraiva N, Bonito N, Pinto L, Gonçalves F. Antimicrobial therapy in palliative care: an overview. Support Care Cancer 2018; 26(5):1361-1367.

Nagy-Agren S, Haley HB. Management of Infections in Palliative Care Patients with Advanced Cancer. J Pain Symptom Mana 2002;24:64-70.

Oh DY, Kim JH, Kim DW, Im SA, Kim TY, Heo DS, Bang YJ, Kim NK. Antibiotic use during the last days of life in cancer patients. Eur J Cancer Care 2006;15(1):74-9.

Pereira J, Watanabe S, Wolch G. A retrospective review of the frequency of infections and patterns of antibiotic utilization on a palliative care unit. J Pain Symptom Manag 1998;16(6):374-381.

Ramasubbu DA, Smith V, Hayden F, Cronin P. Systemic antibiotics for treating malignant wounds. Cochrane Database Syst Rev 2017;8:CD011609.

Sedef A, Kose F, Mertsoylu H, Ozyilkan O. Procalcitonin as a biomarker for infection-related mortality in cancer patients. Curr Opin Support Palliat Care 2015;9(2): 168-173.

Stiel S, Krumm N, Pestinger M, Lindena G, Nauck F, Ostgathe C, Radbruch L, Elsner F. Antibiotics in palliative medicine: results from a prospective epidemiological investigation from the HOPE survey. Support Care Cancer 2012;20(2):325-333.

Thompson A, Silveira M, Vitale C, Malani P. Antimicrobial use at the end of life among hospitalized patients with advanced cancer. Am J Hosp Palliat Care 2012; 29(8):599-603.

8.4.4. Juckreiz

Fall

Ein 82-jähriger Mann ist an einer chronischen, mittlerweile terminalen renalen Insuffizienz erkrankt. Er leidet unter einer Reihe von begleitenden Erkrankungen, die seine Lebensqualität zunehmend mehr einschränken. Dazu gehören ein Diabetes mellitus und eine COPD-Gold 3. Aber vor allem eine kardiale Koronargefäßerkrankung mit einer Bypassoperation und mehreren kardiologischen Interventionen in der Vergangenheit führte dazu, dass er aufgrund von Belastungsdyspnoe und instabiler Angina pectoris kaum noch das Bett verlassen kann. Er beschließt zusammen mit seiner Familie, seinen behandelnden Ärzten und der Hauspflege auf weitere Dialysen und andere Nierenersatztherapien zu verzichten. Er wird zunehmend müder, aber vor allem ein unerträglicher Juckreiz quält ihn in den folgenden Tagen. Der Hausarzt verschreibt eine antiseptische Wundcreme und eine kühlende Salbe, die aber wenig Effekt zeigen. Er denkt außerdem über eine Behandlung mit Naltrexon nach, aber aufgrund der schlechten Studienlage verwirft er diese Idee wieder. Eine Studie zeigte 30 % Reduktion des urämischen Juckreizes bei palliativen Patienten (Peer et al. 1996), eine Studie keinen Effekt (Pauli-Magnus et al. 2000). Des Weiteren wird auch über eine Therapie mit Paroxetin (1x täglich 20 mg, mit Aufbauschema) oder Mirtazapin (15-30 mg, 1 × täglich) nachgedacht, aber auch wieder verworfen. Beide Antidepressiva stehen zwar in mehreren europäischen Richtlinien, aber in diesen Richtlinien wird allgemein nicht nach der Ursache des Juckreizes differenziert. Schließlich entscheidet sich der Hausarzt zu einer Therapie mit Gabapentin, einem Antiepileptikum. Einer kleinen Studie von Manenti und Kollegen (2009) zufolge hat sich Gabapentin in einer relativ niedrigen Dosierung (300-400 mg, 1 x wöchentlich) als sehr effektiv und gut verträglich gegen urämischen Juckreiz erwiesen. Zwei Tage nach der ersten Dosis von 300 mg ist der Juckreiz des Patienten auf ein erträgliches Maß reduziert. Nach einer Woche verstirbt der Patient.

Besprechung des Falls

Eusebio-Alpapara und Kollegen (2020) zeigen in einer Metaanalyse, dass Gabapentin urämischen Juckreiz bei Hämodialysepatienten wirkungsvoll verringert. Die Wirkung tritt interessanterweise ohne die zeitliche Verzögerung von Wochen auf, die bei der antineuropathischen Wirkung von Gabapentin auf Schmerzen häufig beobachtet wird. Über die nötige Dosis herrscht allerdings noch Unklarheit. Der Hausarzt hat Recht in seiner Beurteilung der Wirkung von Opioidantagonisten bei urämischem Pruritus. Noch schlechter als Naltrexon ist hier übrigens die Studienlage für Naloxon, über deren Wirkung bei urämischem Pruritus keine guten Publikationen verfügbar sind. Das gilt ebenfalls für die peripheren Opioidantagonisten Methylnaltrexon und Naloxegol.

Nicht jeder Juckreiz bei Patienten mit palliativem Versorgungsbedarf ist ein urämischer Juckreiz. Kraut veröffentlichte 2017 einen Fall von ernstem Juckreiz, der nicht (oder nicht nur) urämischen Ursprungs war und dann erfolgreich mit Paroxetin behandelt wurde, eine Therapie, die vom Hausarzt in unserem Fall verworfen wurde.

Die Therapie eines Juckreizes bei einem Patienten mit palliativem Versorgungsbedarf kann also differenzialdiagnostischen Erwägungen folgend sehr unterschiedlich sein. Es ist daher lohnend, einige Zeilen über die Pathophysiologie des Juckreizes zu verlieren.

Die Pathophysiologie von Juckreiz

Bei palliativen Patienten ist das Vorkommen einer primären Dermatose selten, aber natürlich nicht ausgeschlossen. Daher ist eine Therapie mit Anti-Histaminika, Antibiotika und Kortikoiden nicht die Therapie der ersten Wahl. Nach Aulbert und Zech (1997) nehmen dermatologische Symptome insgesamt mit 16,3 % die kleinste Gruppe von Symptomen mit palliativem Versorgungsbedarf ein. Bei einigen Erkrankungen ist Juckreiz allerding viel häufiger, so zum Beispiel bei Polycythaemia vera (50 %) und bei Hodgkin-Lymphomen (30 %). Bei palliativen Patienten sind vor allem schwere Leberfunktionsstörungen und terminale Niereninsuffizienz Ursachen für Juckreiz, vierzig Prozent der Patienten mit terminaler Niereninsuffizienz (ESRD, end stage renal disease) haben Juckreiz (Manenti et al. 2009). Außerdem leiden 30 % der AIDS-Patienten im terminalen Stadium unter Juckreiz.

Neuere Untersuchungen zeigen, dass Juckreiz eine dem Schmerz ähnliche Pathophysiologie aufweist. So wird Juckreiz durch spezialisierte C-Neurone weitergeleitet, und wie beim Schmerz stellen spezifische Interneurone im Hinterhorn des Rückenmarks die Verbindung zum Thalamus her. Fowler (2019) zufolge gibt es zwei separate Bahnen für Juckreiz: den Tractus spinothalamicus (wie bei Schmerzen) für den neuropathischen Juckreiz und den Tractus spinoparabrachialis für den histaminergen Juckreiz, der bei primären Dermatosen eine Rolle spielt und bei palliativen Patienten eher selten ist. In Anlehnung an das, was wir über neuropathischen Schmerz wissen, kann man Juckreiz als ein neuropathisches Phänomen ansehen, bei dem es aufgrund einer Beschädigung peripherer Nervenenden und einer zentralen Sensibilisierung zu einem "wind-up" kommt, wie wir es auch bei chronischen Schmerzen kennen (Manenti et al. 2009). Auf der Basis dieser dem Schmerz entsprechenden Pathophysiologie teilen Twycross und Kollegen (2003) den Juckreiz in pruritozeptiv, neuropathisch, neurogen und psychogen ein.

Diese neurophysiologische Sichtweise sagt allerdings nichts über die Ursachen von Juckreiz aus. Die können nämlich je nach Krankheitsbild sehr unterschiedlich sein. In dem hier vorgestellten Fall eines urämischen Pruritus bei einem renal insuffizienten Patienten im Endstadium spielt die atrophische und trockene Haut (Xerosis) ebenso eine Rolle wie die Freisetzung von pruritogenen Zytokinen und Histamin in der Haut. Auch die durch die Urämie verursachten Hormon- und Elektrolytabweichungen sind für einen Teil für des urämischen Pruritus verantwortlich. Parathormon- und Beta-2-Mikroglobulinspiegel sowie Calcium-, Phosphat- und Magnesiumspiegel spielen hier eine Rolle, die genauen Mechanismen sind allerdings noch nicht vollständig untersucht. Eine Urämie kann aber auch als eine Hautmanifestation einer generalisierten Inflammation angesehen werden. Alles, was zu einer solchen nötig ist, kann in der urämischen Haut gemessen werden: T-Helferzellen (Th-1-Zellen), C-reaktives Protein, IL-6, erhöhte Serumalbumin- und Transferrinspiegel. Diese Faktoren können für sich wieder pruritogen wirken (Kimmel et al. 2006).

Wie bereits erwähnt sind längst nicht alle Fälle von Juckreiz bei Patienten mit palliativem Versorgungsbedarf urämischen Ursprungs. Eine weitere große Gruppe besteht aus Patienten mit cholestatischem Pruritus. Es liegt natürlich auf der Hand, hier die Gallensäuren (vor allem Cholsäure und Chenodesoxycholsäure) oder wegen des im Alkalischen liegenden pH-Werts der Galle die Gallensalze (konjugierte Gallensäuren in Form ihrer Amide mit Taurin oder Glycin) verantwortlich zu machen. Aber auch hier ist die Sache nicht so einfach, da Ausmaß und Vorkommen des Juckreizes nicht mit dem Schweregrad der Cholestase korreliert werden können (Kremer et al. 2012). Im terminalen Leberversagen, wenn die Gallensalze ihre höchsten Konzentrationen erreichen, verschwindet der Juckreiz häufig völlig (Kremer et al. 2008). Ohne die Gallensalze völlig aus dem Blickfeld zu verlieren, hat sich der Fokus daher auch auf andere pruritogene Mechanismen verlagert. Steroidhormone und ihre Metaboliten könnten über TRPV1- (transient receptor potential vanilloid 1), GABA-A-, Glycin-, Glutamat- und Serotoninrezeptor die neuronale Erregbarkeit pruritozeptiver Nervenfasern bei cholestatischen Patienten erhöhen (Kremer et al. 2008). Schon sehr lange werden außerdem Endorphine, die bei cholestatischem Pruritus erhöht nachgewiesen werden konnten, als mögliche Pruritogene diskutiert. Die Beobachtung, dass intrathekal applizierte Opioide Juckreiz auslösen können, unterstützt diese Möglichkeit, allerdings ist dies für systemische Opioide nicht bekannt, zumindest besteht hier keine Korrelation zwischen Schweregrad des Juckreizes und Opioidkonzentration. Unser Wissen über den Mechanismus des Juckreizes bei intrathekal applizierten Opioiden ist aktuell verbessert. Hielt man dies bisher für eine direkte Folge des schmerzunterdrückenden Effekts von Morphin, der dadurch den Juckreiz fördert, wie andersherum Schmerzreize das Juckgefühl unterdrücken können, geht man heute von einem Mechanismus aus, der unabhängig vom Schmerzreiz und seiner Unterdrückung ist. Durch die Wirkung von Morphin an spinalen μ-Rezeptoren kommt es zu einer Inhibierung von GABAergen Neuronen, die wiederum pruritogene GRPR (gastrin-releasing peptide receptor) exprimieren (Wang et al. 2021).

Eine Schlüsselrolle für das Verständnis des cholestatischen Juckreizes scheint das Phospholipid Lysophosphatidsäure und sein synthetisierendes Enzym Autotaxin zu spielen. Im experimentellen Modell konnte hier eine Korrelation zwischen Stärke des Juckreizes und Autotaxin/Lysophosphatidsäure-Spiegel festgestellt werden. Eine Reihe von Medikamenten sind in der Erprobung, die an diesen Mechanismus angreifen und in Zukunft möglicherweise eine spezifische Therapie des cholestatischen Juckreizes ermöglichen (Trivella et al. 2021).

Des Weiteren spielt, wie beim urämischen Juckreiz, auch bei der Cholestase eine erhöhte Histaminfreisetzung eine Rolle. Und auch hier wird wieder die Möglichkeit einer Hautmanifestation einer generalisierten Inflammation mit Freisetzung pruritogener Mediatoren diskutiert.

Juckreiz ist kein "kleines Problem". Juckreiz kann so quälend sein, dass die Lebensqualität des Patienten sehr stark eingeschränkt ist. Starker Juckreiz wird häufig sogar als Schmerz erfahren. Durch den Zwang, die juckenden Hautareale zu kratzen, können Hautläsionen entstehen, die dann weitere entzündliche Begleiterkrankungen nach sich ziehen. Generell verstärkt sich Juckreiz in der Nacht, bei lokaler Wärmeanwendung und in Kontakt mit alkoholhaltigen Lösungen.

Juckreiz ist nicht nur als isoliertes Symptom sehr belastend, sondern es verstärkt zusätzlich noch das Erleben anderer vorhandener Probleme, wie z.B. Unruhe, Angst, Depressionen, Schmerzen und Schlaflosigkeit (Siemens et al. 2016). Die Agitiertheit und ständige körperliche Unruhe, Depression und Schlaflosigkeit der Patienten hat unausweichlich Auswirkungen auf die Umgebung, auf Familie und Freunde und im besonderen Maße auf die Pflegenden und Ärzte.

Juckreiz kann eine Reihe von Ursachen haben:

Tumorbedingt
• Leukämien • Kutane Lymphome • Neuroendokrine Tumore • Hautmetastasen
Therapiebedingt
• Medikamente: Carbamazepin, Captopril, Neomycin, Antihistaminika, Lokalanästhetika • Opioide: selten bei systemischer (1 %), häufig bei epiduraler (10 %) und spinaler (50 %) Applikation • Strahlentherapie
Pilzinfektionen
• Zu häufiges Waschen, Hauttrockenheit, Dehydration • Biliär (Cholestase) • Urämisch • Hyperthyreoidismus • Diabetes mellitus • Hyperkalzämie • Eisenmangelanämie
Tumorunabhängig
• Kontaktallergie auf Seife, Parfüm, Creme, Waschmittel, Gummi, Wolle, Desinfektionsmittel, Latex, Metalle, Nahrungsmittel • Psychogen

Tab. 8.13: Ursachen von Juckreiz.

Um diese systematische, aber für den praktischen Gebrauch nicht sehr übersichtliche Einteilung zu vereinfachen, mache ich von der Klassifizierung von Siemens und Mitautoren (2016) in ihrem

Cochrane-Review Gebrauch. Sie teilen den Juckreiz in vier, für die Palliativmedizin entscheidende Formen ein:

- Der Juckreiz bei Patienten mit palliativem Versorgungsbedarf (wozu auch der paraneoplastische und der ursächlich nicht geklärte Juckreiz gehören)
- Der urämische Juckreiz
- Der cholestatische Juckreiz
- Der HIV-assoziierte Juckreiz

Als eine besondere Form füge ich hier noch den durch intrathekale Morphintherapie verursachten Juckreiz hinzu.

Die nicht-pharmakologische Therapie von Juckreiz

Juckreiz gehört zu den schwierig zu behandelnden Symptomen. Vor der Behandlung ist die Ermittlung der möglichen Ursachen oder Auslöser Grundvoraussetzung für eine erfolgreiche Behandlung oder Linderung des Symptoms. In vielen Fällen ist der Juckreiz aber trotzdem nicht ursächlich zu behandeln, entweder weil die Ursache nicht völlig geklärt werden kann oder weil die Behandlung der Ursache zu viel Zeit in Anspruch nimmt oder eine Behandlung nicht zumutbar wäre (z.B. operative Therapie einer Cholestase). Vor allem dann treten pflegerische Maßnahmen ganz in den Vordergrund der Therapie.

PACE TIPP!

- Kratzen vermeiden.
- Kleidung: Baumwollkleidung bevorzugen.
- Schwitzen vermeiden, Patienten häufiger, aber kurz (nicht heiß) waschen.
- Menthol, Phenol, Polidocanol, Crotamiton.
- Badezusätze: Olivenöl, Sahne und Honig, Töpferbad, ätherische Öle.
- Rückfettende, feuchtigkeitsspendende Creme dünn auftragen.
- Kühlende Verbände (mit Essigwasser/Retterspitz) oder Kühlung mit Cool-Packs.
- pH-neutrale Waschzusätze und Cremes bevorzugen.
- Ganzkörperwaschung: bei fettiger Haut 3 Essl. Obstessig auf 5 l Waschwasser, bei trockener Haut ½ Becher süße Sahne auf 5 l Waschwasser und ätherisches Öl von Zitrone oder Rosmarin, bei verschwitzter Haut Teewaschungen mit Schachtelhalm, Hagebutte, Salbei oder schwarzem Tee und Eiswürfeln.
- Hautpflegeöl: Melisse 100 % 2 gtt, Rose 1 gtt, Lavendel 7 gtt, Teebaum 5 gtt, Römische Kamille 3 gtt in 70 ml Johanniskrautöl und 30 ml Jojobaöl geben.
- Hautpflege mit Jojobaöl und ätherischem Zitronenöl.
- Pflege mit reinen Pflanzenölen wie Linola®-Fett-Salbe.
- Psychologische Intervention: u.U. farbige Bettwäsche.

Nach den Empfehlungen der Sektion Pflege der Deutschen Gesellschaft für Palliativmedizin

Ähnliche und ergänzende Empfehlungen kann man internationalen und regionalen Richtlinien entnehmen, zum Beispiel den Scottish Palliative Care Guidelines und den British Columbia Inter-Professional Palliative Symptom Management Guidelines.

Die pharmakologische Therapie von Juckreiz

Zuvor zwei pharmakologische Therapien, die nicht oder nicht mehr empfohlen werden:

Ondansetron sollte nicht verwendet werden. Obwohl Ondansetron noch häufig empfohlen wird, hat sich sowohl bei cholestatischem und urämischem Juckreiz als auch bei durch intrathekale Morphintherapie verursachtem Juckreiz entweder gar kein oder ein allenfalls sehr kleiner Effekt nachweisen lassen (O'Donohue et al. 2005).

Antihistaminika sollten nicht verwendet werden: Orale Antihistaminika können bei histaminbedingtem Juckreiz eine symptomatische Linderung bewirken; sie werden jedoch bei Pruritus neuropathischen Ursprungs, wie er bei palliativen Patienten meistens vorkommt, nicht als nützlich erachtet. Es wird angenommen, dass die beruhigende Wirkung von Antihistaminika zu ihrer juckreizstillenden Wirksamkeit beiträgt. Daher kann eine höhere Dosis Antihistaminikum vor dem Schlafengehen eine wünschenswerte Verstärkung der juckreizstillenden Wirkung bewirken, indem sie auch diese sedierende Wirkung bereitstellt.

Siemens und Kollegen (2016) haben in ihrem Cochrane-Review von insgesamt 50 Studien zum Thema pharmakologische Interventionen 39 verschiedene Behandlungen für Juckreiz in vier verschiedenen Patientengruppen eingeschlossen: 1. Paraneoplastischer und nicht erklärbarer Juckreiz, 2. Urämischer Juckreiz, 3. Cholestatischer Juckreiz und 4. Juckreiz bei HIV-Infektionen. Schlussfolgerung der Autoren war, dass pharmakologische Interventionen bei cholestatischem und urämischem Pruritus tendenziell wirksam waren. Gute Studien über Therapien für Patienten mit einem paraneoplastischen Juckreiz fehlen jedoch noch. Daher werden diese mit den ungeklärten Fällen zusammengefasst.

Der paraneoplastische und ursächlich nicht geklärte Juckreiz

1. Wahl: 20 mg Paroxetin haben sich als effektiv herausgestellt (Zylicz et al. 2003). Paroxetin reduziert bei Patienten mit palliativem Versorgungsbedarf mit Juckreiz unterschiedlicher Natur den Juckreiz um 0,78 Punkte (numerische Analogskala von 0 bis 10) im Vergleich zu Placebo. Paroxetin zeigte in dieser Studie eine juckreizstillende Wirkung bei Patienten mit palliativem Versorgungsbedarf mit opioidinduziertem, paraneoplastischem oder hämatologischem Pruritus.

Bei manchen paraneoplastischen Syndromen gibt es allerdings besondere Therapieansetze:

- Bei malignen Lymphomen (insbesondere M. Hodgkin oder T-Zell-Lymphom) ist Prednison in Betracht ziehen (40 mg Prednison p.o. einmal täglich, innerhalb drei Wochen ausschleichen und absetzen).
- Bei Polyzythämie: Acetylsalicylsäure 300 mg p.o. als Alternative zu Paroxetin 20 mg p.o.
- Keine Besonderheit bei soliden Tumoren: Paroxetin 20 mg p.o., einmal täglich.
- Wenn die Wirkung von Paroxetin bei hämatologischen Malignomen oder bei soliden Tumoren unzureichend ist: Aprepitant 120 mg p.o. einmal täglich, Mirtazapin 15-30 mg p.o. zur Nacht oder Carbamazepin 200 mg zweimal täglich.

Der urämische Juckreiz

1. Wahl: Gabapentin 100-2400 mg täglich war bei Patienten mit palliativem Versorgungsbedarf mit urämischem Pruritus wirksamer als Placebo (visuelle Analogskala (VAS): 0 bis 10, mittlere Differenz –5,91) (Gunal et al. 2004; Naini et al. 2007). In unserem Fall zeigen sich 300 mg einmal gegeben effektiv, nach Manenti (2009) 300-400 mg 1 mal wöchentlich.

2. Wahl: Pregabalin kann als Alternative in Betracht gezogen werden, wenn Gabapentin nicht vertragen wird. Die empfohlene Anfangsdosis beträgt dann 25 mg einmal täglich. Dies gilt sowohl für dialysepflichtige als auch für nicht dialysepflichtige Patienten. Bei Hämodialysepatienten wird Pregabalin nach der Dialyse verabreicht. Yue und Kollegen (2015) haben gezeigt, dass Pregabalin bei Dialysepatienten effektiv ist, die Dosierung war vergleichbar (75 mg, 2 mal wöchentlich).

Mögliche Alternativen: Vereinzelte Studien mit kleinen Fallzahlen haben die Wirksamkeit von folgenden systemischen Therapien gezeigt: Das Antidepressivum Doxepin in ein einer relativ niedrigen Dosis von 20 mg/Tag, Cholestyramin 4-5 mg 2 mal täglich, Thalidomid 100 mg/d, der Leukotrien-Rezeptor-Antagonist Montelukast 10 mg/d und Erythropoietin i.v. (36 U/kg Körpergewicht 3 mal wöchentlich) (Zusammengefasst in: Siemens et al. 2016).

Keine Alternative: Wie im Fallbeispiel bereits besprochen, sind die Ergebnisse für Naltrexon bei palliativen Patienten widersprüchlich. (Legroux-Crespel et al. 2004; Pauli-Magnus et al. 2000; Peer et al. 1996). Der κ-Opioid-Rezeptor-Agonist Nalfurafin zeigte eine Besserung des Juckreizes bei nur wenigen Nebenwirkungen.(Kumagai et al. 2010). Nalfurafin ist in Deutschland nicht erhältlich. Darüber hinaus linderte Cromolyn-Natrium den urämischen Juckreiz um 2,94 Punkte auf der VAS (0 bis 10) im Vergleich zu Placebo (Vessal et al. 2010). Cromolyn-Natrium ist in Deutschland ebenfalls nicht erhältlich.

▶ Der cholestatische Juckreiz

1. Wahl: Rifampicin 300-450 mg/Tag hat die beste Datenlage bei palliativen Patienten mit cholestatischem Juckreiz (Bachs et al. 1989; Ghent et Carruthers 1988; Podesta et al. 1991).

1. Wahl: Cholestyramin 4-5 g 2 mal täglich oder bis zu 4 mal täglich 4 g (Duncan et al. 1984) ist eine Alternative zu Rifampicin.

2. Wahl: Der Opioid-Antagonist Naltrexon (Startdosis 12,5 mg 1 mal täglich bis 50 mg 1 mal täglich p.o.) reduzierte den Juckreiz bei Patienten mit cholestatischem Juckreiz, bei urämischem Juckreiz hingegen war der Effekt (wie ober erläutert) nicht eindeutig. Zu bedenken ist hierbei, dass hohe Dosen von Opioid Antagonisten (z.B. Naltrexon) bei Patienten mit palliativem Behandlungsbedarf aufgrund des Risikos einer Verringerung der Analgesie ungeeignet sein können (Walsh et al. 2000). Naltrexon wird empfohlen, wenn Rifampicin und Cholestyramin keinen ausreichenden Effekt ausüben.

3. Wahl: Sertralin (10 mg pro Tag) ist ebenfalls eine Alternative bei cholestatischem Juckreiz (Ataei et al. 2019). Methylnaltrexon 8-12 mg jeden zweiten Tag s.c., Buprenorphin transdermal 35 µg/h und Mirtazapin 15-30 mg p.o. zur Nacht sind ebenfalls Möglichkeiten, wenn hierzu auch keine guten Studien vorliegen.

Für Terfinadin gab das Bundesinstitut für Arzneimittel und Medizinprodukte wegen des kardialen Risikoprofils eine Warnung heraus. Flumecinol, das eine geringe Inzidenz von Nebenwirkungen aufweist, ist in Deutschland nicht verfügbar. Nalfurafin (ein selektiver κ-Opioid-Antagonist) ist ebenfalls in Deutschland nicht verfügbar (Kumada et al. 2017). Für Gabapentin zeigte sich bei cholestatischem Juckreiz keine Wirkung (Bergasa et al. 2006).

▶ Der HIV-assoziierte Juckreiz

Bei Patienten mit HIV-assoziiertem Pruritus ist ungewiss, ob eine medikamentöse Behandlung mit Hydroxyzinhydrochlorid, Pentoxifyllin, Triamcinolon oder Indomethacin den Pruritus reduziert. Die einzige verfügbare Studie zur Therapie von Smith und Kollegen (1997) war von sehr geringer Qualität, da vor allem die Stichproben sehr klein waren. Trotz der sehr schlechten Studienlage empfehlen einige europäische Richtlinien einen Therapieversuch mit Indometacin 25 mg, 3 mal täglich in Betracht zu ziehen.

▶ Therapie von Juckreiz bei intrathekaler Morphintherapie

1. Wahl: Der durch intrathekale Morphintherapie entstandene Pruritus kann ohne Verlust der analgetischen Wirkung mit dem µ-Antagonisten Naloxon, i.v. 5 µg/kg/h, behandelt werden (Ruan 2007). Nalbuphin (10 mg i.v./i.m./s.c.), ein µ-Antagonist und κ-Agonist, ist eine Alternative hierzu.

2. Wahl: Mirtazapin hat sich bei der Behandlung von intrathekalem, Morphin-induziertem Pruritus als wirksam erwiesen, und zwar als Einzeldosis von 30 mg oral eine Stunde vor der Morphingabe (Sheen et al. 2008).

■ Konsequenzen für die Klinik

☞ Tab. 8.14

Literatur

Aulbert, E., Zech, D. (Hrsg.): Lehrbuch der Palliativmedizin. Stuttgart, 1997.

Ataei S, Kord L, Larki A, Yasrebifar F, Mehrpooya M, Seyedtabib M, Hasanzarrini M. Comparison of Sertraline with Rifampin in the treatment of Cholestatic Pruritus: A Randomized Clinical Trial. Rev Recent Clin Trials 2019;14(3):217-223.

Bachs L, Parés A, Elena M, Piera C, Rodés J. Comparison of rifampicin with phenobarbitone for treatment of pruritus in biliary cirrhosis. Lancet 1989;1(8638): 574-6

Bergasa NV, McGee M, Ginsburg IH, Engler D. Gabapentin in patients with the pruritus of cholestasis: a double-blind, randomized, placebo-controlled trial. Hepatology 2006;44(5):1317-23.

Duncan JS, Kennedy HJ, Triger DR. Treatment of pruritus due to chronic obstructive liver disease. Br Med J (Clin Res Ed) 1984;289(6436):22

Eusebio-Alpapara KMV, Castillo RL, Dofitas BL. Gabapentin for uremic pruritus: a systematic review of randomized controlled trials. Int J Dermatol 2020;59(4): 412-422.

Fowler E, Yosipovitch G. Chronic itch management: therapies beyond those targeting the immune system. Ann Allergy Asthma Immunol 2019;123(2):158-165.

Juckreiz bei Patienten mit palliativem Behandlungsbedarf (paraneoplastische und ursächlich nicht geklärter Juckreiz)
• 1. Wahl: Paroxetin 20 mg/Tag
• Bei malignen Lymphomen (M. Hodgkin oder T-Zell-Lymphom)Prednison 40 mg p.o. einmal täglich
• Bei Polyzythämie: Acetylsalicylsäure 300 mg p.o. oder Paroxetin 20 mg p.o.
• Bei soliden Tumoren: Paroxetin 20 mg p.o., 1 mal täglich
• 2. Wahl bei hämatologischen Malignomen oder soliden Tumoren: Aprepitant 120 mg p.o. 1 mal täglich, Mirtazapin 15-30 mg p.o. zur Nacht, Carbamazepin 200 mg 2 mal täglich
Urämischer Juckreiz
• 1. Wahl: Gabapentin 100-2400 mg täglich oder 300-400 mg 1 mal wöchentlich.
• 2. Wahl: Pregabalin 25 mg 1 mal täglich oder 75 mg, 2 mal wöchentlich
• Mögliche Alternativen: Doxepin 20 mg/d, Cholestyramin 4-5 mg 2 mal täglich, Thalidomid 100 mg /d, Montelukast 10 mg/d, Erythropoietin i.v. (36 U/kg Körpergewicht 3 mal wöchentlich)
Cholestatischer Juckreiz
• 1. Wahl: Rifampicin 300-450 mg/d
• 1. Wahl: Cholestyramin 4-5 g 2 mal täglich oder bis zu 4 mal täglich 4 g.
• 2. Wahl: Naltrexon (Startdosis 12,5 mg 1 mal täglich bis 50 mg 1 mal täglich p.o.)
• 3. Wahl: Sertralin (10 mg/d)
• 3. Wahl: Methylnaltrexon 8-12 mg jeden zweiten Tag s.c.
• 3. Wahl: Buprenorphin transdermal 35 µg/h
• 3. Wahl: Mirtazapin 15-30 mg p.o. zur Nacht
HIV-assoziiertet Juckreiz
• 1. Wahl: Indometacin 25 mg 3 mal täglich
• Mögliche Alternativen: Hydroxyzinhydrochlorid, Pentoxifyllinz, Triamcinolon
Durch intrathekale Morphintherapie verursachter Juckreiz
• 1. Wahl: Naloxon, i.v. 5 µg/kg/h
• 1. Wahl: Nalbuphin (10 mg i.v./i.m./s.c.)
• 2. Wahl: Mirtazapin 30 mg oral eine Stunde vor der Morphingabe

Tab. 8.14: Therapie des Juckreizes bei palliativen Patienten (Literaturangaben im Text).

Ghent CN, Carruthers SG. Treatment of pruritus in primary biliary cirrhosis with rifampin. Results of a double-blind, crossover, randomized trial. Gastroenterology. 1988;94(2):488-93.

Gunal AI, Ozalp G, Yoldas TK, Gunal SY, Kirciman E, Celiker H. Gabapentin therapy for pruritus in haemodialysis patients: a randomized, placebo-controlled, double-blind trial. Nephrol Dial Transplant 2004;19(12): 3137-9.

Kimmel M, Alscher DM, Dunst R, et al. The role of microinflammation in the pathogenesis of uraemic pruritus in haemodialysis patients. Nephrol Dial Transplant 2006;21:749-55.

Kraut RY. Treatment of pruritus in a palliative care patient with low-dose paroxetine: a case report. J Med Case Rep 2017;11(1):280.

Kremer AE, Beuers U, Oude-Elferink RP, Pusl T. Pathogenesis and treatment of pruritus in cholestasis. Drugs 2008;68:2163-2182.

Kremer AE, Oude Elferink RP, Beuers U. Cholestatischer Pruritus: Neues zur Pathophysiologie und aktuelle Therapie. Hautarzt 2012;63(7):532-8.

Kumada H, Miyakawa H, Muramatsu T, Ando N, Oh T, Takamori K, Nakamoto H. Efficacy of nalfurafine hydrochloride in patients with chronic liver disease with refractory pruritus: A randomized, double-blind trial. Hepatol Res 2017;47(10):972-982.

Kumagai H, Ebata T, Takamori K, Muramatsu T, Nakamoto H, Suzuki H. Effect of a novel kappa-receptor agonist, nalfurafine hydrochloride, on severe itch in 337 haemodialysis patients: a Phase III, randomized, double-blind, placebo-controlled study. Nephrol Dial Transplant 2010;25(4):1251-7.

Legroux-Crespel E, Clèdes J, Misery L. A comparative study on the effects of naltrexone and loratadine on uremic pruritus. Dermatology 2004;208(4):326-30.

Manenti L, Tansinda P, Vaglio A. Uraemic pruritus: clinical characteristics, pathophysiology and treatment. Drugs 2009;69(3):251-263.

Naini AE, Harandi AA, Khanbabapour S, Shahidi S, Seirafiyan S, Mohseni M. Gabapentin: a promising drug for the treatment of uremic pruritus. Saudi J Kidney Dis Transpl 2007;18(3):378-81.

O'Donohue JW, Pereira SP, Ashdown AC, Haigh CG, Wilkinson JR, Williams R. A controlled trial of ondansetron in the pruritus of cholestasis. Aliment Pharmacol Ther 2005;21(8):1041-5.

Pauli-Magnus C, Mikus G, Alscher DM, Kirschner T, Nagel W, Gugeler N, Risler T, Berger ED, Kuhlmann U, Podesta A, Lopez P, Terg R, Villamil F, Flores D, Mastai R, Udaondo CB, Companc JP. Treatment of pruritus of primary biliary cirrhosis with rifampin. Dig Dis Sci 1991; 36(2):216-20.

Mettang T. Naltrexone does not relieve uremic pruritus: results of a randomized, double-blind, placebo-controlled crossover study. J Am Soc Nephrol 2000;11(3): 514-519.

Peer G, Kivity S, Agami O, Fireman E, Silverberg D, Blum M, laina A. Randomised crossover trial of naltrexone in uraemic pruritus. Lancet 1996;348(9041):1552-4.

Ruan X. Drug-related side effects of long-term intrathecal morphine therapy. Pain Physician 2007;10(2):357-66.

Sheen MJ, Ho ST, Lee CH, Tsung YC, Chang FL, Huang ST. Prophylactic mirtazapine reduces intrathecal morphine-induced pruritus. Br J Anaesth 2008;101(5):711-5.

Siemens W, Xander C, Meerpohl JJ, Buroh S, Antes G, Schwarzer G, Becker G. Pharmacological interventions for pruritus in adult palliative care patients. Cochrane Database Syst Rev 2016;11(11):CD008320.

Smith KJ, Skelton HG, Yeager J, Lee RB, Wagner KF. Pruritus in HIV-1 disease: therapy with drugs which may modulate the pattern of immune dysregulation. Dermatology 1997;195(4):353-8.

Trivella J, Levy C. Safety considerations for the management of cholestatic itch. Expert Opin Drug Saf 2021:1-10.

Twycross R, Greaves MW, Handwerker H, et al. Itch: scratching more than the surface. QJ Med 2003;96:7-26.

Wang Z, Jiang C, Yao H, Chen O, Rahman S, Gu Y, Zhao J, Huh Y, Ji RR. Central opioid receptors mediate morphine-induced itch and chronic itch via disinhibition. Brain 2021;144(2):665-681.

Walsh D, Donnelly S, Rybicki L. The symptoms of advanced cancer: relationship to age, gender, and performance status in 1,000 patients. Support Care Cancer 2000;8(3):175-9.

Yue J, Jiao S, Xiao Y, Ren W, Zhao T, Meng J. Comparison of pregabalin with ondansetron in treatment of uraemic pruritus in dialysis patients: a prospective, randomized, double-blind study. Int Urol Nephrol 2015;47(1): 161-7.

Zylicz Z, Krajnik M, Sorge AA et al. Paroxetine in the treatment of severe non-dermatological pruritus: a randomized, controlled trial. Journal of Pain and Symptom Management 2003;26:1105-1112.

8.5. Durst und Mundtrockenheit

> *"Es ist schade, dass es keine Sünde ist, Wasser zu trinken", rief ein Italiener, "wie gut würde es schmecken!"*
>
> Georg Christoph Lichtenberg (1742-1799)

Das Bedürfnis, etwas zu trinken, gehört zu den spezifischen zentralen Triebzuständen der Natur, die die Homöostase und damit das Überleben sicherstellen sollen. Dieses Phänomen, das uns so geläufig und normal daherkommt, nennen wir Durst. Die Vorstellung "verdursten zu müssen" weckt in uns Assoziationen der schlimmsten Qual und des Leidens. Ohne uns darüber Gedanken zu machen, was in unserem Körper passiert, trinken wir Gesunden bis das Bedürfnis befriedigt scheint. In der palliativen Situation fällt es daher sowohl den nicht professionellen als auch professionellen Begleitern regelhaft schwer, das "Nicht-Trinken" (ähnlich dem "Nicht-Essen") der Sterbenden zu ertragen. Wenn die Betroffenen dann selbst auch noch Durst signalisieren oder über Mundtrockenheit klagen, beginnt oft noch am Sterbebett eine irrationale Diskussion über künstliche Flüssigkeitszufuhr.

8.5.1. Physiologie des Durstes

Der Wasserhaushalt eines 70 kg schweren Körpers schwankt regelhaft nur um ca. 150 ml; das sind

0,36 % des gesamten Gewichtes des Körperwassers. Physiologische Wasserverluste durch Harn, Schweiß, und Atemfeuchtigkeit führen bei mehr als 350 ml (0,82 % des Wassergehaltes) zum Durstgefühl (Durstschwelle). Intra- und extrazelluläre Wasserverluste führen zu einer Erhöhung des osmotischen Druckes. Im Hypothalamus und an der Wand des 3. Ventrikels reagieren Osmorezeptoren auf die Zunahme des Salzgehaltes spezieller Neurone und aktivieren sie.

Verminderte Aktivität der Barorezeptoren bei reduziertem venösen Gefäßdruck in den herznahen Venen führt über vagale Afferenzen des Nucleus tractus solitarii zur Aktivierung des Hypothalamus und damit zur Freisetzung des antidiuretischen Hormons (ADH) aus dem Hypophysenhinterlappen. Gleichzeitig zur hormonellen Regulation wird Durst zentralnervös ausgelöst.

Durch den Abfall des arteriellen Perfusionsdruckes in den Nieren wird das Renin-Angiotensin-System aktiviert. Angiotensin II erregt Neurone in der Wand des 3. Ventrikels (Subfornicalorgan), die wiederum den medialen Nucleus praeopticus des Hypothalamus stimulieren. Hierdurch wird das Trinkverhalten eingeleitet.

Man unterscheidet also physiologisch den osmotischen Durst vom hypovolämischen Durst.

Wenn wir Wasser durch Verdampfung verlieren, verlieren wir es immer aus allen Flüssigkeitsräumen: intrazellulär, intravaskulär und aus den interstitiellen Räumen. Verdampfung bewirkt daher beide Arten des Durstes. Bei Blutverlust, Erbrechen und Durchfall kommt es zu Hypovolämie ohne Verlust intrazellulärer Flüssigkeit. Da dabei auch Salz verloren geht, führt hypovolämischer Durst auch zu Salzappetit.

Durch Verminderung der Speichelsekretion entsteht das für den Durst charakteristische Trockenheitsgefühl des Mund-Rachen-Raumes.

8.5.2. Physiologische Einflüsse auf das Trinkverhalten

Es liegt also auf der Hand, das Durstgefühl, wenn schon nicht mit Trinken, dann wenigstens mit einer intravenösen oder subkutanen Infusion zu kompensieren. In der Tat sprechen sich nach einer Studie von Miyashita (2007) diejenigen Ärzte und Schwestern für eine Infusion aus, die nicht in spezialisierten Einheiten mit Patienten mit palliativem Behandlungsbedarf zu tun haben. Hingegen sind Schwestern und Ärzte in palliativen Einheiten davon überzeugt, dass die Betroffenen durch das Weglassen der künstlichen Hydratation profitierten. Das passt zu den früheren Studien und Beobachtungen, dass Durst und künstliche Hydratation nicht durch Blutwerte und Tests korreliert werden können, und dass die Flüssigkeitsmenge nicht in Verbindung zur Stärke des Durstgefühls steht (Burge 1993, Musgrave 1995, Morita 2001).

Stattdessen fanden Morita (2001) und Kollegen in ihrer Studie, dass ganz andere Parameter zur Stärke des Durstes korellierten, so z.B. die Diagnose eines gastrointestinalen Tumors, der Allgemeinzustand, die Intensität des Überlebenskampfes des Betroffenen, die Unmöglichkeit oraler Nahrungsaufnahme, das Auftreten von Erbrechen und oralen Affektionen bis hin zur Stomatitis. Ebenso kann die Mundatmung durch Austrocknung der Schleimhäute zu vermehrtem Durstgefühl führen. Diese kann anatomisch, krankheits- oder therapiebedingt sein. Zur Austrocknung der Schleimhäute kann ebenso die Gabe von unbefeuchtetem Sauerstoff über eine Nasensonde beitragen.

Über vagale Afferenzen können Sensoren aus Zungen- und Rachenraum, Magen und Duodenum sowie Leber das Gehirn via Nucleus tractus solitarii (NTS) aktivieren und Durst auslösen. Im NTS laufen alle vagalen Chemo- und Barorezeptorafferenzen der Thorax- und Bauchorgane viscerotop zusammen. Eine Beeinflussung dieser Rezeptorengruppe kann also sowohl den Durst aggravieren als auch therapeutisch nutzbar gemacht werden.

Bei der Durststillung unterscheidet man den präresorptiven vom resorptiven Anteil. Die Erfahrung zeigt, dass die Durststillung bereits einsetzt, bevor die aufgenommene Flüssigkeit über den Magen-Darm-Trakt und den Blutkreislauf an den defizitären Orten des Körpers ankommt. Der resorptiven Durststillung geht also eine präresorptive Durststillung voraus, die eine übermäßige Aufnahme von Wasser verhindert und die Zeit bis zur resorptiven Durststillung überbrückt. In Tierversuchen hat sich gezeigt, dass die präresorptive Durststillung in engen Grenzen sehr genau der benötigten Wassermenge entspricht. So konnte auch gezeigt werden, dass die Flüssigkeitszufuhr ins Duodenum das Trinkverhalten beendete, hingegen das Absaugen der Flüssigkeit aus Magen oder Duodenum den Trinkvorgang wieder in Gang setzte. Bei Hunden war nur der oralisierte Trinkvorgang zur

Durststillung ausreichend, wobei die Flüssigkeitsmenge den Magen-Darm-Trakt über eine Fistel umging.

8.5.3. Konditionierte Einflüsse auf das Trinkverhalten

Das limbische System wird mit der vorausplanenden Nahrungs- und Flüssigkeitsaufnahme in Verbindung gebracht. Hierzu sind komplexe motorische Abläufe notwendig, ebenso wie beim Essen und Trinken selbst. Den Anschluss an die motorischen Zentren erhalten die limbischen, insbesondere die hypothalamischen Motivationsareale über die zentralen katecholaminergen Systeme mit ihren vom Hirnstamm zum Kleinhirn, Basalkernen und Kortex reichenden Bahnen.

Über Hypothalamus und Hirnstamm bekommt das limbische System zudem unmittelbar Informationen von allen Afferenzen des Körperinneren sowie Zugang zu den vegetativen und endokrinen Systemen.

Diese Umstände könnten erklären, dass die Intensität des Überlebenskampfes des Betroffenen, seine Motivationslage, seine Angst und sein Stress das Durstgefühl und das Trinkverhalten maßgeblich beeinflussen können.

In diesem Zusammenhang stehen auch die kulturabhängigen, konditionierten Verhaltensweisen. Zum einen ergeben sich Unterschiede durch regionale Bräuche und Gewohnheiten, zum anderen durch den individuellen Umgang mit Bedürfnissen, speziell mit Durst. Dabei spielen sowohl die gelernten Aversionen und Vorlieben im Reizungsmuster der Chemo- und Barorezeptoren des afferenten vagalen Systems (NTS) als auch Geschmacks- und Geruchsmuster eine wesentliche Rolle.

8.5.4. Humorale und pharmakologische Einflüsse auf das Trinkverhalten

Es gibt noch weitere Einflüsse auf das Durstgefühl. Eine Reihe von Zytokinen und Neuropeptiden, wie z.B. Substanz P oder Tumornekrosefaktor alpha oder die Opioid-Peptide Met- und Leukenkephalin sowie β-Endorphin und viele andere, können je nach Tierspezies das Trinkverhalten stimulieren oder inhibieren (Evered 1983). Mit dem Ausmaß der Tumorkachexie korrelieren die Plasmaspiegel allerdings nicht.

Auch Medikamentenwirkungen können einen nicht unwichtigen Einfluss auf das Durstgefühl und die Wasseraufnahme beim Menschen haben. So wurde von de Magalhaes-Nunes (2007) gezeigt, dass die Applikation des Antidepressivums Sertralin, eines selektiven Serotonin-Reuptake-Hemmers, bei Ratten zu einem verminderten Trinkverhalten führte. Auch Medikamente, die die Speichelviskosität negativ beeinflussen, wie z.B. das Antidepressivum Amitriptylin, beeinflussen das Durstgefühl nachhaltig.

8.5.5. Therapeutische Überlegungen zur Durststillung durch Substitution

Nachdem hier so viele unterschiedliche Einflüsse auf das Durstgefühl von Sterbenden dargestellt werden konnten (☞ Tab. 8.15), ist klar, dass bei allem Pragmatismus auch nach dem individuellen Erleben und damit nach den individuellen Zusammenhängen der Durstentstehung gesucht werden muss.

So ist eine hypovolämische Genese des Durstempfindens zunächst darauf zu überprüfen, in wie weit eine künstliche Substitution erwünscht und gewollt ist, bis hin zu der Tatsache, dass der Allgemeinzustand und das Bewusstsein eine invasive Maßnahme rechtfertigen müssen. Auch der mutmaßliche Wille des Patienten ist zu berücksichtigen.

Eine Flüssigkeitsgabe ex juvantibus bei kurzfristig eingetrübten Patienten und unbekannten Vorgeschichten, sollte aber, wie die Bestimmung der Blutglukose, zu den Routinemaßnahmen bei Behandlungsbeginn zählen. Bei Blutungen ist immer auch aus der Vorgeschichte zu eruieren, welcher Effekt wirklich durch Transfusion erreicht werden konnte, bzw. welches Procedere mit dem Betroffenen bisher vereinbart worden war. Schwierig ist immer ein abrupter Wechsel der Handlungsintensität. Auch die Abwägung in der Behandlung akuter Blutungen sollte am besten in einem Notfallplan vorab besprochen und festgelegt worden sein.

Flüssigkeitsverlust durch Erbrechen und Durchfall kann durch Gabe von NaCl 0,9 %-Lösung intravenös oder subkutan ersetzt werden. Da es sich hierbei um gleichmäßigen Verlust von “Wasser” und “Salz” handelt, ist die Substitution von beiden Anteilen sinnvoll. Dabei sollte stets darauf geachtet werden, dass Ödeme oder Aszites nicht zunehmen, und dass bei subkutaner Infusion auch eine

Resorption stattfindet. Ebenso ist eine subkutane Infusion in ödematöses Gebiet nicht sinnvoll. Glucoselösungen eignen sich für die Substitution bei Hypovolämie nicht, da nach Aufnahme der Glucose das freie Wasser dem Zucker folgt und in den Zellen verschwindet und damit einer Ödembildung Vorschub leistet. Bei Hirntumoren und Hirnmetastasen sollten wegen der Gefahr des Hirnödems und des Hirndruckes überhaupt keine niedermolekularen Glucoselösungen verwendet werden.

Afferentes vagales System
• Reize im Mund-Rachen-Raum.
• Gastrointestinal, z.B. Tumore.
• Osmorezeptoren.
• Barorezeptoren.
• Volumensensoren.
• Zytokine, Neuropeptide.
Limbisches System
• Psychogene Reize.
• Stress.
• Überlebensmotivation.
• Kulturelle Konditionierung.
• Individuelle Sozialisation.
Direkte Störung der Mund-Homöostase
• Kortikosteroide, Antibiotika, Chemotherapeutika, Operation, Bestrahlung, Mundatmung.
• Nicht ausreichend befeuchtete Sauerstoffgabe.
• Nebenwirkungen von Medikamenten.
- Erniedrigter Speichelfluss.
- Erhöhung der Speichelviskosität.
- Übelkeit, Erbrechen.
- Infektionen, Schleimhautläsionen.
Dehydratation
• Verdunstung, Schwitzen.
• Blutung.
• Erbrechen.
• Durchfall.

Tab. 8.15: Einflüsse auf das Durstverhalten.

CAVE: Bei der Flüssigkeitssubstitution wegen Durstgefühl ist immer zu bedenken, dass diese Flüssigkeitssubstitution zu einer Pumpbe- bzw. -überlastung des Herzens und zu einem Lungenödem und damit dann zu Luftnot führen kann. Wird nun die Luftnot mit der Insufflation von medizinischem Sauerstoff, der eine relative Luftfeuchte von 0 % hat, "therapiert", wird sich durch die konsekutive Austrocknung der Mundschleimhäute das Durstgefühl schnell verstärken.

8.5.6. Therapeutische Überlegungen zur Durststillung über pflegerische Verfahren

Aus den Tierversuchen haben wir gelernt, dass zur Durststillung der Mund- und Rachenraum von essentieller Bedeutung ist. Aus der Physiologie wissen wir, dass der Mund eines der zentralen Sinnesorgane des Menschen ist. So ist es für das Wohlbefinden unserer Patienten entscheidend, die Homöostase der Mundschleimhaut intakt zu halten. Infektionen und Verletzungen sind frühzeitig bestmöglich zu versorgen und zu behandeln. Medikamentenwirkungen sowie Nebenwirkungen sind auf ihre Notwendigkeit hin zu überprüfen. Ellershaw (1995) folgerte aus seinen Untersuchungen, dass nicht die Dehydratation das eigentliche Problem der Patienten mit palliativem Versorgungsbedarf darstelle, sondern der trockene Mund. Daher resümiert die Mehrzahl der Autoren, dass Rehydrierung nicht das Ziel sei, sondern die bedürfnisorientierte Gabe von Flüssigkeit auf Wunsch des Sterbenden.

Homöostase im Mund- und Rachenraum bedeutet mehr als Kauen und Schlucken: intakte feuchte Schleimhäute und Speichelfluss.

Gleichzeitig ist der Mund aber auch eine besondere Intimzone des Menschen, die es gilt, sorgfältig und liebevoll zu versorgen.

PACE TIPP!

Die beste Spüllösung kann nicht funktionieren, wenn der Sterbende, allein durch die Vorgehensweise der Pflege oder den Geschmack, mit der Mundpflege kein angenehmes Gefühl verbindet, sondern sich immer weiter zurückzieht und sich (den Mund) verschließt.

Die Haltung des Pflegenden zur Mundpflege, darin nicht nur eine notwendige pflegerische Maßnahme zu sehen, sondern gleichwertig auch Bedürfnisse, Wünsche und Ängste eines Patienten mit einzubeziehen, muss weiter verbreitet werden.

Inzwischen haben sich in den spezialisierten Einrichtungen schluckweises Trinken, zum Teil mit Sprühfläschchen (auch mit verschiedenen Geschmäckern), Eis-Chips, gefrorene Früchte (z.B. Ananas), Mundspülungen, Mund und Lippenpflege mit fetthaltigen Anteilen (z.B. schmackhafte Öle, Honigbutter) weitestgehend etabliert (☞ Tab. 8.16).

Durst und Mundtrockenheit	Flüssigkeit in kleinen Schlucken, Eischips, Eiswürfel, Glycerin, gefrorene Früchte (Ananas), künstlicher Speichel, Gele, Olivenöl, Honigbutter.
Borken	Lauwarmes NaCl 0,9 %, verdünntes H_2O_2 (1-3 %).
Stomatitis	Lidocain-Gel/-Lösung, Antimykotika, Salbeilösung/-tee, Salviathymol, Rhabarberwurzelextrakt.

Tab. 8.16: Symptomkontrolle Durst, Mundtrockenheit.

Burge (1993) konnte zeigen, dass eine erhöhte Problemrate im Mundbereich mit einer erhöhten Angabe von Durst einhergeht. Daher ist die sorgfältige Reinigung der Zähne, der Prothesen sowie Zunge und Schleimhäute von Belägen enorm wichtig. Der individuellen Anpassung an den Einzelnen sind keine Grenzen gesetzt. Immer wieder muss versucht werden, das Passende an haptischen und geschmacklichen Komponenten zur Reinigung, Durststillung und Pflege zu finden. Reizung der Geruchs-, Geschmacks- und Mechanorezeptoren des Nasen-Mund-Rachen-Raumes sowie möglicherweise der Kauakt selbst können zur präresorptiven Durststillung beitragen. Dabei können zu starke Fruchtsäuren zur Überstimulation und damit zur Erschöpfung der Speicheldrüsen führen.

Alle diese Maßnahmen bedürfen der regelmäßigen und häufigen Überprüfung und Wiederholung phasenweise sogar stündlich, um eine anhaltende Linderung zu bewirken. Eine Einführung der An- und Zugehörigen kann hilfreich für alle Beteiligten sein. Eine gut gemeinte Überstimulation sowie eine Überforderung des Sterbenden (meist durch Zugehörige) muss dabei aber vermieden werden. Vor allem bei schwachen Patienten ohne Begleitpersonen obliegt die Fürsorge umso mehr bei den Pflegenden. Auch künstlicher Speichel und mit Enzymen angereicherte spezielle Gele können zur Befeuchtung der Mundhöhle benutzt werden.

Letztendlich kommt es immer wieder darauf an, die individuellen Bedürfnisse des Sterbenden zu erspüren, um in der Kombination mit dem Wissen um die Physiologie des Durstes und der Durststillung sowie der Behandlung der Mundtrockenheit, das Leiden des Betroffenen lindern zu können.

PACE TIPP!

Rezeptur einer Mundspülung

Propylenglycol 15,0 ml.
Bepanthenlösung 20,0 ml.
Salviathymol 4,0 ml.
Eukamillat 2,0 ml.
Aqua dest ad 100,0 ml.

Zur Mundpflege in der letzten Lebensphase vgl. auch Kap. 29.3.2.

Literatur

Aulbert, E., Klaschik, E., Pichlmaier, H. (Hrsg.): Ernährung und Flüssigkeitssubstitution in der Palliativmedizin, Beiträge zur Palliativmedizin Band 4, Schattauer Stuttgart, 2001.

Burge, F.I. et al.: Dehydration symptoms of palliative care cancer patients. J Pain Symptom Manage 1993;8: 454-64.

Cerchietti, L. et al.: Hypodermoclysis for control of dehydration in terminal-stage cancer. Int J Palliat Nurs, 2000;6:370-4.

De Magalhaes-Nunes, A.P. et al.: Sertraline, a selective serotonin reuptake inhibitor, affects thirst, salt appetite and plasma levels of oxytocin and vasopressin in rats. Exp Physiol 2007;92:913-22.

Ellershaw, J.E. et al.: Dehydration and the dying patient. J Pain Symptom Manage 1995;10:192-7.

Evered, M.D.: Neuropeptides and thirst. Prog Neurpsychopharmacol Biol Psychiatry 1983;7:469-76.

Johnson, A.K. et al.: The neuroendocrinology of thirst and salt appetite: visceral sensory signals and mechanisms of central integration. Front Neuroendocrinol 1997;18:292-353.

Miyashita, M. et al.: Physician and nurse attitudes towards artificial hydration for terminally ill cancer patients in Japan: results of 2 nationwide surveys. Am J Hosp palliate Care 2007;24:383-9.

Morita, T. et al.: Determinants of the sensation of thirst in terminally ill cancer patients. Support Care Cancer, 2001;9:177-86.

Musgrave, C.F. et al.: The sensation of thirst in dying patients receiving i.v. hydration. J Palliative Care 1995;11: 17-21.

Schmidt, R.F., Thews, G. (Hrsg.): Physiologie des Menschen. Springer Berlin Heidelberg New York, 1997.

Strang, P.: Quality of life is the most important goal of nutritional support of the dying. Lakartidningen 2000; 97: 1141-4.

8.6. Dyspnoe

> *"Im Atemholen sind zweierlei Gnaden:*
> *Die Luft einziehen, sich ihrer entladen;*
> *jenes bedrängt, dieses erfrischt;*
> *so wunderbar ist das Leben gemischt."*
>
> Johann Wolfgang von Goethe

8.6.1. Definition

Unter Dyspnoe wird eine subjektive, unangenehme Erschwerung der Atmung und gesteigerte Atemarbeit verstanden, die die Lebensqualität, die Mobilität und Kommunikation und Teilnahme am sozialen Leben erheblich vermindert.

Die Schwere der Dyspnoe kann nur der Patient selbst beurteilen.

Die Dyspnoe ist eine rein subjektive Empfindung und darf nicht mit Hypoxie, Tachypnoe oder Bradypnoe, Hyperpnoe oder Hyperventilation verwechselt werden.

Hypoxie, Tachypnoe und Bradypnoe, Hyperpnoe oder Hyperventilation können auch ohne Dyspnoe, Dyspnoe ohne Hypoxie, Tachypnoe oder Bradypnoe, ohne Hyperpnoe oder Hyperventilation vorkommen.

Neben den Schmerzen wird Dyspnoe von schwerkranken (Tumor-)Patienten am meisten gefürchtet; viele Kranke mit Atemnot, auch aus dem nichtonkologischen Bereich, quält die Angst vor dem "Erstickungstod". Das Symptom der Luftnot löst Angst und Panik bei dem Betroffenen aus. Es stellt eine Bedrohung dar, verbunden mit Todesangst. In der Vorstellung vieler Menschen ist Sterben gleich Ersticken.

Helfende wollen aktiv werden und handeln. Es besteht immer die Gefahr, sich unbewusst vom Atemrhythmus des dyspnoeischen Patienten und damit gleichzeitig von den damit verbundenen Gefühlen wie Angst, Nervosität und Unruhe anstecken zu lassen. Dies löst häufig einen Fluchtreflex aus, um sich der bedrohlichen Situation zu entziehen. Wir als professionelle Helfer aber müssen Ruhe bewahren und vermitteln. Die Zugehörigen sollten miteinbezogen werden, und die Situation muss erklärt werden.

PACE TIPP!

Nur die Patienten selbst können beurteilen, wie ausgeprägt die Atemnot ist.

Zugehörige, Arzt und Pflegende beurteilen die Atemnot ganz unterschiedlich (Patient 100 %, Arzt 28 %, Pflegepersonal 35 %, Zugehörige 45 %).

Entscheidend ist die Einsicht, dass Atemnot ein subjektives Gefühl ist, das immer ernst zu nehmen ist, auch wenn es für Außenstehende nicht sichtbar ist. Es ist wichtig, den Angaben des Patienten zu glauben, ihn ernst zu nehmen und nicht an seiner gefühlten und erlebten Dyspnoe zu zweifeln. Dieses Verständnis schafft Vertrauen und ist oft die Basis für Gespräche über die Mehrdimensionalität des Symptoms.

Dyspnoe kann langsam entstehen, sich aber auch sehr schnell entwickeln. Dyspnoe wird in der Nacht meist intensiver erlebt, da die Situation durch Dunkelheit und Stille noch bedrohlicher wirkt.

Angst verstärkt das Symptom der Luftnot. Häufig entsteht ein "circulus vitiosus", wobei Dyspnoe die Angst, und diese wiederum die Dyspnoe verstärkt.

Hinter dem Symptom Dyspnoe können sich hinter den biologischen immer auch psychische, soziale oder spirituelle Problematiken verbergen. Dyspnoe ist immer multifaktoriell.

Unter allen Symptomen, die in der Palliativmedizin auftreten, ist die Atemnot wohl am schwierigsten zu behandeln, und kein anderes Symptom ist so sehr von den psychosozialen Umständen und der Atmosphäre abhängig, in der der betroffene Patient lebt. Die Sicherheit eines rund um die Uhr verfügbaren Betreuungsteams, die Schulung der

Zugehörigen und Freunde und das offene Gespräch des Arztes und des Pflegepersonals über die Angst vor dem Ersticken sind Voraussetzung und Basis für alle anderen therapeutischen Maßnahmen. Oft ist aus diesen Gründen eine längere stationäre Behandlung in einer Palliativstation erforderlich.

Während der Begriff "Dyspnoe" das subjektive Empfinden charakterisiert, bezeichnet der Terminus "respiratorische Insuffizienz" das Versagen der Lunge, die die äußere Atmung, Sauerstoffaufnahme und Kohlensäureabgabe sicherstellt.

Dabei werden ein Lungenversagen (Einschränkung des pulmonalen Gasaustausches) und ein Versagen der "Atempumpe" (Ventilationsfehler) unterschieden. Funktionsdiagnostisch bedeutet Partialinsuffizienz die alleinige Erniedrigung des Sauerstoffpartialdrucks unter 90 mmHg, Globalinsuffizienz zusätzlich den Anstieg des arteriellen Kohlensäurepartialdrucks über 46 mmHg.

Das Beschwerdebild der Atemnot ist vielfältig und häufig. Dyspnoe im Rahmen einer Tumorerkrankung tritt bei 50 bis 60 %, in den letzten Lebenswochen bei 70 %, im Finalstadium bei über 80 bis 90 % der Patienten auf. Die Dyspnoe ist der häufigste Grund für eine stationäre Aufnahme im Finalstadium.

8.6.2. Ursachen der Atemnot

Die Gründe für Dyspnoe bei terminal Kranken sind vielfältig. Neben der direkten Beeinträchtigung der Lungen durch den Tumor spielen auch nicht-pulmonale Ursachen sowie vorbestehende Begleiterkrankungen eine Rolle.

Nach einer Evaluationsstudie von Dudgeon und Lertzman mit 100 Patienten beruht die Genese von Dyspnoe im Durchschnitt auf fünf verschiedenen Ätiologien.

Nicht hoch genug sind psychosoziale und spirituelle Gründe für das subjektive Empfinden von Atemnot einzuschätzen, sodass an erster Stelle die konsequente Begleitung und Führung des dyspnoischen Patienten durch seine Zugehörigen und Freunde, Pflegekräfte und Ärzte stehen.

▶ Ursachen von Dyspnoe

- Psychisch: Angst, Furcht, Panik, Stress, Aufregung.
- Pulmonal: Ventilations-Perfusions-Missverhältnis, bronchiale Obstruktion, Atelektase, Pleuraerguss, Lymphangiosis carcinomatosa, Lungenembolie, Pneumothorax, Brustwandinfiltration, Pneumonie, chronisch-obstruktive Lungenerkrankung, Lungenfibrose (nach Bestrahlung).
- Kardial: Linksherzinsuffizienz, Perikarderguss, Perikardinfiltration, obere Einflussstauung.
- Neuromuskulär: amyotrophe Lateralsklerose, muskuläre Schwäche bei Kachexie.
- Andere Ursachen: Anämie, Aszites, Hepatomegalie, Obstruktion, Obstipation, Meteorismus, Erschöpfung.

8.6.3. Diagnostik

Die Palliativmedizin behandelt in einem ganzheitlichen Konzept Patienten mit progressiven, weit fortgeschrittenen Erkrankungen und begrenzter Lebenserwartung. Diagnostik ist nur sinnvoll, wenn sie therapeutische Konsequenzen hat!

Eine kurative Behandlung ist nicht mehr möglich, daher genießt die Beherrschung der Symptome oberste Priorität. In den wenigsten Fällen ist daher eine kausale Therapie möglich. Aus diesen Überlegungen folgt die Beschränkung diagnostischer Verfahren auf ein Minimalprogramm, das in den meisten Fällen auch dem Hausarzt zur Verfügung steht. Im Idealfall soll der Patienten mit palliativem Versorgungsbedarf soweit und solange wie möglich in seinem häuslichen Umfeld betreut werden. Ein Minimalprogramm umfasst nach Kenntnis anamnestischer Angaben die körperliche Untersuchung (Inspektion, Palpation, Perkussion, Auskultation) und evtl. die Verwendung eines einfachen Lungenfunktionsgeräts (Peak-Flow-Meter). Ein erweitertes diagnostisches Programm umfasst den Einsatz bildgebender Verfahren und von Labortests einschließlich der Erhebung einer Blutgasanalyse und von Werten einer vollständigen Lungenfunktionsprüfung. Diese Methoden sind abhängig von der Mobilität des Patienten und meist nur in einer klinisch-stationären Einrichtung durchführbar. Ihr Einsatz ist bei Schwerstkranken kritisch zu hinterfragen und sollte in einem vertretbaren Verhältnis zwischen Aufwand und Belastung für den Patienten und möglicher therapeutischer Konsequenz stehen.

Bei schwerkranken und sterbenden Patienten, bei denen diagnostische Maßnahmen eine erhebliche Belastung bedeuten würden oder deren Transportfähigkeit nicht mehr gegeben ist, muss stets eine Therapie "ex juvantibus" ohne weitere Diagnostik erwogen werden.

8.6.3.1. Kriterien zur Beurteilung von Dyspnoe

- Beobachtung der Atemfrequenz und -tiefe (Tachypnoe, Bradypnoe, Atemzugvolumen).
- Atemgeräusche (Stridor, pfeifend, brodelnd, ziehend, schnarchend).
- Beobachtung der Hautfarbe (Zyanose).
- Beobachtung der Bewusstseinslage.
- Wirkung des Gesamteindrucks (Angst, Stress), Beobachtung des Gesichtsausdruckes.

8.6.3.2. Bewertungsinstrumente von Dyspnoe

- Dyspnoea Exertion Scale (DES): (0 bis 5; 0 = keine Dyspnoe, 5 = Dyspnoe in Ruhe).
- Visuelle Analogskala (VAS Me 24): (0 bis 10; durchschnittliche Luftnot in den letzten 24 Stunden).
- Dyspnoea Assessment Questionnaire (DAQ): (43 Wörter in 16 Kategorien, die mit einem Zahlenwert belegt sind).
- Quality of Life Core Questionnaire (EORTS QL-30), lung cancer module.
- ESAS (Edmonton Symptom Assessment Scale) VAS 0-10.
- MIDOS (Rating-Skala: keine – leichte – mittelstarke – starke).
- Gehstrecke (Bruera et al.): (0 = nicht gehfähig, 1 = 0 bis 10 m, 2 = 10 bis 50 m, 3 = 50 bis 100 m, 4 = >100 m).

8.6.4. Therapie

Der Einsatz therapeutischer Maßnahmen setzt die Beachtung folgender palliativmedizinischer Grundsätze voraus:

- Feststellung und Behandlung der Ursache, wenn möglich und sinnvoll.
- Kontrolle der Dyspnoe, ohne neue Probleme zu erzeugen (durch Medikamentennebenwirkungen, soziale oder finanzielle Belastungen).
- Abwägung zwischen Nutzen und Aufwand.
- Besprechung aller möglichen und sinnvollen Behandlungsoptionen mit dem Patienten und seinen Zugehörigen.

8.6.4.1. Medizinisch-pflegerische Maßnahmen

- Ruhige, sichere Atmosphäre schaffen.
- Patient nicht alleine lassen.
- Distanzierte Nähe (Zugehörige, Fachpersonal).
- Zufuhr von frischer Luft, Fenster öffnen.
- Keine Parfüms (Zugehörige, Fachpersonal).
- Raum geben, genügend Raum lassen.
- Einsatz eines Ventilators.
- Fußmassage.
- Mund- und Nasenpflege.
- Spezielle Lagerung: Patient so abstützen, dass er entspannt und bequem sitzt/mit erhöhtem Oberkörper liegt (Luftballons).
- Musiktherapie.
- Entspannungsmaßnahmen.
- Ggf. Einsatz von Sauerstoff über Sonde/Maske (nur bei klarer Indikation: selten wirklich sinnvoll!).

Cave: Die Inhalation von medizinischem Sauerstoff (= 0 % Luftfeuchtigkeit) führt schnell zum Austrocknen der Mundschleimhäute, was zu wiederum zu starkem Durstgefühl führt. Wird dann Flüssigkeit unkritisch substituiert, kann diese Flüssigkeitsbelastung zum Pumpversagen des Herzens und zum Lungenödem führen, was dann wiederum die Luftnot verstärkt!

8.6.4.2. Onkologische, strahlentherapeutische und chirurgische Therapie

Auch unter palliativmedizinischen Gesichtspunkten sollte grundsätzlich die Möglichkeit einer onkologischen und strahlentherapeutischen oder chirurgischen Therapie erwogen werden.

Selten wird eine zytostatische Chemotherapie noch indiziert sein, vor allem bei oberer Einflussstauung, im Einzelfall bei chemotherapiesensiblen Tumoren (kleinzellige Bronchialkarzinome, maligne Lymphome) auch im fortgeschrittenen Stadium.

Eine wenig toxische Behandlung stellt die Monotherapie mit oral einzunehmendem Etoposid dar. Abhängig von der Lebenserwartung und dem Allgemeinzustand des Patienten können externe Bestrahlungen und endoluminale Maßnahmen (endobronchiale Bestrahlung, Lasertherapie, Kryotherapie, Stent) zur Behandlung der Atemnot sinnvoll sein.

8.6.4.3. Medikamentöse Therapie

8.6.4.3.1. Kortikosteroide

Sie reduzieren das den Tumor begleitende Ödem, wirken bronchodilatorisch und entzündungshemmend. Sie sind indiziert bei Lymphangiosis carcinomatosa, Obstruktion der Luftwege (durch endotracheale und endobronchiale Tumoren sowie bei chronisch-obstruktiver Lungenerkrankung) und bei Strahlenpneumonitis. Obwohl der große Nutzen der Kortikosteroide im palliativen Behandlungskonzept die möglichen Nebenwirkungen überwiegt, erfordert ihr Einsatz, vor allem bei längerer Anwendung, eine sorgfältige Beachtung der Komplikationen (vor allem Mundsoor, Diabetes mellitus).

- Dexamethason: In einer Anfangsdosierung von 16-24-40 mg/Tag p.o. oder i.v. verteilt auf 3 Einzeldosen.
- Beclomethason: 2-3 × 0,05 bis 0,1 mg DA/Tag (Inhaler).

8.6.4.3.2. Bronchodilatantien

β-Symphathomimetika, Methylxanthine (Theophyllin) und Anticholinergika (Ipratropiumbromid) sind bewährte Medikamente bei obstruktiven Atemwegserkrankungen, die bei entsprechender Symptomatik auch in der Terminalphase indiziert sind. Vor allem bei Tumorpatienten mit vorbestehenden chronischen Lungenerkrankungen und Raucheranamnese sind diese Substanzen hilfreich.

- Fenoterol (Berotec®): 3 × 100-200 µg DA/Tag.
- Salbutamol (Sultanol®): 2-4 × 0,1 mg DA/Tag.
- Terbutalin (Bricanyl®): 3 × 0,25 mg (½ Amp.)/Tag s.c..
- Theophyllin (Bronchoretard®): 400-1.000 mg/Tag.
- Ipratropiumbromid (Atrovent®): 3 × 20-40 µg DA/Tag.
- Oxitropiumbromid (Ventilat®): 2-3 × 0,2 mg DA/Tag.

8.6.4.3.3. Opioide

Morphin und seine Derivate reduzieren den Atemantrieb bei Hyperkapnie und Hypoxie, sie wirken anxiolytisch und sedativ. Das Mittel der Wahl ist oral verabreichtes Morphin in retardierter oder nicht-retardierter Form, bei Schluckunfähigkeit ist auch die subkutane Gabe möglich. Bei nicht mit Opiaten vorbehandelten Patienten genügen niedrige Dosen (2,5 bis 5 mg einer Morphinlösung alle 4 h oder 10 mg Morphin in Retardform alle 12 h). Bei diesen niedrigen Dosen, die dem jeweiligen Einzelfall anzupassen sind, spielt die bei intravenöser Applikation allgemein gefürchtete Atemdepression keine Rolle: Bei deutlicher Linderung der Atemnot tritt weder eine wesentliche Verminderung der Sauerstoffsättigung noch eine Erhöhung der CO_2-Konzentration auf.

Es liegen positive Einzelfallberichte über die Morphin-Inhalation vor. Dabei wird ein direkter pulmonaler Effekt auf periphere Opioidrezeptoren diskutiert. Durch intermittierende Inhalation von 10-20 mg Morphin in 20 ml destilliertem Wasser, über den Tag verteilt, wurde bei Tumorpatienten, bei denen zusätzlich eine chronisch-obstruktive Lungenerkrankung vorlag, eine deutliche Besserung der Dyspnoe beobachtet. Dieser Effekt ließ sich aber im Rahmen einer randomisierten, doppeltverblindeten, Cross-over-Studie (Morphin versus Furosemid versus NaCl 0,9 %) einer spanischen Arbeitsgruppe 2007 nicht bestätigen. Limitiert wird diese Maßnahme durch große körperliche Schwäche in der Terminalphase, die eine Inhalation nicht mehr zulässt, oder die Abneigung des Patienten, bei bestehender Atemnot eine Inhalationsmaske zu tolerieren. Die erforderliche Dosis ist auch abhängig von einer vorbestehenden Opiattherapie wegen Tumorschmerzen; eine individuelle Dosisfindung ist erforderlich. Im Gegensatz zur Therapie chronischer Schmerzen kann hier auch die Gabe "bei Bedarf" indiziert sein. Als Komplikation bei Inhalation kann, insbesondere bei einer Anamnese von Asthma bronchiale, ein Bronchospasmus auftreten (Freisetzung von Histamin durch Morphin). Dies soll bei Inhalation von Fentanyl nicht auftreten.

- Morphin (bei opioidnaiven Patienten): 2,5-20 mg p.o./24 h oder bei akuter Luftnot besser: 2,5-5(-10) mg s.c. oder 1-2(-10) mg i.v./5- bis 10-minütlich, bis Symptom sistiert.
- Bei mit Morphin vorbehandelten Personen ist die Dosis um ca. 50 % zu erhöhen.
- Fentanyl nasal 50-100-200 µg je Hub, nach Effekt (off label).

- Fentanyl buccal 100-400 µg, nach Effekt (off label).
- Fentanyl subingual 200-400 µg, nach Effekt (off label).

8.6.4.3.4. Sedativa

▶ Benzodiazepine

Sie reduzieren die Empfindung der Atemnot und wirken anxiolytisch. Während jedoch ihr Effekt auf die chronische Dyspnoe bei obstruktiven Lungenerkrankungen zweifelhaft ist, haben sie ihren berechtigten Stellenwert in der palliativen Therapie krebskranker Atemnotpatienten. Sie werden bedarfsadaptiert verabreicht.

- Diazepam ist wohl das weltweit am meisten angewandte Derivat. Es hat den Vorteil der vielfältigen, so auch der nasalen, buccalen oder rektalen Applikation, vor allem in der häuslichen Betreuung, z.B. Valiquidtropfen® (30 Tropfen = 10mg), Valium® 2-10 mg oral, i.m., i.v., rektal, Tagesdosis bis 30-60 mg (und mehr bei individueller Erfordernis).
- Lorazepam (z.B. Tavor® 0,5-1-2 mg oral oder i.v, Tavor® expedit 1,0-2,5 mg s.l., 3 × täglich bzw. ad libidum bei individueller Erfordernis) wird gern wegen seiner guten anxiolytischen Wirkung eingesetzt.
- Midazolam (Dormicum® 7,5 (-15)mg oral, 1-5 mg über die Nasen- oder Mundschleimhaut, s.c., i.m. oder i.v., ggf. auch rectal (dann 20 mg ad 10 ml NaCL 0,9 %), Tagesdosis nach individueller Erfordernis) hat den Vorteil, bei raschem Wirkungseintritt der parenteralen Gabe nur kurz wirksam und damit gut steuerbar zu sein. (Cave: transitorische Apnoe besonders bei intravenöser Applikation!) Es kann auch subkutan (intermittierend oder über Spritzenpumpen) verabreicht werden.

▶ Andere

Neben den Benzodiazepinen werden auch Phenothiazine für die sedierende Behandlung der Atemnot eingesetzt. Ihre Wirkung bei der chronischen Atemnot von Patienten mit obstruktiver Lungenerkrankung ist nicht zweifelsfrei erwiesen, bei Karzinompatienten gibt es keine kontrollierten Studien.

- Promethazin, z.B. Atosil®, 5-25(-50) mg p.o. oder i.m..

Schwerste Atemnotzustände, die anders nicht beherrschbar sind, können auch den Einsatz von Levomepromazin zur starken Sedierung erforderlich machen

- Levomepromazin, z.B. Neurocil®, 5-50 mg p.o. , s.c.oder i.m..

Bei absolut therapieresistenter Atemnot kann in der Hand des Erfahrenen auch Ketamin zum Einsatz kommen.

Ketamin (Ketanest®) ist ein sogenanntes Ataranalgetikum, dass heißt, in Abhängigkeit von der Dosierung ist es hypnotisch, analgetisch, sedatierend oder anästhestisch wirksam (=dissoziative Analgesie).

Ketamin sollte nie allein appliziert werden. Wegen der Gefahr der Hypersalivation sollte vorher 0,5 mg Atropin und wegen der temporär pseudohalluzinatorischen Wirkung Diazepam 2-5 mg oder/und Morphin 5-10 mg verabreicht werden. Wichtig ist das Abschirmen des Patienten gegen äußere Reize.

Obwohl bei der Ketanestnarkose die Spontanatmung im Allgemeinen nicht sistiert, kann es bei zu schneller intravenöser Applikation zur Apnoe kommen.

Neben dem Razemat Ketamin ist auch als Stereoisomer Ketamin S erhältlich. Die Wirkung von 2 mg Ketamin entsprechen 1 mg Ketamin S.

Ketamin kann nasal, s.l., oral, i.m. und intravenös verabreicht werden.

Dosierung:

- Ketamin S®:
  - Analgesie: 0,15-0,25(-0,5) mg/kg KG (sehr langsam) i.v; 0,5-1(-2) mg/kg KG i.m..
  - Narkose: 1-2 mg/kg KG i.v.; 1-2(-8) mg/kg KG i.m..
  - Wirkeintritt: i.v. nach 30 sec; i.m. nach 5 min.
  - Wirkdauer: i.v. ca. 10 min; i.m. ca. 30 min.
  - Zur Aufrechterhaltung ca. 50 % der Initialdosis alle 10-30 Minuten wiederholen.

8.6.4.3.5. Antibiotika

Die Anwendung von Antibiotika bei Patienten mit palliativem Versorgungsbedarf ist umstritten. Die Indikation zur Behandlung von Infektionen bei diesen Patienten hängt ab vom bisherigen Allgemeinzustand, der geschätzten Prognose, dem Wunsch des Patienten und dem erhofften Nutzen.

Bei bisher stabilem Zustand des Patienten, bei dem die Atemnot ganz offensichtlich durch eine akute Infektion bedingt ist, ist ein Therapieversuch mit Antibiotika obligatorisch, wenn der Patient dies nicht ablehnt. Anders verhält es sich bei terminalen Patienten, bei denen Antibiotika wie andere eingreifende Therapien nicht mehr indiziert sind und deren Symptome mit palliativen Maßnahmen beherrschbar sind.

8.6.4.3.6. Sekretolytika

ACC und andere Sekretolytika machen mehr Probleme, als dass sie dem Patienten nutzen. Wenn überhaupt, dann sollten sie nur kurzfristig für maximal drei Tage eingesetzt werden. Sie belasten hauptsächlich den Gastrointestinaltrakt und können zu einem äußerst belastenden und quälenden Hustenreiz führen.

8.6.4.4. Spezielle Krankheitsbilder

Eine **bronchiale Obstruktion mit nachfolgender Atelektase** wird in der Palliativphase nur in Einzelfällen einer gezielten kausalen Therapie zugänglich sein: Endoluminale Maßnahmen wie Bestrahlung, Lasertherapie oder Einlage eines Stents sind in Hinsicht auf Lebenserwartung und Zumutbarkeit zu erwägen. Ein Versuch mit hoch dosiertem Dexamethason ist in Verbindung mit Sedativa und Opiaten immer angezeigt.

Bei der **Lymphangiosis carcinomatosa** sind Kortikosteroide das Mittel der Wahl, meist ebenfalls zusammen mit Sedativa und Opiaten. Ob bei Pneumonien im Rahmen einer palliativen Situation noch Antibiotika indiziert sind, muss in jedem Einzelfall entschieden werden. Bei Versagen einer oralen Therapie oder bei Schluckunfähigkeit ist ein venöser Zugang erforderlich, der in der häuslichen Betreuung in der Regel nicht oder nur via Port möglich ist oder vom Patienten als Last empfunden wird.

Symptomatische Behandlung (physikalische Maßnahmen, Antitussiva, ggf. Sekretolytika, Antipyretika) ist meist ausreichend, um dem Patienten die ihn quälenden Symptome wie Husten, Verschleimung und Fieber zu lindern.

Eine chronisch obstruktive Lungenerkrankung erfordert in der Terminalphase neben dem Einsatz von Bronchodilatantien, wie β-Sympathomimetika, Theophyllin und Anticholinergika auch Kortikosteroide (inhalativ oder systemisch). Bei unzureichender Wirkung sind Opiate in niedriger Dosierung, auch als Inhalation, und Sedativa erforderlich. Bei Hypoxie ist ggf. wenn gewünscht die Gabe von Sauerstoff (2-3 l/min über eine Nasensonde) indiziert, daneben kommen physikalische Maßnahmen zur Anwendung (Atemgymnastik).

Eine **Lungenfibrose** aufgrund einer vorausgegangenen Strahlentherapie erfordert neben einem Therapieversuch mit Kortikosteroiden eine konsequente Sedierung und Anxiolyse unter Einbeziehung der Opiate, ggf. auch unter Einbeziehung von Ketamin.

8.6.4.4.1. Rasselatmung in der Terminalphase ("death rattle")

vgl. auch Kap. 29.3.1.

Häufig kann der sterbende Patient aufgrund zunehmender muskulärer Schwäche und Bewusstseinsstörung die Sekrete nicht mehr aus dem Hypopharynx abhusten oder schlucken. Dies führt zu einem atemsynchronen Rasseln; vermutlich wird es vom Sterbenden nicht mehr in dieser Weise wahrgenommen, ist aber für Betreuer und Zugehörige sehr belastend. Neben Lagerung leicht links, leicht rechts oder in 15° aufrechter Position hat sich die Gabe eines Anticholinergikums bewährt, das zusätzlich sedierend wirkt. Das Glycopyrronium verursacht weniger häuftig zentrale Nebenwirkungen als das Scopolamin. Ist auch in der Terminalphase eine nasopharyngeale oder oropharyngeale Absaugung nicht immer vermeidbar, sollte sie jedoch möglichst unterbleiben, da dies mit erheblicher Irritation des Patienten verbunden sein kann.

- Medikament I. Wahl
  - Glycopyrronium 0,2 mg s.c., alle 6 Stunden.
- Medikamente II. Wahl
  - Butylscopolamin: 20 mg s.c./i.v., alle 8-12 Stunden.
  - Scopolamin 0,25-0,5 mg s.c., alle 4-8 Stunden (in Deutschland nicht erhältlich).
  - Scopolamin 0,9-1,8 mg transdermal, alle 72 Stunden.

Glycopyrroniumbromid (Robinul®) reduziert zusätzlich die Bildung von Magensaft. Es hat keine Nebenwirkung auf das zentrale Nervensystem und die dreifache Wirkung von Scopolamin. Rubinol® wird deshalb insbesondere empfohlen, wenn es unter Scopoladerm TTS zu ZNS-Nebenwirkungen wie Unruhe, Halluzinationen o.ä. kommt.

½ Amp. Rubinol® s.c. wird 3 ×/ Tag bzw. jeweils bei Bedarf verabreicht.

Butylscopolamin (Buscopan®) und Scopolamin bewirken bei bis zu 50-60 % der Menschen eine Reduktion der Speichelsekretion und eine Entspannung der glatten Bronchialmuskulatur.

Butylscopolamin durchdringt nicht die Blut-Hirn-Schranke, zentrale Nebenwirkungen sind deshalb nicht zu befürchten. Im Rahmen der finalen Rasselatmung werden akut zunächst 20 mg s.c. und dann weiter jeweils 20 mg beim Wiederauftreten der Rasselatmung verabreicht. Es werden auch subcutane Dauerinfusionen bis zu 120 mg/Tag empfohlen.

Scopolamin ist ein häufig zur Behandlung der Rasselatmung eingesetztes Medikament. Es durchdringt die Blut-Hirn-Schranke und wirkt zusätzlich antiemetisch und sedierend, was sich positiv auf den Sterbenden (und die Anwesenden) auswirken kann. Aufgrund der ZNS-Wirkungen können jedoch auch paradoxe Reaktionen wie quälende Unruhe, Halluzinationen und Aggitiertheit auftreten. Scopolaminhydrobromid wird in Deutschland nur als Transdermales Pflaster-System (1 mg/ 72 h Scopolamin TTS®) angeboten.

Im Notfall wirken auch 3-5 Tropfen scopalaminhaltige Augentropfen nasal appliziert.

Atropin bewirkt zwar eine starke Hemmung der Schleimsekretion, ist aber aufgrund seines Nebenwirkungsprofiles, wie z.B. Tachykardie, Unruhe, zentral anticholinerges Syndrom, nicht geeignet.

8.6.5. Kardinalfehler in der Therapie der Luftnot

- Opioide werden nicht eingesetzt, obwohl sie indiziert wären.
- Anwendung von Opioiden, obwohl andere medikamentöse oder nicht medikamentöse Therapien mehr Aussicht auf Erfolg haben.
- Eskalation der Opioiddosis mit konsekutiv starker Sedierung bei Patienten, die eine reine Opioidschmerztherapie benötigen.
- Dauermedikation mit Opioiden bei Patienten, die nur intermittierend an Luftnot leiden.
- Fortführung einer Opioidmedikation bei fehlender Wirksamkeit.

8.6.6. Zusammenfassung

▶ Bei Dyspnoe

- Ängste ansprechen und bearbeiten.
- Ängste nehmen, Sicherheit geben.
- Angemessene Diagnostik und Therapie.
- Kausale Therapie anstreben.
- Gute Notfallplanung.
- Medikamente entsprechend der pathophysiologischen Ursache auswählen.
- Medikamente prophylaktisch geben.
- Umfassende Aufklärung.
- Selbstbestimmungsrecht des Betroffenen respektieren.
- Vorausschauende Absprachen.
- Keine Hoffnung nehmen, keine falschen Hoffnungen wecken.
- Ruhe bewahren.
- "Nicht aufgeben".

Literatur

Bindsack, T.: Atemnot. In: Aulbert, E., Zech, D. (Hrsg.): Lehrbuch der Palliativmedizin, Schattauer Verlag, 1997, 600-613.

Clemens, K. E. et al.: Diagnostik und Therapie der Atemnot in der Palliativmedizin. Zeitschrift für Palliativmedizin, 2007,4:141-154.

Gugger, M. et al.: Dyspnoe, Grundlagen und Pathophysiologie. Schweizer Med Forum 2001, Nr. 6.

Klaschik, E.: Symptomkontrolle in der Palliativmedizin. In: Husebö, S., Klaschik, E. (Hrsg.): Palliativmedizin. 3. Auflage, Springer Verlag, 2003, 256-259.

Oneschuk, D. et al.: Antibiotic use in the last week of life in three differnent palliative care settings. J Palliat Care, 2002,18:25-28.

Remi, C. et al. (Hrsg.): Arzneimittel in der Palliativmedizin, Urban & Fischer Verlag München, 2018.

Wilcock, A.: The Mangement of respiratory Syptoms. In: Faul, C. et al (Hrsg.): Handbook of Palliative Care. Blackwell, Oxford 1998,11:157-176.

World Health Organisation (WHO): Symptom relief in terminal illnesses. Genf, 1998, 60-69.

8.7. Fatigue (CrF)

> *"Schändlich ist es, wenn deine Seele ermüdet, bevor der Leib müde ist."*
>
> Mark Aurel

8.7.1. Definitionen

Fatigue ist ein selbstregistrierter Zustand erheblicher und anhaltender Schwäche und eingeschränkter Fähigkeit zu körperlicher und geistiger Arbeit, der durch Ruhe nicht gebessert wird und multifaktoriell bedingt ist (Cella et al. 2001).

Fatigue bezeichnet ein Gefühl von körperlicher, emotionaler und geistiger Müdigkeit, das mit reduzierten Energiereserven und Muskelkraft einhergeht. Als Krankheitssymptom tritt Fatigue ohne vorherige Anstrengung auf und verschwindet auch nach ausreichender Erholungszeit nicht. Im Zusammenhang mit Tumorerkrankungen hat die pathologische Ermüdbarkeit in letzter Zeit an Bedeutung gewonnen.

- Quälende Art von Erschöpfung und Antriebslosigkeit.
- Müdigkeit gleichermaßen den ganzen Tag über.
- Müdigkeit nimmt trotz ausreichender Schlaf- und Ruhepausen nicht ab.
- Patienten sprechen kaum von Müdigkeit, mehr von Erschöpfung.

Die Tumorerschöpfung (cancer-related fatigue, CrF) zählt zu den schwerwiegenden Symptomen, die mit einer Krebserkrankung einhergehen und betrifft nahezu alle Patienten vor, während und auch nach der Tumortherapie. 77 % aller Patienten mit palliativem Versorgungsbedarf leiden darunter. Man spricht in diesem Fall von akuter CrF, die den Therapieverlauf direkt und indirekt beeinflussen kann. Je nach Tumorentität tritt auch noch Jahre nach erfolgreicher Therapie bei 20 bis 50 % aller Patienten eine chronische Erschöpfung auf. CrF hat erhebliche Auswirkungen auf die Lebensqualität (☞ Tab. 8.17). Sie beeinflusst fast alle wichtigen Aspekte des täglichen Lebens (☞ Tab. 8.18).

Bisher ist es nicht möglich, eine Vorhersage zu treffen, wie hoch das Risiko des einzelnen Patienten ist, eine lang anhaltende Tumorerschöpfung zu entwickeln.

Tumorerschöpfung (CrF)	52 %
Schmerz	11 %
Übelkeit/Erbrechen	5 %
Alle 3 Symptome (☞ oben) gleichermaßen	5 %
Keine	17 %
Keine Antwort	6 %

Tab. 8.17: Beeinträchtigung der Lebensqualität bei Krebspatienten (Patienten in %) (nach Stone et al. 2000).

Arbeitsfähigkeit	61 %
Körperliches Wohlbefinden	60 %
Lebensfreude	57 %
Emotionales Wohlbefinden	51 %
Intimität mit dem Partner	44 %
Fähigkeit, für die Familie zu sorgen	42 %
Sozialkontakte	38 %

Tab. 8.18: Negative Auswirkungen von CrF auf den Alltag von Krebspatienten (% der Patienten) (nach Vogelzang et al. 1997).

Viele Patienten fühlen sich mit ihrer Erschöpfung nicht ausreichend ernst genommen: *"Ich fühle mich schuldig dafür, dass ich darüber sprechen will, dass ich die ganze Zeit müde bin und dann wird so getan, als ob Müdigkeit kein 'richtiges' Anliegen sei."* Viele Patienten nehmen an, dass CrF als unvermeidliche Folge ihrer Erkrankung nicht behandelbar sei und sprechen das Problem deshalb nicht an (☞ Tab. 8.19).

"Ich dachte, dass Fatigue nicht vermeidbar ist."	21,4 %
"Ich dachte, es sei nicht wichtig genug."	17 %
"Ich dachte, es könnte nichts dagegen getan werden."	13,2 %
"Mein Arzt hat das Thema nie erwähnt."	11,5 %
"Ich wollte meinen Arzt damit nicht belästigen."	10,1 %
"Ich habe lieber mit einer Krankenschwester darüber gesprochen."	3,3 %
"Ich hatte nicht genügend Zeit mit dem Arzt zur Verfügung."	2,4 %
"Es war mir peinlich, es meinem Arzt zu sagen."	1,1 %

Tab. 8.19: Gründe, warum die Symptome von CrF nicht angesprochen werden (befragte Patienten in %) (nach Stone et al. 2000).

Auf Seiten der Behandler besteht häufig ebensolche Ratlosigkeit: *"Ich weiß, dass der Patient darunter leidet, aber ich weiß nicht, wie ich es behandeln soll. Am besten ist, ich spreche mit dem Patienten über etwas, wo ich weiß, wie ich ihm helfen kann."*

Sowohl in Hinsicht auf die Bewertung (☞ Tab. 8.20) der Beeinträchtigung als auch der Behandlungsnotwendigkeit (☞ Tab. 8.21) von CrF gibt es erhebliche Diskrepanzen zwischen Ärzten und Patienten (Vogelzang et al. 1997):

Onkologen	Schmerz 61 % CrF 37 %
Patienten	Schmerz 19 % CrF 61 %

Tab. 8.20: Einschätzung der Beeinträchtigung der Patienten durch Schmerz oder CrF (Häufigkeit in %) (nach Vogelzang et al. 1997).

Vogelzang et al. (1997) fragten Onkologen und Patienten, was sie für wichtiger halten, die Behandlung/Linderung von Schmerzen oder CrF oder ob die Behandlung von Schmerzen und CrF gleich wichtig sind (☞ Tab. 8.21).

Patienten	CrF 41 % Schmerz 34 % Beides gleich 6 %
Onkologen	CrF 5 % Schmerzen 94 % Beides gleich 1 %

Tab. 8.21: Unterschiedliche Bewertung der Behandlungsnotwendigkeit von CrF und Schmerzen (nach Vogelzang et al. 1997).

Ein Erschöpfungssyndrom, das während der Therapie oder kurze Zeit später auftritt, wird als akute CrF bezeichnet. Die Langzeit- oder chronische CrF bleibt auch Monate oder Jahre nach der Erkrankung bestehen, oder kann lange nach Therapieabschluss erstmalig oder erneut auftreten.

Diese Unterscheidung ist sinnvoll, weil sich meistens zwei unterschiedliche Ursachenspektren hinter den beiden Formen verbergen. Während der akuten CrF häufig medizinische Ursachen, vor allem die Anämie, zu Grunde liegen, ist bei chronischer CrF eher ein multifaktorielles Geschehen zu vermuten: Hier treten vor allem Ursachen auf, die in der Krankheitsverarbeitung zu suchen sind, wie beispielsweise zu häufige Überforderungssituationen oder ein zu hohes Pflichtbewusstsein.

8.7.2. Diagnose

CrF hat immer eine physische, affektive und kognitive Manifestation (Glaus et al. 1996) bei Tumorpatienten:

- Physisch 59 %: Reduzierte physische Leistungsfähigkeit, Schwäche, Kraftlosigkeit, unübliches, extremes Müdigkeitsgefühl, unübliches Schlafbedürfnis, Müdigkeit lässt trotz Schlafens nicht nach, unübliches Ruhebedürfnis.
- Affektiv 29 %: Motivationsverlust, keine Energie, Aktivitätsintoleranz, Traurigkeit, Angst, kein Kampfgeist.
- Kognitiv 12 %: Konzentrationsstörungen, Probleme im Denken, Schlafprobleme.

Diagnosekriterien eines CrF (Cella et al. 2001)

Mindestens sechs der folgenden elf Symptome müssen zutreffen:

- Müdigkeit, Energiemangel oder inadäquat gesteigertes Ruhebedürfnis.
- Gefühl der generalisierten Schwäche oder Gliederschwere.
- Konzentrationsstörungen.
- Mangel an Motivation oder Interesse, den normalen Altersaktivitäten nachzugehen.
- Gestörtes Schlafmuster (Schlaflosigkeit oder übermäßiges Schlafbedürfnis).
- Erleben des Schlafs als wenig erholsam.
- Gefühl, sich zu jeder Aktivität zwingen zu müssen.
- Ausgeprägte emotionale Reaktion auf die empfundene Erschöpfung (z.B. Niedergeschlagenheit, Frustration, Reizbarkeit).
- Schwierigkeiten bei der Bewältigung des Alltags.
- Störungen des Kurzzeitgedächtnisses.
- Nach körperlicher Anstrengung mehrere Stunden andauerndes Unwohlsein.

Die Betroffenen sind nicht in der Lage, sich innerhalb eines normalen Zeitraums von Ruhe, Entspannung oder Ablenkung zu erholen.

Bislang ist CrF keine eigenständige Diagnose i.S. der ICD. Die interdisziplinäre Arbeitsgruppe "Fatigue Coalition" aus den USA hat Diagnosekriterien für CrF erarbeitet und vorgeschlagen, diese in die Internationale Klassifikation der Krankheiten (ICD-10) aufzunehmen (Reuter 2002, S.32f). Damit soll eine gemeinsame Definition von CrF geschaffen und die Erfassung von CrF vereinheitlicht werden. Diese Kriterien sind in der aktuellen ICD-10-Version 2016 (ICD-10-CM 2016) als Symptomkomplex unter der Bezeichnung R 53.0 (neoplastic malignant related fatigue) enthalten.

Vorgeschlagene Diagnosekriterien für tumorbedingte Fatigue in die ICD-10 (Reuter 2002)

A. Sechs (oder mehr) der folgenden Symptome bestehen täglich bzw. fast täglich während derselben Zwei-Wochen-Periode im vergangenen Monat, und mindestens eines der Symptome ist deutliche Müdigkeit (= Symptom 1).

- Deutliche Müdigkeit, Energieverlust oder verstärktes Ruhebedürfnis, welches in keinem Verhältnis zu aktuellen Veränderungen des Aktivitätsniveaus steht.
- Beschwerden allgemeiner Schwäche oder schwerer Glieder.
- Verminderte Fähigkeit zur Konzentration und Aufmerksamkeit.
- Verringerte(s) Motivation oder Interesse an Alltagsaktivitäten.
- Schlaflosigkeit oder vermehrter Schlaf.
- Schlaf wird nicht als erholsam oder regenerierend empfunden.
- Notwendigkeit starker Anstrengung, um Inaktivität zu überwinden.
- Deutliche emotionale Reaktionen auf Fatigueproblematik (z.B. Traurigkeit, Frustration oder Reizbarkeit).
- Durch Müdigkeit bedingte Schwierigkeiten, alltägliche Aufgaben zu erledigen.
- Probleme mit dem Kurzzeitgedächtnis.
- Mehrere Stunden anhaltendes Unwohlsein nach Anstrengung.

B. Die Symptome verursachen in klinisch bedeutsamer Weise Leiden oder Beeinträchtigung in sozialen, beruflichen oder anderen wichtigen Funktionsbereichen.

C. Aus Anamnese, körperlichen Untersuchungen oder Laborbefunden geht eindeutig hervor, dass Symptome Konsequenzen einer Tumorerkrankung oder ihrer Behandlung sind.

D. Die Symptome sind nicht primär Konsequenzen einer komorbiden psychischen Störung, wie Major Depression, Somatoforme Störung oder Delir.

8.7.2.1. CrF und Schwäche

vgl. auch Kap. 8.8.

Nicht verwechselt werden darf CrF mit "Schwäche". Ein wesentlicher Faktor beim Entstehen von CrF kann eine unzureichende Auseinandersetzung mit der Grunderkrankung sein (Weis, Bartsch 2000). Dafür spricht auch, dass Patienten, die ihrer Krankheit bewusst entgegentreten, weniger an CrF leiden als die Vergleichsgruppe (Glaus 2000).

8.7.2.2. CrF und Depression

Es fällt nicht immer leicht, zwischen Depression und CrF zu differenzieren, zumal bei etwa 20 % aller Tumorpatienten eine Symptomüberschneidung besteht. Hinweise lassen sich aus der Vorgeschichte des Patienten ableiten, wenn es beispielsweise schon früher depressive Episoden gegeben hat. Eine ausgeprägte Selbstentwertung spricht ebenfalls für ein depressives Geschehen. Ein perfektionistischer und leistungsbetonter Stil der Krankheitsverarbeitung kann beim Scheitern (z.B. Rezidiv) in beides, eine CrF und eine Depression, münden.

Zur genaueren Diagnosestellung schlägt Reuter deshalb vor, bei dem Fatigue-Assessment besonderes Augenmerk auf die körperliche Dimension von CrF zu legen, da in dieser Dimension die Unterschiede zwischen CrF und Depression am größten waren (Reuter 2002, S.178). Außerdem empfiehlt Reuter, zusätzlich zu dem Fatigue-Assessment auch psychodiagnostische Untersuchungen durchzuführen, da der Interessenverlust von Patienten auf eine Depression hinweisen könnte (Reuter 2002, S.178-182).

8.7.2.3. CrF und Chronic Fatigue-Syndrom (CFS)

Die Symptomatik beider Erkrankungen kann sehr ähnlich sein. Unterschiede sind hier vor allem im Muster und im Verlauf der Erkrankung zu sehen. Die Symptome des Chronic-Fatigue-Syndroms lassen sich am ehesten vergleichen mit dem Befinden kurz vor einer Grippe: Kopf- und Gliederschmerzen, leichte Temperatur, herabgedämpftes Bewusstsein, Schwäche, Halsweh, Drüsenschmerzen und Abgeschlagenheit. Bei der CrF sind Antriebsschwäche, Motivationslosigkeit und Frustration die wesentlichen Merkmale, die sich von der CFS eindeutig unterscheiden lassen.

8.7.2.4. Erfassung von CrF

Entsprechend dem "state of the art" sollte CrF von Beginn der Diagnosestellung über den Behandlungszeitraum hinaus systematisch erfasst werden. Als Screeninginstrumente eignen sich entweder visuelle Analogskalen (überhaupt nicht erschöpft/müde – sehr (extrem) erschöpft/müde) oder 10 Punkte Likertskalen. Das National Comprehensive Cancer Network (NCCN) empfiehlt bereits ab einem Fatigue-Schweregrad von >3 (auf einer 10-Punkte-Likert-Skala) eine entsprechende multidimensionale Abklärung und Behandlung.

Diverse Fragebögen sind konzipiert worden, um CrF zu erfassen. Diese eignen sich aber eher zu Forschungszwecken als zum täglichen Gebrauch (vgl. Reisenegger, Weis 2000).

8.7.3. Ursachen von CrF

- Krebsspezifische Einwirkung auf Organfunktionen (primäre CrF).
- Ausschüttung von Zytokinen, Krebsart- und Krebsstadium-spezifisch (sekundäre CrF) (z.B. Interferone, Interleukine, Tumor-Nekrose-Faktor).
- Energietransformationsprozesse (z.B. Muskelabbau, Energieverschleiß, Anorexie, Ernährungsdefizit).
- Immunologische Abwehr gegen den Tumor, paraneoplastische Syndrome.
- Metabolische Störungen (z.B. Hyperkalzämie, Hyponatriämie, Hypoglykämie).
- Endokrine Störungen (z.B. Hypoadrenokortizismus, Hypothyreoidismus).
- Zirkulatorische Anpassungsinsuffizienz (z.B. eingeschränkter Sauerstofftransport durch Anämie, Herzinsuffizienz, pulmonale Insuffizienz).
- Behandlung (Toxizität von Chemo- und Radiotherapie, Reaktionen auf Abbauprodukte, Zelltod, Heilung nach chirurgischer Intervention).
- Chemotherapie: ab dem 3./4. Tag bis zum 10. Tag Steigerung.
- Operationen: 10 Tage post, 1 Monat ante Remission.
- Radiatio: Zunahme nach jeder Behandlung, hält bis zu 3 Monate an, korreliert mit Bestrahlungsfläche.
- Andere Symptome, Nebenwirkungen (z.B. Nausea, Emesis, Anorexie, Schmerz, Immobilität, Dyspnoe, Anämie, Depression).
- Krankheitsverarbeitung, Copingprozesse (Depression, Angst, Isolation).

Bisher gibt es keine Möglichkeiten, der CrF vorzubeugen. Es gibt auch keine Hinweise dazu, welche Patienten besonders gefährdet sind. Bei bestimmten Tumorarten entsteht ein CrF häufiger. So haben Patienten mit einer Lymphomerkrankung ein deutlich höheres Risiko, an CrF zu erkranken, als Patienten mit einem Hodentumor. Je stärker die Beschwerden während der Tumortherapie sind, umso größer ist die Wahrscheinlichkeit, dass sie auch nach der Behandlung weiter bestehen.

Folgende Symptome sind Risikofaktoren für CrF:

- Schmerz
- Übelkeit
- Vorbestehende depressive Störungen
- Andere psychische Störungen und Belastungen

Bis heute ist noch nicht klar, ob ein frühzeitiges Eingreifen bei einer akuten CrF die Wahrscheinlichkeit für das Auftreten einer chronischen CrF senkt. Auf jeden Fall ist es sinnvoll, frühestmöglich auf die bestehenden Erschöpfungszustände einzugehen, damit die geeigneten diagnostischen und therapeutischen Schritte unternommen werden können.

8.7.4. Folgen von CrF

CrF kann sich erheblich negativ auf die Lebensqualität auswirken. In schwerwiegenden Fällen sind die Patienten dadurch nicht mehr in der Lage, für sich selbst zu sorgen. Dabei kann zum einen die körperliche Versorgung, wie beispielsweise die Nahrungsaufnahme, gefährdet sein (Rüffer 2004).

Durch CrF kommt ein Teufelskreis aus geringer Leistungsfähigkeit, Inaktivität, Vermeidung von Anstrengungen, fehlender Regeneration, Hilflosigkeit und depressiver Stimmung in Gang.

Aber besonders die soziale Unterstützung fehlt den Kranken häufig. Freunde und Zugehörige ziehen sich z.T. zurück, da sie feststellen, dass frühere gemeinsame Aktivitäten aufgrund der Erschöpfung des Kranken nicht mehr möglich sind. Gesunden fehlt oft das Verständnis für die Auswirkungen von CrF , da ihnen dieses Leiden vielfach unbekannt ist und CrF von gesunden Menschen nur schwer nachempfunden werden kann (Beckmann 2003).

Manchmal fehlen soziale Kontakte aber auch, weil sich die Erkrankten zurückziehen. Sie fühlen sich wegen ihrer ständigen Müdigkeit als Zumutung für ihre Umwelt (Rüffer 2004). Insgesamt könnte der Wegfall sozialer Ressourcen die soziale Isolation begünstigen und damit die Fatiguesymptomatik verstärken.

Erschwerend kommt für die Betroffenen hinzu, dass CrF als eigenständige Diagnose bzw. als gesondertes Symptom bei der sozialmedizinischen Begutachtung der gesetzlichen Rentenversicherung noch keinen Eingang gefunden hat (Beckmann 2003).

Es gibt Hinweise darauf, dass CrF die Non-Compliance der Patienten fördert und zur Ablehnung einer sinnvollen palliativen Tumortherapie führen kann (Ditzfelbinger 2002): In einer Studie mit 234 Probanden klagten 80 % über CrF während der Chemotherapie. Ein Teil der Befragten empfand die Müdigkeit schlimmer als andere Nebenwirkungen, wie z.B. Schmerzen oder Nausea. Fast die Hälfte der Probanden, die unter CrF litten, spielten mit dem Gedanken, die Therapie vorzeitig abzubrechen.

8.7.5. Allgemeine Maßnahmen bei CrF

Die Therapie sollte frühzeitig beginnen, um einer möglichen Chronifizierung entgegen zu wirken.

Die zentralen Ziele der Behandlung sind:

- Verstärkende Faktoren der CrF mindern.
- Hilfen für den Umgang mit den Beschwerden und Belastungen geben.
- Vorhandene Kräfte und Ressourcen aktivieren.
- Sich um biopsychosoziale Sicht bemühen.
- Kräfte einteilen, energiesparend leben, Balance Unterforderung/Überforderung (Energietagebuch).
- Optimiertes Zeitmanagement: Kräfte sammeln, Balance zwischen Aktivität und Ruhe fördern.
- Ablenkung und positive Stimmung – das Leben gestalten, Ablenkung durch "schöne Momente" (z.B. Musik hören, malen).
- Bewegung, gezieltes körperliches Training, sportliche Betätigung zur Verbesserung der Leistungsfähigkeit (Dimeo 2000): mehrmals wöchentliches Ausdauer- und Krafttraining bei moderater Belastungsintensität, je 30-45 min, langsame Steigerung der Intensität, individuelle Anpassung der Übungen, fachkundige Anleitung wünschenswert (bei Krafttraining erforderlich).

Wichtig ist hier auch die Einbeziehung der Zugehörigen durch gezielte Information.

PACE TIPP!

Kostenlose Informationen für Patienten und Zugehörige sind unter

- https://www.krebsinformationsdienst.de/leben/fatigue/fatigue-index.php
- https://www.krebsinformationsdienst.de/service/iblatt/iblatt-fatigue-bei-krebs.pdf
- https://www.krebshilfe.de/infomaterial/Blaue_Ratgeber/Fatigue-Chronische-Muedigkeit-bei-Krebs_BlaueRatgeber_DeutscheKrebshilfe.pdf
- https://www.bayerische-krebsgesellschaft.de/uploads/tx_ttproducts/datasheet/Patientenratgeber_Fatigue.pdf
- https://www.bayerische-krebsgesellschaft.de/uploads/tx_ttproducts/datasheet/BKG_Broschuere-Fatigue_2018_final_web.pdf

abrufbar und bestellbar.

PACE TIPP!

Die Broschüre "Fitness trotz Fatigue: Bewegung und Sport bei tumorbedingtem Müdigkeitssyndrom" ist inkl. einer DVD mit allen Übungseinheiten zu bestellen über die Deutsche Fatigue Gesellschaft, Maria-Hilf-Str. 15, 50677 Köln oder über das Internet:

- https://deutsche-fatigue-gesellschaft.de/service/infomaterial

8.7.5.1. Psychotherapeutische Ansätze

Ziel ist es, ein individuelles "Programm" zur Bewältigung der Situation zu entwickeln, das sich aus verschiedenen Faktoren zusammensetzen kann:

- Leistungsdruck meiden.
- Techniken zur Stressbewältigung und zur Entspannung erlernen.
- Gedächtnistraining.
- Verhaltenstherapie: Aktivitäts- und Energiemanagement, Kräfte einteilen, ohne immobil zu

werden, Aufgabenplanung, Tageszeiten mit erhöhter Aktivität identifizieren, Einlegen von Pausen und Ruhephasen, Maßnahmen zur Gesundheitsförderung.

- Besonders anstrengende Tätigkeiten (z.B. Hausputz, Einkaufen) identifizieren und Lösungen suchen.
- Psychoedukation und kognitive Verhaltenstherapie: gezielte Beratung/Information über CrF, Entlastung der Patienten, Identifikation adaptiver und maladaptiver Einstellungen, Abbau von Ängsten, Hilfen beim Umgang mit Stress und erlebten Belastungen, Förderung aktiver problemzentrierter Verarbeitungsstrategien, Erlernen von Kontrollmöglichkeiten.
- Entspannungstechniken, Achtsamkeit: Progressive Muskelrelaxation nach Jacobson, Achtsamkeitsbasierte Stressreduktion (MBSR).
- Mind-body-Therapie: Qigong, Yoga, Tai Chi, Akupunktur, Akupressur; Massage; Entspannung.
- Multimodale Ansätze/Selbstmanagement: "Fatigue individuell bewältigen" (FIBS) (Patientenschulung, de Vries et al. 2011) + "Wege aus der Erschöpfung" (Pat. Ratgeber, Reif et al. 2011).

Da Müdigkeit auch bei Depressionen zu den Leitsymptomen gehört, ging man früher davon aus, dass CrF und Depression letztlich dasselbe seien. Aus der Beobachtung, dass Antidepressiva (SSRI) wohl gegen andere Symptome einer Depression, z.B. Antriebsarmut, wirksam sind, nicht aber gegen die Müdigkeit, schloss man, dass es sich bei der CrF nicht um eine Variante der Depression handelt. Auch sind Gefühle der Wertlosigkeit und Schuld nicht bei CrF-Patienten anzutreffen. Auch der für Depressive typische Interessenverlust lässt sich bei CrF-Patienten im Frühstadium nicht antreffen. Eine Krebs-assoziierte Fatigue wird nicht zwingend von depressiven Stimmungen bis hin zu einer echten Depression begleitet. Auch hoch motivierte, aktive Patienten können dauerhaft darunter leiden.

Studien zeigen, dass Patienten, die ihre Erkrankung so verarbeitet haben, dass sie eine eher bejahende Einstellung ihrer Erkrankung gegenüber entwickelt haben, weniger an CrF leiden. Das könnte ein Hinweis sein, dass Maßnahmen zur Verbesserung der Krankheitsverarbeitung (vgl. Kap. 21.5.) CrF lindern könnten. Auch scheinen religiöse Menschen weniger unter CrF zu leiden. Dies könnte ein Hinweis darauf sein, wie fördernd die Bearbeitung spiritueller oder existenzieller Fragen für das Wohlbefinden der Patienten sein kann.

CrF könnte auch eine Folge der vermehrten psychischen Anforderungen über eine lange Zeit sein mit vielen Informationen, Entscheidungen, Sorgen, Anstrengungen zur Krankheitsbewältigung. Um dem kontinuierlichen Energieverschleiß zu unterbrechen, sind Anleitungen zum Genusstraining, Entspannung und Imagination (vgl. Kap. 21.2.) sinnvoll.

8.7.5.2. Medikamentöse Behandlungsansätze

Beim CrF unter Anämie kann eine intravenöse Infusion von Erythrozytenkonzentraten vorgenommen werden.

Beim CrF unter Anämie ist die Behandlung der ersten Wahl Epoetin s.c..

Epoetin, ein rekombinantes humanes Erythropoetin, ist ein Hormon, das für die Aufrechterhaltung der Erythropoese verantwortlich ist. Therapieziel ist ein Hb-Wert von über 8 g/dl bis max. 12 g/dl. Ein vorbestehender gesicherter Eisenmangel sollte vor der Therapie mit Epoetin behoben sein. Das Ansprechen der Therapie ist abhängig von der Tumorgrunderkrankung (bei Patienten mit Kopf-, Hals-, Lungentumoren und Multiplem Myelom besser als bei Hodgkin-Lymphomen und wesentlich besser als beim myelodysplastischem Syndrom) und kann nach ca. 2-3 Wochen beurteilt werden.

Trizyclische Antidepressiva sind für die Behandlung des CrF nicht geeignet.

Auch aktivierend wirkende Antidepressiva helfen beim CrF meist nicht.

Wirklich zuverlässig erfolgreiche medikamentöse Therapieansätze beim "echten" CrF sind bislang nicht bekannt. Die Ergebnisse sind sehr widersprüchlich.

- Vereinzelt wurde von positiven Auswirkungen von Kortikosteroiden auf das CrF berichtet (nicht beim M. Hodgkin!).
- Bei Behandlungsversuchen mit 100-400 mg Megestrolacetat zur Verbesserung der Anorexie und zur Behandlung der Kachexie waren erste Erfolge auch für das CrF erzielbar.

- Ein positiver Effekt von Wachstumsfaktoren auf das CrF scheint möglich.
- Untersucht sind u. a. die Anwendung von stimulierenden Substanzen wie Methylphenidat und Modafinil. Obwohl es für einen Teil dieser Wirkstoffe durchaus günstige Resultate in der Indikation gibt, bleibt die Routineanwendung umstritten.

▶ Medikamente
- Methylphenidat (Ritalin®): Titration!: Beginn mit 2 × 5 mg tgl. p.o., max. TD 2 × 30 mg (unterliegt der BtMVV - Höchstmengenabgabe innerhalb von 30 Tagen 2400 mg).
- Modafinil (Vigil®): 2 × 100 mg tgl. p.o., max. TD 400 mg.

Anmerkung: Beide Medikamente
- müssen früh morgens und mittags eingenommen werden, damit es nicht zu einer Störung des Nachtschlafes kommt,
- müssen individuell titriert werden.

Literatur

Beckmann, I.-A.: Fatigue: Chronische Müdigkeit bei Krebs. Die Blauen Ratgeber, 34, 8/2003: 5-45.

Bokemeyer, C., Aapro, M., Courdi A, Foubert J, Link H, Osterborg A, Repetto L, Soubeyran P.: EORTC guidelines for the use of erythropoietic proteins in anaemic patients with cancer. Eur J Cancer 2004;40:2201-2216.

Cella, D., Zagari, J., Vandoros, C. et al.: Epoetin alfa treatment results in clinically significant improvements in quality of life in anemic cancer patients when referenced to the general population. J Clin Oncol 2003;21 (2):366-373.

Cella, D., Davis ,K., Breitbart, W., Curt, G.: Fatigue Coalition: Cancer-related fatigue: prevalence of proposed diagnostic criteria in a US sample of cancer survivors. JCO 2001;19(14):3385-3391.

de Vries U., Reif K., Petermann F., Görres, S.: Fatigue individuell bewältigen (FIBS).Verlag Hans Huber 2011.

Dimeo, F.: Ausdauertraining als Behandlung der Cancer Fatigue. In: Weis, J., Bartsch, H.H. (Hrsg).: Fatigue bei Tumorpatienten. Karger, Basel, 2000, S. 96-102.

Ditzfelbinger, H.: “Krebs-assoziierte Fatigue”. Ärztemerkblatt 1. Auflage, 2002:3-11.

Fischer I., Weis, J., Rüffer, J.U. et al. Tumorassoziierte Fatigue in der Palliativsituation. Z Palliativmed 2017;18: 97-110.

Glaus, A.: Das Konzept Fatigue in der Onkologie: Definitionen, Hintergründe. In: Weis, J., Bartsch, H.H. (Hrsg).: Fatigue bei Tumorpatienten. Karger, Basel 2000, S. 1-13.

Glaus, A., Müller, S.: Messung der Müdigkeit bei Krebskranken im Deutschen Sprachraum: Die Entwicklung des Fatigue Assessment Questionnaires. Pflege 2001;14: 161-170.

Glaus A, Frei I, Knipping C, Ream E, Brown N.: Schade, dass ich dies nicht vorher gewusst habe! Was Krebskranke von den Informationen über Fatigue halten: eine Beurteilung durch Patienten in der Schweiz und in England. Pflege 2002;15:187-194.

Morrow, G., Hickok, J. et al.: Differential effects of paroxetine on fatigue and depression: a randomized, double-blind trial from the University of Rochester Cancer Center Community Clinical Oncology Program. J Clin Oncol 2003;21(24):4635-4641.

National Comprehensive Cancer Network: Practice guidelines. Cancer-related fatigue panel 2007 Guidelines, version 3.2007, Rockledge, Pennsylvania. Download unter http://www.nccn.org/professionals/physician_gls/PDF/fatigue.pdf.

Reif, K., de Vries, U., Petermann, F., Görres, S.: Wege aus der Erschöpfung: Ratgeber zur tumorbedingten Fatigue. Hogrefe Verlag 2011.

Reisenegger, I., Weis, J.: Die Erfassung tumorbedingter Fatigue: Übersicht über Messinstrumente und methodische Probleme. In: Weis, J., Bartsch, H.H. (Hrsg.).: Fatigue bei Tumorpatienten. Karger, Basel 2000, 14-29.

Reuter, K., Härter, M.: Differentialdiagnose von Fatigue und depressiven Störungen bei Tumorerkrankungen. In: Weis, J., Bartsch, H.H. (Hrsg.): Fatigue bei Tumorpatienten – Eine neue Herausforderung für Therapie und Rehabilitation. Karger Basel, Freiburg, 2000, 36-51.

Reuter, K.: Fatigue und/oder Depression? S. Roderer Verlag Regensburg 2002.

Rüffer, J.U., Flechtner, H., Heim, M., Schwarz, R., Wies, J.: Das Krebs-Fatigue-Syndrom. Versicherungsmedizin 2003;55:3-7.

Stone, P., Richardson, A., Ream, E., Smith, A.G., Kerr, D.J., Kearney, N.: Cancer related fatigue: inevitable, unimportant and untreatable? Results of a centre patient survey. Cancer Fatigue Forum. Ann of Oncol 2000;11 (8):971-975.

Tchekmedyian, N.S., Kallich, J., McDermott, A., Fayers, P., Erder, M.H.: The relationship between psychologic distress and cancer-related fatigue. Cancer 2003;98(1): 198-203.

Vogelzang, N.J., Breitbart, W., Cella, D., Curt, G.A., Groopmann, J.E., Horning, S.J., Itri, L.M., Johnson, D.H., Scherr, S.L., Portenoy, R.K.: Patient, caregiver and oncologist perceptions of cancer-related fatigue: tripart assessment survey. The Fatigue Coalition. Semin Hematol 1997;34(3 Suppl 2):4-12.

Weis, J., Bartsch, H.: Fatigue bei Tumorpatienten – eine neue Herausforderung für Therapie und Rehabilitation. Karger Verlag, Basel, 2000, 108-120.

8.8. Schwäche

"Man soll öfters dasjenige untersuchen, was von den Menschen meist vergessen wird, wo sie nicht hinsehen und was so sehr als bekannt angenommen wird, dass es keiner Untersuchung mehr wert geachtet wird."

Georg Christoph Lichtenberg
1742-1799

Nahezu alle Patienten mit palliativem Versorgungsbedarf berichten in der Endphase der Erkrankung von Schwäche. Sie fühlen sich nur eingeschränkt leistungsfähig und brauchen deutlich mehr Schlaf. In der Endphase einer Erkrankung ist dies als normal anzusehen. Relevant für weitere Diagnostik und Therapie ist Schwäche nur dann, wenn eine behebbare Ursache vorliegt oder vermutet wird.

Nicht verwechselt werden sollte Schwäche mit Fatigue (vgl. Kap. 8.7.), dessen Leitsymptom Müdigkeit ist.

8.8.1. Behandelbare Ursachen

Die Grunderkrankung an sich oder Begleiterkrankungen führen zu Schwäche, aber auch Inaktivität, Muskelatrophie, Depression, Schlaflosigkeit, Fieber, Schmerzen, Infektionen, metabolische Störungen, hormonelle Störungen, Schilddrüsenfunktionsstörung, Störungen des Elektrolyt- und Wasserhaushaltes, Exsikkose, Hypokaliämie, Hyperkalzämie, Anämie, Herz- Lungen-, Leber- oder Niereninsuffizienz.

Viele der therapeutischen Maßnahmen, wie eine Radiatio oder eine Operation und viele eingesetzte Substanzen, wie Chemotherapeutika, Analgetika wie NSAR, Opioide, Neuroleptika, Benzodiazepine, Antibiotika, Antihypertensiva, Antidepressiva, Antikonvulsiva und andere können zu Schwäche führen.

8.8.2. Diagnostik

Hilfreich sind Beschreibungen des Patienten zum Erleben der Schwäche:

- Was meint der Patient mit "Schwäche": Allgemeines Schwächegefühl oder bestehen Funktionsdefizite?
- Liegen Hinweise auf eine depressive Verstimmung oder Störung vor?
- Liegen Hinweise auf Muskelschmerzen vor oder lokale Paresen?
- Was bedeutet das Gefühl der Schwäche für den Patienten (z.B. Hinweis auf das Fortschreiten der Erkrankung)?

8.8.3. Therapie

PACE TIPP!

Viele Patienten und Zugehörige meinen, dass die fehlende Kraft am mangelnden Appetit liegt und zwingen das Essen hinein. Eine Steigerung der Nahrungszufuhr hat keinen Effekt auf die Schwäche. Darüber sollten Patient und Zugehörige informiert werden.

- Grundsätzlich sollten die täglichen Verrichtungen in kleinere, gut zu bewältigende, Etappen aufgeteilt werden. Stehen zum Beispiel anstrengende Erledigungen oder Familienfeste an, sollte der Patient vorher Kräfte tanken, in dem er mehr ruht. Auch während und nach der Veranstaltung sollten Ruhemöglichkeiten geschaffen werden.
- Der Patient sollte eine Reizüberflutung meiden
- Eine Behandlung der Ursachen sollte erfolgen, wenn möglich und vom Patienten gewünscht:
  - Erythropoetin bei Anämie (Ziel-Hb-Wert ca. 10-12 g/dl).
  - Korrektur der metabolische Störung, Exsikkose, Störungen des Elektrolyt- und Wasserhaushaltes.
  - Behandlung der Herz-Lungen- oder Niereninsuffizienz.
  - Behandlung der Angst, Depression, Fieber, Schmerzen oder Infektionen.
- Medikamente können im Einzelfall helfen, anstrengende Situationen besser zu überstehen.

- Kortikosteroide wie Dexamethason (2-4 mg p.o. einmal täglich) oder Prednisolon (15-30-50 mg p.o. einmal täglich) vermindern bei einem Teil der Patienten ihr allgemeines Schwächegefühl. Die Wirkung lässt aber nach 3-4 Wochen wieder nach. Wenn nach sieben Tagen kein klarer Nutzen abzusehen ist, sollte die Behandlung wieder abgesetzt werden. Die typischen Kortikosteroid-Nebenwirkungen wie Mundsoor, Ödeme, Angst, Schlafstörungen und andere sind zu beachten.
- Aktivierende Antidepressiva können probatorisch gegeben werden.
- Anabolika, Amphetamine, Hormone und Wachstumsstoffe beeinflussen die Schwäche nicht.

Literatur

Bausewein, C. et al.: Arzneimitteltherapie in der Palliativmedizin. Urban&Fischer Verlag, München, Jena, 2005.

Doyle, D. et al: Oxford Textbook of Palliative Medicine. Oxford University Press, Oxford, 1993.

Regnard, C. et al: A guide to symptom relief in advanced cancer. Haigh and Hochland LTD, Manchester, 1986.

8.9. Gastrointestinale Symptome in der Palliativmedizin

> *"Im Verdauen sind zweierlei Gnaden:*
> *Die Speise schlucken und sich ihrer entladen.*
> *Jenes bedrängt, dieses erfrischt;*
> *so wunderbar ist das Leben gemischt."*
>
> Friedrich von Bodelschwingh

Trotz diagnostischer und therapeutischer Fortschritte ist die Therapie von Patienten mit palliativem Versorgungsbedarf häufig kompliziert, da außer Schmerz weitere Symptome mit einem erheblichen Krankheitswert vorliegen. So kommt es bei Patienten mit palliativem Versorgungsbedarf regelmäßig zu gastrointestinalen Symptomen, die einerseits durch die Schmerz verursachende Erkrankung hervorgerufen werden, andererseits aber direkt schmerztherapiebedingt sein können. Unzureichend behandelte gastrointestinale Symptome führen regelmäßig zu einem Abbruch einer ansonsten lege artis durchgeführten Schmerztherapie. Die Behandlung von Patienten mit maligner gastrointestinaler Obstruktion oder/und Ileus ist eine der größten Herausforderungen, die an Ärzte und das palliative Team gestellt werden.

8.9.1. Obstipation

8.9.1.1. Risikogruppe Schmerzpatienten und Patienten mit palliativem Versorgungsbedarf

Eine Obstipation schränkt Patienten der Schmerztherapie und Palliativmedizin in einem besonderen Ausmaß hinsichtlich der Lebensqualität ein. Diese Partienten sind insofern für das Zustandekommen einer Obstipation prädisponiert, da bei ihnen mehrere Faktoren zusammentreffen. Neben den in Tab. 8.22 aufgeführten Ursachen können weitere Befunde wie Hyperkalziämie, Hypokaliämie, spinale Kompression oder Tumorinfiltration eine Obstipation verursachen.

Die Prävalenz einer Obstipation **ambulanter** Schmerzpatienten in einem guten Allgemeinzustand scheint trotz des "Risikofaktors" medikamentöse Schmerztherapie nur unwesentlich höher zu sein als beim demographischen Durchschnitt, liegt aber niedriger als bei Patienten mit palliativem Versorgungsbedarf im fortgeschrittenen Stadium (☞ Tab. 8.22).

- Immobilität (z.B. muskuloskelettale Schmerzen bei ossären Metastasen).
- Reduzierter Allgemeinzustand, "Schwäche", schlechter Ernährungs- und Flüssigkeitsstatus, Unfähigkeit, ausreichend ballaststoffreiche Nahrung aufzunehmen (fortgeschrittene maligne Erkrankung).
- Spezifische Erkrankungen, wie z.B. Morbus Parkinson.
- Verwendung obstipierender Substanzen:
  - Opioide,
  - Trizyklische Antidepressiva,
  - Antiepileptika,
  - Neuroleptika,
  - 5HT3-Antagonisten,
  - Vinca-Alkaloide,
  - Antazida,
  - Calciumantagonisten,
  - Diuretika.

Tab. 8.22: Risikogruppe Patienten mit palliativem Versorgungsbedarf.

8.9.1.2. Obstipationsformen

Verschiedene Obstipationsformen können differenziert werden (☞ Tab. 8.23).

- Funktionelle Obstipation (extrakolonische Ursache) (habituelle Obstipation, neurologische Erkrankungen, psychiatrische Erkrankungen, endokrine Erkrankungen, metabolische Veränderungen, medikamentöse Einflüsse).
- Slow-Transit-Obstipation (Störungen des enterischen Nervensystems, idiopathisches Megakolon/Megarektum, chronische intestinale Pseudoobstruktion, idiopathische Inertia coli).
- Entleerungsstörungen (Outlet-Obstipation) (Funktionelle Störung, morphologisch-organische Störung).

Tab. 8.23: Pathophysiologie der Obstipation bei Patienten mit palliativem Versorgungsbedarf.

Die Obstipation von Patienten mit palliativem Versorgungsbedarf entsteht durch die Faktoren eingeschränkte Mobilität, Schwäche mit abgeschwächter muskulärer Bauchpresse, Flüssigkeitsdefizit und ist ein häufiges Symptom einer fortgeschrittenen Tumorerkrankung.

Mit Herabsetzung der Peristaltik und dem Anstieg der Stuhltransitzeit verbleibt der Stuhl länger intraluminal. Dies verstärkt die Haustrierung des Kolons. Es kommt zu einer vermehrten Rückresorption von Wasser aus dem Stuhl, was die trockene und harte Stuhlkonsistenz bedingt. Dies verlängert im Sinne eines circulus vitiosus wiederum die Kolontransitzeit.

Diese Befunde werden beim Einsatz von Opioiden, Neuroleptika, Serotoninantagonisten und Antidepressiva kompliziert durch eine **medikamenteninduzierte** Slow-Transit-Obstipation. Bei der opioidinduzierten Obstipation (OIC – opioid induced constipation) sind vor allem µ-Rezeptoren bedeutsam, während δ- und κ-Rezeptoren geringere inhibitorische Auswirkungen auf die gastrointestinale Peristaltik aufweisen. Eine Toleranz zur opioidinduzierten Obstipation entsteht in der Regel nicht. Die Frage, welchen Einfluss die Art, Tagesdosis oder Applikationsform einzelner Opioide auf die Entstehung einer Obstipation hat, ist ungeklärt. Für die These, dass die transdermale oder neuroaxiale Opioidgabe zu einer geringeren Obstipationsrate führt, besteht keine Evidenz. Die Therapie mit "schwach" wirksamen Opioiden bedeutet entgegen weit verbreiteter Anschauung keine niedrigere Obstipationsrate. Auch unter dem Partialagonisten Buprenorphin kommt es ebenso zu einer Obstipation wie unter anderen Opioiden.

▶ Sonderfall OIC

Der Einsatz von Opioiden stellt dabei ein verbreitetes analgetisches Wirkprinzip dar, welches nicht mit einer direkten Toxizität der meisten Stufe-1-Analgetika einhergeht.

Allerdings stellt gerade diese Schmerztherapie mit Opioiden bei Patienten der Schmerz- und Palliativmedizin einen Hauptfaktor für das Zustandekommen einer Obstipation dar. So beträgt die Inzidenz einer Obstipation unter gleichzeitiger Opioideinnahme bei hospitalisierten Tumorpatienten 30-80 % und bei nicht tumorbedingten Schmerzen ca. 40 % – im Gegensatz zu einer Prävalenz von ca. 10 % in einer gesunden Population. Es hat sich der Begriff der OIC (opioid induced constipation) etabliert.

Eine anhaltende OIC bereitet ansonsten analgetisch effektiv behandelten Patienten starke Probleme, was häufig zu einem Abbruch der Opioidtherapie führt und dadurch indirekt eine Schmerztherapie konterkariert. Deshalb konkurriert diese Nebenwirkung in der Wertigkeit mit verschiedenen Schmerzsyndromen. In einem Circulus vitiosus zwischen Nebenwirkung und Dosisreduktion bzw. Beendigung einer Schmerztherapie kommt es zu Schmerzexazerbationen mit einem erheblichen Verlust der Lebensqualität. Geradezu paradox zur hohen Prävalenz und medizinischen Relevanz wird dieses Symptom oftmals nicht ausreichend beachtet, geschweige denn diagnostiziert. Die OIC kann bereits bei der ersten Opioideinnahme entstehen und ohne Toleranzentwicklung persistieren.

Neben einer Opioidtherapie existieren weitere Risikofaktoren, wie Mobilitätseinschränkung, reduzierter Allgemeinzustand, schlechter Ernährungs- und Flüssigkeitsstatus, mechanische, metabolische, intestinale, neurologische und psychologische Vorbefunde. Weitere Substanzen außer Opioiden mit einem erhöhten Obstipationsrisiko sind trizyklische Antidepressiva, Antikonvulsiva, Neuroleptika und 5-HT3-Antagonisten. Bei multimorbiden oder geriatrischen Patienten führen z.B. Anticholinergika, Kalziumantagonisten, Diuretika, Protonenpumpeninhibitoren, Eisenpräparate oder MAO-Hemmer zu einer Obstipation. Dadurch wird deutlich, dass neben einer Opioidtherapie auch andere Risikofaktoren für die "Opioid-induzierte" Obstipation zu berücksichtigen sind.

PACE TIPP!

- Risikogruppen identifizieren:
- Alter
- Geschlecht
- Mobilität
- Medikation Volumenstatus
- Allgemeinzustand

8.9.1.3. Diagnostik

▶ Symptome, Anamnese

Die Kriterien der Rom-IV-Kriterien (☞ Tab. 8.24) gehören zur Anamnese von Schmerzpatienten und Patienten mit palliativem Versorgungsbedarf. Das Hauptsymptom der verringerten Stuhlfrequenz wird meist von weiteren Obstipationssymptomen begleitet, wie das einer schmerzhaft eingeschränkten Defäkation, hartem Stuhl, einem geblähten Abdomen, Inappetenz oder Übelkeit. Oft wird eine Obstipation allerdings nicht diagnostiziert, da es sich um ein Tabuthema handelt. Komplikationen wie Stuhlimpaktion, Überlaufdiarrhoe, Beckenbodensenkung, Analfissuren, Divertikulitis, Ileus, Darmperforation oder Harnverhalt können auftreten.

- Starkes Pressen beim Stuhlgang.
- Klumpiger oder harter Stuhl.
- Gefühl der inkompletten Entleerung.
- Gefühl der anorektalen Obstruktion/ Blockierung.
- Manuelle Manöver zur Erleichterung der Defäkation.
- Weniger als drei Defäkationen pro Woche.
- Weicher, ungeformter Stuhlgang nur unter laxativer Therapie.
- Kein Vorliegen eines Reizdarmsyndroms.

Tab. 8.24: Diagnostische Kriterien der funktionellen Obstipation nach den Rom-IV-Kriterien.

Neben Erfassung der Risikofaktoren sollten Ernährungsgewohnheiten, Stuhlfrequenz, Stuhlkonsistenz, der Gebrauch von Laxanzien und die Dauer des aktuellen stuhlgangsfreien Zeitintervalls erfragt werden.

Auch eine psychologische Untersuchung kann bei chronifizierten Schmerzpatienten notwendig sein, da eine hohe Korrelation zu psychosozialen Problemen, Angst oder Depression besteht.

Trotz ihrer Validierung überfordern ausgedehnte Fragebögen zur Erfassung einer Obstipation einzelne Patienten, da sie zahlreiche Fragen enthalten. Eine einfache numerische Ratingskala (NRS) von 0-10 (0: keine Beeinträchtigung, 10: maximale Beeinträchtigung) beschreibt das subjektive Beeinträchtigungsgefühl ("Obstipationsgefühl") solcher Patienten. Man kann von einer OIC ausgehen, wenn das objektive Kriterium "kein Stuhlgang >72 Stunden" erfüllt ist und mindestens ein subjektives Kriterium (z.B. Pressen, Defäkationsprobleme, Gefühl der unvollständigen Entleerung mit NRS >5) bejaht wird und/oder eine harte Stuhlkonsistenz vorliegt (Praktische Obstipationsskala als Basiserfassungsinstrument bzw. Screeninginstrument).

▶ Untersuchungsgang

Häufig bleibt der Untersuchungsgang auf klinische Untersuchungen, wie Auskultation oder Palpation, beschränkt. Weitere Untersuchungen (Blut und Urin, Ultraschall, Endoskopie, radiologische Untersuchungen, ggf. Kolontransitzeit) unterscheiden sich nicht von denen anderer Patienten mit einer Obstipation. Auf jeden Fall sollten organische Ursachen einer Obstipation ausgeschlossen werden.

8.9.1.4. Prophylaxe und Therapie

PACE TIPP!

Alle Patienten mit Risikofaktoren für eine Obstipation sollten **prophylaktisch** antiobstipative Substanzen erhalten.

Allgemeine Maßnahmen, wie die Sicherstellung einer ausreichenden Mobilisation oder Flüssigkeitszufuhr, sind bei Patienten in einem reduzierten Allgemeinzustand häufig nicht durchführbar.

Deshalb ist eine medikamentöse Behandlung mit Laxanzien Standard.

▶ Stufenschema der Obstipationsbehandlung bei Patienten mit palliativem Versorgungsbedarf

Etabliert ist die Kombinationstherapie von Laxanzien mit unterschiedlichen physiologischen Ansatzpunkten, da diese eine höhere Effektivität aufweist (☞ Tab. 8.25).

Gemäß ihres physiologischen Wirkprinzips werden Laxanzien in propulsive (Rizinusöl, Senna-Alkaloide, Natriumpicosulfat und Bisacodyl), hydragog-sekretorisch bzw. osmotisch wirksame (Bittersalz, Glaubersalz, Lactulose, Laktitol, Trizoate, Polyethylenglykol = Macrogol) oder gleitmittelartige Substanzen (Paraffin, Glycerin) eingeteilt.

Die S3-Leitlinie Pallitativmedizin empfiehlt ein eskalierendes Vorgehen an Hand eines Stufenschemas.

Stufe 1
Osmotisches Laxans oder propulsives Laxans, z.B. Macrogol 3350/Elektrolyte oder Natriumpicosulfat oder Bisacodyl.
⇓ nicht erfolgreich ⇓
Stufe 2
Osmotisches plus propulsives Laxans, z.B. Macrogol 3350/Elektrolyte plus Natriumpicosulfat oder Bisacodyl.
⇓ nicht erfolgreich ⇓
Stufe 3
Stufe 2 plus µ-Opioidantagonist, z.B. Methylnaltrexon s.c., Naldemedin, Naloxegol oder Oxycodon/Naloxon* p.o.
⇓ nicht erfolgreich ⇓
Stufe 4
Stufe 3 + weitere Medikamente als Therapieversuch, z.B. Rizinusöl, Erythromycin*, Amidotrizoeessigsäure* o.a.
Nichtmedikamentöse Maßnahmen
Physiotherapeutische Maßnahmen wie z.B. Kolonmassage, Einläufe (inkl. Suppositorien und Klysmen), manuelle Ausräumung.

Tab. 8.25: Stufentherapie der Obstipation bei Patienten der Palliativmedizin (aktuelle Version der S3-Leitlinie Palliativmedizin). *Off-Label-Use.

Als symptomatische Therapie kommen Laxanzien als Monotherapie oder als Kombination unterschiedlicher Laxanzientypen zum Einsatz. Laxans der ersten Wahl ist das osmotisch wirksame Macrogol, da es zu keinen Elektrolytentgleisungen führt und insgesamt ein gutes Sicherheitsprofil aufweist, wie auch in kontrollierten Langzeitstudien gezeigt werden konnte. Bei Patienten mit palliativem Versorgungsbedarf können der Geschmack und das erforderliche Trinkvolumen im Laufe der Zeit aber eine Hürde darstellen. Alternativ kann ein stimulierendes Laxans wie Natriumpicosulfat oder Bisacodyl eingesetzt werden.

Im Stufenschema aufgeführt sind außerdem Erythromycin und Amidotrizoeessigsäure, deren Anwendung allerdings off-label ist. Ebenso off-label ist der Einsatz des nicht in der Leitlinie aufgeführten Prokinetikums Prucaloprid, ein Serotonin-Agonist (5-HT4), welcher für erwachsene Patienten mit chronischer Obstipation, die nicht ausreichend auf Laxanzien angesprochen haben, zugelassen ist,

Als "kausale" Therapie der OIC kommen µ-Opioid-Rezeptor-Antagonisten zum Einsatz. In Deutschland stehen mittlerweile verschiedene µ-Agonisten zur Verfügung. Naloxon ist ein systemischer nicht-selektiver Opioid-Antagonist. Bei oraler Gabe wirkt die Substanz jedoch aufgrund eines ausgeprägten First-Pass-Effekts nahezu ausschließlich im Darm und ist insbesondere in retardierter Form zur Behandlung einer OIC anwendbar. Allerdings ist dafür eine intakte Leberfunktion erforderlich. In Deutschland ist retardiertes orales Naloxon nur in fixer Kombination mit Oxycodon erhältlich.

Periphere µ-Agonisten (peripherally acting mu-opioid antagonists – PAMORA) überwinden die Blut-Hirn-Schranke nicht und wirken daher selektiv peripher. Methylnaltrexon wird wegen seiner minimalen oralen Verfügbarkeit subkutan angewendet und eignet sich daher eher für den akuten "Rescue"-Einsatz als für die ambulante Langzeittherapie. Zunächst war es in Deutschland nur in der Palliativsituation zugelassen, nun auch allgemein bei OIC. Naloxegol und Naldemedin stellen oral applizierbare peripher wirksame µ-Rezeptor-Antagonisten dar. Der Vorteil von PAMORA liegt darin, dass sie mit jedem Opioid frei kombinierbar sind. Daten zur Kombination von PAMORA mit

Oxycodon/Naloxon liegen nicht vor und es erscheint auch nicht vorteilhaft, diese Kombination anzuwenden. Generell sind Opioidantagonisten bei Verdacht auf mechanische GI-Obstruktionen kontraindiziert; Vorsicht ist auch bei Erkrankungen mit erhöhtem Risiko für GI-Perforationen geboten.

Bei dem Vorliegen einer OIC kann ein modifiziertes Schema wie in Tab. 8.26 angewandt werden:

Stufe 1
Osmotisches Laxans (z.B. Macrogol) und/oder stimulierende Laxantien (z.B. Natriumpicosulfat).
⇓ unzureichende Wirkung? ⇓
Stufe 2
Peripher wirksamer Opioid-Rezeptor-Antagonist (z.B. Naloxegol, Naldemedin) oder retardiertes Naloxon oral in Fix-Kombination bei der Anwendung von Oxycodon.
⇓ unzureichende Wirkung? ⇓
Stufe 3
Ggf. Kombination der vorherigen Stufen + Diagnostik/Überprüfung einer evtl. Umstellung der Analgesie.

Tab. 8.26: Modifizierte Stufentherapie der Obstipation bei Patienten der Palliativmedizin.

Vor dem Einsatz der genannten Substanzen sollten die Kontraindikationen und möglichen Nebenwirkungen beachtet werden. Die o.g. Empfehlungen sind vom Behandler eigenverantwortlich zu prüfen.

▶ Alternative Substanzen und Verfahren

Über einen Periduralkatheter applizierte Lokalanästhetika und Opioide führen zu einer Sympathikolyse in den betreffenden Segmenten und können bei einer therapierefraktären Obstipation mit drohenden Komplikationen in Betracht gezogen werden.

Magnesium oder das indirekte Parasympathomimetikum Neostigmin sind weitere Optionen. Das Problem des Einsatzes außerhalb der jeweiligen Zulassung ist im Einzelfall abzuklären. Alternativ kann geprüft werden, ob eine Umstellung der Analgesie oder eine Opioid-Rotation möglich ist.

Literatur

Becker, G., Galandi, D., Blum, H.E.: Peripherally acting opioid antagonists in the treatment of opiate-related constipation: a systematic review. J Pain Symptom Manage 2007;34(5):547-65.

Brock, C., Olesen, S.S., Olesen, A.E., Frøkjaer, J.B., Andresen, T., Drewes, A.M.: Opioid-induced bowel dysfunction: pathophysiology and management. Drugs 2012;72:1847-65.

Camilleri, M.: Opioid-induced constipation: challenges and therapeutic opportunities. Am J Gastroenterol 2011; 106(5):835-842.

Candy, B., Jones, L., Vickerstaff, V., et al.: Mu-opioid antagonists for opioid-induced bowel dysfunction in people with cancer and people receiving palliative care. The Cochrane database of systematic reviews. Volume 6, 2018:CD006332

Cash, B.D., Chey, W.D.: The role of serotonergic agents in the treatment of patients with primary chronic constipation. Aliment Pharmacol Ther 2005;22(11-12):1047-60.

De Schepper, H.U., Cremonini, F., Park, M.I., Camilleri, M.: Opioids and the gut: pharmacology and current clinical experience. Neurogastroenterol Motil 2004;16:383-94.

Drossman, D.A.: The functional gastrointestinal disorders and the Rome III process. Gastroenterology 2006; 130(5):1377-90.

Geber, C., Kappis, B., Bäsch, T., Casser, H.R.: Schmerzprävention in der Grundversorgung : Fakten für niedergelassene Ärzte [Pain prevention in the primary care setting: Facts for resident physicians]. Schmerz 2021;35(1): 5-13.

Kalso, E., Edwards, J.E., Moore, R.A., McQuay, H.J.: Opioids in chronic non-cancer pain: systematic review of efficacy and safety. Pain 2004;112(3):372-80.

Leitlinienprogramm Onkologie (Deutsche Krebsgesellschaft, Deutsche Krebshilfe, AWMF): Palliativmedizin für Patienten mit einer nicht heilbaren Krebserkrankung, Langversion 1.1, 2015, AWMF-Registernummer: 128/001OL, http://leitlinienprogrammonkologie.de/Palliativmedizin.80.0.html (Zugriff am: 10.09.2021)

Leitlinienprogramm Onkologie (Deutsche Krebsgesellschaft, Deutsche Krebshilfe, AWMF): Supportive Therapie bei onkologischen PatientInnen Langversion 1.1 – April 2017 AWMF-Registernummer: 032/054O, http://www.awmf.org/uploads/tx_szleitlinien/032-054OLl_S3_Supportiv_2017-05.pdf (Zugriff am: 10.09.2021)

McNicol, E., Boyce, D.B., Schumann, R., et al.: Efficacy and safety of μ-opioid antagonists in the treatment of opioid-induced bowel dysfunction: systematic review and meta-analysis of randomized controlled trials. Pain Med 2008;9:634-59.

Nishie, K., Yamamoto, S., Yamaga, T., et al.: Peripherally acting µ-opioid antagonist for the treatment of opioid-induced constipation: Systematic review and meta-analysis. Journal of Gastroenterology and Hepatology 2019;34:818-29.

Siemens, W., Becker, G.: Methylnaltrexone for opioid-induced constipation: review and meta-analyses for objective plus subjective efficacy and safety outcomes. Ther Clin Risk Manag 2016;12:401-12.

Wirz, S., Klaschik, E.: Einsatz und Effektivität von Laxanzien in der palliativen Therapie tumorkranker Patienten mit einer Morphintherapie. Eine retrospektive Studie unter besonderer Berücksichtigung des Wirkstoffs Macrogol. Schmerz 2003;17(4):233-9.

Wirz, S., Klaschik, E.: Management of constipation in palliative care patients undergoing opioid therapy: Is polyethylene glycol an option? Am J Hosp Palliat Care 2005;22(5):375-81.

Wirz, S., Nadstawek, J., Elsen, C., Junker, U., Wartenberg, HC.: Laxative management in ambulatory cancer patients on opioid therapy: a prospective, open-label investigation of polyethylene glycol, sodium picosulphate and lactulose. Eur J Cancer Care (Engl) 2012;21(1):131-40.

Wirz, S.: Nebenwirkungsmanagement der Opioid-Therapie. Z Gastroenterol 2017;55(4):394-400.

Wirz, S., Simon, S.T., Frieling, T., Bausewein, C., Voltz, R., Pralong, A., Mönig, S., Follmann, M., Holtmann, M., Becker, G.: Obstipation bei Patienten mit nicht-heilbarer Krebserkrankung - Empfehlungen der S3-Leitlinie Palliativmedizin Dtsch Med Wochenschr 2017;142(4):249.

8.9.2. Gastrointestinale Obstruktion

Eine Passagebehinderung des Magen-Darm-Traktes entsteht entweder durch den Verschluss des Darmlumens (mechanischer Ileus) oder durch mangelnde Peristaltik (paralytischer Ileus). Besonders Patienten mit gastrointestinalen Tumoren oder einer Peritonealkarzinose sind prädisponiert für das Entstehen einer gastrointestinalen Obstruktion, insbesondere in der terminalen Phase. Ätiologisch finden sich Befunde wie Motilitätsstörungen des Darmes bei Tumorinfiltrationen (Mesenterium, Nervenstrukturen), intraluminale Verschlüsse, Tumorinfiltration (Linitis plastica) oder Druck auf das Darmlumen von außen durch Tumor oder Adhäsionen.

Differenzialdiagnostisch muss die Obstruktion von der Obstipation abgegrenzt werden. Auch eine Koprostase als Komplikation einer Obstipation kann wiederum eine gastrointestinale Obstruktion verursachen. Die S3-Leitlinie Palliativmedizin formuliert: "Bei einer kompletten Obstruktion wird in der Regel kein oder wenig Stuhl abgesetzt, bei einem inkompletten Verschluss kann der Patient aber durchaus zeitweise noch Stuhlgang haben."

▶ Symptome und Diagnostik

Eine Diagnostik, z.B. als CT, soll zur Abklärung einer gastrointestinalen Obstruktion bei Patienten mit palliativem Behandlungsbedarf durchgeführt werden, wenn diese Diagnostik eine Behandlungskonsequenz aufweist, wie die einer operativen Intervention. Auch zur Entscheidungsfindung mit dem Patienten kann eine solch apparative Diagnostik notwendig sein. Die Aussagekraft einer Röntgen-Übersichtsaufnahme des Abdomens ist gegenüber der überall verfügbaren CT-Diagnostik deutlich unterlegen. Bei Übelkeit/Erbrechen bzw. dem Verdacht auf eine hochgradige Obstruktion oral des Kolons sollte auf orales Kontrastmittel wegen der Aspirationsgefahr verzichtet werden.

Die S3-Leitlinie Palliativmedizin ordnet die topischen Ursachen den Symptomen einer gastrointestinalen Obstruktion zu (☞ Tab. 8.27).

▶ Therapeutische Konsequenzen

Ein minimaler operative Eingriff (Stoma, Stent, PEG) kann hier zu einer Symptomlinderung führen. Allerdings sollten diese Maßnahmen vor der Diagnostik – soweit es der Zustand des Patienten erlaubt – eingehend besprochen werden. Eine besonders günstige "Nutzen-Risiko-Konstellation" besteht bei gutem Allgemeinzustand, nur einzelnen Obstruktionen, deutlicher Überblähung von Darmschlingen, der Abwesenheit größerer abdomineller Tumormassen und dem positiven Patientenwillen, operiert zu werden.

Zur Symptomkontrolle kann Flüssigkeitssubstitution intravenös, ergänzt durch eine "Magenentlastung" in Form einer Sonde erfolgen, was allerdings oft als Einschränkung der Lebensqualität empfunden wird. Therapieversuche mit propulsiven Substanzen können zu abdominellen Krämpfen führen. Nausea/Emesis sollten konsequent behandelt werden. Bei starkem Erbrechen kann insbesondere der antisekretorische Einsatz von

- Butylscopolamin (20-60 (120) mg/Tag s.c./i.v.),
- Octreotid (0,15-0,6 mg/Tag s.c./i.v.),

Lokalisation der Obstruktion/Symptome	Erbrechen	Schmerzen	Blähungen
Magenausgang/ Duodenum	+++ Meist unverdautes Essen	+	0
Dünndarm	+	++ Kolikartig, Epigastrium, umbilikal	+
Kolon	(++) Spätes Symptom, bis zum Miserere	+ Paraumbilikal, Unterbauch	+++

Tab. 8.27: Höhe der malignen intestinalen Obstruktion (MIO) und Schweregrad der Symptome (S3-Leitlinie Palliativmedizin).

- Dexamethason (20-60 mg/Tag s.c./i.v.) und
- Ranitidin oder Protonenpumpen-Hemmern

erwogen werden.

Die S3-Leitlinie Palliativmedizin listet weitere Substanzen zur Behandlung von Übelkeit und Erbrechen unter einer gastrointestinalen Obstruktion auf (☞ Tab. 8.28).

Literatur

Baines, M.J.: The pathophysiology and management of malignant intestinal obstruction. In: Oxford Textbook of Palliative Medicine. Oxford University Press, Oxford 1998, 526-534.

Helyer, L., Easson, A.M.: Surgical approaches to malignant bowel obstruction. J Support Oncol 2008;6(3):105-13.

Finan, P.J., Campbell, S., Verma, R., MacFie, J., Gatt, M., Parker, M.C., Bhardwaj, R., Hall, N.R.: The management of malignant large bowel obstruction: ACPGBI position statement. Colorectal Dis 2007;9 Suppl 4:1-17.

Baron, T.H.: Acute colonic obstruction. Gastrointest Endosc Clin N Am 2007;17(2):323-39.

Leitlinienprogramm Onkologie (Deutsche Krebsgesellschaft, Deutsche Krebshilfe, AWMF): Palliativmedizin für Patienten mit einer nicht heilbaren Krebserkrankung, Langversion 1.1, 2020, AWMF-Registernummer: 128/001OL, http://leitlinienprogrammonkologie.de/Palliativmedizin.80.0.html (Zugriff am: 06.10.2021)

Mercadante, S., Casuccio, A., Mangione, S.: Medical treatment for inoperable malignant bowel obstruction: a qualitative systematic review. J Pain Symptom Manage 2007;33(2):217-23.

Lynch, B., Sarazine, J.: A guide to understanding malignant bowel obstruction.Int J Palliat Nurs 2006;12(4):164-6, 168-71.

Ripamonti, C., Fagnoni, E., Magni, A.: Management of symptoms due to inoperable bowel obstruction. Tumori 2005;91(3):233-6.

8.9.3. Ileus

Beim Ileus ist die Bewegung des Darminhalts stark eingeschränkt (Subileus) oder vollständig gestört. Man unterscheidet den paralytischen Ileus vom obstruktiven Ileus. Zum paralytischen Ileus bei Patienten mit palliativem Behandlungsbedarf kommt es ätiologisch bei neurogenen (Infiltration Nervenplexus), myogenen oder medikamentösen Ursachen (vgl. Kap. 8.9.1.). Auch tumorassoziierte Ursachen, Ischämien, Thrombosen oder Stoffwechselanomalien können vorliegen.

Mechanische Hindernisse, wie z.B. gastrointestinale Tumore, aber auch nicht-tumoröse Befunde wie postoperative Briden, Volvulus oder Bezoare führen zu einem obstruktiven Ileus. Auch retroperitoneale Befunde, z.B. Einblutungen, Abszesse oder Tumore können einen Ileus bedingen.

Der Ileus führt zu einer Minderperfusion, einem Mukosaschaden, einer Schädigung der Darmflora und einer Erhöhung der Permeabilität mit der Gefahr der Durchwanderungsperitonitis bzw. einer septischen Endotoxinämie. Die bakterielle Fehlbesiedlung führt seinerseits zu Meteorismus und Verstärkung der Darmdistension. Es kommt zu einer Flüssigkeitssequestration mit der Gefahr des intravasalen Volumenmangels und Veränderungen von Elektrolyten und Blutgasen.

Ein Ileus ist zweifelsohne eine extrem belastende Situation. Mit allen zu Gebote stehenden Maßnahmen sollte auch im Rahmen eines palliativen Therapiesettings konsequent versucht werden, einen Ileus zu verhindern. Der Ileus entsteht meist nicht

Substanzklasse	Medikament	Dosis	Bemerkung
Prokinetikum	Metoclopramid	30-40* mg/d s.c.*	Mittel der Wahl, wenn inkomplette Obstruktion oder funktionelle Störungen vermutet werden. Wegen Verstärkung der GI-Motilität können Schmerzen und Erbrechen verstärkt werden. Cave: Bei Vorliegen einer kompletten Obstruktion Medikament absetzen
Antipsychotika	Haloperidol*	2,5–10 mg/d s.c.* oder i.v.*	Mittel der Wahl, wenn komplette Obstruktion und keine prokinetischen Antiemetika verwendet werden können
	Levomepromazin*	1-5 mg oral/s.c.* zur Nacht	Erhöhung bis 25 mg/d möglich, aber selten notwendig
	Olanzapin*	2,5 mg als Anfangsdosis, ggf. 5-10 mg oral/s.l. tgl.	Cave bei älteren und dementen Patienten wegen verlängerter Halbwertzeit und erhöhtem Mortalitätsrisiko
Antihistaminikum	Dimenhydrinat	150 mg rektal 62-400 mg/d s.c.* oder i.v.	Wirkt sedierend
Setrone	Ondansetron*	8 mg oral oder s.l./s.c.*/i.v. 2-3 mal tgl.	Verstärkung Obstipation
	Granisetron*	1-2 mg oral/s.c.*/i.v. 1 mal tgl.	Verstärkung Obstipation, Steigerung bis 9 mg tgl. möglich
Anticholinergikum	Butylscopolamin*	40–80 mg/d s.c./i.v. Dosiserhöhung bis 120 mg* möglich	Zur Verminderung der GI-Sekretion, keine eigene antiemetische Wirkung. Zunahme von Mundtrockenheit und Durst möglich
Somatostatinanaloga	Octreotid*	Anfangsdosis 100 µg 12-stdl., Steigerung bis 750 µg/d möglich, darüber selten mehr Effekt	Zur Verminderung der GI-Sekretion, Mittel der 2. Wahl, da teuer
	Lanreotid*	60 mg tief s. c. in äußeren oberen Quadranten des Gesäßes alle 3 Monate	Falls notwendig 120 mg alle 4 Wochen
H_2-Blocker	Ranitidin*	50 mg 2-4 mal tgl. oder kontinuierlich 100-200 mg/24 h i.v.	
Protonenpumpeninhibitoren	Omeprazol*	40-80 mg/ d i.v, s.c.*	
Kortikosteroide	Dexamethason*	8-12 mg/d s.c.*/i.v.	Zur Reduktion des peritumorösen Ödems (mögliche Wiedereröffnung der Passage) und Antiemese, weniger mineralokortikoide Nebenwirkungen als Methylprednisolon

Tab. 8.28: Therapie von Übelkeit und Erbrechen bei gastrointestinaler Obstruktion (S3-Leitlinie Palliativmedizin). * Off-Label-Use.

plötzlich, sondern er entsteht über Tage und Wochen. Im Rahmen der kurativen Chirurgie "darf die Sonne über einen Ileusbauch nicht untergehen", d.h. er muss notfallmäßig unverzüglich laparotomiert und operiert werden. Im palliativen Setting ist eine Operation jedoch oft nicht (mehr) gewünscht, nicht (mehr) möglich, nicht (mehr) sinnvoll. Viele Patienten mit einem Ileus sterben in den nächsten 3-4 Tagen, es sind jedoch unter adäquater Symptomkontrolle vereinzelt Überlebenszeiten von Wochen bis Monaten möglich.

▶ Symptome, Anamnese, Befunde

Klassisches Warnzeichen für einen mechanischen obstruktionsbedingten Ileus ist das Miserere. Auch ein fäkulenter Foetor, klingende bzw. "plätschernde" Auskultationsbefunde und der sonografische Befund einer Pendelperistaltik sind Hinweiszeichen auf einen mechanischen Ileus. Bei Patienten in einem fortgeschrittenen Tumorstadium oder deutlich reduziertem Allgemeinzustand lässt sich nicht immer ein peritonealer Reizzustand nachweisen. Analog ist dies bei einer suffizienten Schmerztherapie der Fall, was aber keinesfalls gegen eine solche spricht. Weitere Symptome sind Koliken, abdominelle Schmerzen und Exsikkose. Anamnestisch sollten detailliert das Zustandekommen der Schmerzen, Medikamente, Voroperationen, Darmerkrankungen und Tumoranamnese eruiert werden. Allgemeine Symptome wie erhöhte Temperatur, Puls, Blutdruck, trockene Schleimhäute, erniedrigter Hautturgor weisen auf den Schweregrad hin. In der Abdomenübersicht zeigen sich erweiterte Schlingen, Flüssigkeitsspiegel oder freie Luft. Weitere Hinweise liefern das Blutbild, CRP, IL-6, Laktat, Elektrolyte, Kreatinin, Harnstoff und der Säure-Basen-Status.

▶ Therapie

Die Therapie des Ileus hängt vom Tumorstadium des Patienten ab. Eine Ileusoperation kann Sinn machen bei Patienten, die in einem sehr frühen Tumorstadium und in einer sehr guten körperlichen Verfassung sind, wenn die Obstruktion an umschriebener Stelle durch eine Operation beseitigt werden kann, wenn kein größerer intraabdomineller Tumor vorliegt, das Abdomen nicht vorher bestrahlt wurde, kein maligner Azites vorhanden ist.

Beim paralytischen Ileus ist neben der konsequenten Anwendung des Stufenschemas der Behandlung der Obstipation die stufenweise intravenöse Applikation von Panthenol, Metoclopramid und Neostigmin via Perfusor möglich.

Beim mechanischem Ileus bleibt in der Regel die chirurgische Therapie: Inbesonders bei Bridenlösungen oder Tumorreduktionen ist diese eine sinnvolle Option, die mit dem Patienten besprochen werden sollte, um das Miserere zu verhindern.

Falls keine Ileus-Operation durchgeführt werden kann (soll), steht an erster Stelle der Ileus-Symptomkontrolle das Beherrschen von Übelkeit und Erbrechen.

Bei einer kompletten Obstruktion müssen alle Gastrokinetika (MCP, Nestigmon, Panthenol) und Laxanzien vermieden, die noch laufende Therapie beendet werden.

Das Antiemetikum sollte nach Ursache gewählt werden. Das Mittel der Wahl ist Haloperidol in einer angepassten Dosis von 2,5-15 mg s.c./Tag. Eine mehr sedierende Komponente hat das Dimenhydrinat (Vomex®) in einer Dosis von 50-100 mg rectal bzw. 100-200 mg s.c./Tag.

Bewährt hat sich in dieser Situation als Antiemetikum auch Scopolaminhydrobromid, z.B. Scopoderm TTS 1 mg/72 h.

Dexamethason in einer Dosis von 8-32 mg s.c./Tag reduziert das Darm- und Tumor-Ödem und wirkt antiemetisch.

Zur Reduktion der gastralen Sekretion kann das Anticholinergikum N-Butylscopolamin in einer Dosis von 40-120 mg/Tag oder besser, aber teurer, Octreotid 0,05 mg bis 0,1 mg s.c. alle 8 bis 12 Stunden oder 0,3 bis 0,6 mg/Tag kontinuierlich s.c. eingesetzt werden.

Zur Schmerzbehandlung der intestinalen Koliken empfiehlt sich Metamizol in einer Dosis von 1000 bis 6000 mg s.c. oder i.v./Tag, N-Butylscopolamin 40 bis 380 mg s.c./Tag, außerdem dosistitriert Morphin 10-20 mg s.c..

Wenn nach einigen Tagen das Erbrechen sistiert, kann durchaus eine orale Medikamentengabe in Erwägung gezogen werden.

Bei Versagen der medikamentösen Therapiemaßnahmen kann eine Magenablaufsonde (nasogastral oder PEG) zum Ableiten der Sekrete und zur Entlastung des Magendarmtraktes erwogen werden. Für einige Patienten erscheint jedoch gelegentliches Erbrechen und Regurgitieren subjektiv erträglicher als eine Sonde.

Eine intravenöse oder subcutane Substitution der verlorenen Flüssigkeiten und Sekrete sollte mit den Betroffenen erörtert werden.

Bei den meisten Patienten im Finalstadium kann auch ohne Magensonde und intravenöse Flüssigkeit eine ausreichende Symptomkontrolle erreicht und zu Hause durchgeführt werden.

Gegen den Durst ist eine gute Mundpflege und Feuchthalten der Mundschleimhäute obligatorisch.

Trotz Ileus entwickeln manche Patienten unter entsprechender Therapie wieder Appetit. Es gibt eigentlich keine diätetischen Einschränkungen, es sollten aber nach Möglichkeit nur kleine, sehr gut gekaute Mahlzeiten, keine Süd- und Hülsenfrüchte und keine kohlensäurehaltigen Getränke zu sich genommen werden.

Literatur

Koberstein, B., Eysselein, V.E., Balzer, K., Müller, M.K., Eberlein, G., Singer, M.V., Willemer, S., Adler, G,. Goebell, H.: Paralytic ileus as an initial manifestation of malignant VIPoma of the pancreas – case report with review of the literature Z Gastroenterol 1990;28(6):295-301.

Lagman, R.L., Davis, M.P., LeGrand, S.B., Walsh, D.: Common symptoms in advanced cancer. Surg Clin North Am 2005;85(2):237-55.

8.9.4. Diarrhoe

Per definitionem bedeutet Diarrhoe eine erhöhte Stuhlfrequenz von mehr als drei/Tag, ungeformten Stuhl und ein Stuhlgewicht von mehr als 250 g/Tag.

Allen Diarrhoeformen ist die Gefahr von Flüssigkeit- und Elektrolytverlusten gemeinsam.

Bei Tumorpatienten, bei denen es im Rahmen eines Pankreaskarzinoms zu einer Pankreasinsuffizienz mit Maldigestions- bzw. Malabsorptionssyndrom kommt, kann eine osmotische Diarrhoe entstehen, da die Nahrungsbestandteile nur unzureichend aus dem Darmlumen aufgenommen werden. Ein weiteres Symptom bei Pankreasinsuffizienz ist die Steatorrhoe mit einem erhöhten Stuhlfettgehalt von mehr als 7 g/Tag.

Die Schweregrade werden nach den Common Terminology Criteria for Adverse Events (CTCAE) des National Cancer Institute (NCI) definiert (☞ Tab. 8.29).

Grad 1
< 4 Stühle/d über Baseline
Grad 2
4-6 Stühle/d über Baseline
Grad 3
≥ 7 Stühle/d über Baseline; Stuhlinkontinenz, Hospitalisation indiziert: limitierte Aktivitäten des täglichen Lebens
Grad 4
Lebensbedrohliche Konsequenzen, dringende Intervention indiziert
Grad 5
Tod

Tab. 8.29: Schweregrade der Diarrhoe nach CTCAE.

Man unterscheidet die osmotische, sekretorische, chologene, entzündliche und paradoxe Diarrhoe. Sie kann als Nebenwirkung nach Radiatio, einer Chemo- und onkologischen Target-Therapie auftreten, abhängig vom jeweiligen Zytostatikum und der Dosierung. Daneben können auch Antibiotika, NSAR, Laxantien, welche zur Obstipationsprophylaxe bei einer Opioid-Therapie eingesetzt werden, eine Diarrhoe verursachen. Eine Pseudodiarrhoe kommt zustande durch die Ansammlung von Stuhl proximal einer gastrointestinalen Obstruktion und bakteriell bedingte Verflüssigung des Stuhls. Der verflüssigte Stuhl passiert die Obstruktionsstelle leichter und präsentiert sich als Diarrhoe. Zusätzlich kommt es zu Reflux/Sodbrennen, Mundtrockenheit, Appetit- und/oder Gewichtsverlust. Nicht vergessen sollte man die Möglichkeit einer Infektion von Durchfallerregern oder andere entzündliche Ursachen mit Fieber, Tenesmen, abdominellen Schmerzen und Blutbeimengungen.

Stuhlkulturen sind bei Kontakt mit infektiösen Patienten nach Abwägung sinnvoll. Dabei kann eine Diagnostik auf Campylobacter, Salmonellen, Shigellen und Yersinien erfolgen, bei ausgeprägter Diarrhoe mit schwereren Krankheitssymptomen ggf. auf enteropathogene Erreger wie Pseudomonaden, toxinbildende Clostridium perfringens-, Staphylococcus aureus- oder Klebsiella oxytoca-Stämme. Insbesondere unter einer Antibiotikatherapie sollte man Clostridium difficile-Infektionen ausschließen. Bei blutigem Stuhl sollte man sogar an EHEC denken.

Im Labor sollten zur Entzündungsdiagnostik das kleine Blutbild und das CRP bestimmt werden. Zur Beurteilung der Nierenfunktion unter einer Diarrhoe mit Wasser und Elektrolytverlusten kann die Bestimmung von Harnstoff und Kreatinin sinnvoll sein, ebenso der Blutzucker. Nach einer evtl. erfolgten Kontrastmittelgabe sollte man eine Hyperthyreose ausschließen. In Abwägung möglicher Konsequenzen können bei entsprechender Klinik Leberparameter und das Laktat in Betracht kommen. Dies gilt auch für die bildgebende Diagnostik oder gar Endoskopie.

Eine sekretorische Diarrhoe entsteht durch bakterielle Fehlbesiedlung, z.B. nach einer Antibiotika-, Radio- oder Chemotherapie, oder über Vermittlung des "Vasoactive Intestinal Polypeptide" (VIP) bei neuroendokrinen Tumoren (NET). Die ältere Bezeichnung "Karzinoid" wurde durch GEP-NET (Gastro-Entero-Pankreatische Neuroendokrine Tumoren) abgelöst. Im Bereich des Duodenums können Tumore auftreten, die Serotonin produzieren, was ebenso zu Durchfällen führt. Neben der Diarrhoe gehören zur Symptomatik ein "NET-Flush", abdominelle Schmerzen und kardiale Schäden.

Bei Kolonkarzinomen oder durch das Eintreten von nicht resorbierbaren Gallensäuren (Gallensäure-"spill-over" nach Resektion des terminalen Ileums) zeigt sich eine chologene Diarrhoe.

Bei dem Bild der paradoxen Diarrhoe sieht man einen Wechsel zwischen festen und flüssigen Stühlen. Stenosierende Tumore bedingen eine prästenotische Stase des Darminhalts mit Reizung der Darmwand und einer reflektorisch sekretorischen Hyperaktivität. Durch bakterielle Fermentation resultiert eine Verflüssigung des Stuhls, der wiederum die Stenose passiert und dann als Diarrhoe imponiert. Oft ist dieser Stuhl sehr übelriechend.

Die Therapie der Diarrhoe umfasst Rehydratation und Elektrolytausgleich, was wiederum wegen des parenteralen Zugangsweges eingehend mit dem Patienten besprochen werden sollte. Weitere Optionen sind je nach Pathogenese die Gabe von Opioiden, die auch den Einsatz des selektiv peripher wirksamen Loperamid einschließt, Quellmitteln, Gallensäurenbindern oder Somatostatinanaloga.

Genese	Wirkstoff-gruppe	Substanz (Beispiel)
Unspezifisch	Opioide	Loperamid Morphin (keine Zulassung) Tinctura opii
Wässrige Diarrhoe, Inkontinenz	Quellstoffe	Psyllium (Flohsamen) *ohne Senna*
Chologene Diarrhoe	Gallensäuren-binder	Cholestyramin Divistyramin
Kurzdarm, VIP-Sekretion	Somatostatin-analoga	Octreotid

Tab. 8.30: Medikamentöse Behandlung der Diarrhoe.

Ungeklärt ist nach der "S3-Leitlinie Supportive Therapie" bei onkologischen Patienten der Stellenwert einer Therapie der tumorinduzierten Diarrhoe mit AGI004 (Mecamylamin), Budesonid, Calcium Aluminosilicat (CASAD, Heilerde), Cyclosporin A, Glutamin, Palifermin, Natriumhydrogencarbonat ($NaHCO_3$), Neomycin, Octreotid oder weiteren Substanzen und kann daher nicht empfohlen werden.

Literatur

Camilleri, M., Ford, M.J.: Review article: colonic sensorimotor physiology in health, and its alteration in constipation and diarrhoeal disorders. Aliment Pharmacol Ther, 1998. 12(4): 287-302

Cherny, N.I.: Evaluation and Management of Treatment-Related Diarrhea in Patients with Advanced Cancer: A Review. J Pain Symptom Manage, 2008 Apr 12

Leitlinienprogramm Onkologie (Deutsche Krebsgesellschaft, Deutsche Krebshilfe, AWMF): Supportive Therapie bei onkologischen PatientInnen Langversion 1.1 – April 2017 AWMF-Registernummer: 032/054O, http://www.awmf.org/uploads/tx_szleitlinien/032-054OLl_S3_Supportiv_2017-05.pdf (Zugriff am: 20.09.2021)

Marston, A.: Chronic diarrhea. J R Soc Med, 2007 Nov, 100(11): 490

Payne, C.M., Fass, R., Bernstein, H., Giron, J., Bernstein, C., Dvorak, K., Garewal, H.: Pathogenesis of diarrhea in the adult: diagnostic challenges and life-threatening conditions. Eur J Gastroenterol Hepatol, 2006, 18(10): 1047-51

Richardson, G., Dobish, R.: Chemotherapy induced diarrhea. J Oncol Pharm Pract, 2007, 13(4): 181-98

8.9.5. Inappetenz

> *"Man soll dem Leib etwas Gutes bieten, damit die Seele Lust hat, darin zu wohnen."*
>
> Winston Churchill

Essen dient der Lebenserhaltung, es hält Leib und Seele zusammen. Über 80 % der Patienten mit fortgeschrittener Erkrankung und palliativmedizinischem Versorgungsbedarf leiden unter Appetitlosigkeit. Nicht mehr essen zu können, keinen Appetit zu haben, schon nach ein paar Bissen satt zu sein, ist bei diesen Patienten häufig anzutreffen und nicht nur ein Problem für den Betroffenen selbst, sondern in viel größerem Ausmaß für die Zugehörigen. Inappetenz ist häufig ein Zündstoff für Konflikte zwischen Zugehörigen und Patienten, aber auch zwischen Zugehörigen und Behandlern und Pflegenden. Keine Nahrung zu sich zu nehmen, setzen viele gleich mit Fortschreiten der Erkrankung und dem nahenden Tod und mobilisiert so Ängste.

Deutlich sichtbare Gewichtsabnahme wird auch von Außenstehenden als Hinweis auf eine schwere Erkrankung und Tod gewertet, der kachektische Patient ist von der Krankheit gezeichnet.

Essen steht auch in engem Zusammenhang mit Gemeinschaft. Die gemeinsame Einnahme von Mahlzeiten ist ein Ritual und steht für Menschen fast aller Kulturen für Zusammenhalt, Lebensqualität und Genuss.

Neben möglichen behandelbaren Ursachen für Inappetenz ist die zentrale Frage, für wen es wichtig ist, dass der Patient isst, wer das größte Problem mit der Inappetenz hat.

8.9.5.1. Ursachen von Inappetenz

Viele Patienten machen im Laufe ihrer Erkrankung die Erfahrung, dass Geschmack, Essensvorlieben und -abneigungen und der Appetit Veränderungen unterworfen sind. Nicht wenige berichten, dass sie schon vor der Diagnosestellung einer Krebserkrankung eine Änderung der Vorlieben oder Abneigung, z.B. gegen Fleisch, wahrgenommen haben.

Diese Veränderungen können also Teil der Erkrankung selbst sein, aber auch behandlungsbedingt auftreten. So erleben viele Patienten unter einer Chemotherapie solche Veränderungen, die möglicherweise im Zusammenhang stehen mit Schleimhautveränderungen, und häufig auch reversibel sind. 82 % der Patienten unter Chemotherapie lehnen bestimmte Lebensmittel ab, häufig Kaffee, Tee, rotes Fleisch und Schokolade. Süße und salzige Nahrungsmittel werden abgelehnt oder bevorzugt. Es besteht ein erhöhtes Geschmacksempfinden für Bitteres (Holmes 1993). Manche beklagen, dass alles "nach Pappe schmeckt". Auch viele Medikamente können zu Inappetenz führen: Opioide, NSAR, Antibiotika, Hormone, Diuretika. In der Finalphase ist Inappetenz normal.

In der Palliativmedizin sind zunächst solche Ursachen der Inappetenz wichtig, die behandelbar und reversibel sind.

Krankheits- und therapiebedingte behandelbare Ursachen: Soor, Mundtrockenheit, Mukositis, Kauprobleme durch Kiefer- und Zahnveränderungen, Übelkeit, Erbrechen, Geschmacks- und Geruchsveränderungen, Schluckstörung, Schmerzen, Müdigkeit und Depression.

▶ Tumorkachexie

Die Tumorkachexie ist häufig begleitendes Phänomen fortgeschrittener Tumorerkrankungen. Die Genese der Tumorkachexie stellt ein komplexes, multifaktorielles Geschehen dar, welches zu progressivem Gewichtsverlust, Anorexie und persistenter Abnahme von Körperzellmasse führt. Tumor und Tumortherapie induzieren eine katabole Stoffwechsellage. Es kommt zur Steigerung des Energieumsatzes, zu Veränderungen im Eiweiß-, Glukose- und Fettstoffwechsel (Zürcher 1996).

8.9.5.2. Diagnostik

Neben der körperlichen Untersuchung, besonders Mund-Rachenraum, Zahnprothese, abdominelle Untersuchungen, und der Bestimmung von Laborwerten, besonders Leberwerte, BZ, Kalzium, Eiweiß, steht die Erhebung einer Ernährungsanamnese:

- Ernährungszustand (ausreichend, unter- bzw. mangelernährt)?
- Wie viele Mahlzeiten isst der Patient am Tag?
- Wann isst der Patient?
- Was isst der Patient?
- Was mag der Patient, was nicht?
- Was und wie viel trinkt der Patient am Tag?

- Braucht der Patient Hilfe bei der Essensaufnahme?
- Was hindert den Patienten am Essen, körperlich und psychisch?
- Stellt fehlende Nahrungs- bzw. Flüssigkeitsaufnahme ein Problem dar?
- Wenn ja, für wen?
- Wenn ja, seit wann?
- Welche Bedeutung hat Ernährung für den Patienten und welche für die Zugehörigen?

Sinnvoll ist auch das Führen eines Ernährungstagebuches. Manche Patienten nehmen objektiv ausreichend Nahrung zu sich, sie selbst und/oder die Zugehörigen haben aber das Gefühl, es reiche nicht aus.

8.9.5.3. Konfliktbereich Inappetenz

> Inappetenz ist in vielen Fällen der Schauplatz von Auseinandersetzungen und Konflikten zwischen Patient, Zugehörigen, Pflegenden und Ärzten.

8.9.5.3.1. Inappetenz aus der Sicht des Patienten

Oft tritt Inappetenz gemeinsam auf mit anderen Symptomen, wie Übelkeit, Erbrechen oder Schmerz, und dadurch bedingte Erschöpfung. Dies verstärkt die Wahrnehmung des Patienten, dass es schlecht um ihn steht. Die zunehmende Kachexie führen viele Patienten aufgrund von fehlender Information auf ihre Inappetenz und nicht auf Tumorkachexie zurück. Wenn Pflegende, Behandler und vor allem Zugehörige den Patienten zum Essen auffordern, fühlen sich viele Patienten schuldig daran, dass ihr Befinden nicht besser wird, fühlen sich hilflos in einem Dilemma gefangen und bedrängt. Zwingen sie sich dann trotz Abneigung zu essen, um das Umfeld zufrieden zu stellen, riskieren sie, dass Übelkeit und Erbrechen sich verstärken und dass sie noch weniger Appetit haben, weil das Essen plötzlich zu einem stressigen Kampfschauplatz geworden ist. Essen sie nicht, erhöht sich der Druck des Umfeldes und in der Folge ziehen sich viele Patienten zurück und isolieren sich.

Viele Kranke entwickeln bestimmte Nahrungsvorlieben, z.B. nur noch eingekochte Pflaumen oder nur noch Pudding oder nur Milchreis, die von Zugehörigen und Pflegenden als nicht adäquat oder ausreichend empfunden werden.

8.9.5.3.2. Inappetenz aus der Sicht der Zugehörigen

Isst ein Patient nicht oder wenig, löst das bei vielen Zugehörigen Angst, Zorn und Hilflosigkeit aus. Sie befürchten, der Zustand könne sich dadurch verschlechtern und der Patient im Extremfall verhungern. Manche machen dem Patienten auch Vorwürfe, er trage nicht genug zu einer Verbesserung seines Zustandes bei, erleben die Inappetenz als Verweigerung. Für einen Kranken Nahrung zuzubereiten, mitzubringen und anzubieten ist für viele Zugehörige ein Akt der Zuwendung und Fürsorge. Hier können sie ganz konkret etwas für den Kranken tun. Lehnt der Patient das Essen ab, fühlen sie sich zurückgewiesen und hilflos.

Zugehörige fühlen sich häufig unter Druck gesetzt, etwas gegen die Inappetenz tun zu müssen und geben diesen Druck an den Kranken aber auch an Pflegende und Ärzte weiter. In der Folge kommt es häufig zu – auch massiven – Auseinandersetzungen mit dem Kranken über das Essen, was die Beziehung zueinander stark beeinträchtigen kann.

Wenn Zugehörige des Patienten nicht mehr wie gewohnt gemeinsam mit dem Kranken essen und Mahlzeiten einnehmen können, weil er nicht isst oder nur im Essen herumstochert, erleben sie dies als Verlust an Gemeinschaft und Kontakt. Einige Zugehörige entwickeln dann selbst Essstörungen, weil sie ein schlechtes Gewissen haben, selbst mit Appetit zu essen, oder haben keine Lust mehr zur Nahrungszubereitung und festen Mahlzeiten.

8.9.5.3.3. Wege aus dem Dilemma

An erster Stelle steht die Behandlung der Ursachen der Inappetenz (s.u.). Genauso wichtig ist aber auch die ausführliche Aufklärung und Beratung von Patient und Zugehörigen über die Zusammenhänge zwischen Erkrankung, Tumorkachexie und Inappetenz, auch über den Zusammenhang von Inaktivität, Stimmung und Appetit.

Der Patient sollte die ausdrückliche Erlaubnis erhalten, soviel oder sowenig zu essen, wie er mag. Möglich ist auch, dem Patienten zu erlauben, Lieblingsspeisen nur zu kauen und zu genießen und dann wieder auszuspucken. Auf häufige Gewichtskontrollen sollte möglichst verzichtet werden. Sie vergrößern den Druck auf den Patienten.

Es sollte auch darauf hingewiesen werden, dass eine zu hohe Nahrungszufuhr andere Probleme wie Übelkeit, Erbrechen, Völlegefühl, Durchfall etc. hervorrufen kann.

Dem Patienten und den Zugehörigen sollte die Angst vor dem Verhungern und Verdursten genommen und auch deutlich gemacht werden, dass eine künstliche Ernährung bei Inappetenz den Gewichtsverlust u.U. nicht aufhalten kann.

Zugehörigen sollte Verständnis für ihre Ängste aber auch ihre Fürsorge entgegengebracht werden. Wünsche und Ängste, die hinter dem Drängen auf Nahrungseinnahme stehen, sollten offen besprochen werden. Gemeinsam sollte überlegt werden, ob es auch andere Möglichkeiten der Fürsorge gibt: da sein, Gespräche, körperliche Nähe und Zärtlichkeit, Haare waschen, kämmen und föhnen, Vorlesen, Spaziergänge statt Nahrung zu reichen. Den Zugehörigen sollte verdeutlicht werden, dass diese Dinge genauso wichtig und wertvoll sind. Das bedeutet auch, den Wunsch, Fürsorge zu geben, ausdrücklich anzuerkennen und zu loben.

8.9.5.4. Maßnahmen zur Ernährung

Grundsätzlich sollte ein Patient mit palliativem Versorgungsbedarf Wunschkost bekommen, das betrifft auch die Getränke. Wenn der Patient dies wünscht, sollte eine Ernährungsberatung stattfinden. Dabei sollte die Entscheidung des Patienten über eine bestimmte Kostform respektiert werden.

PACE TIPP!

Maßnahmen bei Appetitlosigkeit (nach Zürcher 1999):

- Kleine Portionen anbieten.
- Nahrungszufuhr alle 2-3 Stunden (auch nachts).
- Geschmacksempfindungen berücksichtigen (z.B. für bitter, süß).
- Starke Essensgerüche vermeiden.
- Mahlzeiten appetitlich anrichten.
- Gewürzarm kochen, selbst nachwürzen lassen.
- Appetitanregende Getränke, Pepsinwein, Aperitifs, Wein, Bier 1 h vor dem Essen.

Zusätzlich sollte der Patient, wenn möglich und gewünscht, seine Mahlzeiten im Sitzen in Gemeinschaft mit anderen einnehmen können. Der Patient sollte die Zeiten der Nahrungsaufnahme selbst wählen können.

8.9.5.5. Therapie

- Ggf. keine, denn in der Sterbephase ist es normal, dass der Appetit zusehends schwindet und der moribunde, sterbende Patient jede Nahrung verweigert.
- Aufklärung des Patienten und dessen Zugehörigen.
- Sonst sollte als Erstes eine kritische Überprüfung und, wenn möglich, ggf. Anpassung der aktuellen Medikation und Maßnahmen erfolgen. Viele der therapeutisch eingesetzten Substanzen wie Chemotherapeutika, NSAR, Opioide, Neuroleptika, Antibiotika, aber auch eine Radiatio oder Operation können zu Inappetenz führen.
- Eine metabolische Störung, Störungen des Elektrolyt- und Wasserhaushaltes des Patienten ist zu beheben (wenn der Patient es wünscht).
- Angst, Depression, Fieber, Schmerzen, Infektion, Meteorismus, Störungen der gastrointestinalen Motilität, Obstipation, Übelkeit oder/ und Erbrechen, Hirnödem, Herz-, Leber-, Niereninsuffizienz sind zu behandeln (wenn der Patient es wünscht).
- Zur Appetitanregung können alte Hausmittel sowie alkoholische Pflanzenextrakte (z.B. Iberugast®), Pepsinwein oder andere Substanzen (z.B. ein trockener Sherry), mit denen der Patient bereits früher positive Erfahrungen gemacht hat, eingesetzt werden.
- Antiemetika (z.B. Metoclopramid 10-60 mg/ Tag, Domperidon 10-30 mg/Tag, Ondansetron 4-8 mg/Tag) wirken oft appetitanregend.
- Tranquillanzien (z.B. Diazepam 2-10 mg/Tag, Clonazepam 0,5-2,0 mg/Tag) wirken gelegentlich appetitsteigernd
- (Tricyclische) **Antidepressiva** (Amitriptylin, 2-50 mg zur Nacht) haben als sonst meist unerwünschte Nebenwirkung Gewichtszunahme und Appetitsteigerung zur Folge.
- **Kortikosteroide** wie Dexamethason (2-4 mg p.o. 1 × täglich) oder Prednisolon (15-30 mg p.o. 1 × täglich) verbessern bei mehr als einem Drittel der Patienten den Appetit. Die Wirkung lässt aber nach 3-4 Wochen wieder nach. Wenn nach sieben Tagen kein klarer Nutzen abzusehen ist, sollte die Behandlung wieder abgesetzt werden.

Die typischen Korticosteroid-Nebenwirkungen wie Mundsoor, Ödeme, Angst, Schlafstörungen und andere sind zu beachten.

- **Gestagenanaloga** wie Megastrol-Acetat (Megastrat®, 80-160 (-320) mg morgens) und Medroxyprogesteron-Acetat (Farlutal®, 400 (-800) mg morgens, auch als Lösung verfügbar) wirken appetitsteigernd und können zu Gewichtszunahme führen. Gestagene sind gut verträglich, verursachen jedoch häufig Wassereinlagerungen.
- **Cannabinoide** wie Dronabinol (initial 2,5 mg, aufgeteilt in 2-3 Einzelgaben, langsame Steigerung auf bis zu 20 mg/Tag, aufgeteilt in 3-4 Einzelgaben) sind in Deutschland verordnungsfähig zur Behandlung von Übelkeit und Erbrechen im Rahmen von Tumorerkrankungen oder Chemotherapie, bei Appetitlosigkeit und Kachexie/Anorexie bei Tumor- oder HIV-Erkrankungen.

Dronabinol fällt unter die BtMVV. BtMVV-Höchstmengenverschreibung innerhalb von 30 Tagen: 500 mg; Rezeptur auf dem BtM-Rezept: Ölige Dronabinoltropfen 2,5 %, 10 g (entspricht 250 mg Dronabinol), Dosierung gemäß schriftlicher Anweisung.

Aufgrund der zentralen Nebenwirkungen wie Wahrnehmungsstörungen, Halluzinationen, Dysphorie, Depersonalisierung und Schläfrigkeit sind Cannabinoide jedoch nicht Medikamente der ersten Wahl.

Literatur

DGP Sektion Pflege 2004 http://www.dgpalliativmedizin.de/pdf/ag/PLL410Ernährung(RV).pdf

Doyle, D. et al: Oxford Textbook of Palliative Medicine. Oxford University Press, Oxford, 1993

Holmes, S.: Food avoidance in patients undergoing cancer chemotherapy. Supp Care Cancer 1993; 1: 326-330

Ravasco, P.: Aspects of taste and compliance in patients with cancer. European Journal of Oncology Nursing 2005, Volume 9, 84-91

Regnard, C. et al: A guide to symptom relief in advanced cancer. Haigh and Hochland LTD, Manchester, 1986

Remi, C. et al.: Arzneimitteltherapie in der Palliativmedizin. Urban & Fischer Verlag, München, Jena, 2018

Zürcher, G.: Maligne Tumoren, Ernährung. Akt. Ernähr. Med. 21 Thieme Verlag Stuttgart New York, 1996, 298-205

8.9.6. Nausea/Emesis

Übelkeit wird als das Gefühl, erbrechen zu müssen, bezeichnet und wird oft von vegetativen Symptomen begleitet, wie Blässe, Schwitzen oder Tachykardie. Erbrechen ist ein reflexiver Prozess, der durch Retroperistaltik bzw. Erhöhung des intraabdominellen Drucks zu einem Auswurf von Magen- oder Darminhalt über den Mund führt. Folgen sind häufig Inappetenz, Malnutrition, Dehydratation, Elektrolytstörungen und Schleimhautschädigung sowie Probleme der oralen Aufnahme von Medikamenten. Die Prävalenzzahlen reichen bei fortgeschrittenen Tumorstadien bis zu 70 % für Nausea und bis zu 40 % für Erbrechen. Ätiologisch liegen zu 50 % organische oder funktionelle Veränderungen des Gastrointestinaltrakts, zu 30 % toxische Substanzen, in ca. 2 % erhöhter intrakranieller Druck und in ca. 10 % sonstige Ursachen vor. Die opioidinduzierte Übelkeit und Erbrechen treten bei bis zu 40 % opioidnaiver Krebspatienten auf, wobei sich 1-3 Wochen nach Beginn der Opioidtherapie zumeist eine Toleranz entwickelt.

▶ Pathophysiologie

Nausea und Emesis entstehen durch die Stimulation verschiedener Rezeptoren (5-HT3, D2, H1, M1, NK1) im ZNS und Intestinum. Das **Brechzentrum** im Hirnstamm und der Medulla oblongata erhält Afferenzen aus der **Chemorezeptortriggerzone** in der Area postrema (D2-Rezeptor, Dopamin, 5-HT3-Rezeptor, Serotonin), dem **N. vagus** (5-HT3-Rezeptor, Serotonin), dem **Vestibulariskern** (H1-Rezeptor, Histamin) und dem **Kortex.** Beim Erbrechen kommt es reflektorisch zur Anspannung der abdominellen Muskulatur und des Zwerchfells, zu einem Glottisschluss, Pyloruskontraktion und zur Erschlaffung des unteren Ösophagussphinkters mit retrograder Peristaltik. Die Übertragung der Impulse erfolgt über verschiedene Neurotransmitter an unterschiedlichen Rezeptoren, z.B. mACh-, H1-, D2-, 5-HT2-, 5-HT3-, 5-HT4- und NK1-Rezeptoren (☞ Tab. 8.31).

Das **chemotherapieinduzierte Erbrechen** entsteht durch die Wirkung von Serotonin an den 5-HT3-Rezeptoren mit der Weiterleitung vagaler Afferenzen, während das **opioidinduzierte** Erbrechen durch Wirkung an der Chemorezeptortriggerzone (D2) zu Stande kommt. Die opioidbedingte Nausea/Emesis attenuiert sich in der Regel in einem

	mACh-R	D_2-R	H_1-R	5-HT_2-R	5-HT_3-R	5-HT_4-R	NK_1-R
Vestibularapparat	+			+			
CTZ		+			+		
Brechzentrum	+		+	+			
Magen-Darm-Trakt		+			+	+	+

Tab. 8.31: Für die Impulsübertragung verantwortliche Rezeptoren und deren Lokalisation (mod. n. Clemens, Klaschik 2007). **mACh-R**: muscarinerge Actylcholinrezeptoren; **D_2-R**: Dopamin-Typ-2-Rezeptoren: **H_1-R**: Histamin-Typ-1-Rezeptoren; **5-HT_2-R**: 5-Hydroxytryptamin-2-Rezeptoren; **5-HT_3-R**: 5-Hydroxytryptamin-3-Rezeptoren; **5-HT_4-R**: 5-Hydroxytryptamin-4-Rezeptoren; **NK_1-R**: Neurokinin-1-Rezeptoren; **CTZ**: Chemorezeptoren-Triggerzone.

Zeitraum von drei Wochen. Opioidnaive Patienten sollten eine prophylaktische Nausea/Emesisprophylaxe erhalten. Bei Tumorpatienten kann allerdings diese Attenuation ausbleiben: Die Differenzierung zwischen tumorbedingten und therapiebedingten Symptomen ist bei Nausea und Emesis im Einzelfall schwierig. Die **tumorbedingte Nausea/Emesis** hat verschiedene Ursachen: gastrointestinale Dysfunktion bei tumorbedingter Gastrostase oder Obstruktion, metabolische Ursachen bei Hyperkalzämie oder Urämie, pharyngeale Erkrankungen wie sekundäre Candidainfektion oder HNO-Tumore, unangenehme Gerüche bei Tumorzerfall, neuronale gastrointestinale Fehlfunktion durch Neurokininausschüttung, cerebrale Metastasen, indirekt therapiebedingt Radiatio, Angst, Aversion oder starker Schmerz (VAS >7).

▶ Diagnostik

Hierzu gehören eine sorgfältige Anamnese und klinische Untersuchung, insbesondere des Abdomens. Kausale Ursachen wie starke Schmerzen, erhöhter Hirndruck, Hyperkalzämie z.B. bei ossären Metastasen oder Z.n. Radiatio bzw. Chemotherapie sollten erfasst werden. Kreatinin, Kalzium, Carbamazepin-, Digoxinspiegel, ggf. radiologische Diagnostik (CCT) können hilfreich sein.

In der "S3-Leitlinie Palliativmedizin" werden in einem Flowchart die Differentialdiagnosen von Übelkeit und Erbrechen beschrieben (Stand vor der Publikation, ☞ Abb. 8.8).

▶ Therapieoptionen

Nichtmedikamentöse Maßnahmen sind zwar meistens erfolglos, können aber im Einzelfall hilfreich sein: Vermeidung auslösender Reize (Gerüche, leichte Mahlzeiten anbieten). Eine Opioidrotation kann zu einer Symptomlinderung führen, insbesondere bei Auswahl von Opioiden mit geringerer Metabolitenbildung.

Dexamethason ist ein effektives und nebenwirkungsarmes Antiemetikum, das wegen seiner langen Halbwertszeit tageszeitlich, unabhängig von der zirkadianen Korikosteroidrhythmik im Plasma appliziert werden kann. Der Wirkmechanismus ist nicht geklärt (Prostaglandinsynthese?). Günstig sind zusätzliche Effekte wie die Reduzierung perifokaler Ödeme bei Metastasen (Leber, ZNS), Verbesserung einer Inappetenz oder psychische Aufhellung.

Neuroleptika entfalten ihre antiemetogene Wirkung über die Blockade von D2-Rezeptoren zentral und intestinal. Hochpotente Neuroleptika (Haloperidol, Trifluperidol, Dehydrobenzperidol) sollten in *niedriger Dosierung* angewendet werden, z.B. 2-3 × 3 Tropfen/Tag Haloperidol. Niederpotente Neuroleptika (Promethazin, Levopromazin) wirken über die D2-Rezeptoren hinaus an H1, muskarinischen Acetylcholinrezeptoren und Serotoninrezeptoren. Olanzapin blockiert multiple Rezeptoren (D1–D4, 5-HT2A, 5-HT2C, 5-HT3, 5-HT6, α1, mACh, H1). Wegen 5-fach höherer Affinität zu 5-HT2 als zu D2 hat es weniger extrapyramidale Nebenwirkungen als andere Neuroleptika.

Problematisch sind gerade bei geriatrischen Patienten psychische Veränderungen, extrapyramidale Nebenwirkungen und QT-Verlängerung.

Domperidon und **Metoclopramid** sind D2-Rezeptorantagonisten, in hohen Dosen antagonisiert Metoclopramid auch 5-HT3.

5-HT3-Antagonisten (wie Granisetron, Ondansetron, Tropisetron) unterdrücken die Wirkung von

Serotonin am intestinalen und zentralen 5-HT3-Rezeptor.

Dimenhydrinat ist ein effektiver Histaminantagonist mit besonderer Wirkung am Vestibulariskern (H1-Rezeptor).

NK_1-Rezeptorantagonisten, wie z.B. Aprepitant, wirken am Hirnstamm und sind bisher nur bei chemotherapieinduzierter Übelkeit zugelassen. Wegen des verzögerten Wirkeintritts eignen sie sich nicht für akute Interventionen.

▶ Weitere Therapeutika

Das transdermal erhältliche Tropanalkaloid **Scopolamin** wirkt anticholinerg (Muskarinrezeptor). Nebenwirkungen umfassen Akkomodationsstörungen, Mundtrockenheit und zentrale Symptome. Cyclizin und Hyoszin sind weder validiert, noch in Deutschland erhältlich. **Mirtazapin** inhibiert 5-HT2-, 5-HT3- und α_2-Rezeptoren und stimuliert den 5-HT1-Rezeptor. Mangels Studien mit Patienten mit palliativem Versorgungsbedarf kann keine evidenzbasierte Empfehlung erfolgen. Die Wirkung von **Cannabinoiden** wird über eine allosterische Modulation des 5-HT3-Rezeptors und Bindung an zentrale CB_1-Rezeptoren mit den Folgen der Antiemese und Appetitsteigerung erklärt. Ingwer hat sich klinisch häufig als effektiv erwiesen, ebenso wie die Körperakupunktur oder die Anwendung von TENS am Akupunkturpunkt Pericardium 6 (Pc 6).

▶ Stufenschema

Es empfiehlt sich nach empirischen Kriterien ein stufenweises Vorgehen unter der Berücksichtigung der unterschiedlichen Rezeptorwirksamkeiten der verschiedenen Pharmaka:

1. Metoclopramid bzw. Domperidon oder niedrig dosiertes Haloperidol
2. Dimenhydrinat
3. 5-HT-3-Antagonist
4. weitere Therapieprinzipien

Bei chemotherapieinduzierter Nausea/Emesis empfehlen die ASCO-Empfehlungen ein Behandlungsschema in Abhängigkeit vom emetogenen Risiko der eingesetzten Substanzen, welche auch in

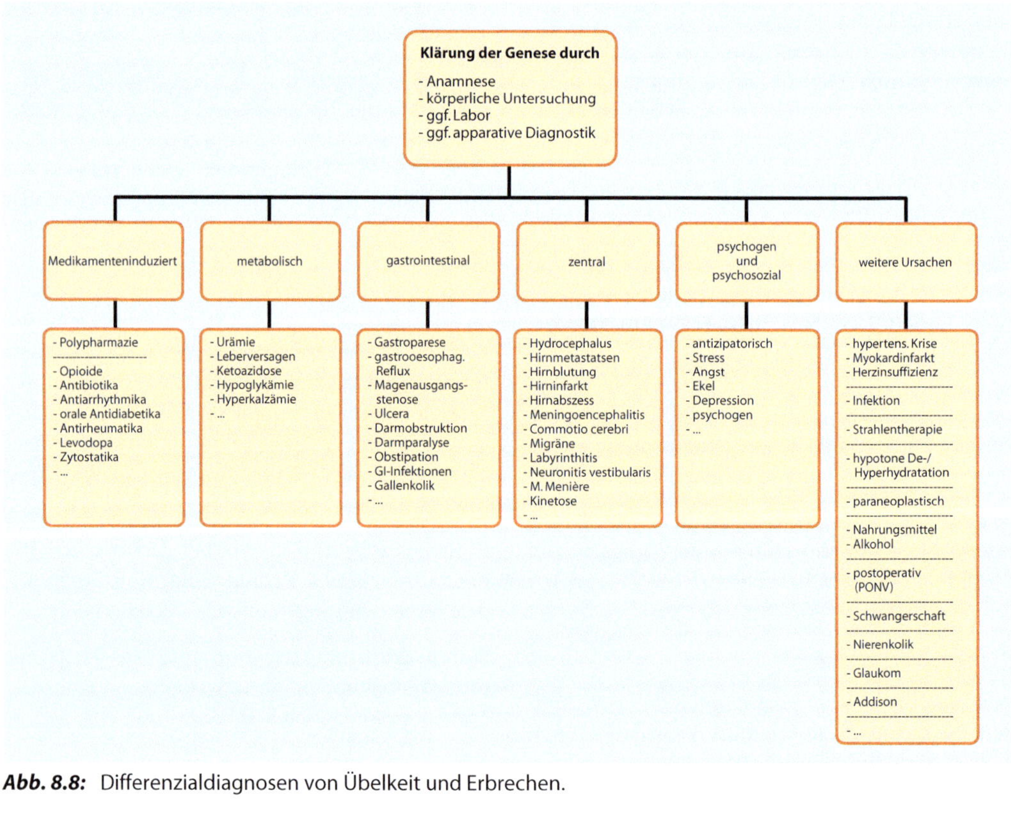

Abb. 8.8: Differenzialdiagnosen von Übelkeit und Erbrechen.

	D_2-Rezeptor-Antagonist	H_1-Rezeptor-Antagonist	Antimuscarinikum	$5HT_2$-Rezeptor-Antagonist	$5HT_3$-Rezeptor-Antagonist	NK_1-Antagonist	$5HT_4$-Rezeptor-Agonist	CB_1-Agonist	GABA-Mimetikum
Aprepitant	–	–	–	–	–	+++	–	–	–
Metoclopramid	++	–	–	–	+	-	++	-	-
Domperidon	++[a]	–	-	-	-	-	-	-	-
Ondansetron, Granisetron	–	–	–	–	+++	-	–	-	-
Dimenhydrinat	–	++	++	–	–	-	–	-	-
Promethazin	+/++	++	++	–	–	-	–	-	-
Haloperidol	+++	–	–	–	–	-	–	-	-
Levomepromazin	++	+++	++	+++	–	-	–	-	-
Lorazepam	–	–	–	–	–	–	–	–	+++
Dronabinol, Nabilon	–	–	–	–	–	–	–	+++	–
Olanzapin	++	+	++	++	+		–	-	-
Scopolaminhydrobromid	–	–	+++	–	–	-	–	-	-

Tab. 8.32: Rezeptoraffinität von Antiemetika (nach Rémi und Bausewein 2015). Affinität: +++ hoch; ++ mäßig; + gering; – geringfügig oder nicht vorhanden. **H** = Histamin; **D** = Dopamin; **HT** = Hydroxytryptamin; **NK** = Neurokinin; **CB** = Cannabinoid; **GABA** = γ-Aminobuttersäure.

der S3-Leitlinie Supportivtherapie adaptiert wurden (☞ Tab. 8.33).

Literatur

Andrews, P.L.R.: Physiology of nausea and vomiting. Br J Anaesth 1992;69:2S-19S.

ASCO / Hesket P et al. Antiemetics: American Society of Clinical Oncology Clinical Practice Guideline Update. Journal of Clinical Oncology 2017;35:28:3240-3261.

Bausewein, C., Roller, S., Voltz, R.: Leitfaden Palliativmedizin - Palliative Care. Urban & Fischer in Elsevier 2007.

Davis, M.P., Walsh, D.: Treatment of nausea and vomiting in advanced cancer. Supp Care Canc 2000;8(6):444-452.

Gan, T., Meyer, T., Apfel, C. et al.: Consensus guidelines for the management of postoperative nausea and vomiting. Anesth Analg 2003;97:62-71.

ESMO Antiemetic Guidelines 2016 in http://www.mascc.org/assets/Guidelines-Tools/mascc_antiemetic_guidelines_2016_german_v1.1.pdf

Gralla, R.J., Roila, F., Tonato, M.: Multinational Society of Supportive Care in Cancer; American Society of Clinical Oncology; Cancer Care Ontario; Clinical Oncological Society of Australia; European Oncology Nursing Society; European Society of Medical Oncology; National

Medikament	Oral	Subkutan für 24 h	Andere Applikation
Prokinetika			
Metoclopramid (z.B. Paspertin®)	10 mg/6-8 h*	30 mg*	10 mg/6-8 h *rektal
Domperidon (z.B. Motilium®)	10-20 mg/6-8 h	–	–
Antihistaminika			
Dimenhydrinat (z.B. Vomex®)	50-100 mg/6-8 h*	100-300 mg*	150 mg/6-8 h *rektal
Neuroleptika			
Haloperidol (z.B. Haldol®)	1,5-3 mg abends oder 0,5-1 mg/8 h	5-20 mg*	–
Levomepromazin (z.B. Neurocil®)	1-5 mg abends 1-5 mg/12 h	1-2,5 mg*	–
Olanzapin (z.B. Zyprexa®)	1,25-2,5 mg zurNacht, ggf. bis 5 mg		
Anticholinergika			
Scopolamin (z.B. Scopoderm® TTS)	–	–	1 mg/72 h transdermal
5HT$_3$-Antagonisten			
Ondansetron (z.B. Zofran®)	8 mg/8-12 h	–	8 mg/8-12 h i.v.
Granisetron (z.B. Kevatril®)	2 mg p.o./d	1 mg 1×/d*	1 mg i.v.
Steroide			
Dexamethason (z.B. Fortecortin®)	2-8 mg/d	2-8 mg*	2-8 mg/8-12 h i.v.
Cannabinoide			
Dronabinol (z.B. Dronabinol-Tr.)	2,5-40 mg/6-12 h	–	–
Benzodiazepine			
Lorazepam (z.B. Tavor®)	0,5-1,0 mg/8 h	–	–

Tab. 8.33: Medikamente und Dosierungen (nach Bausewein 2007). * = off label use (DGP-Broschüre 2017). Subkutangaben sind nicht zugelassen für Metoclopramid, Dimenhydrinat, Haloperidol, Levomepromazin, Granisetron und Dexamethason. Zugelassene Tageshöchstdosen sind geringer bei Metoclopramid (30 mg/d) und Dimenhydrinat (300 mg/p.o, 450 mg/d rektal).

Comprehensive Cancer Network; Oncology Nursing Society; South African Society of Medical Oncology. The 2004 Perugia Antiemetic Consensus Guideline process: methods, procedures, and participants. Support Care Cancer 2005;13(2):77.

Leitlinienprogramm Onkologie (Deutsche Krebsgesellschaft, Deutsche Krebshilfe, AWMF): Supportive Therapie bei onkologischen PatientInnen - Langversion 1.3, 2020, AWMF Registernummer: 032/054OL, https://www.leitlinienprogrammonkologie.de/leitlinien/supportive-therapie/ Zugriff 10.09.2021.

MASSC-Guidelines: http://www.mascc.org/assets/Guidelines-Tools/mascc_antiemetic_guidelines_2016_german_v1.2.pdf; Zugriff 22.06.2017.

Murray-Brown, F., Dorman, S.: Haloperidol for the treatment of nausea and vomiting in palliative care patients. Cochrane Database Syst Rev. 2015 Nov 2;(11): CD006271.

Rémi, C., Bausewein, C., Twycross, R., Wilcock, A., Howard, P.: Arzneimitteltherapie in der Palliativmedizin. Urban & Fischer München 2015. S. 328.

Wirz, S., Wartenberg, H.C., Elsen, C., Wittmann, M., Diederichs, M., Nadstawek, J.: Managing cancer pain and symptoms of outpatients by rotation to sustained-release hydromorphone: a prospective clinical trial. Clin J Pain 2006;22(9):770-775.

8.9.7. Dysphagie

Mechanische Schluckstörungen entstehen durch Tumorerkrankungen im Rachenbereich, als Operationsfolge, nach Radiatio, entzündlich nach Chemotherapie (Mukositis) bzw. Fehlbesiedlung (Soor) und durch lokales Tumorwachstum (HNO-Tumor, Osöphaguskarzinom) mit Verdrängungsprozessen. Die Affektion von Hirnnerven bei zentralen Tumoren kann eine neurogene Schluckstörung bedingen. Zusätzlich kann eine psychosomatisch bedingte Schluckstörung als unterbewusster Verdrängungsvorgang bestehen. Zur Mundtrockenheit kommt es regelmäßig durch Exsikkose, nach Bestrahlung mit nachfolgender

Emetogenes Risiko (Risiko ohne Antiemese zu erbrechen)		Akute Phase (vor der medikamentösen Tumortherapie)	Verzögerte Phase (ab 24 h nach der medikamentösen Tumortherapie)
Hoch >90 %	hoch emetogen und AC- basierte Chemotherapie bei Patienten mit Mammakarzinom	5-HT3-RA	-
		NK1-RA	
		Dexamethason	Dexamethason Tag 2-4
Moderat 30-90 %	carboplatinhaltige Chemotherapie	5-HT3-RA	-
		NK1-RA ("kann")	
		Dexamethason	fakultativ Dexamethason Tag 2-3
	moderat (außer Carboplatin)	5-HT3-RA	-
		Dexamethason	
Gering 10-30 %		Dexamethason oder 5-HT3-RA oder MCP	-
Minimal <10 %		Keine Routineprophylaxe	Keine Routineprophylaxe

Tab. 8.34: Zusammenfassung der antiemetischen Prophylaxe der akuten und verzögerten Phase (S3-Leitlinie Supportivtherapie).

Insuffizienz der Speicheldrüsen oder medikamentös durch Anticholinergika, Antidepressiva und Opioide.

Gefahren der Dysphagie liegen in der Möglichkeit der Regurgitation, Aspiration und der Inappetenz. Oft wird eine orale Schmerztherapie unmöglich, so dass im Falle einer Opioidtherapie die transdermale oder – sicherer – subkutane Opioidapplikation angewendet wird.

Je nach Tumorstadium kann eine diagnostische Dysphagieabklärung vorgenommen werden, z.B. Inspektion, als Gastrografinschluck-, HNO-, logopädische oder neurologische Untersuchung.

Bei Mundtrockenheit kann eine intensivere Mundpflege, die Gabe von Pilocarpin oder eine allgemeine Rehydratation bei Exsikkose lindernd wirken. Auch Speichelersatzmittel und die Anwendung der Akupunktur können erwogen werden. Laut der Supportivleitlinie ist der Einsatz von Amifostin "wirksam in der Prophylaxe der radiogenen Xerostomie."

Gefrorene Fruchtsäfte oder Fruchtstücke werden oft als angenehm empfunden. Die immer wieder gefundene Präferenz von Ananas ist wissenschaftlich nicht belegt; bei dem Enzym Ananase handelt es sich um Bromelain mit einer Wirkung auf Mundbeläge. Bei entzündlichen Dysphagieursachen sollte "kausale" Therapie, z.B. bei Soor mit Antimykotika, in Betracht gezogen werden.

Patienten mit einer Dysphagie gehen häufig selbstständig zu flüssigeren, "weicheren" Nahrungsmitteln über. Die Anlage einer PEG zur Entlastung kann erwogen werden. Bei der stenotischen tumorbedingten Dysphagie bleiben letztendlich operative Optionen, wobei hierbei auch palliative Operationstechniken mit dem Einsatz der Laserchirurgie, von Stents oder Expandern angewendet werden.

Literatur

Crary, M.A., Groher, M.E.: Reinstituting oral feeding in tube-fed adult patients with dysphagia. Nutr Clin Pract 2006;21(6):576-86.

Gaziano, J.E.: Evaluation and management of oropharyngeal Dysphagia in head and neck cancer. Cancer Control 2002;9(5):400-9.

Javle, M., Ailawadhi, S., Yang, G.Y., Nwogu, C.E., Schiff, M.D., Nava, H.R.: Palliation of malignant dysphagia in esophageal cancer: a literature-based review. J Support Oncol 2006;4(8):365-73, 379.

Leitlinienprogramm Onkologie (Deutsche Krebsgesellschaft, Deutsche Krebshilfe, AWMF): Supportive Therapie bei onkologischen PatientInnen - Langversion 1.3, 2020, AWMF Registernummer: 032/054OL, https://www.leitlinienprogrammonkologie.de/leitlinien/supportive-therapie/ Zugriff 06.10.2021.

Logemann, J.A.: Update on clinical trials in Dysphagia. Dysphagia 2006;21(2):116-20.

Nicolatou-Galitis, O., Sarri, T., Bowen, J., Di Palma, M., Kouloulias, V.E., Niscola, P., Riesenbeck, D., Stokman, M., Tissing, W., Yeoh, E., Elad, S., Lalla, R.V.: Systematic review of amifostine for the management of oral mucositis in cancer patients. Support Care Cancer 2013;21(1): 357-64.

Penner, J.L., McClement, S.E., Sawatzky, J.A.: Management of dysphagia in advanced oropharyngeal cancer. Int J Palliat Nurs 2007;13(5):206-12.

Pinna, R., Campus, G., Cumbo, E., Mura, I., Milia, E.: Xerostomia induced by radiotherapy: an overview of the physiopathology, clinical evidence, and management of the oral damage. TherClin Risk Manag 2015;11:171-88.

Rosenthal, D.I., Lewin, J.S., Eisbruch, A.: Prevention and treatment of dysphagia and aspiration after chemoradiation for head and neck cancer. J Clin Oncol 2006;10; 24(17):2636-43.

8.9.8. Kachexie

Komplexe metabolische und neuro-hormonelle Mechanismen führen zur Kachexie von Tumorpatienten: Ein ständiger Verlust von Fett und Eiweiß wird als "Wasting" oder als "Tumor-Anorexie/Kachexie-Syndrom" bezeichnet. Es handelt sich um einen entzündlichen Prozess mit einer erhöhten Aktivität proinflammatorischer Zytokine, wie TNF-α, Interleukin-1 und Interleukin-6 und des Arachidonsäure-Prostaglandinsystems. Tumore exprimieren proteolytische (PIF) bzw. lipolytische Faktoren, die eine Katabolie des Muskelstoffwechsels bewirken. Neben Muskelabbau, Lipolyse und Produktion von Akutphasen-Proteinen resultiert eine gastrointestinal-hypothalamische (Vagus) und eine somatotrophe Dysfunktion (Hypogonadismus, IGF-1). Neben Muskel- und Fettabbau kommt es zu einer Verminderung der Nahrungsaufnahme, was Kachexie, Mangelernährung, Nährstoffmangel, Anämie und Schwäche bewirkt.

Andere tumorbedingte Gründe für Tumor-Anorexie/Kachexie-Syndrom liegen in Symptomen wie der Dysgeusie, Dysphagie, Mundtrockenheit, Schmerzen, Übelkeit, Erbrechen, Obstipation, Dyspnoe und anderen zentralen Symptomen.

Zusätzlich können therapieassoziierte Ursachen zu einer Kachexie führen: z.B. Blutverluste und Immobilität nach Operationen, Knochenmarksdepression oder Induktion von Entzündungsprozessen nach Radio- oder Chemotherapie, Inappetenz unter einer Opioidtherapie.

Die Therapie des Tumor-Anorexie/Kachexie-Syndroms ist ebenso komplex wie seine Ursachen. Grundsätzlich sollte eine auf die subjektive Lebensqualität ausgerichtete Beratung von Patienten erfolgen, die Schuldgefühle und Autonomiewünsche mit einbezieht.

PACE TIPP!

Es kann sinnvoller sein, das lustvolle "Noch-Essen" zu fördern, als den Patienten zu drängen, größere Nahrungsmengen zuzuführen. Die Ernährung sollte protein- und fettreich, aber nicht zu kohlehydrathaltig sein. Auf eine ausreichende Zufuhr von Omega-3-Fettsäuren, Selen, Zink und der Vitamine A, C, E sollte geachtet werden.

Zu den medikamentösen Optionen gehört der Einsatz von Kortikosteroiden (kurzzeitig), Megestrolacetat und Cannabinoide. Allerdings ist dabei zu beachten, dass es sich dabei um einen Off-label-Einsatz handelt. Eine Erstattung durch die Kostenträger erfolgt insofern nicht. Experimentelle Ansätze mit Eicosapentaneoicsäuren (EPA), Ghrelin, Adenosintriphosphat, Zyklooxygenaseinhibitoren und gar Thalidomid können derzeit noch nicht abschließend bewertet werden.

Literatur

Argilés, J.M., López-Soriano, F.J., Busquets, S.: Emerging drugs for cancer cachexia. Expert Opin Emerg Drugs 2007;12(4):555-70.

Gordon, J.N., Green, S.R., Goggin, P.M.: Cancer cachexia. Q J Med 2005;98(11):779-88.

Tan, B.H., Deans, D.A., Skipworth, R.J., Ross, J.A., Fearon, K.C.: Biomarkers for cancer cachexia: is there also a genetic component to cachexia? Support Care Cancer 2008;16(3):229-34. Erratum in: Support Care Cancer 2008;16(3):317.

Topkan, E., Yavuz, A.A., Ozyilkan, O.: Cancer cachexia: pathophysiologic aspects and treatment options. Asian Pac J Cancer Prev 2007;8(3):445-51.

8.10. Knochenmetastasen

> *"Das, was wohlgeformt war, wird unförmig. Das was schön war, ist jetzt hässliche Verwüstung."*
>
> Papst Johannes Paul II

8.10.1. Einführung

Die komplexe Therapie von Knochen- und besonders von Wirbelsäulenmetastasen erfordert immer ein interdisziplinäres multimodales Vorgehen von Osteologen, Onkologen, Chirurgen, Strahlentherapeuten, Orthopäden, Neurochirurgen, Radiologen und Nuklearmedizinern, Schmerztherapeuten und Palliativmedizinern.

Metastasen stellen ein fortgeschrittenes Stadium einer malignen Grunderkrankung dar, besonders sie beeinflussen die Lebensqualität und Lebenserwartung der betroffenen Patienten. Skelettmetastasen bilden neben der Lunge und der Leber die häufigste Metastasenlokalisation. Sie sind 25-mal häufiger als primäre Knochentumoren. Bei Erwachsenen sind Skelettmetastasen die häufigsten Tumoren der Wirbelsäule. Symptomatische Knochenmetastasen treten etwa bei 15 % aller Karzinompatienten auf. Nach autoptischer Untersuchung können bei bis zu 70 % aller Karzinompatienten subklinische Skelettfiliae gefunden werden. Durch die gute Vaskularisation des Knochenmarks kann die bevorzugte Lokalisation von Metastasen im Skelett erklärt werden. Die meisten Filiae finden sich im Stammskelett sowie in Humerus und Femur. Regionen distal des Ellenbogen- bzw. Kniegelenks sind in weniger als 2 % befallen. Ca. 60-75 % aller ossären Metastasen sind an der Wirbelsäule lokalisiert. Am häufigsten tritt die Metastasierung im Bereich der Lenden- und Brustwirbelsäule auf.

Primärtumor	Häufigkeit (%)	Streubreite (%)
Mamma	73	47-85
Prostata	68	33-85
Bronchien	45	33-60
Schilddrüse	42	28-60
Niere	35	33-40
Magen/Darm	8	5-13

Tab. 8.35: Häufigkeit von Knochenmetastasen bei Autopsien (aus Bartl 2000a).

In der Umgebung von Knochenmetastasen findet sich eine vermehrte Anzahl und Aktivität von Knochen-abbauenden Osteoklasten. Diese "Fresszellen" zerstören den Knochen und setzen dabei auch noch Wachstumsfaktoren frei, die das Überleben des Tumors fördern. Umgekehrt geben Tumorzellen Faktoren ab, welche die Entstehung und Aktivität dieser Osteoklasten begünstigen. Die klinischen Probleme wie Knochenbrüche, Schmerzen und die Freisetzung von Kalzium in das Blut (Hyperkalzämie) sind unmittelbare Folge dieser Allianz zwischen Tumorzellen und Osteoklasten.

Die Zielzelle für die Prävention und Therapie von Knochenmetastasen ist der Osteoklast. RANK-Ligand (RANKL) ist der für die Entstehung, die Aktivierung und das Überleben von Osteoklasten notwendige Stammzellfaktor, d.h. ohne RANKL gibt es keine Osteoklasten. RANKL wird von seinem Gegenspieler Osteoprotegerin (OPG) neutralisiert. Beim Gesunden produziert der Körper etwa gleiche Mengen an RANKL und OPG und so halten sich beide Faktoren in etwa die Waage. Nicht so aber bei Knochenmetastasen: Hier dominiert RANKL. Es wird zum einen von den Tumorzellen selbst produziert, zum anderen werden Knochenzellen von Tumorzellen dazu gebracht, mehr RANKL zu bilden.

8.10.2. Metastasierungswege

Jedes Malignom kann in die Wirbelsäule metastasieren. Die häufigsten Primärtumoren sind das Mammakarzinom, das Prostatakarzinom sowie Tumoren der Lunge, der Nieren und der Schilddrüse (☞ Tab. 8.32). Die hämatogene Streuung ist neben der lymphogenen Verschleppung und der per continuitatem Ausbreitung der häufigste Metastasierungsweg. Oft erfolgt die Metastasierung über das venöse System. Da das vertebrale venöse System mit den Venen der oberen und unteren Extremität, des Rumpfes, des Beckens und des Halses in Verbindung steht, kann potentiell jeder Tumor einer dieser Lokalisationen in die Wirbelsäule metastasieren. Die Tumorzellen können von der Vena cava aus über Anastomosen in den vertebralen und spinalen Venenplexus gelangen. In der Regel werden zuerst die Wirbelkörper befallen. Sie sind gut vaskularisiert und besitzen weite Sinusoide, in denen der Blutstrom verlangsamt ist.

Die am häufigsten befallenen Abschnitte der Wirbelsäule sind die Subchondralregion und der vordere Rand der Wirbelkörper. In Abhängigkeit des Verhältnisses zwischen Knochenanbau und Knochenabbau lassen sich osteolytische, osteoblastische und gemischtförmige Metastasen unterscheiden. Die kontinuierliche Ausbreitung von Skelettmetastasen ist durch die Wirkung der Osteoklasten möglich, die als einzige Zellen die besondere Fähigkeit zur Knochenresorption besitzen. Tumorzellen sind dazu selbst nicht in der Lage, sondern vermitteln die Osteolyse über Rekrutierung und Aktivierung der Osteoklasten. Die malignen Zellen geben Prostaglandine, Zytokine und Wachstumsfaktoren ab. Außerdem erfolgt eine Sekretion makrophagenstimulierender Faktoren. Makrophagen geben selbst osteoklastenaktivierende Faktoren ab, und können bis zu 30 % der Tumorzellmasse ausmachen.

Klinische Symptome treten meist erst nach einem längeren Intervall auf, wenn die Tumorzellen stark proliferieren und die ursprüngliche Knochenstruktur durch Verdrängung und Einfluss von Zytokinen verändert wird.

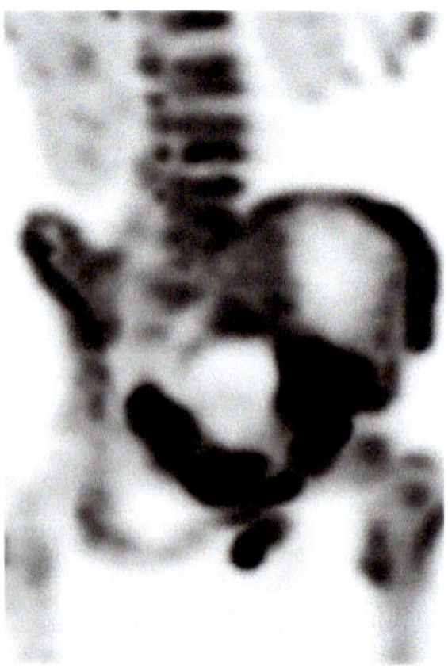

Abb. 8.9: Knochenmetastasen.

8.10.3. Diagnostik

Manchmal sind Knochenmetastasen das erste Zeichen einer malignen Erkrankung. Ist eine Tumorerkrankung bereits bekannt, sollte der direkte Zusammenhang zwischen der Skelettmetastase und der Grunderkrankung untersucht werden, da auch das Vorliegen eines Zweittumors möglich ist. Darauf ist besonders zu achten, wenn Knochenmetastasen bei Tumoren auftreten, die gewöhnlich nicht in das Skelettsystem metastasieren oder wenn radiologisch atypische Bilder für den jeweiligen Tumor vorliegen.

8.10.3.1. Klinische Leitsymptome von Wirbelsäulenmetastasen

Akute Schmerzen durch Wirbelkörpereinbrüche, Bewegungseinschränkungen und neurologische Ausfälle durch Kompression von Nervenwurzeln oder des Myelons sind klinische Anzeichen für das mögliche Vorliegen von Metastasen. Das Fortschreiten der Symptomatik ist durch neurologische Defizite wie muskuläre Schwäche, Sensibilitätseinschränkungen, Störungen der Blasen- und Mastdarmfunktion oder Querschnittssyndrome gekennzeichnet. Frakturen und Hyperkalzämie können außerdem auftreten. Eine frühzeitige Abklärung der Symptome bei Patienten mit bekannter Tumorerkrankung ist für die Prognose von entscheidender Bedeutung. Wirbelsäulenmetastasen werden aber auch durch onkologische Kontrolluntersuchungen nach Primärtumoren diagnostiziert. Grundlage jeder Diagnostik sind die Anamnese und die klinische Untersuchung. Durch die segmentale Zuordnung von Schmerz und neurologischem Defizit kann die anschließende Diagnostik zielgerichteter durchgeführt werden. Für den Patienten bedeutet dies einen erheblichen Zeitvorteil und damit eine evtl. verbesserte Prognose.

8.10.3.2. Radiologische Verfahren

Röntgennativaufnahmen sollten aufgrund des Auftretens von Metastasen in mehreren Arealen immer von der gesamten Wirbelsäule gemacht werden. Osteolytische Metastasen stellen sich aber erst nach erheblicher Destruktion des Knochens dar, erkennbar z.B. am Verlust der Bogenwurzeln oder durch partielle oder komplette Höhenminderung der Wirbelkörper. Das konventionelle Röntgenbild entscheidet durch die Möglichkeit der Beurteilung der Stabilität über das weitere therapeutische Vorgehen. Die Ganzkörperknochenszintigraphie, die in der Regel mit Technetium-99m-Phosphonaten durchgeführt wird, ist sehr sensitiv und gibt Auskunft über aktive Prozesse und weitere Knochenherde im gesamten Skelett (☞ Abb. 8.9). In Abhängigkeit von der Perfusion und Intensität des regionalen Knochenstoffwechsels lagern sich Technetium-99m-Phosphonate an Bausteine des Knochen-Apatits an und bilden die osteoblastische Aktivität ab. Osteoklastische Vorgänge können nicht dargestellt werden. Aber da im Randbereich von Osteolysen häufig eine erhöhte osteoblastische Aktivität besteht, sind diese Läsionen mit ähnlich hoher Sensitivität zu erkennen.

Danach können die Regionen mit erhöhtem Knochenstoffwechsel gezielt radiologisch weiter abgeklärt werden.

Die Magnetresonanztomographie (MRT) als ein nicht-invasives Verfahren zur Darstellung der gesamten Wirbelsäule erlaubt sowohl die Beurteilung der Ausdehnung als auch die Differenzierung von extraduralen, intraduralen, extramedullären oder intramedullären Läsionen.

Mit der Computertomographie (CT) lassen sich nach entsprechender Höhenlokalisation die ossäre Destruktion und paravertebrale Tumormassen am besten erfassen.

Eine Kombination mehrerer Untersuchungen ist häufig notwendig, da keines der genannten bildgebenden Verfahren allein sowohl vollkommene Sensitivität als auch Spezifität in der Identifikation des Primärtumors und der Fernmetastasen besitzt. Die Kenntnis der Vor- und Nachteile der einzelnen Untersuchungsmethoden erleichtert die Diagnosestellung und Therapieplanung.

8.10.4. Therapie

Die Lebensqualität der Patienten, die durch die Symptomatik der Metastasen und durch zunehmende Einschränkungen des täglichen Lebens (Beeinträchtigung der Gehfähigkeit, Bettlägerigkeit oder Pflegebedürftigkeit) reduziert wird, ist häufig der entscheidende Therapieparameter. Das vordergründige therapeutische Ziel ist die Beseitigung oder Verminderung von Schmerzen. Weiterhin werden die Verhinderung von drohenden pathologischen Frakturen, der Rückgang einer neurologischen Symptomatik bei Kompression des Spinalkanals, die Achsenstabilität und die lokale Tumorkontrolle angestrebt.

Die Therapie muss individuell dem Allgemeinzustand des Patienten, der Lebenserwartung, dem Primärtumor, dem Metastasierungsgrad und dem Ausmaß des neurologischen Defizits angepasst werden. Ein Patient mit multipler Knochenmetastasierung, deutlich reduziertem Allgemeinzustand und eingeschränkter Prognose profitiert in seiner Lebensqualität nur von einer schnell einsetzenden Schmerzverringerung nach kurzem Therapiezeitraum.

Der natürliche Verlauf der Erkrankung kann durch einen palliativen Eingriff an der Wirbelsäule nicht beeinflusst werden. Aus diesem Grund sollten auch alle konservativen und adjuvanten Maßnahmen bedacht werden. Allerdings ist das Auftreten von motorischen Defiziten und eine beginnende Querschnittssymptomatik mit Blasen- und Mastdarmstörung eine absolute Indikation für die unverzügliche Operation.

8.10.4.1. Operative Interventionen

Klekamp und Samii veröffentlichten bereits 1998 ein auch heute noch gültiges Therapieprinzip, das den Einsatz von Radiotherapie und **operativen Interventionen** beschreibt:

- Patienten mit Metastasen der Wirbelsäule, die sich in einem guten Allgemeinzustand befinden, sollten bei Auftreten von neurologischen Symptomen operiert werden. Postoperativ ist eine adjuvante Therapie wichtig.
- Patienten in einem schlechten Allgemeinzustand, welche aufgrund ihrer malignen Erkrankung, aber unabhängig von den Knochenmetastasen, unter Beschwerden leiden, sollten keine Operation der Wirbelsäule erhalten. Für diese Patienten wird eine primäre Radio- und Chemotherapie empfohlen.
- Patienten, die aufgrund der Skelettmetastasen unter einer Instabilität der Wirbelsäule leiden, sollten eine stabilisierende Operation erhalten, mit dem Ziel eines zufriedenstellenden neurologischen Befundes. Das Ausmaß des operativen Eingriffs soll im Verhältnis zum Allgemeinzustand und zur Lebenserwartung des Patienten stehen.
- Patienten ohne neurologische Defizite oder Instabilitäten sollten sich primär einer Radiotherapie unterziehen.
- Tritt während oder nach einer primären Radiotherapie eine Verschlechterung des Zustandes ein, sollten diese Patienten eine operative Therapie erhalten. Allerdings werden hier häufig Komplikationen und eine erhöhte Mortalität beschrieben.

Die Therapie von Wirbelsäulenmetastasen erfordert ein interdisziplinäres Vorgehen von Onkologen, Chirurgen, Strahlentherapeuten, Orthopäden, Neurochirurgen, Radiologen und Nuklearmedizinern, Schmerztherapeuten und Palliativmedizinern.

Neben der operativen Behandlung von Knochenmetastasen werden, in Abhängigkeit vom Primärtumor, auch Radio-, Radiojod-, Chemo-, Hormon- und Immuntherapie eingesetzt.

8.10.4.2. Radiotherapie

Die Radiotherapie, als nichtoperative Behandlung, hat bei der palliativen Therapie von Patienten mit Knochenmetastasen eine wichtige Stellung. Eine Schmerzsuppression wird bei 80-90 % der Patienten erreicht. Es steht ein breites Spektrum möglicher Zusammenstellungen von Dosis und Anzahl der Fraktionen zur Verfügung (vgl. Kap. 11.). Durch Fraktionierung werden die Verträglichkeit und die intrazelluläre Reparatur des Normalgewebes verbessert.

Die Radiotherapie bewirkt durch Ionisationsprozesse DNA-Schäden, die bei fehlender Reparatur im Verlauf der folgenden Mitosen zum Zelltod führen. Eine nuklearmedizinische Behandlung mit Samarium oder Strontium wird besonders bei Patienten mit multiplen osteoblastischen Metastasen als palliative Maßnahme zur Schmerzreduktion genutzt.

8.10.4.3. Embolisation

Zur interventionellen Radiologie zählt die gezielte Embolisation der Tumorgefäße. Bei stark vaskularisierten malignen Tumoren (z.B. Nierenzellkarzinom- und Schilddrüsenkarzinommetastasen) wird die präoperative Embolisation zur Reduktion des intraoperativen Blutverlustes und zur Erleichterung der Operation durchgeführt.

Allein angewandt kann durch Embolisation das Tumorwachstum gehemmt und oft eine Reduktion der Tumorgröße erreicht werden. Oft wird dadurch ein primär inoperabler Tumor in ein operationsfähiges Stadium überführt.

8.10.4.4. Bisphosphonattherapie

Der Einsatz von Bisphosphonaten stellt ein bewährtes Behandlungsprinzip bei Knochenmetastasen dar. Sie bewirken eine starke Hemmung der Knochenresorption durch Beeinträchtigung der Osteoklastenfunktion. Bisphosphonate werden bei hyperkalzämischen Krisen eingesetzt, reduzieren aber auch bei regelmäßiger Anwendung das Auftreten pathologischer Frakturen und Knochen(metastasen)schmerzen und verbessern so die Lebensqualität der Patienten ganz entscheidend. Außerdem gibt es Hinweise darauf, dass die Bisphosphonattherapie die Überlebenszeit der Patienten verlängert. Bisphosphonate werden in der Regel gut vertragen, sie sollten morgens nüchtern und im Stehen eingenommen werden, falls sie oral verabreicht werden. Bisphosphonate werden häufig als Infusionen verabreicht, die alle 3-4 Wochen erfolgen (☞ Tab. 8.36). Auch die Infusionen sind in der Regel gut verträglich, gelegentlich kann es jedoch vor allen Dingen bei der ersten intravenösen Gabe zu Schmerzen im Skelettsystem, aber auch zu Übelkeit und Kreislauferscheinungen kommen. Die Bisphosphonate sind unterschiedlich nephrotoxisch. Bei sehr starken, nicht opioidsensiblen Knochenschmerzen kann deshalb nur das Ibandronat in einer sogenannten Loadingdose von jeweils 6 mg an 3 aufeinander folgenden Tagen, jeweils als Kurzinfusion über 15 Minuten, intravenös verabreicht werden.

<table>
<tr><th>Bisphosphonat</th><th>Dosis/ Applikationsdauer</th><th>Dosis-intervall</th></tr>
<tr><td>Clodronat</td><td>300 mg i.v./2 h</td><td rowspan="4">alle 3-4 Wochen</td></tr>
<tr><td>Pamidronat</td><td>60 mg i.v./1 h</td></tr>
<tr><td>Zoledronat</td><td>4 mg i.v./15 min</td></tr>
<tr><td>Ibandronat</td><td>6 mg i.v./15 min</td></tr>
<tr><td>Ibandronat</td><td>50 g p.o.</td><td>täglich</td></tr>
</table>

Tab. 8.36: Bisphosphonate bei Knochenmetastasen (aus Bartl 2000b).

Eine Nebenwirkung von Bisphosphonaten kann eine Osteonekrose im Bereich des Ober- und Unterkiefers sein. Diese Nebenwirkung ist typisch, aber sehr selten und bei den verschiedenen Bisphosphonaten unterschiedlich ausgeprägt. Das Risiko scheint erhöht, wenn unmittelbar vor oder während der Bisphosphonattherapie zahn- oder kieferchirurgische Eingriffe erforderlich sind.

PA(E TIPP!

Patienten, die geplant mit einer Bisphosphonattherapie anfangen können, sollten zunächst ihren Zahnarzt aufsuchen und mögliche Herde vorab behandeln lassen sowie eine regelmäßige und gründliche Mund- und Zahnhygiene durchführen (lassen).

8.10.4.5. Monoklonale Antikörper

Denosumab (Handelsname Prolia® und XGEVA®) ist ein humaner monoklonaler Antikörper, der im Knochenstoffwechsel die Effekte von Osteoprotegerin (OPG) imitiert. Denosumab ist ein IgG2-anti-RANKL-Antikörper, der mit sehr hoher Affinität an RANKL bindet und so dessen Interaktion mit RANK hemmt. Wie die Bisphosphonate reduziert Denosumab das Auftreten pathologischer Frakturen und Knochen(metastasen)schmerzen. In einer Studie mussten die Patienten, die Denosumab verabreicht bekamen, später als unter Zoledronat wegen Schmerzen ihre Analgetikadosis erhöhen. Jedoch können auch unter Denosumab Osteonekrosen auftreten. Andere Nebenwirkungen sind atypische Femurfrakturen, Hypokalziämie, Harnwegsinfektionen, obere Atemwegsinfektionen, grauer Star, Verstopfung, Ausschlag, Ischias- und Gelenkschmerzen.

8.10.4.6. Hormontherapie

Systemische Hormon- und Chemotherapie werden bei Skelettmetastasen, die durch Tumoren der Mamma oder der Prostata verursacht werden, erfolgreich angewandt.

In vielen Situationen gibt es eine Auswahl von Therapieoptionen, die mit dem Patienten und seinen Zugehörigen zu besprechen sind.

▶ Mammakarzinom

Im Laufe der Erkrankung treten bei ca. 70 % der Patienten mit Mammakarzinom Knochenmetastasen auf. Bei ca. 85 % der betroffenen Patienten ist eine Hormontherapie wirksam. Es stehen sowohl LH-RH-Analoga als auch Tamoxifen, Aromatasehemmer und Gestagene zur Verfügung. Häufig treten Skelettmetastasen bei hochdifferenzierten und rezeptorpositiven Tumoren auf. Bei rezeptorpositiven Tumoren liegt die Ansprechrate der hormonellen Therapie 4-5 Mal höher als bei Rezeptornegativität. Bei Nichtansprechen der Hormontherapie wird eine Chemotherapie empfohlen, die an die durch ossäre Metastasierung verursachte geringere Knochenmarksreserve angepasst ist.

▶ Prostatakarzinom

Das Skelettsystem ist die häufigste Lokalisation von Metastasen des Prostatakarzinoms. Die Therapie der Wahl ist die Hormontherapie. LH-RH-Analoga, Antiandrogene, Östrogene oder Gestagene werden eingesetzt. Auch eine bilaterale Orchiektomie ist möglich.

8.10.4.7. Operative Therapie

Für die operative Behandlung von Metastasen in der Wirbelsäule stehen verschiedene Methoden zur Verfügung:

- Die Resektion des befallenen Wirbelkörpers mit Entlastung und Verbundosteosynthese von ventral.
- Die Dekompression des Myelons durch Laminektomie und Stabilisierung von dorsal.
- Die dorso-ventrale Kombination.

Die Entscheidung über den Zugangsweg ist abhängig von der Metastasenlokalisation, dem ossären Metastasenmuster, der Prognose des Primärtumors und dem Allgemeinzustand des Patienten.

Häufig sind die Wirbelkörper und Bogenwurzeln befallen, so dass der ventrale Zugangsweg zu bevorzugen ist. Hierbei ist neben der weitgehenden Tumorentfernung auch das Einbringen eines belastungsstabilen Implantates möglich. Nachteilig ist die größere Belastung für den Patienten und die höhere Komplikationsrate im Vergleich zum dorsalen Zugangsweg. Dieser ist für Patienten mit multifokalem Wirbelkörperbefall und schlechtem Allgemeinzustand geeignet.

8.10.4.8. Medikamentöse Therapie

Bei der medikamentösen Behandlung kann die rein symptomatische Schmerztherapie von der Tumortherapie, d.h. der kausalen Schmerztherapie, unterschieden werden. Alle Medikamente und Maßnahmen, die sich gegen die Krebserkrankung selber richten, können auch die Beschwerden durch Knochenmetastasen lindern. Tumortherapie und Schmerztherapie ergänzen einander und können gleichzeitig zum Einsatz kommen.

Die Schmerztherapie setzt in Abhängigkeit von der Wahl des Medikamentes an den Schmerzrezeptoren (Nozizeptoren), der Weiterleitung des Schmerzes über Nervenbahnen, an den Nervenschaltstellen, an der Schmerzhemmung, an der Schmerzverarbeitung und dem Schmerzerleben an. Bei Knochenmetastasenschmerzen haben wir es mit einem sogenannten Mixed-Pain-Syndrom zu tun, das heißt, der Schmerz hat sowohl viele nozizeptive, entzündliche und muskeltonusassoziierte als auch neuropathische Anteile. Das ist bei der Auswahl der Schmerzmedikamente zu berücksichtigen.

▶ Schmerztherapie Mechanismen-orientiert

Auf Basis der Unterteilung in opiathaltige und nicht-opiathaltige Arzneimittel wurde schon vor vielen Jahren von der Weltgesundheitsorganisation WHO ein Stufenschema zur Therapie der krebsbedingten Schmerzen erstellt. Dieses relativ starre WHO-Stufen-Schema der Schmerztherapie ist zunehmend von der "Mechanismen-orientierten Schmerztherapie" verdrängt. In Abhängigkeit von der eigentlichen Schmerzursache werden bei entzündlich-bedingten Schmerzen zunächst antiphlogistisch wirksame Medikamente und Analgetika, bei neuropathischen Schmerzen Antikonvulsiva und Antidepressiva, bei sehr starken Schmerzen Opioide, ggf. auch in entsprechender Kombination, verabreicht.

Als erste Maßnahme zur soweit wie möglich **kausalen Schmerzbehandlung** bei Knochenmetastasen werden Bisphosphonate oder Anti-RANKL-Antikörper eingesetzt: nur bei den Bisphosphonaten und Anti-RANKL-Antikörpern handelt es sich um eine gezielte Bekämpfung der Ursache der Knochenmetastasenschmerzen.

Als erste Maßnahme zur **symptomatischen Schmerzlinderung** bei Knochenmetastasenschmerzen bieten sich Nicht-Opioid-Analgetika mit einem entzündungshemmenden Ansatz an, wie z.B. ASS, Ibuprofen, Diclofenac, Celecoxib, Etoricoxib.

Opiate (Hydromorphin, Oxycodon, Fentanyl) müssen meist schon frühzeitig zusätzlich eingesetzt werden, weil Nicht-Opioid-Analgetika (ASS, NSAR, Coxibe) allein bei Knochenmetastasenschmerzen meist nicht ausreichend wirksam und die maximale Tageshöchstdosis der Nicht-Opioid-Analgetika aufgrund derer Nebenwirkungen (Nieren- und Gerinnungsprobleme) sehr gering sind. Zum Kupieren der bei Knochenmetastasen häufig vorkommenden Durchbruchschmerzen sind die ultrakurzwirksamen Fentanyle (buccal, sublingual, nasal) sehr gut und schnell wirksam und oft unerlässlich.

▶ Coanalgetika

Als Coanalgetika, auch um die Wirkung der anderen Analgetika zu steigern, werden besonders bei neuropatischen Schmerzen (tricyclische) Antidepressiva wie Amitriptylin, gelegentlich auch Imipramin oder Doxepin zur Modulation der Schmerzempfindung und zur Aktivierung des körpereigenen schmerzdämpfenden Systemes eingesetzt.

Auch Antikonvulsiva wie Pregabalin, Gabapentin, ggf. auch Carbamazepin können zusätzlich die neuropathische Schmerzkomponente bei Knochenschmerzen dämpfend beeinflussen.

Corticoide wie Prednison und Dexamethason sind äußerst wirksame Antiphlogistika und reduzieren deshalb Knochenmetastasenschmerzen schnell und zuverlässig.

▶ Adjuvantien

Zur Vermeidung der häufigsten Nebenwirkungen von Opiaten – Übelkeit, Erbrechen und Verstopfung – werden Begleitmedikamente und Adjuvantien wie Antiemetika (MCP, Domperidon, Haldol, Dexamethason) und Laxanzien (Macrogol) und peripher wirksame Opiatantagonisten (Naloxegol) eingesetzt.

Die erwähnte medikamentöse Schmerztherapie sollte immer auch durch nicht-medikamentöse Maßnahmen wie physikalische Therapieformen und die Psychotherapie ergänzt werden.

Fazit

- Der Knochenmetastasenschmerz ist ein "Mixed-Pain-Syndrom".
- Das Management von Knochenmetastasen erfordert interdisziplinäre Zusammenarbeit.
- Durch den frühzeitigen Einsatz von Bisphosphonaten oder Anti-RANKL-Antikörpern können Knochenschmerzen und skelettale Komplikationen wie Frakturen wirkungsvoll verhindert, behandelt oder deren Auftreten verzögert werden.

- Zur raschen Reduktion von metastasenbedingten und opioidresistenten Knochenschmerzen bietet sich die Behandlung mit der Ibandronat-Loading-Dose an.
- Diffuse Knochenmetastasenschmerzen können auch gut mit Radionukliden behandelt werden, wobei die Radionuklidtherapie auch die Blutbildung beeinträchtigen kann.
- Für lokalisierte Schmerzen bieten sich die Radiotherapie oder in speziellen Fällen operative Vorgehensweisen an.

PACE **TIPP!**

Zur suffizienten symptomatischen Kontrolle von Knochenmetastasenschmerzen müssen meist Bisphosphonate oder monoklonale Antikörper, antientzündliche und abschwellend wirksame Analgetika und Antiphlogistika mit Antikonvulsiva, Antidepressiva und Opioiden kombiniert werden.

Literatur

Bartl, R.: Bisphosphonat-Manual, Springer Verlag 2000a, S. 226.

Bartl, R.: Bisphosphonat-Manual, Springer Verlag 2000b, S. 53.

Bischoff, J.: Hormon- und Chemotherapie des ossär metastasierten Karzinoms. In: Diel, I., et al.: Therapieoptionen bei Knochenmetastasen. Karger, Basel, Freiburg, NewYork, 2007, 15-19.

Body, J.-J., et al.: Intravenös verabreichtes Ibandronat senkt die Häufigkeit von Skelettkomplikationen bei Patientinen mit Mammakarzinom und Knochenmetastasen. Annals of Oncology, Oxford, 2003, Bd.14, Nr.9: 1399-1405.

Coleman, R.: Assessment of response to teatment. In: Rubens, R., Fogelmann, I. (Hrsg): Bonemetastases: Diagnosis and treatment. Springer, NewYork, 1991, 99-120.

Diel, I.: Grundlagen der Knochenmetastasierung. In: Diel, I., et al.: Therapieoptionen bei Knochenmetastasen. Karger, Basel, Freiburg, NewYork, 2007, 1-6.

Diel, I. et al.: Verbesserung der Lebensqualität bei Patientinnen mit Mammakarzinom und Knochenmetastastasen. European Journal of Cancer 2004;40:1704-1712.

Hillner, B. et al.: American Society of Clinical Onkology guidelines on the role of bisphosphonates in cancer. J Clin Oncol 2000;18:1378-1391.

Kurth, A.: Orthopädisch-Chirurgische Interventionen bei Knochenmetastasen. In: Diel, I., et al.: Therapieoptionen bei Knochenmetastasen. Karger, Basel, Freiburg, NewYork, 2007, 29-32.

Lindenmeir, T.:Therapie mit Radionukliden. In: Diel, I., et al.: Therapieoptionen bei Knochenmetastasen. Karger, Basel, Freiburg, NewYork, 2007, 25-28.

Mancini, I., et al.: Efficacy and Safety of Ibandronat in Treatment of Opioid-Resistant Bone Pain Associated With Metastatic Bone Disease. J Clin Oncol 2004;17: 3587-3592.

Rieden, K.: Diagnostische Möglichkeiten bei Knochenmetastasierung. In Diel, I., et al.: Therapieoptionen bei Knochenmetastasen. Karger, Basel, Freiburg, NewYork, 2007, 7-10.

Seegenschmiedt, M.: Radiotherapie bei Knochenmetastasen. In: Diel, I., et al.: Therapieoptionen bei Knochenmetastasen. Karger, Basel, Freiburg, NewYork, 2007, 20-24.

Sittig, H.-B.: Aktuelles Mangement von Knochenmetastasen. Ärz J Onkolg 2008;3:44-47.

8.11. Neuropsychiatrische Symptome

"Auch wenn ich wanderte im Tal des Todesschattens, fürchte ich nichts Übles, denn du bist bei mir..."

Psalm 23, 4

8.11.1. Einführung in die neurologische Palliativmedizin

Neuropsychiatrische Symptome sind häufig in der Palliativmedizin, bis zu 80 % der Patienten leiden daran (Voltz und Borasio 2001). Im Einzelfall hängt ihre Häufigkeit von der Grunderkrankung ab, wobei neben Tumorerkrankungen mittlerweile eine Vielzahl anderer nicht heilbarer Erkrankungen in den Blickpunkt der Palliativ-Medizin gerückt sind, insbesondere auch **neurologische Erkrankungen**. Auch hier gibt es *"Patienten mit nicht heilbaren, progredienten, weit fortgeschrittenen Erkrankungen und begrenzter Lebenserwartung, für die das Hauptziel der Begleitung die Lebensqualität ist"* (Definition der Dt. Ges. für Palliativmedizin). Dabei handelt es sich um Tumorerkrankungen des peripheren oder zentralen Nervensystems, schwere Schlaganfälle, Multiple Sklerose oder neurodegenerative Erkrankungen wie amyotrophe Lateralsklerose (ALS), atypische Parkinsonsyndrome oder Demenz. Letztere sind mit 32 % die häufigsten, gefolgt von apallischen Syndromen mit 26 %. Die Erkrankungen können sich akut entwickeln wie ein Schlaganfall oder ein hypoxischer Hirnschaden, subakut wie eine Meningoenzephalitis oder chronisch progredient wie eine neurodegenerative Erkrankung (☞ Tab. 8.37).

Eine aktuelle Übersicht von Förstl et al. (2010) zeigt, dass auch Demenz-Patienten eine erhöhte Mortalität haben, die von verschiedenen Risikofaktoren abhängig ist. Dies sollte im Palliativkonzept für Demenzkranke mehr berücksichtigt werden. Bei Parkinson-Patienten hat sich als einer der wichtigsten prognostischen Marker die Dysphagie herausgestellt (Müller et al. 2001): Nach Beginn der Schluckstörung (Dysphagie) überleben die Patienten nur noch 15-24 Monate. Häufiger als die Dysphagie sind allerdings neuropsychiatrische Symptome wie Agitiertheit, Angst, Depression, Desorientiertheit, Verwirrtheit oder epileptische Anfälle, die Themen dieses Kapitels sind. Diese sind oft einer effizienten palliativen Therapie zugänglich, wozu dem klinisch tätigen Neurologen heute ein breites Spektrum an palliativmedizinischen Maßnahmen zur Verfügung steht, das durch nationale und internationale Empfehlungen und Leitlinien konsentiert ist (Bausewein et al. 2015; Lorenzl et al. 2017; Oliver et al. 2016; S3-Leitlinie Palliativmedizin 2020). Der behandelnde Arzt sollte die Grundprinzipien der Klinik und Therapie dieser Symptome beherrschen, um durch gezielte Symptomkontrolle das Hauptanliegen der Palliativmedizin umsetzen zu können: die Linderung von Leiden im Endstadium. Ziel ärztlichen Handelns sollte es sein, dem Kranken eine Lebensqualität zu bieten, die dazu beiträgt, die bei einigen chronischen neurologischen Erkrankungen wie MS oder Querschnittslähmungen häufiger vorkommenden Suizidgedanken zu vermeiden (Voltz und Perrar 2015). Dabei ist zu beachten, dass sich bei solchen Patienten die Wertigkeit von Parametern der Lebensqualität im Vergleich zu Gesunden deutlich verschieben kann. Beispielsweise sind für ALS-Patienten stützende Beziehungen (z.B. zum Lebenspartner) wichtiger als der gesundheitliche Zustand, wie die "Meaning-in-life"-Studie (Fegg et al. 2010) gezeigt hat.

Häufig treten auch bei nicht neurologischen Erkrankungen **neurologische Komplikationen in der Terminalphase** auf. Hierbei handelt es sich um epileptische Anfälle (z.B. bei Stoffwechselentgleisungen, Meningeosis carcinomatosa oder Hirntumoren/-metastasen), um fokal-neurologische Defizite (wie Paresen, Ataxie, epileptische Anfälle, Schmerzen, Sehstörungen, Schluck- und Sprechstörungen, Blasen-/Mastdarm-Störungen, Dyspnoe), um neuropsychologische Defizite (Aphasie, Apraxie, Neglect, Gedächtnis- und Orientierungsstörungen), um Bewusstseinsstörungen oder um neuropsychiatrische Symptome (z.B. Verwirrtheit, Delir, Agitiertheit, Angst, depressive Verstimmung). Hier ist neurologisch-psychiatrische Expertise in Diagnostik und Therapie gefragt. Ziel muss die Linderung des Symptoms sein. Der neurologische Patient mit palliativem Versorgungsbedarf stellt insbesondere dann eine große Herausforderung für die medizinischen Behandler dar, wenn seine Kommunikationsfähigkeit eingeschränkt oder aufgehoben ist (Hughes 2006). Hier besteht die Gefahr, dass der Patientenwille in der Behandlung nicht ausreichend berücksichtigt wird. Bleiben nur noch nonverbale Zeichen, die der Patient äußern kann, oder lediglich Hinweise von Zugehörigen über Gewohnheiten, Vorlieben und Wertvorstellungen aus dem früheren Leben des Patienten, werden Ärzte und Pflegedienst zwar versuchen, mit Hilfe dieser Signale und Informationen herauszufinden, was das Richtige in der jeweiligen Situation ist. Eine gewisse Unsicherheit wird jedoch fast immer bleiben. Dies kann eine Belastung für das Team darstellen.

Akut/ subakut	Schlaganfall, Subarachnoidalblutung, Meningo-Enzephalitis, Prionenerkrankungen (Creutzfeldt-Jacob).
Chronisch-progredient	Hirntumore, MS, Demenzen (z.B. Alzheimer), andere neurodegenerative Erkrankungen (ALS, atypische Parkinson-Syndrome, Chorea Huntington, Ataxien), Muskeldystrophien.
Chronisch	Behinderung nach Schlaganfall, SHT oder zerebraler Hypoxie, Coma vigile, MS, Morbus Parkinson; Tod oft durch interkurrente Pneumonien.

Tab. 8.37: Neurologische Erkrankungen in der Palliativmedizin (Kaub-Wittemer et al. 2005).

PACE TIPP!

Um den Patienten gemäß seinen spezifischen Wert- und Lebensvorstellungen ganzheitlich versorgen zu können, wird empfohlen, so frühzeitig wie möglich mit ihm über den weiteren Verlauf der Erkrankung zu sprechen und wie er sich eine medizinische Versorgung vorstellt, wenn er sich nicht mehr selbst verständlich machen kann.

Auch die Zugehörigen sollten in diese Gespräche mit einbezogen werden, ganz besonders bei Demenzerkrankten oder bei Patienten mit Hirntumoren. Im Fall fehlender Kommunikationsfähigkeit stellt natürlich die Patientenverfügung oder Vorsorgevollmacht ein wichtiges Instrument für den Umgang mit dem Patienten dar. Gemeinsam mit dem behandelnden Arzt sollte der Patient sie möglichst früh im Behandlungsverlauf erstellen und sie konkret auf seine spezifische Erkrankung und seine individuellen Wertvorstellungen ausrichten (Golla et al. 2007).

8.11.2. Agitiertheit

Agitiertheit kann sich in einer unspezifischen, motorischen Unruhe äußern oder Ausdruck einer psychischen Krise sein, wobei Agitiertheit sowohl Angst als auch eine dekompensierte depressive Verstimmung widerspiegeln kann.

8.11.2.1. Motorische Unruhe

Motorische Unruhe des Patienten ist das häufigste Symptom in der Endphase, das eine Vielzahl von unterschiedlichen Ursachen haben kann. Ist die Unruhe mit mentaler Beeinträchtigung wie Desorientiertheit oder Halluzinationen kombiniert, handelt es sich um ein delirantes Syndrom, das auch als terminale Agitation bezeichnet wird und Gegenstand des Abschnittes 8.11.3. ist. Die reine motorische Unruhe äußert sich oft in komplexen, willkürlich steuerbaren Bewegungen wie Herumfuchteln oder -rudern. Sie sollte nicht mit einem Restless-Legs-Syndrom (subjektives Unruhegefühl mit Missempfindungen und Bewegungsdrang der Beine in Ruhe bzw. in der Einschlafphase), einer Akathisie (Unfähigkeit, ruhig zu sitzen, oft medikamentös verursacht) oder einer Dystonie verwechselt werden. Ursache der motorischen Unruhe können neben Schmerzen Atemnot, Trockenheit der Augen oder des Mundes, Harnverhalt, Durst, ungünstige Lagerung, Dekubitus oder auch bestimmte Medikamente sein. Beispielsweise können Steroide, Neuroleptika, Metoclopramid (MCP) oder Theophyllin motorische Unruhe auslösen. Unruhe kann auch Ausdruck eines Medikamentenentzuges von z.B. Anxiolytika, Benzodiazepinen, Opioiden, Alkohol oder Nikotin sein. Auch spezifische neurologische Erkrankungen wie erhöhter Hirndruck oder Basalganglienerkrankungen wie Chorea führen zu motorischer Unruhe.

Bei der Behandlung gilt es zunächst, die oben aufgeführten therapierbaren Ursachen rasch zu erkennen und zu beheben. Bei möglichem Medikamentenentzug muss das entsprechende Medikament unverzüglich wieder gegeben werden. Therapeutisch wichtig ist ferner die ruhige Anwesenheit von Zugehörigen oder vertrauten Personen. Man sollte für den Patienten in der Terminalphase eine möglichst vertraute Umgebung herstellen und dadurch Angst abbauen, z.B. durch optimale Lagerung des Patienten, durch Aufstellen vertrauter Bilder oder Präsentation beruhigender vertrauter Musik. An medikamentösen Maßnahmen (☞ Tab. 8.38) sind bei leichter bis mittelschwerer motorischer Unruhe Benzodiazepine Mittel der ersten Wahl, insbesondere Lorazepam (z.B. Tavor®) in einer Dosis von 0,5-2 mg alle 1-4 Stunden. Die Applikation kann per os, sublingual oder, wenn erforderlich, auch parenteral erfolgen. Alternativen zum Lorazepam sind Midazolam (z.B. Dormicum®), mit oralen Einzeldosen von 2,5-7,5 mg (oder 1-2 mg langsam i.v.) und Tagesdosen von maximal 30-60 mg oder Diazepam (z.B. Valium®) mit Dosen von 5-10 mg alle 4-12 Stunden. Bei starker Unruhe oder wenn paradoxe Benzodiazepin-Wirkungen (Verstärkung der Unruhe) oder Atemstörungen deren Anwendung begrenzen, können statt der Benzodiazepine niederpotente Neuroleptika eingesetzt werden wie Levomepromazin (z.B. Neurocil®), 12,5-200 mg/die oder Melperon (Eunerpan®), 25-200 mg/die per os oder akut 50 mg i.m.. Letzteres ist besonders bei Albträumen oder paranoiden Episoden gut wirksam. Eine Alternative zum Melperon ist das Prothipendyl (Dominal®), 20-80 mg/die per os oder i.m. oder das Quetiapin (Seroquel®) 25-150 mg/die p.o., das eine relativ gute antipsychotische Wirkung und nahezu keine anticholinergen Nebenwirkungen hat. Oft sind die Patienten in dieser Krankheitsphase nicht mehr in der Lage zu schlucken. Hier können einzelne Medikamente wie Tavor® expedit sublingual verabreicht werden, andere muss man parenteral geben, wobei hier die subkutane Gabe zu bevorzugen ist. Bei der Auswahl des Medikamentes sollte bei Patienten mit epileptischen Anfällen oder Hirntumoren ein Benzodiazepin bevorzugt werden, da es im Gegensatz zu Neuroleptika die Krampfschwelle nicht erniedrigt.

- Möglichst Ursachen beheben.
- Ruhige Anwesenheit vertrauter Personen.
- Vertraute Umgebung herstellen, z.B. mit Musik.
- Benzodiazepine bei leichter bis mittelschwerer Unruhe:
  - Lorazepam (z.B. Tavor®): 0,5-2,5 mg alle 1-4 h p.o., s.l. oder parenteral, max. 4-6 mg/die.
  - Midazolam (z.B. Dormicum®): 2,5-7,5 mg. s.c./p.o./nasal oder 1-2,5 mg langsam i.v., maximal 10-60 mg/24 h (kurze HWZ, stark sedierend).
  - Diazepam 5-10 mg alle 4-12 h, max. 30-50 mg/d.
- Niederpotente Neuroleptika bei ausgeprägter Unruhe:
  - Melperon (Eunerpan®): 25-200 mg/d p.o., akut 50 mg i.m. (*cave*: nicht bei ateminsuffizienten Patienten mit ALS).
  - Prothipendyl (Dominal®) 20-80 mg p.o. oder i.v..
  - Quetiapin (Seroquel®) 25-150 mg p.o..
  - Bei Alpträumen/Paranoia Levomepromazin (Neurocil®-Tr.) 12,5-50 mg einschleichend, max. 200 mg.

Tab. 8.38: Therapie der Unruhe.

8.11.2.2. Angst

Agitiertheit und psychomotorische Unruhe in der Palliativmedizin kann psychiatrisch bedingt sein durch krisenhaft zunehmende **Angst** oder depressive Verstimmung. Angst kann man als ein unangenehmes Gefühl des Bedrohtseins bezeichnen. Die meisten Patienten in Hospizen haben Angst vor der Zukunft, vor ihrem Sterben und dessen Konsequenzen für die Zugehörigen. Diese natürliche Angst kann trotz aller Unterstützung durch das Team oft schwer beherrschbar sein. Angst ist oft auch eine Reaktion auf die krankheitsbedingten Schmerzen und Beeinträchtigungen, das Erleben von Autonomieverlust, Immobilität, Vereinsamung und Hoffnungslosigkeit. Angst kann sich durch Panik, innere Unruhe, Gespanntheit, Schlafstörungen oder auch Depression äußern. Gelegentlich zeigt der Patient nur körperlich-vegetative Symptome wie Tachykardie, Tachypnoe, Druck auf der Brust, Blutdruckanstieg, Schwitzen, trockenen Mund und Appetitlosigkeit, ohne dass ihm das Angstgefühl bewusst wird. Die Angst kann umgekehrt zu einer Verstärkung der Krankheits-assoziierten Schmerzen führen (☞ Abb. 8.10).

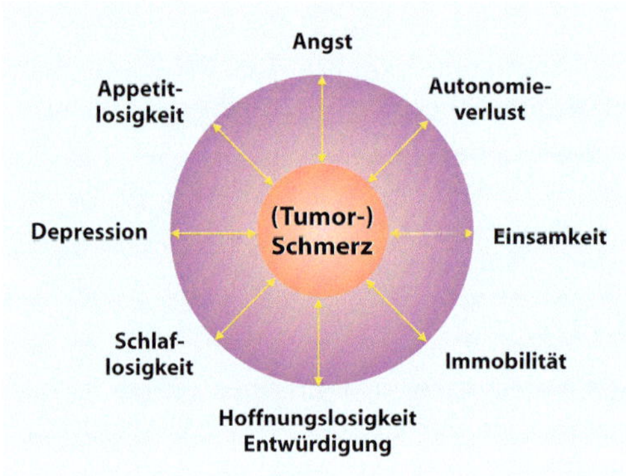

Abb. 8.10: Die Schmerz-Angst-Wechselwirkung.

Weitere **Ursachen der Angst** sind häufig nicht kontrollierte andere Symptome wie **Dyspnoe** oder **Schmerzen**, ferner **Medikamente** (Steroide, Metoclopramid, Theophyllin, Neuroleptika), **Medikamentenentzug** (Anxiolytika, Opioide, Drogen, Alkohol) oder **Intoxikationen** mit Antiepileptika, Koffein, Alkohol oder Nikotin. Auch **internistische Erkrankungen** von Herz oder Lunge wie Angina pectoris, Asthma bronchiale, Sauerstoffmangel oder auch **endokrine Erkrankungen** wie Hyperthyreose oder Hypoglykämie oder eine **Sepsis** können Ursache von Angst sein, auf neuropsychiatrischem Fachgebiet erhöhter **Hirndruck, Kopfschmerzen, muskulär bedingte Atemstörungen, ein delirantes Syndrom oder eine Psychose** mit paranoiden Ängsten. **Therapeutisch** sollten einerseits die behebbaren Ursachen der Angst behandelt werden, andererseits sind stützende Gespräche mit dem Patienten essenziell, wobei sich hier alle Mitglieder des Teams engagieren sollten. Sie sollten selbst keine Angst haben vor den existentiellen Ängsten des Patienten bzw. die eigenen Ängste in einer Supervision und Teambesprechung kommunizieren und abbauen. Der körperliche Kontakt mit dem Patienten, besonders bei Pflegeverrichtungen, kann sehr hilfreich sein, um Angst abzubauen, ferner je nach Ursache der Angst besonders bei deutlicher vegetativer Begleitsymptomatik auch ein Entspannungstraining. Unterstützend können Medikamente gegeben werden wie anxiolytische Benzodiazepine, z.B. Lorazepam (Tavor®) 1-4 mg täglich, Diazepam oder Midazolam (Dosis ☞ Tab. 8.39), alternativ bei agitierten Patienten sedierende Neuroleptika wie Melperon (z.B. Eunerpan), 25-200 mg/die einschleichend, oder anxiolytisch-sedierend wirkende Antidepressiva wie Doxepin (z.B. Aponal®) 10-50 mg/die, Mirtazapin (z.B. Remergil®) 7,5-30 mg/die oder Venlafaxin (Trevilor®) 37,5-75-150 mg/die, jeweils einschleichend zu dosieren (Kaub-Wittemer et al. 2005).

8.11.2.3. Depression

Depressive Symptome kommen bei Sterbenden nicht regelhaft vor, sondern sie ist eine schwerwiegende und belastende Komplikation, die in dieser Phase 2 bis 4 mal häufiger auftritt als in der Allgemeinbevölkerung und bis in die Terminalphase hinein effektiv behandelt werden sollte. Depressive Symptome sind häufig mit Angst kombiniert, sie werden oft durch somatische Symptome manifest wie Schlafstörungen, Appetitlosigkeit, fehlende Energie, starke Erschöpfbarkeit oder vegetative Zeichen. Allerdings können diese somatischen Symptome auch Ausdruck der weit fortgeschrittenen Grunderkrankung sein. Deshalb lässt sich eine Depression nur durch ein ausführliches Gespräch mit dem Patienten erkennen. Darin sollte man seine Stimmungslage eruieren, nach Schuld- oder Versagensgefühlen, Interessensverlust, Bestrafungsüberzeugung, Selbstwertverlust, Hoffnungslosigkeit oder Suizidgedanken fragen. Die **Ursachen** für ein depressives Syndrom in der Palliativ-Medizin können vielfältig sein. Sie teilen sich auf in **psychologische Faktoren**, im Sinne einer reaktiven Depression auf die Schwere der zum Tod führenden Erkrankung, den damit verbundenen körperlichen Stress, die Verletzung der körperlichen Integrität und den Verlust von Selbstständigkeit und Unabhängigkeit. Daneben gibt es **biologische Ursachen** wie metabolische Störungen (Hyperglykämie, Elektrolytentgleisung, Nieren-, Leberfunktionsstörungen), endokrine Störungen (Hypothyreose, Hyperkortisolismus), ferner Tumorkachexie, zerebrale Tumoren oder Metastasen oder Medikamente (Opioide, Chemotherapeutika, Steroide, Neuroleptika). **Risikofaktoren** für die Entwicklung einer Depression sind eine psychiatrische Voranamnese, ein labiles Selbstwertgefühl, schwere körperliche Symptome, ungelöste psycho-soziale Probleme bzw. mangelnde soziale Unterstützung.

- Möglichst Ursachen beheben.
- Gespräche, Atemtherapie, ggfs. stützende Psychotherapie.
- Progressive Muskelrelaxation, autogenes Training.
- Anxiolytische Benzodiazepine zur Krisenintervention (cave: ein- bzw. ausschleichend dosieren, keine Langzeittherapie):
    - Lorazepam (z.B. Tavor®): 1,0-4,0 mg/die.
    - Diazepam 5-10 mg, max. 30-50 mg/d.
    - Midazolam (z.B. Dormicum®): 2,5-5 mg s.c./p.o. oder 1-2,5 mg langsam i.v., 10-60 mg/24 h.
- Antidepressiva/sedierende Neuroleptika:
    - SSRI, z.B. Sertralin, Escitalopram oder Venlafaxin
    - Mirtazapin (7,5-45 mg p.o., Beginn mit 7,5 oder 15 mg; 6-21 mg/d i.v. in 500 ml Glukose 5 %).
    - Trizyklika: z.B. Amitriptylin (10-25-50 mg zur Nacht)
    - Melperon (Eunerpan®): 25-200 mg/d einschleichend.

Tab. 8.39: Therapie von Angst und Depression.

Die medikamentöse **antidepressive Therapie** kommt erst bei einer zumindest mittelgradig ausgeprägten Depression in Betracht (S3-Leitlinie 2015) und muss in eine tragende empathische Arzt/Patient-Beziehung eingebettet sein. Für die Wahl des Antidepressivums ergibt die Datenlage keine eindeutige Überlegenheit eines Medikamentes, der Einsatz hängt von der Begleitsymptomatik (z.B. Unruhe, Insomnie), dem Nebenwirkungsspektrum und der Handhabbarkeit ab. Bei eher agitierten Patienten sollte sie mit sedierenden Antidepressiva erfolgen wie z.B. Mirtazapin (7,5-45 mg/d) oder Doxepin (25-50 mg/die), in 2. Linie (wegen schlechterer Verträglichkeit) Amitriptylin (25-50 mg/die), oder alternativ durch ein sedierendes Neurolepticum wie Melperon (25 oder 50 mg) oder Quetiapin (25 mg) oder ein Benzodiazepin wie Lorazepam oder Bromazepam. Letztere können medikament-begleitend eingesetzt werden, da die klassischen Antidepressiva ihren Effekt oft erst mit mehrwöchiger Latenz entfalten. Bei Patienten, die nicht unter starker Unruhe leiden, bieten sich wegen ihrer guten Verträglichkeit besonders neuere Antidepressiva wie Serotonin-Wiederaufnahmehemmer (SSRI) an, z.B. Sertralin oder Escitalopram, sowie besonders zur Behandlung der begleitenden Angstsymptome auch Venlafaxin, das ein kombinierter Serotonin- und Noradenalin-Wiederaufnahmehemmer ist, wie auch das Mirtazapin, das man in niedriger Dosis auch mit einem SSRI kombinieren kann (Lorenzl et al. 2017). Die Depression kann mit einem präsuizidalen Syndrom oder Suizidalität kombiniert sein. Das Suizidrisiko ist aber im Terminalstadium bei den meisten Erkrankungen nicht signifikant höher als sonst. In einer vertrauensvollen Beziehung zum Arzt gelingt es einem Patienten auch im Terminalstadium in der Regel, offen über suizidale Phantasien zu sprechen. Diese Phantasien haben oft eine Bedeutung für seine Gefühlskontrolle und die Aufrechterhaltung seiner Autonomie, ohne dass damit schon eine ernsthafte Suizidgefährdung verbunden sein muss. Beim Gespräch mit dem Patienten sollte man auch auf die möglichen Gründe der Suizidalität, wie z.B. mangelhafte Symptomkontrolle, Verlust der Selbstbestimmung, vermehrte Hilfs- und Hoffnungslosigkeit oder das Gefühl des "Nicht-zur-Last-fallen-Wollens", eingehen.

PACE TIPP!

Wichtig ist es, eigene emotionale Gegenübertragungsreaktionen zu unterdrücken, z.B. Gedanken wie *"wenn ich an seiner Stelle wäre, würde ich mich auch umbringen"*, die meist nicht der Situation des Patienten entsprechen (Voltz und Borasio 2001).

Ziel der Behandlung ist eine ausreichende Symptomkontrolle, wobei die Einbeziehung und Mobilisierung von Bezugspersonen sowie eine stabile Betreuung durch wenige, möglichst vertraute Pflegepersonen sehr wichtig ist.

8.11.3. Desorientiertheit, Verwirrtheit und Delir

Bis zu 85 % der Tumorpatienten entwickeln in der Terminalphase ein delirantes Syndrom, das in der Hälfte der Fälle von Halluzinationen und paranoiden Symptomen begleitet wird und als agitierte, als hyperaktive oder hypoaktive Form auftreten kann. Ein **Delir** ist ein akutes schweres organisches Psychosyndrom mit der Kombination aus Desorientiertheit/Verwirrtheit, starker motorischer Unruhe, meist visuellen Halluzinationen und vegetativer Stimulation wie Tachykardie, Schwitzen oder Tremor. Wenn das Vollbild des Delirs mit Halluzinationen, psychomotorischer Unruhe und vegetativen Symptomen fehlt, handelt es sich um einen isolierten **akuten Verwirrtheitszustand** mit Desorientiertheit, situativen Verkennungen und fehlender Kritikfähigkeit. Verwirrtheit ist ein vielschichtiges, schwieriges und sehr häufiges Symptom in der Palliativmedizin. Es stellt keine diagnostische Entität dar, sondern erst die Zuordnung zum klinischen Syndrom ermöglicht eine gezielte Behandlung. Die häufigste Ursache der Verwirrtheit ist aber das delirante Syndrom, das leider oft übersehen wird, insbesondere, wenn es sich nicht um ein hyperaktives Delir (mit gesteigerter motorischer Unruhe, Rastlosigkeit und/oder ungeduldig-aggressivem Verhalten), sondern um ein hypoaktives Delir (mit motorischer und kognitiver Verlangsamung, Antriebslosigkeit/Apathie) handelt (Maschke et al. 2021). Dies ist tragisch, da es in der Hälfte der Fälle potentiell reversibel ist, wenn es rechtzeitig erkannt und medikamentös behandelt wird. Ein delirantes Syndrom in der Terminalphase ist allerdings oft ein Zeichen des nahen Todes. Unsicherheit wird jedoch fast immer bleiben. Dies kann eine Belastung für das Behandlungsteam darstellen. Die **Diagnose eines Delirs** nach dem internationalen Diagnoseschlüssel ICD-10 beinhaltet das Vorhandensein folgender Symptome: Bewusstseins- oder Aufmerksamkeitsstörung, kognitive Störung von Merkfähigkeit, Orientierung und Wahrnehmung (Halluzination/Illusion), psychomotorische Störung (mit oft verstärktem Redefluss, Schreckhaftigkeit), Störungen des Schlaf-/ Wach-Rhythmus, emotionale Störungen (Angst, Apathie, Reizbarkeit, Euphorie, Depression), ferner gehört zum Delir ein plötzlicher Beginn mit Fluktuationen und die organische Genese (☞ Tab. 8.40). Im DSM V wurden die Kriterien für das Delir revidiert: Danach müssen Regulationsstörungen der Aufmerksamkeit vorhanden sein, die gemeinsam mit Bewusstseinsstörungen quantitativer Art (Vigilanz) und qualitativer Art (betreffend Denken, Wahrnehmung sowie andere kognitive und emotionale Leistungen) auftreten. Um ein beginnendes Delir nicht zu übersehen, ist es wichtig, das Schlafverhalten sowie den mentalen Status des Patienten regelmäßig zu überprüfen. Frühe Zeichen sind Schlafstörungen, Zurückgezogenheit, Irritierbarkeit und erhöhte Suggestibilität oder auch eine neu aufgetretene Inkontinenz.

- Bewusstseins-/Aufmerksamkeits-Störung.
- Kognitive Störungen mit
  - Merkfähigkeitsstörung **und**
  - Desorientiertheit **und**
  - Halluzinationen/Illusionen/Wahn.
- Psychomotorische Störung (z.B. fluktuierende Aktivität, Redefluss, verstärkte Schreckreaktion).
- Störung des Schlaf-Wach-Rhythmus.
- Emotionale Störung (z.B. Angst, Apathie, Reizbarkeit, Euphorie, Depression).
- Plötzlicher Beginn, Fluktuationen.
- Organische Genese.

Tab. 8.40: Diagnosekriterien eines Delirs nach ICD-10 und DSM IV.

Die **Ätiologie eines Delirs** (Hübscher und Isenmann 2016) **oder eines Verwirrtheitszustandes** ist oft multifaktoriell. Wie bei den anderen neuropsychiatrischen Symptomen gilt auch hier: Die Suche nach den behebbaren Ursachen ist essenziell. Ein Delir hat häufig **metabolische Ursachen** wie Stoffwechselstörungen (Elektrolytentgleisungen, Hypo- oder Hyperthyreose, Urämie, Hyperkalzämie, Nieren- oder Leberfunktionsstörungen), Infektionen, De- oder Hyperhydration oder Hypoxie, Hyperkapnie bzw. respiratorische Insuffizienz. Weitere Delirursachen (Bausewein et al. 2015) sind **Medikamente** (z.B. Steroide, Opioide, Anticholinergika, Dopaminergika, Amantadin, Digitalis, Metformin), **Intoxikationen** oder der **Medikamentenentzug** von z.B. Benzodiazepinen, Opioiden, Parkinsonmedikamenten, Alkohol, Steroiden oder Diuretika. Die medikamentösen Ursachen umfassen auch eine **anticholinerge Überstimulation**, z.B. durch sedierende Neuroleptika, die aus diesem Grunde bei Delir-gefährdeten Patienten nicht mit trizyklischen Antidepressiva kombiniert werden sollten. Auch Benzodiazepine können als Erstmedikation ein Delir sogar verstärken. Weitere mögliche Ursachen sind **Schmerzen, Hirntumore bzw. Hirnmetastasen oder Schlaganfälle**, cerebrale Bestrahlungsnebenwirkungen oder in der Terminalphase ein **Multiorganversagen. Psychosoziale Faktoren**, die ein Delir begünstigen, sind ein Umgebungswechsel, Angst, Depression, auch Todesängste.

Bei der **Behandlung des Delirs** müssen in erster Linie die Ursachen erkannt und wenn möglich behoben werden. Mindestens genau so wichtig ist es, für den Patienten eine gut beleuchtete, ruhige und vertrauensvolle soziale und pflegerische Umgebung herzustellen, am besten in Anwesenheit der Zugehörigen oder von vertrauten Personen, unter Erhalt eines physiologischen Tag-Nacht-Rhythmus und ausreichender Flüssigkeitszufuhr.

- Ursachen beheben (z.B. De-/Hyperhydratation, Hyperkalzämie, Medikamente, metabolische Störungen, Infekte, Schmerzen, Todesängste).
- Vertrauensvolle soziale und pflegerische Umgebung herstellen, ruhige Anwesenheit von Zugehörigen oder vertrauten Personen.
- Neuroleptika:
  - Melperon 25-50 mg 1-3 × tgl. oder Popamperon 12-40 mg 1-2 × tgl. oder Prothipendyl (z.B. Dominal®) akut 40-80 mg i.m. 3-4 × tägl., dann 3 × 80 mg p.o.; bei sehr starker Unruhe als Reservemedikament Levomepromazin (z.B. Neurocil®) 12,5-25 mg s.c. alle 4-6 h, max. 25-200 mg/die, cave: Blutdruckabfall.
  - Nur bei inhaltlichen Denkstörungen (Halluzinationen, situative Verkennungen) ggf. Haloperidol 4 × 1 mg p.o. oder 1-2 mg s.c. alle 30-60 min, 5-20 mg/die p.o., s.c. oder i.m. (bei älteren Patienten bis 5 mg/die) oder Risperidon 0,5-1 mg/die, bis max. 3-4 mg/die (cave KHK).
  - Bei Parkinson-Patienten: Clozapin 12,5-25 mg p.o., ggf. wiederholt, oder Quetiapin 25-100 mg/die.
- Benzodiazepine (*cave*: können initial ein Delir verstärken! vorwiegend bei Alkoholentzugs-Delir):
  - Lorazepam (z.B. Tavor®): 0,5-2,5 mg alle 1-4 h p.o. oder parenteral.
  - Midazolam 2,5-7,5 mg alle 4-12 h p.o. oder s.c. oder 1-2 mg langsam i.v., max. 10-30 mg/die.
- Clomethiazol (Distraneurin®) eher vermeiden, wegen der Nebenwirkungen (Bronchosekretion, Pneumonie, etc.).

Tab. 8.41: Therapie des Delirs.

PACE TIPP!

Der Patient sollte sich im Zimmer räumlich und zeitlich orientieren können, z.B. durch gute Beleuchtung oder eine gut sichtbare Uhr.

In einem beruhigenden Gespräch mit Patient und Zugehörigen sollten die Ursachen erläutert werden. Alle potentiell Delir-auslösenden Medikamente sollten abgesetzt werden. Bei Hirndruckzeichen oder cerebralen Raumforderungen kann eine antiödematöse Therapie mit Dexamethason (16-32 mg/die) die Symptomatik bessern. Bei unbekannter Ursache des Delirs empfiehlt sich als medikamentöse Therapie erster Wahl Melperon 25-50 mg 1-3 × tgl. oder Pipamperon 12-40 mg 1-2 × tgl. oder Prothipendyl (z.B. Dominal®) akut 40-80 mg i.m. 3-4 × tägl., dann 3 × 80 mg p.o. oder Quetiapin (Seroquel®) 25-125 mg/die als niederpotentes sedierendes Neuroleptikum ohne anticholinerge Nebenwirkungen, bei sehr starker Unruhe als Reservemedikament Levomepromazin (z.B. Neurocil®) 12,5-25 mg s.c. alle 4-6 h, max. 25-200 mg/ die (cave: Blutdruckabfall). Hochpotente Neuroleptika wie Haloperidol 4 × 1 mg p.o. oder 1-2 mg s.c. alle 30-60 min, max. 5-20 mg/die, alternativ Risperidon 0,5 mg/die, bis max. 2-4 mg/die, sollten nur bei inhaltlichen Denkstörungen (Halluzinationen, situative Verkennungen) erwogen werden, sie verbessern das Outcome nicht. Bei Parkinsonpatienten ist zu prüfen, ob Halluzinationen oder Unruhe durch Dopaminagonisten oder Amantadin ausgelöst wurden. Parkinsonpatienten sollten wegen der extrapyramidalen Nebenwirkungen mit einem atypischen Neuroleptikum behandelt werden wie Quetiapin (Seroquel®), initial 25-50 mg/die, oder Clozapin (z.B. Leponex®) initial 12,5-25 mg/die, jeweils einschleichend und ggf. wiederholt. Besonders wenn hochpotente, wenig sedierende Neuroleptika wie Haloperidol und Risperidon verwandt werden, ist oft eine zusätzliche Benzodiazepintherapie mit Lorazepam (z.B. Tavor®) oder Diazepam in den oben (☞ Tab. 8.41) angegebenen, möglichst niedrigen Dosen sinnvoll, um den Patienten ausreichend zu sedieren. Ansonsten sollten Benzodiazepine vorwiegend beim Alkoholentzugs-Delir eingesetzt werden. Zur intravenösen Delirtherapie stehen Clonidin i.v. und Dexmedetomidin als Dauerinfusion zur Verfügung. Gut wirksam beim Delir ist auch Clomethiazol (Distaneurin®), dies sollte aber wegen der Bronchialnebenwirkungen (Hypersekretion, Verschleimung, Pneumonie) möglichst vermieden werden. Falls die vegetativen Symptome, insbesondere die Tachykardie, mit diesen Medikamenten nicht gut genug beherrschbar sind, kann dafür zusätzlich Clonidin 3-6 × täglich 150 µg/die s.c. gegeben werden. Bei Verdacht auf ein anticholinerges medikamentöses Syndrom ist die Gabe von

Physostigmin (Anticholium®) 1-2 mg i.v. indiziert.

8.11.4. Epileptische Anfälle und Myoklonien

Ursache für in der Terminalphase auftretende **Myoklonien** können cerebrale Hypoxie, Hypoglykämie, Nieren- oder Leberinsuffizienz, Anticholinergika oder Morphin sein. Bei hypoxischen Myoklonien ist Piracetam (z.B. Nootrop®) hilfreich (Dosis 2-12 g/Tag), bei anderen Ursachen sollten Benzodiazepine wie Lorazepam oder Diazepam (Dosis ☞ Tab. 8.38) oder Antiepileptika (z.B. Levetiracetam bis 4.000 mg/24 h) eingesetzt werden bzw. die Opioiddosis reduziert oder ein Opioidwechsel durchgeführt werden (Lorenzl et al. 2017).

Epileptische Anfälle in der Terminalphase sind nicht nur für den Patienten, sondern auch für die Zugehörigen und das Pflegeteam sehr belastend und sollten medikamentös behandelt werden. Zunächst ist es wichtig, metabolische Ursachen von epileptischen Anfällen wie Hypoglykämie, Hypoxie oder Elektrolytentgleisungen zu erkennen und zu beheben. Bei Auftreten großer generalisierter epileptischer Anfälle oder eines relativ häufig vorkommenden non-konvulsiven Status epilepticus (in 5,2 % von 290 Hospizpatienten in der Studie von Lorenzl et al. 2010) empfiehlt sich akut die Gabe eines Benzodiazepins, am ehesten Lorazepam (Tavor®) 0,5 bis maximal 4 mg per os oder parenteral, alternativ Clonazepam (Rivotril®) 1-6 mg/die oder Diazepam (5-20 mg). Zur Prophylaxe weiterer Anfälle empfehlen sich wegen der Möglichkeit zur raschen Aufsättigung entweder Levetiracetam (oral oder im Perfusor i.v. oder s.c.), als Mittel der ersten Wahl, da es die geringsten Interaktionen hat, oder Valproat 600-1.500 mg/die, i.v. oder oral applizierbar, auch als Saft oder retardiert verkapseltes Pulver (z.B. Ergenyl® Chronosphere) oder Phenytoin (z.B. Phenhydan®), initial 750-1.000 mg als Infusion, dann 300 mg/die oral oder i.v. unter Kontrolle des Serumspiegels. Bei Patienten mit Hirntumoren oder Hirnmetastasen ist oft ein zunehmendes Ödem die Ursache der Anfälle, dies sollte mit Dexamethason oder alternativ Glycerin 85 % oral (2 × 50 ml in Saft verdünnt) behandelt werden.

PACE TIPP!

Eine nicht standardisierte Alternative zur Hirnödembehandlung sind Boswellia-Alkaloide (Weihrauch-Kapseln).

8.11.5. Management neurologischer Patienten mit palliativem Versorgungsbedarf

Abschließend sei bemerkt, dass bei der Betreuung von Patienten mit palliativem Versorgungsbedarf mit chronisch neurologischen Erkrankungen Besonderheiten durch den oft sehr langen Krankheitsverlauf und die sich frühzeitig anbahnenden und zunehmenden Einschränkungen in der Alltagsbewältigung zu beachten sind (Oliver et al. 2016). Schon früh ist deshalb ein palliativ-sozialarbeiterischer Kontakt wünschenswert, um Patienten und Zugehörige auf die Zukunft mit möglichen Veränderungen des Körpers und ggf. auch der Persönlichkeit sowie die daraus resultierenden Einschränkungen vorzubereiten, aber auch auf deren Kompensations- und Hilfsmöglichkeiten. Insbesondere sind hier Kommunikationshilfen (Buchstaben- oder Bildertafeln, Computer) zu erwähnen und technische Hilfsmittel wie spezielle Rollstühle und Lifter, aber auch eine behinderungsgerechte und individuell angepasste Umgestaltung in der eigenen Wohnung. Von Golla und Koautoren (2007) wird daher für solche Patienten ein spezifisches Case Management in der Palliativmedizin vorgeschlagen, das die Förderung von Selbstbestimmung und Eigenverantwortung ergänzen, eine integrierte Versorgungsleistung ermöglichen und Kontinuität schaffen soll. Der Casemanager schafft den Zugang zu den externen Ressourcen, wie ambulanten Palliativdienst, Tagesklinik, Hospiz oder Palliativstation (☞ Abb. 8.11). Er vermittelt und koordiniert nach definierten Kriterien im Einzelfall palliativ-medizinische Hilfen und ist zentraler Ansprechpartner für Patienten und Zugehörige sowie für das multiprofessionelle Palliativteam. Insbesondere muss er auch den Wechsel des Aufenthaltsortes des Patienten frühzeitig vorplanen und koordinieren. Dabei ist es hilfreich, sich vor der stationären Aufnahme über die Bedürfnisse und individuellen Alltagsstrategien des Patienten genau zu informieren, um Vorbereitungen auf der Station treffen zu können und zu klären, welche Hilfsmittel von zu Hause mitgebracht werden sollten.

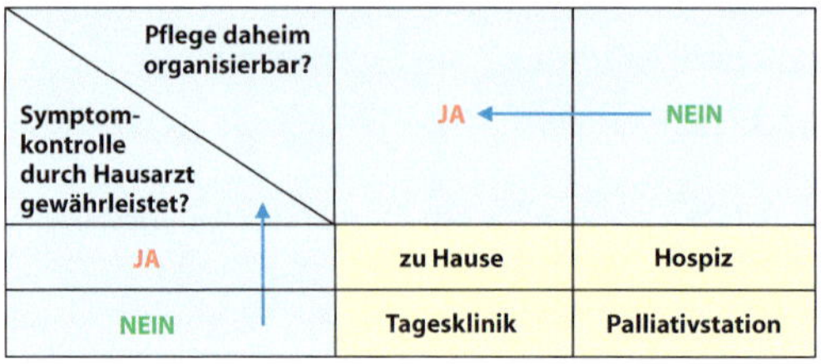

Abb. 8.11: Bedarfsorientierte palliativ-medizinische Strukturen. Die Versorgung zu Hause richtet sich nach den Antworten auf zwei Fragen. Alle Anstrengungen sollten dahin gehen, diese mit JA zu beantworten, damit der Patient zu Hause gut versorgt versterben kann (Golla et al. 2007).

Für den behandelnden Neurologen wird es immer wichtiger, Inhalte und Organisationsformen neurologischer Palliativmedizin zu kennen. Seine neurologische Expertise wird einerseits in den allgemeinen Palliativeinrichtungen benötigt, andererseits muss der Übergang zwischen allgemeiner und spezialisierter neurologischer Palliativmedizin in Zukunft klarer definiert werden, um den Bedürfnissen der Patienten und ihrer Zugehörigen noch besser gerecht werden zu können.

Literatur

Bausewein, C., Roller, S., Voltz, R.: Leitfaden Palliative Care, 5. Auflage, Elsevier Verlag 2015.

Fegg, M.J., Kögler, M., Brandstätter, M., Jox, R., Anneser, J., Haarmann-Doetkotte, S., Wasner, M., Borasio, G.D.: Meaning in life in patients with amyotrophic lateral sclerosis. Amyotroph Lateral Scler 2010; 11:469-474.

Förstl, H., Bickel,H., Kurz,A., Borasio, G.D.: Sterben mit Demenz. Versorgungssituation und palliativmedizinischer Ausblick. Fortschr Neurol Psychiatr 2010;78:203-212.

Golla, H., Ostgathe, C., Gärtner, J., Montag, T., Düsterdiek, A., Henseler-Plum, I., Klein, W., Wissmann, G., Voltz, R.: Neurologische Palliativmedizin – Inhalte und Organisationsformen. Akt Neurol, 2007, 34: 216-229.

Hübscher, A., Isenmann, S.: Delir: Konzepte, Ätiologie und klinisches Management. Akt Neurol 2016;43:452-563.

Hughes, J.C. (Hrsg.): Palliative care in severe dementia, in association with Nursing and Residential Care. Ouay books, 2006.

Kaub-Wittemer, D., Voltz, R., Borasio, G.D.: Neurologische Palliativmedizin. In: Deuschl, G., Reichmann, H. (Hrsg.): Gerontoneurologie. Thieme-Verlag Stuttgart, 2005, 331-341.

Lorenzl, S., Mayer, S., Feddersen, B., Jox, R., Noachtar, S., Borasio, G.D.: Nonconvulsive status epilepticus in palliative care patients. J Pain Symptom Manage 2010; 40:460-465.

Lorenzl, S., Ostgathe, C., Voltz, R.: Palliativmedizin in der Neurologie. In: Diener, H.C., Gerloff C., Dieterich M. (Hrsg.): Therapie und Verlauf neurologischer Erkrankungen. 7. Auflage. Kohlhammer Verlag Stuttgart, 2017, 1571-1578.

Maschke M., et al.: Delir und Verwirrtheitszustände inklusive Alkoholentzugsdelir, S1-Leitlinie, 2020, in: Deutsche Gesellschaft für Neurologie (Hrsg.), Leitlinien für Diagnostik und Therapie in der Neurologie. Online: www.dgn.org/leitlinien

Muller, J., et al.: Progression of dysarthria and dysphagia in postmortem-confirmed parkinsonian disorders. Arch Neurol 2001;58:259-264.

S3 Leitlinie "Palliativmedizin" im Onkologischen Leitlinienprogramm: Erweiterte S3-Leitlinie Palliativmedizin für Patienten mit einer nicht heilbaren Krebserkrankung (awmf.org) Kurzversion 2.3 – Februar 2021 AWMF-Registernummer: 128/001OL; http://www.awmf.org/uploads/tx_ szleitlinien/128-001OLk_S3_Palliativmedizin_2021-03.pdf

Oliver, D.J., Borasio G.D., Caraceni, A., de Visser, M., Grisold, W., Lorenzl, S., Veronese, S., Voltz, R. : A consensus review on the development of palliative care for patients with chronic and progressive neurological disease. Eur J Neurol 2016;23:30-38.

Voltz, R., Borasio, G.D.: Neuropsychiatrische Symptome in der Palliativmedizin. Der Schmerz 2001;15:339-343.

Voltz, R., Bernat, J.L., Borasio, G.D.: Palliative Care in Neurology. Oxford University Press, Oxford, 2004.

Voltz, R., Perrar, K.M.: How to react to a wish towards hastening death in palliative care? MMW Fortschr Med 2015;157:60-62.

8.12. Schlafstörungen/nicht erholsamer Schlaf bei Patienten mit palliativem Versorgungsbedarf

> *"Drei Dinge helfen, die Mühseligkeiten des Lebens zu tragen: Die Hoffnung, der Schlaf und das Lachen."*
>
> Immanuel Kant

Schlafstörungen sind bei Patienten mit palliativem Versorgungsbedarf, insbesondere bei Patienten mit fortgeschrittener Krebserkrankung, sehr häufig. 30 bis 100 % der Patienten leiden unter gestörtem Schlaf bzw. erhöhter Tagesmüdigkeit (Ancoli-Israel et al. 2006). Sie werden neben anderen Symptomen nicht ausreichend beachtet oder berichtet (Mercadante et al. 2017; Yennurajalingam et al. 2013) und so in ihrer Bedeutung unterschätzt. Zugleich ist die subjektive Schlafqualität eine wichtige Determinante der Lebensqualität von Patienten mit palliativem Versorgungsbedarf (Polanski et al. 2016). Schlafstörungen können durch die Grunderkrankung selbst oder Begleitsymptome vermehrt auftreten. Auch Sorgen, Ängste, Belastungen durch die Erkrankung können zu schlaflosen Nächten führen, ohne dass eine Schlafstörung im engeren Sinn vorliegt. Insbesondere bei bettlägerigen Patienten wird das Bett zum Lebensraum und ist nicht mehr ausschließlich für den Schlaf reserviert. Ein reduzierter Aktivitätsumfang führt dabei zu weiteren Schlafstörungen. Andererseits können Schlafstörungen zur Verschlechterung anderer Beschwerden führen, z.B. Schmerzen, Depressionen (Yennurajalingam et al. 2016). Umgekehrt trägt eine gute Schlafqualität zu einer geringeren Belastung durch andere Symptome bei (Stapleton et al. 2016). Ein gestörter Schlaf vermehrt den Sterbewunsch bei Patienten (Mystakidou et al. 2007; Freeman et al. 2016). Patienten ohne Schlafstörungen haben deutlich niedrigere Raten an Depressionen, weniger Fatigue und weniger Schmerzen (Nishiura et al. 2014).

8.12.1. Diagnose

Das ICD-10 unterscheidet zwischen nicht-organischen und organischen Schlafstörungen. Bei den nicht-organischen Schlafstörungen haben lediglich die Insomnie F51.0 (Ein- oder Durchschlafstörung) und die Hypersomnie F51.1 (Schläfrigkeit oder Schlaftrunkenheit) praktische Bedeutung in der Palliativmedizin. Klinisch bedeutsame Schlafstörungen gehen immer mit Tagesmüdigkeit und Funktionseinschränkungen am Tage einher! Deshalb sollte der Begriff "Schlafstörung" durch den Begriff "nicht erholsamer Schlaf" ersetzt werden.

Nur ein Drittel der Patienten mit palliativem Versorgungsbedarf mit Schlafstörungen berichten darüber von sich aus (Sela et al. 2005). Nach Schlafstörungen sollte immer gezielt gefragt werden, da Patienten mit palliativem Versorgungsbedarf dazu neigen, andere Symptome eher als Schlafstörungen zu beklagen.

Weitere häufige Schlafstörungen sind: Obstruktives Schlafapnoe-Syndrom (OSAS) und das Restless-legs-Syndrom (RLS).

8.12.1.1. Insomnie

▶ Diagnostische Leitlinien der nicht-organischen Insomnie ICD-10 F51.0

1. Klagen über Einschlafstörungen, Durchschlafstörungen oder eine schlechte Schlafqualität.
2. Die Schlafstörungen treten wenigstens dreimal pro Woche mindestens einen Monat lang auf.
3. Die unbefriedigende Schlafdauer oder -qualität verursacht entweder einen deutlichen Leidensdruck oder wirkt sich störend auf die Alltagsaktivitäten aus.
4. Es besteht ein überwiegendes Beschäftigtsein mit der Schlafstörung und Sorge über deren negative Konsequenzen.
5. Die Schlafstörung wird nicht durch eine psychische oder organische Erkrankung, z.B. Major-Depression, Schizophrenie, Alkoholismus, Demenz, verursacht.

Häufig wird über Nicht-Einschlafen-Können oder häufiges nächtliches Erwachen geklagt oder über das Gefühl morgens nicht ausgeschlafen zu sein. Zur exakten Diagnose sollten auch Diskrepanzen zwischen der objektiven Schlafzeit, z.B. erhoben durch Zugehörige oder den Nachtdienst der Pflege, und der subjektiven Klage überprüft werden, da die Zeit des Wachliegens häufig überbewertet wird. Die Überprüfung in einem Schlaflabor wäre möglich, wenn der Leidensdruck sehr groß ist, hat aber bei Patienten mit palliativem Versorgungsbedarf kaum Bedeutung. Das Führen eines Schlaftagebuches kann weitere Aufschlüsse über Schlafmenge, Häufigkeit des Erwachens, Latenz bis zum Einschlafen geben.

PA(E TIPP!

Wird die Frage *"Sind Sie jetzt sehr müde?"* mit *"Nein"* beantwortet, liegt vermutlich keine echte Schlafstörung vor, sondern möglicherweise ein Problem der Tagesstrukturierung oder falsche Annahmen über die benötigte Schlafmenge. Auch die Frage *"Warum wollen Sie denn schlafen?"* gibt da weitere Hinweise. Wird sie mit *"Weil ich sonst tags so müde bin / ich mich schlecht konzentrieren kann."* beantwortet, liegt wahrscheinlich eine echte Schlafstörung vor. Antworten wie *"Was soll ich denn sonst nachts tun?"* oder *"Man muss doch schlafen."* deuten eher auf Probleme der Tagesstrukturierung oder Fehlinformationen über den Schlaf hin.

8.12.1.2. Hypersomnie

Hypersomnie ist definiert entweder als Zustand exzessiver Schläfrigkeit während des Tages und Schlafattacken (die nicht durch eine inadäquate Schlafdauer erklärbar sind) oder durch verlängerte Übergangszeiten bis zum Wachzustand nach dem Aufwachen.

8.12.2. Ursachen von Schlafstörungen

Als erstes gilt es, die Ursachen der Schlafstörung zu erkennen und ggf. zu behandeln.

▶ Ursachen für schlaflose Nächte oder Tagesschläfrigkeit bei Patienten mit fortgeschrittenen Krebserkrankungen

- **Hospitalisierung:** Weckreize (Licht, Geräusche durch Mitpatienten oder Pflege, andere Lichtverhältnisse), fremde Umgebung.
- **Physiologische Ursachen:** Wasserlassen, Schlaf während des Tages (Mittagsschlaf, häufiger Kurzschlaf, sedierende Arzneimittel), niedriger Blutdruck, hohes Alter, ungenügende Sauerstoffversorgung des Gehirns durch pulmonale und kardiale Erkrankungen.
- **Psychische Ursachen:** Grübeln, Depression, Angst, im Schlaf zu sterben, Aktivitätsmangel, Überschätzung des Schlafbedürfnisses, Konflikte, Sorgen, Mangel an Erfüllung, psychosoziale Stressoren, Anspannung, Probleme der Tagesgestaltung.
- **Psychiatrische Ursachen:** Demenz, Delir, Depression, Psychosen.
- **Durch Symptome verursacht:** Schmerz, Dyspnoe, Erbrechen, Inkontinenz, Durchfälle, Juckreiz, Restless Legs, Hirnmetastasen, abrupter Östrogenentzug, Leberinsuffizienz.
- **Medikamenteninduziert:** Diuretika, Kortikosteroide, Koffein, Sympathomimetika, Benzodiazepine, Alkohol, Bronchodilatatoren, Entzug oder dem Rebound eines Nachtsedativums, Alkohol, Analgetika, Opioide, Antiepileptika, Diuretika, Steroide.

Liegt eine nicht-organische Schlafstörung vor, handelt es sich um ein multifaktorielles Geschehen, das an der Entstehung und Aufrechterhaltung beteiligt ist (vgl. Backhaus 1997).

- **Erhöhte physiologische Aktivierung** als habituelle Ursache oder Folge des Ärgers über die Schlaflosigkeit.
- **Lernvorgänge**, z.B. klassische Konditionierungsprozesse: Wenn im Bett andere Dinge als Schlafen geschehen, z.B. Grübeln, Essen, kann das Bett seinen diskriminativen Hinweis für Müdigkeit verlieren. Zudem kann die Erwartung, wieder nicht schlafen zu können, dazu führen, dass das Bett zum Hinweisreiz für Ärger wird.
- **Falsche Informationen** über den Schlaf und dysfunktionale Schlafhygiene, z.B. zu langes Liegen im Bett, Tagesschlaf, unregelmäßiger Schlaf-Wach-Rhythmus, Überschätzung der benötigten Schlafmenge.
- Kognitive Faktoren, Grübeln, Sorgen über den Schlaf, "Schlafmythen", Fokussierung der Aufmerksamkeit auf den Schlaf, Überschätzung der Einschlaf- und Wachliegedauer, Unterschätzung der Schlafdauer, Leistungsdruck in Bezug auf das Schlafen.
- **Emotionale Faktoren:** Ärger und Wut über die Unfähigkeit zu schlafen, Furcht vor den Folgen der Schlafstörung, Ängste.
- **Tagesgestaltung:** zu wenig befriedigende Tagesaktivitäten, Stimmungsbeeinträchtigung, Einschränkung sozialer Aktivitäten, Lustlosigkeit.
- **Obstruktives Schlafapnoe-Syndrom (OSAS):** Das obstruktive Schlafapnoesyndrom (OSAS) ist eine ernstzunehmende schlafbezogene Atemstörung, bei der es während des Schlafs wiederholt zur Verringerung oder dem kompletten Aussetzen der Atmung durch eine Verengung des Rachenraums kommt. Diese Atempausen

können mehrere hundert Mal pro Nacht auftreten und bis zu Minuten andauern. Durch den Kollaps im Bereich der oberen Atemwege kommt es zu einem Abfall der Sauerstoffkonzentration im Blut und einer Minderversorgung der Organe. Das Gehirn ist in diesem Fall als erstes betroffen und schlägt Alarm. Dieser sogenannte Alarm äußert sich in immer wieder kehrenden Weckreaktionen, welche den Schlaf fragmentieren und zu einem nicht erholsamen Schlaf führen. Die Schlafstadien sind hierdurch gestört.

- **Restless-Legs-Syndrom (RLS):** Das Restless-Legs-Syndrom (RLS) ist eine der häufigsten neurologischen Erkrankungen. Zwischen drei und zehn Prozent der Bevölkerung sind davon betroffen. Dabei können die sogenannten unruhigen Beine prinzipiell in jedem Alter auftreten, ihre Häufigkeit steigt aber mit dem Lebensalter an. Frauen haben RLS etwa doppelt so oft wie Männer. Grundsätzlich ist der Schweregrad der Erkrankung sehr unterschiedlich ausgeprägt. Während einige Patienten ihre Beschwerden kaum wahrnehmen, stellen sie für andere eine große Belastung dar. Das Leitsymptom des RLS ist ein unangenehmer Bewegungsdrang, oft, aber nicht immer, begleitet von Missempfindungen oder einem Druckgefühl. Diese Beschwerden sind meistens auf die Beine konzentriert, woher der alternative Begriff "unruhige Beine" stammt. Typischerweise verstärken sich die Beschwerden in Ruhe, also beim Sitzen oder Liegen. Umgekehrt nehmen sie in der Regel durch Bewegung ab, zumindest solange man in Bewegung ist. Die Symptome des Restless-Legs-Syndroms treten nur abends oder nachts auf beziehungsweise sind zu dieser Zeit schlimmer als tagsüber.

Bei lang anhaltenden Schlafstörungen kann ein nächtlicher Teufelskreis entstehen (☞ Abb. 8.12).

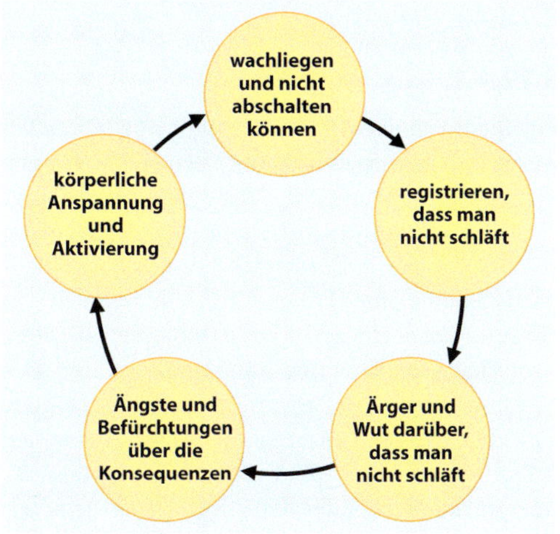

Abb. 8.12: Nächtlicher Teufelskreis der Schlaflosigkeit.

Besonders bei bettlägerigen Patienten verschärft sich die Situation noch dadurch, dass die Tagesaktivität stark eingeschränkt ist. Oft schlafen diese Patienten während des Tages, sind deshalb nachts nicht mehr müde und haben dadurch nicht mehr den erholsamen Nachtschlaf.

8.12.3. Folgen von Schlafstörungen

Neben Tagesmüdigkeit und Konzentrationsstörungen können depressive Verstimmungen und Reizbarkeit als Folge von Schlaflosigkeit auftreten. Besonders relevant für Patienten mit palliativem Versorgungsbedarf ist die Absenkung der Schmerzschwelle bzw. die mangelnde Kraft, mit Schmerzen umzugehen. Häufig führt eine gut geschlafene Nacht zu einer deutlich geringeren Belastung durch Schmerzen oder zu einer geringeren Angabe der Schmerzstärke (vgl. Kap. 8.13.).

Schläfrigkeit am Tag kann zu belastender Inaktivität, Reizbarkeit und Abreißen der sozialen Kontakte und somit zu Depressivität führen, aber auch den Lebensmut beeinträchtigen. Schlafstörungen sind nicht nur für die Patienten belastend, sondern auch für ihre Zugehörigen (Gibbins et al. 2009) und eine Ursache für Belastung und Schlafstörungen der betreuenden Personen selbst (Hearson et al. 2011). Kommunikationsprobleme mit Zugehörigen und Behandlern können zu Problemen in Therapie und sozialen Interaktionen beitragen.

8.12.4. Therapie

8.12.4.1. Grundprinzipien

Ein nicht erholsamer Schlaf sollte nur behandelt werden, wenn er subjektive Beeinträchtigungen verursacht. So muss eine Verschiebung des Tag-Nacht-Rhythmus nicht behandelt werden, wenn er keine subjektive Beeinträchtigung darstellt. Zunächst sollten eine genaue Ursachenanalyse erfolgen und die Ursachen kausal behandelt werden. Trotz kausaler Therapie können Angst und Depression eine Schlafstörung weiter unterhalten. Vor dem Einsatz pharmakologischer Therapien sollten immer nicht-pharmakologische Maßnahmen mit ausreichender Zeit ausgeschöpft sein. Die Symptomlinderung steht bei Patienten mit palliativem Versorgungsbedarf immer im Vordergrund: Abwägungen bzgl. Abhängigkeit oder Toleranz bei einer medikamentösen Therapie sind sekundär, deren Nebenwirkungen und Auswirkungen auf die Vigilanz und Lebensqualität aber führend.

8.12.4.2. Nicht-medikamentöse Maßnahmen

- Erhöhen der Aktivität am Tag.
- Störreize vermindern.
- Zur Schlafenszeit ein warmes Getränk.
- Sanfte Musik.
- Entspannungstraining (notfalls mit Audio-CD).
- Gespräche über Ängste und Befürchtungen anbieten.
- Psychotherapeutische Kurzintervention, symptom- oder konfliktbezogen.
- Falls nötig, Psychotherapie.
- Schlafhygienische Maßnahmen:

Schlafhygiene – 12 Regeln für besseres Schlafen

1. Halten Sie feste Zeiten ein.
2. Gehen Sie dann schlafen, wenn Sie wirklich müde sind. Wenn Sie nicht schlafen können, verlassen Sie das Schlafzimmer und kehren erst wieder zurück, wenn Sie wirklich müde sind.
3. Denken Sie daran, dass die Qualität des Schlafes wichtiger ist als die Quantität.
4. Schlafen Sie nicht tagsüber.
5. Sorgen Sie für regelmäßige Bewegung (aber nicht direkt vor dem Schlafengehen) und befriedigende Aktivitäten.
6. Führen Sie ein Schlafritual ein.
7. Reduzieren Sie den Konsum von Kaffee/Schwarztee, Zigaretten und Alkohol.
8. Gehen Sie nicht hungrig oder übersatt zu Bett.
9. Schauen Sie nachts nicht auf den Wecker.
10. Sorgen Sie für eine angenehme Atmosphäre im Schlafzimmer.
11. Das Bett ist ausschließlich zum Schlafen da. Essen, fernsehen, streiten, ärgern und grübeln sollten Sie woanders.
12. Erkundigen Sie sich bei der Einnahme von Medikamenten nach deren möglichen Einfluss auf den Schlaf.

8.12.4.3. Psychotherapeutische Maßnahmen

Sind organische Ursachen für die Schlafstörung ausgeschlossen, und die Schlafstörung hält weiterhin über Wochen an, können nach Erstellung einer Schlafanamnese psychotherapeutische Methoden zum Einsatz kommen. Neben entlastenden Gesprächen über mögliche schlafstörende Ängste können die folgenden kognitiv-verhaltenstherapeutischen Methoden Anwendung finden:

- **Entspannungsverfahren:** Hier ist wichtig, dass Entspannungsverfahren zunächst nicht direkt vor dem Einschlafen eingeübt werden, sondern erst tagsüber mindestens einmal täglich. Sie sollten erst dann als Einschlafhilfe eingesetzt werden, wenn sie sicher beherrscht werden.
- **Imagination:** Hier wird gezielt die Vorstellung einer angenehmen, mit Ruhe und Wohlbefinden verbundenen Vorstellung mit allen Sinnen tagsüber eingeübt, um dann, wenn sie sicher abrufbar ist, auch vor dem Einschlafen eingesetzt zu werden.

- **Psychoedukation**: Aufklärung über den Schlaf und Schlafhygiene kann zu mehr Gelassenheit im Umgang mit dem Schlaf beitragen.
- **Stimulus-Kontrolle:**
  - Nur bei ausgeprägter Müdigkeit schlafen zu gehen/das Licht zu löschen.
  - Das Bett nur zum Schlafen zu verwenden.
  - Wenn längere Wachphasen auftreten, das Bett zu verlassen und/bzw. angenehmen oder langweiligen Aktivitäten nachzugehen, und das Bett erst wieder aufzusuchen, wenn man sehr müde ist.
  - Morgens immer um dieselbe Zeit aufzustehen, egal wie viel man geschlafen hat.
  - Kein Tagesschlaf oder Schlaf vor dem Fernseher.

  Bei bettlägerigen Patienten muss hier ein Schlafritual erarbeitet und eingeübt werden.
- **"Gedankenstopp"-Technik** zur Unterbrechung des Grübelns.
- **Kognitive Umstrukturierung** in Bezug auf falsche Annahmen und Erwartungen an den Schlaf.
- **Paradoxe Intention:** Da schlaflose Nächte häufig Ängste vor weiteren schlaflosen Nächten hervorrufen, entsteht eine Erwartungsangst, die über die damit verbundene körperliche Erregung zur weiteren Verschlechterung des Einschlafens führt. Nach intensiver Vorbereitung und Information wird der Patient angehalten, alles zu tun, damit er nicht einschlafen kann, um den Erwartungsdruck zu nehmen.
- **Schafe zählen**? Jedes Schaf sollte genau auf seine Eigenheiten hin betrachtet werden!

8.12.4.4. Medikamentöse Maßnahmen

Als erste Maßnahme sollte eine Überprüfung der aktuellen Medikation und des aktuellen "Drogenkonsums" und ggf. wenn möglich eine Anpassung der Substanzen erfolgen. Anregende Substanzen wie Koffein, Tee, Alkohol, Cannabinoide, Theophyllin, Amphetamine, Psychostimulanzien, Opioide, Antidepressiva, Kortikosteroide, Neuroleptika, Antihypotensiva, Schilddrüsenmedikamente können eine aufputschende Wirkung haben, Antihypertensiva können durch eine zu ausgeprägte nächtliche Blutdrucksenkung eine Weckreaktion induzieren. Opioide können zu Alpträumen führen, Benzodiazepine können eine paradoxe Wirkungen entfalten oder durch zu starke Sedierung nachts zu einem Abfall des pO_2 führen und dann eine Weckreaktion bewirken, ein Benzodiazepin- oder Opioidentzug kann zu nächtlicher Unruhe führen.

Bei der Auswahl der Substanzen zur Behandlung der Schlaflosigkeit sind folgende Gesichtspunkte zu beachten:

- Bei Einschlafstörungen sind Medikamente mit kurzer Halbwertzeit geeignet.
- Bei Durchschlafstörung sind Medikamente mit längerer Halbwertzeit geeignet.
- Benzodiazepine haben bei vorbestehender Krampfbereitschaft den Vorrang.
- Benzodiazepine und Barbiturate können besonders bei älteren Menschen zu paradoxen Reaktionen führen.
- Bei zerebral vorgeschädigten und älteren Menschen sind niedrigpotente Neuroleptika oft günstiger als Benzodiazepine.
- Die Kurzzeitbehandlung mit sedierenden Antidepressiva kann empfohlen werden unter der Vorraussetzung, dass bei jedem Patienten die Kontraindikationen geprüft und im Verlauf einer Behandlung überprüft werden.
- Antidepressiva sind bei vorhersehbarer längerer Anwendung günstiger als Benzodiazepine.
- Dämpfende Trizyklische Antidepressiva (z.B. Amitryptilin) sind besonders bei Patienten mit Schmerzen geeignet, da sie auch das Schmerzerleben günstig beeinflussen.
- Antidepressiva sollten nicht bei zusätzlich bestehenden Verwirrtheitszuständen verabreicht werden.
- Die sedierenden Antidepressiva Trazodon, Trimipramin, Doxepin können zur Verringerung nächtlicher Wachperioden empfohlen werden.
- Benzodiazepinrezeptoragonisten können für den Kurzzeitgebrauch von 3 bis maximal 4 Wochen empfohlen werden.
- Die neuen Benzodiazepinrezeptoragonisten sind gleichwirksam wie die klassischen Benzodiazepinhypnotika.
- Eine Intervalltherapie mit Benzodiazepinrezeptoragonisten kann als Alternative zur durchgehenden Einnahme empfohlen werden.
- Eine generelle Empfehlung zur Langzeittherapie von Schlafstörungen mit in Deutschland verfügbaren Benzodiazepinrezeptoragonisten kann

aufgrund der Datenlage derzeit nicht ausgesprochen werden.

- In Anbetracht einer unzureichenden Datenlage für Neuroleptika in der Indikation Insomnie und vor dem Hintergrund umfangreicher substanzspezifischer Risiken kann ihre Verwendung zur Insomniebehandlung nicht empfohlen werden.
- Melatonin kann nicht generell zur Behandlung von Insomnien empfohlen werden. Retardiertes Melatonin kann zur Behandlung der Insomnie bei Patienten mit einem Alter von über 55 Jahren empfohlen werden.
- Medikamentöse Behandlung der Schlaflosigkeit:
  - Pflanzliche Stoffe
    - Hopfenextrakt bis 300 mg,
    - Baldrianextrakt 400 bis 900 mg.
  - Benzodiazepinrezeptoragonisten
    - Als Einschlafhilfe: Zolpidem 5 (-10 bzw. 20) mg,
    - Als Durchschlafhilfe: Zopiclon 7,5-15 mg.
  - Dämpfende trizyklische Antidepressiva zur Nacht.
    - Amitriptylin: initial 2-25 mg, ggf. Dosistitration bis 75 mg,
    - Doxepin: initial 10-25 mg, ggf. Dosistitration bis 75 mg,
    - Trimipramin: initial 10-25 mg, ggf. Dosistitration bis 150 mg,
    - Trazodon: initial 50-100 mg, ggf. Dosistitration max 400 mg
  - Benzodiazepine möglichst kurzwirksam und möglichst selten.
    - Lorazepam: 1-2,5 mg s.l., 0,5-5 mg p.o.,
    - Midazolam: 7,5 mg p.o., 1-2,5 mg s.c. oder 0,5-2 mg/h i.v.,
    - Oxazepam: 10 mg
- Obstruktives Schlafapnoesyndrom:
  - ggf. wenn möglich sedierende Medikamente anpassen
  - ggf. Schlafmaske
- RLS-Syndrom
  - L-Dopa sowie Dopamin-Agonisten, niedrig dosiert, nach Effekt
  - ggf. Eisenmangel ausgleichen
  - Oxycodon zur Nacht 5 mg p.o.
  - Antikonvulsiva, z.B. Pregabalin zur Nacht 25 mg p.o.
  - ggf. wenn möglich verursachende Medikamente (insbes. Antidepressiva) anpassen

Literatur

Ancoli-Israel, S., Liu, L., Marler, M.R., et al.: Fatigue, sleep, and circadian rhythms prior to chemotherapy for breast cancer. Support Care Cancer 2006;14(3):201-9.

Backhaus, J.: Insomnie – Epidemiologie, Ätiologie, Psychotherapie. Dissertation Universität Freiburg, 1997.

Freeman, S., Smith, T.F., Neufeld, E., et al.: The wish to die among palliative home care clients in Ontario, Canada: A cross-sectional study. BMC Palliative Care 2016; 15(1):24.

Gibbins, J., McCoubrie, R., Kendrick, A.H., et al.:. Sleep-Wake Disturbances in Patients with Advanced Cancer and Their Family Carers. J Pain Symptom Manage 2009; 38(6):860-70.

Hall, R., Zisook, S.: Paradoxical Reactions to Benzodiazepines. Brit J Clin Pharmacol 1981;11: 99-104.

Hearson, B., McClement, S., McMillan, D.E., Harlos, M: Sleeping with one eye open: The sleep experience of family members providing palliative care at home. J Palliat Care 2011;27(2):69-78.

Mercadante, S., Adile, C., Ferrera, P., et al.: Sleep disturbances in advanced cancer patients admitted to a supportive/palliative care unit. Support Care Cancer 2017; 25(4):1301-6.

Mystakidou, K., Parpa, E., Tsilika, E., et al.: Depression, hopelessness, and sleep in cancer patients' desire for death. Int J Psychiatry Med 2007;37(2):201-11.

Nishiura, M., Tamura, A., Nagai, H., Matsushima, E.: Assessment of sleep disturbance in lung cancer patients: Relationship between sleep disturbance and pain, fatigue, quality of life, and psychological distress. Palliat Support Care 2014:1-7.

Polanski, J., Jankowska-Polanska, B., Rosinczuk, J., et al.: Quality of life of patients with lung cancer. Onco Targets Ther 2016;9:1023-8.

Remi, C., et al. (Hrsg.): Arzneimitteltherapie in der Palliativmedizin. Urban & Fischer Verlag, München, 2018.

Riemann, D., Backhaus, J. (Hrsg.): Schlafstörungen bewältigen. Beltz/Psychologie Verlags Union, Weinheim, 1996.

Riemann, D.: Ratgeber Schlafstörungen: Informationen für Betroffene und Angehörige. Hogrefe Verlag Göttingen, 2003.

Sela, R.A., Watanabe, S., Nekolaichuk, C.L.: Sleep disturbances in palliative cancer patients attending a pain and symptom control clinic. Palliat Support Care 2005;3(1): 23-31.

Stapleton, S.J., Holden, J., Epstein, J., Wilkie, D.J.: Symptom clusters in patients with cancer in the hospice/palliative care setting. Support Care Cancer. Supportive Care in Cancer 2016;24(9):3863-71.

Vogel, H.-P.: Symptomatische Behandlung neuropsychiatrischer Symptome. In: Aulbert, E., Zech, D. (Hrsg.): Lehrbuch der Palliativmedizin. Schattauer Verlag, Stuttgart, 1997, 667-671.

Voltz, R., Borasio, G.D.: Neuropsychiatrische Symptome in der Palliativmedizin. Schmerz 2001;15:339- 343.

Weltgesundheitsorganisation WHO: Symptom relief in terminal illnesses. Kilian Verlag, Magdeburg, 1998.

Yennurajalingam, S., Chisholm, G., Palla, S.L., et al.: Self-reported sleep disturbance in patients with advanced cancer: Frequency, intensity, and factors associated with response to outpatient supportive care consultation - A preliminary report. Palliat Support Care. 2013;11(1):1-9.

Yennurajalingam, S., Tayjasanant, S., Balachandran, D., et al.: Association between Daytime Activity, Fatigue, Sleep, Anxiety, Depression, and Symptom Burden in Advanced Cancer Patients: A Preliminary Report. J Palliat Med 2016;19(8):849-56.

8.13. Schmerz in der Palliativmedizin

8.13.1. Grundlagen und Ätiologie

> *"Der Tod ist eine unveränderliche Größe, allein der Schmerz ist eine veränderliche, die unendlich wachsen kann."*
>
> Georg Christoph Lichtenberg
> 1742-1799

8.13.1.1. Grundlagen

Die Linderung von Schmerzen ist ein ureigenes Anliegen des ärztlichen Auftrages. Wohl in keinem anderen Bereich der Medizin zeigt sich so deutlich die Verquickung von Leiden und Leid wie bei den Schmerzen, die durch bösartige Geschwülste entstehen; eine besondere Tragik für die davon betroffenen Patienten liegt darin, dass der Arzt sie "nur" begleiten kann – bis zum Tod! Der Arzt kann mit seinem Handeln zwar keine Heilung bewirken, wohl aber den betroffenen Patienten Beistand leisten; er sollte versuchen, die Schmerzen wie auch alle anderen Symptome auf ein für die Betroffenen erträgliches Maß zu reduzieren und so ihnen die noch verbleibende Zeit so menschenwürdig wie nur möglich zu gestalten.

Es besteht sowohl bei vielen betroffenen Patienten als auch bei einigen Ärzten immer noch die irrige Auffassung, dass der durch den Krebs verursachte Schmerz ein zu erduldendes Schicksal ist, das mit dem "Erleidenmüssen" einer Krebserkrankung hinzunehmen ist. Dem ist nicht so!

> Gegen die durch den Krebs verursachten Schmerzen kann und muss etwas getan werden!

Der Krebsschmerz ist ein übler Begleiter! Er hat, wenn die tödliche Erkrankung erkannt worden ist, keine Schutz- oder Warnfunktion mehr, sondern erinnert auf grausame Weise an die Lebensbedrohung im eigenen Körper. Kein Patient sollte den Krebsschmerz unnötig erleiden müssen, was aber nicht heißt, dass ein jeder Krebspatient schmerzfrei zu sein hat. Krebsschmerz lässt sich nicht "besiegen", aber der Krebsschmerz sollte für die Betroffenen erträglich sein. Der unerträgliche Schmerz ist ein sehr starker Stressor, er zermürbt den Menschen und verdirbt ihm seine noch verbleibende Zeit. Wer von einer Krebserkrankung betroffen ist, wird sich mit seinem Schicksal auf die eine oder andere Weise auseinandersetzen – wie auch immer, er schafft dies mit erträglichen Schmerzen besser, als wenn er durch sie gequält wird.

Auch heute noch leiden über 70 % der Krebskranken im Endstadium der Krebserkrankung unter heftigsten Schmerzen, obwohl eine ausreichende Anzahl an internistischen, chirurgischen, neurochirurgischen, psychologischen und physiotherapeutischen Therapiemöglichkeiten, Bestrahlung oder Chemotherapie, außerdem Schmerzmedikamente (Analgetika) und verschiedenste Darreichungsformen derselben für alle tumorbedingten Schmerzzustände zur Verfügung stehen.

Nahezu jedem Menschen, der unter Tumorbedingten Schmerzen leidet, kann heute wirksam geholfen werden.

Schmerz ist seit jeher Wegbegleiter des Menschen. Gerade bei allen in der Tumorbehandlung Tätigen ist der Schmerz allgegenwärtig. Meist ist es der Schmerz, der zur Diagnose "Krebs", der den Menschen zum Arzt, ins Krankenhaus, zu einer Behandlung oder Operation führt.

▶ Doch was ist Schmerz eigentlich?

> *"Pain is, what the patient says it is."*

"Schmerz ist, wenn es weh tut" sagt der Volksmund. Schmerz ist wichtig, er schützt uns; Schmerz ist lebensnotwendig und vielgestaltig. Schmerz ist ein subjektives Gefühl, Schmerz ist eine Sinneswahrnehmung und ein Schutz, der den Betroffenen als Alarmgeber davor warnt, dass er Schaden nimmt oder zu nehmen droht. Ist die Schmerzwahrnehmung zum Beispiel von Geburt an oder nach einer Rückenmarksschädigung gestört, drohen wegen nicht bemerkter und dann nicht versorgter banaler Hautverletzungen schwere Infektionen und Folgeschäden, die meist schnell zum Tode führen. Doch Schmerz ist wesentlich mehr als eine reine Sinneswahrnehmung. Vielmehr ist er immer eine den Menschen in seiner Gesamtheit betreffende persönliche individuelle Erfahrung: der Schmerz ist ein individuelles, psycho-physisches Erlebnis, in das persönliche Schmerzerfahrungen, soziale, spirituelle und kulturelle Hintergründe und Erfahrungen einfließen.

WHO-Definition des Schmerzes

"The World Health Organisation defines pain as 'an unpleasant sensory or emotional experience associated with actual or potential tissue damage, or described in terms of such damage'." Der Schmerz ist ein unangenehmes Sinnes- oder Gefühlserlebnis, das mit aktueller oder potenzieller Gewebsschädigung einhergeht, oder mit den Begriffen einer solchen beschrieben wird.

Das Vorhandensein oder der Nachweis einer somatischen Läsion ist also keine zwingende Voraussetzung für das Erleben von Schmerzen.

Der Schmerz ist nicht objektivierbar, er ist nicht direkt erfass- oder messbar. So wie der Betroffene kann kein Außenstehender den Schmerz erleben.

Gerade für den Schmerz des Krebskranken gilt das **"Total Pain Konzept"** von C. Saunders bzw. das **bio-psycho-soziale Modell**, das gleichwertig biologische, psychische, soziale, spirituelle, strukturelle und funktionelle Ursachen, Auswirkungen und Einflussfaktoren kennt.

Unabhängig von der mutmaßlichen Ursache gilt: **Nur der Patient nimmt seinen Schmerz wahr.** Also sind alle seine Schmerzangaben ernst zu nehmen, auch wenn sie zunächst nicht nachvollziehbar erscheinen.

Schmerz bedroht den Patienten in seiner bio-psycho-sozialen Integrität und ist meist von Vermeidung, Angst, Rückzug und Depression begleitet.

Schmerz hat immer auch eine kulturelle Dimension und kann sehr verschieden erlebt, gedeutet, interpretiert, kommuniziert und mitgeteilt werden. Wichtig ist ein vorurteilsfreier Umgang mit Schmerzleidenden. Schmerz ist immer auch Ausdruck und Kommunikation, er teilt etwas mit: Verletzt-Sein oder Verletzlichkeit, Hilfebedürftigkeit, Verzweiflung, Verlangen nach Zuwendung und Rücksicht. Und so verändert der Schmerz nicht nur den, der direkt und unmittelbar unter den Schmerzen leidet, sondern auch das Gegenüber. So kann er im Gegenüber Zuwendung, Rücksichtnahme, Hilfsbereitschaft, Hilflosigkeit, Aktionismus, Schrecken, Unbehagen, Erstaunen, Unverständnis, Unglauben, Abwehr, Mitleid oder Ärger auslösen.

Die Komplexität des Schmerzes erschließt sich dem Behandler oft erst im Rahmen einer gewissenhaften bio-psycho-sozialen und spirituellen Schmerzanamnese. Neben dieser Anamnese hat immer auch eine gewissenhafte körperliche Untersuchung des Tumorschmerzpatienten mit entsprechender Dokumentation zu erfolgen.

8.13.1.2. Physiologie

▶ Schmerzentstehung

Überall in der Haut, in den Muskeln, Knochen, Gefäßen, in den Organen und Gelenken dienen vor allem freie Nervenendigungen oder spezielle Nozizeptoren als Schmerzrezeptoren. Abhängig von der zugrunde liegenden Gewebeschädigung werden diese durch mechanische oder thermische Reize, Botenstoffe oder chemische Stoffe, die bei Gewebsschädigung oder bei Entzündungsreaktion aus den betroffenen Zellen freigesetzt werden, aktiviert oder in ihrer Aktivität moduliert. So werden die Reize in elektrische Impulse umgesetzt.

▶ Schmerzleitung

Via den schnell leitenden A-Delta-Fasern und den langsameren C-Fasern, die den peripheren Nerven beigemischt sind, gelangen die Nervenimpulse zum Rückenmark. Dort endet das erste Neuron der Schmerzleitungsbahn und beginnt das zweite Neuron der Schmerzbahn, der Vorderseitenstrang des contralateralen Rückenmarks, der Tractus spinothalamicus anterior.

Die Neurone des Tractus Spinothalamicus enden in den spezifischen oder unspezifischen Thalamuskernen, andere im Hirnstamm oder Zwischenhirn. Aus den unspezifischen Thalamuskernen gelangen Fasern des dritten Neurons der Schmerzleitung in die affektiven Großhirnareale, aus den spezifischen Kernarealen des Thalamus gelangen andere Fasern in den sensorischen Neokortex.

▶ Zentrale Schmerzwahrnehmung

Erst wenn die Schmerzsignale in die sensorischen Großhirnrindenfelder gelangen, dringt der Schmerz ins Bewusstsein. Aus den affektiven Großhirnarealen werden die Gefühlsqualität und der Effekt beigesteuert, wobei verschiedene Schmerzqualitäten und Affekte in unterschiedlichen Hirnarealen zu vermehrter neuronaler Aktivität führen.

▶ Schmerzhemmung

Die Schmerzbahn ist keine "Einbahnstraße". Vom Hirn aus gelangen absteigend-hemmende Bahnen zum Rückenmark, so dass bereits auf Rückenmarksebene die Weiterleitung von Schmerzsignalen moduliert oder gar unterdrückt werden kann. Dieses absteigende schmerzmodulierende System ist das komplexeste bekannte neuronale Regelsystem.

▶ Schmerz und Neuroplastizität

Durch länger bestehende oder sehr heftige Schmerzreize werden die Schmerzrezeptoren und die freiliegenden Nervenendigungen sensibilisiert, dass heißt, Reize, die normalerweise den Rezeptor nicht aktivieren, reichen jetzt aus, den Rezeptor zu aktivieren und weiter zu sensibilisieren. Außerdem vergrößert sich das so genannte rezeptive Feld, d.h. der Radius um den Rezeptor, in dem ein Ereignis den Rezeptor aktiviert, wird größer, die rezeptiven Felder beginnen sich zu überlappen, was dann wiederum einen verstärkten neuronalen Input ins ZNS zur Folge hat.

Auch auf Rückenmarksebene kommt es bei anhaltenden Schmerzimpulsen schnell zu einer strukturellen Veränderung der Schmerz-weiterleitenden Nervenzellen und Interneuronen. Das Genom und die Rezeptorbelegung der prä- und postsynaptischen Nervenmembran verändern sich in einer Weise, dass Schmerzimpulse immer leichter weitergeleitet und immer schlechter gehemmt werden können. Es kommt zu einer "Bahnung". Es werden bald Botenstoffe aus dem zweiten Neuron der Nervenleitungsbahn in den synaptischen Spalt abgegeben, die eine Ausschüttung von schmerzvermittelnden Mediatoren aus dem ersten Neuron in den synaptischen Spalt erleichtern. Ein "Teufelskreis" entsteht.

Auch im Kortex kommt es bei anhaltenden Schmerzen schnell zu strukturellen Veränderungen. In der Großhirnrinde vergrößern sich die repräsentativen Felder von dauerhaft schmerzhaften Körperregionen. Ferner kommt es zu einer frontalen Desinhibition, weil Nervenbahnen aus dem Thalamus, die im präfrontalen Kortex exitatorische Kernareale dämpfen sollten, degenerieren.

▶ Schmerzschwelle und Schmerztoleranz

Während die Schmerzschwelle, oberhalb derer ein Schmerzreiz ins Bewusstsein dringt, bei fast allen Menschen ungefähr gleich ist, ist die Schmerztoleranz, nämlich die Fähigkeit, Schmerzen zu ertragen, individuell und zeitlich sehr unterschiedlich.

Insbesondere bei Angst, Depression, Einsamkeit, Hilflosigkeit, Stress, Schlaflosigkeit oder Dauerschmerzen sinken die Schmerzschwelle und die Schmerztoleranz sehr rasch.

8.13.1.3. Schmerzformen

Zur differenzierten Schmerzbehandlung ist die Unterscheidung der verschiedenen Schmerzformen unerlässlich. Die Schmerzen werden in Abhängigkeit der Schmerzursache in drei Hauptschmerzarten eingeteilt:

- nozizeptorvermittelte/nozizeptive Schmerzen (die weiter in somatisch-nozizeptiv, viszeralnozizeptiv, entzündungsbedingt, muskeltonusassoziiert differenziert werden können).
- neurogene/neuropathische Schmerzen.

- noziplastische Schmerzen, die durch die neuroplastische Veränderungen in den Schmerzbahnen entstehen.
- somatoforme/dysfunktionale Schmerzen, z.B. bei veränderter Schmerzverarbeitung.

Kommen diese Schmerzformen gemischt vor, sprechen wir von "mixed pain" (vgl. auch Kap. 8.13.2.2.2. und Tab. 8.51).

Weiter können Schmerzen differenziert werden in akute oder chronische Schmerzen, Durchbruchschmerzen, Schmerzspitzen oder Dauerschmerzen, Tumorschmerzen, therapiebedingte Schmerzen, Nichttumorschmerzen, vorwiegend somatische Schmerzen oder Schmerzen ohne adäquates organisches Korrelat.

▶ Nozizeptor-Schmerz

Bei den nozizeptorvermittelten Schmerzen wird ein Nozizeptor durch einen thermischen, elektrischen, chemischen oder/und mechanischen Reiz überschwellig erregt.

Die nozizeptorvermittelten Schmerzqualitäten sind

- der Oberflächenschmerz, der in den schnellen, spitzen, hellen, gut lokalisierbaren Oberflächenerstschmerz und den weniger gut lokalisierbaren, dumpfen Oberflächenzweitschmerz unterteilt wird,
- der viscerale oder Eingeweideschmerz, der meist von vegetativen Sensationen begleitet kolikartigen, dumpfen Charakter hat, von den Eingeweiden herrührt und schlecht lokalisierbar ist,
- der Tiefenschmerz, der dumpf ausstrahlend von den Bändern, Gelenken und Muskeln ausgeht.

▶ Neuropathischer Schmerz

Von den nozizeptorvermittelten Schmerzen zu unterscheiden sind die neurogenen bzw. neuropathischen Schmerzen, die entweder als brennend, elektrisierend oder blitzartig einschießend imponieren. Der Ort der tatsächlichen Nervenläsion kann nicht erkannt werden, vielmehr werden diese Schmerzen in dem Areal empfunden, das von diesem Nerv (sensibel) versorgt wird. Es wird der peripher neuropathische Schmerz, z.B. bei der PNP, einer Nervenläsion, -affektion oder -infiltration, vom zentralen neuropathischen Schmerz bei Prozessen im Rückenmark oder im Cerebrum unterschieden.

▶ Akuter Schmerz

Akute Schmerzen haben immer eine Alarmfunktion und bedürfen intensiver somatischer, funktioneller und psycho-sozialer Diagnostik, Abklärung und zielgerichteter, nach Möglichkeit kausaler Therapie.

▶ Chronischer Schmerz

Von chronischen Schmerzen wird vereinbarungsgemäß gesprochen, wenn Schmerzen über eine längere Zeit (früher: mehr als sechs Monate) bestehen. Doch ist die Zeit nicht das einzige Kriterium, welches chronische Schmerzen auszeichnet. Der chronische Schmerz ist auch gekennzeichnet durch kognitive und verhaltensspezifische, soziale und interaktionelle Merkmale des betroffenen Patienten und seines sozialen Umfeldes.

▶ Durchbruchschmerzen

Als Durchbruchschmerzen bezeichnet man unvermittelte, heftige, nur kurz dauernde Schmerzattacken unter einer ansonsten zufrieden stellenden, suffizienten Schmerzbehandlung der Dauerschmerzen.

▶ Tumorschmerzen

Tumorschmerz ist keine Diagnose. Die Ursachen für Tumorschmerzen können vielfältig sein, sie können nozizeptorvermittelt, neuropathisch und psychisch moduliert sein. Sie bedürfen deshalb einer genauen Eruierung, um dann nach Schmerzursache, Schmerzqualität, Schmerzintensität und Schmerzdauer durch entsprechend differenzierte und gezielte Intervention und Medikation gelindert werden zu können.

Ursachen von Tumorschmerzen können z.B. Nervenkompression, Obstruktion von Hohlorganen, Kapselspannung, Infiltration von Weichteilen oder Knochen, perifokales Ödem oder Nekrosen sein.

▶ Tumortherapiebedingte Schmerzen

Die Schmerzen müssen nicht nur durch den Tumor selbst bedingt sein. Auch durch die Tumortherapie können Schmerzen entstehen z.B. durch eine wegen des Tumors bedingte Operation, eine Polyneuropathie nach Chemotherapie, eine schmerzhafte Obstipation durch eine Opioidtherapie, eine schmerzhafte Dermatitis oder Nervenläsion nach Radiatio.

PACE TIPP!

Nicht alle vom Tumorpatienten beklagten Schmerzen sind tumorbedingte Schmerzen. Auch ein Tumorpatient kann unter muskulären Verspannungen durch Fehl- oder Überbelastung, einem Harnwegsinfekt, einer Lungenentzündung o.ä. leiden. Wichtig ist deshalb nicht nur symptomatische Therapie und Symptomkontrolle, sondern in erster Linie immer auch die Suche nach den Ursachen insbesondere neu aufgetretener Schmerzen und deren nach Möglichkeit kausalen Therapie.

Eine eventuell opiatbedingte schmerzhafte Obstipation darf nicht durch die Steigerung der Opiatdosis "behandelt" werden.

8.13.1.4. Einflüsse auf die Schmerzwahrnehmung

▶ Psychische Einflüsse

Schmerz ist immer auch Ausdruck einer inneren Befindlichkeit, des Verletzt-Seins, der Verletzlichkeit, des Hilfesuchens. Viele psychologische Einflüsse auf die Schmerzen sind unbestritten. Angst, Verzweiflung, Depression, Einsamkeit, Hilflosigkeit, Aggression, Schuldgefühle können das Schmerzerleben wesentlich modifizieren.

Hilfreich bei der Therapie von Tumorschmerzpatienten kann die Kenntnis der vier Verarbeitungsphasen bei letal verlaufenden Krankheiten nach Kübler-Ross sein. Zunächst zeigt sich bei den betroffenen Patienten die Phase der Verdrängung, dann die der Auflehnung, gefolgt von der Phase der Depression und Verzweiflung, welche dann letztendlich in die ruhige, gefasste Phase der Annahme und Fügung in das unvermeidliche Schicksal mündet. Diese Phasen laufen zeitlich jedoch nicht linear ab, sondern "sprunghaft" und sind individuell sehr unterschiedlich ausgeprägt.

▶ Individuelle Schmerzkonzepte

Für den Therapeuten ist die Kenntnis des individuellen Schmerzkonzeptes des Patienten von großer Wichtigkeit. Der Schmerz kann als Schuld und Sühne, als Bestrafung, als unverstandene und unvermeidliche Katastrophe, als "Sündenbock" oder ähnliches vom Patienten erlebt werden. Dem individuellen Schmerzkonzept des Patienten entsprechend kann der Therapeut auf kognitiver Ebene Einfluss nehmen, um das Schmerzverständnis des Betroffenen in angemessener Weise zu korrigieren, ihn zu entlasten und ihm den Umgang mit seinen Schmerzen erleichtern.

▶ Kulturelle Schmerzkonzepte

Nicht nur die Individuen, auch die verschiedenen Kulturen haben ein sehr unterschiedliches Verständnis von Schmerz und angemessenem Umgang mit diesem Schmerz. *"Ein Junge darf (im Gegensatz zu einem Mädchen) nicht weinen"; "Ein Indianer kennt keinen Schmerz,...."*. [Dieser Ausspruch stammt übrigens von Karl May, und der hat bekannterweise in seinem Leben nie einen Indianer gesehen]. In Japan z.B. ist der Schmerz extrem stark tabuisiert und wird auch auf Nachfrage nicht beklagt, in südlichen Ländern wird der Schmerz sehr oft extrovertiert gelebt und kommuniziert.

Die Kenntnis und das Verständnis dieser kulturell unterschiedlichen Schmerzkonzepte erleichtern dem Therapeuten den Umgang mit den betroffenen Patienten.

8.13.1.5. Diagnostik

▶ Schmerzmessung

Für den Nichtbetroffenen ist der Schmerz des Patienten nicht direkt zugänglich oder gar messbar, wie zum Beispiel der Blutdruck oder die Herzfrequenz. Also ist der Untersucher und Therapeut auf die Angaben des Patienten und dessen subjektive Einschätzung seiner Schmerzstärke angewiesen.

Zur Schmerztherapieverlaufs- und Erfolgskontrolle werden üblicherweise visuelle Analogskalen (VAS), Verbale Ratingskalen (VRS) oder Numerische Ratingskalen (NRS) eingesetzt. Die VAS hat im Allgemeinen eine Skalierung von 0 = kein Schmerz bis 10 = stärkster vorstellbarer Schmerz, gelegentlich auch noch von 0 = kein Schmerz bis 100 = stärkster vorstellbarer Schmerz. Der vom Patienten eingestellte oder angegebene Wert wird täglich mehrmals in einem Schmerztagebuch notiert, so dass sich Tendenzen hinsichtlich Schmerzausmaß, -linderung oder -verstärkung frühzeitig erkennen und ggf. behandeln lassen. Ein erstrebenswerter "Wert" der Schmerzstärke auf der VAS von 0 bis 10 liegt (individuell sehr unterschiedlich!) bei etwa 3 bis 4, bei dem sich die meisten Patienten zufriedenstellend schmerzgelindert fühlen. Neben der Schmerzstärke muss immer auch die individuelle und aktuelle Schmerzerträglichkeit mit erfasst und dokumentiert werden. Auch dies kann mittels der VAS (0 = schmerzfrei; 10 = maximal unerträglicher Schmerz) geschehen.

▶ Schmerzdiagnostik

Als hilfreiches, minimales anamnestisches "Instrumentarium" haben sich die "7 Ws" erwiesen:

- *"Was schmerzt?"*
- *"Wann?"*
- *"Wie?"*
- *"Wohin strahlt es aus?"*
- *"Was beeinflusst den Schmerz?"*
- *"Welche Symptome treten im Zusammenhang mit den Schmerzen noch auf?"*
- *"Was glauben Sie, wo Ihre Schmerzen herkommen?"*

▶ Folgende Fragen sind für die Schmerztherapieplanung von großer Relevanz:

- *"Welche physischen oder psychischen Symptome bestehen zusätzlich?"*
- *"Welche Begleiterkrankungen oder Organfunktionseinbußen (z.B. Leberinsuffizienz bei Metastasenleber, Nierenversagen, Knochenmarkinfiltration/-suppression) liegen dauerhaft oder intermittierend vor?"*
- *"Welche Bedeutung hat der Schmerz für den Patienten in seinem Alltag?"*
- *"Was kann der Patient aufgrund der Schmerzen/der Schmerzbehandlung nicht mehr machen?"*
- *"Wie sind die aktuellen psychischen, sozialen und spirituellen Ressourcen des Patienten, um sich mit den Schmerzen/der Erkrankung auseinandersetzen zu können?"*
- *"Liegen negative Prädiktoren für das Gelingen einer Schmerztherapie vor, wie Durchbruchschmerzen, vorausgegangene oder aktuelle Suchterkrankung, neuropathischer Schmerztyp, raschester Dosisanstieg der Opioidmedikation ohne adäquates organisches Korrelat, ungelöste psychosoziale Konflikte?"* (Edmonton Cancer Pain Staging, Bruera et al. 1989)

▶ Folgende Fragen sind vor einer Schmerztherapie zu beantworten:

- *"Welches ist das individuelle Therapieziel des Patienten, ist es realistisch?"*
- *"Was ist das größte Bedürfnis des Patienten (z.B. nicht schmerzbedingt gestörter Nachtschlaf, schmerzarmes Sitzen/Stehen/Liegen/Schlucken, schmerzarme Defäkation)?"*
- *"Gibt es spezifische Therapien, die eine langfristige Analgesie bei zumutbarer Toxizität erlauben (Radiatio, Operation, Radionuklid-, Chemo- oder Hormontherapie)?"*
- *"Gibt es nicht-medikamentöse Verfahren, die zur Schmerzlinderung beitragen können (Orthesen, Prothesen, optimierte Lagerungsbedingungen, Lymphdrainage, physikalische Therapie, Wund-/Dekubitusbehandlung)?"*
- *"Ist eine intensivierte psychosoziale und/oder spirituelle Begleitung erforderlich, und wie ist sie organisierbar?"*
- *"Welche erkrankungsbedingten Komplikationen und/oder Nebenwirkungen sind wahrscheinlich und müssen vorausschauend mit eingeplant werden (z.B. Schluckunfähigkeit, Koma, Hyperkalzämie, Obstipation bis zur nicht operablen enteralen Obstruktion)?"*
- *"Was ist der optimale Applikationsweg oder die optimale Zubereitungsform für diesen Patienten?"*
- *"Wie viele Medikamente/Einnahmezeiten sind für den Patienten (noch) zumutbar?"*
- *"Ist die Medikamenteneinnahme/-gabe durch den Patienten allein möglich oder braucht er professionelle Hilfe?"*

PACE TIPP!

Blisterpackungen, Schutzfolien bei transdermalen Systemen oder viele "Kinderverschlüsse" sind für Patienten mit einer schweren Polyneuropathie nicht handhabbar!

8.13.1.6. Behandlungsziele

Ziel der Behandlung von Tumorpatienten mit Schmerzen ist es, die Ursache der Schmerzen zu ergründen und diese soweit als möglich zu beseitigen oder die Beschwerden soweit zu lindern, dass sie für den Betroffenen erträglich werden und bleiben. Dies kann nicht nur durch die alleinige Applikation von Medikamenten gelingen. Mindestens genau so wichtig ist die emotionale Unterstützung des betroffenen Patienten und seiner Zugehörigen durch Verständnis, Trost, Zuwendung und menschliche Wärme.

Eine umfassende Tumorschmerztherapie "lege artis"

- geht von einem bio-psycho-sozialen, spirituellen und funktionellen Schmerzmodell aus,
- ist unter Einbeziehung vieler Fachdisziplinen (Ärzte, Pflege, Physiotherapeuten, Sozialarbeiter, Psychologen, Seelsorger) zu leisten,
- setzt die Einbindung des Patienten und seiner Familie voraus.

Literatur

Beck, D. et al.: Symptomkontrolle in der Palliativmedizin. Schmerz 2001;5:320-332.

Bruera, E et al.: The Edmonton staging system for cancer pain: preliminary report. Pain 1989;37(2):203-9.

Deutsche Krebsgesellschaft: Medikamentöse Schmerztherapie. Interdisziplinäre Leitlinien der Deutschen Krebsgesellschaft, der Deutschen Gesellschaft für Palliativmedizin, der Deutschen Gesellschaft zum Studium des Schmerzes und der deutschen Interdisziplinären Vereinigung für Schmerztherapie, Informationszentrum für Standards in der Onkologie, 2002, 3. Auflage.

Ensink, F., et al.: Schmerztherapie bei Tumorpatienten und in der Palliativmedizin. Zentralbl Chir 1998;123: 649-663.

Gleim, M. et al.: Symptomkontrolle bei unheilbar Kranken. AINS 2007;4:285-292.

Klaschik, E.: Schmerztherapie und Symptomkontrolle in der Palliativmedizin. In: Husebö, S., Kaschik, E. (Hrsg.): Palliativmedizin, Springer Verlag, Heidelberg 2013;181-276.

Nauck, F. et al.: Tumorschmerztherapie. Schmerz 2007; 4:359-371.

Nauck, F.: Symptomkontrolle in der Finalphase. Schmerz 2001;5:362-369.

Ostgathe, C. et al.: Tumorschmerztherapie. Z Pallmed, 2007;8:13-30.

Schug, S. et al.: Therapie des chronischen Krebsschmerzes. In: Aulbert, E., Zech, D. (Hrsg.): Lehrbuch der Palliativmedizin. Schattauer Verlag, Stuttgart, New York, 1997, 427-504.

Sittig, H.-B. et al.: Klinikleitfaden Schmerztherapie. Urban & Fischer, Elsevier, München, 2005.

Strumpf, M. et al.: Tumorschmerz. Deutsches Ärzteblatt Heft 13, 2005;102:A916-924.

8.13.2. Therapie

8.13.2.1. Nicht-medikamentöse Therapieverfahren

8.13.2.1.1. Psychologische Aspekte des Schmerzes und psychologische Schmerztherapie

> *"Wer ganz mit seinem Schmerz allein bleibt, der lernt den Schmerz."*
>
> Arthur Schopenhauer

Schmerz, Schmerzwahrnehmung und Schmerzverarbeitung sind ein ganz subjektives und zugleich äußerst komplexes Geschehen, an dem physische, emotionale, soziale und spirituelle Anteile beteiligt sind (☞ Abb. 8.13). Schmerzen können ohne identifizierbare Organ-Pathologie auftreten und fortbestehen. Die subjektiv wahrgenommene Schmerzstärke korreliert nicht zwangsläufig mit der Größe einer Gewebsläsion. Cicely Saunders (1967) prägte zur Beschreibung der Komplexität des Schmerzes bei Patienten mit palliativem Versorgungsbedarf den Begriff des "total pain" und wies darauf hin, dass Schmerztherapie nur möglich ist, wenn das Phänomen Schmerz ganzheitlich gesehen und jede dieser Komponenten in der Behandlung berücksichtigt und angegangen wird. Zugleich ist dieser Begriff die Grundlage geworden für interdisziplinäre Arbeit in der Palliativmedizin: die einzigartige Einstellung zum sterbenden Patienten und zu seiner Familie, die verschiedene Fachgebiete einbezieht (Saunders 1967).

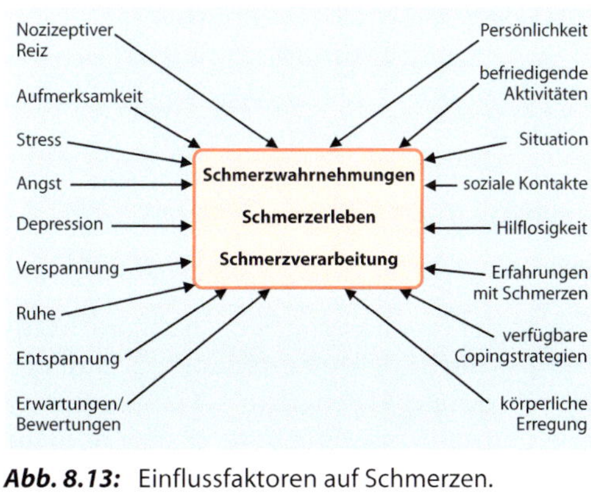

Abb. 8.13: Einflussfaktoren auf Schmerzen.

Zugleich bieten diese Einflussfaktoren diverse Ansatzpunkte zur Beeinflussung des Schmerzgeschehens.

Psyche und Schmerz

Leider hat der Begriff "psychisch" im Denken vieler Menschen (auch "Behandler" sind Menschen!) den Beigeschmack von "verrückt", "abnorm" oder "eingebildet". Psychologie – ursprünglich die Wissenschaft von der Seele – ist die Wissenschaft vom **Verhalten** und **Erleben** des Individuums. Dementsprechend bedeutet "psychisch" nichts anderes als "durch das Verhalten und Erleben des Individuums beeinflusst". Es handelt sich also zunächst um ganz normale Verhaltensweisen, Gefühle, Gedanken, Werthaltungen und physiologische Reaktionen. Damit verbunden ist natürlich auch die Frage des Abweichens von der Norm, des "Gestörten". Dabei muss etwas "Abnormes" nicht zwangsläufig mit Leid oder Verminderung der Lebensqualität einhergehen und deshalb in einer Psychotherapie behandelt werden.

"Psychisch" heißt zunächst einmal nichts anderes als das Erleben, das Verhalten, die Gefühle, die Gedanken und Bewertungen (Kognitionen) betreffend und beinhaltet auch physiologische Parameter und soziale Interaktionen (☞ Tab. 8.42). Wenn der Leser sich bei diesem Abschnitt langweilt, unruhig wird und nicht mehr länger sitzen mag, so ist das psychisch und damit ein ganz normaler Vorgang.

Erleben	Intensität, Qualität, Ort, Zeit
Gefühle	Ärger, Hilflosigkeit, Trauer
Kognitionen	Katastrophisierung, Schonmythen
Verhalten	Arzt, Medikamente, Vermeidung
Physiologische Prozesse	Muskelverspannung, Stressreaktion
Soziale Interaktionen	Rückzug, Krankenrolle

Tab. 8.42: Psychische Dimensionen des Schmerzes.

Bislang gibt es keinen Nachweis, dass ausschließlich psychische Faktoren Schmerzen auslösen können (Kröner-Herwig 2016). Emotionale, soziale und spirituelle Probleme können aber die Schmerzschwelle, die Schmerzwahrnehmung, -verarbeitung und das Schmerzverhalten günstig oder ungünstig beeinflussen.

Auch bei Vorliegen klarer somatischer Faktoren können psychosoziale Einflussfaktoren auf das Schmerzgeschehen nicht ausgeschlossen werden. Genauso schließt die klare und deutliche Identifikation psychosozialer Faktoren somatische Einflussfaktoren nicht aus.

Eine Schmerzäußerung ist auch immer ein kommunikativer Akt – verbal und nonverbal. Hierdurch teilt der Patient sein Leiden mit. In unserem Kulturkreis lösen Schmerzäußerungen fürsorgliche Zuwendung aus, was über unbewusste Lernvorgänge zu einer Verfestigung des Schmerzproblems führen kann i.S. eines sekundären Krankheitsgewinns. Werden jedoch Schmerzäußerungen zurückgewiesen oder ignoriert, kann dies als Bestrafung empfunden werden und sozialen Rückzug und Depression zur Folge haben, oder mit dem Versuch, dem anderen sein Leid zu beweisen, durch die Fokussierung der Aufmerksamkeit auf den Schmerz zu einer weiteren Schmerzverstärkung führen.

PACE TIPP!

Das Schmerz-Kommunikationsverhalten i.S. eines konditionierten Reflexes auf einen Arzt-Kontakt hat somit auch direkte Auswirkungen auf die Arzt-Patient-Beziehung. Hier kann es sinnvoll sein, im Patientenkontakt nicht zuerst nach den Schmerzen zu fragen, sondern nach dem Allgemeinbefinden oder Wohlbefinden, um dem Patienten die Möglichkeit zu geben, auch über andere Aspekte seines Befindens zu sprechen, und zu erfahren, ob ein Schmerz überhaupt eine Belastung darstellt.

- Schmerz kann also stärker vom psychosozialen Kontext als von somatischen Bedingungen abhängen.
- Hohe Schmerzstärke bedeutet nicht zwangsläufig starke Behinderung.
- Schmerz kann fortbestehen, auch wenn die Ursachen therapiert sind.
- Schmerz kann auch bei vorhandener körperlicher Erkrankung ohne kausale Therapie verändert werden.

- Bei vergleichbarer somatischer Pathologie bestehen meist erhebliche Unterschiede im Schmerzverhalten der Patienten.

Zugleich steht der Schmerz in Wechselwirkung mit Angst, Depression, Hoffnungslosigkeit, Erschöpfung, so dass – vermittelt über vegetative Prozesse – ein Aufschaukelungsprozess stattfinden kann, der zu schwer aufzulösenden Teufelskreisen führt.

Zentrale Voraussetzung für eine Schmerzbehandlung ist, den Schmerz zu glauben. *"Schmerz ist das, was die Person beschreibt, die ihn erlebt, und er existiert immer dann, wenn sie es sagt... Die Glaubwürdigkeit des Patienten steht nicht zur Diskussion... Schmerz ist, was immer der Betroffene als Schmerz erfährt und beschreibt, wann immer er es erlebt und durch verbales und nonverbales Verhalten ausdrückt."* (McCaffery).

Eine einfache Definition des Schmerzes lautet:

> *"Schmerz ist, was nach Aussage des Patienten ihm weh tut."* (International Association for the Study of Pain 1980)

Auch bei Tumorschmerzen können Chronifizierungsprozesse wirksam werden (Wirz et al. 2016). Deshalb sind die folgenden Aspekte wichtig bei jeder Tumorschmerzbehandlung (☞ Tab. 8.43):

- Frühe und suffiziente Schmerzmedikation.
- Informationen zum Phänomen Schmerz.
- Akzeptanz der Erkrankung und der bestehenden Leistungseinbußen.
- Ressourcenaktivierung, aktive Schmerzbewältigung.
- Übernahme von Verantwortung für das eigene Befinden.
- Selbstwirksamkeitsüberzeugung.
- Annahme sozialer Unterstützung.
- Vorherige konstruktive Schmerzbewältigung.
- Tragfähige, symmetrische Arzt-Patient-Beziehung.

Tab. 8.43: Protektive Faktoren zum Schutz vor Chronifizierung.

Wann sind psychologische Behandlungsmethoden angezeigt?

Alle Patienten mit chronischen Schmerzen, bei denen in der Regel keine Aussicht auf völlige Beseitigung der Beschwerden gegeben ist (so auch Patienten mit palliativem Versorgungsbedarf), können sowohl bei fehlender als auch bei gegebener organischer Diagnose von einer schmerzpsychologischen Diagnostik und Behandlung profitieren, ohne dass damit ein Rückschluss auf eine "psychische Bedingtheit" der Beschwerden gezogen werden könnte. Möglichst jede medikamentöse Schmerztherapie sollte durch ein Schmerzbewältigungstraining ergänzt werden. Im Sinne einer ganzheitlichen Behandlung chronischer Schmerzen sollten also nicht nur medizinische und physikalische, sondern auch psychotherapeutische Verfahren rechtzeitig und gleichberechtigt zur Anwendung kommen, besonders solche, die auf eine Veränderung des Schmerzerlebens und eine Erweiterung der Schmerzbewältigungsstrategien abzielen. Eine rechtzeitige Einbeziehung kann sowohl dem Patienten als auch dem behandelnden Arzt eine Reihe frustraner Behandlungsversuche ersparen, die Therapieresistenz erhöhen, aber auch den Widerstand gegen psychologische Ansätze beim Patienten verringern.

In der Praxis bewährt es sich also, bei Schmerzen alle Stressoren (körperliche, psychische, soziale, spirituelle) anzuschauen. Wenn Patient und Arzt sich einig sind, dass alle Bereiche wichtig sind, fällt auch das Sprechen über versteckte Stressoren schrittweise leichter. Eine Ganzheitlichkeit der Begegnung mit dem schmerzgeplagten Patienten mit palliativem Versorgungsbedarf ist nur in einem interdisziplinären Team, das mehr lösungs- als problemzentriert denkt und arbeitet, realisierbar (Horlemann 2002).

Hinweise auf einen starken Einfluss psychischer Faktoren gibt die Schmerzbeschreibung des Patienten. Schmerz hat immer eine sensorische und eine affektive Komponente. Beschreibt ein Patient seinen Schmerz in eher affektiven Begriffen, schildert er eher das, was der Schmerz mit ihm macht, nämlich sein Leid. Dies ist ein Hinweis auf eine starke psychische Überlagerung der Schmerzempfindung (☞ Tab. 8.44).

Sensorisch-diskriminativ	Affektiv
schwach	störend
ziehend	quälend
drückend	unerträglich
stechend	beunruhigend
brennend	beängstigend
pochend	lähmend
merklich	gemein
wie ein Stromschlag	furchtbar

Tab. 8.44: Beispiele für sensorische oder affektive Schmerzbeschreibung.

Formen der psychologisch-schmerztherapeutischen Mitbehandlung

Psychotherapie, so auch die psychologische Schmerztherapie, besteht aus einem System von lehr- und lernbaren Verfahren, basierend auf psychologischen Grundlagen, die – entsprechend unterschiedlicher Indikationen und Zielsetzungen – eingesetzt werden können (Symptombeseitigung oder -linderung, Verhaltens- oder Persönlichkeitsänderung). Da nicht die Stärke der Schmerzen den größten Anteil an der subjektiven Beeinträchtigung hat, sondern vor allem die Bewältigungsressourcen, die kognitiven Bewertungsmuster, die emotionale Verarbeitung und das gelernte Schmerzverhalten des Betroffenen, zielen psychologisch-psychotherapeutische Interventionen auf eine Veränderung des Verhaltens und Erlebens und die Fähigkeit zum Selbstmanagement der Schmerzen ab.

- Vermittlung einer Sichtweise des Schmerzes im Sinne eines multifaktoriellen Geschehens, das prinzipiell veränderbar ist und von Verhalten, Gefühlen, Gedanken und Erfahrungen beeinflusst wird.
- Vermittlung von Möglichkeiten, Schmerzen aktiv zu beeinflussen und ein befriedigendes, erfülltes Leben mit oder trotz Schmerz zu führen.
- Abbau von Hilflosigkeit, Resignation und Depression.
- Bewältigung von Sinnkrisen.
- Aufbau von Gesundheitsverhalten.
- Anleitung zur Selbsthilfe.
- Notfallpläne.

Tab. 8.45: Allgemeine Ziele psychologischer Schmerztherapie.

Psychologische Schmerzdiagnostik

Psychologische Schmerzdiagnostik zielt – wie das bio-psycho-soziale Schmerzverständnis es nahe legt – nicht auf die Feststellung von psychischen Störungen und schon gar nicht auf "psychische Ursachen des Schmerzes" oder das Herausfiltern von Menschen, die "simulieren" oder "sich alles einbilden" ab. Sie zielt viel mehr auf die **Erhebung von psychosozialen Faktoren**, die bei der **Entstehung und Aufrechterhaltung** chronischer Schmerzen eine Rolle spielen, also eine multidimensionale Diagnostik, ab. Klinisch relevante Befunde werden demnach in sechs Dimensionen erhoben:

- Motorisch-behaviorale Ebene (Verhalten),
- Kognitive Ebene (Gedanken, Einstellungen, Werthaltungen),
- Emotionale Ebene (Gefühle),
- Ebene der Persönlichkeit (Bewältigungsstile),
- Soziale Ebene (soziale Beziehungen, Einbindung, Belastungen),
- Physiologische Ebene (Anspannung, vegetative Reagibilität).

Kernstück der psychologischen Schmerzdiagnostik ist nach Sichtung von Vorbefunden und des Schmerzfragebogens die Erstellung einer **Schmerzanamnese** (☞ Tab. 8.46). Über die Erhebung der Krankengeschichte hinaus stellt die Schmerzanamnese eine **interaktive** Informationsgewinnung dar zu Art, Umfang und Entwicklung von aktuellen und früheren Beschwerden, zu Erfahrungen, Einstellungen und Erwartungen bezüglich Entstehungsbedingungen und Änderungsmöglichkeiten, zu früheren und aktuellen Einflüssen auf das Schmerzgeschehen sowie zu Veränderungsmotivation, -zielen und -möglichkeiten. Dabei muss es gelingen, das Vertrauen des Patienten zu gewinnen und ihn zu einer **aktiven Mitarbeit** in der Behandlung seiner Beschwerden zu motivieren. Auch sollte in diesem Interview der Grundstein zur Entwicklung eines **individuellen Schmerzmodells** gelegt werden.

- **Aktuelle Beschwerden:** Lokalisation, Intensität, Qualität, Dauer, Häufigkeit, Beginn.
- **Entwicklung der Chronifizierung:** Behandlungsbeginn, Behandlungsversuche, Medikamentenanamnese, sozialmedizinische Verfahren.
- **Einflussfaktoren und Bedingungen:** Verstärkungs- und Linderungsfaktoren, Schmerzverhalten, Bewältigungsstrategien, Schmerzverarbeitung, Reaktionen von Bezugspersonen und Umwelt, Ausmaß der Beeinträchtigung.
- **Sonstige Beschwerden:** Aktuelle und frühere sonstige Beschwerden, Krankheiten, Unfälle, Operationen, depressive Symptomatik, Angst-, Panikattacken, Ängstlichkeit, andere psychische Störungen, Traumata.
- **Familienanamnese:** Familienstruktur, Krankheiten, Todesfälle, Erziehungsstil.
- **Persönliche Entwicklung und aktuelle Lebenssituation:** Beziehung zur Herkunftsfamilie, schulische/berufliche Entwicklung, Wünsche und Versagungen, Partnerschaft/Sexualität, Kinder, Wohn-, Arbeits- und finanzielle Situation, soziale Kontakte, Hobbies, Interessen, Tagesablauf, kritische Lebensereignisse.
- **Persönlichkeit:** Selbst-, Fremdbeschreibung, Stress-, Konfliktbewältigung, Leistungsverhalten.
- **Krankheitskonzept:** subjektive Erklärungsmodelle, Kontrollüberzeugungen, Veränderungserwartung.

Tab. 8.46: Bestandteile der Schmerzanamnese.

Das schmerzpsychologische Interview und die Beobachtung schmerzbezogener Verhaltensweisen lassen sich durch standardisierte psychodiagnostische Messinstrumente (Fragebögen, Testverfahren) nicht ersetzen, können aber durch sie und andere Informationsquellen ergänzt werden (☞ Tab. 8.47).

- Schmerzanamnese.
- Medizinische Vorbefunde und Krankengeschichte.
- Testpsychologische Screeningverfahren (Deutscher Schmerzfragebogen).
- Schmerztagebuch.
- Systematische Verhaltensbeobachtung.
- Ergänzende testpsychologische Untersuchungen.
- Einbeziehung von Bezugspersonen als Informationsquelle.
- Psychophysiologische Erhebungsverfahren (z.B. EMG, Hautwiderstand).

Tab. 8.47: Komponenten der psychologischen Schmerzdiagnostik.

Auch für die psychologische Diagnostik bei Patienten mit palliativem Behandlungsbedarf gilt es, eine unnötige Belastung des Patienten zu vermeiden.

Methoden psychologisch-psychotherapeutischer Schmerztherapie

Tumorschmerzen erfordern wie jede Krankheit vom Betroffenen psychosoziale Anpassungsprozesse, eine aktive Auseinandersetzung damit und Formen der aktiven Bewältigung (**Coping**), deren Ge- oder Misslingen sich auf den Krankheits- und Behandlungsverlauf und die Lebensqualität des Betroffenen auswirken. Die psychologische Schmerztherapie bei Patienten mit palliativem Behandlungsbedarf kann die folgenden Verfahren beinhalten:

- Psychoedukation
- Entspannungsverfahren und Biofeedback
- Aufmerksamkeitslenkung
- Imaginationsstrategien
- gegensteuernde Aktivitäten
- Einstellungsänderung
- Handlungsplanung

Psychoedukation und Information

Krebs wird für viele Menschen in Verbindung gebracht mit unbehandelbaren Schmerzen und der Verabreichung von bewusstseinstrübendem Morphium. Viele Patienten fühlen sich entlastet, wenn sie solche Ängste artikulieren dürfen und zugleich Informationen erhalten über Möglichkeiten der Schmerztherapie.

PACE TIPP!

Solche Gespräche können auch unterstützt werden durch schriftliches Informationsmaterial, z.B.

- https://www.krebsinformationsdienst.de/leben/schmerzen/schmerzen-index.php

oder Deutsche Krebshilfe e.V., 2021: "Schmerzen bei Krebs" im Volltext über das Internet unter

- https://www.krebshilfe.de/informieren/ueber-krebs/infothek/

zu bestellen.

Viele Patienten und Zugehörige wollen wissen, was sie selbst tun können, um mit ihrer Erkrankung und den Schmerzen besser umzugehen. Gezielte Informationen verbessern die Compliance bei einer Tumorschmerztherapie.

Ein ganz bedeutender Teil einer psychosozialen Betreuung liegt in der therapiebegleitenden Edukation. Hier geht es um die Vermittlung und gemeinsame Erarbeitung von Erklärungs- und Veränderungsmodellen des Schmerzes, die die Komplementärmedizin sowie somatische, psychische, soziale, spirituelle und funktionelle Aktivitäten als selbstverständlich integriert.

Damit verbunden ist die Anleitung zum Führen eines Schmerztagebuches, um mögliche Einflussfaktoren auf das Schmerzgeschehen zu eruieren. Das Formulieren realistischer Therapieziele (Schmerzlinderung und Schmerzbewältigung statt Schmerzfreiheit) ist hilfreich, um den Patienten als aktiven Partner in die Schmerzbehandlung mit einzubeziehen.

Ein wichtiges Thema für Patienten mit palliativem Versorgungsbedarf ist die Behandlung mit Morphin. Für viele Menschen bedeutet eine Morphin-Behandlung das "Endstadium". Die Patienten versuchen deshalb häufig, diese Art der Behandlung aufzuschieben, weil sie glauben, dass die Medikamentenmenge irgendwann nicht mehr steigerbar ist, und verhindern damit eine adäquate Behandlung. Auch Ängste vor Morphin-Sucht und Befürchtungen, vom Arzt plötzlich keine adäquate Medikation mehr zu bekommen, steigern die Ängste vor Krebsschmerzen. Rechtzeitige Informationen über die Möglichkeiten einer adäquaten Krebsschmerzbehandlung und ihren möglichen Nebenwirkungen, über den Unterschied zwischen Medikamentenabhängigkeit und Medikamentensucht, hilft Angst und Hilflosigkeit zu lindern und unnötiges Leid zu reduzieren. Auch rechtzeitige Informationen zu Möglichkeiten nicht-medikamentöser Behandlungsstrategien helfen Patienten und Zugehörigen, sich weniger hilflos zu fühlen. Wesentlich ist nicht zuletzt, dass der Patient aktiv eigene – und seien es auch nur sehr kleine – Aufgaben übernimmt.

Entspannungsverfahren und Biofeedback

Entspannungstrainings stellen eine **Basistherapie** dar. Häufig steht das Einüben von Entspannungstechniken (Atementspannung, Progressive Muskelentspannung nach Jacobson, Autogenes Training nach Schultz, Achtsamkeitsübungen nach Kabat-Zinn etc.) am Anfang einer psychologischen Schmerztherapie. Solche Verfahren reduzieren den Schmerz verstärkende Verspannungen, erleichtern die Wahrnehmung von Spannung in der Muskulatur, lenken vom Schmerzerleben ab, vermitteln die Erfahrung, selbst etwas gegen den Schmerz und Stress tun zu können, fördern einen gelasseneren Umgang mit Schmerz und Stress.

Gerade für Schmerzpatienten ist die Progressive Muskelentspannung nach Jacobson am besten geeignet, da sie auch für schmerzgeplagte Menschen leicht zu erlernen ist und die Wirkung für den Übenden relativ schnell spürbar wird.

Die Progressive Muskelentspannung nach Jacobson (PMR)

- ist ein erprobtes, wirksames Übungsverfahren,
- dämpft seelische und körperliche Stressreaktionen,
- verringert das Schmerzerleben,
- verringert schmerzbedingte Verspannungen,
- schärft das Bewusstsein für den Spannungszustand der Muskeln,
- ist leicht erlernbar,
- ist nach einer gewissen Übungszeit (ca. 2 Wochen) überall und ohne Hilfsmittel einsetzbar,
- hat keine Nebenwirkungen.

Sie kann einzeln eingesetzt werden, aber auch mit anderen Verfahren wie Biofeedback, Atemregulation, Imagination (gelenkte Phantasien) kombiniert werden.

Beim Biofeedback werden Messwerte von Körperfunktionen (Muskelspannung, Atemfrequenz,

Hautwiderstand) in optische oder akustische Signale umgewandelt und damit wahrnehmbar gemacht. Es handelt sich also in erster Linie um ein Wahrnehmungstraining. Der Patient

- erhält so Einblick in einfache biologische Abläufe,
- erlebt die persönliche Körperreaktion auf bestimmte Anforderungssituationen,
- entwickelt Verständnis für das Zusammenspiel verschiedener Körperfunktionen,
- trainiert die gezielte Beeinflussung von Körperfunktionen durch sofortige Rückmeldung von Veränderungen dieser Funktionen mittels sichtbarer oder hörbarer Signale,
- kann so sein Körpergefühl steigern,
- zunächst unter Anleitung, später selbständig in die Lage versetzt werden, Körperfunktionen aktiv zu beeinflussen,
- erlebt die eigene Selbstwirksamkeit.

Im Grunde handelt es sich dabei um eine – häufig motivationsfördernde – Ergänzung zur Entspannung und Imagination.

▶ Besonderheiten von Entspannungsverfahren und Biofeedback

Prinzipiell gibt es **kaum Kontraindikationen** für Entspannungsverfahren. Patienten mit Psychosen, schweren Depressionen, ängstlich-hypochondrischer Selbstbeobachtung oder Zwängen sollten es nur in modifizierter Form bei einem sehr erfahrenen Therapeuten erlernen.

▶ Was ist bei Entspannungsverfahren sonst noch zu beachten?

- Generell handelt es sich um Übungsverfahren, die **tägliches Üben** erfordern.
- **Kompetente Anleitung** ist wichtig, da es beim Üben zu einer Reihe von Missempfindungen kommen kann. Diese weisen zwar meist auf eine Umstellung des Organismus auf eine entspannte Reaktionslage hin, müssen aber sorgfältig besprochen werden, ebenso wie Probleme beim häuslichen Üben.
- Große Bedeutung kommt dem Transfer des Erlernten in den individuellen Alltag des Patienten zu. Dazu gehören ebenso die Erarbeitung von Kurzübungen wie auch der langfristige Verzicht auf direkte Anleitung oder Entspannungs-CDs.

Entspannungsverfahren, gezielt als Schmerzbewältigungsstrategien vermittelt, machen als niederschwelliges Angebot die Wirksamkeit psychotherapeutischer Maßnahmen erfahrbar.

▶ Aufmerksamkeitslenkung

Äußere Ablenkung kennen viele Patienten aus ihrem Alltag. Es handelt sich um Situationen, in denen sie ihre Schmerzen nicht oder in geringerem Ausmaß wahrnehmen, z.B. beim Lesen, Musik hören, im Gespräch. Hier gilt es, mit dem Patienten solche Situationen herauszuarbeiten und gezielt einzusetzen. Je angenehmer solche Situationen empfunden werden, desto wirksamer die Ablenkung.

Mentale Ablenkung findet dann statt, wenn die Konzentration gezielt auf andere Bereiche gelenkt wird, z.B. auf Geräusche um einen herum, auf angenehme Bilder oder Erinnerungen, andere Körperteile, und wenn es Spaß macht, auch auf Kopfrechnen. Mentale Ablenkung kann gezielt geübt werden.

Schmerzfokussierungstechniken lenken die eigene Vorstellung direkt auf den Schmerz und versuchen die Wahrnehmung gezielt zu verändern, z.B. das Schmerzareal zu verkleinern, sich emotional davon zu distanzieren, ihn portionsweise auszuatmen oder ihn zu betäuben. Auch dies kann gezielt geübt werden.

▶ Imaginative Verfahren

Imaginative Verfahren vermitteln Vorstellungen, die bestimmte Sinne ansprechen. Sie sind Teil von Entspannungsverfahren und der Kognitiven Verhaltenstherapie.

▶ Gegensteuernde Aktivitäten

Im Rahmen eines klassisch-verhaltenstherapeutischen Ansatzes wird dem Patienten zunächst der Einfluss von Lernmechanismen auf das Schmerzgeschehen vermittelt. Der Patient lernt über gezielte Selbstbeobachtung, z.B. durch ein Schmerztagebuch, die den Schmerz auslösenden und aufrechterhaltenden, aber auch die lindernden Faktoren zu identifizieren. Da dieses Wissen für eine Veränderung nicht ausreicht, kann nur systematisches Üben erworbenes Verhalten verändern und neu Gelerntes verfestigen. Unter fachlicher Anleitung lernt der Patient, dass er sein Verhalten aktiv verändern kann. Dazu gehören Selbstbeobachtung, Rollenspiele, Verhaltensübungen, "**Hausaufgaben**", Anleitung zur Selbstbelohnung.

Wichtige Bereiche verhaltenstherapeutischer Interventionen sind:

- Erhöhung bzw. Anpassung der **körperlichen Aktivität** inkl. **Pausengestaltung** unterhalb der Schmerzschwelle, Verbesserung der *physischen* **Kondition** im Rahmen der körperlichen Möglichkeiten eines Patienten mit palliativem Versorgungsbedarf.
- Erhöhung der **psychosozialen Aktivität**.
- Erhöhung der **sozialen Kompetenz** (Umgang mit Forderungen und Konflikten) und Aufbau von **adäquater Kommunikation** (Alternativen zum Sprechen über Schmerzen als wesentlichem Bestandteil der Kommunikation).
- **Kontrolle über die Medikamenteneinnahme**, z.B. durch zeitkontingente Verabreichung.
- Aufbau von **befriedigenden Aktivitäten**, **Genusstraining** (vgl. Kap. 21.2.4.).

Entscheidend für den Erfolg ist, dass die bewusste Kontrolle allmählich wegfällt und alternative Verhaltensweisen zunehmend "automatisch" im Alltag eingesetzt werden.

▶ Einstellungsänderung

Der kognitiv-verhaltenstherapeutische Ansatz geht davon aus, dass Menschen ihr Handeln und Fühlen vornehmlich nach ihrer subjektiven Wahrnehmung und Bewertung ausrichten und nicht nach objektiven Merkmalen von Ereignissen. Neben dem Schmerzverhalten bestimmen kognitive (gedankliche) Bewertungen das Schmerzerleben.

▶ Therapeutisches Vorgehen

- Erarbeitung eines individuellen Schmerzmodells, das den Zusammenhang zwischen Gedanken und Bewertungen, Gefühlen, Verhalten und Schmerzerleben einbezieht.
- Anleitung zur Identifikation mit schmerzverstärkenden und -lindernden Bedingungen über gezielte Selbstbeobachtung.
- Anleitung zum Erkennen dysfunktionaler und entmutigender Selbstgespräche (vgl. Kap. 21.2.6.).
- Analyse der Überzeugungen zur Kontrollierbarkeit und zu den Ursachen des Schmerzes.
- Anleitung zur gezielten Veränderung von Selbstgesprächen in solche, die die aktive Schmerzbewältigung fördern.
- Verbesserung der sozialen Kompetenz.
- Förderung der Genussfähigkeit (☞ Genusstraining, vgl. Kap. 21.2.4.).
- Aufbau von Problemlösungsfähigkeiten.
- Transfer des Erlernten in den individuellen Alltag des Patienten.

Die Hauptaktivität in der Therapie liegt beim Patienten, der im Verlauf der Therapie immer mehr in die Rolle des Experten über seinen Schmerz geleitet wird.

▶ Handlungsplanung

Dysfunktionale, d.h. depressive, katastrophisierende, resignierende und fatalistische Einstellungen und innere Selbstgespräche, die im Zusammenhang mit dem Schmerz, aber auch mit der Leistungsfähigkeit auftreten, erschweren oder behindern eine adäquate Schmerzbewältigung (Coping). Negative Erwartungen in Bezug auf Heilungschancen und die Fähigkeit, selbst etwas gegen den Schmerz tun zu können, erzeugen Hoffnungslosigkeit und eine passive Behandlungserwartung bis hin zu Angst und Depressionen.

Beispiele für ungünstige Gedanken bei Schmerz: "*Ich halte es einfach nicht mehr aus.*", "*Ich bin dem Schmerz hilflos ausgeliefert.*".

Beispiele für günstige Gedanken bei Schmerz: "*Nur keine Panik. Ich werde das schon in den Griff bekommen.*", "*Jetzt mal ganz ruhig und entspannen.*", " *Ich habe solche Situationen schon öfter gemeistert.*".

Hier wird der Patient angeleitet, dysfunktionale Einstellungen und Bewertungen zu erkennen und durch schmerzbewältigende Selbstgespräche zu ersetzen.

▶ Hypnose

Eingebettet in eine Selbstmanagementtherapie bei chronischem Schmerz auf kognitiv-verhaltenstherapeutischer Grundlage können auch Einzeltechniken wie **Hypnose, Hypnotherapie** nach Milton Erickson und Anleitung zur Selbsthypnose zur Anwendung kommen.

▶ Gemeinsamkeiten psychologisch-psychotherapeutischer Verfahren

- Bei den meisten psychologisch-psychotherapeutischen Therapieverfahren lassen sich Gemeinsamkeiten feststellen, die unabhängig von spezifischen Techniken offensichtlich grundlegend für ihre Effizienz bei chronischen Schmerzen unterschiedlichster Art sind.

- Schmerz ist kein rein sensorisches Ereignis, dessen Kontrolle außerhalb der Person liegt. Wie bei anderen Belastungen kann der Betroffene ihn als Herausforderung betrachten, bereits vorhandene Bewältigungsstrategien zu nutzen oder neue Strategien zu erwerben.
- Der Patient kann das Schmerzgeschehen aktiv durch eine Vielzahl von Bewältigungsstrategien beeinflussen und ist nicht nur passiv auf Hilfe von außen angewiesen.
- Der Therapeut ist Mitarbeiter, Unterstützer und Förderer der Möglichkeiten des Patienten, der sein Expertenwissen dem Patienten zur Verfügung stellt und gemeinsam mit dem Patienten neue Strategien ausprobiert, bewertet und verbessert.
- Im Mittelpunkt steht die Erhöhung der Kompetenz des Patienten im Umgang mit dem Schmerz, eine Steigerung der Lebensqualität mit/trotz Schmerz.
- Die Patienten sollen die Behandlungsprinzipien genau nachvollziehen können, um zu Hause selbstständig üben und handeln und das neu Erworbene oder Verbesserte in ihrem Alltag einsetzen zu können. Der Patient wird zum eigenen Therapeuten (☞ Tab. 8.48).

Zur Effektivität psychologisch-psychotherapeutischer Schmerztherapie

Die Wirksamkeit psychotherapeutischer Verfahren bei der Reduktion der Schmerzsymptomatik bei Patienten mit palliativem Versorgungsbedarf wurde in den letzten Jahren mehrfach empirisch belegt, allerdings ist die Qualität der Studien methodisch bislang gering (Kühne et al. 2016). Eine Kombination psychotherapeutischer, medizinischer, sportmedizinischer, physio- und sozialtherapeutischer Maßnahmen ist deutlich effektiver als Einzelmaßnahmen, gemessen an der Verminderung von Schmerzintensität, Schmerzdauer und Häufigkeit des Auftretens von Schmerz, subjektiver Beeinträchtigung, Depressivität und einer Zunahme von Aktivitäten im Alltag.

- Einfluss auf die Auslöser der Schmerzen nehmen (Vorbeugung).
- Linderung der Schmerzen durch Anwendung verschiedener Methoden und Techniken.
- Erhöhung der allgemeinen Aktivität und des Wohlbefindens.
- Erhöhung der Selbstwirksamkeit.
- Unabhängigkeit des Patienten durch Anleitung zur Selbstanwendung.
- Positive Wirkung auf die emotionale Befindlichkeit.

Tab. 8.48: Stellenwert psychologischer Schmerzbewältigung.

Einbeziehung von Zugehörigen

Gerade in der Palliativmedizin spielt die Einbeziehung von Zugehörigen in die Schmerztherapie eine bedeutende Rolle. Diese sollten ebenso über psychosoziale Faktoren der Schmerzwahrnehmung und Verarbeitung aufgeklärt sein, mit in die psychologische Schmerztherapie einbezogen werden und ebenso Strategien der Bewältigung und Handlungsplanung an die Hand bekommen, um auch bei ihnen selbst Angst vor Schmerzen und Hilflosigkeit zu mindern und somit eine bessere häusliche Versorgung zu ermöglichen.

Literatur

Hankemeier, U., Schüle-Hein, K., Krizanits, F. (Hrsg.): Tumorschmerztherapie. Springer Verlag Berlin, 2004.

Horlemann, J,: Ganzheitliche Schmerztherapie in der Hospizbewegung Deutschlands. Schattauer Verlag Stuttgart, 2002.

International Association for the Study of Pain: Pain terms: a list of definitions and notes on usage. Pain 1980;8:249-252.

Kieseritzky, K.: Das bio-psycho-soziale Schmerzmodell und psychologische Diagnostik. In: Kayser, H. (Hrsg.): Behandlung chronischer Schmerzzustände in der Praxis. UNI-MED Bremen, 2001, 27-32.

Kieseritzky, K.: Psychologische Behandlungsmethoden. In: Kayser, H. (Hrsg.): Behandlung chronischer Schmerzzustände in der Praxis. UNI-MED Bremen, 2001, 94-99.

Kröner-Herwig, Schmerz als biopsychosoziales Phänomen– eine Einführung. In: Kröner-Herwig, B., Frettlöh, J., Klinger, R., Nilges, P.. (Hrsg.), "Schmerzpsychotherapie", Springer Verlag, Berlin, 2016, 3-16.

KSID: Krebsschmerz – Was tun? Informationsbroschüre für Patienten und Angehörige. Deutsches Krebsforschungszentrum Heidelberg, 2003 oder kostenloser Download unter www.krebsinformationsdienst/wegweiser/iblatt/schmerzbroschuere.pdf

Kühne, F., Meinders, C., Mohr, H., Hafenbrack, K., Kieseritzky, K. et al.: Schmerzpsychologische Interventionen bei onkologischen Patienten. Schmerz 2016;30:496-509.

Larbig, W., Fallert, B., de Maddalena, H.: Tumorschmerz. Interdisziplinäre Behandlungskonzepte. Schattauer Verlag Stuttgart, 2002.

Saunders, C.: The management of terminal illness. Hospital Medical Publications London, 1967.

Schara, J.: Gedanken zur Betreuung terminal Kranker mit Krebsschmerz. Schmerz 1988;2:151-160.

Wirz, S., Schenk, M., Kleinmann, B., Kieseritzky, K.: Chronifizierungsmechanismen und Abhängigkeitspotenziale bei Tumorschmerz. Vergleich mit Nichttumorschmerz – eine Literaturübersicht. Der Schmerz 2016; 30(6): 510-518.

8.13.2.1.2. Schmerzphysiotherapie

> *"Die kleinste Bewegung ist für die ganze Natur von Bedeutung; das ganze Meer verändert sich, wenn ein Stein hineingeworfen wird."*
>
> Blaise Pascal

In der krankengymnastischen Therapie (KG) lernen die Patienten, warum ihnen bestimmte Bewegungen wehtun und wie sie das ändern können. In der Auseinandersetzung mit ihrem Körper erfahren sie, dass, unabhängig davon, wie groß der Schmerz ist, sie diesem Schmerz nicht hilflos ausgeliefert sind, sondern durch gezielte Aktivität eine Verbesserung erzielen können.

Wir schulen Strategien, die es ermöglichen, den Schmerz (bes. im Bewegungsapparat) durch veränderte Bewegung oder Haltung oder durch gezielte Berührung von Reflexpunkten tagtäglich zu beeinflussen.

Jede Form von Stress führt zu einer, meist wenig bis gar nicht bewussten, Mitreaktion der Muskulatur und löst so **muskuläre Dysbalancen** aus. Befinden wir uns im Stress, werden wir uns anders **bewegen** und **halten**, nämlich genauso, wie dieser Stresszustand es zulässt: Wir schalten in die Überlebensmodi "Kampf oder Flucht". In diesem Zustand werden bestimmte Muskeln mehr aktiviert als andere, unser ganzes Bewegungsverhalten verändert sich, bis hin zur Erstarrung oder Erschlaffung komplexer Muskelgruppen. Werden wir den Stress nicht los, etabliert sich die jeweilige Muskelspannung und wird zu einer Verspannung. Die Gelenkstrukturen werden so ebenfalls in Mitleidenschaft gezogen, eine Fehlbelastung ist die Folge.

Manifestiert sich die muskuläre Dysbalance, verlieren wir das Gefühl für eine "normale" Bewegung, unser Verhalten und unsere Haltung verändern sich.

Schmerzhafte Bewegungen versuchen wir natürlich zu vermeiden, zu kompensieren. Dies führt zu stereotypen Bewegungsabläufen, die unsere Muskel- und Gelenkstrukturen fehlbelasten. Diese Vermeidungsstrategie führt zu einem Lernprozess: **Einmal Vermeidung, immer Vermeidung!**

Beides, die muskuläre Stressreaktion und die daraus folgende Vermeidung/Kompensation, führt auf Dauer zu noch mehr Schmerz und Stress, ein übler Teufelskreislauf, dem in vielen Fällen mit krankengymnastischen Übungen nicht beizukommen ist, da vor Schmerzen viele Ausgangspositionen und Bewegungen gar nicht möglich sind.

Schmerz- und Patienten mit palliativem Versorgungsbedarf befinden sich permanent im Stress. Und genau hier setzen wir an und lehren den Patienten Techniken zur Stressreduzierung und Wiederherstellung des muskulären Gleichgewichtes.

Die Korrekturen der muskulären Dysbalancen über Reflexzonentechniken, Stress-Release und Akupressur sind leicht zu erlernen und werden mit dem Patienten erarbeitet.

Korrektur der muskulären Dysbalancen

Wir testen und korrigieren die wichtigsten Muskelgruppen, die unsere Haltung im wesentlichen bestimmen, auf ihren Grundtonus, d.h., die Fähigkeit zu halten (Kraftgrad "3" in der 5-stufigen Skala nach Kendall, ☞ Tab. 8.49). Ungleichgewichte, also Muskeln, die nicht den Grundtonus erbringen können, finden sich aus vorher genannten Gründen immer. Eine Wiederherstellung des Grundtonus, also der Haltefähigkeit der Muskulatur, führt meist zu einer sofortigen Linderung des Schmerzzustandes. Korrigiert wird der Haltetonus über muskelspezifische Reflexzonen und/oder über Tapping (Klopfen) der entsprechenden Akupunkturpunkte.

Muskel	Reflexpunkt	Akupressurpunkt
M. latissimus dorsi	Zwischen 7./8. Rippe links Thorax, lateral (Höhe Ellbogen)	Milz-Pankreas-Meridian, MP 1 (Anfangspunkt)
M. pectoralis major pars clavicularis	Unterhalb der linken Brust, zwischen 5./6. Rippe	Magenmeridian Endpunkt, Ma 45, am Ende der 2. Zehe
M. serratus anterior	Zwischen 4./5. und 5./6. Rippe, links und rechts neben Brustbein	Lungenmeridian, Endpunkt, Lu 1, Daumennagelwinkel
M. iliopsoas	1 cm links und rechts und oberhalb des Nabels	Nierenmeridian, Ni 7, 2 Querfinger oberhalb Malleolus medialis
M. glutaeus medius und minimus	Oberkante Schambein	Kreislauf-Sexus Meridian, KS 9, medialer Nagelwinkel Mittelfinger

Tab. 8.49: Muskeln, die getestet und korrigiert werden.

Das wiedererlangte muskuläre Gleichgewicht belastet die Gelenke wieder physiologisch und der Patient lernt, dass er selbst Einfluss nehmen kann.

Die Reflexpunkte werden behutsam ca. 30 Sekunden massiert, ein erneuter Muskeltest gibt Aufschluss über den Erfolg. Der Muskel sollte nun halten können (Kraftgrad 3). Falls nicht stabil, Akupunkturpunkte verwenden.

Akupunkturpunkte werden sanft getappt, ca. 1 Minute mit einer Frequenz von 2 Impulsen/Sekunde. Anschließend wird ein erneuter Muskeltest durchgeführt.

Schon die Korrektur der fünf Muskeln aus Tab. 8.49 führt zu einer deutlichen Entlastung der Gelenkstrukturen und wirkt darüber schmerzlindernd. Unter Anleitung sind beide Techniken rasch vom Patienten zu erlernen und ermöglichen so, eine bessere Selbstkontrolle des jeweiligen Schmerzzustandes. Diese neue Handlungsfähigkeit und ein wenig zurück gewonnene Autorität wirken sich positiv auf das Selbstbewusstsein des Patienten aus, – weniger Schmerz, weniger Stress: Der Teufelskreislauf ist unterbrochen!

Stress-Release

Dies ist wohl die bekannteste Möglichkeit Stress abzubauen: **Der Griff an die Stirn!**

Genauer: Es werden die Stirnbeinhöcker berührt, hier sitzen kleine Kapillargefäße (neuro-vaskuläre Punkte), die die Zirkulation des Blutes bei Stress harmonisieren und so die Hormonausschüttung im Körper regulieren.

In den vorderen Gehirnbereichen vollzieht sich das "aktuelle Denken", dem zufolge auch das Lösen von Problemen. Durch die Berührung mit der Hand wird dieser Bereich stimuliert.

Die Korrektur: Eine Hand flach auf die Stirn legen und die jeweilige Stresssituation gedanklich durchgehen. Nur ansehen! Es geht in dieser Übung noch nicht um Lösungen, sondern um Stressreduktion! Weniger Stress bedeutet, klarer denken zu können und dies wiederum kann zu Lösungen führen.

Tiefes und ruhiges Atmen unterstützt den Prozess wohltuend. Die Übung wird durch einen tiefen Atemzug beendet, sie sollte aber mindestens 1 Minute durchgeführt werden und das am besten vor dem Schlafen gehen.

Auch vor erwarteten Stressoren (Untersuchungen, OPs etc) sollte diese Technik unbedingt angewendet werden.

Auch ohne weitere Anleitung sind die beschriebenen Methoden einfach in ihrer Anwendung und erstaunlich in ihrer Wirkung. Probieren Sie es aus!

8.13.2.1.3. Gegenirritationsverfahren

> *"Eine Freude vertreibt hundert Sorgen."*
>
> Asiatische Weisheit

TENS (Transkutane elektrische Nervenstimulation)

Bereits vor über 3000 Jahren war bei den Ägyptern eine schmerzlindernde Wirkung von Elektrizität bekannt, wie der römische Geschichtsschreiber Scribonius Largus vermerkte:

"Wenn der Gichtschmerz komme, solle der Patient sich auf einen Torpedo marmorata (ein Wels mit ei-

nem elektrischen Organ, mit dem er Stromstöße abgeben kann) stellen und solange im seichten Meerwasser stehen bleiben, bis Füße und Beine taub werden."

Bei der TENS-Therapie, die in den 1970er Jahren entwickelt wurde, handelt es sich um eine im Wesentlichen risikofreie Methode zur lokalen und regionalen, elektrischen, transdermalen Schmerzbehandlung/Schmerzmodulation. Über meist selbstklebende Elektroden werden definierte elektrische Impulse auf die Haut übertragen. Die TENS-Elektroden werden in der Nähe der schmerzenden Stelle platziert. Ziel dieser Therapie ist es, afferente sensible Nerven so zu beeinflussen, dass die Schmerzweiterleitung zum Gehirn verringert oder verhindert wird. Die Schmerzschwelle soll durch die TENS heraufgesetzt werden. Zum anderen sollen absteigende hemmende Nervenbahnen angeregt und deren Aktivität gesteigert werden.

PACE TIPP!

Der große Vorteil dieser Behandlungsmethode ist, dass der Patient mit der TENS-Therapie sehr selbstständig und eigenverantwortlich in den therapeutischen Prozess einbezogen werden kann, indem er selbst in einem vorgegebenen Rahmen die Intensität, Häufigkeit und Dauer seiner TENS-Behandlung steuern und kontrollieren kann.

Die Tumorschmerzen selbst sind meist kaum sehr wirkungsvoll einzudämmen, aber bei gut lokalisierbaren oberflächlichen Schmerzen, Schmerzen im muskulo-skelettalen System, bei Phantom- und neuropathischen Schmerzen sind oft erstaunliche Erfolge für den Patienten zu verzeichnen, wobei "Erfolg" nicht die Schmerzbeseitigung, sondern die Modulation des Schmerzes ist.

Kontraindikation sind Herzschrittmacher, Allergie gegen Elektrodengel, Ablehnung des Patienten, Hautirritationen im Bereich, wo Elektroden geklebt werden sollen, Metallimplantate, zentrale Schmerzphänomene, Thalamusschmerzen.

Es gibt inzwischen eine Vielzahl von batteriebetriebenen TENS-Geräten mit meist zwei Elektrodenpaaren (☞Abb. 8.14a+b). Über diese auf die Haut geklebten Elektroden wird ein definierter Strom appliziert. Entscheidend für den Erfolg der TENS-Therapie ist die Suche und das Auffinden der für diesen Patienten mit diesem Schmerz optimal wirksamen Elektrodenplazierung.

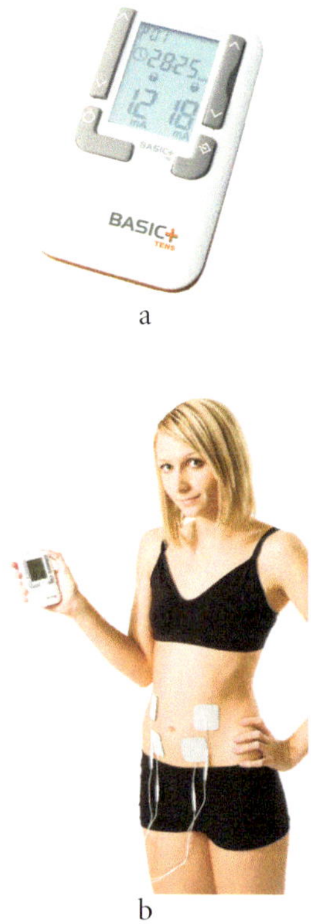

Abb. 8.14a+b: **a:** Modernes TENS-Gerät; **b:** 2-Kanal-TENS.

▶ TENS-Programme

Bei den meisten Geräten können verschiedenste vorprogrammierte Programme abgerufen werden.

Typische Programme sind:

- Dauerstimulation mit der konventionellen, hoch- oder niedrigfrequenten TENS,
- intermittierende Stimulation,
- Amplitudenmodulation (um einer Muskelermüdung entgegen zu wirken),
- Frequenzmodulation (um einer Gewöhnung vorzubeugen),
- Mischmodulation, bei der Frequenz und Intensität verändert werden.

▶ Modulationsformen der TENS

▶ Hochfrequente TENS

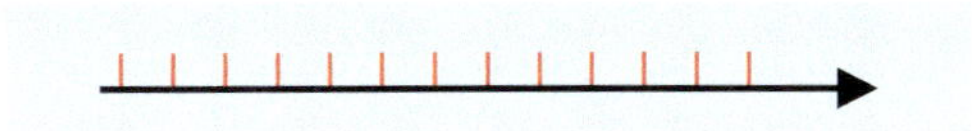

Bei der hochfrequenten TENS wählt man Frequenzen von **80-100 Hz**. Es wird eine niedrige Intensität verwendet, so dass der Patient gerade noch überschwellig ein angenehmes Kribbeln im schmerzenden Areal empfindet. Die Schmerzlinderung verschwindet meist mit Ende der Stimulation. Die Wirkung der Schmerzdämpfung ist durch Opiatantagonisten nicht antagonisierbar.

▶ Niedrigfrequente TENS (akupunkturähnliche TENS)

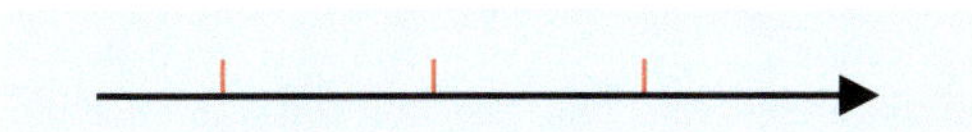

Bei der **niedrigfrequenten TENS** wird bevorzugt eine Frequenz von **5-10 Hz** gewählt, hierdurch soll die Endorphinbildung stimuliert werden; mit Hilfe dieser Vorstellung lassen sich der nach einer TENS-Behandlung anhaltende Effekt und die mit Naloxon erzielte antagonistische Wirkung erklären. Es wird mit hohen Intensitäten stimuliert, so dass leichte Muskelzuckungen auftreten.

▶ Burst-Stimulation (akupunkturähnliche TENS)

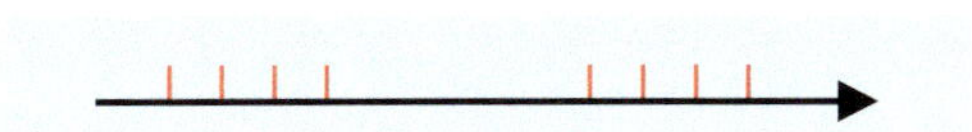

Bei der **akupunkturähnlichen TENS** wird eine "äußere" Frequenz von **1-4 Hz** bevorzugt und eine "innere" Frequenz von **100 Hz (Burst)** gewählt, hierdurch soll die Endorphinbildung stimuliert werden; mit Hilfe dieser Vorstellung lassen sich der nach einer TENS-Behandlung anhaltende Effekt und die mit Naloxon erzielte antagonistische Wirkung erklären. Es wird an den typischen Akupunkturpunkten mit hohen Intensitäten stimuliert, so dass leichte Muskelkontraktionen auftreten.

Literatur

Laage, D. et al.: Transcutane Elektrische Nervenstimulation (TENS). In: Schockenhoff, B. (Hrgs): Spezielle Schmerztherapie. Urban&FischerVerlag, München, 1999, 178-184.

Leem, J. et al.: Elektrophysiological Evidence for the antinociceptive effects of transcutaneous elektrical stimulation. Neurosci. Lett 1995;192:191-197.

Schöps, P.: TENS. In: Diener, H., Maier, Ch. (Hrgs): Schmerztherapie. Urban&Fischer, München, 2003, 389-404.

Wieden, T.: Transcutane elektrische Nervenstimulation -TENS. In: Sittig, H.-B. (Hrgs): Leitfaden Schmerztherapie. Urban&Fischer, München, 2005, 321-338.

8.13.2.2. Medikamentöse Verfahren

> *"Beginne Pläne für ein schwieriges Vorhaben dann zu schmieden, bevor es schwierig wird. Erreiche etwas großes, indem du es beginnst, wenn es klein ist."*
>
> LaoTse

> *"Jedes Individuum hat das Recht auf Schmerzlinderung. Palliative Betreuung muss ohne Ansehen von Rasse, Geschlecht, ethnischer Abstammung, gesellschaftlichem Status und Nationalität allen Menschen in gleicher Weise zur Verfügung stehen..."* (Die Barcelona-Deklaration von 1995, 4. Kongress der Europäischen Gesellschaft für Palliativmedizin EACP)

> *"Treatment to alleviate chronic pain is a human right".* (World Health Organisation, 11.Oktober 2004)

Wesentliche Ursachen für die schmerztherapeutische Unterversorgung von Tumorschmerzpatienten:

- Den Patienten nicht nach Schmerzen gefragt.
- Schmerzdiagnose fehlt.
- Schmerzdiagnose unkorrekt.
- Schmerzintensität unterschätzt.
- Analgetika-Dosierungsintervall zu lang.
- Analgetika-Dosierung zu niedrig.
- Schmerztagesrhythmik nicht berücksichtigt.
- Bevorzugung schwacher Opioide.
- Angst vor Toleranz.
- Angst vor Abhängigkeit.
- Angst vor Entzug.
- Betäubungsmittelverschreibungsverordnung.
- Koanalgetika nicht eingesetzt.
- Spezielle Verfahren nicht bedacht.

- Nichtbeachten bio-psycho-sozialer und funktioneller Einflussfaktoren.

8.13.2.2.1. WHO-Stufenschema

1986 veröffentlichte die Weltgesundheitsorganisation ein für medizinische Laien leicht anwendbares Schema für ein abgestuftes Vorgehen in der Therapie krebsbedingter Schmerzzustände. Es war konzeptionalisiert für Entwicklungsländer mit unzureichender Gesundheitsinfrastruktur. In großen Fallserien wurde die Effektivität der WHO-Empfehlungen zur Tumorschmerztherapie nachgewiesen und eine zufriedenstellende Schmerzreduktion bei 80 % der Patienten aufgezeigt.

Ursprünglich sah der von der WHO veröffentlichte Algorithmus drei aufeinander aufbauende Ebenen vor (☞ Abb. 8.15):

- In der Eingangstufe, der WHO-Stufe I, sollte die Therapie zunächst mit Nichtopioiden wie Acetylsalicylsäure, NSAR, Paracetamol oder Novaminsulfon begonnen werden. Eine Kombination der WHO-Stufe-I-Analgetika untereinander wurde nicht empfohlen.
- Reicht deren analgetische Wirkung nicht aus, so sollte in der WHO-Stufe II ein schwach wirksames Opioid wie Tramadol, Tilidin oder Codein hinzugenommen werden. Eine Kombination der WHO-Stufe-II-Analgetika untereinander wurde ausdrücklich nicht empfohlen.
- Bei weiterhin unzureichender Analgesie wird auf der dritten Stufe dann unter Beibehalten des Nichtopioides das schwach wirksame Opioid gegen ein stark wirksames Opioid wie Morphin, Hydromorphin, Oxycodon, Methadon, Buprenorphin oder Fentanyl ausgetauscht.

Ein eventuell zusätzlich auftretender Schmerz, zum Beispiel spontan, bei Defäkation, Husten, Bewegung, Lagerung o.ä., sollte auf allen Stufen immer mit einem kurzwirksamen Opioid behandelt werden.

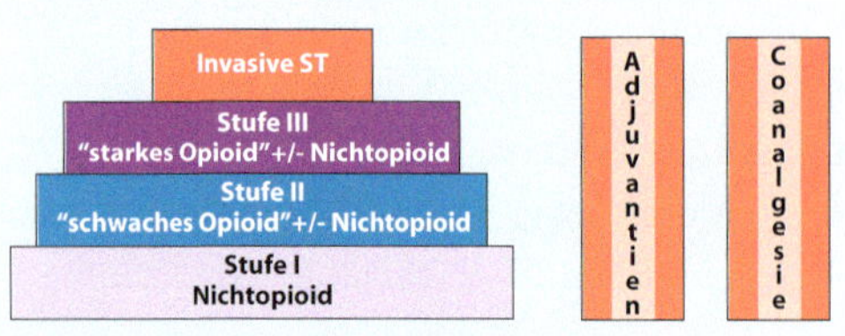

Abb. 8.15: WHO-Stufenschema.

Mit diesem einfachen Schema, das aus der effektiven Kombination von nur zwei bis drei Medikamenten besteht, lassen sich die meisten Tumorschmerzen ausreichend behandeln.

Zusammengefasst besagen die WHO-Richtlinien:

- Orale Therapie ("by the mouth").
- Nach Stufenplan ("by the ladder").
- Nach der Uhr ("by the clock").
- Individuelle Titration der Dosis.
- Anwendung von Koanalgetika.
- Beachte die jeweiligen Besonderheiten ("attention to the details").

Voraussetzung für eine Erfolg versprechende Therapie ist der konsequente, bevorzugt orale Einsatz der retardierten, langwirksamen Medikamente "nach der Uhr"; der Applikationsrhythmus des verwendeten Präparates richtet sich nach dessen individueller und tatsächlicher Wirkdauer. Hierdurch wird vorteilhafterweise mit den retardierten Applikationsformen ein gleichmäßig wirksamer Plasma-Dosisspiegel aufrechterhalten, der bei stabilem Schmerzniveau das Wiederauftreten von Schmerzen verhindert (= Schmerzprophylaxe). Auch kann die Therapie so individuell an den zirkadianen Schmerzrhythmus angepasst werden.

Die Medikamente werden nach dem gestaffelten Stufenschema und oral eingesetzt, so bewahrt der Patient seine Unabhängigkeit vom Therapeuten und seine Autonomie.

Auf jeder WHO-Analgetika-Stufe sollte die Indikation zu einer zusätzlichen Anwendung sogenannter Ko-Analgetika (Medikamente mit schmerzlindernder Wirkung, die aber nicht zur Gruppe der Analgetika gehören wie Antidepressiva, Antikonvulsiva, Myotonolytika, Kortikoide) geprüft werden. Darüber hinaus sollen potentielle Nebenwirkungen der Therapie konsequent und vorbeugend durch sogenannte Adjuvantien wie Antiemetika, Laxanzien oder Gastroprotektiva behandelt werden.

Der orale medikamentöse Applikationsweg sollte erst verlassen werden, wenn der Patient nicht schlucken kann, an unstillbarem Erbrechen leidet oder durch die orale Applikation oder die Grunderkrankung nicht therapierbare Nebenwirkungen wie Obstipation auftreten. Dann wird der Einsatz der transkutanen, subkutanen oder intravenösen

Applikation am besten mit Hilfe einer externen Medikamentenpumpe empfohlen.

Von manchen Autoren wurde das Drei-Stufenschema um eine weitere Stufe erweitert. Die WHO-Stufe IV beinhaltet die invasive Schmerztherapie wie temporäre oder definierte Nervenblockaden, epidurale oder intrathekale Analgetikaapplikation.

Die Indikation für eine rückenmarksnahe Applikation von Opioiden sollte äußerst zurückhaltend und nur von einem erfahrenen Schmerztherapeuten gestellt und durchgeführt werden. Gründe für einen invasiven Applikationsweg können sein:

- Stärkste Schmerzen, die mit anderen Applikationswegen nicht beherrschbar sind.
- Gravierende, nicht behandelbare Nebenwirkungen bei anderen Applikationsformen.
- Terminalstadium der Erkrankung.

8.13.2.2.2. Mechanismenorientierte Schmerztherapie

Das WHO-Stufen-Schema gilt heute als überholt. Es war für Länder ohne Gesundheitsinfrastruktur für medizinische Laien entwickelt worden und orientierte sich rein pragmatisch ausschließlich an der Schmerzstärke und stammt aus einer Zeit, in der die verschiedenen Schmerzätiologien und Mechanismen, die meisten der heute zur Verfügung stehenden Analgetika und Koanalgetika und deren Wirkmechanismen und modernen Applikationswege noch nicht bekannt waren. Außerdem hat sich gezeigt, dass es in der Praxis bei bestimmten Schmerzzuständen (z.B. Kopfschmerzen) den tatsächlichen Erfordernissen nicht gerecht wird. Unsere Kenntnisse über die Analgetika und Koanalgetika sind wesentlich besser und fundierter, die Mechanismen und Pathomechanismen der Schmerzentstehung, der Schmerzweiterleitung, der Schmerzmodulation und Schmerzverarbeitung sind heute wesentlich besser verstanden.

Aus diesen Gründen wird die medikamentöse und nichtmedikamentöse Schmerztherapie im Tumor- und Nichttumorbereich heute nicht mehr nach dem WHO-Stufenschema sondern mechanismenorientiert durchgeführt.

Auch gibt es heute Diskussionen darüber, inwieweit der Einsatz schwach wirksamer Opioide überhaupt notwendig oder sinnvoll ist. Studien zeigen, dass eine sofortige Einstellung auf stark wirksame Opioide sicher und effektiv möglich ist. So wird dem Patienten bei zunehmenden Schmerzen die Prozedur der Umstellung und Neueinstellung von schwach auf stark wirksame Opioide erspart.

Ebenso gibt es die Diskussion, dass die Opioide wegen ihrer fehlenden Organtoxizität sicherer als Nicht-Opioidanalgetika, wie zum Beispiel die NSAR, sind, weshalb in vielen Fällen auch auf die WHO-Stufe I gänzlich verzichtet werden könnte.

Die moderne Schmerztherapie geht, wie auch das "total pain concept", dem "allumfassenden Schmerz-Konzept" von Cicerly Saunders, von einem ganzheitlichen, **bio-psycho-sozialen Schmerzmodell** aus, d.h., dass neben somatisch-biologischen Faktoren auch psychische und soziale, aber auch funktionelle und spirituelle Einflüsse das Schmerzerleben entscheidend modulieren. Insbesondere in der Grenzsituation der palliativen Medizin müssen diese Zusammenhänge bei jeder Therapieentscheidung mitbedacht werden.

Schmerzarten

Auf der somatischen Ebene können je nach Ort der Schmerzentstehung verschiedene Schmerztypen unterschieden werden. Entsteht ein Schmerz primär aufgrund einer Gewebeschädigung mit konsekutiver Erregung der Schmerzrezeptoren in der Körperperipherie, so spricht man von einem **Nozizeptorschmerz**. Der nozizeptive Schmerz kann weiter differenziert werden in somatische Schmerzen aus Muskeln, Bändern, Sehnen, Weichteilen und viszerale Schmerzen aus inneren Organen wie Galle, Niere, Darm.

Entsteht der Schmerz aber durch eine Schädigung eines Nervens oder Störung des Nervensystems selbst, handelt es sich um einen **neuropathischen Schmerz**. Den neuropathischen Schmerz differenzieren wir in den mehr peripheren neuropathischen Schmerz bei Irritation oder Schädigung des peripheren Nervensystemes und in den primär zentralen neuropathischen Schmerz, dessen Ursprungsort sich im zentralen Nervensystem befindet (☞ Tab. 8.50).

Von **noziplastischen Schmerzen** spricht man, wenn Schmerzen durch eine Veränderung der Nozizeption wahrgenommen werden, ohne dass eine bestehende oder potenzielle Gewebeschädigung besteht und ohne Hinweise auf eine Erkrankung oder Schädigung des somatosensorischen Systems als Ursache der Schmerzen

Schmerzursache	Medikament	Max. TD	Besonderheiten
Nozizeptiv somatisch	ASS, NSAR	ASS 6 g Ibuprofen 2400 mg	Cave: Ulcus!
Nozizeptiv-visceral	Metamizol	6 g	Agranulozytose 1:2,4 Mio.
Neuropathisch	Antidepressiva/ Antikonvulsiva	Individuell, Titration	Langsamer Wirkeintritt, zentralnervöse und kardiovaskuläre Nebenwirkungen.
Psychisch/Schmerzverarbeitungsstörung	Antidepressiva	Individuell, Titration	Langsamer Wirkeintritt, zentralnervöse und kardiovaskuläre Nebenwirkungen.
Bei (sehr) starken Schmerzen zusätzlich	Opioide	Individuell, Titration	Immer Prophylaxe von Nausea, Emesis, Obstipation.
Knochenschmerzen (mixed pain)	NSAR, ggf. +Opioid, ggf. +Antidepressiva, ggf. +Antikonvulsiva	Cave: individuelle Dosistitration	Cave: Medikamenten-Interaktionen, Organtoxizität. Zusätzlich immer: Bisphosphonate, Bestrahlung, ggf. nuklearmedizinische und chirurgische Interventionen.
Noziplastisch	ggf. Antidepressiva, ggf. + Antikonvulsiva, ggf. Opioide	Cave: individuelle Dosistitration	

Tab. 8.50: Mechanismenorientierte medikamentöse Schmerztherapie (nach H.-B. Sittig 2005).

Ferner kennen wir den psychischen bzw. den **somatoformen Schmerz** (d.h., der Schmerz "sieht nur so aus, als ob er eine körperliche Ursache hätte") mit überwiegend psychogener Ursache bzw. Schmerzen im Rahmen einer schwerwiegenden Störung der Schmerzverarbeitung.

Bei vielen Schmerzsyndromen sind Anteile aller Schmerzarten beteiligt. Dann sprechen wir vom Mixed Pain (☞ Tab. 8.51).

Nozizeptorschmerzen werden vom Betroffenen in der Regel dort lokalisiert, wo sie entstehen. Neuropathische Schmerzen dagegen werden in das Versorgungsgebiet der geschädigten nervalen Struktur projiziert (Beispiel: die Kompression einer lumbalen Nervenwurzel wird als Schmerz im Bein wahrgenommen). Zentrale neuropathische Schmerzen entstehen durch zentrale Läsionen. Die Schmerzen werden in den entsprechenden kommunizierenden Körperregionen empfunden.

- **Nozizeptiver Schmerz:**
  - Somatisch-nozizeptiver Schmerz: z.B. Weichteilmetastasen, Muskelschmerzen.
  - Viszeral-nozizeptiver Schmerz: z.B. Gallenkolik, Nierenkolik.
- **Neuropathischer Schmerz:**
  - Peripher neuropathischer Schmerz: z.B. Tumorinfiltration Plexus brachialis.
  - Zentral neuropathischer Schmerz: z.B. Einbruch des Tumors in den Spinalkanal mit Kompression des Myelons, Hirnmetastasen.
- **Noziplastischer Schmerz:**
  - Schmerzen, die aus einer veränderten Nozizeption entstehen.
  - Funktionelle Veränderungen im zentralen oder peripheren, auf- oder absteigenden Schmerzsystem ohne Anzeichen von Krankheit oder Verletzung.
- **Somatoformer Schmerz:**
  - Kein oder unzureichendes somatisches Korrelat.
  - Schmerzverarbeitungsstörung.
- **Mixed Pain.**

Tab. 8.51: Schmerzarten bei Tumorleiden.

▶ Pathophysiologie des Nozizeptorschmerzes

Eine Schädigung peripheren Gewebes durch Verletzung, Entzündung oder Einwirkung von Hitze, Kälte oder Chemikalien führt zur Freisetzung von Mediatoren, die einerseits mit der Aktivierung von Nozizeptoren die Weiterleitung des Schmerzreizes über schmerzleitende Nervenfasern in Gang setzen und andererseits die Prostaglandinsynthese am Ort der Schädigung anregen und damit die lokale Entzündungsreaktion auslösen.

Die schmerzleitenden Nervenfasern erreichen über periphere Nerven das Hinterhorn des Rückenmarks, wo die Nervenimpulse auf das zweite Neuron umgeschaltet werden. Die Hinterhornzelle ist eine außerordentlich wichtige Modulations- und Schaltstelle des schmerzleitenden Systems, da hier eine Vielzahl von Synapsen und Interneurone ansetzen, so dass der Schmerzreiz auch hier vielfältig moduliert wird (☞ Abb. 8.16).

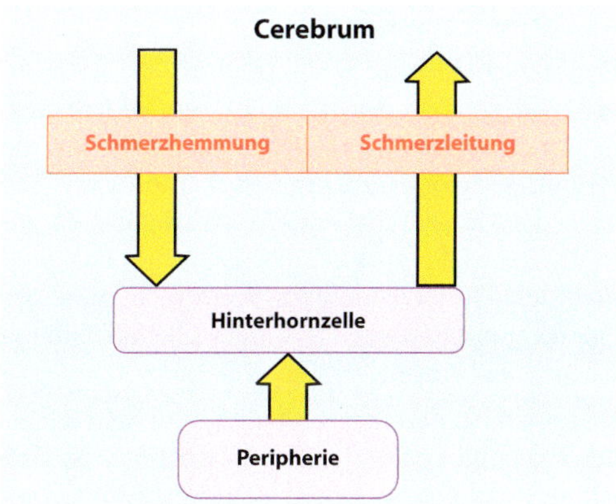

Abb. 8.16: Pathophysiologie.

Im weiteren Verlauf wird der modulierte Schmerzreiz über den Tractus spinothalamicus nach zentral geleitet, wobei im ZNS eine Vielzahl von Verbindungen zu anderen Zentren, wie z.B. dem limbischen System, der Hypophyse, dem sensorischen und präfrontalen Cortex, bestehen. Die bewusste Wahrnehmung des Schmerzreizes ist also das Endglied einer Kette verschiedenster Einflüsse, was die große intra- und interindividuelle Bandbreite der Schmerzempfindung verständlich macht.

Auf allen Ebenen der Schmerzleitung und Schmerzhemmung kann es bei starken und länger anhaltenden Schmerzimpulsen zu neuroplastischen Veränderungen, zu Veränderungen der neuronalstrukturellen und zellulären Struktur kommen.

Aus dem bisher Gesagten ergeben sich die pharmakologischen Ansatzpunkte zur Behandlung von Nozizeptorschmerzen: in der Peripherie entfalten in erster Linie antientzündliche Wirkstoffe über die Hemmung der Prostaglandinsynthese ihre Wirkung, Opioide und Koanalgetika wie Antidepressiva und Antikonvulsiva dagegen wirken überwiegend auf Gehirn- und Rückenmarksebene. Endorphinrezeptoren, über die auch exogene Opioide wirksam werden, finden sich in zahlreichen Regionen des Cerebrums, besonders zahlreich im Limbischen System und, z.B. als Zielort der endorphinergen schmerzhemmenden Bahnen an der Hinterhornzelle des Rückenmarks.

▶ Pathophysiologie des neuropathischen Schmerzes

Durch Schädigung von Nervengewebe kommt es einerseits zur Funktionsstörung der betroffenen nervalen Struktur und damit zu Ausfallserscheinungen wie sensible oder motorische Defizite, andererseits zu irregulären Entladungen, die zu den typischen einschießenden, brennenden " neuralgiformen" Schmerzattacken führen.

Daraus ergibt sich ein anderes Spektrum der pharmakologischen Beeinflussbarkeit als beim Nozizeptorschmerz. "Periphere" Analgetika sind in der Regel wirkungslos, es sei denn, es liegt eine Nervenkompression vor, die durch die abschwellende Wirkung eines NSAR oder eines Kortikosteroides günstig beeinflusst werden kann. Opioide sind entgegen früheren Annahmen bei neuropathischen Schmerzen durchaus wirksam, allerdings sind oft hohe Dosen erforderlich. In erster Linie kommen aber bei neuropathischen Schmerzen aufgrund ihres Wirkmechanismus die zu den Koanalgetika zählenden Antidepressiva und Antikonvulsiva zum Einsatz, da sie in der Lage sind, die irregulären Nervenentladungen zu blockieren.

▶ Pathophysiologie des noziplastischen Schmerzes

Die Verbindungen innerhalb des Nervensystems sind nicht starr, sondern können aufgrund von Lernprozessen Veränderungen unterliegen.

Mithilfe der neuronalen Plastizität ist das menschliche Gehirn formbar:

Die wiederkehrende Verarbeitung der immer gleichen Information sorgt dafür, dass sich informationsverarbeitende Nervenzellen intensiver miteinander verbinden und eine Art Bahn bilden, über die die jeweilige Information schneller an das Gehirn weitergegeben werden kann. Informationen, die auf diese Weise aufgenommen und verarbeitet werden, werden zunächst im Kurzzeitgedächtnis und schließlich im Langzeitgedächtnis abgespeichert, wo sie jederzeit abgerufen werden können, solange die "Bahn" besteht.

Entstehung: Der Prozess der Bahnung erfolgt immer nach demselben Schema, und zwar unabhängig davon, ob wir Vokabeln für eine Fremdsprache lernen oder eine Körperstelle einen Schmerzreiz an das Gehirn meldet. In beiden Fällen durchlaufen elektrische Impulse das Nervensystem und werden an das Gehirn weitergeleitet, wo sie durch Thalamus und Hippocampus verarbeitet und "sortiert" werden. Der Hippocampus ist gewissermaßen das Zentrum für Lern- und Gedächtnisprozesse und die zentrale Verschaltungsstelle des limbischen Systems: Wird eine Information wiederholt an das Gehirn geleitet, legt er im Rahmen der Langzeitpotenzierung eine Gedächtnisspur bzw. Bahn an, die die Informationsverarbeitung optimiert. Deshalb kann, wenn die Bahn oft genug durchlaufen worden ist, allein der Gedanke an einen Schmerz im Gehirn bereits sämtliche Reaktionen hervorrufen, die auf einen "echten" Schmerz folgen – auch wenn gerade gar kein Schmerz auftritt.

Erfolgt die Bahnung und in der Folge der Lernprozess also nicht beim Vokabel-Lernen, sondern aufgrund eines andauernden akuten Schmerzreizes, brennt sich dieser in die aktiven Nervenzellen ein.

Das Gehirn erkennt ein Muster und die Gedächtnisbildung setzt ein: Selbst, wenn kein akuter Schmerz mehr vorhanden ist oder die Ursache des Schmerzes erfolgreich behandelt wurde, kann der Schmerzreiz weiterhin an das Gehirn gemeldet werden, das die Information entsprechend verarbeitet und Alarm schlägt – das Schmerzgedächtnis gaukelt dem Organismus den Schmerz gewissermaßen vor.

Das Gehirn ist jedoch nicht mehr dazu in der Lage, Schmerz von Nicht-Schmerz zu unterscheiden, weil es das Phänomen "Schmerz" als gelernte Information abgespeichert hat.

Schmerzursachen bei Tumorpatienten

Für eine erfolgreiche Schmerztherapie in der palliativen Medizin muss neben der Schmerzart selbstverständlich auch die Schmerzursache mit in die Therapieentscheidung einbezogen werden (☞ Tab. 8.52). Dabei ist zu berücksichtigen, dass nicht alle therapiebedürftigen Schmerzzustände in der palliativen Medizin direkte Folge der Tumorerkrankung sind (☞ Tab. 8.53).

Nur ein Teil der von den Patienten mit palliativem Behandlungsbedarf beklagten Schmerzen wird direkt durch die Grundkrankheit, in der Regel die Tumorerkrankung, verursacht (tumorbedingt 60-90 %). Daneben stehen die indirekt durch die Grunderkrankung verursachten Schmerzen (tumorassoziierter Schmerz, 5-20 %). Dazu kommen als Folge therapeutischer Maßnahmen auftretende Schmerzen (therapiebedingt 10-25 %) sowie von der die palliative Situation verursachenden Erkrankung völlig unabhängige Schmerzen (tumorunabhängig, ca. 10 %).

Schmerzanamnese

Von entscheidender Bedeutung für die Auswahl der wirksamsten medikamentösen (oder auch nichtmedikamentösen) Schmerztherapie ist die sorgfältige Schmerzanamnese (☞ Tab. 8.56). Ziel ist es, die Art des Schmerzes, nach Möglichkeit seine Ursache, die auslösenden Faktoren, das Ausmaß der schmerzbedingten Beeinträchtigung des Kranken und Ergebnisse früherer Therapien in Erfahrung zu bringen (☞ Tab. 8.54).

Da es sich bei den meisten palliativ zu behandelnden Erkrankungen um rasch fortschreitende Verläufe handelt, muss diese Evaluierung immer wieder bei Bedarf auch sehr kurzfristig stattfinden, um die Schmerztherapie an die sich rasch ändernden Gegebenheiten anzupassen.

Insbesondere im Endstadium der Erkrankung kann es erforderlich sein, die schmerztherapeutischen Maßnahmen mehrfach täglich anzupassen, wobei dann oft auch der Applikationsweg von der sonst zu bevorzugenden oralen Medikamenteneinnahme zu einem Verfahren der parenteralen Therapie umgestellt werden muss.

In der Terminalphase der Erkrankung ist eine direkte Kommunikation mit dem Kranken oft nicht mehr möglich, so dass das Ausmaß der Schmerzen geschätzt werden muss. Der genauen Fremdbeobachtung, insbesondere durch die Pflegepersonen, kommt hierbei eine große Bedeutung zu. Schmer-

Schmerztyp	Schmerzursache	Lokalisation	Besonderheit
Nozizeptiv			
somatisch	In den Knochen, Weichteilen, Muskeln, Sehnen, Gelenken.	Meist gut lokalisierbar, scharf begrenzt, stechend.	Dauerschmerzen, oft mit bewegungsabhängigen Schmerzspitzen, oft mit vegetativen Symptomen einhergehend.
viszeral	In den inneren Organen.	Meist schlecht lokalisierbar, auch an anderer Stelle gefühlt (Head-Zonen).	
Neuropathisch peripher zentral sympathisch	Schädigung oder Irritation des Nervensystems.	Versorgungsgebiet der betroffenen Struktur.	Meist mit neurologischen Störungen einhergehend.
Mixed pain = Schmerz mit neuropathischen plus nozizeptiven Anteilen	Ischämie. Knochenmetastasen.		
Somatoform	Störung der Schmerzverarbeitung.	Häufig multilokulär.	Ohne adäquaten körperlichen Befund.
Noziplastisch	Funktionelle und strukturelle Veränderungen im nozizeptiven System.	Sehr variabel.	

Tab. 8.52: Schmerzarten bei Tumorleiden (detailliert).

<table>
<tr><th colspan="2">Tumorbedingte Schmerzen (60-90 %)</th></tr>
<tr><td colspan="2">• Knochen- und Weichteilinfiltration.
• Kompression und Infiltration von Nerven-, Blut- und Lymphgefäßen.
• Tumornekrose an Schleimhäuten mit Ulceration und Perforation.
• Herdödem.
• Mediatorenfreisetzung aus Tumorgewebe.</td></tr>
<tr><th colspan="2">Tumorassoziierte Schmerzen (5-20 %)</th></tr>
<tr><td>• Aszites.
• Pilzinfektionen.
• Paraneoplastisches Syndrom.</td><td>• Herpes zoster.
• Venenthrombose.
• Dekubitus.</td></tr>
<tr><th colspan="2">Therapiebedingte Schmerzen (10-25 %)</th></tr>
<tr><td colspan="2">• Nach OP: Nervenläsion, Vernarbung, Abszess, Ödem, Phantomschmerz.
• Nach Chemotherapie: Neuropathie, Entzündung, Mukositis, Paravasate.
• Nach Radiatio: Mukositis, Neuropathie, Fibrose, Osteoradionekrose.</td></tr>
<tr><th colspan="2">Tumorunabhängige Schmerzen (3-10 %)</th></tr>
<tr><td colspan="2">• Tumorpatienten können selbstverständlich an anderen chronisch schmerzhaften Erkrankungen wie Migräne, Blasenentzündung, Rückenschmerzen u.a. leiden!
• Diese müssen bei der Therapie mitberücksichtigt werden!</td></tr>
</table>

Tab. 8.53: Schmerzursachen bei Tumorpatienten.

zen werden bei Fremdeinschätzung häufiger mehr unter- als überschätzt! Bei Unklarheit, ob der moribunde oder bewusstseinsgetrübte Mensch unter Schmerzen leidet, kann eine probatorische Morphingabe in situationsangepasster Dosis ex juvantibus hilfreich sein.

Der Schmerz ist zu erfassen und zu dokumentieren, letzteres geschieht so weit als möglich mittels visueller (VAS), numerischer (NAS) Analogskala oder nonverbaler Ratingskala (NRS), wobei die Schmerzstärke auf einer Skala von 0 (kein Schmerz) bis 10 (stärkster vorstellbarer Schmerz) eingeschätzt wird.

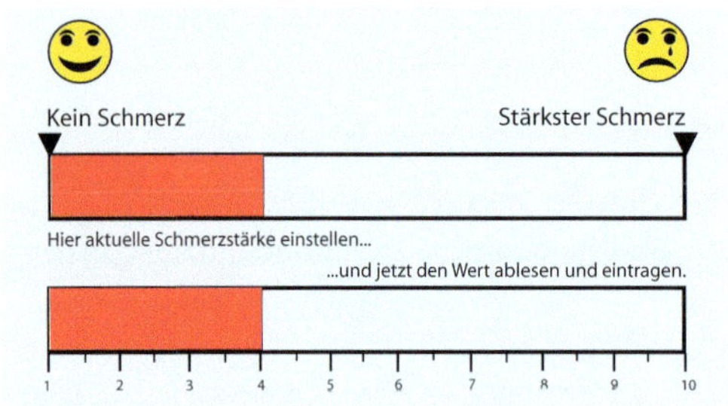

Abb. 8.17: Oben: Visuelle Analogskala (VAS), unten: numerische Analogskala (NAS) (nach H.-B. Sittig 2005).

- Keine Schmerzen.
- Leichter Schmerz.
- Mäßiger Schmerz.
- Starker Schmerz.
- Sehr starker Schmerz.
- Stärkster vorstellbarer Schmerz.

Tab. 8.55: Verbale Rating Scale (VRS).

Dabei ist zu berücksichtigen: Schmerzen sind grundsätzlich immer subjektiv und werden durch biologische, psychische, soziale und spirituelle Aspekte moduliert!

Deshalb ist neben der Schmerzintensität bzw. Schmerzstärke auch immer die Schmerzerträglichkeit mittels einer der oben genannten, entsprechend modifizierten Skalen zu erfragen und zu dokumentieren (☞ Abb. 8.17 und Tab. 8.55).

In Absprache mit dem Kranken sind vor Therapiebeginn ein individuelles, realistisches Therapieziel und ein individueller Interventionspunkt festzulegen. Dies bedeutet, sobald der Schmerz dieses vorher vereinbarte Ausmaß erreicht, muss die Schmerztherapie erneut angepasst werden. Häufig tendieren Tumorpatienten allerdings zur Dissi-

Typische Angaben bei Nozizeptorschmerz	
Somatisch: Knochen, Muskulatur, Haut ...	Meist hell, klar lokalisiert, aber auch dumpf, oft bewegungs- und belastungsabhängig.
Visceral: parenchymatöse Organe, Hohlorgane ...	Schlecht lokalisiert, dumpf, kolikartig, oft mit vegetativen Sensationen einhergehend.
Ischämisch: Extremitäten, Herz, Darm ...	Lageabhängig, belastungsabhängig.
Typische Abgaben bei neuropathischen Schmerzen	
Peripher: Projektion ins Versorgungsgebiet des betroffenen Nerven.	Brennend, einschießend.
Spinal: Projektion je nach betroffener Struktur/ Dermatom.	Brennend, einschießend.
Zerebral: Projektion in große Körperregionen (z.B. Halbseitenschmerz).	Brennend, einschießend.
Sympathisch: Ausbreitungsgebiet unspezifisch.	Brennend, einschießend.

Tab. 8.54: Unterscheidung Nozizeptorschmerz/neuropathischer Schmerz.

mulation, da eine Zunahme der Schmerzen mit einem Fortschreiten der lebensbedrohlichen Erkrankung assoziiert wird.

- *"Wo?"* = Lokalisation.
- *"Wohin?"* = Ausstrahlung.
- *"Wie?"* = Qualität, Intensität, Erträglichkeit.
- *"Wann?"* = zeitlicher Verlauf.
- *"Wodurch?"* = modulierende Faktoren.
- *"Warum?"* = Kausalzusammenhänge.
- *"Womit?"* = z.B. Übelkeit, Obstipation, Unruhe.
- *"Was?"* = beeinflusst den Schmerz.

Tab. 8.56: Basisfragen der Schmerzanamnese.

Weitere sinnvolle Fragen, die es zu beantworten gilt:

- Was kann der Patient aufgrund der Schmerzen nicht mehr machen?
- Welche sonstigen Symptome treten im Zusammenhang mit den Schmerzen auf?
- Welche physischen, psychischen und sozialen Symptome bestehen zusätzlich?
- Welche Bedeutung hat der Schmerz für den Patienten?
- Wie steht es um den Nachtschlaf?
- Welche Begleiterkrankungen, Organinsuffizienzen und Beeinträchtigungen liegen bei dem Patienten vor?
- Welche Komplikationen und Schmerzen sind im weiteren Therapieverlauf zu erwarten?
- Welche Therapien und Medikamente bekommt der Patient zurzeit?
- Welche Vorerfahrungen hat der Patient mit welchen Therapien?
- Welche Allergien/Unverträglichkeiten hat der Patient?
- Was weiß der Patient?
- Was wissen die Zugehörigen des Patienten?
- Welche Therapierwartung hat der Patient?
- Welche Therapierwartung haben die Zugehörigen des Patienten?
- Was ist das Therapieziel des Patienten?
- Was ist das Therapieziel der Zugehörigen des Patienten?
- Was möchte der Patient, das wir jetzt tun?

Die Auswahl der Therapiemethode bzw. des Medikamentes richtet sich nach:

- Art, Schwere und Erträglichkeit des Schmerzes.
- Krankheitsstadium.
- Begleiterkrankungen.
- den Wünschen des Patienten.
- den medizinischen Möglichkeiten.

Grundregeln für die medikamentöse Schmerztherapie in der Palliativmedizin

Die Schmerztherapie bei Patienten mit palliativem Behandlungsbedarf folgt im Prinzip den Grundregeln der Therapie chronischer Schmerzen, das heißt, die Medikamente werden gemäß der Schmerzursache mechanismenorientiert ausgesucht, die Basis des medikamentösen Konzeptes bilden lang wirkende retardierte Analgetika, wobei der Applikationsweg, solange dies möglich ist, nicht-invasiv sein soll und in erster Linie orale Medikamente zum Einsatz kommen sollen. Gegebenenfalls kann bei Schluckstörungen und stabilen Schmerzzuständen auf eine transdermale Analgetika-Applikationsform ausgewichen werden, wo diese zur Verfügung steht.

Grundsätzlich soll die Medikation nach einem festen Zeitschema (by the clock) und individuell nach Schmerzstärke gegeben werden. Dadurch soll eine gleichmäßige Schmerzlinderung über 24 Stunden angestrebt werden. Dies ist jedoch nur bei einem weitgehend gleichmäßigen Schmerzniveau allein durch lang wirkende Medikamente zu erreichen. Dem chrono-biologischen Verlauf und tageszeitlichen Schwankungen der Schmerzen muss Rechnung getragen werden (Ist der Schmerz nachts stärker als tagsüber ? Oder tagsüber stärker als nachts?).

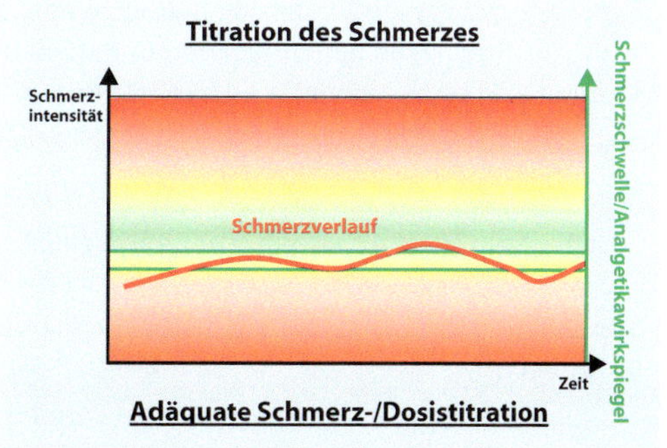

Abb. 8.18: Titration des Schmerzes (nach H.-B. Sittig 2005).

Durchbruchschmerz

In der Realität kommt es jedoch spontan, ohne erkennbaren Grund oder zum Beispiel abhängig von Belastungen oder therapeutischen Maßnahmen (wie Verbandwechsel oder Lagerungsmaßnahmen) im Laufe des Tages immer wieder zu Schmerzspitzen und Durchbruchschmerzen, die zusätzliche Maßnahmen erfordern (☞ Tab. 8.57).

Anamnese des Durchbruchschmerzes

- Intensität.
- Lokalisation.
- Schmerzcharakter.
- Zeitliche Charakteristik.
- Häufigkeit.
- Zeitdauer bis Schmerzmaximum.
- Dauer.
- Zusammenhang mit einer Opioidtherapie.
- Schmerzen vorhersehbar.
- Schmerzverstärkende Faktoren.
  - Keine Bewegung.
  - Willkürliche Bewegung.
  - Unwillkürliche Bewegung.

Definition des Durchbruchschmerzes nach Coluzzi

Durchbruchschmerzen bezeichnen eine vorübergehende Exazerbation von chronischen Schmerzen bei Tumorpatienten, deren chronische Tumorschmerzen bereits mit Opioiden als Erhaltungstherapie behandelt werden und ansonsten unter Kontrolle gebracht sind.

Schmerzspitzen oder der "end of dose pain" werden mit der nicht-retardierten Form des auch sonst verwendeten Medikamentes als Rescue-Medikation (z.B. SAO, short acting opioid, z.B. Morphintropfen, Hydromorphon akut) behandelt. Hierzu wird im Allgemeinen etwa ein Sechstel der oralen Tagesdosis in schnell und kurz wirksamer Form verordnet. Beim immer wieder auftretenden "end of dose pain" sollte entweder das Dosisintervall anpasst werden (von z.B. 12- auf 8-stündlich oder von 8- auf 6-stündlich) oder die Retarddosis (von z.B. 8-stündlich 20 mg Morphin retard auf 8-stündlich 30 mg Morphin retard) moderat erhöht werden. Bei vorhersehbaren Schmerzspitzen (z.B. Waschen und Lagern) sollte die Medikation in ausreichend langer Zeit vor der Belastung gegeben werden (präemptiv), damit das Wirkmaximum des Medikamentes zum Zeitpunkt der Belastung erreicht ist. Die Applikationsform hängt vom Einzelfall ab. Nicht-invasive Verfahren sollten bevorzugt werden. Dies ist aber nicht immer möglich.

Die Gabe von Rescue-Medikation ist zu dokumentieren, eine hohe Einnahmefrequenz erfordert eine Analyse der Ursache: Denkbar wäre eine unzureichende Basistherapie oder eine schmerzhafte Komplikation der Erkrankung, aber auch Unsicherheit, Angst oder Depression können zu einem vermehrten Gebrauch an Zusatzmedikation führen.

Schmerzspitzen
Schmerz, der temporär stärker ist als der chronische Dauerschmerz.
Durchbruchschmerzen (breakthrough pain)
Vorübergehende, kurzdauernde heftige Schmerzexazerbation vor dem Hintergrund eines ansonsten stabilen Schmerzgeschehens bei einem Patienten, der eine Dauertherapie mit Opioiden erhält, meist spontan und ohne erkennbare Ursache (Portenoy et al. 1990).
Incident pain
Provozierte, für den Patient meist vorhersehbare, kurzfristige Schmerzspitzen immer an der selben Stelle, meist bei oder nach Belastung (Coombs 1988).
Schmerzattacken
Meist neuropathische Schmerzen, unregelmäßig einschießende Schmerzen im Versorgungsgebiet eines Nervens.
End of dose pain
Immer wieder auftretende Schmerzexazerbation zum Ende des Dosierungsintervalles.

Tab. 8.57: Verschiedene Definitionen und Ursachen von Durchbruchschmerzen.

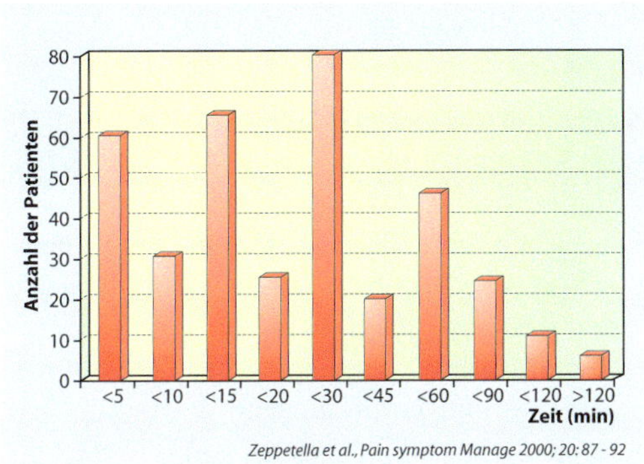

Abb. 8.19: Dauer von Durchbruchschmerzattacken von Krebspatienten im Hospiz.

Durchbruchschmerzen (DBS, breakthrough pain) sind in der Regel nicht vorhersehbare und unvermittelt auftretende, sehr heftige, sehr kurz andauernde und schnell wieder abklingende Schmerzen (meist nicht länger als 30 Minuten) im Rahmen einer sonst zufriedenstellenden Opioiddauertherapie (☞ Abb. 8.19). Diese DBS werden aufgrund ihrer schnellen Dynamik mit den ROO (rapid onset opioid = Hydromorphin i.v., Oxycodon i.v., Fentanyl nasal, buccal, orotransmukosal, sublingual) behandelt.

PACE TIPP!

Bei der medikamentösen Schmerztherapie in der Palliativmedizin sind also folgende Aspekte besonders zu berücksichtigen:

- Schmerzmechanismus.
- Geeignete Applikationsform.
- Exakte Einnahmeanleitung.
- Bevorzugung oraler Therapieformen.
- Festgelegte individuelle Dosierungen.
- Regelmäßige Einnahme nach festem Zeitschema entsprechend der Wirkdauer des verordneten Medikamentes.
- Dosistitration mit kurzwirksamen Analgetika, SAO (short acting opioids).
- Verordnung von schnell- und kurzwirksamer Zusatzmedikation für den Bedarfsfall.
- Therapie von Durchbruchschmerzen (DBS) in Abhängigkeit von der Dauer und Stärke des DBS: mit SAO (short acting opioids) oder ROO (rapid onset opioids).
- Kontrollierte Dosisanpassung an den Krankheitsverlauf.
- (Prophylaktische) Therapie von Nebenwirkungen der gewählten Medikamente.
- Dosisanpassung bei gestörter Leber- oder Nierenfunktion.
- Welche erkrankungsbedingten Komplikationen und/oder Nebenwirkungen sind wahrscheinlich und müssen vorausschauend mit eingeplant werden (z.B. Schluckunfähigkeit, Koma, Hyperkalzämie, Obstipation bis zur nicht operablen enteralen Obstruktion)?
- Wie viele Medikamente/Einnahmezeiten sind für den Patienten (noch) zumutbar?
- Ist die Medikamenteneinnahme/-gabe durch den Patienten allein möglich oder braucht er professionelle Hilfe (Beispiel: Blisterpackungen, Schutzfolien bei transdermalen Systemen oder viele Kinderverschlüsse sind für Patienten mit einer schweren Polyneuropathie oder Arthropathie nicht handhabbar)?
- Regelmäßiger Kontakt zum Patienten zur Kontrolle von Wirkung und Nebenwirkung.

8.13.2.2.3. Nicht-Opioide

Nicht-Opioide in der Palliativmedizin – Medikamente der WHO-Stufe I (☞ Tab. 8.58)

- Paracetamol,
- ASS,
- Novaminsulfon,
- NSAR,
- Coxibe.

Diese Nicht-Opioid-Analgetika können allein oder in Kombination mit Opioiden oder/und Koanalgetika gegeben werden.

Die Kombination und gleichzeitige Gabe verschiedener Nicht-Opioid-Analgetika ist nicht sinnvoll und wegen meist kumulierender Nebenwirkungen zu vermeiden.

Dosislimitierend sind auftretende Nebenwirkungen oder ein unzureichender Effekt.

Bei typischen Nozizeptorschmerzen (entzündungsbedingten, muskuloskelettalen Schmerzen, Gallenkolik) wirken die Nichtopioidanalgetika im Allgemeinen besser als Opioidanalgetika.

Paracetamol

- Einzeldosis 500 mg bis maximal 1.000 mg.
- Tageshöchstdosis 3.000 (-4.000) mg.
- Gewichtsadaptation!
- Wirkeintritt nach 15-30 Minuten.
- Wirkdauer 4 Stunden.
- Als Kapsel, Brausetablette, Tablette, Saft, Sirup, Supp. oder Infusionslösung verfügbar.
- Niedrige Potenz.
- Gute gastointestinale Verträglichkeit.
- Cave: stark lebertoxisch (bei Erwachsenen ab 6-8.000 mg Lebernekrosen!).
- Kontraindiziert bei vorbestehender Leberschädigung.
- Keine Kombination mit z.B. Carbamazepin.
- Allergische Hautreaktionen.
- Auch zentraler Wirkmechanismus (Prostaglandinsynthesehemmung im Gehirn, unabhängig von den Opioiden).
- Antipyretisch und nur schwach analgetisch.
- Der Paracetamol-Metabolismus ist alters- und dosisabhängig.
- Inhibitor des CYP 450 3A4.
- Eher Reserveanalgetikum bei Allergie gegen andere Analgetika.

Acetylsalicylsäure

- Einzeldosis bis maximal 1.000 mg.
- Tageshöchstdosis 6.000 mg.
- Wirkdauer 4 Stunden.
- Unselektiver Cyclooxygenase-Hemmer.
- Gute Wirkung bei starken Nozizeptorschmerzen (entzündungsbedingte Schmerzen, Gelenk- und Knochenschmerzen).
- Immer (oft aber inapparente) gastrointestinale Nebenwirkungen/Blutungen.
- Cave: Gerinnungshemmung!
- Asthma als Kontraindikation.
- In der Palliativmedizin wegen der Nebenwirkungen kaum oder nur kurzfristig gebräuchlich.

Novaminsulfon = Metamizol

- Einzeldosis 1.000 mg.
- Tageshöchstdosis 6 g (kurzfristig bis 9 g).
- Wirkeintritt 0,5-1 Stunde.
- Wirkdauer 4 Stunden.
- Subkutan-Infusion möglich, z.B. 5 g/24 h in 50 ml NaCl 0,9 %.
- Retardierte Zubereitung steht nicht zur Verfügung.
- Tropfen in wässriger oder in alkoholischer Lösung (cave: oft Übelkeit durch Lösungsvermittler der alkoholischen Lösung).
- Wirkmechanismus zentral und peripher nach wie vor nicht endgültig geklärt.
- Sehr gute Wirkung bei nozizeptiv-visceralen und kolikartigen Schmerzen, Fieber.
- Keine gastrointestinalen Nebenwirkungen (aber: bei den Tropfen wird oft mit Erbrechen reagiert: dann auf Tbl. [oder i.v.-Applikation] umstellen).
- Gute Kombinierbarkeit mit Opioid-Analgetika und Koanalgetika.
- Theoretische Möglichkeit der Agranulozytose (bei ca. 1:2,4 Mio. Anwendungen, sehr widersprüchliche Angaben) in der Palliativmedizin von untergeordneter Bedeutung.
- Cave: Blutdruckabfall bei schneller intravenöser Applikation!
- Häufig Schwitzen.
- Allergische Hautreaktionen.
- Dosisreduktion bei Patienten mit gestörter Leber- und Nierenfunktion.
- Kontraindikation: Erkrankungen des Knochenmarkes, Leukopenie.

Substanz	Einzeldosis	Dosisintervall	Analgetische Wirkung	Antiphlogistische Wirkung	Antipyretische Wirkung
Acetylsalicylsäure	500-1.000 mg	4-stdl.	+++	+++	+++
Metamizol	500-1.000 mg	4-stdl.	++++	+	+++
Diclofenac	50 mg	6-stdl.	++	+++	+
Diclofenac retard	100 mg	8- bis 12-stdl.	++	+++	+
Ibuprofen	400-600 mg	6- bis 8-stdl.	++	+++	+
Ibuprofen retard	600-800 mg	8- bis 12-stdl.	++	+++	+
Naproxen	250 mg 500 mg	6- bis 8-stdl. 12-stdl.	++	+++	+
Celecoxib	100-200 mg	24-stdl.	++	+++	–
Etoricoxib	30-120 mg	24-stdl.	+++	+++	–
Paracetamol	500-1.000 mg max.TD 3 g	4- bis 8-stdl.	+	–	++

Tab. 8.58: Auswahl gebräuchlicher Substanzen der Stufe I des WHO-Stufenschemas.

Klassische nichtsteroidale Antirheumatika (NSAR)

- Sollten oral verabreicht werden.
- Gute Wirkung bei somatischen Nozizeptorschmerzen (entzündungsbedingten Knochen- oder/und Weichteilschmerzen).
- Nicht-selektive oder teilweise selektive COX-Hemmung.
- Oft stark ausgeprägte gastrointestinale Nebenwirkungen.
- Immunologische Reaktionen möglich.
- Störung der Nierenfunktion.
- Ödembildung.
- Kardiovaskuläre Nebenwirkungen.
- Patienten in schlechtem Allgemeinzustand sind anfälliger für Nebenwirkungen.
- Das relative Risiko für das Auftreten von oberen gastrointestinalen Blutungen, die "odds ratio", ist unter den verschiedenen NSAR unterschiedlich. Die odds ratio bei Aceclofenac: 1,4; Ibuprofen: 3,1; Diclofenac: 3,7; Meloxicam: 5,7; Indomethacin 10,1; Piroxicam: 15,5.
- Gastroprotektion mit PPI (Omeprazol).
- Cave: Alter über 65, Ulcusanamnese, Antikoagulation, gleichzeitige Kortikoidtherapie.
- Viele Arzneimittelinteraktionen: Aminoglykoside, Baclofen, Ciclosporin, Digoxin, Kortikosteroide, Sulfonylharnstoffe, Lithium, Methotrexat, Phenytoin, Natriumvalproat, Phenprocoumon, Zidovudin, ASS, Antazida, Barbiturate, Colestyramin, Fluconazol, Metoclopramid, Probenecid, Rifampicin, Ritonavir.
- Oberhalb der empfohlenen Maximaldosis keine analgetische Wirkverstärkung.

Diclofenac

- Einzeldosis 25-100 mg oral/100 mg Supp..
- Tagesdosis maximal 150(-200) mg.
- Wirkeintritt 20-30 Minuten.
- Wirkdauer 8 Stunden, Resinat: 12 Stunden, Retardpräparate bis 24 Stunden.
- Zahlreiche Applikationsformen.
- Nichtretardierte Applikationsform wird von der EMA = European Medicines Agency (Europäische Arzneimittel Agentur) empfohlen.
- Cave: Diclofenac niemals i.m. applizieren! (Wirkt i.m. nicht(!) schneller oder besser als oral).
- In einigen Zentren in England wird 150 mg Diclofenac kontinuierlich über eine 24-stündige s.c.-Infusion bei Patienten verabreicht, wenn ein alternativer Applikationsweg zur oralen Gabe erforderlich ist. Es darf nicht mit anderen Arzneimitteln vermischt werden und muss über eine separate Spritzenpumpe verabreicht werden.
- Methotrexat-Toxizität wird erhöht.
- Cox-2- zu Cox-1-Hemmung = 3:1.

Ibuprofen

- Einzeldosis 200-600(-800) mg.
- Tageshöchstdosis maximal 1.200-2.400 mg.

- Wirkeintritt nach 20-30 Minuten.
- Wirkdauer 4-8 Stunden.
- Zahlreiche Applikationsformen (z.B. Kindersaft, Trinkgranulat, Tablette, Retardtablette, Brausetablette, Suppositorium, Creme, Gel).
- Nichtretardierte Applikationsform wird von der EMA empfohlen.
- Cox-2- zu Cox-1-Hemmung = 5:1.
- Sehr sicheres Analgetikum, unter Ibuprofen-Monotherapie bislang keine Todesfälle.
- Von allen NSAR die geringsten Nebenwirkungen.
- Nicht zeitgleich mit ASS verabreichen (ca. 4 h Abstand wegen Wirkabschwächung).

Andere NSAR

- **Naproxen**: Einzeldosis 500 mg, WD 12 Stunden.
- **Dex-Ibuprofen**: Einzeldosis 400 mg, WD 8-12 Stunden.
- **Meloxicam**: Einmaldosis 7,5-15 mg, WD 12-24 Stunden.
- **Indomethacin**: Einmaldosis 25-100 mg, WD 8-12 Stunden, cave: zentrale NW!

Coxibe

Die Wirkstoffgruppe der selektiven Cyclooxygenase-II-Hemmer wurde unter der Vorstellung entwickelt, dass diese Substanzen zwar die erwünschte Hemmung der Schmerz- und Entzündungsreaktion bewirken, die negativen Folgen der gemischten Cox-I-/Cox-II-Hemmer auf die Schleimhaut des oberen Gastrointestinaltraktes jedoch vermieden werden sollten. In der Folge ließ sich dies auch nachweisen, es traten jedoch vermehrt kardiovaskuläre Nebenwirkungen sowie Störungen der Nierenfunktion auf, so dass einige Vertreter dieser Wirkstoffgruppe inzwischen vom Markt genommen wurden.

Allerdings scheinen diese unerwünschten Wirkungen nicht nur bei selektiven Cox-II-Hemmern, sondern auch bei klassischen NSAR aufzutreten.

Demzufolge kann heute folgende **Empfehlung** ausgesprochen werden:

- Eine Kombination von Coxiben mit sauren Antiphlogistika ist obsolet.
- Sowohl NSAR wie auch Coxibe nur kurzzeitig, nicht retardiert und so niedrig dosiert wie möglich einsetzen (EMA).
- Wenn weder gastrointestinale noch kardiale Risikofaktoren vorliegen, sollten klassische NSAR eingesetzt werden.
- Bei hohem gastrointestinalem Risiko
  - entweder klassisches NSAR plus Zugabe eines Protonenpumpenhemmers (PPI) **oder**
  - Coxibe.
- Bei kardiovaskulärem Risiko wie Hypertonus, Myokardinfarkt oder Apoplex in der Anamnese sind Coxibe kontraindiziert, gegebenenfalls klassisches NSAR mit Zugabe von niedrig dosiertem ASS, letzteres in der palliativen Situation möglicherweise entbehrlich.
- Wenn sowohl kardiale als auch gastrointestinale Risiken bestehen, NSAR nach Möglichkeit meiden, gegebenenfalls NSAR plus PPI plus ASS (ggf. zeitversetzt). In der palliativen Situation bietet sich die Kombination eines Opioid der Stufe III mit hochdosiertem Metamizol an.
- Bei renalem Risiko: regelmäßige Kontrolle von Kreatinin-Clearance.

Celecoxib und Etoricoxib

Diese beiden selektiven Cox-2-Hemmer (Cox-2- zu Cox-1-Hemmung bei Celecoxib 8:1, bei Etoricoxib 100:1) sind in Deutschland auf dem Markt verblieben.

Dosierung bei Arthrose:

- Celecoxib: 1 × 100 mg bis 200 mg p.o..
- Etoricoxib: 1 × 60 mg bis 120 mg p.o..

PACE TIPP!

Nicht-Opioide sollten möglichst in der empfohlenen Höchstdosis verabreicht werden (maximale Analgesie bei statistisch vertretbarem Risiko). Eine weitere Dosissteigerung erhöht das Risiko von Nebenwirkungen, eine zu geringe Dosis schöpft das Wirkprofil nicht aus.

Die Verwendung von Kombinationspräparaten, die in der Gruppe der Nichtopioidanalgetika in großer Zahl von der pharmazeutischen Industrie angeboten werden, ergibt keine Vorteile, kann jedoch aufgrund unerwünschter Nebenwirkungen sowie Kumulation von Komponenten mit langer Halbwertzeit zu vermeidbaren Schwierigkeiten führen. Ein weiterer Nachteil besteht darin, dass die Einzelkomponenten oft zu niedrig dosiert sind.

8.13.2.2.4. Opioide

Der Begriff Opium leitet sich ab von dem griechischen Wort "Opos", der Saft (der Mohnblume, ☞ Abb. 8.20).

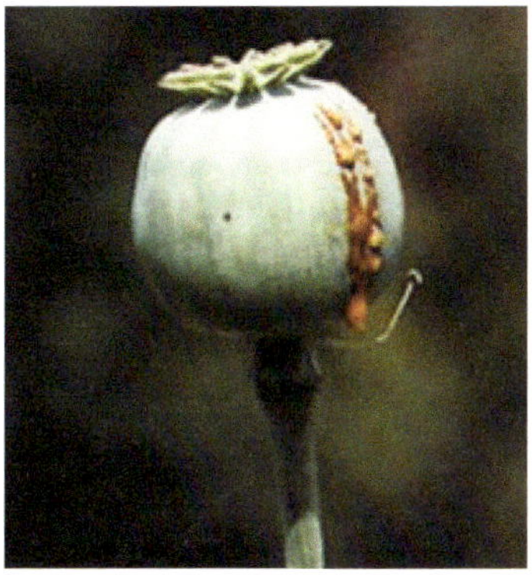

Abb. 8.20: Opiumknolle (Archiv H.-B. Sittig).

Opiate sind Inhaltsstoffe des Opium (Saft aus Schlafmohn). **Opioide** sind synthetische/teilsynthetische Substanzen mit opiatähnlicher Wirkung. **Opiate und Opioide** entfalten ihre Wirkung durch Bindung an Opioidrezeptoren.

▶ Periphere Wirkungen von Opioiden/Opiaten

- Rufen durch die Freisetzung des Allergiehormons Histamin Hautrötung, Urtikaria und Juckreiz, sowie bei Asthmatikern eine Bronchienverengung hervor.
- Steigern die Muskelanspannung des Magen-Darm-Trakts:
  - Verzögern die Magenentleerung.
  - Reduzieren die Darmbewegung → Obstipation.
  - Führen zur Stauung der Galle.
  - Erschweren die Harnblasenentleerung.
- Verringern die Muskelanspannung der Blutgefäße → Blutdrucksenkung.

▶ Zentrale Wirkung von Opioiden/Opiaten

- Setzen die Schmerzempfindung durch Bindung an Opioidrezeptoren herab.
- Reduzieren die geistige Aktivität.
- Erhöhen die Stimmungslage.
- Beseitigen Konflikt- und Angstgefühle.
- Hemmen das Atemzentrum.
- Hemmen das Hustenzentrum.
- Lösen zunächst durch Stimulation des Brechzentrums Übelkeit und Erbrechen aus, verschwindet aber später wieder durch Hemmung des Brechzentrums.
- Rufen eine Pupillenverengung hervor.

▶ Analgesie und Antinozizeption

- Opioide bewirken eine Beeinflussung der Schmerzleitung und der Schmerzwahrnehmung, während die Empfindung anderer Reize (z.B. Berührung) nahezu unbeeinflusst bleiben.
- Opioide hemmen an verschiedenen Stellen gleichsinnig die Funktion des nozizeptiven Systems, indem die aus der Peripherie stammenden Erregungsimpulse vermindert weitergeleitet werden.
- Opioide hemmen im Bereich der präsynaptischen Membran die Freisetzung von exzitatorischen Erregerstoffen (Substanz P, Glutamat,...).
- Opioide bewirken im Bereich der postsynaptischen Membran eine Hyperpolarisation (= Heraufsetzen der Erregbarkeit).
- Opioide aktivieren das körpereigene, deszendierende, schmerzmodulierende Hemmsystem. So kommt es zu einer verminderten spinalen Erregungsübertragung.
- Opioide sind infolge der summarischen Hemmwirkungen auf verschiedenen Ebenen bei somatischen Schmerzen stärker wirksam als andere Analgetika.
- Opioide sind nicht indiziert bei Migräne oder Kopfschmerzen (außer tumorbedingt).
- Opioide sind nicht das Medikament der ersten Wahl bei Schmerzen durch ossäre Metastasen, neuropathischen Schmerzen, myofaszialen Muskelschmerzen.
- Die Kombination von schwach- oder mittelstark wirksamen Opioiden der WHO-Stufe II mit stark wirksamen Opioiden der WHO-Stufe-III wird **nicht** empfohlen.
- Die Kombination von μ-Agonisten mit μ-Partial-Antagonisten sollte vermieden werden.

▶ Unerwünschte Arzneimittelwirkungen (UAW)

Häufig auftretend:

- Obstipation,
- Nausea,
- Emesis,
- Müdigkeit.

Selten auftretend:

- Juckreiz,
- Schwitzen,
- Myoklonien,
- Halluzinationen,
- Albträume,
- Atemdepression.

Viele UAWs lassen sich durch prophylaktische Therapie reduzieren bzw. vermeiden.

Schwach wirksame Opioide (ehemals WHO-Stufe II, ☞ Tab. 8.59)

- Tramadol,
- Tilidin mit Naloxon,
- Codein/Dihydrocodein.

Therapie mit schwach wirksamen Opioiden, ehemals der WHO-Stufe II

Beim Übergang von WHO-Stufe I zu WHO-Stufe II wird das schwache Opioid in der Regel zusätzlich verordnet und das Medikament der Stufe I beibehalten.

Dies gilt natürlich nicht, wenn der Wechsel des Analgetikums wegen nicht tolerierbarer Nebenwirkungen des Nicht-Opioids erfolgte.

Die Höchstdosen dieser schwach wirksamen Opioide sind zu beachten! Eine Überschreitung der Höchstdosis bringt keinen zusätzlichen Vorteil, es sollte dann auf Medikamente der Stufe III übergegangen werden. **Wenn sehr starke Schmerzen im weiteren Therapieverlauf zu erwarten sind, sollte gleich mit der WHO-Stufe III begonnen werden.**

Durch eine einschleichende Aufdosierung lassen sich die zentralen nervösen Effekte meist vermeiden. Übelkeit und Obstipation müssen jedoch mit Adjuvantien behandelt werden, wobei das Ausmaß dieser Nebenwirkungen sehr unterschiedlich sein kann.

Tramadol

- Tramadol ist ein Prodrug.
- Einzeldosis 50-200 mg.
- Tageshöchstdosis 600 mg.
- Zahlreiche Applikationsformen.
- Agonist am μ-Rezeptor.
- Besonderheit: Wirkung auch am NMDA-Rezeptor.
- Ein Drittel der Anwender Nonresponder (CYP-Allele).
- Dosierung limitiert durch Senkung der Krampfschwelle in hohen Dosen.
- Bei schneller i.v.-Applikation fast immer Emesis.
- Bei der Biotransformation in der Leber entstehen neben einer großen Anzahl inaktiver Metabolite auch ein aktiver Metabolit, dessen Wirkdauer derjenigen der Muttersubstanz entspricht.
- Bei älteren Menschen liegen die Plasmaspiegel nach oraler Gabe von Tramadol um nahezu 45 % über jenen bei jüngeren Patienten.
- Äquipotenzdosis: 150 mg Tramadol oral = 100 mg Tramadol s.c., i.v. = 8-10 mg Morphin s.c., i.v. = 20-25 mg Morphin p.o. (First-pass-Effekt bei Morphin 60-70 %, bei Tramadol ca. 10 %).

Tilidin plus Naloxon

- Tilidin ist ein Prodrug: Wirkstoff ist Nortilidin.
- Einzeldosis 50-200 mg.
- Tageshöchstdosis 600 mg.
- Tilidin wirkt am μ-Rezeptor als reiner Agonist.
- Naloxon wirkt als reiner Antagonist am μ-Rezeptor, wird bei enteraler Gabe in der Leber zerstört (First-pass-Effekt), Zugabe erfolgte ursprünglich, um den Missbrauch von Tilidin-Tropfen zu erschweren. Das Naloxon wirkt zwar auch an Opioidrezeptoren im Darm, da das

Substanz	Einzeldosis	Dosierungsintervall
Codein	60 mg	3-4-stündlich
Tilidin (+ Naloxon)	50-100 mg	4-stündlich
Tilidin (+ Naloxon) retard	100-200 (-300) mg	8-12-stündlich
Tramadol	50-100 mg	4-stündlich
Tramadol retard	100-200 (-300) mg	8-12-stündlich
Tramadol retard mit besonderer Galenik	100-600 mg	24-stündlich

Tab. 8.59: Dosierungsintervalle der WHO-Stufe-II-Analgetika.

Naloxon aber nicht retardiert ist, hat es keinen Effekt gegen die opioidinduzierte Obstipation.

- Cave: bei Tropfen-Applikation sehr starke psychotrope Effekte!.
- Tilidin ist von allen oral zu applizierenden Opioiden am schnellsten wirksam.
- Tilidintropfen sind BtM-pflichtig.
- Äquipotenzdosis: 100 mg Tilidin p.o. = 100 mg Tramadol p.o. = 20-25 mg Morphin p.o..

▶ Codein

- Einzeldosis 50-100 mg.
- Tageshöchstdosis 600 mg.
- Muss erst zu Morphin verstoffwechselt werden und ist als solches wirksam.
- Codein ist ein Prodrug: Die Wirkform ist Morphin; infolge genetischer Variante können 5-10 % der Mitteleuropäer Codein nicht zu Morphin metabolisieren.
- Cave: sehr starke Obstipation!
- In der Schmerztherapie nicht mehr gebräuchlich.
- Äquipotenzdosis: 100 mg Codein p.o. = 8,5 mg Morphin = 40-50 mg Tramadol.

Stark wirksame Opioide (ehemals WHO-Stufe III)

Diese unterliegen der BtM-VV (☞ Tab. 8.60).

- Morphin,
- Oxycodon (mit/ohne Naloxon),
- Hydromorphon,
- Fentanyl,
- Buprenorphin,
- L-Methadon.
- Tapentadol.

Substanz	Relative Wirkstärke
Tramadol, Tilidin	0,2
Morphin	1
Oxycodon	2
Hydromorphon	5-7,5 (je nach Freisetzung aus der unterschiedlichen Formulierung)
Fentanyl	100
Buprenorphin	70-100
Tapentadol	0,25

Tab. 8.60: Ungefähre Wirkstärken stark wirksamer Opioide im Vergleich zu Morphin (Oxycodon, Hydromorphon p.o., Fentanyl und Buprenorphin transdermal).

▶ Morphium (☞ auch Tab. 8.61-8.64)

- Standardsubstanz für die Umrechnung der Wirkäquivalenzen der unterschiedlichen Opioide.
- Zahlreiche Applikationsformen, auch topisch (z.B. als 0,1 % Morphingel), peridural und intrathekal anwendbar (☞ Abb. 8.21).
- Keine Höchstdosis.
- Cave: aktive Metabolite.
- Alle opiattyischen Nebenwirkungen.
  Häufig auftretend:
  - Obstipation,
  - Nausea,
  - Emesis,
  - Müdigkeit.

  Selten auftretend:
  - Juckreiz,
  - Schwitzen,
  - Myoklonien,
  - Halluzinationen,
  - Albträume,
  - Atemdepression.
- Kumuliert bei Nieren- oder Leberinsuffizienz.
- Adjuvante Therapie gegen Obstipation immer und Nausea zu Therapiebeginn erforderlich.
- Zahlreiche Medikamenteninteraktionen.
- Immunsuppressive Wirkung.
- BtM-VV: Höchstverschreibungsmenge für 30 Tage: 20.000 mg.

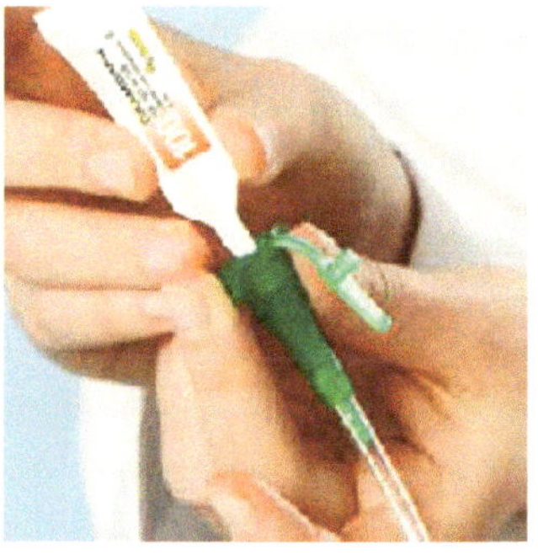

Abb. 8.21: Nichtretardierte Morphinlösung (Oramorph®). Applikation via Magensonde.

▶ Oxycodon (☞ auch Tab. 8.54, 8.55, 8.58)

- Halbsynthetisches Opioid.
- Reiner Agonist am μ-Rezeptor.
- Keine Höchstdosis.
- Keine aktiven Metaboliten.

- Viele Applikationsformen: i.v., s.c., nicht-retardierte orale Lösung, nicht-retardierte und retardierte Tabletten/Kps. Cave: orginal Oxygesic retard mit biphasischer Galenik → schnelleres Anfluten plus Retardeffekt; generisches Oxycodon retard *ohne* biphasische Galenik.
- Retardierte Applikationsform der Generikaanbieter nicht mit Alkohol zusammen einnehmen, der Retardeffekt geht dann verloren.
- Bei neuropathischen Schmerzen besser wirksam als andere Opioide.
- Tendenziell weniger Nausea und Emesis.
- Auch in Fix-Kombination mit retardierten Naloxon als Targin® erhältlich, dadurch weniger Obstipation bei opioidbedingter (!) Obstipation und andere opioidtypischen Nebenwirkungen.
- Frauen haben unter Berücksichtigung des jeweiligen Körpergewichtes im Durchschnitt eine um 25 % höhere Plasmakonzentration als Männer.
- Äquipotenzdosis: 10 mg Oxycodon p.o. = (15-) 20 mg Morphin p.o..
- Äquipotenzdosis: 2 mg Oxycodon oral = 1 mg Oxycodon i.v..
- Äquipotenzdosis: 10 mg Morphin i.v. = 10 mg Oxycodon i.v..
- BtM-VV: Höchstverschreibungsmenge für 30 Tage: 15.000 mg.

▶ Hydromorphon (☞ auch Tab. 8.61, 8.62, 8.65)

- Reiner Agonist am μ-Rezeptor.
- Keine relevanten aktiven Metaboliten.
- Keine Höchstdosis.
- Kann auch bei Nieren- und Leberinsuffizienz in angepasster Dosis eingesetzt werden.
- Besonders bei älteren und polymorbiden Patienten mit Multimedikation und in der Palliativmedizin geeignet.
- Geringeres Interaktionspotential wegen besonders geringer Plasmaeiweißbindung und CYP-unabhängige Verstoffwechselung.
- Weniger gastrointestinale und zentrale Nebenwirkungen als andere Opioide.
- Viele Applikationsformen: Retardtabletten, schnell wirkende Tabletten, Lösung zur intravenösen und subkutanen Anwendung.
- Äquipotenzdosis: 4 mg Hydromorphon p.o. = 20-30 mg Morphin p.o..
- Äquipotenzdosis: 8 mg Hydromorphon oral = 2-4 mg Hydromorphon s.c./i.v..
- BtM-VV: Höchstverschreibungsmenge für 30 Tage: 5.000 mg.

▶ Fentanyl

- Reiner Agonist am μ-Rezeptor.
- Keine Höchstdosis.
- Hochpotentes stark lipophiles Opioid.
- Verfügbar als Lösung zur i.v.-Applikation, als Lösung zur nasalen Applikation, als Pflaster (TTS), Lutschtablette (OTFC), Sublingual-Tablette und Buccal-Tablette.
- BtM-VV: Höchstverschreibungsmenge für 30 Tage: 340 mg.
- Pflastersysteme:
  - Sehr gute Patientencompliance.
  - Mehr als zwei Pflaster à 100 μg/h aber wenig praktikabel.
  - In der Terminalphase bei schlechter Durchblutung der Haut und oft fehlendem subkutanen Fettgewebe unsichere Wirkung.
  - Die verschiedenen TTS-Systeme der verschiedenen Anbieter sind oft unterschiedlich mit Fentanyl beladen (bei der Rezeptierung BtM-VV-Höchstmengen beachten!), relevant für den Patienten und die Therapie sind die μg/h-Angaben.

Nur für die Behandlung von Durchbruchschmerzen unter laufender Opioidtherapie sind sehr schnell und kurz wirksame nasale, buccale, sublinguale, oro-transmukosale (OTFC) Fentanylapplikationsformen (ROO = rapid onset opioids) zugelassen (☞ Abb. 8.22).

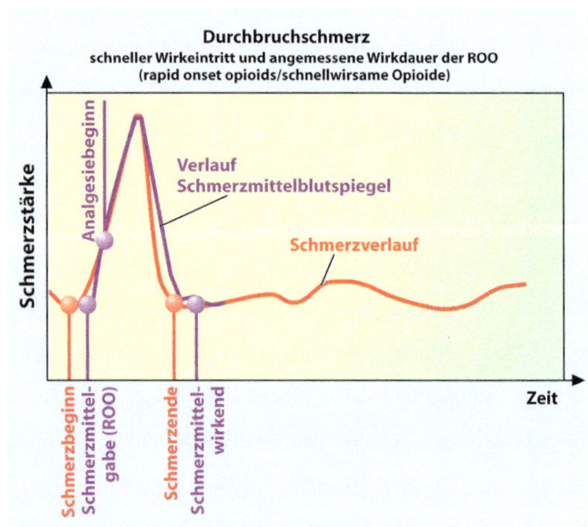

Abb. 8.22: Durchbruchschmerz.

	Morphin	Hydromorphon	Oxycodon	Buprenorphin
Bioverfügbarkeit in %				
sublingual	∅	∅	∅	55
bukkal	∅	∅	∅	28
oral	24	42	60-87	∅
Halbwertzeit in h				
	2,0	2,4	2,6	2,5
T_{max} (bis maximale Plasmakonzentration)				
sublingual				0,7
bukkal				0,8
oral	0,5-1,5	1,2	1-1,5	
oral retard	3-8	2,5	3-4	
Plasmaeiweißbindung in %				
	35	7	45	96
Metabolismus				
	3-Glukuronid 6-Glukuronid Normorphin Morphin-N-Oxid	3-Glukuronid 3-Glukosid Dihydro-isomorphin 6-Glukosid	Noroxycodon Oxymorphon	N-Dealkylierung O-Glukuronidierung N-Glukuronidierung enterohepatischer Kreislauf
beteiligte CYPs	CYP3A4	wenig CYP-abhängig	wenig CYP-abhängig	CYP3A4/5, CYP2D6
Auswirkung Enzymhemmung	Metabolismus verlangsamt	keine	gering, keine klinische Relevanz	Metabolismus verlangsamt
Auswirkung Enzyminduktion	Metabolismus beschleunigt	keine	keine	Metabolismus evtl. beschleunigt
aktive Metabolite	6-Glukuronid gegenüber Morphin 2-mal stärker wirksam, 5-fach höhere Plasmakonzentration und 2,5-fach längere HWZ (bei Niereninsuffizienz 20-fach!)		Oxymorphin, Plasmakonzentration gering, kein Beitrag zur Wirkung	
Elimination in %				
	überwiegend renal, hauptsächlich als Glukuronide	Überwiegend renal, hauptsächlich als 3-Glukuronid	renal und biliär, hauptsächlich als Metabolite	*biliär*: unverändert und Metabolite, *renal*: Metabolite, Ausscheidung über 7 Tage über Faeces, 27 % über Urin
unverändert renal	4	6	bis zu 19	sehr gering
Dosisanpassung				
ältere Menschen	Dosisreduktion	evtl. Dosisreduktion	keine	evtl. Dosisreduktion
Nierenfunktionsstörung	Dosisreduktion	evtl. Dosisreduktion	initial halbe Dosis	evtl. Dosisreduktion
Leberfunktionsstörung	Dosisreduktion	evtl. Dosisreduktion	initial halbe Dosis	evtl. Dosisreduktion

Tab. 8.61: Pharmakologische Eigenschaften oraler Opioide.

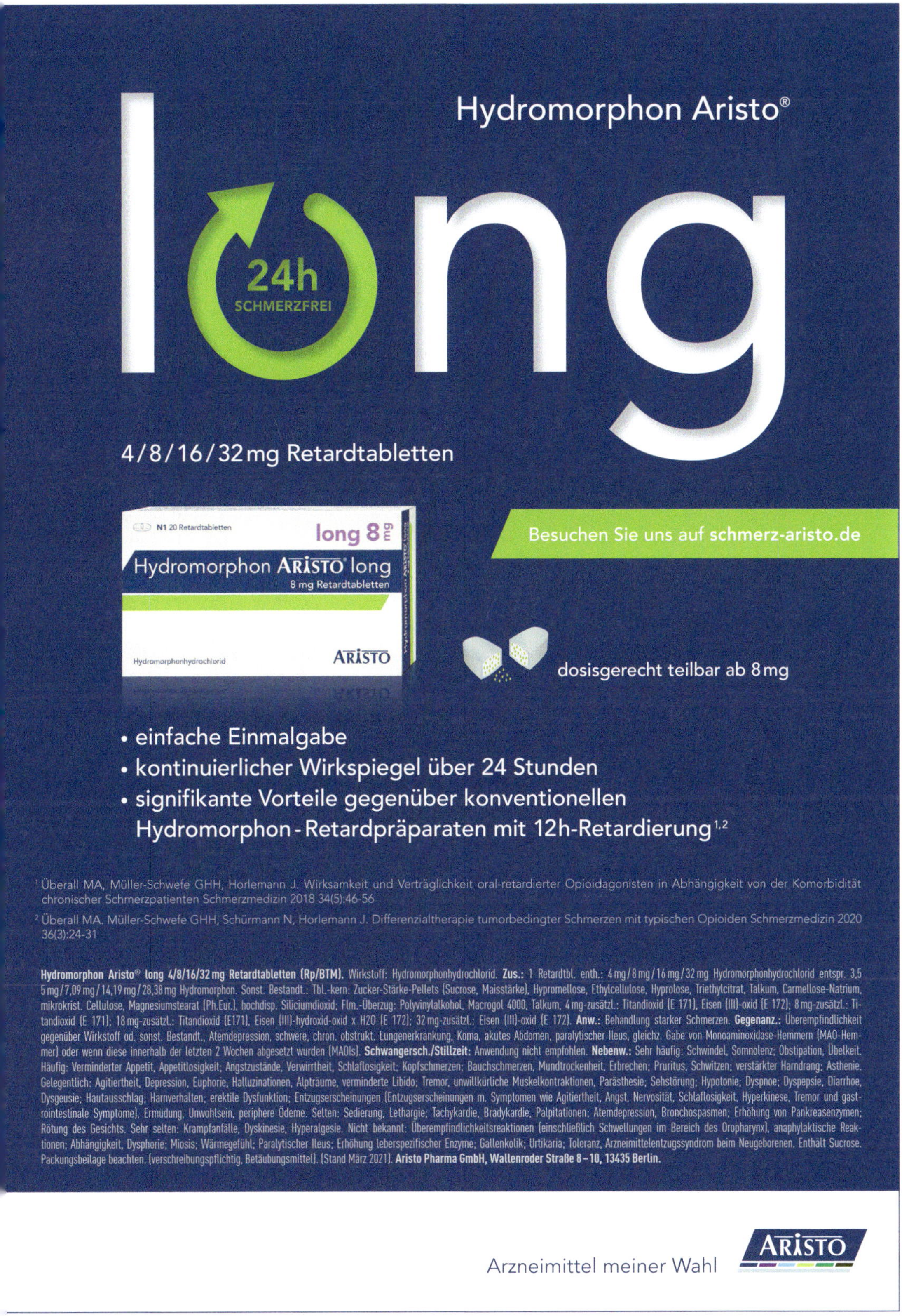
Hydromorphon Aristo®
long
24h
SCHMERZFREI
4/8/16/32 mg Retardtabletten
N1 20 Retardtabletten
long 8 mg
Hydromorphon ARISTO® long
8 mg Retardtabletten
Hydromorphonhydrochlorid
ARISTO
Besuchen Sie uns auf schmerz-aristo.de
dosisgerecht teilbar ab 8 mg
• einfache Einmalgabe
• kontinuierlicher Wirkspiegel über 24 Stunden
• signifikante Vorteile gegenüber konventionellen Hydromorphon-Retardpräparaten mit 12h-Retardierung[1,2]
[1] Überall MA, Müller-Schwefe GHH, Horlemann J. Wirksamkeit und Verträglichkeit oral-retardierter Opioidagonisten in Abhängigkeit von der Komorbidität chronischer Schmerzpatienten Schmerzmedizin 2018 34(5):46-56
[2] Überall MA. Müller-Schwefe GHH, Schürmann N, Horlemann J. Differenzialtherapie tumorbedingter Schmerzen mit typischen Opioiden Schmerzmedizin 2020 36(3):24-31
Hydromorphon Aristo® long 4/8/16/32 mg Retardtabletten (Rp/BTM). Wirkstoff: Hydromorphonhydrochlorid. Zus.: 1 Retardtbl. enth.: 4 mg / 8 mg / 16 mg / 32 mg Hydromorphonhydrochlorid entspr. 3,5 5 mg / 7,09 mg / 14,19 mg / 28,38 mg Hydromorphon. Sonst. Bestandt.: Tbl.-kern: Zucker-Stärke-Pellets (Sucrose, Maisstärke), Hypromellose, Ethylcellulose, Hyprolose, Triethylcitrat, Talkum, Carmellose-Natrium, mikrokrist. Cellulose, Magnesiumstearat (Ph.Eur.), hochdisp. Siliciumdioxid; Flm.-Überzug: Polyvinylalkohol, Macrogol 4000, Talkum, 4 mg-zusätzl.: Titandioxid (E 171), Eisen (III)-oxid (E 172); 8 mg-zusätzl.: Titandioxid (E 171); 18 mg-zusätzl.: Titandioxid (E171), Eisen (III)-hydroxid-oxid x H2O (E 172); 32 mg-zusätzl.: Eisen (III)-oxid (E 172). Anw.: Behandlung starker Schmerzen. Gegenanz.: Überempfindlichkeit gegenüber Wirkstoff od. sonst. Bestandt., Atemdepression, schwere, chron. obstrukt. Lungenerkrankung, Koma, akutes Abdomen, paralytischer Ileus, gleichz. Gabe von Monoaminoxidase-Hemmern (MAO-Hemmer) oder wenn diese innerhalb der letzten 2 Wochen abgesetzt wurden (MAOIs). Schwangersch./Stillzeit: Anwendung nicht empfohlen. Nebenw.: Sehr häufig: Schwindel, Somnolenz; Obstipation, Übelkeit. Häufig: Verminderter Appetit, Appetitlosigkeit; Angstzustände, Verwirrtheit, Schlaflosigkeit; Kopfschmerzen; Bauchschmerzen, Mundtrockenheit, Erbrechen; Pruritus, Schwitzen; verstärkter Harndrang; Asthenie. Gelegentlich: Agitiertheit, Depression, Euphorie, Halluzinationen, Alpträume, verminderte Libido; Tremor, unwillkürliche Muskelkontraktionen, Parästhesie; Sehstörung; Hypotonie; Dyspnoe; Dyspepsie, Diarrhoe, Dysgeusie; Hautausschlag; Harnverhalten; erektile Dysfunktion; Entzugserscheinungen (Entzugserscheinungen m. Symptomen wie Agitiertheit, Angst, Nervosität, Schlaflosigkeit, Hyperkinese, Tremor und gastrointestinale Symptome), Ermüdung, Unwohlsein, periphere Ödeme. Selten: Sedierung, Lethargie; Tachykardie, Bradykardie, Palpitationen; Atemdepression, Bronchospasmen; Erhöhung von Pankreasenzymen; Rötung des Gesichts. Sehr selten: Krampfanfälle, Dyskinesie, Hyperalgesie. Nicht bekannt: Überempfindlichkeitsreaktionen (einschließlich Schwellungen im Bereich des Oropharynx), anaphylaktische Reaktionen; Abhängigkeit, Dysphorie; Miosis; Wärmegefühl; Paralytischer Ileus; Erhöhung leberspezifischer Enzyme; Gallenkolik; Urtikaria; Toleranz, Arzneimittelentzugssyndrom beim Neugeborenen. Enthält Sucrose. Packungsbeilage beachten. (verschreibungspflichtig, Betäubungsmittel). (Stand März 2021). Aristo Pharma GmbH, Wallenroder Straße 8–10, 13435 Berlin.
Arzneimittel meiner Wahl
ARISTO

	Morphin	Hydromorphon	Oxycodon	Buprenorphin
Gastrointestinaltrakt				
typisch	Obstipation			
sehr häufig (>10 %)		Obstipation	Obstipation	Obstipation
häufig (>1 % - <10 %)	Appetitlosigkeit Erbrechen Übelkeit Dyspepsie Geschmackstörung	Mundtrockenheit Übelkeit Erbrechen	Appetitabnahme Mundtrockenheit Dyspepsie Schluckauf	Erbrechen Übelkeit
gelegentlich (>0,1 - <1 %)	Mundtrockenheit	Bauchschmerzen Dyspepsie	Gallenkoliken Flatulenz Magengeschwüre Zahnfleischentzündung	Appetitlosigkeit Dyspepsie Diarrhoe Mundtrockenheit
Haut und allergische Reaktionen				
häufig (>1 % - <10 %)	Pruritus Schwitzen Urtikaria	Pruritus Schwitzen	Pruritus Hautausschlag	Schwitzen
gelegentlich (>0,1 - <1 %)		Hautausschlag Urtikaria		Pruritus Urtikaria
Herz-Kreislauf-System				
häufig (>1 % - <10 %)		Hypotonie	Blutdrucksenkung (selten mit Folgesymptomen)	Hypotonie
gelegentlich (>0,1 - <1 %)	klinisch bedeutsamer Blutdruckabfall und Anstieg von Herzfrequenz	Tachykardie	Vasodilatation Pulsbeschleunigung	Hypertonie Tachykardie Bradykardie (AV-Block) Zyanose
Nieren- und Harnwege				
häufig (>1 % - <10 %)	Blasenentleerungsstörung	Harnverhalten vermehrter Harndrang	Beeinträchtigung beim Wasserlassen	
gelegentlich (>0,1 - <1 %)				Miktionsbeschwerden

Tab. 8.62: Nebenwirkungen oraler Opioide im Vergleich.

Applikationsform	oral	rektal	subkutan/i.v.	peridural	intrathekal
Tagesäquivalenzdosis von Morphin	100 mg	100 mg	30-50 mg	10 mg	1 mg

Tab. 8.63: Umrechnung verschiedener Applikationsformen bei Morphin, berechnet auf die 24-h-Tagesdosis: Cave: es handelt sich um Näherungswerte! Eine individuelle Dosistitration ist unbedingt erforderlich.

Applikationsweg	Zubereitungsform	Einzeldosis	Wirkdauer	Besonderheit
oral	Retard-Kps., Tbl., Granulat	ab 10 mg	8-12 h	Basismedikation
	Ultraretard-Tbl.	ab 20 mg	(12)-24 h	Basismedikation
	Trinkampulle, Nicht-retard-Lsg., Tabl., Brausetbl.	ab 5 mg	bis 4 h	Dosisfindung, Bedarfsmedikation
rektal	Nicht-retard-Supp.	ab 10mg	4 h	
subkutan	pro injektione	ab 2,5-5 mg	bis 4 h	wenn p.o.-Gabe nicht möglich, intakte Gerinnung, kontinuierliche Gabe bei Langzeitgabe empfohlen, PCA-Pumpe
intravenös	pro injektione	ab 2,5-5 mg	bis 4 h	wenn p.o.-Gabe nicht möglich, sicherer Zugang nötig (Venöser Port), kontinuierliche Gabe bei Langzeittherapie empfohlen, PCA-Pumpe
epidural intrathekal			8-12 (-24) h	individuelle Dosisfindung zwingend erforderlich, Umrechnungsfaktoren nur grobe Näherungswerte

Tab. 8.64: Therapie mit Morphin.

Für alle gilt:

- Cave: Ausschließlich zur Behandlung von Tumordurchbruchschmerzen unter gut eingestellter Opioiddauertherapie zugelassen und geeignet.
- Schwieriges Öffnen der Orginalblister/Verpackung.
- Wenn geöffnet, dann einfache Anwendung und Titration.
- Sehr schnelle, kurzfristige Wirkung.
- Wirkeintritt bereits nach 1-5 Minuten.
- Wirkdauer bis 30-60 Minuten.
- Wirkdosis unabhängig von der kontinuierlichen Opioid-Tagesdosis.
- Bei der Erstdosis zunächst immer mit der niedrigsten Fentanyl-Dosis beginnen.
- Wiederholung frühestens nach 30-60 Minuten.
- Bei unzureichender Wirkung der aktuell eingesetzten Fentanyldosis bei der nächsten Anwendung die nächst höhere verfügbare Fentanyldosis anwenden.
- Im weiteren Verlauf dann immer die sich als wirksam erwiesene Dosis verwenden.
- Maximal 4 Anwendungen pro Tag empfohlen.
- Cave: Zur Titration und Findung der Opioidtagesdauerdosis sind die ROO-Fentanyl nicht geeignet!
- Cave: Nicht zur Behandlung von Nichttumorschmerzen zugelassen (offensichtlich hohes Missbrauchspotential).
- Fentanyl-Buccal-Tablette:
  - Effentora®: 100 µg, 200 µg, 400 µg, 600 µg, 800 µg.
  - In der Wangentasche oder sublingual platzieren (☞ Abb. 8.23).

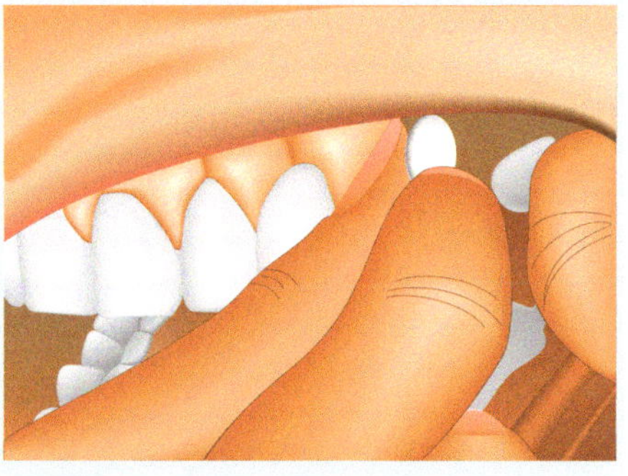

Abb. 8.23: Fentanyl-Applikation buccal.

  - OraVescent®-Technologie, deshalb sehr schneller Wirkeintritt.
  - Bei einigen Patienten löst der Speichel den Wirkstoff-Träger nicht vollständig auf, obwohl der Wirkstoff Fentanyl komplett resorbiert wurde.

Substanz	Applikation	Einzeldosis	Wirkdauer	Besonderheit
Oxycodon	p.o. nicht retardiert	ab 1 mg	(2-)4 h	Keine relevanten Metabolite. Auch als Lösung verfügbar (1 mg/ml).
	p.o. retardiert	ab 5 mg	(8-)12-24 h	Biphasische Freisetzung (Originalpräparat).
	iv./s.c.	ab 1 mg	bis 2(-4) h	Sehr schneller Wirkeintritt auch bei s.c.-Applikation.
Hydromorphon	p.o. nicht retardiert	ab 1,3 mg	bis 4 h	Hohe orale Bioverfügbarkeit, keine relevanten Metabolite, sehr geringe Eiweißbindung, kurze Eliminationshalbwertzeit.
	p.o. retardiert	ab 4 mg	bis 8(-24) h	S.o..
	i.v./s.c.	ab 2 mg	bis 4 h	Gute subkutane Verträglichkeit, sehr schneller Wirkeintritt auch bei s.c.-Applikation.
Fentanyl	transdermal	ab 12,5 µg/h	48-72 h	Lange Wirkdauer, verzögertes Wirkmaximum (12-24 h), nur bei stabilen Schmerzen ohne Tagesrhythmik, ungeeignet zur Soforttherapie, immer kurzwirksame Rescue-Medikation zusätzlich.
	nasal	ab 50 µg	bis 1 h	Zur Behandlung von Durchbruchschmerzen unter kontinuierlicher Opioidtherapie.
	oro-transmukosal	ab 200 µg	bis 1 h	Zur Behandlung von Durchbruchschmerzen unter kontinuierlicher Opioidtherapie, sehr schneller Wirkeintritt, sehr gut steuerbar.
	buccal	ab 100 µg	bis 1 h	Zur Behandlung von Durchbruchschmerzen unter kontinuierlicher Opioidtherapie, sehr schneller Wirkeintritt (unter 3 min).
	sublingual	ab 100 µg	bis 1 h	Zur Behandlung von Durchbruchschmerzen unter kontinuierlicher Opioidtherapie, sehr schneller Wirkeintrit.
Buprenorphin	sublingual	ab 0,216 mg	6-12 h	Als partieller µ-Agonist Kombination mit µ-Agonist vermeiden! Eine Steigerung der Tagesdosis >4 mg erbringt wahrscheinlich keine Steigerung der Analgesie.
	i.v./s.c.	ab 0,1 mg	6-8 h	S.o., besondere Indikation erforderlich; äquianalgetische Dosis: 0,4 mg s.l. = 0,3 mg i.v.
	transdermal	ab 5 µg/h	bis zu 1 Woche	
L-Methadon	p.o.	ab 2 mg	6-12 h	Individuelle Kinetik mit der Gefahr der Kumulation, deshalb sorgfältige Titration; u.U. vorteilhaft bei neuropathischen Schmerzen.
	i.v.	ab 1,0 mg	6-12 h	S.o., bei Schmerzattacken unter Methadontherapie; äquianalgetische Dosis: 10 mg p.o. = 5 mg i.v.

Tab. 8.65: Alternativen zur Morphintherapie.

Substanz	24-Stunden-Dosis in mg									
Tramadol oral	100	200	300	600						
Tramadol s.c./i.v.	75	130	200	400						
Tilidin N oral	100	200	300	600						
Morphin oral	10	20	30	60	90	120	150	180	210	240
Morphin s.c./i.v.	3	6	10	20	30	40	50	60	70	80
Oxycodon oral	5	10	15	30	45	60	75	90	105	120
Oxycodon s.c/i.v.			7,5	15	22,5	30	37,5	45	52,5	60
Hydromorphon oral	1	3	4	8	12	16	20	24	28	32
Hydromorphon s.c./i.v.			1-2	2-4	4-6	6-8	8-10	10-12	12-14	14-18
Fentanyl TTS			12 µg/h	25 µg/h	37,5 µg/h	50 µg/h		75 µg/h		100 µg/h
Buprenorphin s.l.		0,2	0,4	0,8	1,2	1,6	2,0	2,4	2,8	3,2
Buprenorphin s.c./i.v.	0,1		0,3	0,6	0,9	1,2	1,5	1,8	2,1	2,4
Buprenorphin TTS	5 µg/h	10 µg/h	15 µg/h	35 µg/h	52,5 µg/h	70 µg/h	87,5 µg/h	105 µg/h	122,5 µg/h	140 µg/h
Tapentadol	25	50	75	150	225	300	400	500		

Tab. 8.66: Opioid-Äquipotenz-Umrechnungs-Tabelle. Cave: Im Einzelfall, insbesondere bei der transdermalen Applikation, können die Äquipotenzdosierungen erheblich von den o.a. Empfehlungen abweichen. Die passend-individuelle Dosis ist deshalb bei der Umstellung jeweils obligat individuell zu ermitteln. Zunächst ist bei der Opioid-Umstellung ca. 50 % bis 75 % der errechneten neuen Opioidretarddosis zu verabreichen. Eine 50 % Dosisreduktion ist vor allem bei älteren und multimorbiden Patienten und bei Patienten mit einer vorher hohen Opioiddosis (> 120 mg Morphinäquivalent/24 h) empfohlen. Um eine Opioidentzugssymptomatik oder eine Schmerzexazerbation zu vermeiden, muss dem Patienten das Opioid zusätzlich in nichtretardierter Applikationsform bei Bedarf zur Verfügung gestellt werden.

- Fentanyl-Lutschtablette (OTFC, ☞ Abb. 8.24):
  - Actiq®: 200 µg, 400 µg, 600 µg, 800 µg, 1.200 µg, 1.600 µg.
  - Aktiv auf der Wangenschleimhaut zerreiben.
  - Bei Mukositis nicht sehr geeignet.

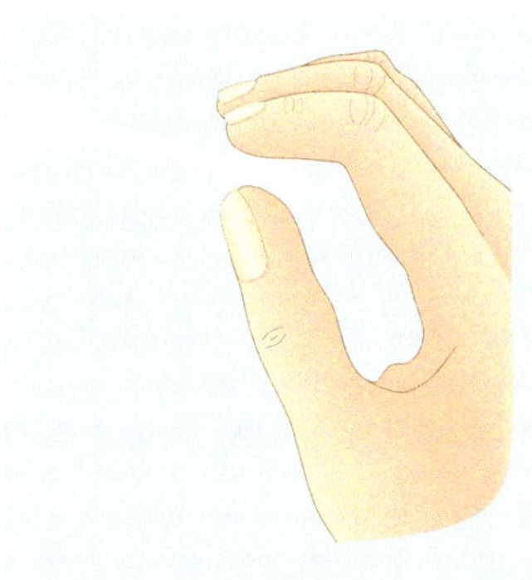

Abb. 8.24: Fentanyl-Applikation als Lutschtablette.

- Fentanyl-Sublingual-Tablette:
  - Abstral®: 100 µg, 200 µg, 400 µg, 600 µg, 800 µg.
  - Sublinguale Tabl. zerfällt in mucoadhäsive Partikel.
- Fentanyl-nasal (☞ Abb. 8.25a+b):
  - Instanyl®: 50 µg, 100 µg, 200 µg je Sprühstoß (10 Sprühstöße/1,8 ml Flasche).
  - PecFent®: 100 und 400 µg je Sprühstoß (8 Sprühstöße/Flasche).

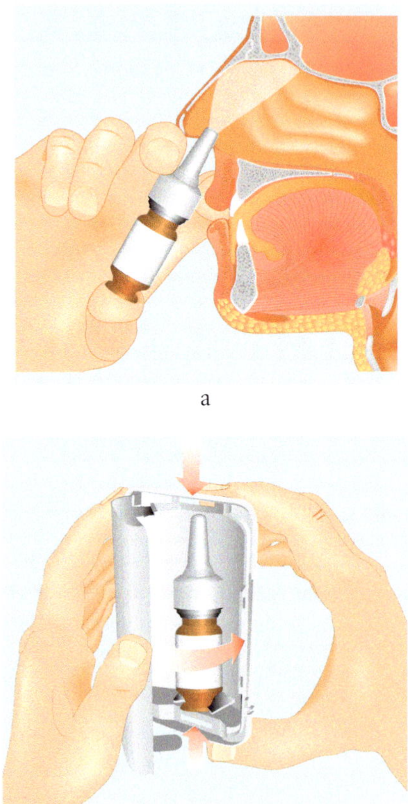

a

b

Abb. 8.25a+b: **a:** Fentanyl-Applikation nasal; **b:** Öffnung der Sicherheitsverpackung bei nasalem Fentanyl, hier Instanyl®.

▶ Buprenorphin

- Offizielle Höchstdosis 140 µg/h TTS.
- Partieller Antagonist.
- Ein sogenannter Ceiling-Effekt für die analgetische Wirkung ist zweifelhaft und scheint in der Praxis keine große Rolle zu spielen.
- Buprenorphin ist wegen seiner starken Rezeptorbindung durch Naloxon nicht antagonisierbar (bei Apnoe wegen Überdosierung: Atemanaleptika i.v., (Masken)-Beatmung).
- Als Pflaster, Sublingualtabletten und i.v./s.c.-Applikation erhältlich.
- Bei oraler Applikation/Verschlucken der s.l.-Tablette aufgrund des hohen First-Pass-Effektes in der Leber kaum systemische Wirkung.
- Äquipotenzdosis: 0,2 mg Buprenorphin sublingual annähernd 10-15 mg Morphin p.o., 0,3 mg Buprenorphin i.v. = 15 mg Morphin i.v..
- Äquianalgetische Dosis: 0,4 mg Buprenorphin s.l. = 0,3 mg Buprenorphin i.v..
- Fentanyl TTS und Buprenorphin TTS sind in etwa äquipotent.
- BtM-VV: Höchstverschreibungsmenge für 30 Tage: 800 mg.
- Besonderheit: bei Niereninsuffizienz keine Dosisreduktion erforderlich.

▶ L-Methadon

- Reiner Agonist am µ-Rezeptor.
- Wirkt auch am NMDA-Rezeptor.
- L-Methadon doppelt so stark wirksam wie das Racemat.
- Sehr schwieriges Therapiehandling.
- **Cave:** AV-Überleitungs-/Herzrhythmusstörungen möglich
- Inter- und intraindividuelle, auch im Therapieverlauf wechselnde Wirkdauer (12-24 Stunden, Halbwertzeit (24-48 Stunden) und Bioverfügbarkeit (41-90 %).
- Pharmakokinetik sehr schwer einschätzbar, deshalb sorgfältiges Auftitrieren.
- Anfangs 2,5 mg alle 6 Std., dann alle 8 Std., evtl. sogar nur alle 12 Std..
- Von der WHO als Ausweichmittel bei Morphinintoleranz empfohlen.
- Antidepressive Wirkung.
- Einzelberichte beschreiben gute Erfolge bei neuropathischen Schmerzen.
- Ob eine in der Petrischale vereinzelt beobachte mögliche antitumoröse Wirkung bei Glioblastomzellen in vivo eine Relevanz hat, ist zumindest sehr zweifelhaft. Eine Prognosebesserung durch Methadon bei Tumorpatienten ist nicht wissenschaftlich belegt. Methadon sollte deshalb nicht zur onkologischen Tumortherapie eingesetzt werden.
- Äquipotenzdosis: 5 mg Levomethadon p.o. entsprechen 15-20 mg Morphin p.o..
- Äquianalgetische Dosis: 10 mg p.o. Levomethadon = 5 mg i.v. Levomethadon.
- BtM-VV: Höchstverschreibungsmenge für 30 Tage: 3.000 mg.

PACE TIPP!

Beachte: Alle Dosis-Angaben sind Näherungswerte, die im Einzelfall stark abweichen können!

Vorgehen zu Beginn einer Therapie mit hochpotenten Opioiden

Das Vorgehen am Beginn einer Therapie mit hochpotenten Opioiden hängt sehr von der Situation, der Vormedikation, der Komedikation und vom Zustand des Patienten ab (☞ Tab. 8.67+8.68). Wenn die Vortherapie mit einem schwach wirksamen Opioid nicht mehr ausreicht, wird die bisherige 24h-Dosis des schwach wirksamen Opioids mittels Umrechnungstabelle auf die 24h-Äquivalentdosis des vorgesehenen stark wirksamen Retard-Opioides (LAO = long acting opioid: Morphin retard, retardiertes Hydromorphin [Jurnista®, Palladon®], retardiertes Oxycodon [Targin®, Oxygesic®]) annähernd umgerechnet. 50-75 % der errechneten Tagesdosis wird dem Patienten als Retardapplikation verabreicht und zusätzlich bei Bedarf ca. 1/6 der Tagesdosis als kurzwirksame Bedarfsmedikation (SAO = short acting opioid, z.B.: Morphintropfenlösung (Oramorph®), Morphintablette (Sevredol®), Oxycodon akut, Hydromorphon akut) verordnet, um eine Opioidentzugssymptomatik oder eine Schmerzexazerbation zu vermeiden (s.u.). Eine 50 % Dosisreduktion der errechneten Äquivalenzdosis wird vor allem bei älteren und multimorbiden Patienten empfohlen. Aus dem Verbrauch der Bedarfsmedikation wird die neue Tagesgesamtdosis ermittelt. Es ist aber auch genau zu eruieren, wann die Rescue/Bedarfsmedikation eingenommen wurde, um tageszeitliche Schwankungen des Grundanalgetikabedarfes zu erkennen und die Retardapplikation ggf. dem circadianen Rhythmus bzw. der Aktivität des Patienten anzupassen. Wird die Rescuemedikation regelmäßig in einem kürzeren Intervall als 4- bis 6-stündlich eingenommen, muss die 24h-Retard-Dauermedikation generell und kontinuierlich angehoben werden.

Eine Kombination von stark und schwach wirksamen Opioiden (WHO-Stufe II plus WHO-Stufe III) ist zu vermeiden, dagegen können Opioid und Nicht-Opioide kombiniert werden, daneben muss an die ausreichende Verordnung von Adjuvantien gedacht werden, zusätzlich sollten bei gegebener Indikation Koanalgetika eingesetzt werden.

Schmerznotfall

Handelt es sich dagegen um eine hochakute Situation mit stärksten Schmerzen (**Schmerznotfall**), so empfiehlt sich ein intravenöses Auftitrieren: Der Patient erhält zum Beispiel zunächst alle fünf Minuten 5 mg Morphin langsam i.v. oder äquipotent Hydromorphon 0,5-1,0 mg oder Oxycodon 2,5 mg über einen intravenösen Zugang (vorher 10 mg Metoclopramid injizieren!), bis eine ausreichende Schmerzlinderung eintritt (bei schlechtem AZ Dosis geringer wählen!). Dabei muss eine Überwachung während dieser Zeit und bis eine Stunde nach der letzten Morphingabe gewährleistet sein.

Wenn der Schmerz wieder deutlich zunimmt, muss die benötigte Morphindosis erneut appliziert werden.

Jetzt kann die ungefähr erforderliche Tagesdosis errechnet werden: aus dem Dosierungsintervall und der benötigten Dosis ergibt sich der Tagesbedarf, der dann in den nächsten Tagen in retardierter Form gegeben und bei Bedarf nochmals angepasst wird. Weiteres Vorgehen wie oben.

Beispiel: Ein Patient benötigt 10 mg Morphin alle 4 Stunden i.v., dann beträgt die intravenöse Tagesdosis etwa 60 mg. So ergibt sich ein ungefährer oraler Tagesbedarf von 120-180 mg retardiertes Morphin und für die Einzeldosis Rescue-Medikation 20-30 mg eines kurz wirkenden Morphinpräparats.

Symptom	Opioid						
	Morphin	Hydromorphon	Oxycodon	Oxycodon + Naloxon	Fentanyl	Buprenorphin	Methadon
Übelkeit	⬇	↑	↑	⬆	↑	↑	↑
Erbrechen	⬇	↑	↑	⬆	↑	↑	↑
Obstipation	⬇	↑	↑	⬆	↑	↑	↑
Somnolenz	Ø	⬆	↑	⬆	Ø	Ø	Ø
Verwirrtheit	Ø	⬆	↑	⬆	Ø	Ø	Ø
Schluckstörung	⬆	⬆	⬆	Ø	⬆	⬆	↓
Leberinsuffizienz	Ø	⬆	↑	↓	↑	↑	⬇
Niereninsuffizienz	Ø	⬆	↑	↑	↑	⬆	↓
Instabile Schmerzen	⬆	⬆	⬆	↑	⬇ (TTS)	↓	⬇
Durchbruchschmerzen (bei oraler, buccaler, nasaler Applikation)	⬇	⬇	⬇	⬇	⬆ (ROO)	⬇	⬇
Multimedikation	⬇	⬆	↑	↑	↓	↑	⬇
Geriatrie	⬇	⬆	↑	↑	↑	⬆	⬇
Finalphase	⬆	⬆	↑	↑	⬇	⬇	⬇

Tab. 8.67: Opioidprofile. Welches Opioid ist aufgrund seines Nebenwirkungsprofils wann bei opioidpflichtigen Schmerzen geeignet? ⬆ = sehr geeignet; ↑ = geeignet; ↓ = ungünstig; ⬇ = ungeeignet; Ø = kontraindiziert.

Bei Niereninsuffizienz vermeiden:
• Codein.
Bei Niereninsuffizienz Dosis reduzieren:
• Tramadol, • Morphin, • L-Methadon, • Fentanyl, • Oxycodon.
Bei Niereninsuffizienz empfohlen:
• Tilidin/Naloxon, • Buprenorphin, • Hydromorphon, • Tapentadol.
Bei Leberinsuffizienz vermeiden:
• Codein, • Tilidin/Naloxon, • Oxycodon/Naloxon, • Buprenorphin.
Bei Leberinsuffizienz Dosis reduzieren:
• Tramadol, • Morphin, • Oxycodon, • Hydromorphon.

Tab. 8.68: Opioide bei Leber- oder Niereninsuffizienz.

Analgetikum mit dualem Wirkansatz (MOR-NRI)

Seit 2010 in Deutschland ist das Tapentadol (Palexia®) retardiert in den Dosisstärken 50 mg, 100 mg, 150 mg, 200 mg und 250 mg und seit einigen Jahren auch nicht retardiert oder als Lösung (1 ml = 20 mg) rezeptierbar. Tapentadol unterliegt der BtMVV.

Tapentadol wirkt auf zweifache Weise am zentralen Nervensystem, nämlich zum einen als Agonist am µ-Opioidrezeptor und zum anderen als selektiver Noradrenalin-Wiederaufnahmehemmer (☞ Abb. 8.26). Der Wirkstoff wird als Vertreter der Substanzklasse der MOR-NRI bezeichnet. Durch die Bindung an die µ-Opioid-Rezeptoren im zentralen Nervensystem werden die sensorischen und emotionalen Aspekte des Schmerzes verändert sowie die Übertragung von Schmerzen zum Rückenmark gehemmt. Die Noradrenalin-Wiederaufnahmehemmung steigert den Anteil an Noradrenalin im synaptischen Spalt, womit der zusätzliche schmerzlindernde Effekt erklärt werden kann. Für den Opioidrezeptor hat Tapentadol eine 50-fach niedrigere Affinität als Morphin (☞ Tab. 8.69). Da die analgetische Potenz dennoch sehr groß ist, wird Tapentadol als stark wirksames Analgetikum angesehen.

Tapentadol hat ein verbessertes Wirkprofil gegenüber dem breit angewendeten Analgetikum Tramadol und besitzt Vorteile gegenüber dem Morphin, was die opioidvermittelten Nebenwirkungen, wie z.B. Obstipation, Übelkeit, Erbrechen, Müdigkeit, betrifft. Tapentadol kann somit auch für die sehr schwierige Behandlung von chronischen, Tumor- und neuropathischen Schmerzen empfehlenswert sein.

Tapentadol wird im Magen-Darm-Trakt zu etwa 30 % resorbiert. In der Leber erfolgt Glucuronidierung und Sulfatierung. Der Metabolit wird zu 95 % über die Niere ausgeschieden. Die Plasmahalbwertszeit beträgt 4 Stunden.

Bei Patienten mit Niereninsuffizienz ist keine Dosisanpassung notwendig.

Bei Patienten mit Lebererkrankungen wird vorsichtig dosiert. Eine einzelne Gabe pro Tag ist hier oftmals ausreichend.

- Ältere Patienten benötigen meist keine veränderte Dosierung.

Bei opioidnaiven Patienten wird die Therapie mit Tapentadol begonnen in einer Dosis von 2 × 50 mg retard, gelegentlich ist auch eine dreimalige Gabe notwendig. Das Tapentadol wird dann langsam bis zur niedrigst wirksamen Tagesdosis gesteigert. Die maximale Tagesdosis beträgt 550 mg.

Die Rotation von einem stark-wirksamen Opioid auf Tapentadol ist möglich und im Einzelfall durchaus sinnvoll. Die Dosisempfehlungen zur Umstellung wurden nach der Markteinführung wiederholt geändert. Beim abrupten Umsetzen von sehr hohen Opioidtagesdosen kann es aufgrund der geringen Rezeptoraffinität des Tapentadol zu Opioidentzugserscheinungen kommen.

Morphin	10	20	30	40	60	80	90	120	160	180
Tapentadol	25	50	75	100	150	200	225	300	400	500

Tab. 8.69: Äquivalenzdosierung Morphin/Tapentadol mg oral.

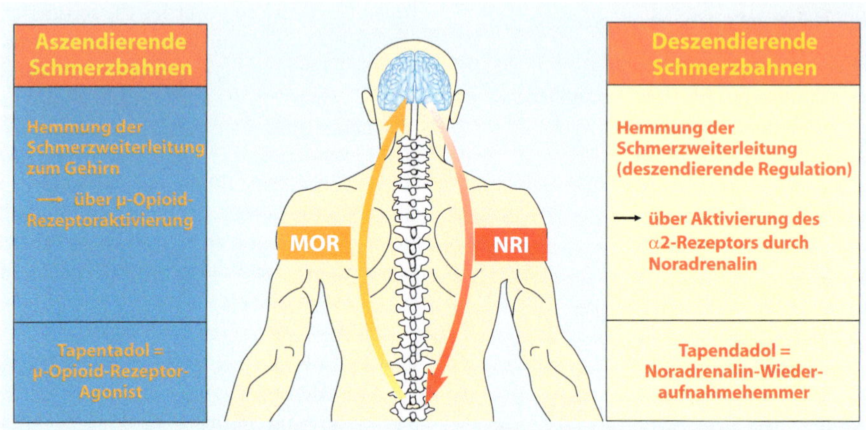

Modif. nach Taschunke et al. (2006) Drugs Ful 31/12:1053-1061. Taschunke et al. (2007) JPET 323:265-276

Abb. 8.26: Tapentadol Wirkmechanismus.

Tapentadol sollte nicht mit anderen NNRIs kombiniert werden.

Betäubungsmittel (BtM)-Rezeptierung

Die Verschreibung von Opioiden muss nach den anerkannten Regeln der ärztlichen Wissenschaft zulässig und geboten sein.

Der Arzt darf BtM verschreiben für den Bedarf eines von ihm behandelten Patienten und seiner Praxis (Bereitschafts- und Notfalldienst).

Die Verschreibung von Opioiden darf nur auf den dreiteiligen amtlichen Formblättern (Betäubungsmittelrezepte, BtM-Rezepte) erfolgen (Ausnahme: Notfall).

Betäubungsmittelrezepte (BtM-Rezepte) müssen beim

> Bundesinstitut für
> Arzneimittel und Medizinprodukt
> Bundesopiumstelle (BOPST)
> Kurt-Georg-Kiesinger-Allee 3
> D-53175 Bonn
> Tel.: 0228/99307-4321
> Email: btm-rezepte@bfarm.de

unter Vorlage der Approbationsurkunde (nur bei der Erstanforderung) beantragt werden.

Diese Rezepte dürfen mit der Praxis-EDV ausgefüllt werden.

Erforderliche Angaben auf dem BtM-Rezept:

- Name, Vorname und Anschrift des Patienten.
- Ausstellungsdatum (Gültigkeit der Verordnung 7 Tage).
- Bezeichnung des Medikamentes, falls dadurch nicht eindeutig bestimmt, zusätzlich Darreichungsform sowie Bezeichnung und Gewichtsmenge des enthaltenen BtM.
- Menge des verordneten Arzneimittels in Ziffern (Stückzahl oder Mengen in Gramm bzw. Milliliter).
- dabei können bis zu zwei verschiedene Opioide auf einem Formular verordnet werden, allerdings jeweils nur für den Bedarf von 30 Tagen, außerdem sind die Höchstdosen zu beachten. Falls aus medizinischen Gründen diese überschritten werden, muss das Rezept mit "A" für "Menge ärztlich begründet" gekennzeichnet sein.
- Eine Einnahmevorschrift für jedes Opioid ist obligat, der Hinweis "gemäß schriftlicher Anweisung" ist ausreichend, wenn eine solche ausgestellt wurde.
- Name, Berufsbezeichnung und Anschrift einschließlich Telefonnummer des verschreibenden Arztes.
- Unterschrift des verschreibenden Arztes, ggf. Vermerk i.V..
- Auf dem BtM-Rezept darf auch das adjuvante Abführmittel verordnet werden.
- Wenn im **Notfall** kein Betäubungsmittelrezept greifbar ist, kann ein BtM auch auf einem Normalrezept verordnet werden, dieses muss mit "Notfallverschreibung" gekennzeichnet werden und dann am nächsten Arbeitstag durch ein BtM-Rezept gleichen Inhalts ersetzt werden.

- Die Durchschläge der BtM-Rezepte müssen aufbewahrt werden.
- BtM-VV-Verschreibungshöchstmengen für jeweils 30 Tage:
  - Morphin 20.000 mg,
  - Oxycodon 15.000 mg,
  - Hydromorphon 5.000 mg,
  - Fentanyl 340 mg,
  - Buprenorphin 800 mg,
  - Methadon 1.500 mg,
  - Dronabinol 500 mg,
  - Tapentadol 18.000 mg,
  - Cannabisextrakt 1000 mg bezogen auf den THC-Gehalt, Dronabinol 500 mg,
  - Cannabisblüten 100.000 mg,
  - Tilidin/Naloxon nicht retardiert 18.000 mg (Seit dem 1. Januar 2013 sind alle Tilidin- und Tilidin/Naloxon-Applikationsformen in schnell freisetzenden Arzneiformen der BtM-Verschreibungspflicht unterstellt).

8.13.2.2.5. Koanalgetika

> Definition: Koanalgetika sind Medikamente, die eigentlich nicht zur Gruppe der Analgetika zählen, aber in der Schmerztherapie neben den Analgetika zur Schmerzlinderung eingesetzt werden.

Aus den Zeiten des sehr restriktiven Umgangs mit Opioiden stammt die Vorstellung, der Sinn von Koanalgetika sei es, "Schmerzmittel zu sparen". Wenn dieser Effekt auch bei ihrem Einsatz oft eintritt, so ist die primäre Intention ihrer Anwendung heute aber eine mechanismenorientierte Schmerztherapie (vgl. auch Kap. 8.13.2.2.2. und Tab. 8.70). Je besser wir den Pathomechanismus verschiedener Schmerzarten kennen, desto gezielter können Substanzen zum Einsatz kommen, die in diese Mechanismen eingreifen. Insbesondere bei neuropathischen Schmerzen sind die sogenannten Koanalgetika den eigentlichen Analgetika überlegen. In den letzten Jahren hat sich herausgestellt, dass die neuropathischen Schmerzen je nach Pathophysio-

Schmerztyp	Koanalgetikum	Alternativ- und Zusatzbehandlung
Knochen	Kortikoide Calcitonin Antidepressiva Antikonvulsiva	Radiatio Radionuklide Bisphosphonate Antikörper
Weichteil	Kortikoide	Bestrahlung
Lymphödem	Kortikoide Diuretika	Kompressionsverband Lymphdrainage Lagerung Sympathikusblockade
Muskelverspannung	Tolperison (off label) Baclofen Tetrazepam Methocarbamol Tizanidin Prindinolmesilat, Mephenesin	Physiotherapie Therapeutische Lokalanästhesie Entspannungsverfahren
Kopfschmerz bei Hirndruck	Kortikoide Diuretika Evtl. Anfallsprophylaxe mit Antikonvulsiva	Lagerung Radiatio
Kapselschmerz (Milz, Leber)	Kortikoide	Radiatio Neurolyse des Gl. Coeliacus
Nervendestruktion Nervenkompression	Kortikoide Antikonvulsiva Antidepressiva	Radiatio Evtl. chemische Neurolyse Evtl. chemische Sympathikolyse

Tab. 8.70: Koanalgetika und ergänzende Therapiemöglichkeiten in Abhängigkeit vom Schmerztyp.

logie und Symptomatik in weitere Untergruppen eingeteilt werden können, die dann noch gezielter behandelt werden können. Hier kommen verschiedene Antikonvulsiva sowie Antidepressiva zum Einsatz.

Kortikoide sind besonders im Bereich der Palliativmedizin wertvolle Koanalgetika mit vielfältigen Einsatzmöglichkeiten. Besonders bei Weichteilbeteiligung oder durch Schwellungen oder durch Knochenmetastasen bedingte Schmerzen sind Kortikoide sehr schnell und gut wirksam.

Auch Cannabinoide können in dieser Gruppe eingeordnet werden, ihr Einsatz wird aber nach wie vor kontrovers beurteilt, es gibt wenig belastbare Daten, wenig Evidenzen.

Das gleiche gilt für das Narkosemittel Ketamin.

Die Substanzgruppe der Muskelrelaxanzien wie Metocarbamol, Tolperison (Off label), Benzodiazepine und Baclofen (Off label) kommen bei gegebener Indikation ebenfalls gelegentlich in der Palliativmedizin zum Einsatz.

Antidepressiva

Zur Schmerztherapie eignen sich nur die trizyklische Antidepressiva (TCA) wie **Amitriptylin,** aber auch **Mirtazapin, Duloxetin** und **Venlafaxin**, da für den analgetischen Effekt offenbar sowohl eine serotoninerge als auch eine noradrenerge Wirkung erforderlich ist. Die modernen selektiven Serotoninwiederaufnahmehemmer (SSRI) eignen sich nicht als Koanalgetika zur Schmerzdämpfung, sondern nur dann, wenn tatsächlich eine Depression behandelt werden soll.

Eingesetzt werden die klassischen trizyklischen Antidepressiva Amitriptylin, das zur oralen Applikation als Tropfenlösung, Tablette, Kapsel und Retardtablette und zur intravenösen Applikation vorliegt, sowie Doxepin, Trimipramin und Clomipramin, wobei sich die Auswahl des Präparats danach richtet, inwieweit zum Beispiel zusätzlich eine sedierende und schlaffördernde Wirkung erwünscht ist (Amitriptylin, Doxepin) oder eher eine antriebssteigernde Komponente (Clomipramin). Die koanalgetische Potenz der genannten Substanzen ist nahezu gleich, für diese Indikation liegen die Dosen bei 5 bis 100 mg pro Tag, wobei einschleichend langsam aufdosiert wird. Der überwiegend über das absteigende schmerzhemmende System vermittelte Effekt dieser Antidepressiva tritt deutlich schneller als die antidepressive Wirkung, manchmal aber auch erst nach ein bis zwei Wochen, ein. Die in der Langzeittherapie von Depressionen oder chronischen Schmerzzuständen oft sehr störenden Nebenwirkungen wie Gewichtszunahme und Tagesmüdigkeit spielen in der Palliativmedizin eine untergeordnete Rolle, der anticholinerge Effekt (Obstipation, Harnverhalt, kardiale Leitungsstörungen) kann eventuell zu Problemen führen.

Amitriptylin wird als Medikament der ersten Wahl bei Schmerzen, insbesondere bei neuropathischen Dauerschmerzen von brennendem Charakter eingesetzt. Bei neuralgiformen, einschießenden neuropathischen Schmerzen scheint es etwas weniger wirksam zu sein.

Das Antidepressivum **Duloxetin** hat ebenfalls eine Zulassung zur Therapie neuropathischer Schmerzen, allerdings nur bei diabetischer Polyneuropathie.

Die beste Dosis (BEST DOSE) bei allen Antidepressiva ist die individuelle Dosis, bei der der Patient eine subjektiv zufriedenstellende Wirkung bei tolerablen Nebenwirkungen angibt.

Antikonvulsiva

Neuropathische Schmerzen lassen sich auch durch Antikonvulsiva wie das **Carbamazepin** behandeln, wobei das Carbamazepin langsam in Schritten von 200 mg alle 2-3 Tage bis (wenn nötig und möglich) maximal 1.200 mg/Tag aufdosiert wird.

Carbamazepin wirkt durch Blockade von Natriumkanälen in den Axonen.

Die schmerzdämpfende Wirkung setzt manchmal erst nach 1-2 Wochen ein.

Carbamazepin ist auch als Saft (Timonil Saft®) verfügbar.

Als Nebenwirkungen treten hier Sedierung, Schwindel, Ataxie, gastrointestinale Probleme, häufig Allergien gegen die Substanz, Elektrolyt- und Blutbildveränderungen auf.

Aufgrund der ausgeprägten Leberenzyminduktion, namentlich des CYP 450 3A4 und den damit verbundenen Interaktionen mit anderen Medikamenten (z.B. Fentanyl, Kontrazeptiva u.a.) ist Carbamezepin nicht mehr das Antikonvulsivum der ersten Wahl.

Gabapentin (Neurontin®) kann sowohl bei einschießenden neuropathischen Schmerzen als auch bei neuropathischen Dauerschmerzen eingesetzt werden.

Das Medikament wird in 3 Einzeldosen beginnend mit 3 × 100 mg bis maximal 3.600 mg/Tag gegeben.

Auch hier wird langsam aufdosiert, um eine zu starke Sedierung zu vermeiden.

Limitierend wirken nicht selten ausgeprägte, nicht kardial-bedingte Ödeme, Schwindel und Ataxie, ansonsten ist die therapeutische Breite sehr hoch.

Bei einer Niereninsuffizienz muss die Dosis reduziert werden, da eine Kumulation möglich ist. Eine Nephrotoxizität besteht aber nicht.

Pregabalin (Lyrica®) wirkt genauso wie Gabapentin im ZNS an einer Untereinheit von spannungsabhängigen Calcium-Kanälen und trotz seines Namens nicht auf das GABAerge System. Pregabalin ist auch zugelassen für die Therapie von generalisierten Angststörungen.

Die Tagesdosen liegen beim Pregabalin zwischen 25 mg zur Nacht bis maximal 2 × 300 mg, auch hier wird langsam aufdosiert, wobei die Wirkung wesentlich schneller eintritt als bei Gabapentin oder Carbamazepin.

Pregabalin verbessert u.a. auch die Schlafqualität.

Bei einer Niereninsuffizienz muss die Dosis reduziert werden, da eine Kumulation möglich ist. Eine Nephrotoxizität besteht aber nicht.

Die Nebenwirkungen ähneln denen von Gabapentin.

Carbamazepin kann ggf. mit Gabapentin oder Pregabalin kombiniert werden. Eine Kombination von Gabapentin und Pregabalin ist aufgrund des gleichen Wirkansatzes sinnlos.

Als "Reservemedikamente" bei neuropathischen Schmerzen stehen noch Cymbalta (30-60-120 mg morgens), Venlafaxim, Lamotrigen, Clonazepam, Phenytoin oder Baclofen zur Verfügung.

Die beste Dosis (BEST DOSE) bei allen Antikonvulsiva ist die individuelle Dosis, bei der der Patient eine subjektiv zufriedenstellende Wirkung bei tolerablen Nebenwirkungen angibt.

▶ Kortikoide

Kortikoide werden in der Palliativmedizin mit einem breiten Anwendungsspektrum eingesetzt. Wegen ihrer abschwellenden Wirkung sind sie in initial hoher Dosierung bei symptomatischen Hirnmetastasen oder Knochenmetastasenschmerzen wirksam, da sie das umgebende Tumor-Ödem zu reduzieren vermögen. Ebenso können sie bei Kapseldehnungsschmerzen innerer Organe (z.B. bei Lebermetastasen) oder Nervenkompressionsschmerzen sehr effektiv eingesetzt werden.

Daneben macht man sich auch die stimmungsaufhellende, antiemetische und anabole Wirkung zu Nutze.

Auch in der Palliativmedizin muss bei hoher Kortikoiddosis ein gastroprotektives Medikament gegeben werden, um eine akute gastrointestinale Blutung zu verhindern. Dagegen spielen die sonst befürchteten Langzeitwirkungen dieser Substanzen hierbei keine Rolle, so dass die Indikation zu einer niedrig dosierten Kortikoidtherapie sehr großzügig gestellt werden kann. Zu beachten sind aber auch Blutzuckerschwankungen und -entgleisungen bei Tumorpatienten unter Kortison.

▶ Bisphosphonate

Als Bisphosphonate werden oral Ibandronat 50 mg täglich oder als Kurzinfusion Ibandronat 6 mg oder Zoledronat 6 mg (Dosisanpassung bei Niereninsuffizienz) alle 3-4 Wochen zur Therapie von Knochenmetastasen und Knochenmetastasen-bedingten Schmerzen eingesetzt. Sie haben eine direkte analgetische Wirkung bei Knochenschmerzen und sind deshalb bei der Behandlung von Knochenmetastasen nicht mehr weg zu denken (vgl. Kap. 8.10.).

Bisphosphonate sind Mittel der Wahl (in Verbindung mit Flüssigkeitszufuhr) zur Therapie der Hyperkalzämie, einem früher häufigen palliativmedizinischen Notfall.

Da Bisphosphonate und Calcitonin den Kalziumspiegel senken, sind sie bei Hypokalzämie kontraindiziert.

Cannabinoide

Ärzte dürfen Cannabis oder Cannabisextrakte zu Lasten der Krankenkassen verordnen, wenn nach Meinung des Arztes eine "nicht ganz entfernt liegende Aussicht auf eine positive Entwicklung auf den Krankheitsverlauf oder auf schwerwiegende Symptome besteht **und** alle anderen therapeutischen Möglichkeiten ausgeschöpft und nicht ausreichend wirksam waren".

Vor der ersten Verschreibung muss ein Antrag auf Genehmigung der Kostenübernahme bei der zuständigen Kasse gestellt werden.

Cannabis als Rauschmittel bleibt verboten, ebenso der Eigenanbau für medizinische Zwecke.

Hauptnebenwirkung der Cannabinoide: Zentralnervöse Nebenwirkungen wie Müdigkeit, Konzentrations- und Koordinationsstörungen und psychiatrische Nebenwirkungen wie Verwirrtheit, Halluzinationen und Psychosen.

Aufgrund ihres breiten Wirkspektrums kommen die Cannabinoide theoretisch zur Behandlung vieler Erkrankungen infrage. Die Evidenz für die Wirksamkeit, Verträglichkeit und Sicherheit von Cannabinoiden in der Schmerztherapie und Palliativmedizin wird widersprüchlich beurteilt. Es besteht eine deutliche Diskrepanz zwischen der öffentlichen Wahrnehmung und den Ergebnissen von systematischen Übersichtsarbeiten und prospektiven Beobachtungsstudien nach den Standards der evidenzbasierten Medizin.

Nur für chronische neuropathische Schmerzen, Übelkeit und Erbrechen unter Chemotherapie sowie patientenberichtete schmerzhafte Spastizitäten bei Encephalomyelitis disseminata existieren belastbare Hinweise für die Wirksamkeit von Cannabis. Es ist unbestritten, dass Cannabis die **affektive** Schmerzkomponente und individuelle Schmerzverarbeitung positiv beeinflussen kann. Bei akuten Schmerzen sollte Cannabis nicht angewendet werden.

Begrenzte Evidenzen gibt es für eine möglich Wirkung zur Appetitsteigerung und gegen Gewichtsverlust von HIV/AIDS-Patienten.

Cannabishaltige Arzneimittel und deren Verfügbarkeit in Deutschland

- Medizinischer Cannabis (sog. Medizinalhanf):
  - Aktuell sind 14 Sorten von Cannabisblüten rezeptierbar, deren THC (Tetrahydro-cannabinol)-Konzentrationen zwischen 1 und 22 % und CBD (Cannabinol)-Konzentrationen zwischen 0,05 und 9 % liegen. Dosierungsangaben für einzelne Indikationen fehlen.
  - Die im Gesetz festgelegte Verschreibungshöchstmenge liegt bei 100 g Cannabis in Form von Blüten unabhängig vom THC-Gehalt pro 30 Tage.
- Arzneimittel mit Extrakten aus der Cannabispflanze:
  - THC/CBD-haltiges Mundspray (Sativex®).
  - THC-haltige Kapseln und Öl (Dronabinol) sind arzneimittelrechtlich nicht zugelassen. Sie können als Rezepturarzneimittel in Form von Tropfen, Kapseln und Inhalationslösungen im Rahmen eines individuellen Heilmittelversuches verschrieben und von Apotheken hergestellt werden.
- Synthetisch hergestellte Cannabisanaloga:
  - Synthetisches THC-Analogon (Nabilon) ist als Fertigarzneimittel seit Dezember 2016 in Deutschland bei der Indikation Übelkeit und Erbrechen bei Patienten unter Chemotherapie zugelassen, wenn andere Medikamente nicht entsprechend wirken.

Cannabinoide unterliegen der Betäubungsmittelverordnungsvorschrift. Auf dem BtM-Rezept muss neben den allgemein bekannten Angaben die genaue Sorte Cannabis (s.u.) und natürlich die individuelle Dosierung für den Patienten angegeben sein.

Verordnung von Betäubungsmitteln auf Cannabisbasis

Für die Verordnung von Cannabisblüten und Cannabinoid-haltiger Zubereitungen hat Deutscher Arzneimittel-Codex/Neues Rezeptur-Formularium (DAC/NRF) bislang neun Rezepturformeln entwickelt:

1. Cannabisblüten zur Inhalation nach Verdampfung (NRF 22.12).

2. Cannabisblüten in Einzeldosen zur Inhalation nach Verdampfung (NRF 22.13).

3. Cannabisblüten zur Teezubereitung (NRF 22.14).

4. Cannabisblüten in Einzeldosen zur Teezubereitung (NRF 22.15).

5. Ölige Cannabisölharzlösungen 25 mg/ml Dronabinol (NRF 22.11).

6. Ethanolische Dronabinol-Lösung 10 mg/ml zur Inhalation (NRF 22.16).

7. Dronabinol-Kapseln 2,5 mg/5 mg/10 mg (NRF 22.7).

8. Ölige Dronabinol-Tropfen 25 mg/ml (NRF 22.8).

9. Ölige Cannabidiol-Lösungen 50 mg/ml (NRF 22.10).

Höchstmenge Cannabisblüten, die der Arzt innerhalb von 30 Tagen für einen Patienten verordnen darf, beträgt 100.000 mg (100 g).

Höchstmenge Dronabinol, die der Arzt innerhalb von 30 Tagen für einen Patienten verordnen darf, beträgt 500 mg.

Höchstmenge Cannabisextrakt, bezogen auf den Gehalt von THC, die der Arzt innerhalb von 30 Tagen für einen Patienten verordnen darf, beträgt 1.000 mg (1,0 g).

▶ Dronabinol

Ist als Kapsel oder Lösung zu beziehen.

Therapiebeginn: 2 × 2,5 mg, dann langsame Dosistitration bis maximal 30 mg.

▶ (Delta-9-Tetrahydro-cannabinol)- und CBD (Cannabinol)-haltiges Mundspray Sativex®

Seit Juli 2011 ist in den Deutschen Apotheken auf BtM-Rezept verfügbar Sativex®, ein THC (Delta-9-Tetrahydro-cannabinol)- und CBD (Cannabinol)-haltiges Mundspray im Verhältnis 1:1, primär zur symptomatischen Verbesserung von moderater bis schwerer Spastik bei Multipler Sklerose bei Patienten, die auf andere Antispastika nicht zufriedenstellend reagieren.

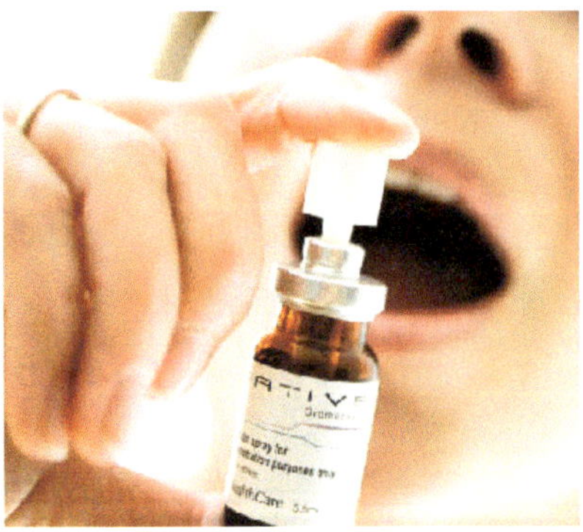

Abb. 8.27: Sativex® Mundspray.

Dosierung: Für die Tumorschmerztherapie werden bis zu 12 Sprühstöße (à 2,7 mg THC/2,5 mg CBD) Sativex® täglich orotransmukosal an die Wangenschleimhaut oder unter die Zunge empfohlen.

Es wird als leicht zu applizieren und als sehr gut verträglich beschrieben.

Als Hauptnebenwirkungen werden zu Therapiebeginn vorübergehend Schwindel und Müdigkeit beklagt.

▶ Nabilon

Synthetisches THC-Analogon.

Indikation in Deutschland: Übelkeit und Erbrechen bei Patienten unter Chemotherapie, wenn andere Medikamente nicht entsprechend wirken.

Empfohlene Dosis: 2-4 mg/Tag.

Cannabis als Arzneimittel sollte stets nach den Prinzip “start low, go slow” dosiert werden.

Zu jeder Cannabisverordnung ist gemäß §31 ABS. 6 SGB V eine Begleiterhebung zur Cannabisverordnung obligatorisch.

Zu erhebende Daten sind:

- Alter und Geschlecht.
- Die Verordnung begründende Diagnose nach ICD-10.
- Dauer der Erkrankung bzw. Symptomatik, die die Behandlung mit Cannabis begründet.
- Angaben zur bisherigen Therapie einschließlich Abbruchgründe sowie Angabe, ob eine Erlaubnis nach §3(2) BtM-Gesetz zur ärztlich begleiteten Therapie mit Cannabis vorlag und ob hiervon Gebrauch gemacht wurde.
- Fachrichtung des verordnenden Arztes.
- Genaue Bezeichnung der verordneten Leistung.
- Dosierung (einschließlich Dosisanpassung) und Art der Anwendung der verordneten Leistung.
- Behandlungsdauer mit der verordneten Leistung.
- Angabe parallel verordneter Leistungen, wie Arzneimittel nach Wirkstoffen und physikalische Therapie.
- Auswirkung der Behandlung auf Krankheits- und Symptomverlauf.
- Angaben zu Nebenwirkungen, die während der Therapie mit Cannabis auftraten.
- Angaben zur Entwicklung der Lebensqualität.

▶ Ketamin

Ketamin (Ketanest®) ist ein sogenanntes Ataranalgetikum, dass heißt, in Abhängigkeit von der Dosierung ist es hypnotisch, analgetisch, sedierend oder anästhestisch wirksam (=dissoziative Analgesie).

Ketamin kann wegen seiner Wirkung auf den NMDA-Rezeptor synergistisch mit Opioiden wirken, es wird insbesondere dann eingesetzt, wenn sehr hohe Opioid-Dosen nicht mehr zu einer ausreichenden Schmerzlinderung führen. Ketamin kann intravenös, intramuskulär oder als subkutane Dauerinfusion zugeführt werden.

Aus der Injektionslösung kann aber auch eine Lösung zur oralen Einnahme hergestellt werden, wobei wegen des extrem bitteren Geschmacks ein Geschmacksverbesserer zugegeben werden sollte.

Ketamin sollte nie allein appliziert werden. Wegen der Gefahr der Hypersalivation sollte vorher 0,5 mg Atropin und wegen der temporär pseudohalluzinatorischen Wirkung Diazepam 2-5 mg oder/und Morphin 5-10 mg verabreicht werden. Wichtig ist das Abschirmen des Patienten gegen äußere Reize.

Obwohl bei der Ketanestnarkose die Spontanatmung im Allgemeinen nicht sistiert, kann es bei zu schneller intravenöser Applikation zur Apnoe kommen. Neben dem Razemat Ketamin ist auch als Stereoisomer Ketamin S erhältlich. Die Wirkung von 2 mg Ketamin entsprechen 1 mg Ketamin S.

- Ketamin-S-Dosierung:
  - Analgesie: 0,15-0,25(-0,5) mg/kg KG (sehr langsam) i.v; 0,5-1(-2) mg/kg KG i.m..
  - Narkose: 1-2 mg/kg KG i.v.; 1-2(-8) mg/kg KG i.m..
- Wirkeintritt: i.v. nach 30 sec; i.m. nach 5 min..
- Wirkdauer: i.v. ca. 10 min; i.m. ca. 30 min..
- Zur Aufrechterhaltung ca. 50 % der Initialdosis alle 10-30 Minuten wiederholen.

8.13.2.2.6. Adjuvantien

> Definition: Adjuvantien dienen der Therapie bzw. Prophylaxe unerwünschter (Neben-)Wirkungen der in der Tumortherapie eingesetzten Substanzen.

Dabei handelt es sich in erster Linie um die Prophylaxe und Behandlung von typischen Opioidnebenwirkungen wie Übelkeit und Erbrechen, Obstipation sowie gelegentlich Schlafstörungen und Unruhe. Starke Sedierung und heftige Übelkeit treten vor allen Dingen in der Anfangsphase einer Opioidtherapie auf und lassen sich durch ein langsames Auftitrieren meist vermeiden. Die Zugabe eines Antiemetikums zu Beginn einer Therapie mit Opioiden sollte routinemäßig erfolgen, kann aber in den meisten Fällen bei stabiler Einstellung wieder beendet werden. Es handelt sich dabei meist um eine zentrale Wirkung des Opioids. Im Gegensatz dazu bleibt die opioidinduzierte Obstipation auch bei einer langfristigen Therapie bestehen. Sie entsteht durch eine periphere Wirkung der Opioide an Endorphinrezeptoren im Darm, die keine Toleranz nach sich zieht. Deshalb gilt es als Kunstfehler, bei Verordnung potenter Opioide auf die Zugabe eines Laxans zu verzichten (Ausnahme: Oxycodon/Naloxon; Targin®). Es gibt allerdings Patienten, die hochdosierte Opioide ohne Entwicklung einer Obstipation tolerieren.

Laxanzien bei Opioidtherapie (OIC)

Grundvoraussetzung sind eine ausreichende Trinkmenge und, wo immer möglich, diätetische Maßnahmen. Zur Prophylaxe und Therapie der opioidinduzierten Obstipation (OIC) werden in erster Linie Macrogol und nur noch selten Lactulose eingesetzt. Beide wirken osmotisch, d.h., der Flüssigkeitsgehalt des Kotes wird erhöht. Lactulose wird wegen seiner stark blähenden Wirkung oft schlecht toleriert. Reichen diese Maßnahmen nicht aus, werden sie mit stimulierenden Laxanzien wie Bisacodyl oder Natriumpicosulfat kombiniert. Zusätzlich können Gleitmittel wie Glycerin zum Einsatz kommen. Besteht das Problem weiter, müssen Klistiere oder im Extremfall eine manuelle Ausräumung angewandt werden (☞ Kap. 8.9.1.).

μ-Antagonisten (PAMORA)

Sollte das nicht den gewünschten Erfolg erzielen, kommen zusätzlich peripher wirksame μ-Antagonisten (PAMORA) wie Naloxegol (Moventig®) und Methylnaltrexon (Relistor®) oder Naldemedin (Rizmoic® 200 μg Filmtabletten) zum Einsatz.

Sie antagonisieren die Opioid-Bindung an μ-, κ- und δ-Opioid-Rezeptoren. Sie wirken als peripherer μ-Rezeptor-Antagonist in Geweben wie dem Gastrointestinaltrakt und vermindert dadurch die obstipierenden Wirkungen von Opioiden, ohne die ZNS-vermittelten Opioid-Effekte aufzuheben.

Antiemetika bei Opioidtherapie

Auch hier beginnt man zunächst mit gut verträglichen Medikamenten wie Domperidon, Dimenhydrinat oder Metoclopramid.

▶ Dimenhydrinat

- Erhältlich in Sirupform 33 mg/10 ml, als Suppositorium 150 mg, Kinder-Supp. 40 und 70 mg, Retardtablette 150 mg und zur parenteralen Anwendung.
- Relativ schwach wirksam und nicht verschreibungspflichtig, kann aber bei Tumorpatienten zu Lasten der Kasse verordnet werden.
- Die Dosierung beträgt in der Regel 50 mg vor den Mahlzeiten.

▶ Domperidon

- Hat als einziges rezeptpflichtiges Antiemetikum eine Zulassung für Kinder ab 12 Jahren.
- Im Gegensatz zu den anderen Antiemetika steht dies Präparat nur zur oralen Anwendung zur Verfügung, Tablette 10 mg, Tropfen 1 mg/ml.
- Die Dosierung beträgt in der Regel 10 mg vor den Mahlzeiten.

▶ Metoclopramid

- Gilt als Standardsubstanz, es ist erhältlich in Tropfenform, als Suppositorium, Tablette und zur parenteralen Anwendung.
- Die Tropfenapplikationsform führt (aufgrund des Lösungsvermittlers) oft zu Erbrechen, dann auf Tablette, Supp. oder i.v. ausweichen.
- Die Dosierung beträgt in der Regel 10-20 mg vor den Mahlzeiten.
- Dosierung bis maximal 100 mg möglich.
- Die als Nebenwirkung gelegentlich auftretenden extrapyramidalen Störungen spielen im Rahmen der Palliativmedizin selten eine Rolle.

Alternativ zu den genannten Anticholinergika können auch Neuroleptika zum Einsatz kommen, wobei gerade in der Palliativmedizin oft nicht nur die antiemetische, sondern auch die psychotrope Wirkung dieser Substanzen erwünscht ist. Je nachdem, ob eine sedierende Wirkung oder eine antipsychotische, gegen Agitiertheit gerichtete Komponente erforderlich ist, wird man eher zu einem Phenothiazin wie Promethazin (1-2 × 25 mg) oder Levomepromazin (3 × 2-5 mg) oder Olanzapin (1 × 5-10 mg) oder zu einem Butyrophenon wie Haloperidol greifen.

In sehr niedriger Dosierung hat **Haloperidol** ebenfalls noch eine gute antiemetische Wirkung, ohne dass eine wesentliche Neuroleptikawirkung auftritt. Das Medikament ist in Tabletten- und Tropfenform sowie als Injektionslösung erhältlich. Dabei ist zu beachten, dass es zur oralen Einnahme Lösungen mit 2 mg Wirkstoff pro ml und solche mit 10 mg Wirkstoff pro ml gibt.

Als Standarddosis bei Verordnung eines stark wirksamen Opioids können dreimal fünf Tropfen der schwächeren Lösung (entspricht 1,5 mg/Tag) oder einmalig 15 Tropfen zur Nacht gegeben werden.

Falls die genannten Maßnahmen nicht ausreichen, kann der **Serotoninantagonist** Ondansetron oder eines seiner neueren Analoga wie Tropisetron, ggf. auch der **NK1-Antagonist** Aprepitant versucht werden, wobei diese Substanzen lediglich zur Therapie der zytostatikainduzierten Emesis zugelassen sind, der Einsatz als Antiemetikum der zweiten Wahl in der Palliativmedizin ("off label") wird aber toleriert, da er Bestandteil zahlreicher Leitlinien ist.

Dosierung:

- **Ondansetron:** 1 × 4 mg bis 16 mg p.o. (auch als Schmelztablette) oder 1 × 8 mg i.v.
- **Tropisetron:** 1 × 5 mg p.o. oder i.v. vor dem Frühstück.
- **Palonosetron:** 1 × 0,5 mg p.o. oder 0,25 mg i.v.
- **Aprepitant:** 1 × 80-125 mg p.o. morgens.
- **Fosaprepitant:** 1 × 150 mg i.v.

Auch orale Cannabinoide können als ultima ratio im Einzelfall antiemetische Effekte aufweisen.

> **PACE TIPP!**
>
> Kortikosteroide wie das Dexamethason verstärken die antiemetische Wirkung vieler Antiemetika.

8.13.2.2.7. Einige spezielle Probleme

■ Medikamenteninteraktionen

Durch die Vielzahl der Medikamente sind gerade die Patienten in einer palliativen Situation durch Medikamenteninteraktionen gefährdet. Ein entscheidendes biologisches System im Medikamentenstoffwechsel ist das Cytochrom-P450-System (CYP, ☞ Tab. 8.71). Die Substanzen, die ein CYP induzieren, können bewirken, dass andere Substrate, die über eben dieses CYP verstoffwechselt werden, schneller abgebaut werden und so deren Plasmaspiegel bis zur Wirkungslosigkeit abnimmt.

	CYP 1A2	CYP 2C9	CYP 2C19	CYP 2D6	CYP 2E1	CYP 3A4
Substrate die am CYP verstoffwechselt werden (Auswahl)	Amitryptilin Haloperidol Imipramin Paracetamol Propranolol Ropivacain Verapamil Ondansetron Theophyllin	Celexozib Diclofenac Ibuprofen Phenytoin orale Antidiabetika Tamoxifen	Amitryptilin Diazepam Imipramin Omeprazol Phenytoin Propranolol Progesteron	Amitryptilin Codein Desimipramin Hydrocodon Imipramin MCP Morphin Methadon Oxycodon Ondansetron Metoprolol Tramadol	Paracetamol Ethanol	Bupivacain Buprenorphin Codein Cyclosporin Fentanyl Kortison Midazolam Lidocain PCM Pethidin Verapamil Kontrazeptiva
Induktoren der CYP (Auswahl)	Omeprazol Rauchen	Johanniskraut Phenobarbital Rifampicin	Carbamazepin	Gravidität Dexamethason	Ethanol	Carbamazepin Glukokortikoide Johanniskraut Phenytoin
Inhibitoren der CYP (Auswahl)	Amiodaron Cimetidin Antibiotika	Cimetidin Probenecid Antibiotika	Cimetidin Diclofenac Naproxen Indometacin Omeprazol Antimykotika	Celexozib Cimetidin Cocain Haloperidol Methadon		Cimetidin Erythromycin Grapefruitsaft Paracetamol Verapamil Antimykotika

Tab. 8.71: Cytochrom P450: Substrate und Interaktionen.

So kann zum Beispiel durch die zusätzliche Einnahme von Johanniskraut durch den dann schnelleren Abbau der Kontrazeptiva eine sichere Verhütung nicht mehr gewährleistet sein. Durch zum Beispiel Antibiotika oder Antimykotika, oft sehr potente CYP-Inhibitoren, können abrupt Analgetikaplasmaspiegel sehr stark ansteigen und zu Analgetikanebenwirkungen oder -intoxikationen führen.

Unmöglichkeit der oralen Medikation

Mögliche Ursachen hierfür können zum Beispiel sein:

- Schluckunfähigkeit (☞ Kap. 8.9.7.).
- Übelkeit (☞ Kap. 8.9.6.).
- Erbrechen (☞ Kap. 8.9.6.).
- Passagestörungen (☞ Kap. 8.9.1.).
- Subileus (☞ Kap. 8.9.2.).
- Ileus (☞ Kap. 8.9.3.).
- Bewusstseinsstörungen (☞ Kap. 8.11.).
- im Fall der Opioide auch manchmal nicht tolerable Nebenwirkungen (☞ Kap. 8.13.2.2.4.).

Lösungsmöglichkeiten wären der Übergang auf eine transdermale oder (kurzfristig!) auf eine rektale Therapie (man kann z.B. Retardkapseln in Gelatine-Supp. verordnen), bei vorhandener Sonde die Verabreichung von Granulat über die Sonde. Bei liegendem Port kann durch den Anschluss einer Pumpe eine kontinuierliche intravenöse Therapie begonnen werden, auch die subkutane Infusion von Medikamenten wird in letzter Zeit wieder verstärkt angewandt. Gegebenenfalls besteht auch eine Indikation zum Übergang zu Verfahren der invasiven Schmerztherapie (☞ Kap. 8.13.2.3.).

Akzidentelle Überdosierung von Opioiden

Gegenmittel ist in dieser Situation Naloxon (Narcanti®), es ist zuverlässig wirksam bei reinen Morphin-Rezeptor-Agonisten, bei partiellen Antagonisten sind sehr hohe Dosen erforderlich. Zur Titration wird eine Ampulle Naloxon à 0,4 mg mit 9 ml Kochsalzlösung NaCL 0,9% auf eine 10ml-Spritze verdünnt aufgezogen und fraktioniert alle 1-3 Minuten in Schritten von 2,5 ml dieser Lösung (= 0,1 mg Naloxon) intravenös verabreicht, bis die Spontanatmung wieder einsetzt. Meist werden Dosierungen zwischen 0,2 bis 2 mg Narcanti benötigt. Die Wirkdauer von Naloxon ist jedoch wesentlich kürzer als die der meisten Opioide, deshalb muss nach einer Opioidantagonisierung eine kontinuierliche Überwachung, insbesondere der Atmung von bis zu 12 Stunden (in Abhängigkeit vom antagonisierten Opioid), gewährleistet sein, ggf. muss Naloxon wiederholt nachinjiziert werden. Naloxon kann zwar auch subkutan oder intramuskulär verabreicht werden, der Wirkeintritt ist dann allerdings sehr verzögert.

Achtung: Die Wirkdauer von Naloxon ist kürzer als die vieler Opioide, mit Rebound ist daher zu rechnen!

Medikamentöse Schmerztherapie in der Terminalphase

Prinzipiell wird die Schmerztherapie bis zum Tode nach den besprochenen Kriterien fortgeführt, bei zunehmender Kachexie und/oder beginnendem Organversagen muss eine Dosisanpassung erfolgen.

Transdermale Systeme sind in der Terminalphase völlig ungeeignet, da sie für ihre Wirkung auf das Vorhandensein einer ausreichenden subkutanen Fettschicht und eine gute periphere Durchblutung angewiesen sind.

In der Regel wird bei zunehmender Bewusstseinstrübung der Übergang auf eine nicht orale, meist subkutane, nasale, sublinguale oder buccale Applikation von Analgetika erforderlich sein. Es versteht sich von selbst, dass alle entbehrlichen Medikamente spätestens jetzt abgesetzt werden.

Wenn auch das Ziel eines schmerzarmen bzw. schmerzfreien Lebens bis zum Tod nicht immer erreichbar ist, so kann doch in den allermeisten Fällen mit den uns zur Verfügung stehenden Methoden eine den Patienten zufriedenstellende Schmerzlinderung erzielt werden. Sollte dies trotz aller Bemühungen nicht gelingen, kann im Einzelfall nach ausführlicher Absprache mit dem Patienten eine palliative terminale Sedierung durchgeführt werden.

Literatur

Arbeitsgemeinschaft Deutscher Apothekerkammern, Bundesapothekerkammer: Verordnung von Arzneimitteln mit Cannabisblüten, -extrakt und Cannabinoiden-Information für verschreibende Ärzte/innen. 02.03.2017

AVP, Arzneiverordnung in der Praxis, Therapieempfehlungen der Arzneikommission der deutschen Ärzteschaft: Tumorschmerz. Arzneimittelkommission der deutschen Ärzteschaft, 3. Auflage, 2007.

Bausewein, C., et al. Arzneimitteltherapie in der Palliativmedizin, Urban und Fischer, Elsevier, München, 2005.

Beck, D. et al.: Symptomkontrolle in der Palliativmedizin. Schmerz 2001;5:320-332.

Deutsche Krebsgesellschaft: Medikamentöse Schmerztherapie. Interdisziplinäre Leitlinien der Deutschen Krebsgesellschaft, der Deutschen Gesellschaft für Palliativmedizin, der Deutschen Gesellschaft zum Studium des Schmerzes und der deutschen Interdisziplinären Vereinigung für Schmerztherapie, Informationszentrum für Standards in der Onkologie, 2002, 3. Auflage 2002.

Ensink, F. et al.: Schmerztherapie bei Tumorpatienten und in der Palliativmedizin. Zentralbl Chir 1998;123: 649-663.

Gleim, M. et al.: Symptomkontrolle bei unheilbar Kranken. AINS 2007;4:285-292.

Häuser, W. et al.: Cannabinoids in pain management and palliative medicine - an overview of systematic reviews and prospective observational studies. Dtsch Ärztebl Int 2017;114:627-634.

Klaschik, E.: Schmerztherapie und Symptomkontrolle in der Palliativmedizin. In: Husebö, S., Klaschik, E. (Hrsg.): Palliativmedizin, Springer Verlag, Heidelberg 203, 181-276.

Nauck, F. et al.: Tumorschmerztherapie. Schmerz 2007; 4:359-371.

Nauck, F.: Symptomkontrolle in der Finalphase. Schmerz 2001;5:362-369.

Ostgathe, C. et al.: Tumorschmerztherapie. Z Pallmed, 2007;8:13-30.

Schug, S. et al.: Therapie des chronischen Krebsschmerzes. In: Aulbert, E., Zech, D. (Hrsg.): Lehrbuch der Palliativmedizin. Schattauer Verlag, Stuttgart, New York, 1997, 427-504.

Sittig, H.-B. et al.: Klinikleitfaden Schmerztherapie. Urban & Fischer, Elsevier, München, 2005.

Strumpf, M. et al.: Tumorschmerz. Deutsches Ärzteblatt Heft 13, 2005;102:A916-924.

8.13.2.3. Invasive Therapieverfahren

"Der Tod ist nicht schlimm zu achten, dem ein gutes Leben vorangegangen."

Augustus

8.13.2.3.1. Grundlagen

Invasive (anästhesiologische, interventionelle, neurochirurgische) Maßnahmen zur Therapie von Tumorschmerzen werden in den letzten Jahren, insbesondere wegen Optimierung der Therapie u.a. mit oralen und retardierten Opioiden und der konsequenten Anwendung der mechanismenorientierten Schmerztherapie, sehr viel seltener durchgeführt. Durch die Entwicklung ultraschnell wirksamer schleimhautgängiger Fentanylpräparate, flüssiger, retardierter Morphinpräparate, die über die PEG-Sonden appliziert werden können, und transdermaler Verfahren besteht bei gastrointestinalen Barrieren nur noch selten die Notwendigkeit invasiver Verfahren.

Indikationen, den oralen Applikationsweg zu verlassen, sind: Schluck- und Passagestörungen, tumor- oder therapiebedingte, anders nicht zu beherrschende, nicht tolerierbare Begleitsymptome wie Übelkeit, Erbrechen und Obstipation, unzureichende Analgesie trotz Ausschöpfen anderer Therapiemaßnahmen, der ausdrückliche Wunsch des Patienten, Finalstadium.

Die anästhesiologischen, chirurgischen, neurochirurgischen und psychologischen Verfahren in der Schmerzbehandlung des Tumorpatienten mit Schmerzzuständen sind im Rahmen eines Gesamtkonzeptes zu sehen. Nur durch das Zusammenwirken unterschiedlicher Therapieansätze kann es gelingen, auch starke und stärkste Schmerzzustände effektiv zu behandeln.

Im Verlauf der medikamentösen Tumorschmerz-Therapie, gemäß dem WHO-Stufenschema bzw. mechanismenorientiert und auch im Finalstadium, leiden ca. 7 % der Patienten unter starken bis sehr starken Schmerzen. Eine Analyse des Schmerzcharakters zeigte, dass diese "therapieresistenten" Patienten vor allem Patienten mit viszeralen und neuropathischen Schmerzen waren. Erfahrungsgemäß bleiben 5 bis 10 % der Patienten auch unter Ausschöpfung aller genannten, nichtinvasiven Verfahren nicht befriedigend therapierbar.

Die subkutane (Opioid-)Applikation ist die technisch einfachste und sicherste invasive Methode zur Schmerzbehandlung, die durch das Pflegepersonal oder auch angeleitete Laien durchgeführt werden kann. Besonders in der Finalphase ist die subkutane Medikamentenapplikation in ganz besonderer Weise geeignet, dem Patienten die benötigten Medikamente komplikationsarm sicher zukommen zu lassen. Die meisten in der Finalphase sinnvollen und oft notwendigen Medikamente (Morphin, Levomepromazin, Rubinol®, Lorazepam) sind auch subkutan applizierbar.

Die Liegedauer der subkutan platzierten Verweilkanüle ist individuell sehr verschieden (1-7 Tage). Sowohl Bolusapplikationen als auch kontinuierliche Applikation oder PCA (Patienten-kontrollierte Analgesie) mittels Pumpen sind über einen subkutanen Zugang möglich, entsprechende Medikamentenverträglichkeit vorausgesetzt.

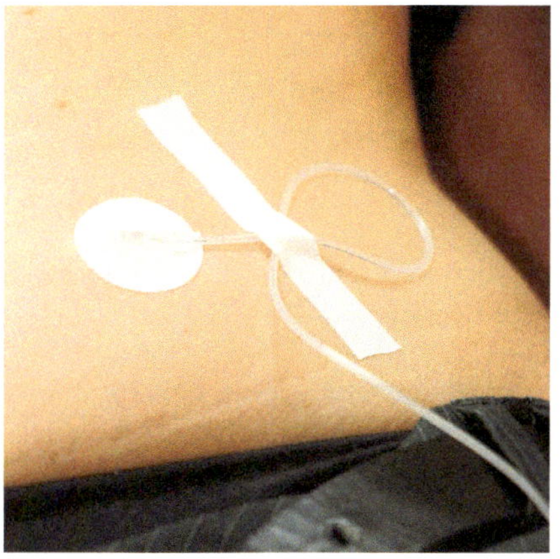

Abb. 8.28: s.c.-Nadel, OMT-Mantsch.

Die intramuskuläre Opioidgabe ist obsolet, weil sie sehr schmerzhaft ist und das Risiko von Nerven- und Periostverletzungen, großer Hämatome und der versehentlichen intravasalen Injektion besteht.

Die intravenöse Gabe ist bei vorhandenem venösen Dauerzugang (z.B. intravenöser Subclavia-Port) auch ambulant möglich und die Methode der Wahl bei gleichzeitiger parenteraler Volumen-/Ernährungstherapie.

Die intravenöse Applikation von Analgetika eignet sich in besonderer Weise zur schnellen Behandlung von sehr starken Schmerzen (Schmerznotfall), zur Behandlung von sehr instabilen Schmerzzuständen, zur schnellen Dosistitration und Dosisfindung oder zur Behandlung von Durchbruchschmerzen, weil so eine gut steuerbare und schnell einsetzende Analgesie gewährleistet ist.

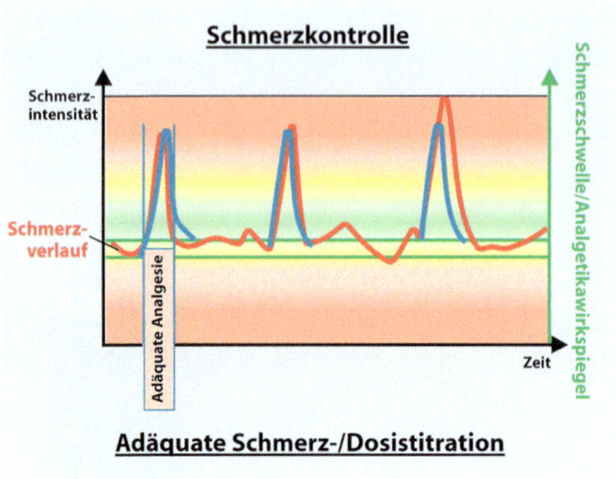

Abb. 8.29: Schmerzkontrolle.

Neben der kontinuierlichen subkutanen oder intravenösen Applikation von Opioiden mittels tragbarer Medikamentenpumpen, die eine patientenkontrollierte Analgesie zur Dosistitration und i.v. auch gegen Durchbruchschmerzen ermöglicht, ist das häufigste invasive Verfahren in der Tumorschmerztherapie die rückenmarksnahe Anwendung von Opioiden, gel. auch von Lokalanästhetika.

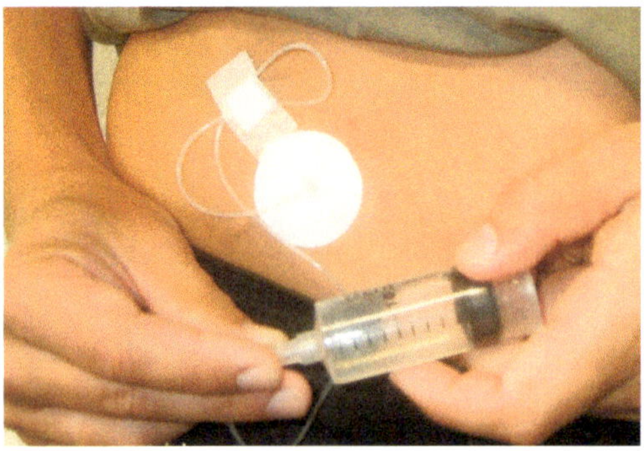

Abb. 8.30: Intrathekaler Port mit PCA-Pumpe.

Gelegentlich kommen Nervenblockaden (reversible Unterbrechung der Schmerzleitung mit Lokalanästhetika) und sehr selten invasive neuroablative Verfahren wie die perkutane intrathekale Neurolyse, die perkutane Neurolyse des Ganglion coeliacum, die perkutane Neurolyse des Plexus hypogastricus und neurochirurgische Verfahren wie die percutane oder offene Chordotomie und die perkutane Rhizotomie zur Anwendung.

Chronische Schmerzen (somit auch Tumorschmerzen) haben aber stets eine *bio-psychosoziale Genese.* Daraus ergibt sich zwingend, dass eine erfolgreiche Behandlung die Beachtung aller dieser Einflussfaktoren zwingend voraussetzt.

Die anästhesiologischen und neurochirurgischen Verfahren stellen in diesem Zusammenhang nur einen begrenzten Teil des erforderlichen Behandlungsrepertoires dar. Auch bei der Anwendung der invasiven Methoden ist es unverzichtbar, den Patienten in die Entscheidung für oder gegen ein spezifisches Verfahren einzubeziehen.

8.13.2.3.2. Ports und Pumpen

Wird bei einem Patienten mit palliativem Behandlungsbedarf ein intravenöser oder epiduraler oder intrathekaler Katheter perkutan ausgeleitet, so kann er oft nur wenige Tage liegen bleiben. Bei Tumorpatienten sollte daher jeder Katheter subkutan untertunnelt ausgeleitet werden. Die Katheteraustrittsstelle ist sorgfältig zu überprüfen, damit eine Katheterinfektion vermieden wird. Problematisch bleibt die Körperpflege, z.B. beim Baden. Bei guter Pflege sind Katheterliegezeiten von mehreren Monaten im Einzelfall durchaus möglich.

Zum Einsatz kommen deshalb subkutan implantierte Ports, die immer mit einer Spezialnadel punktiert werden müssen und dem Patienten nach Entfernen der Punktionskanüle eine größtmögliche Bewegungsfreiheit ermöglichen.

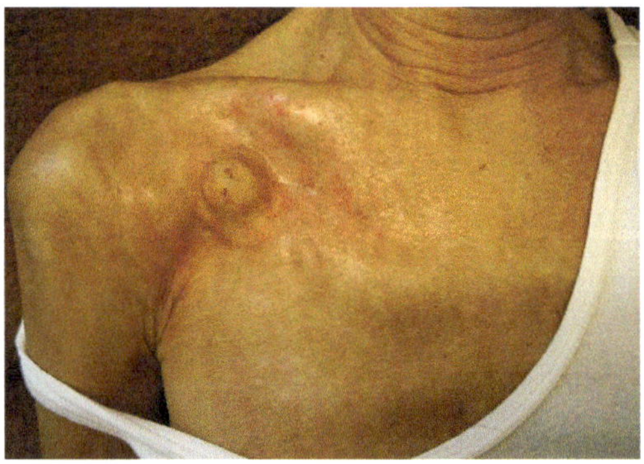

Abb. 8.31: Port der Vena subclavia rechts.

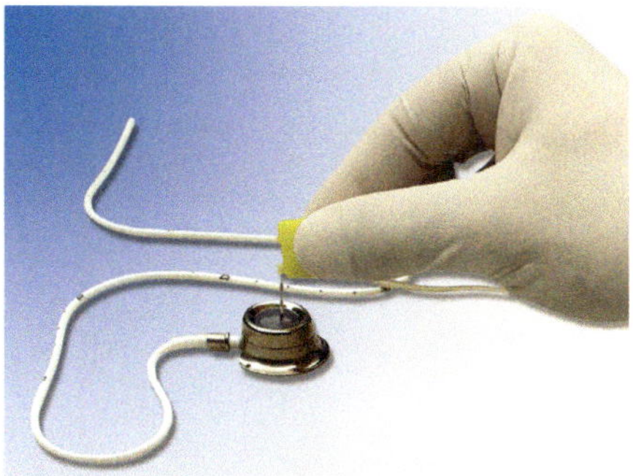

Abb. 8.32: Port mit liegender Huber-Nadel.

Sowohl bei kontinuierlichen als auch bei PCA-Verfahren mittels tragbarer Medikamentenpumpen haben sich Portsysteme bewährt.

Nachteil der Portsysteme ist die Abhängigkeit vom Pflegepersonal, sofern der Patient oder Zugehörige nicht in ausreichendem Maße angeleitet werden können.

Durch eine kontinuierliche Medikamentengabe ist eine gleichmäßige Wirkung des Medikamentes zu erreichen. Nebenwirkungen, wie sie häufig durch hohe Spitzenspiegel bei Bolusapplikation auftreten, werden vermieden. Allerdings verlangt die kontinuierliche Medikamentenapplikation ein stabiles Schmerzniveau.

Bestehen häufig Durchbruchschmerzen, so kann der zusätzliche Einsatz einer patientenkontrollierten Analgesie (PCA) sinnvoll sein. Hierbei hat der Patient die Möglichkeit, sich über eine programmierbare, tragbare Medikamentenpumpe selbst zusätzlich zur kontinuierlich laufenden Analgetikainfusion einen Analgetikabolus zu verabreichen.

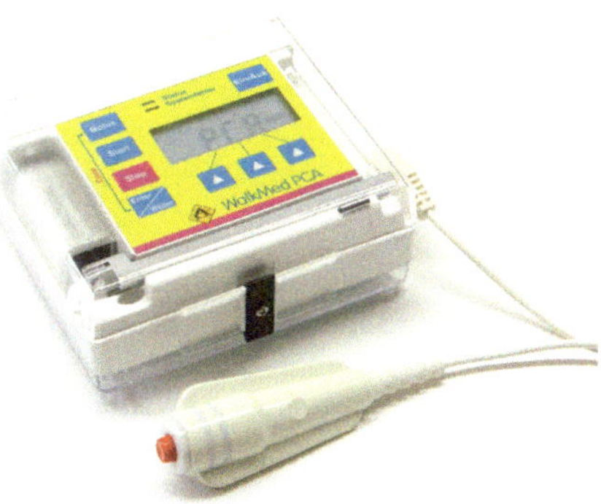

a

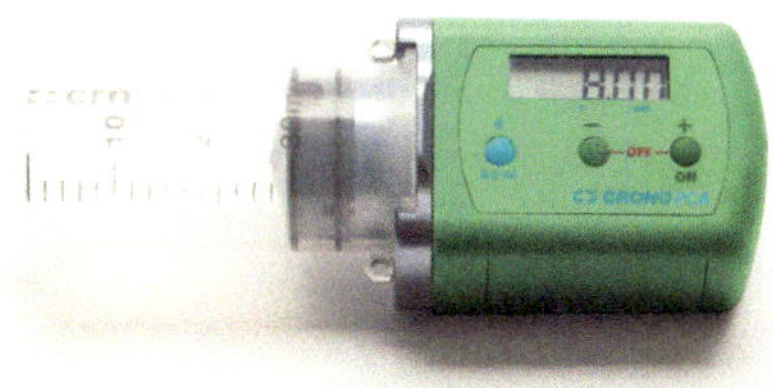

b

Abb. 8.33: PCA-Pumpen. **a:** Walkmed PCA; **b:** Chronomed PCA.

Die Dosis, die Injektionsgeschwindigkeit und Anzahl der Zusatzboli pro Zeiteinheit können bei den elektrischen Pumpen programmiert und dem tatsächlichen Bedarf individuell angepasst werden. Über eine History-Funktion können retrospektiv die Anzahl der zusätzlichen Medikamenten-Boli ausgelesen und die Pumpe ggf. neu programmiert werden. Dies ist allerdings nur über eine extern tragbare Pumpe möglich, komplett implantierbare Medikamentenpumpensysteme erlaubten meist nur eine kontinuierliche Flussrate. Bei den modernen, "fern"gesteuerten und programmierbaren Systemen können auch Tagesprofile und Analgetika-Boli einprogrammiert werden.

Der Vorteil implantierbarer Medikamentenpumpen ist die geringere Infektionsrate und die größere Bewegungsfreiheit des Patienten (Baden, Duschen, Schwimmen ist möglich). Voraussetzung ist allerdings ein stabiles Schmerzniveau und die Lebenserwartung des Patienten sollte mehrere Monate betragen. Bei Auftreten von Durchbruchschmerzen muss zusätzlich ein schnell und kurz wirkendes Opiat, z.B. Fentanyl buccal, sublingual oder nasal, gegeben werden. Durch das begrenzte Volumen des Medikamentenreservoirs bei den komplett implantierten Pumpen ist die Applikation hoher Flussraten, Bolusgaben und die Beimischung von niedrig konzentrierten Pharmaka schwierig (☞ Abb. 8.34).

Mit extern tragbaren Medikamentenpumpen sind auch hohe Dosierungen bei instabilem Schmerzniveau, auch im Sinne einer patientenkontrollierten Analgesie (PCA), möglich. Zur Verhinderung einer Infektion sollte das ganze System möglichst geschlossen bleiben. Ein Wechsel des Bakterienfilters ist nur alle zehn Tage notwendig. Die Kontrolle der Katheteraustrittstelle oder Portpunktionsstelle erfordert ein geschultes Personal. Im ambulanten

Management invasiver Schmerztherapieverfahren ist eine enge Kooperation des betreuenden Hausarztes mit einem in ambulanten invasiven Verfahren erfahrenen Schmerztherapeuten oder SAPV/PC-Team erforderlich.

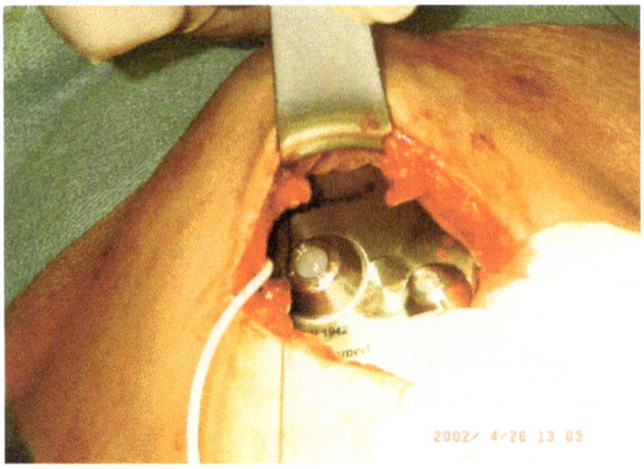

Abb. 8.34: Implantation intrathekales Pumpensystem.

> PACE **TIPP!**
>
> Existieren bei einem Patienten zwei Ports mit unterschiedlichen Zielorganen (z.B. intrathekal und intravenös), sollten diese genau bezeichnet werden, z.B. mit Filzstift oder Tätowierung auf der Haut, um akzidentelle Fehlinfusionen sicher zu vermeiden!

8.13.2.3.3. Nervennahe Verfahren

Bei Pancoast-Tumoren, Tumorinfiltration in Nerven oder Frakturen der oberen Extremitäten, Rippenfrakturen, Interkostalneuralgien, die anders analgetisch nicht zu beherrschen sind, kann durch ein Lokalanästhetikum intermittierend temporär oder nach Anlage eines nervennahen Katheters proximal der Affektion (z.B. axillärer, infra- oder supraclavikulärer Plexuskatheter, Scalenuslücken-Katheter) kontinuierlich oder mittels einer PCA-Pumpe bei Bedarf die Schmerzweiterleitung wirksam unterbrochen werden.

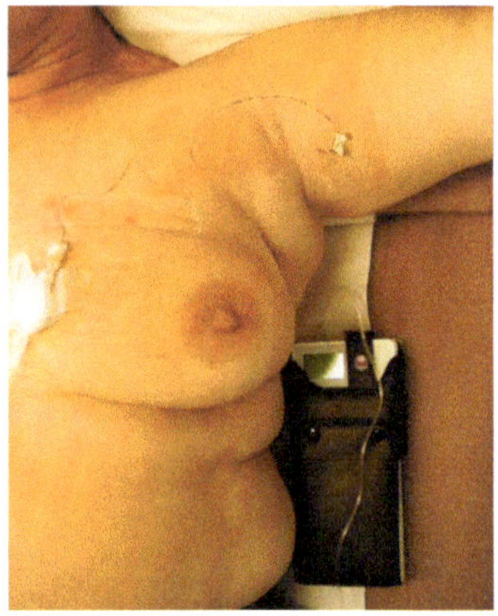

Abb. 8.35: Axillärer Plexuskatheter mit PCA-Pumpe.

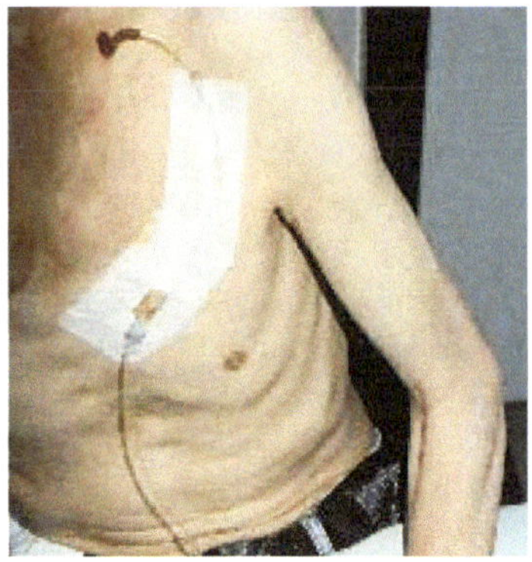

Abb. 8.36: Supraclavikulärer Plexuskatheter.

Periphere Schmerzprojektionen entlang der Interkostalnerven bei Vorliegen einer Interkostalneuralgie sprechen gut auf wiederholte Interkostalblockaden mit einem örtlichen Betäubungsmittel an. In hartnäckigen Fällen kann die Blockadefrequenz durch Implantation eines Katheters erhöht werden.

Im Bereich der Beine können bei entsprechender Schmerzausstrahlung der vordere Oberschenkelnerv (N. femoralis) und/oder der Ischiasnerv wiederholt blockiert werden, in hartnäckigen Fällen mit Katheter.

Bei Schmerzausstrahlung in den Bereich des seitlichen und inneren Oberschenkels gelingt mit der sogenannte 3-in-1-Variante die zusätzliche Betäubung der Nerven obturatorius und cutaneus femoris lateralis, deshalb auch geeignet zur Behandlung der Meralgia paraesthetica.

Kontrollierte Untersuchungen zur kontinuierlichen Anästhesie bestimmter Plexus liegen nicht vor, wohl aber zahlreiche Fallberichte über den erfolgreichen Einsatz dieser Methoden.

8.13.2.3.4. Sympathikusblockaden

Der Wert von Sympathikusblockaden zur Behandlung von Schmerzen, zum Beispiel bei der akuten Herpes-zoster-Infektion, ist unstrittig.

Möglichkeiten der Sympathikusblockade sind für Schmerzen im oberen Quadranten die GLOA (Ganglionäre lokale Opioidapplikation) am Ganglion cervicale superius (☞ Abb. 8.37) nur mit 1/10 Amp. Buprenorphin (1 Amp. Buprenorphin ad 10 ml NaCL 0,9 % verdünnt, davon dann 1 ml), die Blockade des Ganglion stellatum in Höhe des Querfortsatzes C6. Die thorakale, die Blockade des Ganglion coeliacum oder, im unteren Quadranten, die lumbale Grenzstrang-Blockade werden mit entsprechender Lokalanästhetikakonzentration und Menge jeweils im Allgemeinen unter CT- oder Bildwandlerkontrolle vorgenommen (☞ Abb. 8.38).

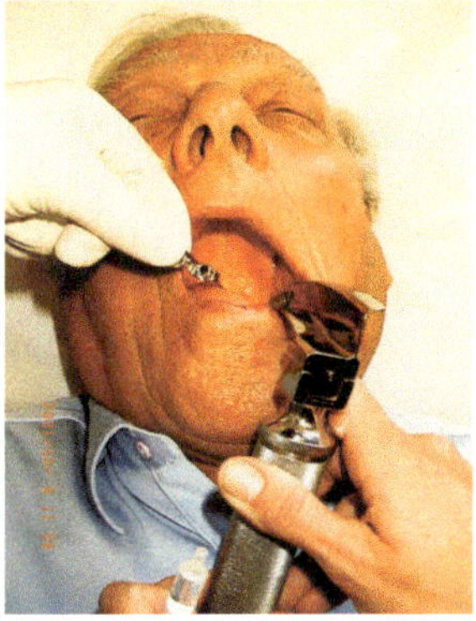

Abb. 8.37: GLOA links.

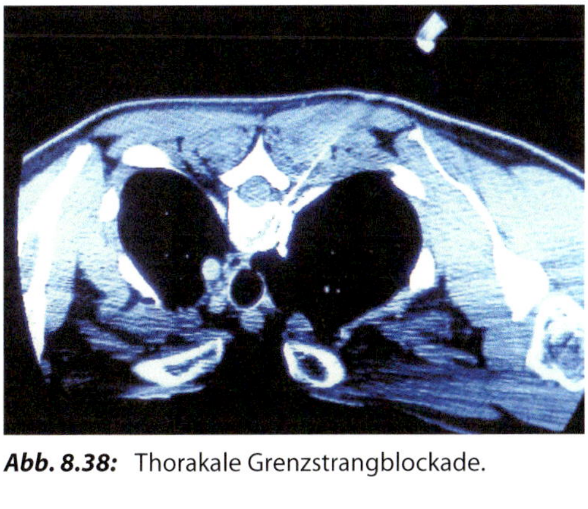

Abb. 8.38: Thorakale Grenzstrangblockade.

Die **Indikation zu Sympathikusblockaden** ist prinzipiell bei neuropathischen Schmerzen gegeben, die als brennend, bohrend, stumpf oder dumpf imponieren und das Schmerzverteilungsmuster nicht der segmentalen Innervation entspricht. Auch vaso- bzw. sudomotorische Störungen und hyperpathische und dysästhische Areale sind typisch.

Mit Ausnahme der GLOA erfolgt die Sympathikusblockade intermittierend temporär mit einem niedrigkonzentrierten Lokalanästhetikum, z.B. Bupivacain 0,125 % oder besser Ropivacain 0,1 %.

Bei positivem, aber nicht ausreichend anhaltendem Effekt, können das Ganglion coeliacum oder der lumbale Grenzstrang auch durch Kryo- oder Thermokoagulation oder mittels 50-100 %igem Alkohol oder besser mit Glycerol im Rahmen einer chemischen Neurolyse längerfristig denaturiert werden.

8.13.2.3.5. Rückenmarksnahe Gabe von Medikamenten

Unter rückenmarksnaher "Analgesie" versteht man das Einbringen von Lokalanästhetika und/ oder Opiaten in den Lumbal-, Thorakal- oder Zervikalbereich der Wirbelsäule. Bedingt durch die anatomischen Gegebenheiten – in Relation zur bindegewebigen Umhüllung des Rückenmarks, der Dura mater – werden zwei Räume unterschieden, in die Medikamente und Katheter eingebracht werden können: ein periduraler, d.h. außerhalb der Dura gelegener und ein intraduraler (meist "intrathekaler" oder "spinaler"), d.h. im Liquor cerebrospinalis gelegener Raum. Das Punktieren und das Einlegen von Kathetern in diese Räume sind bewährte Techniken und Routineeingriffe in der Anästhesie, z.B. in der anästhesiologischen Versorgung operativer Patienten oder in der Geburtshilfe. In der Schmerztherapie wird zur rückenmarksnahen Analgesie immer ein Verweilkatheter zur kontinuierlichen Medikamentenapplikation eingebracht.

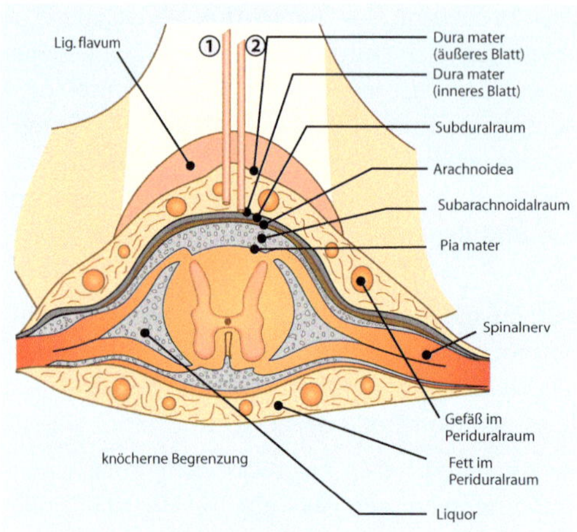

Abb. 8.39: Anatomie Wirbelsäule und Rückenmark.

Die kontinuierliche Medikamentengabe kann peridural oder spinal, mit untertunneltem, subkutan ausgeleitetem Katheter oder Port, als Bolusgabe oder kontinuierlich, mit einer tragbaren PCA-Pumpe oder einer implantierten Pumpe durchgeführt werden.

Von den rückenmarksnah zu applizierenden Opiaten hat sich Morphin durchgesetzt, jedoch wurden auch erfolgreich andere Opiate verwendet, z.B. Fentanyl, auch Hydromorphin, Buprenorphin und Methadon. Diese Opiate bieten gegenüber dem Morphin keine wesentlichen Vorteile. Die Dosierung ist individuell vorzunehmen. Wir beginnen mit einer Morphin-Applikation intrathekal von 0,1-0,8 mg, peridural von 2-5 mg. In Abhängigkeit von der erwünschten Wirkung und auftretenden Nebenwirkungen wird die Dosis angepasst.

Neben Opiaten können in besonderen Situationen Clonidin, Ketamin, Midazolam, Kortikoide und weitere Substanzen intrathekal appliziert werden, wobei zu beachten ist, dass nicht alle eine Zulassung für diese Applikationsart besitzen.

Bei Patienten mit akuten radikulären Schmerzen aufgrund von akuter spinaler Nervenkompression hat sich die radikuläre rückenmarksnahe Steroidapplikation bewährt.

Beachtet werden muss, dass außer Morphin keines der angeführten Medikamente zur intrathekalen Applikation zugelassen ist. Es fehlen ausreichend validierte Studien. Viele Fragen sind bisher nicht eindeutig geklärt, insbesondere wie hoch die spinale Toxizität bei Kurz- und im Besonderen bei Langzeitanwendung ist, ob die Substanz in der cerebrospinalen Flüssigkeit allein oder in Kombination mit anderen Substanzen chemisch stabil ist und ob die Substanz mit dem implantierten Katheter- und Pumpensystem kompatibel ist.

Vorteile	Nachteile
Intrathekale Applikation	
• bessere analgetische Wirkung • geringere Dosis • schnellerer Wirkungsbeginn • längere Wirkung • technische Durchführung einfacher • keine fibrotische Reaktion am intrathekalen Katheter	• erhöhtes Risiko zentraler Nebenwirkungen • erhöhtes Infektionsrisiko (Meningitis) • bei eingetretener Infektion größere Gefährdung des Patienten • iatrogene morphologische Schäden am Nervengewebe bei Injektion neurolytisch wirkender Substanzen möglich • Möglichkeit des Auftretens eines postpunktionellen Kopfschmerzes • Möglichkeit der Entwicklung von Liquorfisteln
Epidurale Applikation	
• geringere Gefahr zentraler Nebenwirkungen • geringere Infektionsgefahr • Opioidgabe segmental im Bereich des stärksten Schmerzeinstromes möglich	• stärkere systemische Nebenwirkungen • Wirkungsverlust durch epidurale Fibrosierung

Tab. 8.72: Methodenspezifische Vor- und Nachteile der intraspinalen Applikationswege (aus Hanekop et al.: Invasive Tumorschmerztherapie, In: Zentralblatt für Chirurgie, JA Barth Verlag, Leipzig, 1998; 668).

Indikation rückenmarksnaher Analgesien

Indikationen für eine rückenmarksnahe Opiatanalgesie sind eine unzureichende Schmerzkontrolle durch enterale, transdermale, intravenöse oder subkutane Opioidgaben trotz adäquater Dosierung, adäquatem Dosierungsintervall, ausreichender Coanalgesie und Begleitmedikation und nach Ausschöpfung aller kausalen und lokalen Verfahren. Vor dem Entschluss zu invasiven Maßnahmen sollte der Versuch eines Opioidwechsels zur Optimierung der oralen Therapie erfolgen. Weitere Indikationen sind therapieresistente und unerträgliche Nebenwirkungen bei enteraler Opioideinnahme. Bei streng regional begrenzten Schmerzsyndromen, vor allem bei Wurzelirritationen durch Wirbelsäulenmetastasen, Infiltration des Plexus brachialis oder lumbalis, inoperablen Tumoren im kleinen Becken und inoperablen Oberbauchtumoren hat sich die rückenmarksnahe Opioidapplikation bewährt. Die Indikation zur rückenmarksnahen Applikation alternativer Substanzen muss sehr eng gestellt werden. Der Patient muss besonders aufgeklärt werden.

Nebenwirkungen der rückenmarksnahen Analgesieverfahren

Es wird zwischen medikamenten- und systembedingten Nebenwirkungen unterschieden.

Werden Opioide rückenmarksnah verabreicht, können eine frühe und eine späte Atemdepression auftreten (0,1 bis 7 %). Die frühe Atemdepression tritt nach ca. einer Stunde aufgrund der systemischen Resorption auf, die späte Atemdepression erst nach ca. 12 bis 24 h durch die rostrale Zirkulation im Liquor. Aus diesem Grunde **muss in den ersten 24 h nach Erstanlage eines rückenmarksnahen Katheters eine intensive Überwachung stattfinden.**

Weitere Nebenwirkungen sind: Pruritus (bis 100 %), Übelkeit/Erbrechen (20 bis 30 %), Harnverhalt (20 bis 50 %). Andere, hier nicht in ihrer Häufigkeit genannte Nebenwirkungen sind Ödembildung, Potenzstörungen und sekundäre Amenorrhoe.

Auch Toleranzentwicklung ist beschrieben. Toleranz liegt dann vor, wenn ein Dosiseffekt vorhanden ist, aber ansteigende Dosen nötig sind, um den gleichen Effekt zu erzielen. Pharmakokinetisch kommt Toleranz anlagebedingt vor.

Vor einer Dosissteigerung sollte immer im Rahmen einer erneuten Diagnostik überlegt werden, ob eine Progression der Krankheit, eine affektive Zustandsänderung oder eine Unterdosierung als Ursache für die Dosissteigerungen ausgeschlossen werden kann.

8.13.2.3.6. Neurodestruktive Verfahren

Chemische Neurolysen mit Äthanol oder Phenol an zentralen und peripheren Nervenstrukturen

Chemische Neurolysen werden im Bereich der sakralen Wurzel (intrathekal), im Bereich des Plexus coeliacus und des Plexus hypogastricus und auch im Bereich des lumbalen Sympathikus durchgeführt.

Intrathekale Neurolysen

Indikation für intrathekale Neurolysen ist ein streng segmental begrenzter Schmerz. Im Bereich TH3 bis TH10 dürfen maximal drei Segmente mit hypobarem Äthanol 96 % oder hyperbarem Phenol 7,5 % blockiert werden. Als Sattelblock wird sie bei perianalen Schmerzen und Schmerzen durch Tumoren im kleinen Becken nur bei Patienten mit Anus praeter und Blasenkatheter durchgeführt. Es kann bei ausreichender Dosierung eine Blasen- und Mastdarmfunktionsstörung auftreten. Die Wirkdauer beträgt vier bis maximal sechs Monate. Es besteht die Gefahr der motorischen Beeinträchtigung der unteren Extremitäten, eine vorherige diagnostische Blockade ist zwingend.

Neurolyse des Plexus coeliacus

Die Indikation zur chemischen Neurolyse des Plexus coeliacus besteht bei rein viszeralen Oberbauchschmerzen aufgrund eines malignen Prozesses im Bereich von Pankreas, unterem Ösophagus oder Magen. Durch die Neurolyse des Plexus coeliacus mit 50 %igem Äthanol kann bei entsprechender Art und Lokalisation des Tumors im Oberbauch, vor allem bei langsam wachsendem Tumor, eine lang dauernde Schmerzreduktion erreicht werden. Bei Coeliacus-Schmerzen sollte die Neurolyse frühzeitig, möglichst vor der Gabe von Opioiden, durchgeführt werden. Bei hohem Opioidbedarf ist die Schmerzreduktion durch die Neurolyse häufig nicht mehr befriedigend. Bei erfolgreicher Neurolyse ist eine Überdosierung des vorher verabreichten Opioids möglich.

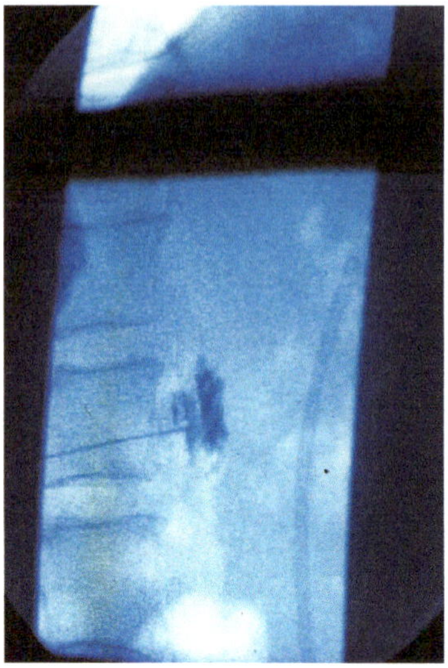

Abb. 8.40: Neurolyse des Plexus coeliacus.

Schwerwiegende Komplikationen sind selten (<2 %). Häufigere Nebenwirkungen sind lokaler Schmerz (96 %), Diarrhoe (44 %) und Hypotension (38 %). Diese sind in der Regel nur vorübergehender Natur.

▶ Chemische Neurolyse des lumbalen Sympathikus

Die Indikation ist gegeben bei malignen Tumoren im Becken-/Bein-Bereich. Der Einsatz erfolgt meist nur als ergänzende Maßnahme.

8.13.2.3.7. Neuroablative Eingriffe in der Tumorschmerztherapie

Neuroablative Verfahren sind Verfahren, bei denen Nerven, Leitungsbahnen oder bestimmte Hirnregionen irreversibel zerstört werden. Ein mögliches Verfahren ist die Chordotomie. Die perkutane Chordotomie wird als Radiofrequenzläsion des Tractus spinothalamicus im anterolateralen Quadranten des Rückenmarks, meist in Höhe C1 bis C2 auf der kontralateralen Seite durchgeführt. Sie wird jedoch nur noch selten durchgeführt. Deshalb gibt es nur wenige Zentren, in denen das Verfahren noch gut beherrscht wird.

Bei entsprechender Indikation – einseitiger Schmerz ab Körpermitte – werden sehr gute Resultate (mehr als 90 % Schmerzreduktion) erzielt, die bei ca. 50 % der Patienten ein Jahr lang anhalten.

Haupt-Kontraindikation ist eine vorbestehende, respiratorische Dysfunktion. Eine vorübergehende motorische Schwäche kommt bei bis zu 20 % der Patienten vor, ebenso Blasen- und Darmstörungen.

8.13.2.3.8. Kontraindikationen aller invasiven Analgesieverfahren

- Ablehnung durch den Patienten.
- Unzureichende Infrastruktur.
- Eine manifeste Gerinnungsstörung.
- Erhebliche mentale oder kognitive Störungen.
- Ein in unmittelbarer Nähe des Punktionsortes liegender Infektionsherd, wie z.B. ein Dekubitus.

8.13.2.3.9. Management invasiver Analgesieverfahren in der Praxis

PACE TIPP!

Entscheidend für den Erfolg aller invasiven Analgesieverfahren ist die gewissenhafte Patientenselektion.

- Es sollten vorher alle anderen sinnvollen Therapiemöglichkeiten ausgeschöpft sein.
- Es sollten keine Verhaltens- oder andere psychische Störungen vorliegen.
- Die häusliche Situation des Patienten und die Compliance des Patienten und dessen Zugehörigen müssen die Versorgung von nerven-, plexus- oder rückenmarksnahen Kathetern erlauben.
- Die Entfernung vom Wohnort zur Schmerz-/Palliativambulanz/zum SAPV-Team sollte nicht zu groß sein.
- Es sollte ein enger Kontakt mit dem Hausarzt und der betreuenden Schmerz-/Palliativ-Schwerpunktpraxis oder dem SAPV-Team bestehen.
- Information und Aufklärung von Patienten und Zugehörigen sind selbstverständlich.
- Eine 24-stündige Erreichbarkeit des SAPV-/PC-Teams und die Schulung von Mitarbeitern ambulanter Pflegedienste sind Voraussetzung für die ambulante Durchführung kontinuierlicher Verfahren.
- Die Wirksamkeit des Verfahrens, d.h. eine mindestens 50 %ige Schmerzreduktion, muss durch eine vorherige diagnostische, probatorische Blockade bzw. durch die kontinuierliche Infusion

des ausgewählten Medikaments nachgewiesen werden.

8.13.2.3.10. Zusammenfassung

- Invasive Tumorschmerztherapie erfordert eine ausführliche Diagnostik und eine genaue Beachtung der Pathophysiologie des Schmerzgeschehens.
- Die Gesamtsituation des Patienten, insbesondere seine psychosoziale Situation, muss in Betracht gezogen werden.
- Eine ausführliche Information und Aufklärung von Patienten und Zugehörigen ist unabdingbar.
- Ein multidisziplinäres Setting bei Indikationsstellung, Führung und Betreuung des Patienten ist von großem Vorteil.
- Bei fehlendem Erfolg enteraler oder transdermaler Analgetikatherapie sollte rechtzeitig die Indikation invasiver Verfahren diskutiert werden.
- Die subkutane Analgetikaapplikation, bolusweise, kontinuierlich oder mittels PCA-Pumpe, ist für den Patienten, für Zugehörige und den Pflegedienst komplikationsarm und sicher auch mittelfristig durchführbar.
- Die Implantation eines intravenösen, epiduralen oder intrathekalen Portsystems zur intravenösen, epiduralen oder intrathekalen Schmerztherapie sollte frühzeitig erfolgen, um die Selbstständigkeit und die Lebensqualität des Patienten langfristig zu sichern.
- Bei regionaler Schmerzsymptomatik, neuropathischen Schmerzen, die medikamentös nicht beherrschbar sind, und bei starken systemischen Nebenwirkungen oraler oder parenteraler Therapie ist auch ein frühzeitiger Einsatz indiziert.
- Bei unzureichender Schmerzreduktion durch parenterale Therapie über einen subkutanen oder i.v.-Zugang sind als dritte Stufe die neuromodulierenden Verfahren wie die kontinuierliche rückenmarksnahe Analgesie, aber auch die perkutan durchführbare chemische Neurolyse angezeigt.
- Die operativen neurodestruktiven Verfahren an Strukturen des ZNS finden als Ultima Ratio Anwendung.
- Im Rahmen eines multimodalen Behandlungskonzeptes sind der Einsatz von physiotherapeutischen Maßnahmen, psychologischen Interventionen zur Krankheitsbewältigung und die Einbeziehung des Partners und der Familie in den Therapieprozess auf allen Stufen notwendig.

Literatur

Adamietz, A. et al.: Leitlinien zur Tumorschmerztherapie, erstellt im Auftrag der Deutschen Interdisziplinären Vereinigung für Schmerztherapie (DIVS). Tumordiagn Ther 1999, 20:105-129

Eisenberg, T. et al.: Neurolytic celiac plexus block for treatment of cancer pain: a metaanalysis. Anesth Analg 1995, 80: 290-295

Gustorff, B. et al.: Invasive Schmerztherapie. In: Wieden, T., Sittig, H.-B. (Hrsg.): Leitfaden Schmerztherapie. Elsevier Verlag München, 2005, 245-320

Hanekop, G.-G. et al.: Invasive Tumorschmerztherapie. In: Zentralblatt für Chirurgie, 1998, 123: 664-677

Maier, Ch.: Stellenwert der invasiven Schmerztherapie in der Palliativmedizin. In: Aulbert, E., Zech, D. (Hrsg.): Lehrbuch der Palliativmedizin. Schattauer Verlag, New York, 1997, 472-492

Naumann, C. et al.: Drug adverse events and system complications of intrathecal opioid delivery for pain: origins, detection, manifestations, and management. Neuromodulation 1999, 2: 92-107

Rosen, S.: Procedural control of cancer pain. Semin Oncol 1994, 21: 740-747

Winkelmüller, M. et al.: Long term effects of continuous intrathecal opioid treatment in chronic pain of nonmalignant etiology. J Neurosurg 1996, 85: 458-467

8.14. Schwitzen (Hyperhidrosis)

> *"Der Schweiß ist die Träne der Arbeit."*
>
> Peter Hille

8.14.1. Definition

Das Schwitzen ist ein cholinerg vermittelter Verlust von freiem Wasser über die Haut und dient physiologisch der Regulierung der Körpertemperatur. Davon abzugrenzen ist das emotionale Schwitzen, z.B. bei starker psychischer Belastung. Übermäßiges Schwitzen (Hyperhidrose) bei Schwerkranken kann in der Palliativmedizin ein äußerst beeinträchtigendes Symptom sein und ist nicht selten.

Die **Beschwerden** durch Schwitzen werden durch mögliche begleitende **emotionale** Reaktionen charakterisiert bzw. verstärkt. So **distanziert** eine übermäßige Schweißproduktion ungewollt von der Umgebung, insbesondere wenn zusätzlich geruchsbildende Bakterien ihre Wirkung entfalten. Gefühle des **Auslaufens, Wegschwimmens, Austrocknens** oder des "im **eigenen Saft** Kochens" (besonders bei zusätzlichem Fieber) können hinzutreten.

Eine diffuse "Inkontinenz" erzeugt **Kontrollverlust** und bildet wie andere Symptome auch ein Signal für die Verselbständigung körperlicher Funktionen. Ständiges Schwitzen raubt Energie, Kraft und Wärme!

8.14.2. Ursachen

Mögliche **Ursachen** bei Patienten mit palliativem Behandlungsbedarf sind z.B. Fieber, Infekte, Emotionen, paraneoplastisches Syndrom, Lebermetastasierung, Lymphome, Hypotonie und Lungenembolie. Nach Schulzeck 2006 hat in der Palliativmedizin die generalisierte, sekundäre Hyperhydrosis z.B. bei hormoneller Störung (z.B. nach Kastration), bei der Herzinsuffizienz oder als Nebenwirkung bei häufig gebrauchten Medikamenten wie Opioiden, Antidepressiva (Amitriptylin), Antikonvulsiva, Neuroleptika, Kortikoiden und Metamizol eine hohe Bedeutung. Diese Ursachen können sich überlagern und stellen für den Patienten häufig eine hohe Belastung dar.

8.14.3. Folgen

Starkes Schwitzen kann zu einer Exsikkose, einer Hypernatriämie, einer Störung des Tag/Nachtrhythmus, einem erhöhten Risiko für Dekubitus, verstärkter Hautreizung und Pilzinfektionen führen. Vor allem nächtliches Schwitzen stellt Patienten wie Zugehörige und Betreuer häufig vor große Probleme. Der daraus resultierende Schlafmangel und die erhöhte Belastung können andere Symptome, wie z.B. bestehende Schmerzen, verstärken. Die Betreuung dieser Patienten gestaltet sich aufwendig, wenn etwa die Patienten mehrfach täglich umgezogen und die Bettwäsche gewechselt werden müssen.

8.14.4. Erfassung

- Ernst nehmen entsprechend einem Grundsatz von Palliative Care: Wer Beschwerden angibt, leidet unter diesen Beschwerden!
- Wann? Wie lange? Neues Symptom oder Verstärkung von gewohntem Schwitzen? Auslöser? Wäschewechsel notwendig?
- Wie stark ist die Beeinträchtigung durch das Schwitzen?

8.14.5. Behandlung

Pflegerische und nicht-medikamentöse Maßnahmen

Das Tragen von Kleidung aus kühlenden Materialien, wie z.B. Seide und anderen Naturmaterialien wie Baumwolle, ist empfehlenswert. Körperwaschungen mit Salbei, Zinnkrauttee oder Obstessig wirken schweißreduzierend. Die Patienten sollten anschließend vorsichtig abgetupft werden.

PACE TIPP!

Eine einfettende, die Poren verschließende Creme sollte nicht verwendet werden, damit kein Wärmestau entsteht.

PACE TIPP!

Eventuell ist die Einnahme von 2 Teelöffeln Apfelessig in einem Glas Wasser täglich sinnvoll.

Medikamentöse Therapie

Die symptomatische medikamentöse Behandlung gestaltet sich häufig sehr schwierig und frustran. Probiert werden können Salbeitabletten (Sweatosan N®) 3 × 2 täglich (80 mg Salbei-Trockenextrakt/Tbl.) oder Salvysat plus Bürger® 3 × 1 Tbl. (Tbl. à 300 mg Salbeiblätter-Trockenextrakt).

Das Anticholinergikum Bornaprin (Sormodren®) wirkt häufig gut. Sein Einsatz ist aber durch unerwünschte Nebenwirkungen wie Mundtrockenheit, Verwirrtheit und Miktionsstörungen begrenzt (Dosierung initial 2 mg; steigern bis 4-8 mg/die).

Bei opioidinduziertem Schwitzen bringt ein Opioidwechsel häufig nicht den gewünschten Erfolg.

Bei Hormonmangel in der Menopause kann Megestrolazetat (Megestat®) 20-40 mg morgens verabreicht werden, nach Kastration Cyproteron (Androcur®) 2 × 50 mg.

Ist das Schwitzen mit Fieber assoziiert, kann die Fiebersenkung durch Metamizol (Novaminsulfon®) 500 mg oder Paracetamol 1000 mg auch eine Verringerung der Schweißsekretion nach sich ziehen. Bei paraneoplastischem Fieber als Ursache des Schwitzens können Paracetamol oder NSAID (z.B. Ibuprofen 200-400 mg, 3 × täglich) versucht werden. Medikamente wie Amitriptylin 25-50 mg zur Nacht oder transdermales Scopolamin (Scopoderm®) 500 µg alle 3 Tage (cave: Halluzinationen und Benommenheit als Nebenwirkung) wirken anticholinerg und somit schweißhemmend. Bei Versagen ist alternativ ein Versuch mit Glycopyrronium (Robinul®) ½-1 Ampulle s.c. alle 4-6 Stunden oder Propranolol 10-20 mg 2-3 × täglich sinnvoll. Als ultima ratio gilt Thalidomid 100 mg zur Nacht (cave: irreversible periphere Neuropathie und Somnolenz als Nebenwirkungen).

PACE TIPP!

Bei lokaler Hyperhidrose kann eine topische Behandlung mit Aluminiumchloridlösung (Alum. chlor. hexahydr. 10,0-30,0 mit Alc. isopropylic. 70 % ad 100,0) versucht werden. Die Lösung sollte auf die gewaschene und trockene Haut gepinselt, ggf. kurz trocken gefönt werden.

Literatur

Bausewein, C.; Roller, S.; Voltz, R. (Hrsg.): Leitfaden Palliativmedizin, Palliative-Care. Urban- und Fischer-Verlag 3. Aufl., München, Jena, 2007

Bausewein, C.; Rémi, C.; Twycross, R.; Wilcock, A.: Arzneimitteltherapie in der Palliativmedizin, Elsevier, Urban- und Fischer-Verlag, München, Jena, 2006

Koradi, M.: www.heilpflanzen-info.ch/cms/blog/.../mit-Salbei-gegen-uebermaessiges-Schwitzen.html

Peters, U., Maschmeyer, G.: Fieber und Infektionen. In: Aulbert, E. et al. (Hrsg.): Lehrbuch der Palliativmedizin, Schattauer 3. Auflage, 2012

Schulzeck, S.: Symptomkontrolle Schwitzen; Palliativmedizin; 7-Vi_7 DOI:10.1055/s-2006-954066 (2006)

8.15. Urologische Symptome

"Pise krapo ogmante larivyè."
(Der Frosch-Urin trägt zum Fluss bei.)

Sprichwort aus Haiti

8.15.1. Harnretention

Unter Harnretention versteht man eine Funktionsstörung, bei der die betroffene Person den Urin nicht mehr ausreichend ausscheiden kann, dieser sich dann im Harnsystem sammelt und es zu einer Harnstauung kommt (Harnverhaltung). Es kann sich entweder um eine Harnverhaltung in den oberen (Niere) oder unteren Harnwegen (Blase) handeln.

8.15.1.1. Harnstauungsniere

Hierbei findet man die Ursache in einer Harntransportstörung von der Niere zur Harnblase, z.B. bei Harnleiterkompression durch retroperitoneale Lymphome, entzündliche/postentzündliche Stenosen des Harnleiters oder seltener durch direkte Tumorinfiltration des Harnleiters.

▶ Symptome

Manchmal, bei schleichender Entwicklung, asymptomatischer Verlauf und Zufallsbefund in der Sonographie, manchmal aber auch symptomatisch durch **Flankenschmerz, Übelkeit, Erbrechen**, bei Keimaszension und Harnwegsinfekt Entwicklung einer Pyonephrose mit **Fieber**. Bei beidseitigem Auftreten **Anurie**, Niereninsuffizienz (**Leistungsknick**), Anämie (**Blässe**) und Urämie (**Juckreiz**).

▶ Diagnostik

Sonographie des Abdomen zum Nachweis der Harnstauung (einseitig/beidseitig?) bei meist nicht gefüllter Harnblase und dadurch Abgrenzung zur Überlaufblase mit konsekutiver Harnstauung. CT Abdomen (ggf. mit Kontrastmittel) auch zum Nachweis ursächlich retroperitonealer Prozesse.

▶ Labor

Retentionsparameter (Kreatinin im Serum, glomeruläre Filtrationsrate [GFR]), CRP, Blutbild, Urinsediment, Urinkultur.

▶ Therapie

Bei symptomatischer oder beidseitiger Harnstauungsniere kann eine Harnableitung aus der Niere zur Symptomkontrolle führen. Hierzu wird entweder eine innere Harnleiterschiene (Syn.: Doppel-J-Schiene, Ureter-Stent, innere Harnableitung) oder eine perkutane Nephrostomie (Syn.: Nierenfistelkatheter (NFK), äußere Harnableitung) eingelegt. Bei Entwicklung einer Pyonephrose muss aufgrund der drohenden Urosepsis umgehend eine Harnableitung – flankiert von einer zunächst kalkulierten, später am Resistogramm ggf. korrigiert, gezielten (u.U. intravenösen) Antibiose – erfolgen. Der Eingriff kann in Narkose durchgeführt werden, ist aber prinzipiell auch in Lokalanästhesie bzw. Analgosedierung möglich. Bei einseitiger, lediglich mit milder Schmerzsymptomatik und ohne Infektzeichen bestehender Harnstauung, stellt in der palliativen Situation eine ausreichende Analgesie eine Therapiealternative dar. Hierbei kann es allerdings folgend zu einem irreversiblen Funktionsverlust der betreffenden Niere kommen.

Eine perkutane Nephrostomie muss alle vier Wochen (ambulant) in einer urologischen Klinik oder Praxis, radiologisch kontrolliert, in Bauchlage gewechselt werden. Die Doppel-J-Harnleiterschiene kann im günstigen Fall bei ausbleibender Inkrustation für bis zu zwölf Monate in situ verbleiben. Alternativ sind auch intraluminale Harnleiterstents bei kurzstreckiger Ureterstenose aus Bimetall einsetzbar. Für den ambulanten Wechsel der Harnleiterschiene wird eine Blasenspieglung, meist in Sedoanalgesie erforderlich.

▶ Für die Praxis

Vor Durchführung einer Harnableitung muss eine umfassende Aufklärung über Wirkung und Nebenwirkung erfolgen. Zumeist werden die Patienten mit palliativem Behandlungsbedarf nach einmal eingebrachter Harnableitung dauerhaft zusätzlich zu einem urologischen Patienten (und dies lebenslang). Die Harnableitung ist meist irreversibel, da durch die eingebrachten Fremdkörper (Harnleiterschiene/Nierenfistel) das Hohlsystem bakteriell kontaminiert und im Falle einer Entfernung des Fremdkörpers eine infizierte Harnstauungsniere droht (Urosepsis).

Die Harnableitungen müssen nicht nur gewechselt werden, sondern verursachen auch weitere Symptome:

- Bei der Nephrostomie: **Hautirritationen/-infektionen, allergische Reaktionen** (Pflaster), Dislokationsgefahr (führt zu sofortiger Einweisung in die urologische Praxis/Klinik zur Neueinlage), **Pyelonephritiden, Flankendyskomfort, Blutungen, Lagerungsschwierigkeiten** (in welcher Lage soll ich schlafen?).
- Bei der Harnleiterschiene: **Hämaturie, Strangurie (schmerzhafte Miktion), gehäufte Miktionsfrequenz, Refluxbeschwerden (während und kurz nach der Miktion auftretender Druckschmerz in der Niere durch den in die Niere gepressten Urin, die Stents haben ja kein Ventil), Harnwegsinfektionen.**

Es entsteht also für viele Patienten eine zusätzlich komplikationsträchtige und die Lebensqualität vermindernde Situation.

PACE TIPP!

Vor jeder Harnableitung erfolgt eine ausführliche Aufklärung über Vor- und Nachteil der Maßnahmen.

Eine einseitige, asymptomatische Harnstauungsniere wird nicht zwingend drainiert. Lediglich im Fall einer geplanten Chemotherapie rechtfertigt der Erhalt der Nierenfunktion die Harnableitung.

Im Falle von Schmerzen kann eine Analgesie zur Symptomkontrolle führen, nur bei therapieresistenten Schmerzen oder einer Pyonephrose muss eine Harnableitung erfolgen. Hierbei zunächst Versuch der inneren Harnableitung.

Die beidseitige Harnstauung führt zu zunehmender Niereninsuffizienz und letztlich exitus letalis in der Urämie. Hier wird die Notwendigkeit der Harnableitung von der Gesamtsituation des Patienten abhängig gemacht. Soll eine Harnableitung erfolgen, reicht die einseitige Harnableitung in der Palliativsituation zumeist aus, wobei die sonographisch parenchymstärkere Niere abgeleitet wird.

8.15.1.2. Blasenentleerungsstörungen

In palliativen Therapiesituationen kann es durch den Verlust der zentralen Koordination der Blasenfunktion sowie zusätzlich bei obstruktiven Komponenten (Prostatavergrößerung, Harnröhrenenge) zu **Blasenentleerungsstörungen** kommen.

▶ Symptome

Harnverhaltung, Anurie, Schmerzen im Unterbauch, Überlaufinkontinenz, Pollakisurie, Dranginkontinenz, Harnwegsinfektion, palpabler Tumor im Unterbauch.

▶ Diagnostik

Bei der klinischen Untersuchung palpabler Tumor (Harnblase) im Unterbauch. Sonographie zum Nachweis der gefüllten Blase, Beurteilung der Blasenwand und endovesikaler Raumforderungen (z.B. Prostata, Koagelbildung). Auch eine Cystoskopie zur Beurteilung des unteren Harntrakt (Harnröhre, Prostata, Harnblase) ist heute mit flexiblen Endoskopen gut möglich.

▶ Therapie

Eine Harnverhaltung mit Anurie oder Überlaufinkontinenz wird durch Einlage eines transurethralen (DK, ☞ Abb. 8.41b) oder suprapubischen Blasenkatheters (SPK, ☞ Abb. 8.41a) therapiert. Häufig handelt es sich um eine dauerhafte Harnableitung, da die Ursache in einer palliativen Situation meist nicht mehr zu beseitigen ist. Eine Drangsymptomatik mit konsekutiver Inkontinenzproblematik wird symptomatisch mit oralen oder transdermal zu applizierenden Spasmolytika therapiert.

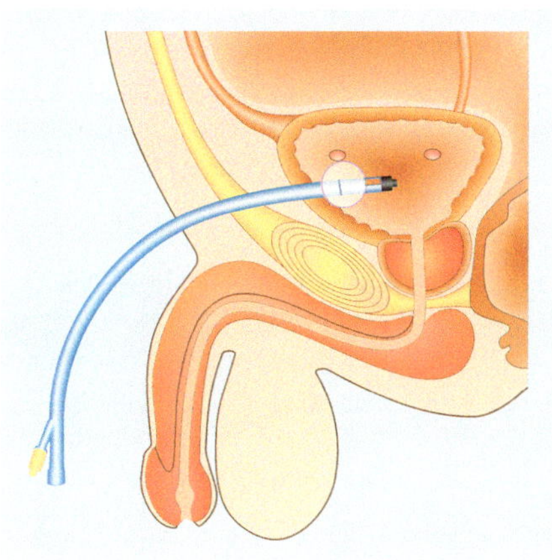

a

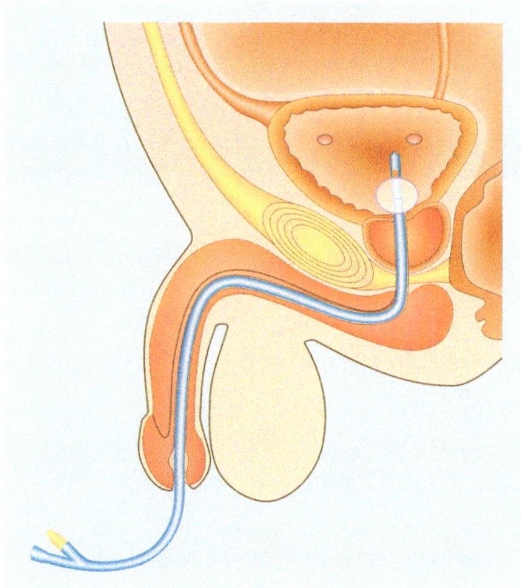

b

Abb. 8.41a+b: Schematisch-anatomische Darstellung der Lage. **a:** Bauchdeckenblasenkatheter: Suprapubische Ableitung; **b:** Lage eines Harnröhrenblasenkatheters: Transurethrale Ableitung. Mit freundlicher Unterstützung der UROMED Kurt Drews GmbH.

PACE TIPP!

Bei Männern kann die Einlage eines in Lokalanästhesie eingebrachten SPK indiziert sein. Es sinkt die Frequenz der Harnröhrenentzündungen (Urethritis) und Nebenhodenentzündungen (Epididymitis), auch wird der SPK aufgrund der fehlenden Irritation im Genitaltrakt besser toleriert. Die bakterielle Kontamination der Harnblase und hieraus entstehende Gefahr der Harnwegsentzündungen bleibt aber unverändert.

Bei Frauen wird die Harnableitung über einen DK bevorzugt, der SPK wird nur bei rezidivierenden Vulvitiden mit Hautmazerationen notwendig. Frauen tolerieren den DK deutlich besser als Männer.

Die Einlage eines transurethralen Dauerkatheters kann problemlos ambulant durchgeführt werden und auch der Wechsel des Katheters ist mittels Katheterwechselsets problemlos ambulant möglich. Dagegen führt nicht nur die Einlage eines SPK in Lokalanästhesie oder Vollnarkose, sondern schon ein verstopfter SPK den Patienten mit palliativem Behandlungsbedarf möglicherweise in die nächstgelegene Klinik. Ebenso muss bei disloziertem SPK die sofortige "Neueinlage" über den "Hautkanal" in einer Fachabteilung erfolgen (Auch die Notwendigkeit des wiederholten Krankentransportes ist zu bedenken).

Die Versorgung mit einer Harnableitung aus "pflegerischen Gründen" wird kritisch gesehen. Bei vollständiger Blasenentleerung in Vorlagen/Windeln und guter Hautpflege kann auf die Einlage eines Katheters verzichtet werden, was sicherlich meist im Sinne der Patienten mit palliativem Behandlungsbedarf ist.

8.15.2. Katheterassoziierte Symptome

Eine **Trübung des Urins** tritt häufig bei unzureichender Diurese auf und kann durch Forcierung derselben therapiert werden ("*Ein Glas Wasser in der Stunde*"). Ggf. wird durch Spülen der Harnblase mit NaCl direkt über den Katheter eine Verstopfung des Katheterlumens verhindert. Auch kann die Ordination von L-Methionin oral der Inkrustration vorbeugen. Häufig treten auch **Blasentenesmen** und ein starker **Harndrang** auf. Hier können Spasmolytika, oral oder transdermal verabreicht, die Symptome lindern, z.B. Oxybutynin oder Trospiumchlorid, letzteres mit dem Vorteil, keine zentralnervösen Nebenwirkungen zu verursachen (die Blut-Hirn-Schranke wird nicht passiert).

Eine **Hämaturie** ist ein häufiges Symptom und tritt bei koexistentem Harnwegsinfekt, Kathetereffekten (Stichwort: "Prostatavarizenblutung") und (selten) Blasentumoren auf. Symptomatisch sollte die Blase zunächst gespült werden, entweder manuell (ambulant) oder kontinuierlich (stationär). Eine persistierende Blutung muss unter stationären Bedingungen transurethral in Narkose gestillt werden. Ein ursächlicher Harnwegsinfekt wird antibiotisch therapiert, eine bestehende Antikoagulanzientherapie muss beendet werden.

Spätestens mit dem Auftreten einer Makrohämaturie sollte die Notwendigkeit einer Antikoagulanzientherapie reevaluiert und (ggf. dauerhaft) beendet werden.

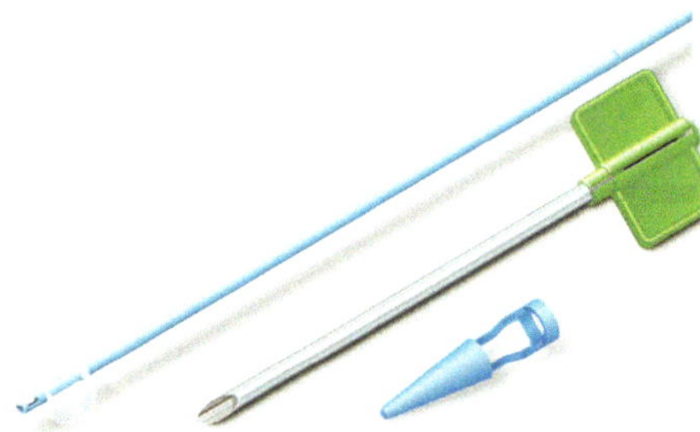

Abb. 8.42: Ballonkatheter-Punktionsset REF 3010. Mit freundlicher Unterstützung der UROMED Kurt Drews GmbH.

Die bei Harnableitungen immer nachweisbare **Bakteriurie** bedarf keiner Therapie. Erst bei Symptomatik (Schmerzen, Fieber, putrider Urin), also einem symptomatischen **Harnwegsinfekt**, muss eine (resistenzgerechte) Antibiose für 5-7 Tage erfolgen (cave: neben Allergien immer an eine mögliche Niereninsuffizienz denken!).

Literatur

Jocham, D., Miller, K.: Praxis der Urologie, Thieme Verlag 3. Aufl., 2007.

Eichenauer, R., Sandmann, J., Vanhorpe, H.: Klinik Leitfaden Urologie; Urban und Fischer 3. Aufl., 2003.

9. Notfälle in der Palliativmedizin

> *"Man muss sich nicht um jeden Preis selbst erhalten wollen, sondern sein Leben in etwas setzen, was nicht sterben kann."*
>
> Friedrich Naumann
> 1860-1919

Notfälle in der Hospiz- und Palliativ-Care-Betreuung sind für den Betroffenen, seine Zugehörigen und die Behandler – zusätzlich zu der unmittelbaren körperlichen Beeinträchtigung – eine emotionale Höchstbelastung: die Lebensbedrohung spitzt sich dramatisch – und häufig endgültig und unausweichlich – zu und dies oft nach einer langen, von Hoffnung durchsetzten Krankheitsphase. Eine fulminante Stresssituation, mit Verstärkung der akut auftretenden Symptomatik im Sinne eines Circulus vitiosus, wird ausgelöst! Notfälle bewirken einen plötzlichen, absoluten Kontroll- und Autonomieverlust.

9.1. Allgemeines

Wer bewertet eine Akutsituation und wie? Aus der Patienten-, Zugehörigen- und Therapeutenperspektive können jeweils **unterschiedliche Einschätzungen** vorgenommen werden: So kann, nachvollziehbar, Todesrasseln zur Aktivierung der Rettungskette führen, wenn Zugehörige dieses Symptom als eine Notfallsituation erleben und einschätzen!

Der zweite Problemkreis betrifft die **therapeutischen Konsequenzen**, die sich aus einer Akutsituation ergeben (vgl. Kap. 8.2.).

Drittens ist zwischen **vorhersehbaren** (Blutung, Dyspnoe) und **unerwartet** eintretenden Notfällen zu differenzieren.

Schließlich können prinzipiell viele Symptome "zur Not" führen, wenn damit die **Überschreitung der Erträglichkeitsschwelle** gemeint ist.

Allgemeine Hinweise für eine palliative Notfallbehandlung

Vor einem möglichen bzw. wahrscheinlich eintretenden Akutereignis:

- Oberstes Prinzip ist "advance care", d.h. eine individuell vorausschauende Behandlung: welche Notfälle treten mit höherer Wahrscheinlichkeit auf und müssen in die Vorbereitung und Notfallplanung einbezogen werden, ohne den Betroffenen und seine Zugehörigen zu verunsichern (z.B. Blutungsrisiko bei exulzerierenden Wunden in der Nähe größerer Gefäße).
- Advance care beinhaltet die Bereitstellung eines entsprechenden Instrumentariums und einer entsprechenden lindernden Bedarfsmedikation!
- Das Ausmaß der Behandlung, d.h. auch ihre Grenzen und Begrenzung, wird zur Vermeidung nicht gewünschter und/oder unangemessener Reanimationsmaßnahmen besprochen. Die Integration des Besprechungsergebnisses in eine Patientenverfügung bzw. Kombination mit einer Vorsorgevollmacht ist empfehlenswert. Ebenfalls ist eine Zusammenfassung der aktuellen Krankheitssituation sowie der besprochenen Maßnahmen in einem Palliativnotfallbogen sinnvoll (vgl. Kap. 12.). Diese Unterlagen sollten griffbereit vorliegen. **Übrigens**: Eine Betreuungsverfügung ist für Notfälle nicht geeignet, weil sie ein zeitlich verzögertes Verfahren voraussetzt, während eine Bevollmächtigung sofort bei Eintritt der Entscheidungsunfähigkeit, wie Bewusstseinseintrübung, wirksam wird (vgl. auch Kap. 7.2.).

> **PACE TIPP!**
>
> Entscheidend ist eine sofort verfügbare **Dokumentation in Patientennähe!**

9.2. Die eigentlich palliativorientierte Notfallbehandlung

9.2.1. Nicht-medikamentöse Behandlung

- Das Fundament einer Palliativ-Notfallversorgung ist eine **Ruhe** ausstrahlende, engagierte, einfühlsame Haltung, die durch Erfahrung, Kenntnisse, Selbstreflexion und Lernen an Vorbildern erworben wird. Ruhe kann den spannungsverstärkenden Circulus vitiosus unterbrechen. Eine beruhigende Ausstrahlung bietet den Gegenpol zu der von Autonomie und Kontrollverlust geprägten Atmosphäre. Alle weiteren therapeutischen Maßnahmen werden von dieser Haltung gerahmt und positiv verstärkt!

- Das Ausmaß des Einsatzes von lebenserhaltenden Maßnahmen ist abhängig von dem (voraus verfügten) **Willen des Betroffenen** und/oder **prognostischen** Einschätzung der Behandelnden, die äußerst schwierig sein kann. Je besser der Erkrankte bezüglich seiner Krankheits- und Lebenseinstellung eingeschätzt werden kann, desto höher die Wahrscheinlichkeit eines angemessenen notfallmäßigen Vorgehens! Dies trifft insbesondere auch für Akuterkrankungen zu, die unabhängig von der Grunderkrankung auftreten (wie z.B. ein Myokardinfarkt bei einer Tumorerkrankung).
  Zum palliativmedizinischen Behandlungsspektrum gehört also auch die **Nichtaufnahme** oder **Beendigung** von möglicherweise lebenserhaltenden Maßnahmen! Im Notfall kann die Einleitung einer symptomatischen, medikamentösen Behandlung unter Inkaufnahme eines eventuell vorzeitigen Todeseintritts geboten sowie ethisch und juristisch vertretbar sein. Im scharfen Gegensatz zu einer beabsichtigten Tötung ist hier die Beschwerdelinderung Motivation und alleiniges Behandlungsziel! Im Übrigen hat sich gezeigt, dass der lebensverkürzende Effekt einer medikamentösen Palliativtherapie eher überschätzt wird. Zum einen kann der gewünschte Entspannungseffekt zu einem schnellen Nachlassen der – vorher durch die Beschwerden verbrauchten – Kräfte durch die Grunderkrankung selbst zum Tode führen. Zum anderen kann auch der gegenteilige Effekt beobachtet werden, in dem über den Entspannungseffekt eine ebenfalls nicht primär angestrebte unerwartete Lebensverlängerung eintritt!
- **Lagerungshilfen:** Im Notfall orientiert sich die Lagerung des Schwerkranken erstens am Wohlbefinden und dient zweitens zur Verhütung von weiteren Komplikationen:
  - Bei akuter Dyspnoe Oberkörperhochlagerung.
  - Bei Erbrechen und Bewusstseinstrübung Seitenlagerung.
  - Bei Perforation eines Hohlorganes Entspannung der abdominellen Muskulatur durch Knierolle, Kissen oder Seitenlagerung.
  - Bei akuter Blutung im Terminalstadium keine Beinhochlagerung, um den Eintritt in die erwünschte Bewusstlosigkeit nicht zu verzögern!
- **Sauerstoffapplikation:** In der Akutsituation muss der Einsatz von Sauerstoff wohl überlegt sein und ist nur dann indiziert, wenn Sauerstoffmangel in Form eines deutlich erniedrigten arteriellen O_2-Partialdrucks vorliegt, was durch die Zyanose des Patienten deutlich zu erkennen ist. (Krumm 2010). Durchaus beschreiben aber einige Patienten mit einem Tumorleiden und Ruheluftnot unter Sauerstoffgabe eine Erleichterung, messbar sind diese Effekte jedoch nicht. So konnte Abernethy in einer Studie aufzeigen, dass die Sauerstoffgabe in diesem Krankheitsstadium keinen Vorteil gegenüber Raumluft geboten hatte (Abernethy 2010). Ein psychischer Effekt dieser Maßnahme scheint hier im Vordergrund zu stehen.
  Nach der Notfallbehandlung restriktive Indikation zur weiteren O_2-Behandlung, da Nebenwirkungen und Nachteile wie Abhängigkeitsgefühl, Mundtrockenheit, erschwerte Kommunikation und eine eventuelle Verlängerung der Sterbephase bedacht werden müssen. Immer sollte vor dem Einsatz von Sauerstoff die Möglichkeit frischer Luft in Form eines offenen Fensters oder der Einsatz eines (Hand)-Ventilators überdacht werden.

9.2.2. Medikamentöse symptomorientierte Notfallbehandlung

▶ Zugangswege

I.v., ersatzweise s.c. oder transnasal; abhängig von der Vigilanz auch oral oder sublingual. In Ausnahmefällen kann auch die rektale Applikation erwogen werden. Eine transdermale Zufuhr ist auf Grund des langen Wirkungseintritts ungeeignet.

▶ Dosis

Abhängig von Vormedikation, bei i.v.-Gabe (zügige) Titration, in jedem Fall: **am Patienten bleiben** bis die erwünschte Medikamenteneinwirkung eintritt.

Anschließend ggf. Einleitung einer medikamentösen Dauerbehandlung mittels regelmäßiger s.c.-Applikationen plus Bedarfsmedikation durch gut vorbereitete Begleiter/Zugehörige (z.B. **über spezielle subcutane Ports** oder eine mittels Pflaster fest fixierte subkutan eingebrachte Butterfly-

Nadel mit Anschlussschlauch, die bei reizlosen Verhältnissen bis zu 1 Woche liegen bleiben können).

Medikamentenvorschläge nach Indikationen

Bei akuter **Luftnot** und **Schmerzen**: Morphin 5 mg i.v. mit kurzfristiger Wiederholung in 2,5 mg-Schritten bis zur Linderung, als Dauergabe bei opioidnaiven Patienten dann zusätzlich 2,5-10 mg s.c. alle 6 Stunden (alle 4 Stunden nur bei Nierengesunden) plus gleiche Dosis bei Bedarf (maximale Häufigkeit angeben). Dosissteigerung bis 40 mg pro Einzeldosis möglich, dann ggf. Pumpe, bei Opioid-Vormedikation entsprechend höhere Dosen nötig (bei Durchbruchschmerzen Fentanyl-Buccal-Tablette, Fentanyl-Sublingualtablette, Fentanyl-Nasenspray, ☞ Kap. 8.13.2.2.4.).

Bei **Unruhe, Luftnot oder epileptischem Anfall**: Midazolam 2,5-5 mg i.v., evtl. kurzfristige Wiederholung, Fortführung mit Subkutangaben alle 6 Stunden plus Bedarfsmedikation in gleicher Höhe, Titration bis 10 mg/Einzeldosis, dann ggf. Pumpenbehandlung. Alternativ: Lorazepam (z.B. Tavor Expidet®) 1,0-2,5 mg sublingual.

Bei **Unruhe und Agitation**: Haloperidol (Haldol®) 2,5-5 mg i.v., ggf. subkutane Fortsetzung alle 6 Stunden bis zu einer maximalen Tagesdosis von 20 mg. Keine Bedarfsmedikation. Diese Änderung wurde notwendig, da im Dezember 2017 ein entsprechender Rote-Hand-Brief erschienen ist. Stärker sedierend: Levomepromazin (Neurocil®) 1/2 Ampulle i.v. (12,5 mg), ggf. Fortsetzung ½-1 Ampulle s.c. alle 6 Stunden plus Bedarfsmedikation in gleicher Höhe.

Bei **Todesrasseln/Bronchialverschleimung** Glycopyrronium (Robinul®) 1 Ampulle 0,2 mg s.c., evtl. Fortsetzung ½-1 Ampulle s.c. alle 6 Stunden.

Bei **Erbrechen, Hirndruck, Rückenmarkskompression,** obere **Einflussstauung:** Dexamethason (Fortecortin®) bis 24 mg i.v., ggf. Fortsetzung s.c. 4-8 mg alle 6-8-12 Stunden. Bei Erbrechen sind Vomex s.c. (Dimenhydrinat 1 Ampulle 100 mg/2 ml), Haldol (10 mg s.c.), Neurocil (10 mg s.c.) und 5-HT3-Antagonisten wie Granisetron oder Ondansetron (nur per os) wirksam.

9.3. Ausgewählte Notfallsituationen in der Palliativmedizin

Blutung

Jede "äußere" **Blutung** ist sichtbarer Ausdruck der Schädigung der körperlichen Unversehrtheit und tradiertes Alarmsignal: Deshalb ist das Ausmaß der Blutung und die damit verbundene emotionale Bewertung häufig diskrepant! Speziell für Tumorpatienten steigt das Blutungsrisiko mit Fortschreiten der Erkrankung.

Ursachen

- Tumorexulceration,
- Tumorarrosion, -infiltration.
- Gerinnungsstörung (z.B. bei Sepsis, Knochenmarksinsuffizienz).
- Andere, z.B. Ulcusblutung unter NSAR.

Klinik

Eine Blutung bereitet anfangs, bis auf die oben beschriebene emotionale Belastung, kaum Beschwerden. Während der Entwicklung zum Schock und zur Bewusstlosigkeit treten Angst, Unruhe, Schweißausbrüche bis hin zu Panikzuständen auf. Die Blutung kann im Kreislaufschock zum Stillstand kommen, so dass der Betroffene auf "niedrigem Niveau" weiterlebt.

Palliativbehandlung

- Lokale Blutung **mit Aussicht auf Stillstand**: Lokale Blutstillungsmaßnahmen wie Unterspritzen, Unterbinden oder Sklerosieren (ggf. auch endoskopisch), Tamponade mit Hämostyptika (Tabotamp®) oder Suprarenin-Ampullen mit 1:10 Kochsalzverdünnung lokal mit Kompresse auftragen oder 1%ige Alaunlösung, später evtl. intravenöse Gabe von Tranexamsäure 1.000 mg oder lokal auf die Wunde versprüht kann eine Blutung stoppen, Ersatz von Gerinnungsfaktoren (Vitamin K, Thrombozyten- und Plasma-Transfusionen).

PACE **TIPP!**

Statt Suprarenin sind Nasentropfen/-spray wie z.B. Olynth lokal wirksam.

- Bei lokaler Blutung **ohne Aussicht auf Stillstand** (z.B. Infiltration von Halsschlagader oder bronchiale Sturzblutung) großzügige Sedierung, möglichst vor Eintreten der Schocksymptomatik mit Midazolam oder Diazepam i.v., alternativ: Aufsatzpumpzerstäuber Midazolam 5 mg nach Verdünnen mit NaCl in den Mund sprühen (mehrfach möglich).

- Beim Überleben im Blutungsschock auf niedrigem Niveau individuelle Entscheidung, ob unter Beschwerdebeobachtung abgewartet oder erneut eine lebenserhaltende Behandlung mittels Infusionen und Transfusionen eingeleitet wird.
- Immer sollte Ruhe und Sicherheit im Umgang mit dem blutenden Patienten ausgestrahlt werden. Zur Komprimierung der Blutung möglichst dunkle (grüne oder blaue) Tücher verwenden, um visuelle Trigger möglicher Angst- oder Panikreaktionen zu unterbinden.

Hyperkalziämie

Die **Hyperkalziämie** geht mit einer uncharakteristischen vieldeutigen, auch bei Schwerkranken vorkommenden Symptomatik einher. Tritt sie unerwartet bezüglich Krankheitsverlauf und Lebenserwartung auf, ergeben sich diagnostische und therapeutische Konsequenzen. Deshalb: daran denken!

Ursachen

- Tumorerkrankungen mit Knochenmetastasen, paraneoplastischem Syndrom mit erhöhter endokriner Parathormonproduktion.
- Immobilisierung.
- Hormontherapie mit Östrogen, Androgenen, Tamoxifen.
- Fortgeschrittene Niereninsuffizienz.

Klinik

Übelkeit, Erbrechen, Obstipation, Unruhe, Fieber, Somnolenz bis Koma, Verwirrtheit, Polyurie, Exsikkose, Oberbauchbeschwerden.

Diagnostik

Kalzium, Kreatinin und Albumin (bei Hypalbuminämie falsch niedrige Plasmakalziumkonzentration).

Palliativbehandlung

- Kochsalzinfusion.
- Bisphosphonate i.v. wie Ibandronat (Bondronat® 6 mg als Kurzinfusion über 15 Minuten) oder Zoledronat.
- Glukokorticoide, z.B. Prednisolon 100 mg oder Dexamethason 8 mg (zunächst hochdosiert 2 bis 3 Mal 8 mg p.o./s.c., dann Dosisreduktion).
- Als "letzte" Möglichkeit: je nach Prognose und Therapiewunsch Dialyse oder Mitramycin (25 µg/kg Körpergewicht i.v. über 2 Stunden und Wiederholung nach 48 Stunden bis 150 µg/kg Körpergewicht).

Obere Einflussstauung

Ursachen

Verlegung der V. cava superior durch einen Tumor bzw. vergrößerte mediastinale Lymphknoten, Herzbeuteltamponade, selten Thrombose der V. cava superior durch ZVK oder venösem Port, Aortenaneurysma

Klinik

Luftnot und Husten sowie Zyanose, Ödem von Gesicht, Hals und Armen, Kopfschmerzen und Sehstörungen, Horner-Syndrom, Schwindel/Somnolenz, Halsvenenstauung, Stimmbandparese, Schluckstörungen.

Palliativbehandlung

- Allgemein: Hochlagerung des Oberkörpers, Sauerstoff, Diurese, z.B. mit Lasix 40 mg i.v., Dexamethason i.v., s.c., p.o. mit 4 × 8 mg/Tag beginnend mit langsamer Dosisreduktion.
- Zusätzlich: Abschirmung mit Morphin und Lorazepam.
- Speziell bei entsprechender Prognose: Stent in V. cava superior, Radiatio, Chemotherapie.

Epileptischer Anfall

Während der "Grand mal" durch seine Symptomatik eine Notfallsituation begründet mit emotional stark belastenden Anteilen für die Umgebung, sind "Petit mal" mit verschiedenen, motorischen und sensiblen Störungen schwerer einzuordnen. Letzteres gilt auch für einen nichtkonvulsiven Status epilepticus, der durch Verwirrtheit und Bewusstseinstrübung bis -verlust auffällt.

Ursachen

Häufig Hirntumor bzw. Metastasen, aber auch cerebrovaskuläre Insulte durch Ischämie oder Blutung, seltener Hypoxämie oder metabolische Ursachen wie Urämie und Hypoglykämie.

▶ Palliativbehandlung

- Grand-mal-Anfall: Ruhe bewahren, Hinlegen mit Polsterung, Kinn überstrecken zur Freihaltung der Atemwege, nach dem Anfall stabile Seitenlage, bei Hirntumoren ggf. Dexamethason 4 × 8 mg s.c. (je nach Prognose anschließend Antiepileptika mit Phenytoin (am 1. Tag 400 mg, nach 3 und 6 Stunden 300 mg und dann Erhaltungsdosis von 300 mg zur Nacht, bei Nieren- oder Leberinsuffizienz mit Erhaltungsdosis beginnen).
- Petit-mal-Anfall: Prophylaxe Carbamazepin (Tegretal®).
- Bei Status epilepticus Midazolam 2,5-5 mg i.v. oder Phenytoin 250 mg als Kurzinfusion, anschließend 500 mg über 8 Stunden in 0,9%iger NaCl-Lösung über "separaten Zugang", bei fehlendem intravenösen Zugang: Midazolam 2,5-5 mg s.c. alle 6 Stunden, bei Tagesdosen über 40 mg evtl. zweiter subkutaner Zugang oder Pumpe, bei Hirnmetastasen ggf. Dexamethason (s.o.).

Rückenmarkskompression/Querschnitt

▶ Ursachen

- Meistens Tumorkompression.

▶ Klinik

Hell einschießende oder dumpf konstante Schmerzen mit Verstärkung bei Nackenbeugung oder Husten, Muskelschwäche bzw. Paresen, Hypästhesie entsprechend der Dermatomhöhe, ggf. Sphinkterinsuffizienz

▶ Palliativbehandlung

- Möglichst rasche Behandlung schon bei Verdacht!
- Dexamethason (initial 100 mg i.v., dann 4 × 24 mg p.o. und anschließend von 4 × 4 bis 8 mg ausgehend Dosisreduktion.
- Bestrahlung (Wirkungseintritt erst nach Tagen bis Wochen).
- Bei guter Prognose Entlastungsoperation (Entscheidung <24 Stunden!).
- Bei instabiler Wirbelsäule ggf. Korsett.
- Intensive Analgesie.
- Bei Dyspnoe Morphingabe.
- Begleitende Behandlung von Panik, Angst.

▶ Andere Notfallerkrankungen ohne direkte Verbindung zur Grunderkrankung

Es bleibt eine große Herausforderung in der Palliativversorgung, die Belastung durch Diagnostik und Therapie der neu hinzugetretenen Erkrankung in Bezug zur bestehenden Beeinträchtigung und Prognose der Grunderkrankung zu setzen. Es ist ein Ringen um das möglichst **angemessene** Vorgehen!

Auch bei Entscheidung für ein rein symptomatisches Vorgehen müssen Behandlungsmethoden berücksichtigt und diskutiert werden, die zur Beschwerdelinderung beitragen können wie z.B. Antibiotika bei Pneumonie (Verringerung von Luftnot, Schleimbildung und Husten), Lyse-Therapie bei Lungenembolie (Linderung von Luftnot) und Osteosynthese bei Frakturen (Analgesie).

▶ Schmerz (vgl. Kap. 8.13.)

▶ Dyspnoe (vgl. Kap. 8.6.)

▶ Delir (vgl. Kap. 8.11.3.)

▶ Harnverhalt (vgl. Kap. 8.15.1.)

▶ Fieber (vgl. Kap. 8.14.)

9.4. Schlussbetrachtung

Notfälle bzw. Akutereignisse in der Palliativmedizin stellen im Wechsel von angestrebter emotionaler Nähe zu Patienten und Zugehörigen und rationalem distanzierten Handeln eine besondere Belastung dar! Sie kann durch eine vorausschauende gründliche Vorbereitung und systematische Nachschau im Sinne einer Reflexion bzw. Supervision zum Nutzen aller Beteiligten und zukünftigen Betroffenen erträglicher gestaltet werden.

> **PACE TIPP!**
>
> Die letzte Wahrheit über die "Richtigkeit" einer Entscheidung ist uns nicht zugänglich: Es bleibt das größtmögliche Ringen um die individuell bestmögliche Versorgung, getragen von einem Gefühl der Bescheidenheit und Demut!

Literatur/Links

Abernethy, A.P., McDonald, C.F., Frith, P.A., et al.: Effect of palliative oxygen versus room air in relief of breathlessness in patients with refractory dyspnoea: a doubleblind, randomised controlled trial. Lancet 2010; 376: 784–93

Bausewein, C., Roller, S., Voltz, R. (Hrsg.): Leitfaden Palliativmedizin, Palliative Care – Urban- und Fischer-Verlag 3. Aufl. München, Jena, 2007

Gerth, M.A. et al.: Notfallsituationen und Patientenverfügungen aus der Sicht des Palliativpatienten – Ergebnisse einer Befragung. Z Palliativmed. 2012;13:91-96

Husebø, S., Klaschik, E.: Palliativmedizin 2. Aufl. Springer-Verlag Berlin, Heidelberg, New York, 2000

Krumm, N., Uebach, B.: Atemnot - Bedeutung der Atemnot - Maßnahmen zur Linderung. Z Palliativmed. 2010; 11(2): 56-60

Krumm, N.: Respiratorische Symptome – Luftnot – Neues oder Bewährtes? Z Palliativmed. 2014; 15(2): 58-61

Wiese, C.H.R., Ittner, K.-P., Graf, B.M., Larssen, C.L.: Präklinische palliative Notfälle – Besonderheiten bei der therapeutischen Entscheidung. Z Palliativmed. 2012;13: 75-90

10. Onkologische Therapie in der Palliativmedizin

> *“Wieder einmal Krebs! Wieder einmal Metastasen in meinem Körper, wieder einmal Angst, Angst zu sterben, Angst, keine Zukunft mehr zu haben, Angst, nicht mehr weiter zu können. Wieder einmal ohne Selbstgefühl. Wieder einmal die Frage: Wer bin ich? Wo sind meine Werte, was ist für mich wichtig? Wieder einmal Hilflosigkeit zulassen, Hilfe von anderen annehmen. Wieder einmal Schmerzen aushalten. Trauer ertragen – die eigene und die der anderen... Wieder einmal auf der Suche nach meiner inneren Stimme, meinem inneren Heiler, wieder einmal voll Wut und Zorn auf meinen Körper, der nicht funktionieren will. Wieder einmal am Anfang oder am Ende? Nein, wieder einmal auf dem Weg zu mir selbst.”*
>
> Patientin (aus: Keil 2006)

Die meisten palliativmedizinisch betreuten Patienten leiden unter fortgeschrittenen Tumorerkrankungen. Onkologische Therapien sind gegen den Tumor gerichtet und damit kausale Therapien. Ob es verbleibende zytoreduktive Therapiemöglichkeiten gibt oder ob alle sinnhaften Maßnahmen ausgeschöpft sind, sollte immer mit dem behandelnden Onkologen abgeklärt werden. Prinzipiell unterscheidet man als onkologische Therapieansätze:

- Chemotherapie, als Hemmung der Zellteilung, der Blutversorgung oder Signalübertragung in Tumorzellen (diese kann systemisch oder regional, also z.B. intracavitär, erfolgen).
- Hormontherapie bei hormonsensiblen Tumoren (z.B. Brust- und Prostatakrebs).
- Immuntherapie mittels spezifischer Antikörper oder Immuntherapien über T-Zell-Liganden oder zytotoxische T-Zell-Aktivierung (PD1, PL1)
- Targeted Therapies, Small molecules oder Substanzen, die über Rezeptoren der Zelloberfläche die Signalkaskade intrazellulär so beeinflussen, dass Apoptosemechanismen induziert werden. Dem zugrunde liegen verschiedene Mutationen bzw. Nachweis der Wildtyps der Tumorzellen: z.B. EGFR, Alk, Ros-1, PD1, PDL1, RET und zunehmend weitere mit therapeutischer Konsequenz.
- Strahlentherapie.

10.1. Systemische Chemotherapie

Eine **kurative Chemotherapie** (kurativ = heilend) zielt auf eine Heilung der malignen Erkrankung (z.B. akute Leukämien, hochmaligne Lymphome, M. Hodgkin, Hodenkarzinom) und rechtfertigt daher die oft beeinträchtigenden Nebenwirkungen. Durch eine **adjuvante Chemotherapie** (adjuvant = unterstützend) lässt sich bei einigen Krebsarten (z.B. Brustkrebs, Dickdarmkrebs, Lungenkrebs) nach der Operation die Rückfallwahrscheinlichkeit verringern, sodass auch hier gravierende Nebenwirkungen vom Patienten in Kauf genommen werden müssen. Die meisten Tumore lassen sich, vor allem im metastasierten Stadium, nur durch eine **palliative Chemotherapie** (palliativ = lindernd) behandeln, die eine Lebensverlängerung oder Symptomlinderung bewirken soll. Es gilt daher, gemeinsam mit dem Patienten, den Therapieeffekt und die zu erwartenden Nebenwirkungen gegeneinander abzuwägen.

In der Palliativmedizin werden dagegen weit fortgeschrittene und oft umfangreich vortherapierte Tumorleiden behandelt, sodass nur noch “milde”, palliative Chemotherapien oder andere möglichst nebenwirkungsarme zytoreduktive Therapien sinnvoll sind. Eine Lebensverlängerung ist in aller Regel nicht zu erreichen oder oft auch nicht mehr gewünscht. Das Therapieziel ist allein die Symptomlinderung. Es dürfen also nur onkologische Therapien zum Einsatz kommen, die selbst keine beeinträchtigenden Nebenwirkungen verursachen! Das angestrebte Therapieziel (Besserung von Dyspnoe, intestinaler Obstruktion, Einflussstauung oder Ergussmenge sowie Schmerzreduktion) muss vor jeder Anwendung neu definiert und gegen die zu erwartenden Nebenwirkungen abgewogen werden. Der Patient muss gut informiert und in die Entscheidung einbezogen werden! Dazu gehört eine realistische Darstellung der Erfolgsaussichten und der Therapienebenwirkungen.

Die Chemotherapie gehört gerade in der Palliativmedizin in die Hand eines palliativmedizinisch erfahrenen Onkologen. Als Grundregel gilt, dass eine Chemotherapie eher bei gut ansprechenden Tumoren infrage kommt (z.B. Lymphome, Brust- und Eierstockkrebs, kleinzelliges Bronchialkarzinom). Bestimmte Tumorentitäten lassen sich chemotherapeutisch schlecht behandeln (z.B. Gebärmutter-, Bauchspeicheldrüsen- und Gallenwegskrebserkrankungen, nicht-kleinzelliges Bronchialkarzinom), sodass hier in der Palliativmedizin auf eine Chemotherapie verzichtet werden sollte! Auch die Art und die Anzahl der Vorbehandlungen sind zu berücksichtigen, da sie die Ansprechrate wesentlich beeinflussen. Als Zytostatika sollten ausschließlich nebenwirkungsarme Präparate ausgewählt werden (z.B. Gemcitabin, Capecitabin, Carboplatin, liposomales Doxorubicin, liposomales Paclitaxel, liposomales Irinotecan, Vinorelbine). Bei einigen Entitäten kommen auch Erhaltungstherapien mit nebenwirkungsarmen Antikörpern als Monotherapien in Frage: Ramucirumab beim Magenkarzinom, Trastuzumab bei Magen- und Mammakarzinom , bei letzterem auch in Kombination mit Pertuzumab. Beim Her-2neu-positiven Mammakarzinom ist die Gabe von CD4/6-Inhibitoren und Konjugaten aus intrazellulär angreifender Chemotherapie und Immuntherapie dazu gekommen. Bei weit fortgeschrittenen Prostatakarzinom-Patienten werden moderne Hormontherapien (Abiraterone und Enzalutamid) teilweise mit Immuntherapien bei guter Verträglichkeit kombiniert. Neue Aspekte haben sich in den letzten Jahren bei vielen Tumorentitäten durch die Möglichkeit von zielgerichteten Therapien ergeben. Die dafür erforderliche Diagnostik ist z.B. bei Melanomen und Bronchialkarzinomen durch Mutationsanalysen für die Auswahl der zytoreduktiven Therapien komplexer (und teurer) geworden. Beeindruckende partielle Remissionen mit Abnahme der Tumorlast und tumorspezifischen Symptomen sind dann manchmal passager für unterschiedlich lange Zeiträume erreichbar. Bei metastasierten Melanomen, die bisher als völlig infaust galten, sind teils immense Remissionen durch die Kombination von Immuntherapien (BRAF-Inhibitoren, einzeln oder in Kombinationen eingesetzte PD/PDL1-Hemmer) erreichbar. Die Kosten in diesem Bereich sind sehr hoch. Insofern ist immer eine sorgfältige Indikationsstellung erforderlich. Auch bei anderen Entitäten mit prinzipiell sehr schlechter Prognose wie dem Urothelkarzinom, Mesotheliomen und dem Hepatozellulären Karzinom (HCC) in der second-line Therapie sind PDL1-Inhibitoren neu zugelassen oder im Rahmen von Kostenübernahmezusagen i.R. eines individuellen Heilversuches einsetzbar. Mit dem Einsatz der Immuntherapien sind wir aber auch mit neuen Nebenwirkungsspektren konfrontiert. Selten, aber dann teils dramatisch, treten Effekte auf, die schweren Autoimmunreaktionen wie Autoimmunhepatitiden, Pneumonitiden oder Hauttoxizitäten bis hin zur Epidermolyse gleichen. Beim Multiplen Myelom stehen durch etliche neue Substanzen auch bei jahrelangem Verlauf und teils intensiven Vortherapien mit Einsatz der autologen Stammzelltransplantation noch neue Bausteine der Therapie zur Verfügung. Damit können dann manchmal ein akutes Nierenversagen oder eine hyperkalziämische Krise oder eine hämatopoetische Insuffizienz, die bisher als lebenslimitierend betrachtet werden mussten, wieder günstig beeinflusst werden. Die Klaviatur der Therapiemöglichkeiten ist in den letzten 2-5 Jahren für viele Tumorentitäten oder hämatologische Systemerkrankungen durch neue Substanzen erweitert worden.

In den letzten Jahren werden fast monatlich neue Indikationen für Immuntherapien zugelassen. Damit ist also der Zeitpunkt, zu dem ein Tumorpatient aus onkologischer Sicht alle sinnvollen Therapiemöglichkeiten ausgeschöpft hat, schwieriger als früher zu definieren. Teils benötigen die Patienten aufgrund der fortgeschrittenen Grunderkrankung schon eine SAPV/palliativmedizinische Versorgung, bekommen aber beim Onkologen noch sehr (finanziell) aufwendige Therapien.

Credo:

1. Sofern nicht abschließend festgestellt ist, dass keine weiteren zytoreduktiven Behandlungsmöglichkeiten bestehen, sollte bei Zunahme der Symptomlast und AZ-Verschlechterung mit Onkologen und/oder Tumorzentren Kontakt aufgenommen werden. In vielen Kliniken und onkologischen Zentren können Patienten in den Tumorkonferenzen angemeldet werden. Damit kann dann auch dort interdisziplinär beraten werden, ob sich ein Patient wirklich am "Point of no Return" befindet und in Zukunft nur Maßnahmen des "Best Supportive Care" verbleiben. An diesem Punkt sollte immer der Kontakt zur Palliativmedizin hergestellt werden. Nur damit ist dann sichergestellt, dass frühzeitig eine gute umfassende Symptomkontrolle eingeleitet wird. Das heißt nicht, dass sofort ein umfassendes Unterstützungssystem aktiviert werden muss. Kein Patient darf aber das fatale Erleben haben, dass jemand sagt: "Wir können jetzt nichts mehr für Sie tun", "Ich bin ausbehandelt". An diesem Punkt im Krankheitsverlauf und Erleben der Patienten ist eine palliativmedizinische Beratung, die vermittelt, dass es (fast) immer Möglichkeiten der weiteren Hilfe gibt, von Nöten.

2. Bei allen Patienten, die nach intensiven Vortherapien zunächst eine Stable Disease erreichen und sich dann plötzlich im Befinden akut verschlechtern, sollte dann immer nochmals geprüft werden ob alle Therapiemöglichkeiten ausgeschöpft sind. Alle potentiell verbleibenden Therapieindikationen müssen im Gesamtkontext des Allgemeinzustandes des Patienten, des Alters, der Komorbiditäten und des Wunsches des Patienten bewertet werden. Neben der onkologischen und hausärztlichen Versorgung muss bei jeder Verschlechterung des Allgemeinzustandes auf palliativmedizinischen Bedarf der Versorgung gescreent werden. Trotz eines gesetzlich verankerten Anspruchs der Patienten auf palliativmedizinische Versorgung sind wir noch weit weg von der flächendeckenden Beratung für alle Patienten.

10.2. Intracavitäre Therapie

Zytostatikainstillationen bei malignen Pleuraergüssen, malignem Ascites, malignem Perikarderguss oder bei Tumorbefall der Hirnhäute können als palliative Maßnahme eine deutliche Linderung bis hin zum Verschwinden der Ergüsse bewirken! Die geeigneten Substanzen sind in Abhängigkeit von der Tumorart und den Vortherapien auszuwählen. Verwendet werden Bleomycin, Platinderivate, Mitoxantron und andere. Die systemischen Nebenwirkungen sind meistens gering! Vor der Zytostatikaanwendung sollten die Ergüsse möglichst vollständig entfernt werden. Die Diagnose "maligner Erguss" muss vor Gabe von intracavitärer Chemotherapie z.B. durch eine zytologische Untersuchung bestätigt werden. Bezüglich weiterer Einzelheiten wie Dosierung oder Art der Anwendung wird auf die onkologische Fachliteratur verwiesen. Einige pulmologische Zentren setzten bei malignen Pleuraergüssen Talkumpleurodesen ein.

Gute Erfahrungen liegen für den Einsatz von getunnelt gelegten Pleura- oder Ascitesdauerdrainagen (PleurX-Systeme) vor. Diese werden in örtlicher Betäubung angelegt. Damit können Pflegedienste oder der Patient selbst je nach Ergussmenge täglich oder in Intervallen von einigen Tagen Ascites oder Pleurasekret zuhause ablassen. Dadurch wird eine häufige Wiedervorstellung in Praxen oder zur stationären Parazentese oder Pleurapunktion vermieden. Über das regelmäßige Drainieren der Ergüsse kommt es gerade an der Pleura häufiger zu Verklebungen und damit zu einer Pleurodese. Die Ergußmenge lässt nach. Chirurgisch können die Systeme in Lokalanästhesie und kurzer Sedierung im Bedarfsfall auch wieder entfernt werden.

Rasche Übersicht zu den sich verändernden onkologischen Therapiemöglichkeiten finden sich gut aktualisiert über www.onkopedia.com, dem Leitlinienportal der Deutschen Gesellschaft für Hämatologie und Onkologie. Für das Bronchialkarzinom wurden teils alle 4-8 Wochen Veränderungen aktualisiert.

10.3. Strahlentherapie

Die Strahlentherapie (☞ auch Kap. 11.) kann in der Palliativmedizin vor allem zur lokalen Tumorkontrolle und zur Symptomlinderung beitragen. Bei **Hirnmetastasen** lassen sich oft neurologische Ausfälle, Hirndruck und Kopfschmerzen bessern. Patienten mit lokalisierten **Knochenmetastasen** erfahren durch die Bestrahlung häufig eine rasche Schmerzreduktion. Eine **Rückenmarkskompression** mit (drohendem) Querschnittssyndrom und eine **obere Einflusstauung** bei mediastinalem

Tumorbefall stellen Notfallindikationen zur (raschen) Strahlentherapie dar. Schmerzen durch **Tumorinfiltration von Nerven oder Weichteilen** sowie Luftnot und unstillbarer Husten infolge **zentraler Atemwegseinengungen** sind Indikationen zu einer palliativen Strahlentherapie. Der Wirkungseintritt einer Strahlenbehandlung ist oft rasch, die Nebenwirkungen sind tolerabel. Jede palliativmedizinische Einrichtung sollte daher eng mit einem strahlentherapeutischen Zentrum zusammenarbeiten.

Bei ausgedehnten schmerzhaften Knochenmetastasen kann auch eine Radionuklidtherapie indiziert sein (Samarium-153, beim metastasierten Prostatakarzinom Xofigo® = Ra-223 nach PSMA-Szintigraphie). Die Hauptnebenwirkungen liegen in der hämatologischen Toxizität gerade bei intensiv chemotherapeutisch vorbehandelten Patienten. Der Wirkeintritt dauert ca 3-6 Wochen.

10.4. Hämotherapie

Viele Patienten mit palliativem Behandlungsbedarf leiden unter Blutarmut (Anämie). Ursachen sind die Tumorerkrankung selbst, Vortherapien, chronische Blutverluste oder Knochenmarksbefall mit Tumorzellen. Luftnot, Herzrasen, Schwäche, Müdigkeit und Konzentrationsstörungen können Anämiesymptome sein. Sie sind aber oft schlecht von den Tumorsymptomen oder Nebenwirkungen verabreichter Medikamente abzugrenzen. Patienten mit palliativem Behandlungsbedarf zeigen außerdem oft eine gute Anpassung an niedrige Hämoglobinkonzentrationen und tolerieren Werte sogar unter 8 g/dl symptomlos. Andererseits kann die Indikation zur Bluttransfusion wegen geringer Nebenwirkungen eher großzügig gestellt werden. Im Zweifel sollte also ausprobiert werden, ob dadurch eine Besserung des Befindens eintritt. Ob eine mögliche Lebens- und damit Leidensverlängerung durch die Transfusion vom Patienten gewünscht ist, sollte in jedem Einzelfall kritisch hinterfragt werden! In der Finalphase sind Bluttransfusionen nicht mehr indiziert.

Thrombozytenkonzentrate können bei passagerer Thrombopenie (z.B. nach Chemotherapie), bei spontanen Blutungen oder vor operativen und interventionellen Eingriffen (Portimplantation, Punktionen) von Nutzen sein. Spontane Blutungen treten meistens erst bei Thrombozytenwerten unter 10/nl auf. Es ist zu beachten, dass die Transfusion von Thrombozyten nur wenige Tage wirkt und einen hohen finanziellen und logistischen Aufwand verursacht.

Der Nutzen von Erythropoietin in der Palliativmedizin ist fraglich (Fatigue, vgl. Kap. 8.7.). Die Therapie ist teuer und benötigt 4-6 Wochen bis zum Ansprechen. Mobile Patienten mit Anämiesymptomen und einer Lebenserwartung von über 6 Wochen können jedoch davon profitieren. Ein direkter Stimulator der Erythropoese steht vor der Zulassung, der Einsatz bei der Tumoranämie ist aber noch nicht definiert.

Literatur

Behling J, Schach A, Loquai C, Grabbe S: Immuncheckpoint-Inhibitoren, Immunvermittelte Nebenwirkungen. Arzneimitteltherapie 35, 2016; 190-198

Buchtele N, Schellonlongowski P: Nebenwirkungen nach Immuntherapie in der Hämatologie und Onkologie, DFP-Fortbildung Open Access Downlowd, Springer Link, Nov 27, 2019

Bundesärztekammer: Richtlinie zur Gewinnung von Blut und Blutbestandteilen und zur Anwendung von Blutprodukten (Hämotherapie), Deutscher Ärzte-Verlag, Gesamtnovelle mit Erratum 2017

Keil A: Das Soziale lebt von der Beziehung zwischen Menschen; Grundlagentext zu Modul 4 Weiterbildungsstudium "Palliative Care" Universität Bremen, 2006 (persönliche Mitteilung)

Momm F, Becker G: Strahlentherapie. In: Bausewein C, Roller S, Voltz R (Hrsg.): Leitfaden Palliativmedizin Palliative Care. Elsevier München, 2015

Preiß J, Honecker F, Claßen J, Dornhoff W (Hrsg): Taschenbuch Onkologie 2020/21: Interdisziplinäre Empfehlungen zur Therapie. W. Zuckschwerdt Verlag GmbH, München, 2020

Rémi C, Bausewein C, Twycross R, Wilcock A, Howard C (Hrsg.): Arzneimitteltherapie in der Palliativmedizin (3. Auflage). Urban und Fischer Verlag, 2021

Roller S. Chemotherapie. In: Bausewein C, Roller S, Voltz R (Hrsg.): Leitfaden Palliativmedizin Palliative Care (7. Auflage). Elsevier München, 2020

www.dgho.de, Onkopedia Leitlinien

www.aio.de

www.asco.com

www.esmo.com

www.uptodate.com

www.klinikum.uni-muenchen.de

www.ncbi. nlm.nih.gov

www.uptodate.com

11. Strahlentherapie in der Palliativversorgung

> *"Der Schmerz ist der große Lehrer der Menschen. Unter seinem Hauche entfalten sich die Seelen."*
>
> Marie von Ebner-Eschenbach
> 1830-1916

11.1. Grundlagen

Für das Verständnis der strahlentherapeutischen Optionen für nicht heilbare Krebspatienten ist es hilfreich, zwischen Befunden (= in der Bildgebung oder in Laborparametern nachweisliche Krankheitszeichen, die nicht mit dem subjektiven Beschwerdegrad korrelieren müssen) und Symptomen (= Beschwerden und Leiden der Patienten) zu unterscheiden.

> Eine palliative Strahlentherapie kann entweder
> - befundorientiert mit dem Ziel der zeitbegrenzten Lebensverlängerung oder der Vermeidung von Komplikationen oder
> - vor allem orientiert an den Symptomen zur Linderung und damit zur Verbesserung der Lebensqualität
>
> durchgeführt werden.

Die Patienten können bei der **palliativen befundorientierten Strahlentherapie** in Bezug auf die lokalen Befunde zu Therapiebeginn durchaus noch kompensiert, d.h. oligosymptomatisch und individuell wenig belastet sein, sodass eher der Erhalt als die Verbesserung der Lebensqualität intendiert ist. Die medizinische Indikation für eine befundorientierte palliative Strahlentherapie ergibt sich aus der Bildgebung unter Berücksichtigung der Gesamtprognose des Patienten. Bei einer **symptomorientierten palliativen Bestrahlung** ist die Behandlung auf Grund der körperlichen Beschwerden des Patienten (z.B. Schmerzen, Luftnot, Schluckstörungen, Paresen, Geruchsbelästigung etc.) indiziert, ggfs. unter Vernachlässigung der Grunderkrankung oder weiterer Tumormanifestationen an anderer Stelle. Diese Form der Strahlentherapie zur Linderung belastender Beschwerden gehört zu den wesentlichen Maßnahmen palliativmedizinischer Interventionen bei Tumorpatienten und wird auch als "Strahlentherapie in der Palliativmedizin" bezeichnet.

Vor diesem Hintergrund sollte – wie in der S3-Leitlinie Palliativmedizin für nicht heilbare Krebspatienten empfohlen – vor der ärztlichen Indikationsstellung ein gemeinsames Therapieziel mit dem Patienten festgelegt werden. Untersuchungen zeigen, dass viele palliativ behandelte Patienten fälschlicherweise von einem kurativen Behand-

Strahlentherapeutisches Erstgespräch – Hilfreiche Fragen vor Beginn einer Behandlung
• Welches Ziel hat die Therapie: Verlängerung der Lebenszeit und/oder Verbesserung/Erhalt der Lebensqualität?
• Wie viel Bedenkzeit habe ich?
• Welche Art von Behandlung ist bei mir möglich oder nötig?
• Wie wird die Behandlung ablaufen?
• Wie anstrengend wird die Behandlung für mich sein?
• Welche Komplikationen können während und nach der Behandlung eintreten?
• Mit welchen Nebenwirkungen und Langzeitfolgen muss ich rechnen? Was können wir dagegen tun?
• Welche Auswirkungen hat die Behandlung auf meinen Alltag?
• Ist eine weitere Therapie notwendig? Welche Vor- und Nachteile hat das?
• Wenn eine bestimmte Behandlung nicht möglich ist: Gibt es andere Möglichkeiten? Und was kann ich davon erwarten?
• Ist die Therapie besser als "keine Behandlung"?
• Welche Vor- und Nachteile hätte der Verzicht auf die Bestrahlung?
• Wobei können Zugehörige und Freunde mich vielleicht unterstützen?
• Wäre es sinnvoll, parallel zur Behandlung die Palliativmedizin einzubeziehen?

Tab. 11.1: Hilfreiche Fragen vor Beginn einer Behandlung, adaptiert an die Vorbereitung auf ein strahlentherapeutisches Erstgespräch.

lungsziel ausgehen und damit Nebenwirkungen bzw. Belastungen in Kauf nehmen, die sie bei einer realistischen Krankheitseinschätzung möglicherweise ablehnen würden. Andere Patienten wiederum scheuen eine Strahlentherapie aus der Sorge vor belastenden Transporten, der anstrengenden Lagerung und vor möglichen Nebenwirkungen. Gerade für geschwächte Patienten mit limitierter Prognose ist die symptomorientierte palliative Strahlentherapie oft eine gute Möglichkeit, z.B. Geruchsbildung oder Sickerblutungen bei einem exulzerierenden Tumor oder auch Schmerzen durch Knochen- oder Weichteilmetasten schnell, wirksam und nebenwirkungsarm zu lindern. In der Patientenleitlinie "Palliativmedizin für nicht heilbare Krebspatienten" finden sich hilfreiche Fragen, die auch zur Vorbereitung des Gesprächs mit einem Strahlentherapeuten genutzt werden können (☞ Tab. 11.1).

11.2. Strahlentherapiekonzepte bei Patienten mit palliativem Versorgungsbedarf

Bereits 1990 wurde von der WHO definiert, dass Strahlentherapie, Chemotherapie und Chirurgie ihren jeweiligen Stellenwert in der Palliativmedizin unter der Voraussetzung haben, dass die Symptomkontrolle durch die Therapie die Nebenwirkungen aufwiegen muss.

Über allen Überlegungen zur palliativen Strahlentherapie muss der Grundsatz stehen, dass die Behandlungszeit so kurz wie möglich, die Therapie aber gleichzeitig so effektiv und nebenwirkungsarm wie möglich sein muss.

Die Dauer der Therapie sollte nach Abschätzung der Lebenszeitprognose festgelegt werden. Dabei bestimmt die Anzahl der Strahlentherapiefraktionen, d.h. die Anzahl der einzelnen Sitzungen, die Zeit, die zur Behandlung notwendig ist. Im Fachgebiet der Radioonkologie und Strahlentherapie wird dieser Zusammenhang mit dem Fraktionierungsschema beschrieben.

Als Normfraktionierung wird der Einsatz einer Einzeldosis von 1,8 bis 2,0 Gy pro Tag bis zur jeweiligen kurativen Gesamtdosis, z.B. 60 Gy, bezeichnet. Wenn die Einzeldosis >2,5 Gy und die Gesamtdosis z.B. 30-40 Gy beträgt, spricht man von Hypofraktionierung. Behandelt man Patienten mit sehr kurzer Lebenserwartung aber hoher Symptomlast, so ist z.B. der Einsatz einer hypopfraktionierten Behandlung im Extremfall mit einer einmaligen Bestrahlungsfraktion mit höherer Dosis (z.B. 1 × 8 Gy) möglich.

Bei Patienten in palliativer Behandlungssituation, die noch eine längere Lebensspanne haben, muss der Effekt der palliativen Radiotherapie von Dauer sein, dabei sind potentielle Spätnebenwirkungen zu beachten. In diesen Fällen findet eine "normale" Hypofraktionierung Anwendung. Durch die technologischen Fortschritte müssen palliativ zu behandelnde Patienten mit der bestmöglichen verfügbaren Technik bestrahlt werden. Die Lagerung der Patienten zum Planungs-CT und zur Strahlentherapie muss so bequem wie möglich gestaltet sein. Dazu stehen verschiedene Hilfsmittel zur Verfügung.

Um die Lebenszeitprognose eines Patienten abzuschätzen, müssen die folgenden Faktoren in Betracht gezogen werden: Tumorentität, Tumorstadium, Allgemeinzustand und der Ernährungszustand.

11.2.1. Knochenmetastasen

Häufig werden zur palliativen Strahlentherapie Patienten mit Knochenmetastasen vorgestellt, einige Patienten werden postoperativ z.B. nach dorsaler Stabilisierung von Wirbelkörpermetastasen (☞ Abb. 11.1) oder Metastasen der langen Röhrenknochen behandelt, andere Patienten mit ossären Metastasen in situ.

Bei ossärer Metastasierung muss der Serum-Kalziumspiegel überprüft werden, da es in Folge von Osteolysen zur Hyperkalziämie mit Nierenfunktionsstörung bis hin zum akuten Nierenversagen kommen kann. Die Therapie erfolgt in diesen Fällen interdisziplinär.

Bei Patienten mit ossären Metastasen mit einer Lebenserwartung >4-8 Wochen umfasst das Therapieziel die Schmerzlinderung, den Mobilitätserhalt und die Remineralisierung, um längerfristig die Frakturgefahr zu reduzieren. Zum Einsatz kommen die folgenden Fraktionierungsschemata:

- Einzeldosis 3 Gy bis 30-36 Gy,
- Einzeldosis 2,5 Gy bis 35-40 Gy oder,
- Einzeldosis 2 Gy bis 40 Gy Gesamtdosis.

Werden Patienten in hochpalliativer Situation mit einer sehr kurzen Lebenserwartung von weniger

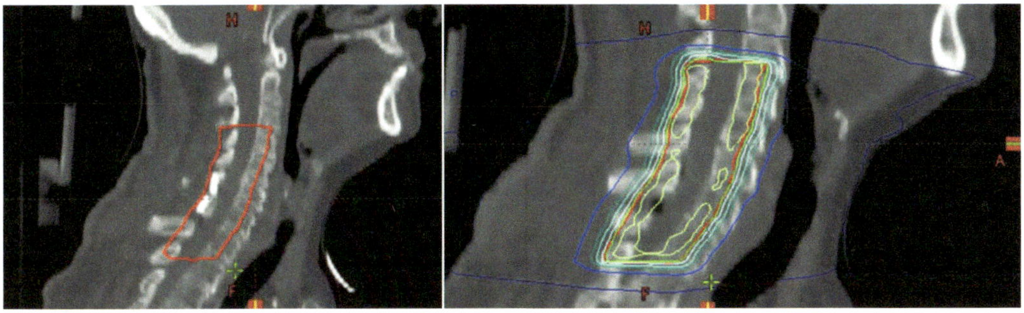

Abb. 11.1: Postoperative palliative Strahlentherapie nach Stabilisierung von HWS-Metastasen (© Pigorsch, Klinik und Poliklinik für RadioOnkologie und Strahlentherapie, Klinikum rechts der Isar, Technische Universität München).

als 4 Wochen behandelt, besteht das Therapieziel in einer möglichst schnell einsetzenden und für diese Zeit andauernden Schmerzlinderung. Im Vorfeld muss bei diesen oftmals stark schmerzgeplagten Patienten die Lagerungsfähigkeit zur Strahlentherapie realisiert werden. Dazu kommen schnell wirksame Analgetika, u.U. Opiate, und Lagerungshilfsmittel zum Einsatz.

Die Strahlentherapie erfolgt in verkürzten Konzepten mit höherer Einzeldosis, zum Beispiel 1 × 8 Gy, 2 × 6 Gy oder 5 × 4 Gy. Der analgetische Effekt ist gleich. Sollte es zum Wiederauftreten der Schmerzen kommen, können diese Konzepte wiederholt werden.

11.2.2. Weichteilmetastasen/Lokalrezidive mit Weichteilinfiltration

Präsakrale Rezidive von Rektumkarzinomen oder Beckenwandrezidive z.B. von Zervixkarzinomen oder Lokalrezidive von Pankreaskarzinomen mit Plexusinfiltration oder Lymphknoten-Konglomerate von Urothelkarzinomen entlang der Achse der pelvinen Gefäße lösen Schmerzen, zum Teil mit neuropathischer Komponente, und u.U. ein Lymphödem der unteren Extremitäten aus.

Neuropathische Schmerzen werden ausstrahlend in das Sakrum, Perineum oder auch als Ischialgie empfunden. Neurologische Defizite umfassen z.B. Blasenentleerungsstörung oder Reithosenanästhesie. Bei Patienten mit originären Tumoren im Becken und initialer Bestrahlung dieser Lokalisationen muss die Vorbestrahlung in die Überlegungen zur palliativen Strahlentherapie in selber Lokalisation einbezogen werden. Wenn Patienten in der Rezidiv- oder Metastasenregion noch nicht bestrahlt wurden, ist durchaus ein kurativer Ansatz mit einer Gesamtdosis von 50 bis 54 Gy in 1,8 bis 2,0 Gy Einzeldosis möglich. Ebenso muss bei Patienten in stabilem guten Allgemeinzustand die Kombination mit einer Systemtherapie (Chemotherapie, Antikörpertherapie) überprüft werden.

Handelt es sich um Patienten, die bereits in der Region vorbestrahlt sind, kann im Rahmen der palliativen Behandlung zur Schmerzlinderung eine "Restdosis" nach Vorbestrahlung von 2 Gy Einzel-

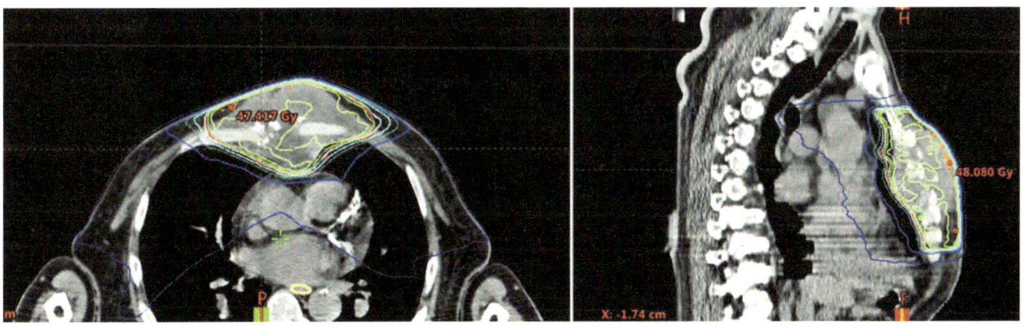

Abb. 11.2: Bestrahlungsplan zur Behandlung einer Knochenmetastase im Sternum mit ausgeprägtem Weichteilanteil prä- und retrosternal (© Pigorsch, Klinik und Poliklinik für RadioOnkologie und Strahlentherapie, Klinikum rechts der Isar, Technische Universität München).

dosis bis 20 Gy Gesamtdosis symptomlindernd sein. Eine Symptombesserung wird in ca. 80-85 % der Fälle beschrieben.

Bei lokal fortgeschrittener ossärer Metastasierung kann es zum Durchbrechen der Kortikalis mit Infiltration in das umgebende Weichgewebe kommen (☞ Abb. 11.2).

11.2.3. Hirnmetastasen/Meningeosis carcinomatosa

Patienten mit symptomatischen Hirnmetastasen oder Meningeosis carcinomatosa werden oftmals notfallmäßig in der Strahlentherapie vorgestellt. Die führenden Symptome sind Kopfschmerz, Übelkeit, Erbrechen, Schwindel, Doppelbilder und Krampfanfälle. Vor der notfallmäßigen Strahlenbehandlung muss versucht werden, diese Symptome medikamentös zu lindern. Dazu kommen z.B. Dimenhydrinat als Suppositorium oder parenteral zum Einsatz. Unter dem Aspekt des Hirndrucks wird antiödematös Dexamethason angewendet. Wenn die Patienten symptomgelindert sind, kann die Antiemese oralisiert werden. Bei Dexamethason muss auf ein Ausschleichschema geachtet werden. Bei längerer Dexamethasongabe muss an Blutzuckerkontrollen gedacht werden.

In Abhängigkeit der Symptomatik, des Allgemeinzustandes und der Prognose der Erkrankung werden verschiedene Fraktionierungsschemata eingesetzt. Die Strahlentherapie des Ganzhirns sollte mit Maskenfixierung und nach CT-gestützter 3D-Planung u.U. unter dem Aspekt der Hippocampusschonung durchgeführt werden. Das Standardkonzept beträgt 3 Gy Einzeldosis bis 30-36 Gy Gesamtdosis. Die mediane Überlebenszeit beträgt ca. 3 bis 6 Monate.

Bei größeren Hirnmetastasen, gutem Allgemeinzustand und einer etwas längeren Lebenserwartung kann ggf. ein Konzept mit einem simultan integriertem Boost mit z.B. 2,5 Gy Einzeldosis Ganzhirn und 3 Gy Einzeldosis auf die Metastasen bis 35 Gy Ganzhirn und 42 Gy Metastasen realisiert werden.

Bei mehr als 4 Hirnmetastasen wird im Allgemeinen eine Ganzhirnbestrahlung empfohlen. Wenn sich Patienten aber in gutem stabilen Allgemeinzustand mit extrakraniell gut kontrollierter Erkrankung befinden, kann eine stereotaktische Behandlung einzelner Hirnmetastasen als Radiochirurgie oder stereotaktisch fraktionierter Strahlentherapie durchgeführt werden. Allerdings müssen die Patienten für dieses Vorgehen bereit und in der Lage sein, nach einigen Wochen eine Restaginguntersuchung mit cMRT durchführen zu lassen, um zu überprüfen, wie das Therapieansprechen ist und ob neue Hirnmetastasen aufgetreten sind. Unter dem Aspekt des Erhalts der Neurokognition ist das für viele Patienten in stabilem Allgemeinzustand durchaus eine Alternative zur Ganzhirnbestrahlung.

Befinden sich Patienten hingegen vor der Strahlentherapie in deutlich reduziertem Allgemeinzustand mit intra- und extrakranieller Metastasierung, kann zur Symptomkontrolle unter Umständen zwischen einer rein antiödematösen Dexamethasongabe und einer palliativen Ganzhirnbestrahlung entschieden werden. Die Ergebnisse der QUARTZ-Studie (Mulvenna et al.) mit hirnmetastasierten NSCLC-Patienten, die einen Karnofsky-Index <70 % aufwiesen, wurde zwischen 5 × 4 Gy Ganzhirnbestrahlung kombiniert mit Dexamethason vs. Dexamethason allein randomisiert. Die Autoren der Studie schlussfolgerten, dass der Effekt einer Ganzhirnbestrahlung in diesem Setting gering war. Insgesamt wurde für die Ganzhirnbestrahlung einen Zugewinn von 4,7 Tagen bezogen auf qualitätsadjustierte Lebensjahre berechnet.

11.2.4. Lebermetastasen mit Leberkapselspannungsschmerz

Für Patienten in hochpalliativer Situation mit deutlich reduzierter Lebenserwartung kann bei ausgeprägtem Leberkapselspannungsschmerz in Folge diffuser hepatischer Metastasierung eine Ganzleberbestrahlung eine Schmerzreduktion bewirken. Die Einzeldosis auf das gesamte Organ sollte nicht höher als 1,5-2,0 Gy sein, die Gesamtorgandosis maximal 27 Gy betragen. Bei regelmäßiger Überprüfung der Schmerzsymptomatik kann die Strahlenbehandlung bei erreichter Symptomlinderung beendet werden. Ab einer Gesamtleberdosis von max. 30 Gy muss das Risiko einer radiogenen Hepatitis streng beachtet werden. Auf Grund des Zielvolumens sind Übelkeit und Erbrechen sehr wahrscheinlich, daher empfiehlt sich eine vorherige Antiemese, z.B. mit Metoclopramid vor der Bestrahlungsfraktion.

11.2.5. Splenomegalie

Eine Splenomegalie kann durch NHL-Infiltrate in der Milz und durch andere hämatologische Erkrankungen bedingt sein. Dabei verspürt der Patient einen Milzkapselspannungsschmerz. Häufig wird dieser Schmerz von Inappetenz, Dyspnoe in Folge der Zwerchfellkompression von kaudal und einem Subileus begleitet.

Die applizierten Einzeldosen auf die gesamte Milz sind mit 0,3-0,5 Gy niedrig. Dosiert wird unter sehr engmaschigen Blutbildkontrollen bis zur Symptomlinderung, maximal aber 3 Gy; eine Gesamtdosis von 8 Gy ist in der Literatur beschrieben. In Folge der Thrombopenien unter Strahlenbehandlung der Milz besteht eine generell erhöhte Blutungsgefahr.

11.2.6. Notfallindikationen zur palliativen Strahlentherapie

Um Notfallindikationen in der palliativen Radioonkologie handelt es sich, wenn bereits eine akute Symptomatik eingetreten ist bzw. Komplikation in Folge des Tumor- oder Metastasenwachstums drohen. In diesen Fällen muss die Strahlentherapie nach Aufklärung des Patienten unverzüglich beginnen.

Akuter/drohender Querschnitt

Bei einer akut eingetretenen Querschnittlähmung, muss interdisziplinär überprüft werden, ob z.B. eine Hemilaminektomie zur Dekompression oder bei einer intramedullären Tumorausdehnung eine Strahlentherapie eingesetzt werden.

Der Effekt der notfallmäßigen Strahlenbehandlung in Bezug auf Regredienz der neurologischen Symptomatik ist abhängig vom Ausgangszustand, d.h. Tumorhistologie, Zeitraum zwischen Erstdiagnose und Metastasierung und Ausprägung der neurologischen Defizite wie auch vom Zeitpunkt des Auftretens der Symptomatik und der Vorstellung zu Beginn der Strahlentherapie. Bestehen komplette Paresen so kann in <10 % der Fälle mit einer Symptombesserung gerechnet werden. Partielle Paresen sind in 40 % der betroffenen Patienten regredient.

Als sinnvoll hat sich der zusätzliche Einsatz von Physiotherapie während der Strahlenbehandlung v.a. stationär bewährt. Wenn möglich, sollte eine neurologische Rehabilitation angestrebt werden. Standardkonzepte zur Fraktionierung sind z.B. 3 Gy Einzeldosis bis 30 Gy Gesamtdosis. Bei akut eingetretener Querschnittssymptomatik ist der Beginn mit z.B. 2 Fraktionen je 4 Gy mit folgender Umstellung der Einzeldosis auf 2,5 bis 3,0 Gy bis zu einer kumulativen Gesamtdosis von 35-40 Gy.

Bei stark reduziertem Allgemeinzustand ist eine geringe Symptombesserung auch mit 1 × 8 Gy möglich.

Einflussstauung (VCSS)

Die Kompression der großen Gefäße im Thorax äußert sich mit vollem klinischem Bild als sog. "obere Einflussstauung" (Vena-cava-superior-Syndrom, VCSS). Die Patienten erscheinen zyanotisch mit Plethora und leiden an Dyspnoe und Husten. In dieser akuten Situation besteht ein hohes Thromboserisiko. Zur schnellen Symptomlinderung und zum Erreichen der Lagerungsfähigkeit zur Behandlung im Liegen werden den Patienten Heparin, Dexamethason und ggf. Diuretika verordnet. Die Zufuhr von Sauerstoff über eine Nasenbrille erweist sich als hilfreich.

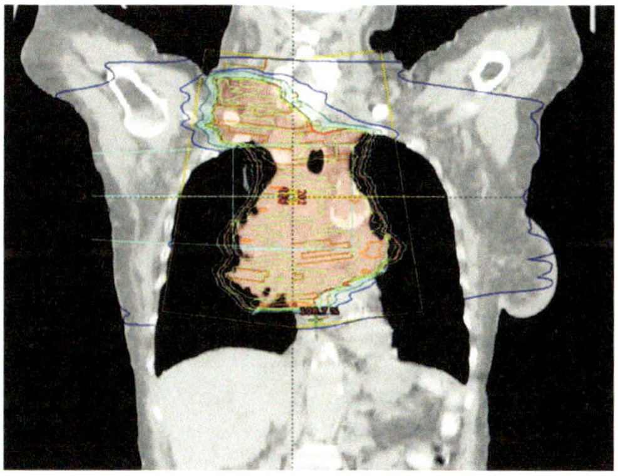

Abb. 11.3: Bestrahlungsplan bei oberer Einflussstauung (© Pigorsch, Klinik und Poliklinik für RadioOnkologie und Strahlentherapie, Klinikum rechts der Isar, Technische Universität München).

Ursache der Symptome sind oft Lungenkarzinome oder Lymphome. Wenn möglich, sollte die Sicherung der Histologie vor dem Beginn der Strahlenbehandlung abgewartet werden, da bei einem kleinzelligen Lungenkarzinom eine primäre Systemtherapie eine schnelle Symptomlinderung bewirken kann. Im Fall von nichtkleinzelligen Lungenkarzinomen kann eine Strahlentherapie initial mit höherer Einzeldosis, z.B. 2 Fraktionen je 4 Gy

(☞ Abb. 11.3) und dann Umstellung bei stabilem Allgemeinzustand bis zum Erreichen einer biologisch äquivalenten Gesamtdosis von 60 Gy eingeleitet werden. Für Patienten in deutlich reduziertem Allgemeinzustand mit sehr eingeschränkter Lebenszeitprognose sollte eine Gesamtdosis von 30 bis 40 Gy angestrebt werden. Für Patienten mit stabilem Allgemeinzustand, die von der Notfallbestrahlung schnell eine Symptomlinderung erzielt haben, ist zu überlegen, ob die Kombination mit einer Systemtherapie eine längere Stabilisierung der Tumorerkrankung ermöglichen kann.

Tumorblutung

Bei akuten Tumorblutungen muss unterschieden werden, ob es sich um arterielle, venöse oder Blutungen aus dem Kapillarbett handelt. Bei einer akuten Blutung aus einer Arterie sind gefäßchirurgische oder radiologische Interventionen zur Blutungsstillung angezeigt. Bei Tumorblutungen diffuser Ursache kann eine palliative Strahlentherapie zur Blutungsstillung indiziert sein. Dabei werden initial höhere Einzeldosen, z.B. 4 Gy, eingesetzt. Bei oberflächlichen Blutungen kann es im Lauf der Strahlenbehandlung auch zur Tumorrückbildung kommen.

11.3. Besonderheiten der Schmerztherapie bei Bestrahlungspatienten

Schmerz wird klassifiziert als “ein unangenehmes Sinnes- und Gefühlserlebnis, das mit aktueller oder potentieller Gewebsschädigung verknüpft ist oder mit Begriffen einer solchen beschrieben wird” (Merskey H, Classification of chronic pain: description of chronic pain syndromes and definition of pain terms. Pain 1986. Suppl.(3):p.1). Eine Schmerztherapie in der Onkologie sollte sich nicht allein an einem biomedizinischen Verständnis von Schmerz orientieren. Gerade Tumorpatienten sehen sich mit zahlreichen Problemen in ihrem Alltag konfrontiert, die ein Schmerzempfinden durchaus mit beeinflussen können. Es ist also ratsam, ein biopsychosoziales Verständnis von Schmerz zugrunde zu legen, welches durch Dame Cicely Saunders mit dem Begriff “Total pain” geprägt wurde. Hier wird neben der physischen auch die psychische, soziale und spirituelle Komponente berücksichtigt. Dies sollte immer bedacht werden, wenn es um eine Schmerzeinstellung geht. Demnach kann die Auseinandersetzung mit einem Problem aus dem nicht physischen Bereich eine deutliche Schmerzreduktion bedingen. Allgemein orientiert sich die medikamentöse Schmerztherapie im onkologischen und palliativen Setting genauso an dem WHO-Stufenschema wie in anderen Bereichen der Medizin auch (vgl. hierzu auch Kap. 8.13.). Darauf wird an dieser Stelle nicht weiter eingegangen. Vielmehr sollen einige Besonderheiten in der Radioonkologie hervorgehoben werden.

In der Radioonkologie können Schmerzen z.B. durch eine Lagerung auf der Bestrahlungscouch ausgelöst werden. In diesem Fall macht eine Bedarfsmedikation 20-30 Minuten vor der Bestrahlung Sinn, so dass eben diese von den Patienten toleriert wird. Werden die Schmerzen jedoch durch Angst vor der Therapie ausgelöst, weil sich die Patienten beispielsweise vor der Bestrahlungsmaske fürchten, ist es angebracht, auf alternative Methoden zurückzugreifen: Entspannungsverfahren sind eine Möglichkeit, in einer von Angst geprägten Situation nicht von dieser übermannt zu werden. Eine psychoonkologische Anleitung zu solchen Verfahren kann eine Hilfe sein. Andere Patienten sehen sich nicht in der Lage die Therapie allein mit Entspannungsverfahren zu tolerieren und benötigen eine medikamentöse Therapie mit Lorazepam.

Bei Patienten, bei denen eine palliative Radiatio von Knochenmetastasen angezeigt ist, besteht die Möglichkeit, dass nach den ersten Bestrahlungen ein Pain-Flare-Phänomen, also eine Aggravierung der knochenmetastatisch bedingten Schmerzen auftritt. Dieser Umstand muss vorab kommuniziert werden, damit die Patienten kein Scheitern der Therapie als Ursache für die erhöhten Schmerzen zu Grunde legen und diese ggf. sogar abbrechen. In Studien konnte gezeigt werden, dass eine prophylaktische Dexamethasongabe während einer Radiatio von Knochenmetastasen ein Pain-Flare reduzieren kann. Gleichzeitig kann eine gute Vorausplanung mit ausreichend Schmerzmitteln und einem Plan, der eine erhöhte Darreichung (sofern nötig) seitens des Patienten ermöglicht, im Falle eines Pain-Flare Abhilfe schaffen. Die Dosis kann im Verlauf reduziert werden, wenn die Wirkung der schmerzlindernden Bestrahlung einsetzt.

Kopf-Hals-Tumor-Patienten unter Radiatio entwickeln in den meisten Fällen eine ausgeprägte Radiodermatitis sowie Radiomukositis. Die wenigsten bewerkstelligen es unter diesen Bedingungen suffizient oder ohne Schmerzen zu schlucken. Daher sollte bei der Applikation von Schmerzmitteln das Schluckdefizit berücksichtigt und eine Darreichung der Schmerzmittel vor den Mahlzeiten erfolgen. Sofern Schlucken nicht möglich erscheint, können Schmerzmittel auch über eine PEG oder auf transdermalem Weg gegeben werden. In letzterem Fall ist zu beachten, dass viele Tumorpatienten allgemein an einer Kachexie leiden und dass transdermal verabreichte Wirkstoffe über das subkutane Fettgewebe aufgenommen werden. Ein solches Schmerzmittel kann also nur helfen, sofern eine ausreichende Resorption möglich ist.

Essentiell ist bei jeder Art von Schmerztherapie, dass immer eine Abstimmung zwischen behandelnden Ärzten und dem Patienten erfolgt. Nur wenn die Patienten verstehen, was mit einem Medikament bezweckt und warum es zu welchem Zeitpunkt verabreicht wird, kann eine Akzeptanz seitens des Patienten entstehen. Darüber hinaus sind Versprechungen, die mitunter nicht eingehalten werden können ("Mit der Therapie erreichen wir eine Schmerzfreiheit"), unbedingt zu unterlassen. Eine offene und ehrliche Kommunikation hingegen kann das Vertrauen in die Behandler stärken und die Compliance seitens der Betroffenen erhöhen.

Literatur

Schnell/Schulz, Basiswissen Palliativmedizin, 2. Auflage. Springer-Verlag. Berlin Heidelberg 2014, S. 64ff.

Erweiterte S3-Leitlinie Palliativmedizin für Patienten mit einer nicht-heilbaren Krebserkrankung, Langversion 2.2, September 2020, S. 158ff.

Chow E, Loblaw A, Harris K, et al. Dexamethasone for the prophylaxis of radiation-induced pain flare after palliative radiotherapy for bone metastases – a pilot study. Support Care Cancer 2008; 15:643-7.

Mulvenna P, Nankivell M, Barton R, Faivre-Finn C, Wilson P, McColl E, Moore B, Brisbane I, Ardron D, Holt T, Morgan S, Lee C, Waite K, Bayman N, Pugh C, Sydes B, Stephens R, Parmar MK, Langley RE. Dexamethasone and supportive care with or without whole brain radiotherapy in treating patients with non-small cell lung cancer with brain metastases unsuitable for resection or stereotactic radiotherapy (QUARTZ): results from a phase 3, non-inferiority, randomised trial. Lancet. 2016 Oct 22;388(10055):2004-2014.

12. Der Patient mit palliativem Behandlungsbedarf in der Notfall- und Rettungsmedizin

> *"Im Notfall bindet der Bauer den Schuh mit Seide."*
>
> Gottfried Keller

Der palliative Notfall stellt eine akute Notfallsituation bei Patienten im sogenannten palliativen Krankheitsstadium (*"lebenslimitierende Erkrankung, für die kein kurativer Therapieansatz mehr gegeben ist"* [entsprechend der Definition "Palliativmedizin" der WHO aus dem Jahr 2002; Sepúlveda et al. 2002]) dar. Eine derartige Akutsituation kann den Tod oder aber eine deutliche Reduzierung der Lebensqualität zur Folge haben und wird je nach Notfallsystem und palliativmedizinischer Betreuung des Patienten in der häuslichen Umgebung oder in der Notaufnahme therapiert (Henson et al. 2015, Schrijvers, van Fraeyenhove 2010). Es werden folgende Gruppen als palliative Notfallsituationen definiert (modifiziert nach Smith 1994):

- Allgemeine Notfälle bei Patienten mit palliativem Behandlungsbedarf, die nicht mit der Grunderkrankung assoziiert sind (z.B. akute Blutungssituation, nicht-pathologische Frakturen, Krampfleiden, apoplektischer Insult, thorakale Schmerzen/Herzinfarkt).
- Spezielle Notfälle bei Patienten mit palliativem Behandlungsbedarf – neu auftretende Symptome, die mit der Grunderkrankung assoziiert sind (z.B. akute Lähmungserscheinungen, Verwirrtheitszustände).
- Spezielle Notfälle bei Patienten mit palliativem Behandlungsbedarf – Verschlechterung/Exazerbation bereits bestehender Symptome (z.B. akute Schmerzexazerbation, Dyspnoe, pathologische Frakturen).
- Spezielle psychosozial bedingte Notfälle bei Patienten mit palliativem Behandlungsbedarf (z.B. Überforderung der pflegenden Zugehörigen).

Insbesondere Notfälle der ersten Kategorie stellen bei Patienten mit palliativem Versorgungsbedarf Situationen dar, die prinzipiell bei jedem Menschen auftreten können und somit als erkrankungsunabhängig (also nicht spezifisch für den Patienten mit palliativem Versorgungsbedarf) bezeichnet werden. Diese Notfälle treten plötzlich und unerwartet auf, so dass eine generelle Vorausplanung (wie im Folgenden für den palliativen Notfall beschrieben) deutlich erschwert sein kann. Hierbei ist es von besonderer Bedeutung, antizipierend mit dem Patienten seine Ziele, für den Fall einer notwendigen medizinischen Intervention und möglichen innerklinischen Weiterversorgung, besprochen und dokumentiert zu haben. Eine solche Vorausplanung bezieht sich nicht explizit auf eine spezielle Notfallsituation, sondern stellt eine allgemeine Planung für z.B. notwendige Interventionen (z.B. Herzkatheter), Operationen und ggf. Intensivstationsaufenthalte sowie mögliche erweiterte Verfahren wie Beatmung, Dialyse etc. dar (vgl. hierzu auch Kap. 3.). In diesem Zusammenhang ist es sicher anzuraten, zeitnah entsprechende Patientenverfügungen und Vorsorgevollmachten zu erstellen, um dann der konkreten Situation eine, dem Patientenwunsch entsprechende, zielgerichtete Therapie durchführen zu können oder aber Therapiezieländerungen zu erleichtern. Gerade bei speziellen Patientengruppen (z.B. Patienten mit Bronchialkarzinomen) erscheinen antizipierende Planungen besonders von Bedeutung zu sein, um ungewollte Klinikaufenthalte, v.a. aber ungewollte therapeutische Maßnahmen zu vermindern (Henson et al. 2015).

Die Notfallsituationen der Kategorien zwei und drei beschreiben den Patienten mit palliativem Versorgungsbedarf in der Notfallmedizin konkreter, da hier der jeweilige Notfall direkt oder indirekt eine Folge der Erkrankung des Patienten ist. Vor allem derartige Situationen sind es, die sowohl den Patienten als auch seine Zugehörigen und das Notfallteam vor besondere Herausforderungen und Aufgaben stellen, die im weiteren Verlauf dieses Kapitels näher besprochen und diskutiert werden sollen.

Ziel des Kapitels ist es nicht, einzelne Notfallsituationen exemplarisch näher zu beschreiben und für diese Therapieempfehlungen zu erstellen, da solche schon in vorherigen bzw. folgenden Kapiteln des vorliegenden Buches erfolgt sind bzw. noch erfolgen (vgl. v.a. Kap. 9.). Die medizinischen therapeutischen Maßnahmen unterscheiden sich auch in der Notfallsituation im Allgemeinen nicht von denen "normaler" Symptomexazerbationen. Ziel des Kapitels ist es vielmehr, die Unterschiede, aber auch bestehende Gemeinsamkeiten der beiden medizinischen Fachbereiche und die mit den Unterschieden möglicherweise verbundenen Probleme und Konflikte in der Patientenversorgung zu benennen und für diese Lösungsansätze aufzuzeigen. Ein weiteres Ziel ist es, aufgrund aktueller Untersuchungen Ursachen, welche Patienten mit palliativem Versorgungsbedarf besonders die Notfall- und Rettungsmedizin in Anspruch nehmen, aufzuzeigen, damit bei gerade diesen Patienten die Sensibilität für eine antizipierende Vorausplanung bzw. für die notfallmedizinische Behandlung geschaffen werden kann (Henson et al. 2015).

> **Hinweis für die Praxis**
>
> Palliative Notfälle und die Inanspruchnahme des Rettungsdienstes bzw. der Notfallaufnahmen können unterschiedliche Ursachen haben. Sie können sowohl medizinisch, psychosozial/emotional als auch spirituell begründet sein (Henson et al. 2015, Schrijvers, van Fraeyenhove 2010).

12.1. Palliativ- und Notfallmedizin

Die Palliativmedizin und auch die Notfallmedizin sind medizinische Fachbereiche, für die es derzeit noch keine Gebietsbezeichnung entsprechend den Empfehlungen der Bundesärztekammer gibt. Sie sind somit fachübergreifende Bereiche, die unterschiedlichen Fachdisziplinen zugeordnet werden können, wobei die Palliativmedizin zunehmend eine eigenständige medizinische Disziplin darstellt.

Die Palliativmedizin ist primär eine jüngere medizinische Fachdisziplin. Von ihren Grundgedanken und Grundsätzen her ist sie jedoch eine der ältesten Formen medizinischen Handelns. Sie gilt entsprechend neuerer nationaler und internationaler Definitionen als *"ein Ansatz zum Erhalt und zur Verbesserung der Lebensqualität von Patienten und ihren Zugehörigen, die mit einer lebensbedrohenden und lebenslimitierenden Erkrankung konfrontiert sind. Dieses geschieht durch Vorbeugung und Linderung des Leidens mittels frühzeitiger Erkennung und korrekter Beurteilung sowie der symptomorientierten Therapie"* (Beemath, Zalenski 2009, Bausewein et al. 2007, Sepúlveda et al. 2002).

Eines der wichtigsten Ziele der Palliativmedizin ist die Unterstützung des Patienten mit palliativem Behandlungsbedarf und seiner Zugehörigen in medizinischen, ethischen, psychosozialen/sozialen und spirituellen Angelegenheiten, um hierdurch eine hohe, patientenindividuell zu definierende, Lebensqualität zu erreichen (Bausewein et al. 2007). Die kurative Heilung steht nicht mehr im Mittelpunkt des Handelns. Die Palliativmedizin sollte bereits in einem möglichst frühen Stadium der Erkrankung unterstützend zu Rate gezogen werden und versteht sich auf keinen Fall als "Medizin der letzten Stunden" oder "Medizin des Sterbenden" (Wiese et al. 2011, Schrijvers, van Fraeyenhove 2010). Maßnahmen wie die aktive Sterbehilfe werden explizit abgelehnt.

Die Notfallmedizin beinhaltet eine zeitnahe/zügige medizinische Versorgung von Patienten mit akuten, oftmals unerwartet aufgetretenen Erkrankungen (Wiese et al. 2013, Wiese et al. 2011a, Laufenberg-Feldmann et al. 2011). Sie umfasst als medizinischer Querschnittsbereich eine primäre außerklinische Stabilisierung und Therapie des Patienten sowie meistens die unbedingte Bewahrung des Lebens durch den Notarzt bzw. den Paramedic/Rettungsassistenten (Wiese et al. 2013, Savory, Marco 2009, Ziegenfuß 2007). Die Notfallmedizin entspricht somit einer präklinischen Akutmedizin, die die weitere stationäre Behandlung einleitet und durch den Transport in entsprechende Versorgungsbereiche schnellstmöglich vorbereitet (Wiese et al. 2013, Ziegenfuß 2007).

Zwischen den medizinischen Fachbereichen "Palliativmedizin" und "Notfallmedizin" scheinen also, ihrem fachspezifischen Verständnis entsprechend, mehrere mögliche Konfliktfelder zu bestehen, die sich in ihrer Folge auf die notfallmedizinische Therapie des Patienten mit palliativem Behandlungsbedarf, also den sogenannten palliativen Notfall, auswirken können.

> **Hinweis für die Praxis**
>
> Palliativmedizin und Notfallmedizin sind in Bezug auf ihr jeweiliges ursprüngliches Therapieverständnis zwei medizinische Fachbereiche, die deutliche Unterschiede aufweisen und durch die ein erhöhtes Konfliktpotential in der Akuttherapie des palliativen Notfalls bestehen kann.

12.2. Konfliktfelder zwischen Palliativmedizin und Notfallmedizin

National beschränken sich Untersuchungen zu möglichen Konfliktfeldern auf die Bereiche der präklinischen Notfallmedizin, während international sogenannte zentrale Notaufnahmen (sog. Emergency Departments) und die Rolle der Palliativmedizin bzw. des Patienten mit palliativem Behandlungsbedarf fokussiert werden (Henson et al. 2015, Wiese et al. 2013, Laufenberg-Feldmann et al. 2011, Wiese et al. 2011a, Wiese et al. 2011b, Smith et al. 2010, Wiese et al. 2010, Beemath et al. 2009, Savory & Marco 2009, Meier 2007, Chan 2006, Salomon 2005).

▶ Palliativmedizin

- Erhalt bzw. Wiederherstellung einer patientenorientierten Lebensqualität.
- Rechtliche Unsicherheiten, beispielsweise bezüglich Entscheidungen am Ende des Lebens (z.B. Patientenwille/Patientenautonomie).
- Möglicher Hilferuf nach Begleitung und psychosozialer Unterstützung.

▶ Notfallmedizin

- Erhalt bzw. Wiederherstellung des Lebens; Prinzip der Maximaltherapie.
- Notfallmedizinischer Auftrag bzw. notfallmedizinische Garantenpflicht.
- Medizinische und rechtliche Sicherheit bei Handlung nach notfallmedizinischen Leitlinien und Empfehlungen.
- Notruf nach medizinischer Hilfe.

Auf den ersten Blick erscheinen also beide Fachdisziplinen von Widersprüchen und Gegensätzen geprägt zu sein. Auf den zweiten Blick allerdings gilt für beide Bereiche gemeinsam, die bestmögliche Versorgung für den Patienten zu erreichen bzw. dem Patienten das bestmögliche Therapieangebot zu ermöglichen. Aus diesem Grund sollten zukünftig Optimierungsmöglichkeiten entwickelt werden, um dem Patienten mit palliativem Behandlungsbedarf in der Notfallmedizin, bzw. in der notfallmedizinischen Versorgung durch den Notfallmediziner, ebenfalls das beste therapeutische und seinen Zielsetzungen entsprechende Angebot machen zu können.

Palliative Notfälle treten je nach Weite der Definition, bzw. je nach Klassifizierung des Patienten als Patienten mit palliativem Behandlungsbedarf, in 3-10 % aller notfallmedizinischen Versorgungssituationen auf (Wiese et al. 2013, Wiese et al. 2009, Valdespino-Gómez et al. 2006, Guru et al. 1999). Somit stellen sie in der Notfallmedizin mittlerweile keine Seltenheit mehr dar. Es ist davon auszugehen, dass, aufgrund der demografischen Entwicklung, der Anteil an derartigen Einsätzen in der Notfallmedizin in den kommenden Jahren weiter zunehmen wird. Ein Problem in der Versorgung dieser Patientengruppe ist allerdings, dass weder Notärzte noch Notfallsanitäter ausreichend auf die speziellen Besonderheiten dieser Akutsituationen vorbereitet zu sein scheinen und somit eine patientenorientierte notfallmedizinische Therapie von der beruflichen Erfahrung bzw. palliativmedizinischen Ausbildung des Notarztes abhängt (DeVader, Jeanmonod 2012, Wiese et al. 2009). Aktuell gibt es keine einheitlichen Inhalte in der Aus-, Fort- und Weiterbildung für Notärzte und Notfallsanitäter bezüglich palliativer Notfallsituationen. Aus diesem Grund ist eine adäquate notfallmedizinische **und** an palliativmedizinischen Prinzipien orientierte Akuttherapie von Patienten mit palliativem Behandlungsbedarf seitens notfallmedizinischer Versorgungsstrukturen nur bedingt zu gewährleisten (DeVader, Jeanmonod 2012). Der Notfallmediziner ist vielmehr auf eine gute "Vorbereitung" und Darstellung palliativmedizinischer Behandlungsabsprachen angewiesen. Palliative Notfälle (Kategorien 2-4) haben im Vergleich zu "normalen" Notfällen die Besonderheit, dass sie oftmals im Vorfeld absehbar und somit eine schnelle Therapie durch die betreuenden Zugehörigen, den Pflegedienst oder durch ein ambulantes Palliativteam durchführbar ist.

Notfall-Behandlungsplan	
Mögliche Komplikationen	Vom Patienten gewünschte Behandlung
Schmerzen	5-10 mg Morphin s.c., ggf. wdh.
Akute Dyspnoe	5(-10) mg Morphin s.c. + 1 mg Tavor® expidet s.l.
Angst/Panikattacke	1 mg Tavor® expidet s.l., ggf. wdh.
Verwirrtheit/Unruhe	10-25 mg Neurocil® p.o. oder s.c. (alle 4 Stunden) oder 10-25 mg Eunerpan® oder 25 mg Atosil® p.o., ggf. zusätzlich 1 mg Tavor® expidet.
Delir/Psychose	1,5-3 mg Haldol® p.o. (im Notfall i.m., falls p.o. nicht möglich).
Starke Blutung	1-3 mg Tavor® expidet und 10 mg Morphin s.c.
Krampfanfall	Tavor® expidet 2,5 mg, (Diazepam 10 mg Supp.), wdh. bis zum Durchbrechen des Krampfanfalls.
Unterschrift des Patienten Datum Unterschrift des Arztes	

Abb. 12.1: Beispiel für einen Notfall-Behandlungsplan.

Do Not Attempt Resuscitation Order		
Name: Geburtsdatum: Adresse: Diagnosen:		
Herz-Lungen-Wiederbelebung gewünscht:	❒ ja	❒ nein
Patientenverfügung:	❒ ja	❒ nein
Hinterlegung der Dokumente: Bevollmächtigter:		
Datum	Name	Unterschrift Patient
Datum	Name	Unterschrift Bevollmächtigter zur Umsetzung meines Willens
(Aktualisierungen siehe Rückseite, die DNAR Order entspricht der gültigen Gesetzgebung zu Patientenverfügungen § 1901a Abs. 1-5 BGB)		
Aufklärung bei Erstellung der DNAR Order durch:		
Datum	Name des Arztes	Unterschrift
(mögliche Konsequenzen, die sich aus der Ablehnung medizinischer Maßnahmen ergeben wurden dem Patienten erläutert; die volle Einsichts- und Einwilligungsfähigkeit des Patienten lag zum Zeitpunkt der Erstellung vor)		

Abb. 12.2: "Do not attempt resuscitation" Order.

Hinweis für die Praxis

Palliative Notfälle und somit der Kontakt von Patienten mit palliativem Behandlungsbedarf mit der Notfallmedizin sind/ist national und international eine häufige Situation in der notfallmedizinischen Versorgung. Notfallmedizinische Mitarbeiter (Notärzte und Rettungsassistenten) sind nicht regelhaft im Umgang und in der Therapie palliativer Notfälle ausgebildet.

12.3. Besonderheiten palliativer Notfälle

Ursachen für Notfallsituationen bei Patienten mit palliativem Versorgungsbedarf sind in den häufigsten Fällen durch die Grunderkrankung bzw. deren Fortschreiten oder aber auch durch therapeutische Maßnahmen (z.B. palliative Operation, palliative Chemotherapie, palliative Bestrahlung) sowie sozioökonomisch bedingt (Henson et al. 2015, Wiese et al. 2013, Onwuteaka et al. 2006).

Klassische palliative Notfälle weisen allerdings im Vergleich zu sonstigen "normalen" Notfallsituationen häufig eine antizipierende Planungsmög-

Palliativnotfallbogen

Name:
Geburtsdatum:
Adresse:
Diagnosen:

Aktuelle Probleme:

Besonderheiten:

<u>WICHTIGE Kontaktpersonen/Telefonnummern:</u>
Nächster Angehöriger:
Bevollmächtigter: ❒ ja ❒ nein
Name/Geb.Datum:
Adresse:

(o.g. Bevollmächtigter gem. § 1896 Abs. 2 BGB bei Einwilligungsunfähigkeit ist zur Umsetzung meines in dieser Verfügung bestimmten Willens ernannt)

Herz-Lungen-Wiederbelebung gewünscht? ❒ ja ❒ nein
Krankenhauseinweisung gewünscht? ❒ ja ❒ nein
Aufklärung Prognose/Diagnose?
Patient: ❒ ja ❒ nein
Angehörige: ❒ ja ❒ nein
Patientenverfügung (PV) liegt vor: ❒ ja ❒ nein
(Inhalt deckt sich zu 100% mit Notfallbogen): ❒ ja ❒ nein
Vorsorgevollmacht: ❒ ja ❒ nein
Hinterlegung der Dokumente: ____________________

______ ____________________ ____________________
Datum Name Unterschrift Patient/ Bevollmächtigter
(Aktualisierungen ggf. Abweichungen PV siehe Rückseite, der Notfallbogen ist an die gültige Gesetzgebung § 1901a Abs. 1-5 BGB adaptiert)

( ) Palliativteam:
( ) Hausarzt:
( ) Plegedienst:
( ) Kassenärztl. Notdienst:
( ) Notarzt: 112
( ) Seelsorge:
( ) Hospiz:

Ablehnung weiterer Maßnahmen:

Letzter Klinikaufenthalt:
Klinik/Einrichtung:

Aufklärung bei Erstellung des Bogens durch:

______ ____________________ ____________________
Datum Name des Arztes Unterschrift
(mögliche Konsequenzen, die sich aus der Ablehnung medizinischer Maßnahmen ergeben, wurden dem Patienten erläutert; die volle Einsichts- und Einwilligungsfähigkeit des Patienten lag zum Zeitpunkt der Erstellung vor)

Abb. 12.3: Palliativnotfallbogen.

lichkeit auf (Wiese et al. 2008). So kann z.B. bei einem Patienten mit fortgeschrittenem Bronchialkarzinom im weiteren Verlauf eine mögliche behandlungspflichtige Luftnot bereits in die therapeutischen Erwägungen einbezogen werden und eine Notfallplanung für das Eintreten der Situation erfolgen (☞ Abb. 12.1). Palliative Akutsituationen und deren medizinische Therapie sind somit entsprechend der Vorerkrankung des Patienten und dessen Ausmaß weitgehend vorhersehbar und planbar. Weiterhin konnten in den vergangenen Jahren sozioökonomische Faktoren (u.a. männliche Patienten, Hautfarbe, Tumorerkrankung) identifiziert werden, bei deren Existenz besonders empfohlen wird, antizipierend zu planen (Henson et al. 2015).

Trotz aller Vorausplanung ergibt sich jedoch bei den Personen (oftmals Zugehörige), die den Patienten betreuen, bei Eintreten eines Notfalls ein hoher Handlungsdruck, so dass auch diese psychosoziale Belastung im Rahmen der professionellen Betreuung des Patienten mit berücksichtigt werden muss. Das bedeutet, dass eine entsprechende Notfallplanung über die medizinische Versorgung hinaus besprochen werden sollte (Wiese et al. 2008).

Weiterhin ist die Zielsetzung einer Therapie bzw. möglicherweise zusätzlicher therapeutischer Optionen bei Patienten mit palliativem Behandlungsbedarf, aber auch bei deren Zugehörigen, eine andere als bei "normalen" Notfallpatienten. Diese Ziele sollten ebenfalls im Vorfeld mit besprochen werden und sinnhafterweise auch schriftlich fixiert werden, um so dem möglicherweise hinzugezogenen Notfallteam schon erste und schnell verfügbare Hinweise für die weitere Versorgung geben zu können (z.B. mithilfe von Patientenverfügungen bzw. für die Notfallsituation zusätzlich erstellten sogenannten "Do Not Attempt Resuscitation"-Anweisungen oder dezidierten, aber kurz formulierten, Palliativnotfallbögen, ☞ Abb. 12.2 und 12.3). Derartige Pläne entbinden natürlich nicht von der Berücksichtigung möglicher therapeutischer weiterer Wünsche oder Therapiezieländerungen, die durch den Patienten jederzeit geäußert bzw. bei fehlender Kontaktierbarkeit des Patienten durch einen Vorsorgebevollmächtigten oder Betreuer benannt werden können. Von besonderer Bedeutung ist es, dass Notfallpläne möglichst einfach strukturiert und formuliert sind. Sie müssen regional mit allen Beteiligten optimalerweise abgesprochen und besprochen werden, um für den Patienten den größtmöglichen Nutzen zu erzielen (Schönhofer-Nellessen et al. 2021).

Die unbedingte Verlängerung des Lebens oder sogar des Sterbeprozesses (z.B. bei einer Reanimationspflichtigkeit des Patienten) steht nicht immer an erster Stelle der palliativmedizinischen (Notfall-)Handlung. So sollten die Sinnhaftigkeit einer (notfall-)medizinischen Therapie und die möglichen Konsequenzen, auch in der Akutsituation, bedacht und in die weitere Versorgung einbezogen werden. Eine Klinikeinweisung kann beispielsweise seitens des Patienten nicht mehr gewünscht, aber aufgrund der tatsächlichen Notfallsituation medizinisch auch im palliativen Krankheitsstadium durchaus indiziert sein. Hierbei gilt es dann mit dem Patienten und seinen Zugehörigen mögliche Versorgungsmodelle zu besprechen. Ein Beispiel einer optimalen Weiterversorgung, so diese denn innerklinisch erfolgen muss, kann die stationäre Behandlung auf einer Palliativstation zur verbesserten symptomkontrollierten Therapie sein. Für diese Fälle sollten sowohl dem Notfallteam, aber auch dem Patienten und seinen Zugehörigen, mögliche regionsabhängige Versorgungsstrukturen bekannt sein.

Als weitere Möglichkeit einer Unterstützung des Notfallteams in der Akutsituation sei hierbei auch auf die ambulante Therapieunterstützung seitens eines spezialisierten Palliativteams hingewiesen (z.B. das Regionalprojekt Spitalregion Winterthur in der Schweiz oder die notfall- und palliativmedizinische Kooperation zwischen dem Rettungsdienst Fulda und dem Palliativnetzwerk Osthessen, Stepan et al. 2010). In solchen nennenswerten Kooperationen kann durch das Palliativteam noch während der Notfallversorgung die weitere, für den Patienten optimale, Therapie besprochen und veranlasst werden.

Idealerweise ist ein ambulantes Palliativteam schon vor Auftreten der Akutsituation in die Behandlung des Patienten mit integriert (Henson et al. 2015, Wiese et al. 2013). Es kann somit als koordinierende Instanz zur Erstellung und Umsetzung von Notfallplänen dienen und für den Patienten und seine Zugehörigen ein immer erreichbarer Ansprechpartner, auch bzw. gerade in einer Notfallsituation, sein. Das Team dient somit als erster

Kontaktpartner bei Fragen und Problemen. In diesem Zusammenhang konnte bereits gezeigt werden, dass der Patient mit palliativem Behandlungsbedarf bei einer optimalen ambulanten palliativmedizinischen Unterstützung, unter Integration eines 24 Stunden erreichbaren Ansprechpartners, nur sehr selten mit der Notfallmedizin bzw. deren Strukturen in Kontakt kommt (Wiese et al. 2008). Für die Planung ist ebenfalls die ehrliche Berücksichtigung der Fähigkeiten und Möglichkeiten beteiligter Institutionen und Personen wichtig, da nur durch die Vermeidung psychosozialer Überforderungen eine Konsultation der Notfallmedizin in einer palliativen Notfallsituation minimiert werden kann (Sahm et al. 2005). Hierzu erscheint es sinnvoll, möglichst frühzeitig Entscheidungshilfen für die einzelnen Beteiligten zu definieren (☞ Tab. 12.1 und 12.2, modifiziert nach Nauck u. Alt-Epping 2008).

Aspekte	Lösungsvorschlag
Medizinisch	• Umgang mit i.v./s.c. Zugängen (z.B. Port). • Umgang und Bereitlegung von Notfallmedikamenten und medizinischen Hilfsmitteln. • Fortsetzung begonnener sedierender Maßnahmen mit APD/Hausarzt. • Erarbeitung/Bereitlegung entsprechender Handlungspläne für den Notfall.
Emotional	• Umgang mit der finalen Krankheitssituation. • Fortsetzung sedierender Maßnahmen in häuslicher Umgebung.
Rechtlich	• Situation und Maßnahmen mit weiteren Zugehörigen besprechen. • Patientenverfügung, Vorsorgevollmacht und Palliativkrisenbogen ggf. mit Hausarzt/Palliativdienst und rechtlichem Beistand erarbeiten. • Regelung wichtiger familiärer Angelegenheiten (z.B. Testament).
Sozial	• Information weiterer Zugehöriger. • Regelung wichtiger familiärer Angelegenheiten (z.B. Testament).

Tab. 12.1: Beispiel einer definierten Notfallplanung für **Zugehörige und Pflegedienst** (modifiziert nach Nauck, Alt-Epping 2008).

Aspekte	Lösungsvorschlag
Medizinisch	• Rezeptierung entsprechender Notfallmedikamente. • Symptomkontrollierte Therapie entsprechend Patientenwünschen/-bedürfnissen. • Planung, Durchführung und Kontrolle entsprechender sedierender Maßnahmen. • Erläuterung des Medikamentenumgangs.
Emotional	• Vorbereitung des beteiligten Teams (Zugehörige und Pflegedienst). • Vorbereitung des Patienten durch psychoonkologische Unterstützung.
Rechtlich	• Absprachen und geplantes Vorgehen dokumentieren. • Patientenverfügung, Vorsorgevollmacht und Palliativkrisenbogen mit Patient und Zugehörigen erstellen. • Unterstützung bei der Erstellung von Patientenverfügung, Vorsorgevollmacht und Palliativkrisenbogen sowie weiteren sozialen Fragen (z.B. Pflegestufe).
Sozial	• Information weiterer Zugehöriger. • Unterstützung bei der Regelung wichtiger familiärer Angelegenheiten (z.B. Testament).

Tab. 12.2: Beispiel einer definierten Notfallplanung für **Hausarzt und Palliativteam** (modifiziert nach Nauck, Alt-Epping 2008).

Zusammenfassend kann gesagt werden, dass in Deutschland die notfallmedizinischen Strukturen derzeit nicht zufriedenstellend geeignet sind, Patienten mit palliativem Versorgungsbedarf optimal und den besonderen Umständen entsprechend notfallmedizinisch zu therapieren. So sind ambulante, aber auch stationäre palliativmedizinische Einrichtungen in enger Kooperation mit Hausärzten, Pflegediensten und den betreuenden Zugehörigen gefordert, die Versorgung zu sichern.

Ein wichtiger Faktor für die nicht optimale palliativmedizinische Notfallversorgung ist also nicht der medizinische, sondern vielmehr der soziale und psychosoziale Aspekt zur weiteren zielgerichteten Therapie des Patienten mit palliativem Versorgungsbedarf. Jedoch muss auch an dieser Stelle kritisch angemerkt werden, dass auch die palliativmedizinischen Strukturen in Deutschland aktuell noch nicht optimal und flächendeckend existent sind, so dass sich derzeit Kontakte zwischen Patienten mit palliativem Versorgungsbedarf und der Notfallmedizin sowie eine teilweise nicht optimale palliative Notfallversorgung nicht vermeiden lassen werden. Hier ist in Zukunft noch ein großes Arbeitspotential, das sich aber, wie mehrere Modellprojekte beweisen, durchaus erfolgreich verbessern und umsetzen lässt. In diesem Zusammenhang sind auch Überlegungen einer Änderung des Betreuungsgesetzes mit automatischer Betreuungsverfügung medizinischer Entscheidungen und Maßnahmen für Eheleute bzw. eingetragene Lebenspartner in Notfallsituationen zu sehen (Ärzteblatt 2017).

PACE TIPP!

Palliative Notfälle sind oftmals Folgen der Grunderkrankung des Patienten. Sie sind somit häufig antizipierend planbar. An einer solchen Planung sollten optimalerweise alle Institutionen und Personen, die den Patienten betreuen, entsprechend ihrer individuellen Möglichkeiten und Fähigkeiten beteiligt sein. Die frühzeitige Integration ambulanter Palliativteams kann helfen, Kontakte des Patienten mit palliativem Behandlungsbedarf mit der Notfallmedizin zu reduzieren bzw. zu vermeiden.

Literatur

www.aerzteblatt.de/nachrichten/73119/Bundeskabinett-Ehegatten-sollen-automatisch-Betreuer-sein; aufgerufen 26.08.2017.

Bausewein C, Roller S, Voltz R, Albrecht E. (2007) Konzept der Palliativmedizin. In: Bausewein C, Roller S, Voltz R (Hrsg.) Leitfaden Palliativmedizin Palliative Care. 3. Auflage 2007, Elsevier GmbH, München.

Beemath A, Zalenski RJ (2009) Palliative Emergency Medicine: Resuscitating Comfort Care? Ann Emerg Med 54: 103-105.

Chan GK (2006) End-of-life and palliative care in the emergency department: a call for research, education, policy and improved practice in this frontier area. J Emerg Nurs 32: 101-103.

DeVader TE, Jeanmonod R (2012) The effect of education in hospice and palliative care on emergency medicine residents' knowledge and referral patterns. J Palliat Med 15: 510-515.

Guru V, Verbeek PR, Morrison PJ (1999) Response of paramedics to terminally ill patients with cardiac arrest: An ethical dilemma. CMAJ 161: 1251-1254.

Henson LA, Gao W, Higginson IJ, Smith M, Davies JM, Ellis-Smith C, Daveson BA (2015) Emergency Department Attendance by Patients with Cancer in their last Month of Life: A Systematic Review and Meta-Analysis. J Clin Oncol 33: 370-378.

Laufenberg-Feldmann R, Kappis B, Weber M, Werner C (2011) Leben retten – sterben zulassen. Erfassung notärztlicher Einsätze bei Patienten in der Terminalphase. Schmerz 25: 69-76.

Meier DE, Beresford L (2007) Fast response is the key to partnering with the emergency department. J Palliat Med 10: 641-645.

Nauck F, Alt-Epping B (2008) Crisis in palliative care: a comprehensive approach. Lancet Oncol 9: 1086-1091.

Onwuteaka-Philipsen BD, Fisher S, Cartwright C, Deliens L, Miccinesi G, Norup M, Nilstun T, van der Heide A, van der Wal G; European End-of-Life Consortium (2006) End-of-Life decision making in Europe and Australia: a physician survey. Arch Intern Med 166: 921-929.

Sahm S, Will R, Hommel G (2005) Would they follow what has been laid down? Cancer patients' and healthy controls' views on adherence to advance directives compared to medical staff. Med Health Care Philos 8: 297-305.

Salomon F (2005) Palliativmedizinische Kompetenz im Rettungsdienst? Der alleingelassene Notarzt. Notfall Rettungsmed 8: 542-547.

Savory EA, Marco CA (2009) End-of-life issues in the acute and critically ill patient. Scand J Trauma Resusc Emerg Med 17: 21.

Schönhofer-Nellessen V, Kiepke-Ziemes S, Rolke R (2021) Die Notfallpläne in einfacher Sprache mit medizinischem und psychosozialem Schwerpunkt. Z Palliativmed 21: 122-124.

Schrijvers D, van Fraeyenhove F (2010) Emergencies in Palliative Care. Cancer J 16: 514-520.

Sepúlveda C, Marlin A, Yoshida T, Ullrich A (2002) Palliative Care: The World Health Organization's Global Perspective. J Pain Symptom Manage 91-96.

Smith AK, Schonberg MA, Fisher J, Pallin DJ, Block SD, Forrow L, McCarthy EP (2010) Emergency department experiences of acutely symptomatic patients with terminal illness and their family caregivers. J Pain Symptom Manage 39: 972-981.

Smith AM (1994) Emergencies in palliative care. Ann Acad Med Singapore 23: 186-190.

Stepan R, Sitte T, Graf BM, Wiese CH (2010) Kooperationsvertrag zwischen dem PalliativNetz Osthessen und dem Rettungsdienst Landkreis Fulda – Kooperation von ambulanten palliativ- und notfallmedizinischen Strukturen. Palliativmedizin 11: 94-96.

Valdespino-Gómez VM, López-Garza JR, Gonzáles-Alemán JC, Valdespino-Castillo VE (2006) Emergencies and urgent medical-surgical conditions attended at a comprehensive cancer center. Cir Cir 74: 359-368.

Wiese CH, Lassen CL, Bartels UE, Taghavi M, Elhabash S, Graf BM, Hanekop GG (2013) International recommendations for outpatient palliative care and prehospital palliative emergencies - a prospective questionnaire-based investigation. BMC Palliat Care 12: 10.

Wiese CH, Bartels UE, Ruppert DB, Graf BM, Hanekop GG (2011a) Prehospital emergency physicians' experiences with advance directives in Germany: a questionnaire-based multi-centre study. Minerva Anestesiol 77: 172-179.

Wiese CH, Vagts DA, Kampa U, Pfeiffer G, Grom IU, Gerth MA, Graf BM, Zausig YA; Expertengruppe Palliativ- und Notfallmedizin Akademie für Palliativmedizin und Hospizarbeit Dresden (2011b) Palliativpatienten und Patienten am Lebensende in Notfallsituationen – Empfehlungen zur ambulanten Versorgungsoptimierung. Anaesthesist 60: 161-171.

Wiese CH, Bartels UE, Zausig YA, Pfirstinger J, Graf BM, Hanekop GG (2010) Prehospital emergency treatment of palliative care patients with cardiac arrest: a retrolective investigation. Support Care Cancer. 2010;18(10): 1287-92

Wiese CH, Bartels UE, Marczynska K, Ruppert D, Graf BM, Hanekop GG (2009) Quality of out-of-hospital palliative emergency care depends on the expertise of the emergency medical team – a prospective multi-centre analysis. Support Care Cancer 17: 1499-1506.

Wiese CH, Vossen-Wellmann A, Morgenthal HC, Popov AF, Graf BM, Hanekop GG (2008) Emergency calls and need for emergency care in patients looked after by a palliative care team: Retrospective interview study with bereaved relatives. BMC Palliat Care 7: 11.

Ziegenfuß T (2007). Notfallmedizin. 4. Auflage 2007, Springer Medizin Verlag, Heidelberg.

13. Palliativmedizin und Intensivmedizin

> *"Die Ärzte sollen die Leute nicht zwingen, mehr als einmal sterben zu müssen."*
>
> Prof. Frank M. Burnet

13.1. Palliativmedizin und Intensivmedizin

Palliativmedizin und Intensivmedizin sind medizinische Fachbereiche, für die es derzeit in Deutschland noch keine Gebietsbezeichnung entsprechend den Empfehlungen der Bundesärztekammer gibt. Sie sind somit fachübergreifende Bereiche, die unterschiedlichen Fachdisziplinen zugeordnet werden können, wobei sowohl die Palliativmedizin als auch die Intensivmedizin zunehmend eigenständige medizinische Disziplinen darstellen.

Nationale und internationale Definitionen benennen die Palliativmedizin als "einen Ansatz zum Erhalt und zur Verbesserung der Lebensqualität von Patienten und ihren Zugehörigen, die mit einer lebensbedrohenden und lebenslimitierenden Erkrankung konfrontiert sind. Dieses geschieht durch Vorbeugung und Linderung des Leidens mittels frühzeitiger Erkennung und korrekter Beurteilung sowie der symptomorientierten Therapie..." (Beemath, Zalenski 2009, Bausewein et al. 2007, Sepúlveda et al. 2002).

Die Intensivmedizin beinhaltet eine zeitnahe/zügige, z.T. aber auch langdauernde und ressourcenintensive, medizinische Versorgung von Patienten mit akuten, oftmals unerwartet aufgetretenen Erkrankungen bzw. nach therapeutischen Eingriffen (z.B. Operationen) (Wiese et al. 2013, Laufenberg-Feldmann et al. 2011). Sie umfasst als medizinischer Querschnittsbereich eine primäre klinische Stabilisierung und Therapie des Patienten sowie meistens die gewünschte Bewahrung des Lebens ähnlich der Notfallmedizin (Wiese et al. 2013, Savory, Marco 2009, Ziegenfuß 2007). Die Intensivmedizin entspricht somit der lebenserhaltenden Akutmedizin mithilfe zahlreicher Unterstützungssysteme.

Zwischen den medizinischen Fachbereichen "Palliativmedizin" und "Intensivmedizin" scheinen also, ihrem fachspezifischen Verständnis entsprechend, mehrere mögliche Konfliktfelder zu bestehen, die sich in ihrer Folge auf die Therapie des Patienten auswirken können.

Die Gegensätzlichkeit der therapeutischen Konzepte in der Palliativmedizin und in der Intensivmedizin erscheinen auf den ersten Blick offensichtlich und eine hohe Hürde für Gemeinsamkeiten zu sein. Hat doch die Palliativmedizin den besonderen Auftrag, Patienten mit "lebenslimitierenden Erkrankungen, für die kein kurativer Therapieansatz mehr gegeben ist" symptomkontrollierend zu begleiten, um ihnen und ihren Zugehörigen in der palliativen Lebensphase möglichst eine hohe Lebensqualität zu gewähren (entsprechend der Definition "Palliativmedizin" der WHO aus dem Jahr 2002; Sepúlveda et al. 2002). Die ausschließliche Lebensverlängerung steht somit nicht im Fokus einer guten Palliativmedizin. Im völligen Gegensatz hierzu scheinen die therapeutischen Konzepte der modernen Intensivmedizin zu stehen. Hoch technisiert, oftmals auch als unmenschliche Einheit bezeichnet und von Patienten und Zugehörigen als erschreckend empfunden, steht die Lebenserhaltung durch das Wiederherstellen von lebensnotwendigen Organfunktionen im Vordergrund der therapeutischen Überlegungen. Dazu werden immer weitergehende Eingriffe in die Körperfunktionen mittels Maschinen vorgenommen. Jedoch versterben auf Intensivstationen bis zu 30 % der aufgenommenen Patienten an den Folgen ihrer Erkrankung. Somit müssen Sterben und Tod von Patienten durch Intensivmediziner ebenso regelhaft betreut werden wie die Therapie von Organstörungen. Oftmals gehen dem Versterben auf Intensivstationen Therapiezieländerungen und Therapiezieldefinitionen voraus und haben in ihrer Konsequenz palliativmedizinische Therapieansätze zur Folge.

Trotz auf den ersten Blick großer therapeutischer medizinischer Unterschiede und Zielsetzungen beider Bereiche zeigen sich noch weitere zahlreiche Gemeinsamkeiten in der medizinischen Vorgehensweise. Beide Bereiche beschäftigen sich mit der Therapie von Menschen und Zugehörigen in Grenzsituationen. Das Wohl des Patienten steht im Fokus der medizinischen Versorgung. Die tägliche Arbeit findet sowohl in der Palliativ- als auch in der Intensivmedizin im multiprofessionellen und meist interdisziplinären Team statt. Therapieziele und Therapieentscheidungen werden entsprechend der medizinischen Situation des Patienten neu entschieden bzw. festgelegt.

Das folgende Kapitel hat verschiedene Aspekte palliativmedizinischer Überlegungen als integrativer Bestandteil der Intensivmedizin zum Inhalt:

- Palliativmedizinische Kompetenz auf der Intensivstation.
- Integration palliativmedizinischer therapeutischer Konzepte in intensivmedizinische Standards.
- Patienten auf Intensivstationen, die zu Patienten mit palliativem Versorgungsbedarf werden – Therapiezieländerungen.
- Patienten mit palliativem Versorgungsbedarf auf Intensivstationen – Therapieerweiterungen (geplant/ungeplant).

Diese Unterteilungen sind nach Auffassung der Autoren von Bedeutung, da die Begrifflichkeiten Palliativmedizin und Intensivmedizin bei den meisten Menschen unterschiedliche Definitionen und Inhalte assoziieren. So wünschen sich Intensivmediziner oftmals palliativmedizinische Fähigkeiten und Kompetenzen auf der Intensivstation bzw. in der täglichen intensivmedizinischen Routine. Diese Kompetenzen können allerdings verschieden betrachtet werden resp. deren Integration beinhaltet häufig unterschiedliche Modellvorstellungen. So wünscht sich z.T. intensivmedizinisches Personal eigene palliativmedizinische Kenntnisse und Fähigkeiten, um diese direkt im Patientenkontakt auf der Intensivstation nutzbar machen zu können. Andere Intensivmediziner wünschen sich palliativmedizinische Kompetenz in Form eines Palliativmediziners (z.B. in konsiliarischer Tätigkeit) auf der Intensivstation, die in diesem Fall dann analog zu weiteren medizinischen Kompetenzen und Konsiliarärzten auf der Intensivstation steht. Ein weiterer Wunsch ist es, den Intensivpatienten mit Therapiezieländerung an den Palliativmediziner "abzugeben" und diesen dann die therapeutischen Konzepte erarbeiten und vorgeben zu lassen, welche bei weiterer Intensivpflichtigkeit des Patienten dann vom Intensivmediziner fortgesetzt und umgesetzt werden und durch regelmäßige Visiten und Kontakte mit dem Palliativmediziner besprochen und täglich neu bewertet werden. Nach erfolgter Intensivpflichtigkeit des Patienten ist dann eine Übernahme des Patienten auf die Palliativstation möglich und denkbar. So gibt es also verschiedene Auffassungen der Integration palliativmedizinischer Kompetenz auf der Intensivstation, die allesamt unterschiedliche personelle, aber auch strukturelle Ansätze erforderlich machen. Eine weitere Definition der Begrifflichkeiten Palliativ- und Intensivmedizin ist das Nutzen intensivmedizinischer Kompetenz bei Patienten mit palliativem Behandlungsbedarf, um diese nach einem erfolgten "intensivmedizinischen Überbrücken" medizinischer Krisensituationen wieder auf die Palliativstation zur weiteren therapeutischen Versorgung und Betreuung zu verlegen. Eines haben alle genannten Auffassungen und Möglichkeiten gemeinsam: Palliativmedizin und Intensivmedizin sind keine unüberwindbaren medizinischen Fachbereiche mit vollkommen konträren therapeutischen Konzepten, sondern können vielmehr integrative medizinische Versorgungsmodelle beinhalten und somit eine Optimierung der Patientenversorgung durch Nutzung beider Kompetenzen möglich machen.

Rady et al. (2004) untersuchten 165 Patienten, welche auf der Intensivstation eines Krankenhauses verstorben sind. Aus dieser Gruppe kamen 156 Patienten von einer Allgemeinstation. Bei keinem dieser Patienten wurde über palliative Behandlungsmöglichkeiten oder über eine Versorgung am Lebensende (end-of-life care) als eine alternative Therapieoption gesprochen. Demgegenüber haben 25 % der im gleichen Zeitraum auf der Allgemeinstation Verstorbenen diese Option erhalten.

Beim medizinischen Personal auf der Intensivstation besteht die Furcht zu früh mit vermeintlich wirksamen Intensivmaßnahmen aufzuhören. "Es sind noch nicht alle Pfeile unseres Köchers verschossen worden". Gleichzeitig befürchtet man, dass die Sterberate unter Einbeziehung der Palliativmedizin auf der Intensivstation ansteigen könnte. Aslakson et al. (2014) konnten eindrucksvoll das Gegenteil beweisen. Sie haben in einer Literaturrecherche aus über 3000 Referenzen 36 Publikationen für diese Fragestellung ausgesucht. In der Zusammenfassung kommen die Autoren zu dem Ergebnis, dass bei gelebter proaktiver palliativer Versorgung auf einer Intensivstation, sei dies konsultativer oder integrierter Form, die Verweildauer der Patienten sowohl auf der Intensivstation wie auch im Gesamtverlauf kürzer als ohne diese Begleittherapie war. Die Sterberate war nicht beeinflusst worden.

Eine intensive Zusammenarbeit kann Intensivmediziner zunehmend für Probleme am Lebensende sensibilisieren und einen hohen Wissenszuwachs schaffen (Lenz, Hofmann-Bichler 2014).

Die möglichen Definitionen und Berührungspunkte beider medizinischer Fachbereiche sind insgesamt vielfältig und geprägt von einzelnen Auffassungen, Erfahrungen und Meinungen. Fragen wir uns deshalb zu Beginn, welche Faktoren/ Säulen erfüllt sein müssen, damit eine medizinische Maßnahme sowohl in der Intensiv- als auch in der Palliativmedizin durchgeführt werden darf. An erster Stelle stehen die medizinische Indikation für eine therapeutische Handlung bzw. das Angebot einer medizinischen Handlung sowie das Patienteneinverständnis (Einwilligung des Patienten) in die Durchführung der angebotenen und medizinisch indizierten therapeutischen Handlung. Bei Fehlen eines der beiden Faktoren ist die medizinische Handlung nicht geboten. Zusätzlich gilt es die ethischen Kriterien "Autonomie", "Benefflzienz", "Maleffizienz" und "Gerechtigkeit" zu berücksichtigen. Die Grundfrage der Indikation besteht in: (1) der individuellen und an die Situation angepassten Therapiezieldefinition und Therapiezielbestimmung, (2) der biografischen Lebenssituation, (3) der Willensorientierung basierend auf einem "informed consent", (4) der Kommunikation mit dem Patienten, den Zugehörigen und allen Teammitgliedern sowie (5) der Begleitung des Patienten und seiner Zugehörigen in seiner Entscheidung und deren Konsequenzen.

Die Bundesärztekammer beschreibt das ärztliche Ethos im Jahr 2011 folgendermaßen: "Aufgabe des Arztes ist es, unter Beachtung des Selbstbestimmungsrechts des Patienten, Leben zu erhalten, Gesundheit zu schützen und wieder herzustellen sowie Leiden zu lindern und Sterbenden bis zum Tod beizustehen". Auch in dieser Bestimmung der ärztlich gebotenen Handlung wird deutlich, dass es nicht Verpflichtung des Arztes ist, eine Lebenserhaltung unter allen Umständen zu ermöglichen. Schon im Jahr 2007 benannte der damalige Präsident der Bundesärztekammer die Palliativmedizin als Aufgabe eines jeden Arztes (Klinkhammer et al. 2007). Somit sollen palliativmedizinische Kenntnisse nicht auf Palliativmediziner begrenzt bleiben.

Palliativmedizin und Intensivmedizin sind in der heutigen Zeit somit auch nach ärztlichem Selbstverständnis sehr gut sich ergänzende Fachrichtungen, v.a. wenn palliativmedizinische therapeutische Konzepte auch in der kurativen Intensivmedizin von hoher Bedeutung sind. Gerade in kritischen Krankheitsverläufen im intensivmedizinischen Setting kann sich eine Therapiezieländerung vom kurativen Ziel zum palliativen Ziel ändern. In diesem Zusammenhang gilt es dann ethische Herausforderungen anzunehmen und in den Therapieprozess zu integrieren. Dem sich aus der Änderung der medizinischen Indikation, dem Patientenwillen, der Meinungen im Team (interdisziplinär und interprofessionell), der Prognose der Erkrankung und der Wahrheit und realen Wahrnehmung der Erkrankung des Patienten ergebenen Sachstand muss Rechnung getragen werden.

Fragen, die sich Behandler immer im therapeutischen Setting stellen sollten, sind: (1) Was ist unser therapeutisches Ziel für den Patienten? (2) Was ist das Ziel des Patienten? (3) Welche Konsequenzen für die Therapie hat eine medizinische Maßnahme? (4) Welche Konsequenzen für den Patienten hat eine medizinische Maßnahme? Weiterhin sollten täglich auf der Intensivstation die Ziele für den Patienten festgelegt werden und die Schlussfolgerung hieraus klar definiert werden: (1) Therapiefortsetzung, (2) Therapieerweiterung, (3) Therapiebegrenzung und (4) Therapiezieländerung.

PACE TIPP!

- Palliativmedizin und Intensivmedizin sind sich ergänzende medizinische Fachrichtungen einer zeitgemäßen und modernen Medizin.
- Diagnostik und Therapie sind grundsätzlich nur rechtlich zulässig, wenn eine medizinische Indikation für das Handeln besteht und der Patient bzw. sein gesetzlicher Betreuer resp. Vorsorgebevollmächtigter der jeweiligen Maßnahme zustimmen. Wenn Diagnostik und/oder Therapie medizinisch nicht mehr indiziert sind, stellt sich die Frage nach dem Patientenwillen nicht, da medizinisch nicht indizierte Maßnahmen in ihrer Durchführung nicht durchgeführt werden dürfen. Eine medizinisch indizierte Maßnahme darf jedoch auch nur erfolgen, wenn der Patient dieser zustimmt.
- Die Therapiezieländerung beinhaltet oftmals die Änderung kurativer therapeutischer Ansätze in symptomkontrollierende palliative Maßnahmen.

13.2. Palliativmedizinische Kompetenz auf der Intensivstation

Die palliativmedizinische Kompetenz auf der Intensivstation sollte heutzutage Inhalt einer jeden intensivmedizinischen Handlung sein. Es können zwei Formen einer derartigen Kompetenz bestehen: (1) Hinzuziehen einer externen Kompetenz und (2) Nutzen interner eigener Kompetenzen der intensivmedizinischen Mitarbeiter.

Meist beginnt der intensivmedizinische Aufenthalt eines Patienten auf der Intensivstation aufgrund der Schwere seiner Erkrankung und nicht basierend auf seinem geäußerten Willen. Somit muss der Wille des Patienten sowie die Kenntnis über den Patienten zeitnah eruiert werden, um hiernach weiterhin adäquat handeln zu können. Diese Vorgehensweise entspricht schon sehr der palliativmedizinischen Idee und hat hierdurch im eigentlichen Sinne schon eine palliativmedizinische kommunikative Kompetenz inne. Sie steht einer intensivmedizinischen Handlung nicht im Wege, sondern ist ein erster Schritt, in welcher Form das weitere medizinische Handeln im Sinne des Patienten erfolgen sollte.

Die Frage, in welcher Art palliativmedizinische Kompetenzen auf der Intensivstation existent sind bzw. sein sollten, ist in der heutigen Zeit häufig durch die Größe der Klinik und das Vorhandensein von Palliativmedizinern geprägt. Kleinere Krankenhäuser verfügen oftmals nicht über eigene Palliativstationen/Palliativmediziner und müssen somit eine interne Kompetenz der Intensivmediziner schaffen. In diesem Zusammenhang bieten sich auch Schulungen des nicht-ärztlichen medizinischen Personals an. In Kliniken, an denen Palliativstationen existent sind, bietet sich das Nutzen der externen Expertise an. Allerdings zeigt das o.g. Beispiel der Aufnahme des Patienten auf der Intensivstation, dass in beiden Fällen eine eigene palliativmedizinische Kompetenz der Intensivmediziner das Handeln schon insgesamt positiv beeinflussen und erleichtern kann. Dieses ist dann im optimalen Fall und bei entsprechenden Patienten durch das Hinzuziehen externer Kompetenz zu erweitern bzw. zu ergänzen.

Palliativmedizinische Kompetenz auf Intensivstationen sollte allerdings nicht auf die Symptomtherapie reduziert werden, da gerade auch die Kommunikation und Planung in der Therapie des Patienten wichtige Bestandteile sind, die zu einer erfolgreichen medizinischen Maßnahme gehören. Dieses gilt sowohl für die externe als auch für die interne Kompetenz.

PACE TIPP!

Eine palliativmedizinische Kompetenz kann auf Intensivstationen durch die Schulung der eigenen Mitarbeiter existent sein. Zusätzlich zu der eigenen Kompetenz können, bei Vorhandensein, auch Palliativmediziner in die Therapie mit einbezogen werden. Wichtig ist somit nicht allein die Art und Weise der Kompetenz, sondern die Tatsache, dass eine solche vorhanden bzw. abrufbar ist.

13.3. Integration palliativmedizinischer therapeutischer Konzepte in intensivmedizinische Standards

Eines der wichtigsten Ziele der Palliativmedizin ist die Unterstützung und die symptomkontrollierende Therapie des Patienten in medizinischen, ethischen, psychosozialen/sozialen und spirituellen Angelegenheiten, um hierdurch eine hohe, patientenindividuell zu definierende, Lebensqualität zu erreichen (Bausewein et al. 2007). Palliativmedizinische Aspekte sollten bereits in einem möglichst frühen Stadium der Erkrankung unterstützend zu Rate gezogen werden, da sich Palliativmedizin nicht als "Medizin der letzten Stunden" oder "Medizin des Sterbenden" versteht (Wiese et al. 2011, Schrijvers, van Fraeyenhove 2010). Ansätze der sog. "early integration" und "advance care planning" sind oftmals Bestandteil in der Therapie von Patienten mit lebensbedrohenden resp. lebenslimitierenden Erkrankungen.

Umso mehr sollten Triggerpunkte einer beginnenden Integration von palliativmedizinischen Maßnahmen im Sinne einer Mitbehandlung allen Beteiligten auf der Intensivstation kenntlich sein.

Mögliche Faktoren können eine palliativmedizinische Mitbehandlung sinnvoll erscheinen lassen (subsummiert aus Bradley et al. 2009 und Norton et al. 2007):

- Patient hat die Diagnose eines hochmalignen Tumors.
- Patient hatte einen Herzstillstand.
- Zu erwartender Tod des Patienten auf der chirurgischen Intensivstation.
- Aufnahme auf eine Intensivstation mit anschließendem Krankenhausaufenthalt über 10 Tage oder Aufenthalt auf der chirurgischen Intensivstation über einen Monat.
- Patient ist über 80 Jahre alt und hat zwei oder mehr lebensbedrohliche Komorbiditäten.
- Patient hat eine intrazerebrale Hämorrhagie, die eine künstliche Beatmung notwendig erfordert.
- Anfrage der Zugehörigen nach palliativmedizinischer Mitbehandlung.
- Über eine Woche andauernde Uneinigkeit der Zugehörigen mit dem medizinischen Team oder untereinander; z.B. über die Umsetzung des in der Patientenverfügung geäußerten Willens.
- Vergeblichkeit der Therapieoptionen; erwogen und festgestellt durch das medizinische Team.

Die palliativmedizinische Betreuung von Patienten ist darauf ausgerichtet, mögliche Probleme, mit denen Patienten in lebensbedrohlichen Situationen konfrontiert werden, zu erkennen und zu reduzieren bzw. zu optimieren. Dieser Ansatz erfolgt schon in einer frühen Phase der Behandlung und ist somit auch schon frühzeitig in ein intensivmedizinisches Behandlungskonzept integrierbar, ohne dieses "palliativmedizinisch" zu beeinflussen. In dieser Phase dient die Expertise dazu, präventiv mögliche Behandlungsprobleme zu identifizieren und entsprechende Behandlungskonzepte anzubieten, die die intensivmedizinische Versorgung ergänzen bzw. erweitern. Dieser Ansatz der palliativmedizinischen Integration entspricht somit noch nicht einer "klassischen" palliativen Situation des Patienten, kann aber schon im Zuge des "early palliative care" hilfreich und sehr nützlich sein. Unter Integration eines Palliativmediziners als Konsiliarius ist somit eine Entlastung des Intensivmediziners möglich, der sich hiernach auf die intensivmedizinische Therapie konzentrieren kann. Wird die eigene palliativmedizinische Kompetenz des Intensivmediziners genutzt, so diese vorhanden ist, erweitert es sowohl für den Patienten als auch für die Zugehörigen und die weiteren Teammitglieder das therapeutische Konzept und Potential. Bei dieser möglichen Variante wird vom Intensivmediziner aber nicht nur die entsprechende Kompetenz gefordert, sondern auch die zeitliche Ressource, die eine solche Therapieerweiterung notwendig macht.

PACE TIPP!

Die Inanspruchnahme palliativmedizinischer Kompetenz auf Intensivstationen kann unterschiedliche Ursachen haben. Sie können sowohl medizinisch, psychosozial/emotional als auch spirituell begründet sein (Henson et al. 2015, Schrijvers, van Fraeyenhove 2010). Palliativmedizinische therapeutische Konzepte können im Sinne des "early care" auch schon frühzeitig in die intensivmedizinische Therapie integriert werden.

13.4. Patienten auf Intensivstationen, die zu Patienten mit palliativem Versorgungsbedarf werden – Therapiezieländerungen

Intensivpatienten, bei denen die Prognose im Verlauf Ihrer Erkrankung infaust wird bzw. ist oder bei denen eine ursächliche Therapieoption nicht mehr gegeben ist, benötigen in der weiteren therapeutischen Versorgung einen palliativmedizinischen Ansatz. In diesem Zusammenhang ist es notwendig, das weitere Therapieziel zu definieren. Denkbar sind folgende Szenarien: (1) Therapieziel=Lebensverlängerung (soweit medizinisch möglich und vertretbar, (2) Therapieziel=Lebensverlängerung (Einschränkung der Mittel: (a) keine Herz-Lungen-Wiederbelebung, (b) keine Herz-Lungen-Wiederbelebung, keine invasive Beatmung/keine Intubation, (c) keine Herz-Lungen-Wiederbelebung, keine invasive Beatmung/keine Intubation, keine Organersatzverfahren (z.B. Dialyse), (d) keine Herz-Lungen-Wiederbelebung, keine invasive Beatmung/keine Intubation, keine Organersatzverfahren, keine weitere Behandlung auf der Intensivstation), (3) Therapieziel = Symptomkontrolle/Palliation (ausschließlich symptomlindernde Maßnahmen und Begleitung). Auch das Therapieziel "Lebensverlängerung" steht in diesem Fall einer palliativmedizinischen Mitbetreuung nicht konträr gegenüber und sollte einen palliativmedizinischen therapeutischen Ansatz beinhalten. In der Praxis besteht jedoch oftmals das Problem darin, dass die Patienten selbst aufgrund der Schwere ihrer Erkrankung an dem jeweiligen Entscheidungsprozess nur bedingt aktiv integrierbar sind. Gerade in der Therapiezieländerung sind somit die Zugehörigen/Bevollmächtigten essentielle Partner. Hier ist vor allem im Gespräch eine palliativmedizinische Expertise hoch sinnvoll, um von Beginn an zu vermeiden, dass die Zugehörigen das Gefühl erhalten, Entscheidungen im Sinne von "Leben oder Tod" selbst übernehmen und verantworten zu müssen. Eine effektive Kommunikation dient somit im ersten Schritt dazu: (1) den Patientenwillen gemeinsam zu eruieren, (2) Unterstützung und Hilfe in der vorhandenen Situation zu ermöglichen, (3) über die Erkrankung, die Prognose und den Krankheitsverlauf aufzuklären und (4) mögliche neue Therapieziele und deren Konsequenzen, aber auch Möglichkeiten zu erläutern. Von besonderer Bedeutung ist es, dass palliativmedizinische Konzepte im Rahmen von Therapiezieländerungen nicht auf die Therapie von Symptomen reduziert werden. Gerade aus diesem Grund ist die palliativmedizinische Expertise wichtig. Hier kann das Hinzuziehen einer externen palliativmedizinischen Hilfe und Unterstützung für alle Beteiligten ein wertvoller und notwendiger Therapiebeitrag sein.

13.5. Patienten mit palliativem Versorgungsbedarf auf Intensivstationen – Therapieerweiterungen (geplant/ungeplant)

Intensivmedizinische Maßnahmen können in Einzelfällen auch bei Patienten mit palliativem Versorgungsbedarf sinnhaft eingesetzt werden. Diese stellen aber eher die Ausnahme als die Regel dar (z.B. Hämofiltration, nicht-invasive Beatmung, postoperative Therapie). Auch in diesem Zusammenhang ist es wichtig, dass personelle und lokale Strukturen auf der Intensivstation präsent sind. Derartige mögliche Therapieerweiterungen bedürfen sowohl in der Vorbereitung als auch in der Durchführung einer engmaschigen Kontrolle des Patienten. In diesem Zusammenhang sind erneut zwei Szenarien denkbar:

(1) Ein Patient wird von einer Palliativstation auf eine Intensivstation zur Intervention bzw. Therapieerweiterung verlegt.

(2) Ein Patient wird im Rahmen einer möglichen palliativen Notfallsituation zur therapeutischen Versorgung auf eine Intensivstation übernommen.

Beide Möglichkeiten der Aufnahme von Patienten mit palliativem Versorgungsbedarf auf eine Intensivstation bedürfen in der Folge einer palliativmedizinischen Kompetenz und einer entsprechend ausgerichteten therapeutischen Versorgung des Patienten. In diesen Situationen bietet es sich an, einen Palliativmediziner als Konsiliararzt in die Behandlung mit zu integrieren oder ihm weitergehend, ähnlich der postoperativen Intensivmedizin, die Behandlungshoheit der Palliativmedizin zu überlassen und die intensivmedizinischen Interventionen durch den Intensivmediziner in enger Absprache ausführen zu lassen. Hierzu ist dann die regelhafte gemeinsame Visite des Patienten ebenso wie die Erreichbarkeit des Palliativmediziners für den Intensivmediziner von Bedeutung. Weiterhin muss auch eine sich an die Intensivmedizin anschließende palliativmedizinische Rückübernahme des Patienten gesichert sein. Die Therapieziele sollten den Behandlern beider Disziplinen bekannt sein, und hiervon sollte auch in der Therapie nicht abgewichen werden. Somit ändert sich die prinzipielle Behandlungsstrategie durch die Verlegung des Patienten auf die Intensivstation zur interventionellen Therapie nicht. In diesen speziellen Situationen können sich trotz vermeintlicher Widersprüche beide Disziplinen im Sinne des Patienten und seiner Zugehörigen ebenfalls hervorragend ergänzen und unterstützen.

Die Verlegung eines Patienten im palliativen Erkrankungsstadium auf eine Intensivstation kann auch aufgrund einer allgemeinen Situation, die unabhängig von der Grunderkrankung auftritt, notwendig sein (sog. Palliativer Notfall Kategorie 1; z.B. Akutes Koronarsyndrom bei einem Patienten mit palliativem Behandlungsbedarf).

PA(E TIPP!

Patienten mit palliativem Versorgungsbedarf können zu einer Intervention bzw. Beherrschung einer akuten Situation auf die Intensivstation verlegt werden. In diesen Situationen sollte zwingend der den Patienten behandelnde Palliativmediziner in das therapeutische Konzept mit integriert werden.

13.6. Zusammenfassung

Palliativmedizin und Intensivmedizin sind nur auf den ersten Blick widersprüchliche medizinische Fachdisziplinen. Unter Berücksichtigung einiger sinnvoller Aspekte können sich beide Bereiche sehr gut ergänzen und voneinander im Sinne einer optimierten Therapie der sich ihnen anvertrauenden Patienten profitieren. In welcher Form palliativmedizinische Expertise auf Intensivstationen in deutschen Kliniken implementiert wird, ist von den individuellen strukturellen Gegebenheiten abhängig. Die Autoren empfehlen jedoch die Möglichkeiten zu nutzen, um Synergien zu schaffen und für das Patientenwohl nutzbar zu machen.

Literatur

Aslakson R, Cheng J, Vollenweider D, Galusca D, Smith TJ, Pronovost PJ (2014) Evidence-based palliative care in the intensive care unit: a systematic review of interventions. J Palliat Med 17: 219-235.

Bausewein C, Roller S, Voltz R, Albrecht E. (2007) Konzept der Palliativmedizin. in: Bausewein C, Roller S, Voltz R (Hrsg.) Leitfaden Palliativmedizin Palliative Care. 3. Auflage 2007, Elsevier GmbH, München.

Beemath A, Zalenski RJ (2009) Palliative Emergency Medicine: Resuscitating Comfort Care? Ann Emerg Med 54: 103-105.

Bradley CT, Brasel KJ (2009) Developing guidelines that identify patients who would benefit from palliative care services in the surgical intensive care unit. Crit Care Med 37: 946-950.

Henson LA, Gao W, Higginson IJ, Smith M, Davies JM, Ellis-Smith C, Daveson BA (2015) Emergency Department Attendance by Patients with Cancer in their last Month of Life: A Systematic Review and Meta-Analysis. J Clin Oncol 33: 370-378.

Klinkhammer G, Zylka-Menhorn V, Stüwe H (2007) Die Palliativmedizin gehört zum Aufgabenbereich jedes Arztes. Dtsch Ärztebl 104 (22) A1547

Laufenberg-Feldmann R, Kappis B, Weber M, Werner C (2011) Leben retten – sterben zulassen. Erfassung notärztlicher Einsätze bei Patienten in der Terminalphase. Schmerz 25: 69-76.

Lenz K, Hofmann-Bichler B (2014) Palliative Care auf der Intensivstation. Intensiv 22: 39-42.

Norton SA, Hogan LA, Holloway RG, Temkin-Greener H, Buckley MJ, Quill TE (2007) Proactive palliative care in the medical intensive care unit: effects on length of stay for selected high-risk patients. Crit Care Med 35: 1530-1535.

Rady MY, Johnson DJ (2004) Admission to intensive care unit at the end-of-life: is it an informed decision? Palliat Med 18: 705-711.

Salomon F (2015) Palliativmedizin – Ethische Herausforderungen der palliativmedizinischen Begleitung von Intensivpatienten. Anästhesiol Intensivmed Notfallmed Schmerzther 50: 48-54.

Savory EA, Marco CA (2009) End-of-life issues in the acute and critically ill patient. Scand J Trauma Resusc Emerg Med 17: 21.

Schrijvers D, van Fraeyenhove F (2010) Emergencies in Palliative Care. Cancer J 16: 514-520.

Sepúlveda C, Marlin A, Yoshida T, Ullrich A (2002) Palliative Care: The World Health Organization's Global Perspective. J Pain Symptom Manage 91-96.

Wiese CH, Vagts DA, Kampa U, Pfeiffer G, Grom IU, Gerth MA, Graf BM, Zausig YA; Expertengruppe Palliativ- und Notfallmedizin Akademie für Palliativmedizin und Hospizarbeit Dresden (2011) Palliativpatienten und Patienten am Lebensende in Notfallsituationen - Empfehlungen zur ambulanten Versorgungsoptimierung. Anaesthesist 60: 161-171.

Wiese CH, Lassen CL, Bartels UE, Taghavi M, Elhabash S, Graf BM, Hanekop GG (2013) International recommendations for outpatient palliative care and prehospital palliative emergencies - a prospective questionnaire-based investigation. BMC Palliat Care 12: 10.

14. Pädiatrische Palliativmedizin

"Ich habe mir in den letzten Minuten, als ich ihre Hand gehalten und ihren Kopf gestreichelt habe, vorgestellt, dass sie zwei Engel abholen und ganz sanft aus ihrem Körper heben und in den Himmel mitnehmen."

Ronjas Mutter

14.1. Zugehörigenbetreuung: Sterbende Kinder und ihre Familien

Es klingt äußerst banal, wenn ich auf zwei Seiten dieses Buches darauf hinweise, dass im Rahmen der palliativmedizinischen Versorgung von Kindern, der Betreuung und Einbeziehung der Eltern und Geschwister eine ganz besondere Bedeutung zukommt. Gleiches gilt für die besondere Dimension der eigenen Betroffenheit, mit der Ärzte und Pflegende konfrontiert sind, wenn es sich bei dem Patienten um ein sterbendes Kind handelt. Hier ist eine besondere Empathiefähigkeit gefordert, mittels derer es gelingen kann, den schwierigen Balanceakt zwischen nötiger Berührbarkeit und professioneller Distanz zu bewerkstelligen. Das Wahrnehmen und Wertschätzen der eigenen Emotionen ist in diesen Fällen der erste Schritt für einen hilfreichen Umgang mit solchen Situationen.

Um dennoch das Ausmaß ein wenig zu verdeutlichen, welches der auf das Umfeld der kleinen Patienten erweiterte Blick zur Folge hat, und um ein Gefühl dafür zu vermitteln, was teilweise in diesen Familien geschieht, möchte ich im Folgenden einige Zitate einer Mutter vorstellen und kommentieren, die einem Erfahrungsbericht entnommen sind, der knapp zwei Jahre nach dem Tod der damals 8-jährigen Ronja von deren Mutter geschrieben wurde (*Kursiv geschrieben* = Zitate aus dem Erfahrungsbericht vom März 2007). Es handelt sich hierbei um einen von mehreren Erfahrungsberichten, mit denen wir in den vergangenen Jahren im Modul 2 der Palliative-Care-Fortbildung gearbeitet und mitunter heftig diskutiert haben. Alle Berichte sind von Familienmitgliedern, die mir gut bekannt sind, im Rahmen der Trauerbegleitung aus der Erinnerung geschrieben und somit selbstverständlich absolut subjektiv.

Ronja, geb. 19.02.1997, gest. 12.09.2005, nach 8-jährigem Krankheitsverlauf

Verlauf

- Schwangerschaft ohne Komplikationen.
- 3 Tage nach der Geburt (19.02.1997) aus der Klinik entlassen.
- Bei der U3 nur Geburtsgewicht festgestellt → Hinweis: *"Flasche geben"*.
- Später mit Verdacht auf Magenpförtnerkrampf ins Krankenhaus eingewiesen.
- Bei der Aufnahme wurde ein ungewöhnliches Herzgeräusch festgestellt.
- Röntgenaufnahme zeigte deutlich vergrößertes Herz.
- Diagnose in Bad Oeynhausen: *"Hypoplastisches Linksherz"*.
- OP nach Norwood.
- Nach der ersten OP Lungenentzündung – über Tage Sauerstoffwerte um 30 %.
- Ohne Folgeschäden überlebt.
- 2003 taucht nach schwerer Magen- und Darminfektion sowie Windpocken das zuvor schon überwundene Eiweißverlustsyndrom wieder auf – hartnäckige Rhythmusstörungen.
- Eingeschränktes Wachstum – starker Gewichtsverlust – über 30 Gaben an Tabletten, Tropfen, Kapseln und Spritzen **täglich** (incl. Nahrungsergänzungsmittel).
- Nach erneuter OP und späterer Reanimation Lyell-Syndrom entwickelt.
- 5 Wochen nach letzter OP – Therapie eingestellt.
- Verstorben am 12.09.2005.

"....ich war erleichtert. Wir mussten die Verantwortung nicht mehr alleine tragen."

So beschreibt die Mutter ihr Gefühl nach der ersten Krankenhausaufnahme im März 1997. Hier wird deutlich, dass neben der Angst und den Sorgen auch zahlreiche Hoffnungen und Erwartungen die Eltern begleiten. Viele Eltern machen dann sehr schnell die Erfahrung, dass nicht nur Verantwortung abgegeben werden kann, sondern zusätzliche Verantwortlichkeiten und schwere Entscheidungen auf sie zukommen.

> *"Schnell stellten wir fest, dass es verschiedene Richtungen gab, die die einzelnen Mediziner bevorzugten. ... wenn ich Ärzten gegenüber einen ihrer Kollegen zitiert habe, kam manchmal die Reaktion: 'Wer hat das denn gesagt?' ....man war sich nicht nur uneins in der Art und Weise, wie man Ronja behandeln wollte, sondern auch in der Diagnose. .... Wir mussten also herausfinden, wer am genauesten ultraschallen konnte."*

Ein immer wieder intensiv diskutierter Punkt in den Fortbildungen war, wie es gelingen kann, und ob es überhaupt nötig ist, Eltern gegenüber eine einheitliche Einschätzung der Situation und Therapieempfehlung zu vermitteln, wenn es im medizinischen Team hierzu unterschiedliche Ansichten gibt. Welche Auswirkungen ein uneinheitliches Auftreten haben kann, wurde noch deutlicher in einem weiteren Fall, in dem eine Mutter davon berichtete, wie ihr von einer Oberärztin in einem ausführlichen Gespräch mitgeteilt wurde, dass es nun an der Zeit sei, die Therapie einzustellen und es von nun an darum gehen sollte, dem Kind ein würdevolles Sterben zu ermöglichen. Nach einer langen Nacht und vielen Gesprächen in der Familie haben sich die Eltern entschieden, dem Rat der Ärztin zu folgen. Am nächsten Morgen in der Klinik kam dann der Chefarzt auf die Eltern zu und teilte ihnen mit, dass man die Einschätzung der Oberärztin so nicht stehen lassen könne und es durchaus noch medizinische Interventionsmöglichkeiten gäbe, um dem Kind zu helfen. Natürlich revidierten die Eltern ihre Meinung, bekamen dann aber nach einer Woche vom Chefarzt Gleiches zu hören, wie zuvor von der Oberärztin, deren Einschätzung sich als richtig herausstellte. In diesem Fall, bei dem der Verdacht aufkommen kann, dass es sich neben unterschiedlicher Einschätzungen auch um eine Hierarchie- bzw. Kompetenzproblematik handelt, ist es klar, dass man den Eltern in ihrer Achterbahnfahrt der Gefühle zumindest einen überflüssigen Looping hätte ersparen können. Wie sieht es aber grundsätzlich mit der Notwendigkeit aus, einen Konsens im Team zu finden, bevor man mit den Eltern (oder auch dem Patienten) spricht? Die Essenz der regen Diskussionen zu diesem Thema würde ich folgendermaßen beschreiben:

Es ist gut, wenn ein Konsens erzielt werden kann und es **einen** verantwortlichen Ansprechpartner für die Eltern gibt, zu dem ein Vertrauensverhältnis aufgebaut werden kann. Ansonsten sollten die Eltern möglichst aktiv und zeitnah in die Entscheidungsprozesse einbezogen werden. Es kann also durchaus sinnvoll sein, Eltern in ein Teamgespräch mit einzubeziehen, um dort mit Ihnen die unterschiedlichen Einschätzungen der Vorgehensmöglichkeiten zu besprechen. Neben dem Effekt, dass den Eltern somit das oft erlebte extreme Auf und Ab erspart bleibt, welches durch eine sukzessive Vermittlung unterschiedlicher Ansichten entsteht, bekommen Sie hierdurch ein deutliches Signal, ernst genommen zu werden.

> *"Ganz wichtig war für uns, dass wir dem Personal fest vertrauen konnten. Bei den Aufenthalten hatten wir immer Einsicht in die Akten und Kurven."*

Einsicht in die Akten bedeutet nicht nur Informationsvermittlung, sondern ist in besonderem Maße als vertrauensbildende Maßnahme zu betrachten.

> *"...wir waren froh, inzwischen ernst genommen zu werden, was wir nicht immer als selbstverständlich erfahren haben."*

Mit ansteigender Dauer von Krankheitsverläufen entwickeln sich Eltern zunehmend zu Fachleuten. Immer wieder höre ich von Eltern, wie positiv es empfunden wurde, wenn Ärzte sich nach der Einschätzung der Eltern und deren Intuitionen erkundigt haben und dieses in ihr Handeln haben einfließen lassen.

> *"....Als unerfahrener Laie ist es einfacher, einem fremden Menschen das Leben seines Kindes anzuvertrauen. Ist diese "Naivität" erst einmal verschwunden, haben beruhigende Floskeln keine Chance mehr. Dann muss es erlaubt sein, Fragen zu stellen und konkrete Antworten zu erwarten."*

> *"....was ist, wenn Ronja mich fragt, ob sie sterben kann?" (Frage der Chirurgin)*

Da Ronjas Mutter aufgrund eigener Ängste das Thema Tod mit ihrer Tochter nicht ansprechen konnte, war sie zunächst erstaunt über diese Frage der Chirurgin und hatte die Vermutung, dass Ronja bestimmt nicht danach fragen würde. Im Nachhinein ist sie überaus dankbar für diese offene Vorgehensweise der Ärztin.

> *"Vor der letzten OP konnte Ronja alles selbst mit der Ärztin besprechen (auch das Thema Sterben). In der Nacht vor der OP hat Ronja zur Nachtschwester gesagt: 'Nicolette, kannst du am Montag, nachdem ich operiert worden bin, anrufen?' – Nicolette: 'Warum soll ich das tun, du wirst doch noch schlafen? Wir können dann nicht telefonieren.' Ronja: 'Ich weiß aber nicht, ob ich das schaffe, und du musst dich dann um Mama und Papa kümmern.' "*

Hier wird deutlich, welchen Wissensstand auch kleine Patienten über die Ernsthaftigkeit ihrer Situation besitzen. Und zwar sowohl in medizinischer Hinsicht als auch im Blick auf die Familie und das soziale Umfeld.

> *"...Die behandelnden Intensivschwestern kannten wir zunächst nicht so gut, da das uns bekannte Personal, das Ronja und uns schon seit Jahren freundschaftlich begleitete, Probleme hatte, sie auch in dieser Phase weiter zu versorgen."*

Dies ist sicherlich einer der am intensivsten diskutierten Aspekte in diesem Bericht. Die Krankenschwestern, die ein besonders enges Verhältnis zu Ronja aufgebaut hatten, teilten den Eltern mit, dass es ihnen zu nahe gehen würde, wenn Sie Ronja in der letzten Phase ihres Lebens und Sterbens weiterhin betreuten. Erschwerend hinzu kam, dass Ronja sich durch ein inzwischen entwickeltes Lyell-Syndrom äußerlich extrem verändert hatte. Die Fragen in den Diskussionen waren nun folgende: Ist es eine besondere Qualität dieser Schwestern, ihre eigenen Grenzen so gut erkannt zu haben, dass sie diese folgerichtige Konsequenz des Rückzugs ergriffen haben? Oder ist es einfach nur ihr gutes Recht, sich aus zu belastenden Situationen zu entfernen? Ist es einfach nur bedauerlich für Ronja und die Eltern – und evtl. sogar auch für die Krankenschwestern – wie ging es denen mit dieser Entscheidung? Oder ist es ein Verrat an der Patientin, die lange Zeit so gut begleitet und nun in der alles entscheidenden Phase im Stich gelassen wurde? Bei aller Unterschiedlichkeit in der Beurteilung dieser Entscheidung gab es folgenden Konsens: Es wäre in dieser Situation wünschenswert gewesen, den betroffenen Schwestern in der Klinik eine dahingehende Unterstützung zukommen zu lassen, die es ihnen ermöglicht hätte, die eigene Betroffenheit anzusprechen und eine Rückzugsmöglichkeit für den Fall eröffnet zu bekommen, wenn sie sich auf eine weitere Pflege von Ronja einlassen würden.

> *"....Ich konnte irgendwann in diesem leblosen Körper mein Kind nicht mehr erkennen. ...Ich war sicher, sie konnte und wollte nicht mehr ...ich hatte knapp eine Woche nach der OP einen Arzt darauf angesprochen, dass ich möchte, dass man sie gehen lässt, wenn sie es will. Er glaubte, dass es noch nicht so weit sei. In dieser letzten Phase wird auch er seine Meinung geändert haben. Knapp 5 Wochen nach der OP war ich mir sicher: Wir müssen jetzt aufhören." "Es war unmenschlich, sie halten zu wollen."*

Es ist häufig so, dass Eltern (sofern sie die Möglichkeit dazu bekommen) selbst einen Zeitpunkt finden, an dem es für sie möglich und richtig ist, ihr Kind sterben zu lassen.

> "...*Wir wollten auf "unseren" Arzt* (in dieser oft gewählten Formulierung "unser Arzt" wird die besondere Bedeutung des Vertrauensverhältnisses deutlich) *warten, der am Wochenende keinen Dienst hatte. Am nächsten Morgen wurden wir dann durch die diensthabenden Ärzte zu einem Gespräch gebeten. Sie wollten unsere Sicht der Ereignisse erfahren. Sie waren gedanklich offensichtlich genau an dem gleichen Punkt."*

> *"Dieses Gespräch haben die beiden Ärzte rückblickend sehr geschickt geführt. Sie haben uns einfach erzählen lassen. Ich glaube, dass die wichtigste Gesprächseigenschaft in einer solchen Situation das Zuhören und nicht das Erzählen ist."*

An einer anderen Stelle beschreibt Ronjas Mutter eines der ersten Arztgespräche. Hier wird deutlich, was sie mit dieser "wichtigsten Gesprächseigenschaft" meint.

> *"....der Arzt fing an zu erklären, wie ein Herz funktioniert .....ich weiß nicht genau, an welcher Stelle ich aus dem Gespräch ausgestiegen bin. Irgendwann hat meine Mutter den Arzt darauf aufmerksam gemacht, dass er aufhören könne, da wir nicht mehr aufnahmefähig waren."*

> *"Wir hatten vorher gefragt, ob Ronja bis zur Abholung in dem Zimmer bleiben kann, denn ich hätte den Gedanken nicht ertragen, dass sie in den Keller in eine Leichenhalle geschoben wird."*

Für viele Eltern (und nicht nur für Eltern) sind die Gedanken und Phantasien, die für sie mit dem Begriff "Pathologie" verbunden sind, kaum zu ertragen. In diesem Fall war es sehr erleichternd für Ronjas Familie, dass sie noch in der Nacht vom Bestatter direkt von der Station abgeholt wurde. Es ist auch kein rechtliches Problem, in solchen Fällen die verstorbenen Kinder für eine gewisse Zeit nach Hause zu bringen.

Das letzte Zitat von Ronjas Mutter möchte ich unkommentiert lassen.

> *"Ich war sehr beeindruckt, dass wir auch in dieser letzten Phase nicht allein gelassen wurden. Begleitet wurden wir von 'unserem' Arzt und einer Schwester."*

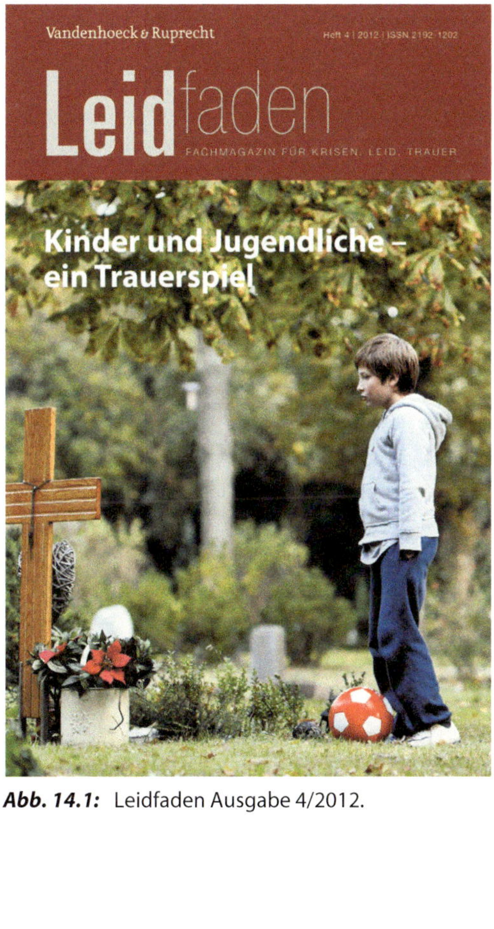

Abb. 14.1: Leidfaden Ausgabe 4/2012.

TIPP!

Das Fachmagazin "Leidfaden" hat sich in der Ausgabe 4/2012 dem Thema "Kinder und Jugendliche" gewidmet. Neben Artikeln von Fachleuten finden sich dort auch Berichte von betroffenen Jugendlichen sowie eine Übersicht von Angeboten und Plattformen für Kinder, Jugendliche und Begleiter. Informationen und Bestellmöglichkeiten finden Sie auf der Verlagsseite unter: www.vr-leidfaden.de.

14.2. Pädiatrische Palliativversorgung

> *Nicht müde werden*
> *sondern dem Wunder*
> *leise*
> *wie einem Vogel*
> *die Hand hinhalten.*
>
> Hilde Domin, 1992

14.2.1. Einleitung

Nahezu alle Kinder und Jugendlichen in der pädiatrischen Palliativversorgung in Deutschland haben **seltene Erkrankungen**. Daten aus England belegen, dass die **Zahl der Betroffenen** in den letzten 17 Jahren stetig **gestiegen** ist; ein weiterer Anstieg wird prognostiziert (heutige Prävalenz: 67,0 [95 %CI 67,7-68,3]; prognostizierte Prävalenz 2030: 84,2 [95 %CI 78,7-90,2] auf 10.000 Kinder/Jugendliche). Gleichzeitig **steigt die Lebenserwartung** dieser Kinder und Jugendlichen, so dass diese Menschen zunehmend das Erwachsenenalter erreichen. In Deutschland sind momentan ca. 50.000 Kinder und Jugendliche betroffen. Die Kinder, Jugendlichen und jungen Erwachsenen leiden in der oft jahrelangen **"palliativen Rehabilitationsphase"** an einer Vielzahl belastender Krankheitssymptome, die aus ihrer Sicht und der Perspektive ihrer An- und Zugehörigen nur unzureichend behandelt und gelindert werden. Fehlendes Wissen und fehlende Handlungssicherheit bei der Behandlung der belastenden Symptome werden als Hauptgründe für diese Unterversorgung genannt. Beispielsweise wird von Patienten mit einer seltenen, schweren, genetischen und zum Teil lebenslimitierenden Hautkrankheit, der Epidermolysis bullosa, eine mangelhafte Schmerztherapie als die stärkste Einschränkung ihrer Lebensqualität bezeichnet. Auch Patienten mit anderen seltenen Erkrankungen, wie angeborenen Muskelerkrankungen, bewerten die Palliativversorgung in Deutschland als mangelhaft. Sowohl Patienten selbst als auch Versorgende von Patienten mit schweren, chronischen seltenen Erkrankungen geben an, erhebliche Wissenslücken bezüglich der Palliativversorgung zu haben.

Die **kostenintensivsten Behandlungen**, die in den letzten Jahren Einzug in unser bundesdeutsches Gesundheitssystem gehalten haben und von den gesetzlichen Krankenversicherungen getragen werden müssen, betreffen medizinische und pflegerische **Palliativbehandlungen bei seltenen Erkrankungen** im Kindes- und Jugendalter, wie die **Gentherapie bei der Spinalen Muskelatrophie** (SMA) oder die oft jahrelange invasive/nicht-invasive außerklinische **Beatmung**. Diese Therapieinnovationen bieten enorme Chancen für die betroffenen Patienten und sind im Einzelfall "Gamechanger": Aus einer sicher und schnell den frühzeitigen Tod bringenden Erkrankung wird eine chronische Erkrankung, die für eine gewisse Zeit ein selbstbestimmtes Leben erlaubt. Aber diese palliativen Therapieoptionen bergen auch Risiken. Es gilt durch frühzeitige und kooperative Palliativversorgung eine Überversorgung zu vermeiden, realistische Therapieziele mit den Patienten bzw. deren Stellvertretern zu diskutieren und zu einer wohlüberlegten gemeinsame Entscheidung ("**shared decision making**") zu gelangen.

Pädiatrische Patienten mit schweren seltenen Erkrankungen **durchqueren** regelmäßig die **Versorgungssektoren**. Ihre Palliativversorgung muss nicht nur zwischen der allgemeinen und spezialisierten, der ambulanten, stationären und teilstationären sowie der akuten und rehabilitativen Versorgung koordiniert werden, sondern auch zwischen Experten für die einzelnen seltenen Erkrankungen, zwischen Versorgenden für Kinder und Erwachsene sowie zwischen verschiedenen **Professionen** (Medizin, Pflege, Psychologie, Krankengymnastik, Ergotherapie, Soziale Arbeit, etc.). Dies stellt eine enorme Herausforderung für die Betroffenen dar, insbesondere dann, wenn sie in strukturschwachen Regionen leben.

Aus all dem folgt, dass **pädiatrische Palliativversorgung** nicht in erster Linie "Sterbebegleitung", sondern "**Lebensbegleitung**" der betroffenen Familien ist mit den Zielen der Steigerung von Lebensqualität und Selbstbestimmung sowie des Ermöglichen einer eigenen psychosozialen Entwicklung.

14.2.2. Erkrankungen mit einem pädiatrisch-palliativen Versorgungsbedarf

Auf der Grundlage einer Systematik der *Association for Children's Palliative Care* und des *Royal College of Paediatrics and Child Health* in the UK wurde auf dem Internationalen Meeting for Palliative Care in Children, Trento (IMPaCCT), die Systematik der Erkrankungen mit palliativem Versorgungsbedarf weiterentwickelt. Vier Gruppen von lebensbedrohlichen und lebenslimitierenden Erkrankungen werden unterschieden:

Gruppe 1

Lebensbedrohliche Erkrankungen, für die eine kurative Therapie verfügbar ist, welche jedoch auch versagen kann. Die Palliativversorgung kann parallel zu einer kurativ ausgerichteten Therapie und/oder bei Therapieversagen erforderlich sein. **Beispiel: Krebserkrankung** (Bemerkung: Alle Krebserkrankungen im Kindes- und Jugendalter fallen unter die seltenen Erkrankungen).

Gruppe 2

Erkrankungen, bei denen ein frühzeitiger Tod unvermeidlich ist. Lange Phasen intensiver Therapien haben eine Lebensverlängerung und eine Teilnahme an völlig normalen Aktivitäten des täglichen Lebens zum Ziel. **Beispiel: Zystische Fibrose.**

Gruppe 3

Oft rasch progrediente Erkrankungen ohne die Möglichkeit einer kurativen Therapie. Die Therapie erfolgt ausschließlich palliativ. Sie erstreckt sich häufig über viele Jahre. **Beispiele: neuronale Lipofuszinose (NCL), Mukopolysaccharidose.**

Gruppe 4

Irreversible, jedoch nicht progrediente Erkrankungen, die regelhaft Komplikationen zeigen und wahrscheinlich zum vorzeitigen Tod führen. Diese Erkrankungen stellen komplexe Anforderungen an die medizinische Versorgung. **Beispiele: Hypoxisch-Ischämische Enzephalopathie nach peri-**

partaler Asphyxie, Mehrfachbehinderung nach Schädel-Hirn- oder Wirbelsäulentrauma.

Insbesondere Kinder und Jugendliche mit schweren, oft nicht progredienten Hirnschädigungen (ACT-Gruppe 4) werden oft nicht als Patienten mit palliativem Behandlungsbedarf wahrgenommen. Gerade in Krisensituationen profitieren diese Patienten und ihre Familien enorm von den Angeboten der pädiatrischen Palliativversorgung, die alle auf der Seite des *Wegweisers Hospiz- und Palliativversorgung Deutschland* zu finden sind (https://www.wegweiser-hospiz-palliativmedizin.de/):

- Pädiatrische spezialisierte ambulante Palliativversorgung (SAPV)
- Pädiatrische Palliativstation (www.kinderpalliativstation.de)
- Ambulante und stationäre Angebote der Kinderhospize

14.2.3. Definition Pädiatrische Palliativversorgung

Die *Task Force Paediatric Palliative Care der European Association for Palliative Care (EAPC)* adaptierte und erweiterte die Definition für pädiatrische Palliativversorgung der **World Health Organisation** (WHO) in ihrem International Meeting for Palliative Care in Children, Trento-(IMPaCCT-)Statement:

"Unter Palliativversorgung von Kindern und Jugendlichen versteht man die **aktive** und umfassende Versorgung, die **Körper, Seele und Geist** des Kindes gleichermaßen berücksichtigt und die Unterstützung der betroffenen **Familie** gewährleistet. Sie beginnt mit Diagnosestellung und ist unabhängig davon, ob das Kind eine Therapie mit kurativer Zielsetzung erfährt. Es ist Aufgabe der professionellen Helfer, das Ausmaß der physischen, psychischen wie sozialen Belastung des Kindes zu erkennen und zu minimieren. Wirkungsvolle pädiatrische Palliativversorgung ist nur mithilfe eines **breiten multidisziplinären Ansatzes** möglich, der die Familie und öffentliche Ressourcen mit einbezieht. Sie kann auch bei nur geringen Ressourcen erfolgreich implementiert werden. Pädiatrische Palliativversorgung kann in Krankenhäusern der höchsten Versorgungsstufe, auf kommunaler Ebene und zu Hause beim Patienten erbracht werden."

Stationäre Einweisung	
1.	Optimierung der Symptomkontrolle bei therapierefraktären leidvollen Symptomen
1.1.	**Erweiterte Diagnostik** nur unter stationären Bedingungen möglich. *Beispiele*: Polysomnographie bei unklaren Sättigungsabfällen, Bildgebung bei unklaren Schmerzen
1.2.	**Therapieintensivierung** nach dem bio-psycho-sozialen Modell. *Beispiele*: Hoher Anteil psycho-sozialer Ursachen, chronische Schmerzstörung
1.3.	Therapien und **Prozeduren**, die einer stationären Überwachung bedürfen. *Beispiele*: PEG-Anlage, Opioidrotation bei opioidinduzierter Hyperalgesie
2.	Akute lebensbedrohliche und leidvolle Komplikationen
Beispiele: Gastrointestinale Blutung (Varizen), respiratorische Insuffizienz (Pneumonie, Infektion mit Multiresistenten Erregern)	
3.	Spezialisierte medizinisch-pflegerische Prozeduren (Anleitung Eltern, Pflegedienst)
Beispiele: Beatmung, Cough assist, High-flow-Gerät; total parenterale Ernährung; patientenkontrollierte Analgesie (PCA-Pumpe)	
4.	Versorgung in terminaler Situation
4.1.	Ambulantes Versorgungsnetz nicht vorhanden. *Beispiel*: 1,5-jähriger Junge mit Neuroblastom-Rezidiv (Wohnort: Sauerland)
4.2.	Eltern bedürfen des medizinisch-psychosozialen Beistandes. *Beispiel*: 8-jähriger Junge in Terminalsituation bei subakut sklerosierender Panenzephalitis (Migrationshintergrund, Sprachschwierigkeiten)
4.3.	Rasche Dynamik sehr leidvoller Symptome. *Beispiel*: 12-jähriges Mädchen in terminaler Niereninsuffizienz bei Cockayne-Syndrom (Schmerzen, Luftnot, Juckreiz)

Tab. 14.1: Indikationen für die stationäre Einweisung lebensbedrohlich erkrankter Kinder, Jugendlich und junger Erwachsener auf die pädiatrische Palliativstation der Vestischen Kinder- und Jugendklinik, Datteln, Universität Witten/Herdecke.

14.2.4. Allgemeine und spezialisierte pädiatrische Palliativversorgung

Die Intensität der Palliativversorgung richtet sich nach dem Bedarf der Patienten:

Die **allgemeine** Palliativversorgung wird **ambulant** vor allem von niedergelassenen Kinder- und Jugendärzten sowie vom Kinderkrankenpflegedienst geleistet und stationär von regional zuständigen Kinder- und Jugendkliniken. Die **spezialisierte ambulante** pädiatrische Palliativversorgung umfasst pädiatrische SAPV-Teams, die mittlerweile flächendeckend in Deutschland etabliert sind sowie ambulante Kinder- und Jugendhospizdienste. Die **allgemeine stationäre** pädiatrische Palliativversorgung garantieren (noch) die regionalen Kinder- und Jugendkliniken. Für die **spezialisierte stationäre** Versorgung existiert an der Vestischen Kinder- und Jugendklinik Datteln, Universität Witten/Herdecke, seit 2010 die erste Palliativstation für Kinder, Jugendliche und auch junge Erwachsene in Europa (www.kinderpalliativzentrum.de). Mittlerweile finden sich Angebote auch in Göttingen, Leverkusen und München. Auf eine **pädiatrische Palliativstation** werden junge Patienten vor allem zur Symptomkontrolle bei Schmerzen, Schlafstörungen, Neuroirritabilität, schwerer Spastik, therapierefraktären Krampfanfällen, Dyspnoe, Schluckbeschwerden mit Aspirationsgefahr, Ernährungsproblemen oder pulmonaler Insuffizienz bei rezidivierenden Infektionen aufgenommen. Da die Arbeitsweise einer Kinderpalliativstation in Deutschland noch sehr neu ist, gibt Tabelle 14.1 einen Überblick über mögliche Behandlungsindikationen auf einer Kinderpalliativstation.

Stationäre Kinder- und Jugendhospize bieten insbesondere eine Entlastungspflege an. Hier unterscheiden sie sich deutlich von Erwachsenenhospizen, die sich auf die Versorgung am Lebensende fokussieren. Weitere Einrichtungen der spezialisierten stationären pädiatrischen Palliativversorgung sind die stationäre Kurzzeitpflege und Wohngruppen (v.a. für beatmete Kinder).

14.2.5. Standards der pädiatrischen Palliativversorgung in Europa

Die *ACT-Charta for Children with Life-Threatening or Terminal Conditions and their Families* wurde 1997 veröffentlicht und ist weltweit anerkannt. Sie wurde von der Task Force der Europäischen Palliativgesellschaft (EAPC) in dem IMPaCCT-Statement weiterentwickelt und auch in Deutschland veröffentlicht:

I. Gleichheit

- Jedes Kind soll ungeachtet der finanziellen Möglichkeiten seiner Familie gleichen Zugang zu pädiatrischer Palliativversorgung haben.

II. Im Interesse des Kindes

- Bei jeglicher medizinischen Entscheidung muss das Wohl des Kindes oberste Priorität haben.
- Man darf dem Kind keine Behandlung angedeihen lassen, die es belastet, ohne ihm einen erkennbaren Nutzen zu bringen.
- Jedes Kind hat das Recht auf angemessene Schmerzbehandlung und Symptomkontrolle durch pharmakologische und komplementäre Maßnahmen, und dies rund um die Uhr und wann immer nötig.
- Jedes Kind muss würde- und respektvoll behandelt werden; es hat unabhängig von seinen körperlichen oder intellektuellen Fähigkeiten ein Recht auf Privatsphäre.
- Die besonderen Bedürfnisse Jugendlicher und junger Erwachsener müssen berücksichtigt werden. Dies erfordert rechtzeitige Planung.

III. Kommunikation und Entscheidungsfindung

- Grundlage aller Kommunikation muss ein sensibler, altersgerechter und dem kindlichen Entwicklungsstand angepasster Zugang sein, der von Ehrlichkeit und Offenheit geprägt ist.
- Die Eltern sind unbedingt als die primär Versorgenden anzuerkennen. Sie sind an zentraler Stelle als Partner in die gesamte Versorgung ihres Kindes und in jeglichen Entscheidungsprozess einzubeziehen.
- Den Eltern darf keine Information vorenthalten werden. Dies gilt – entsprechend dem Alter und dem Entwicklungsstand – ebenso für das Kind und für gesunde Geschwister. Auch die Bedürfnisse sonstiger Verwandter sollen berücksichtigt werden.
- Jedem Kind muss entsprechend seinem Alter und Entwicklungsstand die Gelegenheit gegeben werden, an Entscheidungen seiner Palliativversorgung teilzuhaben.

- Situationen mit hohem Konfliktpotenzial sollten antizipiert werden. Schon im Vorfeld sollten Strukturen einer frühzeitigen Kommunikation, therapeutischer Intervention oder Ethikberatung etabliert werden.
- Jede Familie hat einen Anspruch auf die Zweitmeinung eines pädiatrischen Spezialisten, der über Spezialkenntnisse zu der Erkrankung des Kindes, seiner Therapie und allen Versorgungsoptionen verfügt.

IV. Versorgungsmanagement

- Das gemeinsame Zuhause der Familie muss, wenn irgend möglich, zentraler Ort der Versorgung bleiben.
- Werden Kinder in ein Krankenhaus oder ein stationäres Hospiz eingewiesen, sollten sie zusammen mit Kindern, die nach ihrem Entwicklungsstand ähnliche Bedürfnisse haben, in kindgerechter Umgebung von pädiatrisch geschulten Mitarbeitern versorgt werden. Kinder sollen keinesfalls in Krankenhäuser oder Hospize für Erwachsene eingewiesen oder dort versorgt werden.
- Die Versorgung der Kinder soll von Mitarbeitern erbracht werden, die kraft Ausbildungsstand und Fertigkeiten den physischen, emotionalen und der individuellen Reife entsprechenden Bedürfnissen der Kinder sowie deren Familien gerecht werden.
- Jede Familie hat Anspruch auf die Versorgung zu Hause durch ein multidisziplinäres, ganzheitlich orientiertes Kinderpalliativteam. Ein solches Team umfasst mindestens Kinderkrankenschwester, Kinder- und Jugendarzt, Sozialarbeiter, Psychologe und Seelsorger.
- Jede Familie hat Anspruch auf einen »case manager«, der der Familie hilft, ein angemessenes Unterstützungssystem aufzubauen und zu erhalten.

V. Entlastungspflege

- Jede Familie soll flexibel Zugang zu häuslicher oder stationärer Entlastungspflege einschließlich angemessener multidisziplinärer pädiatrischer Betreuung und Unterstützung in medizinischen Belangen haben.

VI. Unterstützung der Familie

- Geschwisterbetreuung ab Diagnosestellung ist integraler Bestandteil der pädiatrischen Palliativversorgung.
- Solange wie nötig soll der ganzen Familie Unterstützung bei der Trauerarbeit angeboten werden.
- Jedem Kind und seiner Familie ist seelsorgerische und/oder religiöse Betreuung zu gewähren.
- Jede Familie sollte Anspruch auf Fachberatung zu Hilfsmittelversorgung und finanziellen Hilfen haben. In Zeiten außergewöhnlicher Belastung sollte ihr eine Haushaltshilfe gewährt werden.

VII. Bildung

- Jedes Kind hat ein Anrecht auf Bildung. Es sollte darin unterstützt werden, wenn irgend möglich seine frühere Schule zu besuchen.
- Jedem Kind muss die Möglichkeit gegeben werden, zu spielen und kindgerechten Aktivitäten nachzugehen.

14.2.5.1. Was folgt aus der international anerkannten ACT-Charta?

In Deutschland muss die Versorgung von Kindern und Jugendlichen mit lebensbedrohlichen Erkrankungen in Einrichtungen der Erwachsenenversorgung oder von Versorgern für Erwachsene Notfallsituationen vorbehalten werden. Eine Regelversorgung von Kindern und Jugendlichen mit palliativem Versorgungsbedarf durch nicht für Kinder geschultes Personal ist unethisch. Niemand würde ein Auto in eine Fahrradwerkstatt bringen mit dem Argument, dass diese ja auch technisch versiert ist und der Fahrradmonteur selber ein Auto fährt. Was wir nicht mit unseren Autos tun, sollten wir nicht mit schwerkranken Kindern und Jugendlichen geschehen lassen.

14.2.6. Herausforderungen der pädiatrischen Palliativversorgung

14.2.6.1. Symptomkontrolle

- Patienten in der Regel nicht verbal mitteilungsfähig
- Keine validierten Instrumente der Fremdeinschätzung für die meisten Krankheitssymptome
- Dosisunsicherheit wegen fehlender Studien und Polypharmazie

- Medikamentendosierungen alters- und gewichtsabhängig
- Unvorhersehbare Nebenwirkungen bei zerebral geschädigten Patienten
- Oft paradoxe Reaktionen

Sichere Dosisempfehlungen auf der besten verfügbare Evidenzbasis finden sich im "Association for Paediatric Palliative Medicine Master Formulary 2020 (5th edition)" (https://www.appm.org.uk/guidelines-resources/appm-master-formulary/).

14.2.6.2. Spezielle Patientengruppen

Die höchste Sterblichkeit im Kindesalter besteht im ersten Lebensjahr, daher hat die perinatale einen ganz besonderen Stellenwert in der pädiatrischen Palliativversorgung. Weitere wichtige Patientengruppen sind solche mit neurologischen oder metabolischen, genetischen oder syndromalen Erkrankungen. Viele Patienten weisen im Verlauf eine schwere kombinierte Behinderung auf. Auch junge Menschen mit komplexen Herzvitien, nach Schädelhirntraumata, mit onkologischen Erkrankungen oder (erworbenen) Immundefekten, schweren Hauterkrankungen sowie respiratorischer Insuffizienz unterschiedlicher Genese fordern die pädiatrischen Palliativversorger. Multiresistente Erreger spielen eine sehr große Rolle, weil die Patienten oft über viele Jahre versorgt werden.

14.2.6.3. Kommunikation

Eltern und ihre Kinder spüren sofort und schon während des Gesprächs mit pHiGs, ob das Gespräch "gut war".

Kommunikation sowohl zwischen professionellen Helfern im Gesundheitswesen (pHiGs) und Eltern/Patienten ist eine große Herausforderung. Als "schlecht" erlebte Kommunikation ist ein Hauptgrund für Enttäuschung und Unzufriedenheit mit dem Behandlungsteam auf Seiten der Eltern/Patienten sowie für arbeitsbedingten Stress bei pHiGs.

Die **Konsequenzen mangelhafter Kommunikation** zwischen pHiGs und Eltern/Kindern sind:

- fehlendes Verständnis für die Situation des Kindes
- Vertrauensverlust auf Seiten der Eltern/Patienten
- ein Gefühl "alleine zu sein"
- das Entwickeln "falscher" Hoffnungen und
- medizinische "Fehlbehandlungen" (Unter-, Über- oder Fehlversorgung).

Schätzen Eltern die **Kommunikation** als **schlecht** ein, tragen sie ein **höheres Risiko für psychische Erkrankungen** im Anschluss an den Tod des Kindes.

Aber auch **pHiGs** leiden an einer "schlechten" Kommunikation: Sie entwickeln häufiger einen **Burn-out**, als wenn sie die eigenen kommunikativen Fähigkeiten als hoch und ihre Kommunikation in der Regel als gelungen beurteilen.

Eine **gelungene Kommunikation** zwischen pHiGs und Eltern **erhöht bei Eltern die Selbstwirksamkeit** sowie das Gefühl, den pHiGs vertrauen zu können. Eine direkte aber sensible Kommunikation mit den Eltern führt zum **besten Verständnis medizinisch kritischer Situationen** des Kindes. Werden Eltern direkt befragt, wünschen sie sich, dass pHiGs geschult werden, die elterlichen Bedürfnisse nach einer sensiblen, empathischen und wertschätzenden Kommunikation wahrzunehmen und diese dann auch praktisch umsetzen zu können.

Kinder sollten – dem Alter und Entwicklungsstand angemessen – an allen wichtigen Gesprächen über ihre Krankheit **beteiligt** werden. Geschieht dies, haben Kinder **weniger Angst**, fühlen sich weniger isoliert und können an ihre neue Lebenssituation besser adaptieren. Eltern, die mit ihren Kindern offen und ehrlich über die Prognose des Kindes und auch die Möglichkeit des Sterbens sprechen, bereuen dies auch nach dem Tode des Kindes nicht, wohingegen 50 % der Eltern, die offene Gespräche vermieden haben, dies nach dem Tod des Kindes bedauern und von sich selber ein anderes Verhalten gewünscht hätten. Von den pHiGs wünschen sich Eltern Rat und Unterstützung, wie sie mit Fragen ihres Kindes umgehen und wie genau sie mit ihrem Kind über Krankheit, Tod und Sterben sprechen sollen.

14.2.6.4. Advance Care Planning (ACP)

Auch in der Pädiatrie ist ein ACP wichtig, aber nicht leicht umzusetzen. Es fehlen strukturierte und validierte Materialien für Kinder aller Alters- und Entwicklungsstufen sowie mit onkologischen und nicht-onkologischen Erkrankungen. Vorhanden ist eine exzellente Ausarbeitung der *"Voraus-*

verfügungen für Kinder, Jugendliche und einwilligungsunfähige junge Erwachsene", die in drei Versionen vorliegen und deren Verwendung von der Deutschen Gesellschaft für Palliativmedizin im Rahmen eines ACP empfohlen wird. Es existieren Versionen für:

1) einwilligungsUNfähige Minderjährige

2) einwilligungsfähige Minderjährige

3) einwilligungsUNfähige betreute Volljährige

die über die Internetadresse: https://zenodo.org/record/4974145#.YcBXkWjMKUk inklusive eines umfangreichen Begleittextes frei verfügbar sind. Als Ziele werden von den Autoren formuliert: "Das hier beschriebene Vorgehen zur Erstellung und Dokumentation von Vorausverfügungen soll dazu beitragen, dass Kinder, Jugendliche und junge Erwachsene mit lebenslimitierenden Erkrankungen auch in Notfallsituationen, in denen ihr Vertreter nicht verfügbar oder nicht in der Lage ist, eine wohlüberlegte Therapieentscheidung zu treffen, eine für ihre persönliche Lebenssituation und Gesamtprognose angemessene medizinische Therapie erhalten."

14.2.6.5. Medizintechnik

Eine Vielzahl pädiatrischer Patienten mit palliativem Behandlungsbedarf sind invasiv oder nichtinvasiv langzeitbeatmet, tragen Baclofenpumpen oder profitieren von einem Cough-Assist. Das pädiatrische Palliativteam sollte sicher sein in der Indikationsstellung und Steuerung dieser Devices. Wichtige AWMF-Leitlinien sind zu beachten wie "Nichtinvasive und invasive Beatmung als Therapie der chronischen respiratorischen Insuffizienz" (AWMF Nummer: 020-008, https://www.awmf.org/leitlinien/detail/ll/020-008.html) oder "Parenterale Ernährung in der Kinder- und Jugendmedizin" (AWMF Nummer 073-023, https://www.awmf.org/leitlinien/ detail/ll/073-023.html).

14.2.6.6. Sozialberatung

Kinder und Jugendliche sowie deren Familien sind einerseits mit vielen finanziellen Herausforderungen konfrontiert andererseits ermöglichen die Sozialgesetzgebung der Bundesrepublik Deutschland eine Vielzahl materieller Unterstützungen und Entlastungen (z.B. Geldleistungen, Freibeträge) sowie immaterieller Hilfen (z.B. Beratungsangebote) andere Ansprüche ergeben sich aus benachbarten Leistungs- und Schutzgesetzen.

Wichtige Themen sind:

- Leistungen der gesetzlichen Krankenversicherung: Heilmittel, Hilfsmittel, häusliche Krankenpflege, Haushaltshilfe, Fahrtkosten, Begleitperson im Krankenhaus, Krankengeld bei Erkrankung des Kindes,
- Leistungen der Pflegeversicherung,
- Hilfe zur Pflege,
- Schwerbehinderung,
- Eingliederungshilfe: Teilhabe an Bildung (Kindertageseinrichtungen, Schule, Ausbildung), medizinische Rehabilitation, Leistungen zur sozialen Teilhabe,
- Persönliches Budget,
- Transition: Medizinische Versorgung, Ausbildung und Beschäftigung, Wohnen, Existenzsicherung bei jungen Erwachsenen, gesetzliche Betreuung, Patientenverfügung und Vorsorgevollmacht, Ausweispflicht, Zuzahlung, bleibende Sozialleistungsansprüche,
- Existenzsicherung bei längerer Erkrankung des Kindes: Krankengeld bei Erkrankung des Kindes, Kinderpflege-Krankengeld bzw. Palliativkinderkrankengeld, Teilzeit, Brückenteilzeit, Pflegezeit, Familienpflegezeit, eigenes Einkommen und Vermögen, Arbeitslosengeld I und II/ Grundsicherung im Alter und bei Erwerbsminderung,
- Krankenversorgung bei Asylbewerbern: Aufenthaltsgestattung, Aufenthaltserlaubnis,
- Themen und Leistungen nach dem Versterben: Ablauf von Leistungsansprüchen, Bestattungskosten, Rehabilitation für verwaiste Familien,
- Sozialverwaltungsverfahren: Antrag, Widerspruch, Klage, einstweiliger Rechtsschutz.

14.2.6.7. Transition

Die Transition in der Medizin ist definiert als "die planvolle Begleitung chronisch kranker Kinder und Jugendlicher von der pädiatrischen Versorgung in die Weiterbehandlung der Strukturen der medizinischen Versorgung von Erwachsenen. Medizinische und psychosoziale Aspekte sind zu berücksichtigen." (Bredel-Geißler 2017). Transition in der pädiatrischen Palliativversorgung ist ein ungelöstes Problem – auch, aber nicht nur – weil die Medizinischen Zentren für Erwachsene mit Behin-

Pädiatrische Palliativversorgung	Palliativversorgung von Erwachsenen
Familienzentriert	Patientenzentriert
Umsorgend	Eigenverantwortlich
Schulen und Werkstätten decken Vielzahl an Therapie- und Hilfsmittelmöglichkeiten	Arbeitsplatz spielt für Palliativversorgung eine untergeordnete Rolle
Sozialpädiatrische Zentren wichtig	Zentren für Erwachsene mit Behinderung nicht flächendeckend verfügbar
Meist seltene Erkrankungen, viele zusätzliche Spezialversorger	Meist häufige Erkrankungen, weniger zusätzliche Spezialversorger
In den meisten Fällen primäre Ansprache der Eltern	In den meisten Fällen primäre Ansprache der Patienten
Relativ wenige Patienten über lange Zeit → sehr flexibel, mehr Zeit	Relativ mehr Patienten über kurze Zeit → unflexibler, weniger Zeit
Lebensbegleitend	Lebensende
In der Regel Kassenleistungen	Mehr Selbstzahler
Kinder- und Jugendhospize bieten Entlastungspflege	Versorgungsdezifit im Bereich Entlastungspflege

Tab. 14.2: Vergleich der wichtigsten Aspekte der pädiatrischen Palliativversorgung und der Palliativversorgung von Erwachsenen.

derung (MZEBs) zwar politisch gewollt, aber nicht finanziert und daher nicht flächendeckend umgesetzt werden.

Die Versorgung von Kindern und Jugendlichen prägt nicht nur die Versorgenden, sondern auch die Versorgten.

In den "Forderungen des Deutschen Kinderhospizvereins e.V. für die 20. Legislaturperiode des Deutschen Bundestages" (www.deutscher-kinderhospizverein.de) sowie in der CHARTA finden sich Forderungen nach der Schaffung von **Wohn- und Versorgungsformen**, die die Bedürfnisse junger Erwachsener mit lebenslimitierenden Erkrankungen berücksichtigen.

Wichtige Hinweise, wie Transition trotz aller Herausforderungen gelingen kann, finden sich in der der AWMF-Leitlinie "Transition von der Pädiatrie in die Erwachsenenmedizin" (https://www.awmf.org/uploads/tx_szleitlinien/186-001l_S3_Transition_Paediatrie_Erwachsenenmedizin_2021-04.pdf).

Literatur

Association for Children with Life-threatening or Terminal Conditions and their Families (ACT) and the Royal College of Paediatrics and Child Health (RCPCH). A guide to the development of children's palliative care services. Bristol, UK; 2003. Report No.: 2nd

Bösch A, Wager J, Zernikow B, Thalemann R, Frenzel H, Krude H, Reindl T. Life-Limiting Conditions at a University Pediatric Tertiary Care Center: A Cross-Sectional Study. J Palliat Med 2018;21(2):169-176

Bredel-Geißler A, Peters H, Gaese F. Qualitätszirkel Transition in Sozialpädiatrischen Zentren. Deutsche Gesellschaft für Sozialpädiatrie und Jugendmedizin e.V. (DGSPJ), Berlin, https://www.dgspj.de/wp-content/uploads/qualitaetssicherung-papiere-transition-2017.pdf

Craig F, Abu-Saad Huijer H, Benini F, Kuttner L, Wood C, Cornaglia Ferraris P, Zernikow B. IMPaCCT: standards for paediatric palliative care in Europe. Eur J Pall Care 2007;14:109-14

Fraser LK, Gibson-Smith D, Jarvis S, Norman P, Parslow RC. Estimating the current and future prevalence of life-limiting conditions in children in England. Palliat Med 2021;35(9):1641-1651

Garske D, Schmidt P, Hasan C, Wager J, Zernikow B. Palliativversorgung auf der pädiatrischen Palliativstation "Lichtblicke" – Eine retrospektive Studie. Palliativmedizin 2016;17:302-307

Janisch M, Boehme K, Thiele S, Bock A, Kirschner J, Schara U, Walter MC, Nolte-Buchholtz S, von der Hagen M. Tasks and interfaces in primary and specialized palliative care for Duchenne muscular dystrophy - A patients' perspective. Neuromuscul Disord 2020;30(12): 975-985

Lin B, Gutman T, Hanson CS, Ju A, Manera K, Butow P, Cohn RJ, Dalla-Pozza L, Greenzang KA, Mack J, Wakefield CE, Craig JC, Tong A. Communication during childhood cancer: Systematic review of patient perspectives. Cancer 2020;126(4):701-716

Martin K, Geuens S, Asche JK, Bodan R, Browne F, Downe A, García García N, Jaega G, Kennedy B, Mauritz PJ, Pérez F, Soon K, Zmazek V, Mayre-Chilton KM. Psychosocial recommendations for the care of children and adults with epidermolysis bullosa and their family: evidence based guidelines. Orphanet J Rare Dis 2019;14(1): 133

Nolte-Buchholtz S, Zernikow B, Wager J. Pediatric patients receiving specialized palliative home care according to German law: A prospective multicenter cohort study. Children (Basel, Switzerland) 2018;31;5(6):66

Sisk BA, Zavadil JA, Blazin LJ, Baker JN, Mack JW, DuBois JM. Assume It Will Break: Parental Perspectives on Negative Communication Experiences in Pediatric Oncology. JCO Oncol Pract 2021;17(6):e859-e871

Tan AJN, Tiew LH, Shorey S. Experiences and needs of parents of palliative paediatric oncology patients: A meta-synthesis. Eur J Cancer Care (Engl) 2021;30(3): e13388

van der Geest IM, Darlington AS, Streng IC, Michiels EM, Pieters R, van den Heuvel-Eibrink MM. Parents' experiences of pediatric palliative care and the impact on long-term parental grief. J Pain Symptom Manage. 2014; 47(6):1043-53

15. Palliativmedizin für Hochbetagte und in der Schwerstpflege

15.1. Palliativmedizin für Menschen in hohem Lebensalter

> *"Altwerden ist nichts für Feiglinge."*
>
> Joachim Fuchsberger, 2010

Das Leben von Menschen in hohem Alter:

- sie haben einen ebenfalls betagten Partner,
- sie haben mitunter Kinder im Rentenalter,
- sie leben oft allein,
- sie werden von Zugehörigen zu Hause gepflegt (48 %),
- sie sind meist mehrfacherkrankt,
- 25 % von ihnen leben in vollstationärer Pflege, davon sind 72 % Frauen,
- sie sterben selten in Einrichtungen der Hospiz- und Palliativbetreuung.

(Kojer 2021)

15.1.1. Alter und Alterung

In den letzten einhundert Jahren hat sich die Lebenserwartung der Menschen um durchschnittlich 8 Jahre verlängert: für Männer um durchschnittlich 4,5 Jahre, für Frauen noch deutlicher um durchschnittlich 10 Jahre. Sie beträgt aktuell für Jungen 78,6 Jahre und für Mädchen 83,4 Jahre (Statistisches Bundesamt).

Dabei ist diese Entwicklung nicht endlos vorstellbar, das erwartete maximale Lebensalter wird bei ca. 120 Jahren angenommen.

Typische Alterungsveränderungen sind (Gerok 1994):

- Einschränkung der Akkommodationskraft durch Abnahme der Linsenelastizität: Alterssichtigkeit (*Presbyopie*),
- Verringerung der auditiven Empfindlichkeit durch herabgesetzte Neuronenzahl: Schwerhörigkeit (*Presbyakusis*),
- abnehmende immunologische Kapazität (*Infektanfälligkeit*),
- Inaktivität – Abnahme von Muskel- und Skelettmasse,
- Inaktivität – Abnahme des Blutdruckregulationsvermögens,
- abnehmender Energieumsatz,
- zunehmende Fettmasse,
- verminderte Wasserelimination,
- Leber- und Niereninsuffizienz,
- Atrophie der Magenschleimhaut,
- nachlassende Darmmotilität

Additiv überlagern Erkrankungen die physiologischen Alterungsprozesse und auch soziale, ökonomische und Bildungsfaktoren wirken sich auf Gesundheit, Alterung und die Komplexität der Versorgungssituation am Lebensende betagter Menschen aus. So ergibt sich für alte Menschen nahezu regelhaft ein hoher Bedarf an individualisierter Therapie. Diesen Anforderungen versucht die Altersheilkunde, die Geriatrie, gerecht zu werden.

15.1.2. Der geriatrische Patient

Geriatrische Patienten zeichnen sich durch ihr Alter (>70. Lebensjahr) und/oder durch eine geriatrietypische Multimorbidität aus.

Im Jahr 2019 waren mehr als 18 Millionen Deutsche älter als 65 Jahre. Besonders stark wächst die Gruppe der Hochbetagten. 2,4 Millionen Deutsche waren im Jahr 2019 älter als 85 Jahre (Statistisches Bundesamt).

Dabei spielen funktionelle Beeinträchtigungen eine entscheidendere Rolle als das kalendarische Alter. Es zeigen sich zwei typische Patientengruppen: eher jüngere Alte mit Mehrfacherkrankungen und Hochbetagte, die durch eine aus dem Alterungsprozess resultierende Vulnerabilität eine besondere Unterstützung benötigen. Aus akuten Gesundheitsstörungen resultieren gehäuft Komplikationen und Folgeerkrankungen, die für betagte Menschen meist mit einem mindestens temporären Verlust der Selbsthilfefähigkeiten verbunden sind. Außerdem besteht die Gefahr der Chronifizierung von Akutproblemen. Wenn alte Menschen akut erkranken, dann zeigen sie oft atypische Beschwerden und benötigen eine "atypische" Diagnostik, weil eine standardisierte Diagnostik oft nicht zielführend ist.

15.1.3. Multimorbidität und Geriatrische Syndrome

Eine allgemein anerkannte Definition von Multimorbidität oder Mehrfacherkrankung existiert aktuell nicht. Im Allgemeinen wird von zwei oder mehr chronischen Krankheiten ausgegangen. Diese können in einem ursächlichen Zusammenhang stehen, müssen dies aber nicht:

- Multimorbidität **mit** ursächlichem Zusammenhang: Adipositas – Fettstoffwechselstörung – Arterielle Hypertonie – Arteriosklerose – Koronare Herzkrankheit – Chronische Herzinsuffizienz – Vorhofflimmern – Schlaganfall
- Multimorbidität **ohne** ursächlichen Zusammenhang: Arterielle Hypertonie – Rheumatoidarthritis – COPD – Schilddrüsenunterfunktion

Es ist bisher auch nicht definiert, ob die Erkrankungen Beschwerden verursachen und behandlungsbedürftig sein müssen oder lediglich festgestellt wurden. Multimorbidität ist ein zunehmendes und mit dem steigenden Lebensalter vergesellschaftetes Problem. Wie häufig sie tatsächlich auftritt lässt sich wegen der fehlenden Definition bisher nur schwer ermitteln. Andererseits sind die Auswirkungen von Multimorbidität groß. Folgen sind meist komplexe Beschwerden, belastende funktionelle Beeinträchtigungen, Mehrfachmedikation mit deutlicher Zunahme von unerwünschten Arzneimittelwirkungen, zusätzlicher Beeinträchtigung von Organfunktionen durch Arzneimitteltherapie und Interaktionen. Multimorbide Patienten benötigen eine Festlegung der Rangfolge der zu behandelnden Krankheiten und auch des letztverantwortlichen Behandlers.

Darüber hinaus zeigen sich in höherem Alter typische Probleme, die für sich genommen wenig Auswirkungen auf das Wohlbefinden der Betroffenen haben, in der Summe jedoch die besondere Verletzlichkeit alter Menschen begründen. Diese werden Geriatrische Syndrome genannt und haben prognostische Relevanz:

Geriatrische Symptome:

- Inkontinenz für Urin und Stuhl
- Immobilität und nachlassende funktionelle Fähigkeiten
- Intellektueller Abbau, Demenzen
- Instabilität und Sturzsyndrom
- Interaktionen als Folgen von Mehrfacherkrankung und Polypharmazie
- Iatrogene Erkrankungen infolge zunehmender Vulnerabilität
- Isolation durch nachlassende Teilhabe und fehlende soziale Kontakte
- Insomnie (Schlafstörungen) z.B. durch wiederholte und kurzzeitige Ruhephasen tags
- Impaired Eyes and Ears (Seh- und Hörstörungen) und unzureichende Kompensation
- Irritables Kolon durch verlängerte gastrointestinale Passage
- Impecunity als Altersarmut.

(Isaacs 1981)

Die systematische Erfassung und die Evaluation der geriatrischen Symptome in Bezug auf ihre Auswirkungen im Alltag des betagten Menschen dienen der Ermittlung von Unterstützungsbedarf und der prognostischen Beurteilung.

15.1.4. Häufige Krankheitsbilder in hohem Alter

Neben Multimorbidität stehen in hohem Lebensalter oft fortgeschrittene, chronische Erkrankungen im Mittelpunkt. So zeigen alte Menschen häufig eine chronische Herzinsuffizienz, Endorganschäden an Blutgefäßen nach langjähriger Arterieller Hypertonie, Spätschäden durch Stoffwechselerkrankungen wie Diabetes mellitus oder Fettstoffwechselstörungen oder degenerative neurologische Krankheitsbilder wie den Morbus Parkinson oder die Demenzen.

Erkrankungen alter Menschen in Pflegeheimen (SINTEF-Rapport 6/2003)

- Herz-Kreislauf-System 87 %
- Demenz 77 %
- Muskuloskelettale Erkrankungen 76 %
- Neurologische Erkrankungen 70 %
- Schmerz 62 %
- Psychiatrische Erkrankungen 60 %
- Urologische/gynäkologische Erkrankungen 47 %
- Gastrointestinale Erkrankungen 44 %
- Tumoren 27 %.

Fallbeispiel: Frau G., 86 Jahre, Gebrechlichkeit

Frau G. lebt seit 4 Monaten im Pflegeheim, nachdem ihr Mann plötzlich verstorben ist. Er hatte sich bisher intensiv um sie gekümmert, weil sie durch den seit 8 Jahren bekannten Morbus Parkinson mehr und mehr eingeschränkt war. Ins Pflegeheim kam sie direkt vom Krankenhaus aus. Dort war sie nach einem Sturz zu Hause mit Schenkelhalsbruch operiert und in der Akutgeriatrie behandelt worden. Seit der Operation ist sie nicht mehr auf die Beine gekommen, konnte aber auch vor dem Sturz nur wenige Schritte in der Wohnung am Rollator laufen. Sie wird mit Unterstützung zweier Helfer aus dem Bett in den Rollstuhl transferiert. Mehr als die Hälfte der Tageszeit verbringt sie liegend. Durch langjährigen Bluthochdruck leidet sie unter Herz- und Niereninsuffizienz, sie gerät bei geringster Belastung außer Atem und schläft schlecht, weil sie mehrmals in der Nacht auf den Nachtstuhl zum Wasserlassen gesetzt werden muss. Vor zwei Wochen war sie wegen einer Lungenentzündung erneut im Krankenhaus, dabei wünscht sie sich doch nur eines: endlich wieder mit ihrem Mann, mit dem sie mehr als 60 Jahre verheiratet war, vereint zu sein.

Neben dem gleichzeitigen Vorliegen mehrerer Erkrankungen kann jede akute Gesundheitsstörung, sei es ein Trauma mit Weichteil- oder Knochenverletzung, seien es Infektionen oder die akute Dekompensation einer bekannten chronischen Erkrankung, zu einer deutlichen Verschlechterung anderer vorbestehender chronischer Erkrankungen führen. Je häufiger ein stationärer Behandlungsbedarf resultiert, um so höher ist dessen prognostische Relevanz. Die zunehmende Frequenz akuter Dekompensationen chronischer Erkrankungen ist mit einer schlechten Prognose vergesellschaftet. Um eine palliative Behandlungssituation zu erkennen bedarf es der Stadieneinteilung aller vorliegenden Erkrankungen, der Beurteilung der Komorbiditäten sowie einer objektiven Bewertung der funktionellen Beeinträchtigung des alten Menschen.

15.1.5. Palliativen Behandlungsbedarf erkennen

Im Alter treten kurative Behandlungsziele mehr und mehr in den Hintergrund, Ziele der Therapie richten sich eher auf bestmögliche Rehabilitation und Palliation. So, wie die frühe Integration von Palliative Care für die Behandlung unheilbar Erkrankter hilfreich ist und rehabilitative Aspekte in frühen Behandlungsphasen von Patienten mit pal-

Palliative Care (Quelle: Lehrbuch der Palliativmedizin; Aulbert, Nauck, Radbruch)	Palliative Geriatrie (Quelle: Lebensqualität im Alter; Ines Conrad, Steffi G. Riedel-Heller)
• Beschwerdearmut, • ohne Angst, • mit notwendiger Unterstützung, • zu Hause sein, • so lange es möglich/es erträglich ist leben, • wahrhaftiger Umgang, • die Nahestehenden nicht zu sehr zu belasten, • letzte Dinge erledigen, • Sinn finden.	• selbstständig leben können, • nicht allein sein, • subjektives Wohlbefinden, • Lebenszufriedenheit finden, • Teilhabe erhalten, • mit notwendiger Unterstützung, • verstanden werden, • Vertrauen finden, • schnell sterben, lebenssatt sein.

Tab. 15.1: Wünsche und Bedürfnisse Betroffener im Umfeld von Palliative Care und Palliativer Geriatrie.

liativem Behandlungsbedarf wichtig sind, so bedarf es in der Geriatrie der Erfassung von palliativem Behandlungsbedarf.

Palliativbehandlung als aktives und ganzheitliches, an den Wünschen und Bedürfnissen der Betroffenen und ihrer Bezugspersonen ausgerichtetes Konzept zur bestmöglichen Beschwerdelinderung richtet sich an unheilbar Erkrankte, **unabhängig von Alter, Grunderkrankung und Versorgungssetting**. Lange Zeit wandte sich Palliative Care vor allem an Patienten mit einer unheilbaren Krebserkrankung, und noch immer ist die Palliativversorgung nicht in allen Einrichtungen der stationären Altenpflege eine Selbstverständlichkeit. Dabei zeigen Menschen mit einer fortgeschrittenen Krebserkrankung und multimorbide Hochbetagte sehr ähnliche Wünsche und Bedürfnisse.

Die Phase, in der geriatrische Patienten komplex krank, funktionell deutlich beeinträchtigt und zunehmend von der Unterstützung durch helfende Personen abhängig sind, ist meist deutlich länger (meist in Jahren zu messen), als dies bei Fehlen oder Ablehnung onkologischer Behandlungsmöglichkeiten für Tumorpatienten der Fall ist (meist in Monaten zu messen).

Die Erfassung belastender, leidvoller Symptome und die Beurteilung von Behandlungseffekten wird häufiger durch kognitive Beeinträchtigung erschwert und bedarf der aufmerksamen Krankenbeobachtung und somit der Fremdbeurteilung.

Exemplarisch sind in Tab. 15.2 häufige Erkrankungssituationen des hohen Lebensalters mit typischen Beschwerden und möglichen Komplikationen aufgeführt.

Für die Erfassung von belastenden Beschwerden sowie von die Lebensqualität beeinträchtigenden Problemen körperlicher, psychosozialer, spiritueller oder kultureller Art stehen für Menschen ohne kognitive Einschränkungen Assessment-Instrumente wie ECOG (Aktivitätsskala der Eastern Cooperative of Oncology Group), Barthel-Index, MIDOS, das Distress-Thermometer, das Edmonton Symptom Assessment System etc. zur Verfügung. Spezielle Fragen wie das Vorhandensein kognitiver

Erkrankung	Häufige Probleme, Symptome	Mögliche Komplikationen
Chronische Herzinsuffizienz	Luftnot, Ödeme, Anasarka, Schmerzen, Depressionen, Schwäche, Kachexie	Lungenödem, maligne Herzrhythmusstörungen, Blutungskomplikationen
Chronisches Lungenversagen	Luftnot, Husten, Kachexie, Schwäche, Angst	Respiratorische Insuffizienz, Therapierefraktäre Infektion
Leberzirrhose	Aszites, Albuminmangel, Hepatische Enzephalopathie, Ikterus, Juckreiz, Abdominalschmerzen, Luftnot	Spontan-bakterielle Peritonitis, Coma hepaticum, Blutung, Kumulation hepatisch zu eliminierender Medikamente, Unwirksamkeit hepatisch zu aktivierender Medikamente
Terminaler Morbus Parkinson	Mobilitätseinschränkungen, Sprechstörungen, Dysphagie, Obstipation, Delir	Dysphagie, Aspiration, Therapierefraktäre Infektionen, Wirkverlust der Parkinsonmedikation
Demenz	Schwerer Verlust kognitiver Fähigkeiten, Mobilitätseinschränkungen, Dysphagie, Gewichtsverlust	Aspiration, Therapierefraktäre Infektionen, Immobilität
Apoplex	Neurologische Störungen je nach betroffenem Hirnareal, fehlende Verbesserung unter Rehabilitation, das im Akutstadium festgelegte Therapieziel kann nicht erreicht werden	Therapierefraktäre Infektionen, Immobilität, Beendigung mit dem Patientenwillen nicht mehr gedeckter, lebenserhaltender Maßnahmen
Chronische Niereninsuffizienz	Durst, Juckreiz, Ödeme, Luftnot, Übelkeit, Erbrechen, Abdominalschmerzen	Urämisches Coma, Kumulation renal zu eliminierender Medikamente

Tab. 15.2: Häufige Erkrankungssituationen des hohen Lebensalters mit typischen Beschwerden und möglichen Komplikationen.

Einschränkungen, von Depression oder eines Delirs erfordern spezielle Assessments wie beispielsweise die Confusion Assessment Measure (CAM), Geriatric Depression Scale (GDS) oder die Mini-Mental State Examination (MMSE). Für Menschen mit Demenz existieren einige Instrumente zur Schmerzerfassung, wie der BESD (Beurteilung von Schmerzen bei Demenz) oder der DOLO-PLUS- 2-Short.

Außerdem sind die Erfassung spiritueller Bedürfnisse oder Ressourcen, z.B. durch gezieltes Erfragen oder Nutzung des SPIR (vgl. Kap. 25.3.3.1.) und von Vorstellungen zur Behandlungsintensität in Krisen und am Lebensende (Patientenverfügung, Vorsorgevollmacht, Notfallverfügung) wichtig. Sehr häufig werden alte Menschen in medizinischen Krisen ins Krankenhaus eingewiesen, obwohl sie mit ihrem Leben abgeschlossen haben, eine palliative Behandlung und Begleitung bevorzugen und im gewohnten Lebensumfeld verbleiben möchten, dies aber nicht mehr artikulieren können. Um so wichtiger sind Maßnahmen der vorausschauenden Behandlungsplanung für das Lebensende (vgl. Kap. 3.3.).

15.1.6. Am Lebensende angekommen, lebensmüde und lebenssatt sein

Mehr als 30 % der betagten Menschen weisen eine reaktiv-depressive Symptomatik oder manifeste Depression auf. Die antidepressive medikamentöse Therapie ist wirksam, allerdings stehen nicht-medikamentöse, psychotherapeutische Behandlungsoptionen den Menschen mit eingeschränkter Mobilität nur in unzureichendem Maße zur Verfügung. Psychotherapeutische Interventionen werden aber auch durch das Vorhandensein kognitiver Funktionseinbußen limitiert (Wernicke 2001).

Suizidalität im Alter ist ein relevantes Thema: die Suizidrate steigt im Alter, insbesondere bei Männern, deutlich. Im Jahr 2010 wurden nahezu ¼ der Suiziden von Männern jenseits des 70. Lebensjahrs vollzogen. Soziale Isolation und Verlust des Lebenspartners spielen dafür eine wichtige Rolle (Lindner 2012).

Viel häufiger jedoch äußern alte Menschen das Wissen darum, am Lebensende angekommen zu sein, nicht mehr zu erwarten, dass es für sie relevante Verbesserungen geben kann und sich nicht eine Behandlung um jeden Preis zu wünschen. Im offenen und wertungsfreien Gespräch darüber, was Behandlungswunsch und unbedingt zu Vermeidendes sei, lassen sich Freiverantwortlichkeit, Depression und Suizidalität voneinander abgrenzen und mit dem Patientenwillen konforme Maßnahmen ableiten (Sperling 2009).

Der Blick auf das gelebte Leben, die Reflexion biografischer Schlüsselmomente, die Zusage verlässlicher Unterstützung trotz Schwäche und die Bestärkung in der Formulierung von Behandlungswünschen sind berechtigter Anspruch alter Menschen und Auftrag an die Fürsorgenden.

Literatur

Kojer, M (2021) Alt, krank und verwirrt: Einführung in die Praxis der Palliativen Geriatrie. Kohlhammer 4. Auflage

Statistisches Bundesamt, Durchschnittliche weitere Lebenserwartung in Deutschland nach Geschlecht und Altersgruppen laut Sterbetafel 2018/2020

Gerok W, Brandstädter J (1994) Normales, krankhaftes und optimales Altern: Variations- und Modifikationsspielräume, Berlin, New York: Walter de Gruyter. S. 356-385.

Isaacs B (1981) Is geriatrics a speciality? In: Arie A (Hrsg.) Health care oft he elderly. London: Croom Helm. S. 224-235.

SINTEF-Rapport 6/2003: Erkrankungen alter Menschen in Pflegeheimen in Bergen, Norwegen

Wernicke T, Reischies FM, Linden M (2001) Epidemiologie von Demenz und Depression im Alter. In: Hegerl U, Möller H-J (Hrsg) Depression und Demenz. Wien: Springer. S5-17

Lindner R (2012) Körperliche Erkrankung und Suizidalität bei hochbetagten geriatrischen Patienten: Eine explorative Studie. Suizidprophylaxe 1.11-19

Sperling U, Thüler C, Burkhardt H, Gladisch R (2009) Äußerungen eines Todesverlangens – Suizidalität in einer geriatrischen Population, Suizidprophylaxe 36:29-35

15.2. Palliative Care in der Pflege und Begleitung schwerst erkrankter Menschen

> *"Wirklich zu leben bedeutet, im Dialog zu bleiben – mit sich selbst und anderen. Es ist ein Prozess des Verstehens und Aushandelns."*
>
> Klie, 2011, S. 39

Jeder Mensch ist für sich und in Bezug auf andere ein Unikat, eine Einzigartigkeit. Aus dieser Haltung heraus entsteht ein Menschenbild, welches vor allem mit dem Wunsch nach Autonomie und Selbstbestimmung lebt. So lange wie möglich möchten die meisten Menschen ihr Leben selbst aktiv (mit-)gestalten.

Mit der Frage, was ein gutes Leben ist und was es ausmacht, entwickelt ein Mensch im Laufe seines Lebens für sich sinnvolle Lebenspläne. Dabei greift er auf persönliche Grundfähigkeiten zurück, welche sich aus seinen Lebensbedürfnissen heraus entwickelt haben. Eine dieser Grundfähigkeiten beschreibt Martha Nussbaum (2012) wie folgt: Die Freiheit, "*[...] sein eigenes Leben und nicht das von jemand anderem zu leben [..], [...] für andere und bezogen auf andere zu leben [...]* und ein *[...] volles Menschenleben bis zum Ende zu führen; nicht vorzeitig zu sterben.*" (Nussbaum, 2012, S. 57 f.). Freiheit ist nicht nur ein Lebensgefühl, es bedeutet auch selbstbestimmt (mit-)zu entscheiden und wahrgenommen zu werden. Ein freies Leben bedeutet Individualität, relative Unabhängigkeit, Liebe, Mut und neugierig bleiben für die kleinen Dinge um uns herum. "*Nussbaums Theorie vom guten Leben enthält eine Liste von Grundfähigkeiten, welche Menschen von Geburt an schon besitzen, die sich verändern und auch verloren gehen können. Dabei spricht sie von aktiver und individueller Gestaltung eines guten Lebens sowie der Notwendigkeit der Solidarität.*" (vgl. Güther, Brandenburg, 2015, S. 78-79). Unabhängig vom kognitiven Status und jeweiligen Alter ist es ein Grundbedürfnis von Menschen, sich und anderen Menschen Lebensfragen zu stellen und Antworten zu suchen. Dazu gehören auch der Umgang mit Lebensrückblicken, Zukunftsperspektiven sowie ein offener und ehrlicher Umgang mit der eigenen Endlichkeit.

Diese Gedanken und Erkenntnisse finden ihre Aktualität auch in der Pflege, Beratung und Begleitung schwersterkrankter Menschen in ihrer letzten Lebenszeit. Palliative Care als schützende, achtsame Wegbegleitung in Zeiten zunehmender Pflegebedürftigkeit gewinnt als ganzheitliches Konzept zunehmend an Bedeutung. Schicksalsschläge kommen meist unvorbereitet und hinterlassen Spuren. Der Lebensweg eines chronisch schwerkranken Menschen braucht von allen beteiligten Akteuren viel Einsatz, Kraft und Geduld, aber auch Mut, Kreativität und einen guten Humor.

Palliative Care beschreibt als Prozess einen Perspektivwechsel, bei dem die Krankheit nicht mehr mit einem Heilungs-Ziel im Mittelpunkt steht, sondern das bestmögliche Leben mit ihr. Das bedeutet, ein anderes Bewusstsein zu entwickeln, in Bezug auf Qualität und Wichtigkeit des Lebens. Medizinische und pflegerische Behandlungen haben weiter einen hohen Stellenwert, müssen aber individuell und ethisch-vertretbar neu ausgehandelt werden. Dazu müssen alle beteiligten Akteure eine gemeinsame Sprache sprechen lernen, welche auf Wissen, Fachkenntnissen, Fertigkeiten, einer empathischen Grundhaltung sowie Offenheit und Ehrlichkeit basiert.

Ein schwer erkrankter Mensch bleibt ein Stück "er selbst", wenn man ihn lässt. Viele Selbstverständlichkeiten werden Besonderes, wenn darüber gesprochen wird und sie in schweren Zeiten eine besondere Wichtigkeit erhalten (dürfen). Palliative Care bietet eine Chance, dass eine Gesundheit neu definiert werden kann und in der letzten Lebenszeit Hilfe, Kraft und Orientierung gibt.

15.2.1. Der alternde Mensch am Lebensende: End-of-Life Care

In der Palliativen Geriatrie werden die Altenpflege und der Bereich der Geriatrie mit Palliative Care und Hospizarbeit verbunden. Das ist ein (neuer) ganzheitlicher Ansatz in der Begleitung und Betreuung alter, hochbetagter Menschen, welche von Demenz betroffen sind. "*Palliative Geriatrie ist mehr als Sterbebegleitung*" (Müller, 2016, S. 11). Ziel ist es, diesen Menschen eine ihrer Lebenssituation angepassten Lebenswelt zu ermöglichen, in welcher sie sich bewegen, bewegt werden und zur Ruhe kommen dürfen. Für eine gute und nachhaltige palliative Versorgung hochbetagter Menschen bedarf es einer fundierten fachlichen Kompetenz sowie einer liebevollen Beziehungsgestaltung.

Ein hochbetagter Mensch leidet meist unter funktionellen Einschränkungen und unter typischen, meist unspezifischen Einschränkungen, und das bei oft mehreren chronischen Erkrankungen (Multimorbidität). Roland Kunz benennt unter anderem Einschränkungen der Lebensqualität bei *Inkontinenz, Instabilität, Immobilität* sowie *bei kognitiven Veränderungen* (Angst über Kontrollverlust des eigenen Lebens). "*Oft ist es schwierig, die Sterbephasen von multimorbiden Menschen zu erkennen. Ein bewusster, abgesprochener Behandlungsverzicht oder das Kippen des labilen Gleichgewichts können Auslöser sein. Dann sind alle Maßnahmen auf ihren Nutzen zu überprüfen, der Fokus muss auf die Leidenslinderung gelegt werden. Vorausschauend sind Reservemedikamente zu verordnen und die Zielsetzung muss allen Teammitgliedern klar sein.*" (Kunz, 2016, S. 21).

Eine große Säule in der palliativen Arbeit ist der Vertrauensaufbau zum betroffenen Menschen über eine empathische Kommunikationskultur.

"*Empathische Kommunikation beginnt nicht mit dem Sprechen, auch nicht mit der Vorbereitung, sondern mit dem aktiven Zuhören.*" (Gottschlich, 2007, S. 156).

Hier liegt eine große Verantwortung und Wichtigkeit aller begleitenden Akteure. Der schwerkranke Mensch braucht seine Zeit, seine neue Situation zu begreifen, zu verstehen. Körperliche und geistige Veränderungen werden wahrgenommen, müssen verarbeitet und begriffen werden. Geduld und Verständnis stehen im Vordergrund. "Haben Sie etwas Zeit für mich, vergessen Sie mich nicht." So antworten besonders viele ältere Menschen, wenn sie nach ihren Wünschen gefragt werden. Zuneigung als Form von positiver, erwartungsfreier Zuwendung fördert Wertschätzung, ohne zu fordern. "*Worte sind eben nicht nur flüchtige Lautbildungen ohne weitere Folgen beim Hörenden, sondern Worte aktivieren im Hörer Handlungsideen und aktive Körpergefühle.*" (Gottschlich, 2007, S. 181).

Das bedeutet, dass im Umgang mit sterbenden Menschen eine achtsame, respektvolle Kommunikation nicht nur eine moralische Verpflichtung ist, sondern zu einer medizinisch pflegerischen Notwendigkeit wird. Pflegende und andere Begleitende müssen sich auf die Ebene des betroffenen Menschen begeben. Dabei ist nicht nur der verbale Austausch gemeint, sondern nonverbale Elemente haben ihre Bedeutung. Diese müssen erkannt und sinnvoll umgesetzt werden. Sprach- und Sprechfähigkeit zu verlieren, bedeutet für schwerkranke Menschen oft Einsamkeit und Isolation. Diese Form von Hilflosigkeit erleben Betroffene genauso wie Helfende. Schwerkranke Menschen und Sterbende sind hochsensibel für Feinheiten, bei sich und in interaktiven Situationen. Sie spüren, ob eine Kommunikation ehrlich ist. Das gilt für die verbale Kommunikation, besonders aber im nonverbalen Bereich, im Berührungskontext.

15.2.2. Wir brauchen ein neues (Pflege-)Verständnis

Jeder Mensch hat das Bedürfnis, "eine Bedeutung für Andere" zu haben

Frau S., 86 Jahre alt, lebte seit kurzer Zeit in einer Pflegeeinrichtung und kam schwer beeinträchtigt, sehr bewegungsarm und schmerzgeplagt zum Einzug, berichteten die Altenpflegefachkräfte. Sie war kachektisch, zeigte ein eher ängstliches, unruhiges Verhalten bei Ansprache oder bei Berührungen. Sie hatte eine Tochter, welche offen auf die Pflegekräfte zuging und um Hilfe bat. Sie hatte das Gefühl, dass sie ihre Mutter nicht mehr richtig erreichen kann. Die Mutter machte die Augen zu oder drehte den Kopf weg, wenn die Tochter sie ansprach. Frau S. hat ein bekanntes Krebsleiden, hatte auch eine Patientenverfügung, in welcher die Tochter als Betreuerin vermerkt war. Auch bei den Pflegekräften und anderen begleitenden Personen zeigte Frau S. relativ deutlich diese Abwehrgesten. Dazu kam zunehmend eine leichte Unruhe mit Luftnot.

Frau S. veränderte sich in ihrem Allgemeinzustand, angebotenes Essen und Trinken wurde von der Bewohnerin nicht angenommen, das zeigte sie deutlich mit Mimik und Gestik. Pflegerische Angebote erduldete sie, war der Eindruck der Pflegekräfte. Auch eine Mundpflege war kaum möglich. Die Tochter von Frau S. war sehr unglücklich mit dem Zustand ihrer Mutter.

Wann beginnt Palliative Arbeit? Nicht erst, wenn Frau S. in die Sterbephase geht! Palliative Arbeit hat schon begonnen, als sie in die Pflegeeinrichtung aufgenommen wurde, mit ihrer bekannten Grunderkrankung, ihrer schwachen, körperlichen Konstitution, mit ihrem langsamen Rückzug aus dem Alltagsleben. Sie braucht Menschen, die das erkennen, darauf eingehen, ihr deutlich zeigen, dass sie ernst genommen wird. Wie gestaltet sich nun ein "umhüllender (palliativer) Mantel" für Frau S.?

Gemeinsam haben wir uns zusammengesetzt, eine Gruppe von Begleitern von Frau S. Dazu gehörten die Tochter, die Bezugspflegekraft, der Hausarzt, der Physiotherapeut, eine Mitarbeiterin vom Ambulanten Hospizdienst und ich als Palliative Care Beauftragte der Pflegeeinrichtung. Diese Zusammensetzung haben wir vorher mit der Tochter besprochen. Im Rahmen dieser kleinen ethischen Fallbesprechung kamen alle Akteure zu Wort. Beginnend mit den Erzählungen der Tochter, was ihre Mutter früher für ein Mensch war bis zum heutigen Verhalten und ihren Ausdrucksmöglichkeiten dazu, wurde festgestellt, dass Frau S. zeigte, wie sehr sie sich Ruhe und Rückzug wünscht. Körperliche und geistige Veränderungen deuteten ihren letzten Lebensweg an und darin soll sie begleitet werden. Besprochen wurden weiterhin der sinnvolle Einsatz von Medikamenten bezüglich der belastenden Symptome und das Unterlassen jeglicher Krankenhauseinweisungen zugunsten der schwerkranken Bewohnerin. Diese Art der offenen und ehrlichen Gesprächsführung hat die Tochter sehr beruhigt und bestätigt.

Sensible Menschen, deren Wahrnehmung stark eingeschränkt ist, bedürfen einer besonderen Aufmerksamkeit, mit einer für sie verstehbaren Kommunikation. Frau S. brauchte viel Zeit, um zu begreifen, dass sie gemeint ist, dass sie einen Sinn in Handlungen für sich entdeckte. Damit wurde ihr Autonomie zugestanden, selbst zu entscheiden, was sie wirklich annehmen möchte. Das zu erkennen und zu vermitteln, ist eine Kunst und hat zu 90 % mit (m)einer Grundhaltung zum Menschen zu tun. Wissen und Technik kann erworben werden.

Für die Körperpflege von Frau S. wurde ein anderer Schwerpunkt gesetzt, in Bezug auf Zeitpunkt und kleine pflegerische Angebote. Eine Körperwaschung ist nicht nur Reinigung, sondern auch eine Chance, Frau S. zu begegnen, ihr über Hände und Berührungen ein Körperbild von sich zurückzugeben. Wahrnehmung geht nur über Bewegung. Ruhige, langsame Waschungen und Einreibungen ließen Frau S. entspannter werden und schafften allmählich eine ruhigere Atmung. Sie liebte auch die Stille nach den Waschungen. Der Physiotherapeut berichtete, dass Frau S. bei Bauch-und Fußmassagen hin und wieder lächelte. Das hatte ihn sehr berührt. Nonverbale Dialoge entstehen nur mit Einfühlungsvermögen. Eine gute Krankenbeobachtung, das Erkennen von Körpersignalen und persönlichen Ausdrucksmöglichkeiten von Frau S. sowie eine "gute Portion Herz" schafften in der kurzen Zeit, in der Frau S. noch lebte, für alle Begleitenden das Gefühl, einen guten letzten Weg zu gehen. Die Kommunikation miteinander, die so entstandene Fürsorge, war eines der wichtigsten Bausteine in der Begleitung von Mutter und Tochter. Frau S. ist ruhig im Beisein der Tochter verstorben. Die Tochter sagte mir später, weil alles besprochen war, konnte sie sich ganz auf ihre Mutter konzentrieren. Das hat ihr sehr gut getan.

Was bleibt abschließend zu sagen:

> Palliative Care sollte als achtsame, liebevolle und ummantelnde Fürsorge allen schwerkranken Menschen als "Normalität" zugestanden und gelebt werden.

Literatur

Gottschlich, M. (2007). Medizin und Mitgefühl. Die heilsame Kraft empathischer Kommunikation. Wien, Köln, Weimar: Böhlau Verlag Ges.m.b.H und Co. KG

Güther, H., Brandenburg, H. (2015). Das gute Leben. In: Güther, H., Brandenburg, H. (Hrsg.): Lehrbuch Gerontologische Pflege (77-86). Bern: Hogrefe Verlag

Klie, T. (2011). Dialogische Vorausplanung. Kommunikation über Entscheidungen am Lebensende. Das Jahresheft, Praxis Palliative care, Demenz, Praxis Pflegen. Verstehen heisst, sich verständigen. Sorgende Kommunikation. Heft 3(2011), 36-39.

Kunz, R. (2016). Palliative Geriatrie im Blick auf Multimorbidität und Gebrechlichkeit (Frailty). Fachzeitschrift Palliative Geriatrie, 2. Jahrgang (1), 18-21.

Müller, D. (2016). Was bedeutet für mich Palliative Geriatrie? Fachzeitschrift Palliative Geriatrie, 2. Jahrgang (1), 11.

Nussbaum, M.C. (2012). Gerechtigkeit oder das gute Leben. Gender Studies (7. Auflage). Frankfurt/Main: Suhrkamp Verlag

Walser, A. (2012). Relationale Autonomie. Das Jahresheft, Praxis Palliative Care, Demenz, Praxis Pflegen. Autonomie und Sorge, für mich und andere. Heft 4(2012), 44-45.

16. Palliative Care für Menschen mit intellektueller und komplexer Beeinträchtigung

16.1. Einführung

> *"Leben bis zuletzt – dort, wo ich zu Hause bin."*
> Barbara Hartmann

Die erste Generation von Menschen mit Behinderung nach der Euthanasie des deutschen Nationalsozialismus wird alt. Wir sammeln langsam Erfahrungen mit dieser Entwicklung. Das bezieht sich sowohl auf Menschen, die im familiären Umfeld leben, als auch auf Menschen in verschiedenartigen Einrichtungen. Da sich die Lebenserwartung für diesen Personenkreis der der Allgemeinbevölkerung deutlich angenähert hat, hat auch die Bedeutung der für diese Altersgruppe spezifischen Erkrankungen wie Hochdruckerkrankungen, Stoffwechselstörungen, aber auch Tumorerkrankungen, zugenommen. Berücksichtigt werden muss auch, dass in Wohneinrichtungen junge Menschen mit schwersten Behinderungen nach Abschluss der Schulpflicht aufgenommen werden und somit auch diese Problematik nicht unbedingt nur altersbezogen auftaucht. Hier zeigt sich auch die Bedeutung der Transition, die beim Übergang vom Jugendlichen-Alter ins Erwachsenenalter eine zunehmende Rolle spielt und von den formalen Hürden im Gesundheits- und Sozialwesen zum Teil schwer belastet ist.

Für die Betroffenen, die Zugehörigen oder die professionellen Betreuer stellt sich deshalb zunehmend auch die Frage nach erforderlicher Palliativbetreuung. Selbstverständlich steht sie Menschen mit Behinderung genauso zu wie jedem von uns.

Diese Palliativbetreuung zu Hause oder in einer Wohngruppe zu leisten, ist eine relativ neue Tendenz. Die Bereitschaft, Betroffene bei einer Krankenhausbehandlung zu begleiten, war in Einrichtungen schon lange da und wurde auch von vielen Mitarbeitern mit hohem Einsatz gelebt.

Aber es gibt bei der Umsetzung auch erhebliche Probleme.

In einem auf Förderung gerichteten pädagogischen Denken und Handeln ist vordergründig schon Stillstand nicht vorgesehen, erst recht nicht Verlust von Fähigkeiten im Alter oder durch Krankheit. Vielen Betreuern, die über Jahre oder sogar Jahrzehnte, in einer engen beruflichen Beziehung leben, fällt es deshalb sehr schwer, solche Entwicklungen zu akzeptieren und die sich daraus ergebenden Veränderungen zu gestalten. Besonders deutlich wird das bei inkurablen Erkrankungen. Es laufen die gleichen Prozesse ab wie in Familien, mit Schmerz, Angst, Abwehr, Resignation bis hin zur Annahme.

Gerade Bezugsmitarbeiter sind sehr wichtig in dieser Situation. Aber sie sind emotional besonders stark eingebunden und benötigen die Kooperationsbereitschaft und -fähigkeit der Anderen. In diesem Prozess ist Teamarbeit entscheidend für das Gelingen der Begleitung der Betroffenen. Die gesetzlichen Betreuer müssen ebenfalls eingebunden werden. Sie tragen ja eine erhebliche Verantwortung bei den in diesem Prozess erforderlichen Entscheidungen. Sind es keine nahen Zugehörigen, sondern ehrenamtliche oder auch berufliche Betreuer, wird die Beteiligung auch durch diesen Sachverhalt teilweise geprägt.

Teamgespräche und ethische Fallgespräche können ein Teil dieses Prozesses sein. Ethikkomitees wird es, wenn überhaupt, nur in sehr großen Einrichtungen geben. Hier sind noch viele Anstrengungen erforderlich, um auch vereinzelten Wohngruppen adäquate Möglichkeiten zu eröffnen. Inzwischen arbeiten aber sehr viele Gruppen an entsprechenden Arbeitsvorlagen. Auch die Ausbildung von Gesprächsbegleitern über die gesundheitliche Planung am Lebensende ist inzwischen institutionalisiert. Sie wird auch von den Krankenkassen finanziert mit einer Achtel-Stelle auf 50 Bewohner.

Eine rechtzeitige Befassung mit diesem Denkprozess kann auch entlastend sein. Aber auch so ist er noch schwierig genug, und die tiefe Betroffenheit, gerade bei noch älteren Zugehörigen, die spüren, dass sie vielleicht bald nicht mehr für ihre Kinder sorgen können, muss mit großem Respekt behandelt werden. Hinzu kommt die noch nachwirkende Belastung aus der deutschen Vergangenheit, die bei vielen Beteiligten eine Rolle spielen dürfte.

Über die Erstellung und die Gültigkeit von Patientenverfügungen bei Menschen mit geistiger Behinderung gibt es noch viele Unklarheiten und Meinungsverschiedenheiten. Gerade deshalb ist es hilfreich, in diesem Sinne vorauszudenken. Den mutmaßlichen Patientenwillen zu erkennen, kann besonders schwierig sein. Aber auch hier gibt es viele engagierte Einzelpersonen und Gruppen die dieses Thema bearbeiten (siehe oben)

Betreuungsgerichte sind mit diesen Problematiken auch nicht immer voll vertraut, es gibt teilweise noch Verständnisprobleme.

In der palliativen Betreuung gelten natürlich die gleichen Grundsätze und Regeln wie sonst auch. Die Haltung, dass die konkreten Bedürfnisse und Möglichkeiten der Betroffenen im Mittelpunkt des Handelns stehen, ist Grundlage der Medizin für Menschen mit Behinderung ebenso wie der Palliativmedizin. Es sind aber noch zusätzliche Besonderheiten zu beachten. Sehr wichtig kann der biografische Hintergrund sein. Gerade alte Menschen mit Behinderung haben teilweise kaum vorstellbare Erlebnisse hinter sich. Ebenso wichtig sind die Details der Kommunikation, vor allem, wenn eine sprachliche Verständigung nicht möglich ist. Bezugsmitarbeiter können da oft als Dolmetscher oder als Vertreter der Betroffenen wirken. Sie kennen den Kommunikationscode bestens, auch wesentliche Gewohnheiten und Ähnliches. Die Erfassung des mutmaßlichen Willens der Betroffenen (☞ oben) ist eine zentrale Aufgabe – und oft auch das zentrale Problem. Es sind schon verschiedene Abläufe erarbeitet worden, um diesen mutmaßlichen Willen zu erkennen und zu dokumentieren sowie daraus die notwendigen Schlüsse zu ziehen und erforderliche Entscheidungen zu fällen. Dies muss sehr differenziert geschehen und auf die Möglichkeiten der Betroffenen zugeschnitten sein. Besonders schwierig ist das, wenn eine verbale oder lautsprachliche Kommunikation nicht möglich ist. Hier braucht es auch eine Einbindung von Mitarbeitern oder Zugehörigen, die mit unterstützter Kommunikation Erfahrung haben.

Zu den behandelnden Fachärzten muss ein enger Kontakt gehalten werden. Gerade die Ärzte in der Hausarztfunktion müssen den wechselseitigen Informationsfluss gewährleisten, damit alle wesentlichen Fakten immer zur Verfügung stehen. Das ist besonders bei ungewöhnlichen und speziellen Verläufen wichtig, um keine inhaltlichen Zweifel und Missverständnisse aufkommen zu lassen. Sie können sonst ein erhebliches Konfliktpotenzial entfalten, das die ohnehin schwierige Situation noch zusätzlich aufheizen kann.

Alle beteiligten Wohngruppen-Mitarbeiter haben Anspruch auf diese Informationen, genauso wie Zugehörige und evtl. andere Bezugspersonen. Auch die Mitbewohner müssen in angemessener Weise informiert werden. Es entlastet die Situation nicht, wenn sie in Unkenntnis gehalten werden, denn die veränderte Atmosphäre in einer Wohngruppe durch eine Palliativbetreuung spüren sie ohnehin. Es wurde mehrfach erlebt, wie souverän Mitbewohner mit diesem Abschied umgegangen sind.

Die verschiedenen Leitungsebenen können die unmittelbar Tätigen wirkungsvoll unterstützen, vor allem, wenn neue und andere Bedarfe auftreten. So kann es sehr hilfreich sein, eine zusätzliche Nachtwache zu haben oder auch die Abläufe in der Wohngruppe zeitweise umzustellen, um mehr Zeit für den Patienten mit palliativem Behandlungsbedarf zu haben. Oft haben Mitarbeiter aus anderen Bereichen, z.B. der Tagesstruktur, ihre Hilfe angeboten, da sie auch enge Bezugspersonen sind und die Betroffenen sehr gut kennen. So kann gut auf die Wünsche und Bedürfnisse des Patienten eingegangen werden, ganz konkret auf ihn bezogen, mit bestimmten Ritualen, mit Musik, Vorlesen, Duftkerzen und Ähnlichem.

Sind Bewohner einer Wohngruppe verstorben, findet dort unter Beteiligung der Mitbewohner und Wohngruppenmitarbeiter, wenn möglich auch der Zugehörigen, eine Aussegnung statt. Zur Beisetzung wird ein Trauergottesdienst für einen großen Kreis gehalten. Die Verstorbenen werden dann von der Familie im Heimatort beigesetzt. Wenn kein Kontakt besteht, werden sie am Ort ihres Lebens beerdigt.

Es gibt Erfahrungen, dass die Begleitung eines Sterbenden in seiner Wohngruppe bei aller zusätzlichen Belastung, von den Mitarbeitern auch dankbar und mit berechtigtem Stolz empfunden wurde. Sie konnten einem Menschen, den sie oft Jahre kannten, einen würdevollen Abschied ermöglichen.

Da Einrichtungen der Eingliederungshilfe keine medizinischen Einrichtungen sind, sind natürlich nicht alle Mitarbeiter pflegerisch ausgebildet oder aus anderen Zusammenhängen mit diesem Thema vertraut.

Inzwischen ist es aber auch möglich, dass Teams der SAPV in Einrichtungen an der Palliativversorgung von Patienten teilnehmen. Um dies nutzen zu können, ist es erforderlich, dass sich die regional Tätigen kennenlernen, evtl. vorhandene Vorurteile abbauen und sich vernetzen. Dieser Prozess sollte, wenn möglich, auch über Fortbildungsveranstaltungen vorangetrieben werden.

Insgesamt muss fesgestellt werden, dass auch durch das zunehmende Alter der betreuten Menschen mit Behinderung der Bedarf an Palliative Care und Palliativmedizin ebenso wie der Fortbildungsbedarf zu diesen Problemkomplexen wächst.

Es ist deshalb erforderlich, Palliativ Care in den Einrichtungen zu implementieren. Die laufende Ausbildung von Gesprächsbegleitern darf aber nicht bedeuten, dass ein offenes Klima für palliative und Hospiz-Begleitung nicht ausreichend gefördert wird. Diese Implementierung muss sich auf alle Arbeitsbereiche und alle Mitarbeiter beziehen.

Die Bedeutung dieses Themas ist inzwischen weitgehend erkannt worden und es besteht auch großes Interesse an Hilfestellung. Seit der 2. Auflage dieses Buches hat es erfreuliche Entwicklungen in dieser Hinsicht gegeben. Die DGP hat im Frühjahr 2015 eine Arbeitsgruppe "Palliative Care für Menschen mit intellektueller und komplexer Beeinträchtigung" gegründet. Sie hat guten Zuspruch gefunden. So ist es auch möglich, die Erfahrungen und Strukturen der DGP zu nutzen, um diese Thematik zu bearbeiten. Das ermöglicht auch die gegenseitige Information über Aktivitäten und Fortbildungsangebote.

Die DGP gestaltet eine ausführliche Website.

Auch die Deutsche Gesellschaft für Medizin für Menschen mit geistiger und mehrfacher Behinderung (DGMGB) ist natürlich mit dieser Entwicklung vertraut. Auch da laufen Fortbildungen und wissenschaftliche Tagungen zu diesem Thema. Eine engere Zusammenarbeit mit der Arbeitsgruppe der DGP wird angesteuert.

In Göttingen wurde durch die Mildred-Scheel-Akademie und die Klinik für Palliativmedizin der Universität auf Wunsch der Diakonie Christopherus für das dortige Wohnheim für Menschen mit Behinderung ein Indoor-Schulungsprogramm Palliative Care erarbeitet und implementiert. Dieses Modellprojekt dürfte eine Anregung sein, in dieser Weise auch an anderen Orten tätig zu werden.

Möglichkeiten des Austauschs – Institutionen und Arbeitsgruppen

PACE TIPP!

- Deutsche Gesellschaft für Palliativmedizin AG Menschen mit intellektueller und komplexer Beeinträchtigung
  Unter-AG Transition
  AG Advance Care Planning (ACP)
- DGMGB: Deutsche Gesellschaft für Medizin für Menschen mit geistiger und mehrfacher Behinderung
- Institut für Hospizkultur und Palliativ Care Barbara Hartmann
- DiV-BVP: Deutsche interprofessionelle Vereinigung Behandlung im Voraus planen
- Netzwerk Gesprächsberatung nach § 132 g SGB V in der Eingliederungshilfe:
  Evelyn.franke@Diakonie-Stetten.de
  M.Zabel@Lebenshilfe-Bochum.de
  Claudia.Liebau@Rotenburgerwerke.de

Diese Liste erhebt keinen Anspruch auf Vollständigkeit.

16.2. Inklusion von Menschen mit intellektueller Beeinträchtigung in die hospizlich-palliative Versorgung

"Kommunikation ist das zentrale Thema für die Arbeit mit kognitiv beeinträchtigten Menschen, gerade weil sie so unmöglich erscheint."

Marina Kojer, www.dgpalliativmedizin.de

Nach der UN-Behinderten-Rechtskonvention (UN-BRK) soll jedem Menschen mit Behinderung ein gleichberechtigter Zugang zu allen Formen der

Gesundheitsversorgung wie allen anderen Menschen möglich sein. Seit 2009 ist die UN-BRK durch die Ratifizierung auch in Deutschland geltendes Recht, in vieler Hinsicht bis heute aber noch nicht umgesetzt, auch nicht in der Hospiz- und Palliativversorgung.

Die Charta zur Betreuung schwerkranker und sterbender Menschen in Deutschland fordert schon seit 2010 und mit einem eigenen Kapitel in den Handlungsempfehlungen von 2016 ein menschenwürdiges Sterben in guter Begleitung für Menschen mit geistiger Behinderung (heute sprechen wir besser von Menschen mit intellektueller Beeinträchtigung [MmiB]: www.charta-zur-betreuung-sterbender.de). In ähnlicher Weise hat sich die EAPC 2015 in einem White Paper für diese Menschen positioniert (Tuffrey-Wijine 2016).

Warum macht eine gute Versorgung dieser Menschen, abgesehen von den politischen und organisatorischen Problemen, in der Praxis immer noch Schwierigkeiten?

Auf der einen Seite sind viele Palliativkräfte verunsichert, wenn eine Anfrage zur Versorgung eines Menschen mit intellektueller Beeinträchtigung eingeht: Wie kann man mit Menschen umgehen, die nicht oder nur eingeschränkt verbal kommunizieren können? Die sich in ungewohnter Weise verhalten? Auf der anderen Seite stehen mangelnde Erfahrungen der pädagogischen Mitarbeiter in den Einrichtungen der Eingliederungshilfe mit hospizlich-palliativer Versorgung, Pflege und Begleitung.

Die Prinzipien einer guten Versorgung von Menschen mit intellektueller Beeinträchtigung in der letzten Lebenszeit sind zunächst die gleichen wie bei allen anderen Menschen. Für Palliativkräfte besteht die Herausforderung in der mangelnden Erfahrung im Umgang mit diesen Menschen, insbesondere in den Schwierigkeiten der Verständigung mit ihnen. Für die pädagogischen Fachkräfte besteht sie in der mangelnden Erfahrung mit Sterben und Tod und dem Sprechen darüber.

16.2.1. Wünsche und Willen erfassen

Um die Wünsche und den Willen von Menschen mit intellektueller Beeinträchtigung zu erfassen, um ihre Beschwerden frühzeitig und korrekt zu erkennen, ist neben viel Zeit für Gespräche die Beobachtung des Verhaltens von entscheidender Bedeutung. Je nach dem Grad der kognitiven Einschränkung sind die Zugangswege zu diesen Menschen ganz unterschiedlich.

Bei geringen und mäßigen Einschränkungen können Texte in einfacher bzw. leichter Sprache genutzt und von einer vertrauten Assistenz-Person näher erklärt werden. In der sogenannten "unterstützten Kommunikation" wird zudem viel mit Piktogrammen und Smilies gearbeitet (Bundesärztekammer 2016). Auf der Webseite der DGP finden sich seit einiger Zeit Definitionen und Erklärungen zu unterschiedlichen Aspekten der palliativen Versorgung in einfacher Sprache (www.dgpalliativmedizin, Titelseite rechts oben). Es gibt inzwischen auch verschiedene Formulare für Patientenverfügungen in einfacher Sprache, z.B. von Bonn Light-house (www.bonn-lighthouse.de) und mehreren anderen Organisationen.

Wenn die Einschränkungen des verbalen Ausdrucks stärker sind, bleibt die Möglichkeit, auf Vorerfahrungen zurückzugreifen, sich an die Reaktionen in ähnlichen früheren Situationen zu erinnern. Sehr hilfreich hierbei ist eine konsequente Biografie-Arbeit über Jahre hinweg, wie es eigentlich Pflicht für die Begleiter aller Menschen mit intellektueller Beeinträchtigung ist. Vorausschauende Biographiearbeit sollte allerdings nicht nur Alltagssituationen festhalten, sondern auch auf Erlebnisse und Äußerungen zu Krankheit, Sterben und Tod eingehen.

Menschen, die sich nicht oder nur sehr unvollständig verbal ausdrücken können, reagieren viel deutlicher mit Gefühlen wie Lachen, Weinen, Wut oder Traurigkeit. Gefühlsäußerungen gehören zu den basalen Reaktionen, die – ähnlich wie bei Menschen mit Demenz – auch bei schweren und komplexen Beeinträchtigungen gut erhalten sind.

Das Verhalten in bestimmten Situationen muss deshalb bei diesen Menschen viel stärker als Möglichkeit sich auszudrücken gesehen werden. Auffälligkeiten des Verhaltens sollten nicht so leicht als "Verhaltensstörung" gedeutet und ggf. medikamentös "behandelt" werden. Viel wichtiger ist die Frage, warum äußert sich der behinderte Mensch so, kann er seine Wünsche, seine Ängste oder Beschwerden anders nicht deutlich machen? Bei lang bestehenden Verhaltensweisen mag es schwierig sein, den ursprünglichen Sinn zu klären, bei relativ neu aufgetretenen Auffälligkeiten sollte man aber auf jeden Fall innehalten und nach einer Erklärung suchen. Solche Veränderungen des Verhaltens können Zugehörige wie Assistenzkräfte in vielfältiger Weise erleben (☞ Tab. 16.1). Wichtig ist, nicht nur aggressives Verhalten zu hinterfragen, sondern ebenso Zeichen des Rückzuges. Aggressive Tendenzen werden oft zu schnell sanktioniert, Zurückziehen und ausbleibende Reaktionen dagegen zu wenig beachtet. Änderungen und Auffälligkeiten des Verhaltens sind oft die einzige Möglichkeit dieser Menschen, sich bemerkbar zu machen. Die Schwierigkeit für die Nahestehenden besteht darin, diese Äußerungen zu verstehen und richtig einzuordnen.

Beispiele (nach Marina Kojer)	
• will nicht mehr essen, • drückt Hände fest zusammen, • zieht sich zurück, • redet durcheinander, • schlägt um sich,	• will nicht aufstehen, • ballt die Fäuste, • starrt vor sich hin, • ist öfters zornig, • kann nicht schlafen

Tab. 16.1: Änderung des Verhaltens. Symptom: Verhaltensstörung.

Letztlich lassen sich durch die Methoden der Validation und der basalen Stimulation Kontakte zu Menschen mit schweren und komplexen Beeinträchtigungen herstellen. Basale Stimulation nach Bienstein und Fröhlich ist "Kommunikation mit Haut und Hand, die verschiedenen Sinne werden angesprochen. Jeder Ansatz wird unterstützt, der wie eine Reaktion, eine Antwort wirkt und ein gegenseitiges Miteinander entstehen lässt" (Bienstein 2021). Validation nach Naomi Feil ist eine wertschätzende Kommunikationsform, die bestimmte Verhaltensweisen und ihre Ursachen zu verstehen sucht und ihre Bedürfnisse anerkennt (Feil 2017).

> "Der Ausdrucks-Behinderung des Menschen mit Beeinträchtigung steht die Verstehens-Behinderung des Helfenden gegenüber" (Klaus Dörner, zitiert bei Marina Kojer).

16.2.2. Entscheidungen über medizinische Maßnahmen treffen

Menschen mit intellektueller Beeinträchtigung haben fast immer einen Betreuer, oft sind es Eltern oder Zugehörige, für viele aber auch gesetzliche Betreuer. Die Vorstellungen der Umstehenden, sei es der Zugehörigen oder der Mitarbeiter und Leitungspersonen, sind noch häufig, dass bei anstehenden Fragen und Problemen mit dem Betreuer zu sprechen ist und dieser entscheidet. Die Aufgabe des Betreuers ist aber nach dem Patientenverfügungsgesetz von 2009 in erster Linie, den Willen des Betreuten (so gut wie möglich) zu eruieren und ihm dann Geltung zu verschaffen, nicht jedoch seine eigenen Vorstellungen umzusetzen.

Die Wünsche, der Wille des Betreuten sind also gefragt. Neben den Schwierigkeiten der Kommunikation ist das Problem jedoch oft, dass Menschen mit intellektueller Beeinträchtigung nicht gelernt haben, selbst zu bestimmen und zu entscheiden, da sie von Anfang an in Strukturen eingebunden sind, die von anderen Menschen festgelegt werden. Schon beim Tagesablauf ist zu fragen, warum weigert sich eine Person, bestimmte Vorgaben zu erfüllen? Menschen mit intellektueller Beeinträchtigung müssen von den Mitarbeitern ermutigt werden, ihre Wünsche zu äußern, ihre Zufriedenheit oder Missfallen zu zeigen (Sie müssen ebenso lernen, dass diese nicht immer umzusetzen sind). Bedürfnisse zu äußern, Willen deutlich zu machen, benötigt allerdings Zeit und Geduld. Positive Alltags-Erfahrungen können die Entscheidungsfähigkeit auch bei anderen Fragen fördern: Geduldige "Assistenz durch vertraute Personen erhöht die Wahrscheinlichkeit das Selbstbestimmungs-Recht wahrzunehmen" (Bundesärztekammer 2016).

So sehr hier noch viel Spielraum für mehr Selbstbestimmung bleibt, so muss akzeptiert werden, dass es Situationen gibt, in denen auch nach längeren Kontakten eine klare und konstante Willensäußerung nicht erkennbar wird. Hier ist zu empfehlen, dass der Betreuer nicht alleine nach seinem Eindruck entscheidet, sondern dass sich alle an der Begleitung und Behandlung beteiligten Personen zusammensetzen und durch den Austausch eine breite und konsentierte Grundlage für die Entscheidung des Betreuers bereiten ("Familien-Konferenz"). Alternativ könnten ethische Fallbesprechungen sehr viel öfter bei anstehenden Entscheidungen über kurative oder palliative Maßnahmen genutzt werden. Leider gibt es dazu noch viele Barrieren zu überwinden: Ein multiprofessionell besetztes Ethik-Komitee nimmt niemandem Entscheidungen weg, sondern will die Entscheider

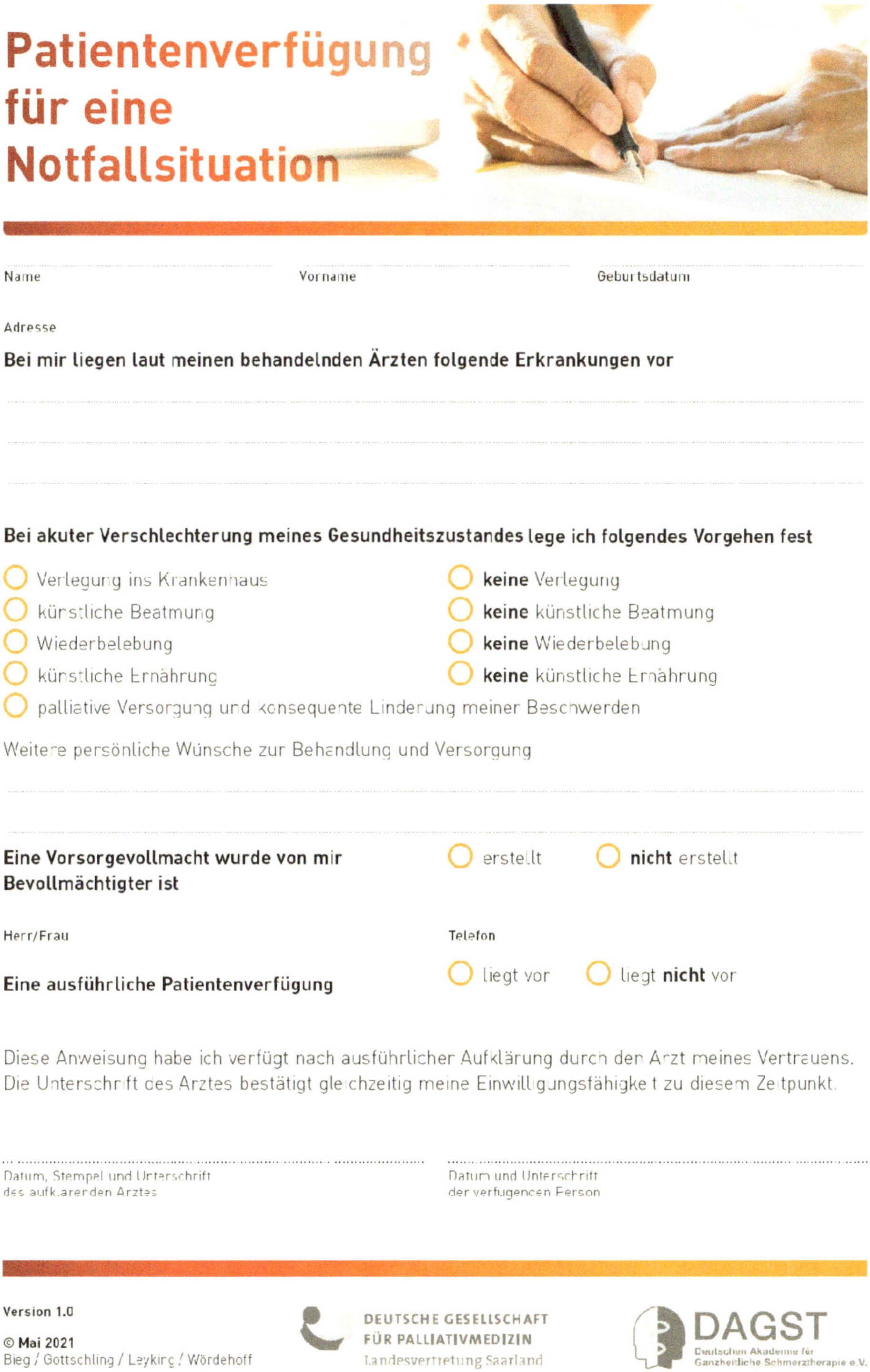

Patientenverfügung für eine Notfallsituation

Name .... Vorname .... Geburtsdatum ....

Adresse

Bei mir liegen laut meinen behandelnden Ärzten folgende Erkrankungen vor

....

....

....

Bei akuter Verschlechterung meines Gesundheitszustandes lege ich folgendes Vorgehen fest

- ◯ Verlegung ins Krankenhaus — ◯ **keine** Verlegung
- ◯ künstliche Beatmung — ◯ **keine** künstliche Beatmung
- ◯ Wiederbelebung — ◯ **keine** Wiederbelebung
- ◯ künstliche Ernährung — ◯ **keine** künstliche Ernährung
- ◯ palliative Versorgung und konsequente Linderung meiner Beschwerden

Weitere persönliche Wünsche zur Behandlung und Versorgung

....

....

Eine Vorsorgevollmacht wurde von mir ◯ erstellt ◯ **nicht** erstellt
Bevollmächtigter ist

Herr/Frau Telefon

Eine ausführliche Patientenverfügung ◯ liegt vor ◯ liegt **nicht** vor

Diese Anweisung habe ich verfügt nach ausführlicher Aufklärung durch den Arzt meines Vertrauens. Die Unterschrift des Arztes bestätigt gleichzeitig meine Einwilligungsfähigkeit zu diesem Zeitpunkt.

....

Datum, Stempel und Unterschrift des aufklärenden Arztes — Datum und Unterschrift der verfügenden Person

Version 1.0

© Mai 2021
Bieg / Gottschling / Leyking / Wördehoff

DEUTSCHE GESELLSCHAFT FÜR PALLIATIVMEDIZIN
Landesvertretung Saarland

DAGST
Deutschen Akademie für Ganzheitliche Schmerztherapie e.V.

Abb. 16.1a: Patientenverfügung für eine Notfallsituation (Seite 1).

Erläuterungen zum Umgang mit der Patientenverfügung für eine Notfallsituation

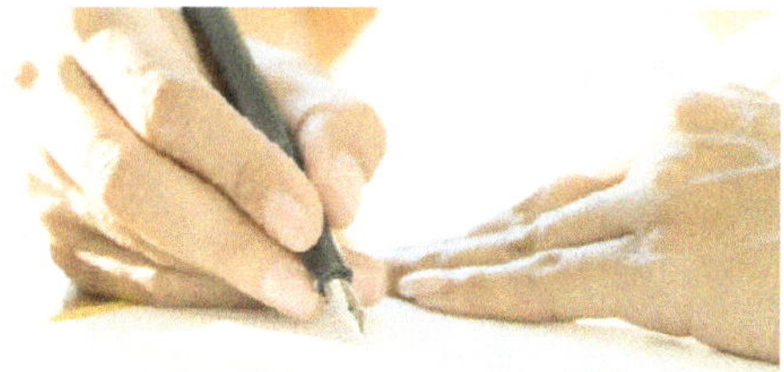

Viele Menschen möchten Vorsorge treffen – aber in möglichst knapper und verständlicher Form. Deshalb wurde das vorliegende Formular speziell für akute Situationen der Verschlechterung des Gesundheitszustandes, also zur raschen Information und Klärung des Vorgehens im Bereitschaftsdienst, beim Notarzt-Einsatz oder bei akuter Krankenhaus-Aufnahme entwickelt. Zusätzlich sind die Bestimmung eines Bevollmächtigten und eine ausführliche Patientenverfügung, in der Einzelheiten zu Behandlungsmaßnahmen und ihren Grenzen ausgeführt sind, immer sinnvoll.

Durch das kurze Formular soll den Wünschen des Patienten auch bei Zeitnot oder in Notfallsituationen mehr Geltung verschafft werden. Die Unterschrift des Hausarztes oder eines anderen Arztes des Vertrauens dokumentiert die ausführliche medizinische Aufklärung über die Konsequenzen von getroffenen Entscheidungen beim individuellen Patienten und seine Einwilligungsfähigkeit.

Da es verbreitet noch Unsicherheiten bzgl. der Verbindlichkeit solcher „Kurz" Verfügungen gibt, sollen hier die rechtlichen Hintergründe dargelegt werden, die beim Ausfüllen des Formulars beachtet werden müssen: In einer Patientenverfügung (§ 1901a BGB) kann jeder einwilligungsfähige Mensch festlegen, ob er in eine bestimmte, nicht unmittelbar bevorstehende Untersuchung, einen ärztlichen Eingriff oder eine Heilbehandlung einwilligt oder nicht einwilligt. Dies gilt für den Fall, dass er dann nicht einwilligungsfähig ist. Jeder kann also sein Selbstbestimmungsrecht nicht nur aktuell, sondern auch für die Zukunft durch eine vorausschauende Verfügung ausüben.

Die Formulierung im Gesetz „bestimmte Untersuchungen etc." (§ 1901a Abs.1 S.1 BGB) bewirkt, dass allgemeine Aussagen wie z. B. „keine lebenserhaltenden Maßnahmen" für eine verbindliche Patientenverfügung nicht ausreichen (BGH v. 6.7.2016 – XII ZB 61/16 und v. 8.2.2017 – XII ZB 604/15). Eine Patientenverfügung genügt dann dem Gesetz, wenn sie einerseits die Behandlungssituation beschreibt, in der sie gelten soll (z.B. Krebserkrankung mit Metastasen oder Gebrechlichkeit), und andererseits die ärztliche Maßnahme (z. B. künstliche Beatmung oder Ernährung) konkret beschreibt.

Vor der Durchführung jeder medizinischen Maßnahme ist der Behandler verpflichtet, die Einwilligung des Patienten einzuholen (§ 630d Abs. 1 S.1 BGB). Ist der Patient zu diesem Zeitpunkt einwilligungsunfähig, ist die Einwilligung des Bevollmächtigten oder des vom Gericht bestellten Betreuers notwendig. Wenn jedoch eine konkretisierte Patientenverfügung vorliegt, ist eine Einwilligung des Bevollmächtigten oder Betreuers nicht erforderlich (BGH v.17.9.2014 – XII ZB 202/13). Deren Aufgabe ist es in diesem Fall nur noch, dem schriftlich niedergelegten Willen des Betroffenen Ausdruck und Geltung zu verschaffen (§ 1901a Abs.1 S.2 BGB).

Ist das ausgefüllte Formular nicht konkret genug oder betrifft es nicht die vorliegende Lebens- und Behandlungssituation, wird also den Anforderungen an eine hinreichende Patientenverfügung nicht gerecht (§ 1901a Abs. 2 S. 1 BGB), dann hat der Betreuer oder Bevollmächtigte die Behandlungswünsche oder den mutmaßlichen Willen des Betroffenen festzustellen und auf dieser Grundlage zu entscheiden. Der mutmaßliche Wille ist zu ermitteln aufgrund konkreter Anhaltspunkte (frühere schriftliche oder mündliche Äußerungen, ethische oder religiöse Überzeugungen und sonstige persönliche Wertvorstellungen des Betroffenen, § 1901a Abs. 2 S. 3 BGB). Gerade hierfür wird das ausgefüllte Formular, insbesondere die persönlichen Wünsche, Hilfestellung geben. Das ausgefüllte Formular ist deshalb rechtlich beachtlich sowohl für den Vertreter wie den Arzt.

Letztlich darf eine vom Arzt vorgeschlagene, medizinisch angezeigte Maßnahme unterlassen oder abgebrochen werden, wenn der Bevollmächtigte/Betreuer und der behandelnde Arzt einvernehmlich zu dem Urteil kommen, dass dies dem festgestellten Willen des Betroffenen entspricht (§1904 Abs. 4 BGB). Dies gilt auch, wenn der Betroffene auf Grund des Unterbleibens oder des Abbruchs der Maßnahme verstirbt. Eine gerichtliche Genehmigung ist nur dann erforderlich, wenn ein Einvernehmen nicht erreicht werden kann.

Das Formular muss in der Notfallsituation einfach auffindbar sein und insbesondere bei Krankenhausaufnahmen vorgewiesen werden. Die Verwahrung bei den Ausweispapieren, in der Nähe des Telefons oder beim aktuellen Verlaufsbogen in Senioreneinrichtungen ist deshalb dringend zu empfehlen.

Version 1.0

© Mai 2021
Bieg / Gottschling / Leyking / Wördehoff

DEUTSCHE GESELLSCHAFT FÜR PALLIATIVMEDIZIN
Landesvertretung Saarland

DAGST
Deutschen Akademie für Ganzheitliche Schmerztherapie e.V.

Abb. 16.1b: Patientenverfügung für eine Notfallsituation (Seite 2).

Dokumentation des Patientenwillens für eine Notfallsituation

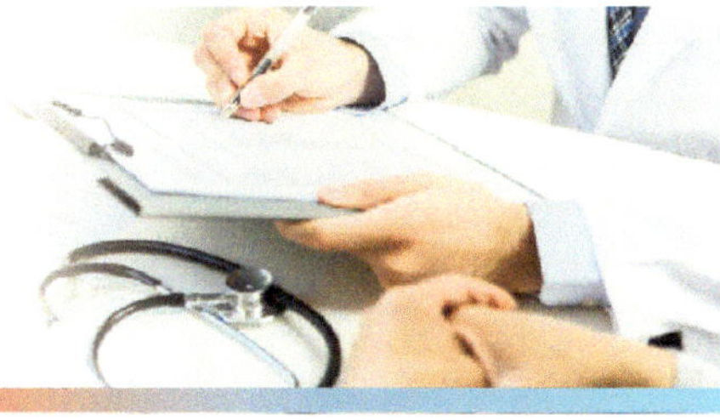

Betroffener Patient

Name .... Vorname .... Geburtsdatum ....

Betreuer/ Bevollmächtigter

Name .... Vorname .... Telefonnummer ....

Anschrift ....

Behandelnder Arzt

Name .... Vorname .... Telefonnummer ....

Anschrift ....

Bei dem Patienten (Betreuten bez. Vollmachtgeber) liegen folgende Erkrankungen vor

....

....

Bei akuter Verschlechterung ihres Gesundheitszustandes und falls ich nicht direkt erreichbar bin, lege ich folgendes Vorgehen für die Versorgung der obengenannten Person fest, da dies ihrem Willen entspricht:

- ○ Verlegung ins Krankenhaus
- ○ **keine** Verlegung
- ○ künstliche Beatmung
- ○ **keine** künstliche Beatmung
- ○ Wiederbelebung
- ○ **keine** Wiederbelebung
- ○ künstliche Ernährung
- ○ **keine** künstliche Ernährung
- ○ palliative Versorgung und konsequente Linderung der Beschwerden

Weitere persönliche Wünsche zur Behandlung und Versorgung

....

....

Die angekreuzten Maßnahmen entsprechen nach unserer Überzeugung dem Willen des betroffenen Patienten. Wir dokumentieren seinen (mutmaßlichen) Willen für den Fall, dass wir nicht erreichbar sind und der Patient nicht einwilligungsfähig ist.

.... Datum, Stempel und Unterschrift des aufklärenden Arztes

.... Datum und Unterschrift des Bevollmächtigten/Betreuers

Version 1.0

© **Mai 2021**
Bieg / Gottschling / Leyking / Wordehoff

DEUTSCHE GESELLSCHAFT FÜR PALLIATIVMEDIZIN
Landesvertretung Saarland

DAGST
Deutschen Akademie für Ganzheitliche Schmerztherapie e.V.

Abb. 16.2a: Dokumentation des Patientenwillens für eine Notfallsituation (Seite 1).

Erläuterungen zur Dokumentation des Patientenwillens für eine Notfallsituation

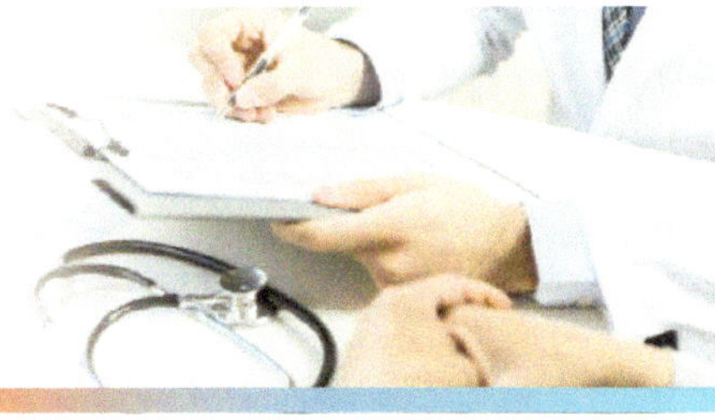

Sehr häufig kommt es vor, dass medizinische Notfallsituationen bei selbst nicht mehr entscheidungsfähigen Personen am Wochenende oder in der Nacht auftreten. Oft sind dann der behandelnde Arzt und/oder der Vertreter des Betroffenen (Betreuer/Bevollmächtigter) nicht erreichbar oder es bleibt keine Zeit, diese zu kontaktieren.

Mit umseitigem Formular haben diese die Möglichkeit, für diese Situation den Willen des Betroffenen schriftlich zu dokumentieren.

Sofern der Betroffene nicht selbst eine ausführliche und eindeutige Patientenverfügung verfasst hat, ist es die Aufgabe des Betreuers/Bevollmächtigten die geäußerten Behandlungswünsche oder den mutmaßlichen Willen des Betroffenen festzustellen und auf dieser Grundlage zu entscheiden (§1901 a Abs. 2 Satz 1 BGB).

Warum sollten dann Vertreter und Arzt gemeinsam das Einvernehmen über den Willen des Betroffenen dokumentieren?

Wenn zwischen dem behandelnden Arzt und dem Vertreter Einvernehmen besteht, dass das gewählte Vorgehen dem gemäß §1901 a BGB festgelegten Willen des Betroffenen entspricht, dürfen eine Heilbehandlung oder ein ärztlicher Eingriff unterlassen werden. Eine solche Entscheidung ist rechtsverbindlich, selbst wenn die Behandlung oder der Eingriff medizinisch angezeigt sind und die begründete Gefahr besteht, dass der Betroffene aufgrund des Unterbleibens oder des Abbruchs verstirbt (§1904 Abs 4 BGB). Sie bedarf keiner gerichtlichen Genehmigung.

Das umseitige Formular soll dazu dienen, dass für eine Notfallsituation behandelnder Arzt und Vertreter des Betroffenen gemeinsam dokumentieren, was nach ihrer Überzeugung dem mutmaßlichen Willen des Patienten entspricht. Die Unterschriften dokumentieren die ausführliche Aufklärung des Vertreters über die Konsequenzen der getroffenen Entscheidungen beim individuellen Patienten.

Das Formular soll der raschen Information aller Beteiligten und der Klärung des Vorgehens im Bereitschaftsdienst oder bei einem Notarzteinsatz dienen. Deshalb muss es in jeder Situation einfach auffindbar sein. Die Verwahrung bei den Ausweispapieren, in der Nähe des Telefons oder beim aktuellen Verlaufsbogen in Senioreneinrichtungen ist dringend empfehlen.

Version 1.0

DEUTSCHE GESELLSCHAFT FÜR PALLIATIVMEDIZIN
Landesvertretung Saarland

DAGST
Deutschen Akademie für Ganzheitliche Schmerztherapie e.V.

Abb. 16.2b: Dokumentation des Patientenwillens für eine Notfallsituation (Seite 2).

stärken und sicherer machen. Es gibt nur Empfehlungen aufgrund seiner fachlichen Expertise.

Neben den Patientenverfügungen in leichter Sprache (☞ oben) sind in letzter Zeit Kurz-Verfügungen für den Notfall entwickelt worden (Beispiel Abb. 16.1a+b). Um ihre juristische Aussagekraft zu sichern, bedürfen sie auf jeden Fall der Unterschrift eines Arztes nach ausführlicher Aufklärung. In ähnlicher Weise kann bei fehlender Einwilligungsfähigkeit des Patienten eine sogenannte Vertreter-Dokumentation für den Fall der Nichterreichbarkeit des Bevollmächtigten bzw. des Betreuers erfolgen (Beispiel Abb. 16.2a+b). Hier wird die gemeinsame Überzeugung von Betreuer, Zugehörigen, versorgenden Mitarbeitern und behandelnden Ärzten für Notfälle niedergelegt, um eine Über- oder auch Unter-Therapie in unerwarteten und problematischen Situationen zu vermeiden.

16.2.3. Erfassung von Beschwerden und Symptomen

Wesentlicher Baustein einer guten palliativen Versorgung ist die Symptombehandlung. Erfahrungen und verschiedene Studien zeigen, dass Beschwerden bei Menschen mit Beeinträchtigungen oftmals falsch gedeutet, erst spät oder gar nicht erkannt werden (Fricke 2011, Hartmann, Hennequin 2009). Der erste wichtige Faktor der unzureichenden Symptombehandlung ist die unzureichende Erfassung der Symptome, z.B. der Schmerzen. Bögen zur Schmerzerfassung sollten deshalb in allen Einrichtungen vorhanden sein und routinemäßig eingesetzt werden. Soweit eine Schmerzerfassung mit einfachen Mitteln, z.B. Rating-Skalen, nicht gelingt, ist eine Fremderfassung durch intensive Beobachtung von vertrauten Personen zu fordern. Diese Beobachtung und die Dokumentation kann durch Fremderfassungsbögen erleichtert werden (Tuffrey-Wijine 2016). Zahlreiche, meist "handgestrickte" Formulare finden sich in der Praxis, die allerdings nicht oder nicht genügend evaluiert sind. Entscheidend ist es jedoch, dass überhaupt im Alltag häufiger an Schmerzen und andere Symptome gedacht, diese routinemäßig erfasst und dokumentiert werden. Einen guten und praktikablen Vorschlag zum Vorgehen hat die American Society for Pain Management Nursing (ASPMN) mit ihrem Stufen-Modell gemacht (☞ Tab. 16.2, Herr 2011).

Schmerz-Assessment (Symptom-Assessment) Modell eines stufenweisen Vorgehens
• Selbstauskunft mittels standardisierter Skala • Ermittlung potentieller Schmerzursachen (Diagnosen) • Beobachtung des Verhaltens • Fremdauskunft zum Schmerz • Versuchsweise Gabe von Analgetika.

Tab. 16.2: Stufen-Modell der American Society for Pain Management Nursing (ASPMN 2015).

16.2.4. Behandlung und Versorgung

Die medikamentöse Therapie von Menschen mit Beeinträchtigung unterscheidet sich nicht grundsätzlich von der Behandlung anderer Patienten. Allerdings besteht vielerorts noch eine starke Zurückhaltung, den Menschen mit intellektueller Beeinträchtigung auch stark wirksame Medikamente zu geben. Bei korrektem Einsatz sind Opiate die nebenwirkungsärmste Medikamentengruppe bei stärkeren und anhaltenden Schmerzen, ähnlich bei Atemnot. Es empfiehlt sich ein vorsichtiges Ein-Titrieren, beginnend mit ganz niedrigen Dosen. Die sehr regelmäßige Einnahme der Opiate nach der Uhr (nicht nach dem Beschwerdebild!) ist essentiell, sie muss durch die Verordnung einer Bedarfs-Medikation ergänzt werden. Da viele dieser Patienten bereits zahlreiche andere Medikamente wegen ihrer Behinderung einnehmen (z.B. Antiepileptika u.a.), ist sorgfältig auf Interaktionen und mögliche Nebenwirkungen zu achten. Insgesamt können Schmerzmittel und speziell Opiate auch bei sogenannten "Verhaltensstörungen" sinnvoll eingesetzt werden und neue Lebensqualität bringen. Die Opiatgabe und insbesondere die Bedarfsgabe von Opiaten macht in Einrichtungen der Eingliederungshilfe oft Schwierigkeiten, wenn nur pädagogische Mitarbeiter im Dienst sind. Eine entsprechende Schulung von Mitarbeitern, die ausdrückliche Delegation für die Gabe von Opiaten und die exakte schriftliche Verordnung der Dosen und Zeitintervalle durch den Arzt, besonders auch für die Bedarfs-Medikation, können das Problem lösen. Sehr zu empfehlen ist daneben der breite Einsatz nichtmedikamentöser Verfahren. Gerade bei schwerer Beeinträchtigung können durch Physiotherapie, Aromatherapie etc. viele Beschwerden gelindert und das Wohlbefinden gestärkt werden.

16.2.5. Teilhabe bis zum Lebensende

Menschen mit intellektueller Beeinträchtigung haben das gleiche Recht auf eine gute gesundheitliche Versorgung wie alle anderen Menschen (UN-BRK). Dies muss wie die Teilhabe bis zum Lebensende garantiert werden (Charta). Die meisten Menschen mit intellektueller Beeinträchtigung wollen in ihrer seit langem gewohnten Umgebung bleiben. Es ist deshalb zu hoffen, dass bald Pflege und ärztliche Versorgung nach individuellem Bedarf in den Einrichtungen umgesetzt und der Anspruch darauf (ohne Deckelung) gesetzlich geregelt wird (d.h. Änderung des §43a SGB XI). Eine gute Versorgung wird am besten gelingen, wenn Palliativkräfte und Fachkräfte aus den Einrichtungen der Eingliederungshilfe bewusst aufeinander zugehen und voneinander lernen. Sie können gemeinsam in der Einrichtung arbeiten oder Netzwerke bilden. Zeit und Geduld zum Kennenlernen und Austausch der Erfahrungen lohnen sich, Palliativkräfte, wie bereits im White Paper der EAPC 2015 festgehalten:

> "Hospiz- und Palliativdienste, die erfahren sind mit der Begleitung von Menschen mit intellektueller Beeinträchtigung sind gut aufgestellt für die Begleitung aller Menschen. Diese Art der Begleitung könnte ein Maßstab sein für alle Dienste" (Tuffrey-Wijine 2016).

Für das weitere und vertiefende Studium zu einer guten Versorgung und Begleitung dieser Menschen sei auf die von AG Menschen mit intellektueller Beeinträchtigung initiierten und von der DGP herausgegebenen Broschüren (https://www.dgpalliativ-medizin.de/images/211026_Broschu%CC%88re_Publikationen_Online.pdf, ☞ auch Literatur Hartmann, Römer u.a.) und die deutschlandweit von der Co-Sprecherin Barbara Hartmann angebotenen Kurse nach dem DGP-Curriculum hingewiesen (Hartmann, www.hospizkultur-und-palliative-care.de).

Literatur

Bienstein Ch, Fröhlich A (2021). Basale Stimulation in der Pflege: die Grundlagen. Verlag Hogrefe

Bundesärztekammer, Zentrale Ethikkommission (2016) Entscheidungsfähigkeit und Entscheidungsassistenz in der Medizin. Dt. Ärzteblatt 113 (15) A716

Feil N, de Klerk-Rubin V (2017). Validation. Ernst Reinhardt Verlag München Basel

Fricke C et al. (2011). In Würde bis zuletzt. Hospizliche und palliative Begleitung und Versorgung von Menschen mit geistiger Behinderung. Caritas Augsburg

Hartmann B. Palliative Begleitung von Menschen in Wohnformen der Eingliederungshilfe. www.dgpalliativmedizin.de Informationsmaterialen.html

Hennequin M et al. (2009) Pain expression and stimulus localization in individuals with Down-Syndrom. Lancet 356:1882-87 7.

Herr K et al. (2011). Pain assessment in the patient unable to self-report: Position statement with clinical practice recommendations. Pain Manag Nurs 12 (49:230-50)

Kojer M, Schmidl M. Demenz und palliative Praxis. Springer Wien New York

Römer A, Schroer B, Schäper S. Teilhabe bis zum Lebensende. Handreichung für die Entwicklung und Darstellung von Leistungen am Lebensende in der Eingliederungshilfe. www.dgpalliativmedizin.de Informationsmaterialen.html

Tuffrey-Wijine I, Mclaughlin D etal. Consensus norms for palliative care of people with intellectual disabilities in Europe. Palliative Medicine 30 (5) 2016: 446-455

Wördehoff, D. Verhaltensänderung oder Schmerz. Der Onkologe 24 (11) 2018: 877-884.

17. Sterben auf der Straße

> *"Das Sterben ist wie das Leben – auf der Straße ein Elend."*
>
> ein Streetworker

Gestorben wird in Deutschland auch auf der Straße. Manche Menschen z.B. bei Verkehrsunfällen oder bei Sportunfällen, die meisten Menschen sterben jedoch auf der Straße, weil sie obdachlos sind.

Die Bundesarbeitsgemeinschaft Wohnungslosenhilfe schätzt, dass im Jahr 2020 die Zahl der obdachlosen, auf der Straße lebenden Menschen in Deutschland erstmals seit Jahren wieder auf etwa 45.000 Menschen angestiegen ist. Die Anzahl der wohnungslosen Menschen wird auf über 400.000 geschätzt, zusätzlich sind 161.000 geflüchtete Menschen wohnungslos mit allerdings deutlich sinkender Tendenz. Der Anteil von Männern unter Obdachlosen liegt bei über 75 %, der Anteil von Frauen bei den ständig auf der Straße lebenden Menschen in Deutschland liegt bei etwa 5 %. Obdachlosigkeit in Deutschland ist überwiegend männlich.

Eine offizielle Statistik zu Obdachlosigkeit gibt es in Deutschland im Gegensatz zu anderen westeuropäischen Staaten nicht. Es gibt insgesamt nur eine sehr unzureichende Datenlage. Allenfalls sporadische Erhebungen aus einer Region oder einem Großstadtbezirk sind vorhanden. Eine Übertragbarkeit auf vergleichbare Regionen in anderen Teilen Deutschlands ist in der Regel nicht gegeben.

Erstmals wird es ab dem Jahr 2022 eine offizielle Wohnungslosenstatistik der Bundesregierung geben und somit sind dann auch verlässlichere und vergleichbare Daten verfügbar.

Um das Sterben von obdachlosen Menschen und die Besonderheiten besser zu verstehen, muss man die Veränderungen kennen, die Menschen in physischer und psychischer Hinsicht durchlaufen haben, bis sie schlussendlich obdachlos geworden sind.

17.1. Ursachen von Obdachlosigkeit

Obdachlosigkeit ist das untere Ende einer Armutsentwicklung. Den klassischen "Berber", der bewusst ohne feste Wohnung lebt und darin eine freie und ungebundene Lebensform wählt, gibt es so gut wie gar nicht mehr.

Zum einen gibt es immer mehr junge Menschen, die auf der Straße leben. Meist junge Menschen, die aus zerrütteten Familienverhältnissen stammen, frühe Gewalterfahrungen gemacht, keine Berufsausbildung und die schon sehr früh jeglichen sozialen Halt verloren haben.

Zum anderen leben viele Menschen auf der Straße, die über die Jahre immer weiter in die Armut abgerutscht sind. Hier spielen oft der Verlust des Arbeitsplatzes, die Trennung vom Partner und Schicksalsschläge eine Rolle.

Oft getriggert durch eine Persönlichkeitsstruktur, die eine geringe soziale Anpassungsfähigkeit mit sich bringt, beginnt ein sozialer Abstieg, der dann irgendwann im Verlust der eigenen Wohnung mündet. Die meisten Betroffenen haben dann bereits enorme Schulden angesammelt.

Gemeinsam ist vielen der Betroffenen eine unterschiedlich ausgeprägte psychische Begleiterkrankung, die die Möglichkeiten eines Ausstiegs aus Wohnungslosigkeit zusätzlich erschwert.

Das erste Coronajahr 2020 hat erstmals seit 2016 wieder einen Anstieg der obdachlosen Menschen in Deutschland um etwa 10% gezeigt. Zu vermuten ist hier, dass gerade der Wegfall prekärer Beschäftigung im Gaststätten- und Veranstaltungsbereich zu einer Verschärfung der Wohnungssituation wie Mietschulden etc. obdachloser Menschen geführt hat.

17.2. Krankheitslast und Morbidität bei Obdachlosen

Bedingt durch die Lebensumstände auf der Straße ist die Krankheitslast unter Obdachlosen hoch. Das Leben auf der Straße ist mit einer hohen Stressintensität verbunden. Der Tagesablauf ist geprägt und angefüllt durch die ständige Suche nach dem Lebensnotwendigen. Ein Schlafplatz für die

Nacht, das sichere Verstauen und Beaufsichtigen des eigenen Hab und Guts, die Suche nach Nahrung und einem warmen oder trockenen Platz, das Betteln um Geld und Ähnliches. Zeit, sich um die eigene Gesundheit zu kümmern, bleibt da nicht. Besuche bei einem Hausarzt sind die absolute Ausnahme, Arztbesuche beschränken sich in der Regel auf die Notfallambulanzen der Krankenhäuser in akuten Fällen wie Verletzungen oder starken Schmerzen.

Dies führt dazu, dass chronische Krankheiten sehr spät oder überhaupt nicht erkannt werden, Medikamente, die über einen längeren Zeitraum eingenommen werden müssen, nicht genommen werden und Behandlungen nur in Akutfällen durchgeführt werden. Ganz zu schweigen von notwendigen Lebensstiländerungen wie Nikotinverzicht oder Diätempfehlungen.

Bei den akuten Krankheiten, an denen Obdachlose leiden, sind als häufig Atemwegserkrankungen, Parasitenbefall, Verletzungen und psychotische Exazerbationen zu nennen.

Bei den chronischen Erkrankungen sind zum einen psychische Erkrankungen wie Depressionen und Psychosen häufig, chronische Erkrankungen sind durch die gesundheitsschädlichen Lebensumstände häufiger als in der Normalbevölkerung. Herz-Kreislauf-Erkrankungen, Krebserkrankungen, chronische Wunden wie Ulcera crura, Atemwegserkrankungen wie die COPD und Folgeerkrankungen durch Alkoholmissbrauch sind nicht nur häufiger, sondern werden früher klinisch auffällig und nehmen einen rascher progredienten Verlauf als in der Normalbevölkerung.

Durch die beschriebenen spezifischen Krankheitsverläufe ist die Mortalität unter Obdachlosen deutlich erhöht. Die Bundesarbeitsgemeinschaft Wohnungslosenhilfe geht von einer mittleren Lebenserwartung von Menschen, die in Deutschland überwiegend auf der Straße leben, von etwa 50 bis 60 Jahren aus.

In den letzten Jahren sieht man immer mehr nicht krankenversicherte Obdachlose aus den östlichen EU-Staaten wie Rumänien, Bulgarien und Polen in den medizinischen Einrichtungen der Obdachlosenhilfe. Bei diesen Menschen werden chronische Erkrankungen wie Krebsleiden, Herz-Kreislauf-Erkrankungen und andere kaum behandelt. Unter dieser Personengruppe ist das Sterben auf der Straße, in Unterkünften oder in den Krankenhäusern allgegenwärtig und frühzeitig. Oft wäre in diesen Fällen durch eine rechtzeitig durchgeführte Behandlung eine kurative Therapie möglich gewesen.

17.3. Perspektiv- und Persönlichkeitsveränderung bei Obdachlosen

Um die Besonderheiten bei der Begleitung von todkranken Obdachlosen zu verstehen, muss man die Veränderungen verstehen, die diese Menschen auf dem Weg dorthin durchlaufen haben.

Wichtig ist sicherlich die Erfahrung dieser Menschen, dass Sie nirgendwo mehr gebraucht werden. Sie sind vollständig zum Bittsteller in einer wohlhabenden Gesellschaft geworden. Dadurch ist das Selbstwertgefühl erheblich vermindert. Sie erwarten nichts mehr an Hilfe für eine bessere eigene Zukunft. Die eigene Lebensperspektive bezieht sich eigentlich nur noch auf die Bewältigung des Tages. Soziale Beziehungen wie Familie und Freunde sind in der Regel schon lange nicht mehr vorhanden. Die meisten dieser Menschen leiden an einer ausgeprägten Einsamkeit. Dieser Rückzug auf das Wesentliche des Tages wird häufig durch eine bestehende Alkoholabhängigkeit verstärkt.

Es gibt keinen Grund mehr, sich um mehr als den nächtlichen, sicheren Schlafplatz zu kümmern. So wird verständlich, dass auch medizinische Hilfsangebote oft schroff abgelehnt werden und es oft lange dauert, überhaupt Zugang zu Obdachlosen zu bekommen.

17.4. Sterbeprozess und Sterbebegleitung bei Obdachlosen

Das Sterben von Obdachlosen auf der Straße findet im Schatten der Wahrnehmung der Gesellschaft statt. Menschen, die irgendwann tot in einem Park oder unter einer Brücke aufgefunden werden, sind in der Regel völlig vereinsamt und ohne irgendeine Begleitung verstorben. Manche gelangen noch in ein Krankenhaus und sterben dann dort. Die Hospizbewegung in Deutschland hat keinen Fokus auf obdachlose Menschen. Aus den oben genannten Gründen werden obdachlose Menschen Hilfe zur Sterbebegleitung auch nur schwerlich annehmen können.

In den letzten Jahren haben sich insbesondere kirchliche Organisationen wie Diakonie und Caritas in vielen Städten dem Thema Sozialbestattung von Obdachlosen angenommen. Es werden Beerdigungsfeiern organisiert, an denen andere Betroffene, die den oder die Verstorbene gekannt haben, teilnehmen können. Teils wird ein Gedenkstein oder Ähnliches aufgestellt, an dem die Namen der Verstobenen vermerkt sind. In Frankfurt zum Beispiel erhält jeder verstorbene Obdachlose ein Grab mit einem schlichten Holzkreuz. In Bremen findet jährlich ein Gedenkgottesdienst statt, bei dem alle Namen der im Jahr verstorbenen Obdachlosen verlesen und deren Leben kurz gewürdigt wird.

Sinnvoll wären Einrichtungen und Angebote, die speziell auf diese Menschen mit ihren spezifischen Bedürfnissen zugeschnitten sind. Voraussetzung müsste die Kostenfreiheit, auch von Zuzahlungen, sein, es muss ein hohes Maß an Niedrigschwelligkeit gewährleitet sein. Vorteilhaft wäre auch eine aufsuchende Hospizarbeit, die akzeptieren kann, dass es Brüche in der Mitarbeit der Patienten gibt und dies auch aushalten kann.

Fallbeispiel 1

Werner lebt seit Jahren auf der Straße. Er hat früher einmal als Kranführer gearbeitet, dann kam es zur Scheidung, zu Schulden, er wurde arbeitslos. In der Folge hat er wechselnde Wohnungen gehabt, ist dort aber immer wieder wegen Ärger mit dem Vermieter, Mietrückständen etc. gekündigt worden. Manchmal war er für einige Tage in Notunterkünften, ist dort aber nie lange geblieben. Hat einige Zeit mit einem Kumpel "Platte gemacht". Er raucht wie ein Schlot, wird regelmäßig von einem Streetworker betreut. Zuletzt weiß niemand genau, wo er schläft, er sagt dies auch niemandem. Dann zweimal kurzfristig wegen Herzproblemen im Krankenhaus gewesen, dort nach einigen Tagen immer auf eigenen Wunsch entlassen. Kein Hausarzt, keine regelmäßigen Medikamente.

Zuletzt hat wochenlang niemand in den Hilfeeinrichtungen oder der Streetworker von ihm gehört. Er wird in einer verlassenen Garage tot in einem alten Auto liegend aufgefunden.

Der Schlafplatz war so gut, weil trocken, warm und ungestört, dass er niemandem davon erzählt hat. Dadurch konnte ihm auch niemand helfen, die Todesursache bleibt unklar.

Fallbeispiel 2

Hans, gelernter Straßenbauer, 52 Jahre alt, lebt seit Jahren in ungesicherten Wohnverhältnissen, zuletzt auf der Straße. Er besucht regelmäßig ein Obdachlosencafé, wird manchmal auch an der Suppenküche gesehen. Häufig alkoholisiert, starker Raucher. Wirkt seit 1 Jahr zunehmend verwahrloster, meist betrunken. Zuletzt in völlig desolatem körperlichen Zustand, wird er in einer Notunterkunft aufgenommen. Dort hat er Kontakt zu einem Arzt in einer Wohnungslosensprechstunde und wird stationär eingewiesen. Es wird die Diagnose Hypopharynx-Karzinom gestellt.

Es wird eine Kehlkopfresektion mit linksseitiger Neck Dissection durchgeführt, dazu Anlage eines Tracheostoma.

Hans erholt sich körperlich zusehends in der Klinik. Nach Entlassung zieht er in ein Übergangswohnheim für obdachlose Menschen. Er sucht regelmäßig die Sprechstunde der Obdachlosenpraxis auf, es werden komplikationslos 6 Zyklen einer adjuvanten Chemotherapie in einer Tagesklinik durchgeführt. Seit der OP fasst Hans keine Zigaretten mehr an.

Hans zieht freiwillig in ein Pflegeheim für wohnungslose Alkoholiker und stirbt dort an den Folgen seines metastasierenden Tumorleidens in einer für ihn annehmbaren, würdevollen Umgebung.

Literatur

Bundesarbeitsgemeinschaft Wohnungslosenhilfe e.V.; Pressemitteilung 14.11.2017, I, 2:3

Edgar/Meert, EU-Kommissionsbericht 2005, II, 31:4

Synthesebericht Europäische Kommission, Generaldirektion Soziales und Integration, 2014, 14:132

Die Linke, Bundestagsdrucksache 18/885511

Busch-Geertsema, V.: Effective homelessness prevention? Explaining reductions in homelessness in Germany and England. European Journal of Homelessness 2008, 2: 69-95

Rosenke, V.: Solidarität statt Konkurrenz, Berlin 2017, 168:22

Shinn, M.: International homelessness: policy,sociocultural and individual perspectives; Journal of social Issues 2007, 63:657-677

Specht, T.: Wohnungsnot und Armut, Materialien zur Wohnungslosenhilfe 2008, Heft 59, 15:168

Hajen, L.: Stationäre Versorgung Wohnungsloser, Materialien zur Wohnungslosenhilfe 2008, Heft 59, 15: 168

Trabert, G.: Auf der Seite der Schwachen, Dt. Ärzteblatt 2014, 111:22

BAGW, Statistikbericht 2021,3,1:3

J. Füllner, Hinz und Kunz, 11.11.2019

B. Laufer, Hinz und Kunz, 22.12.2021

BAGW: "Hilfen für BürgerInnen aus anderen EU-Mitgliedsstaaten in Wohnungsnot und sozialen Schwierigkeiten.", Juni 2019

Pageflow, Bistum Limburg, 2018

18. Enterale und parenterale Ernährung bei Patienten mit palliativem Versorgungsbedarf

> *"Essen und Trinken*
> *hält Leib und Seele zusammen."*
>
> Johann Philipp Förtsch

Die Krankenernährung ist seit alters ein Grundpfeiler der Fürsorge für Patienten seitens der Zugehörigen und auch der medizinischen Fachkräfte.

Die medizinische Ernährungstherapie dient in den verschiedenen Krankheitssituationen der Substitution einer unmöglich gewordenen Selbsternährung.

Sie verhindert damit zunächst das Entstehen von Stoffwechseldefiziten in vorübergehenden Krisensituationen (postoperative und Intensivbehandlung, akute Schluck- und Vigilanzstörungen, Resorptionsstörungen).

18.1. Unterernährung, Schwäche, Gewichtsabnahme und Appetitmangel als Stigmata der fortgeschrittenen Krankheit

Unterernährung, Schwäche, Appetitmangel und Gewichtsabnahme machen die fortgeschrittene Krankheit nach außen hin sichtbar, in deren Behandlung palliativmedizinische Maßnahmen eine wichtige Rolle spielen können.

Für die Patienten entstehen dabei schwerwiegende Beeinträchtigungen in vielfacher Hinsicht. Ungewollter Gewichtsverlust signalisiert eine schlechte Prognose, verändert das Körpergefühl und das Rollenverhalten in der Familie. Die versuchte Selbsttherapie mit "Essen aus Vernunftgründen" oder die Einnahme höher kalorischer Zubereitungen führt häufig zu Übelkeit oder Brechreiz und nicht zum erwünschten Effekt einer Kräftigung oder Gewichtszunahme.

Ein wichtiger Pathomechanismus der Unterernährung und Gewichtsabnahme ist die Kachexie. Dabei kommt es zu einem Übergewicht kataboler Stoffwechselfunktionen. Die dafür verantwortlichen Mediatoren (z.B. Tumornekrosefaktor, Interleukine-1 und -6) sind in ihrer Bedeutung und therapeutischen Beeinflussbarkeit noch Gegenstand experimenteller Forschung, ohne dass sich bisher gezielte klinische Behandlungsalgorithmen ergeben hätten (Busquets 2010).

Eine Kachexieentwicklung bestimmt die Prognose des Erkankungsgeschehens (Proctor 2011). Bei 22 % der Tumorpatienten wird die Kachexie sogar als unmittelbare Todesursache angesehen (Busquets 2010). Neben der Tumorkachexie sind Auszehrungen auch bei fortgeschrittener Lungenerkrankung, Herzinsuffizienz und bei der HIV-Erkrankung (sog. Wasting Syndrome) beschrieben. Selten geworden ist in Europa das klinische Bild der "Lungen-Schwindsucht" bei fortgeschrittener Tuberkulose.

Eine ungewollte Gewichtsabnahme hat bei den betroffenen Patienten früher oder später eine anhaltende Beeinträchtigung der Selbständigkeit und Zunahme der Pflege- und Hilfsbedürftigkeit zur Folge. Eine depressive Reaktion bei Realisierung der Krankheitssituation hat häufig eine Antriebsschwäche zur Folge. Dadurch kann eine metabolisch bedingte Abwärtsspirale beschleunigt werden.

Während die Gewichtsabnahme sich auf die Gesamtkörpermasse bezieht, stellt die Abnahme der Muskelmasse (Sarkopenie) einen noch genaueren Prognoseparameter dar und bietet zudem einen therapeutischen Ansatz, indem ein höherer Proteinanteil im Ernährungsangebot empfohlen wird (Prado 2008, Guadagni 2009).

18.2. Ursachen einer Mangelernährung

Die Ursachen eines Gewichtsverlustes bei fortschreitender Erkrankung können eingeteilt werden in direkt tumorbedingte, therapiebedingte und indirekt tumorbedingte Zusammenhänge.

Direkt tumorbedingte Ursachen liegen in Obstruktionen des Gastrointestinaltraktes (GIT), beginnend im Mund-Hals-Bereich mit Kau- und Speichelstörungen, in Entzündungen des gesamten GIT, in neurogenen Schluckstörungen mit Aspirationsrisiko und in Leberfunktionsstörungen durch Tumormetastasierung.

Indirekt tumorbedingte Ursachen finden sich in Immobilität, Inaktivität/Depression, und extraintestinalen Entzündungen (Harnwegsinfekt, Pneumonie, Septikämie).

Ein therapiebedingter Nahrungsmangel kann durch Kau- und Schluckstörungen nach operativer oder Strahlentherapie, durch medikamentös induzierte Übelkeit, durch Schleimhautentzündungen oder durch Obstipation ausgelöst werden.

18.3. Ernährungsstatus und Nahrungsbedarf

Der Ernährungsbedarf leitet sich aus dem anamnestischen und aktuellen Ernährungszustand des Patienten ab und ist daher unabhängig vom subjektiven Hungergefühl oder Appetit des Patienten.

Dabei stehen verschiedene Methoden zur Ermittlung des Ernährungsstatus und des Nahrungsbedarfs zur Verfügung.

Basierend auf dem geschlechtsspezifischen Grundumsatz von 20-25 kcal/kg KG/Tag werden zur individuellen Präzisierung Aktivitäts- und Krankheitsfaktoren (Haller 2003) oder das Lebensalter und die körperliche Konstitution (Glynn 1999) herangezogen.

Die Ergebnisse biometrischer Messungen (Pirlich 2003) oder apparativer Verfahren (Bioimpedanzmessung) werden an Hand von Normtabellen bewertet.

Die Bioimpedanzmessung bestimmt anhand der Weiterleitung eines schwachen elektrischen Stroms im Körper quantitativ das Verhältnis von Fett und Wasser.

Für die apparativen Bestimmungen sind die Normwerte gerätespezifisch und daher schlecht vergleichbar.

Ernährungsstatus/Kaloriebedarf

▶ Berechnung des Ruheenergiebedarfs (Glynn 1999)

$$\mathbf{REE = 629 - 11(A) + 25(W) - 609(O)\ [kcal/Tag]}$$

REE – Resting Energy Expenditure (REE Spontanatmung)
A (age) – Alter (Jahre)
W (weight) – Körpergewicht (kg)
O (obesity) – Adipositas BMI >27 kg/m²
(ja = 1, nein = 0)

▶ Berechnung des Gesamtenergiebedarfs (Haller 2003)

Gesamtenergiebedarf = GU + AF + KF

GU – Grundumsatz

- Frau: 21 kcal/kg/Tag
- Mann: 24 kcal/kg/Tag

AF – Aktivitätsfaktor

- Bettlägerig: 20 % des GU
- Mobil: 40 % des GU

KF – Krankheitsfaktor

- Leicht: 10 % des GU (z.B. Schenkelhalsfraktur, Zirrhose, COPD, Malignom)
- Mittel: 25 % des GU (z.B. größere Abdominaleingriffe, schwere Pneumonie, Schlaganfall)
- Schwer: 50 % des GU (z.B. Schädel-Hirn-Trauma, Intensivtherapie, Knochenmarktransplantation)

> ▶ Rechenbeispiel
> 52-jährige Frau, Bronchial-Ca, Kachexie (43 kg, 160 cm, BMI 16,7 kg/m²)
>
> Grundumsatz (GU)
> Frau: 21 kcal/kg/Tag bei 43 kg ⇒ **903**
>
> Aktivitätsfaktor (AF)
> Bettlägerig: 20 % des GU ⇒ **180**
>
> Krankheitsfaktor (KF)
> Leicht: 10 % des GU ⇒ **90**
> (z.B. Schenkelhalsfraktur, Zirrhose, COPD, Malignom)
>
> Gesamtenergiebedarf = GU(REE) + AF + KF
> = 903 + 180 + 90
> = **1173 kcal/Tag**

Als einfacher Fragebogen hat sich das "Subjective Global Assessment (6)" mit Items zum Gewichtsverlauf, subjektivem Befinden und Ernährungsverhalten, körperlichen Befunden und abdominellen Symptomen bewährt.

Laborbestimmungen geben ebenfalls Auskunft über den Ernährungszustand: Ein Serumalbumin unter 25 g/l, absolute Lymphozytenzahl unter 1200/nl, zeigen eine deutliche Mangelsituation bzw. Synthesestörung an. In gleicher Weise können auch das Gesamteiweiß, die Serum-Cholinesterase oder die Thromboplastinzeit (Quick/INR) interpretiert werden. Eine Tendenz zur Hypoglykämie ist im Sinne einer gestörten Glukoneogenese der Leber (nach Ausschluss einer Medikamenteninduktion) häufig das prognostisch sehr ungünstige Zeichen einer terminalen Leberschwäche.

18.4. Ernährungsformen

Das Ziel einer adäquat durchgeführten Ernährungstherapie ist es, die Auswirkungen einer Unterernährung zu verhindern, um den Verlauf einer Erkrankung auf diese Weise positiv zu beeinflussen.

Die therapeutische Ernährung ist immer indiziert, wenn die selbständige orale Ernährung voraussichtlich für einige Tage unmöglich, ungenügend oder kontraindiziert ist.

Die Indikation für eine therapeutische Ernährung in der Palliativsituation wird vom Arzt in Zusammenarbeit mit Ernährungsberatung und Pflege gestellt.

Der individuelle Kalorienbedarf wird bei Patienten mit palliativem Versorgungsbedarf anhand der organisch-funktionellen Fähigkeit zur Nahrungsaufnahme ebenso, wie mit Rücksichtnahme auf die Kapazität des gesamten Verdauungssystems (Assimilation und Resorption), ermittelt und dient als Anhalt für eine bevorzugt enteral angebotene Kost. Zur Optimierung der enteral applizierbaren Kalorienausbeute trägt auch die häufige Gabe kleinerer Portionen wesentlich bei. Dies erfordert eine geduldige und wiederholte Erläuterung gegenüber dem Patienten und den Zugehörigen.

Die enterale Ernährungstherapie muss dementsprechend an das Fortschreiten und den Verlauf der Erkrankung angepasst werden (Schütz 2006).

Es gibt keine verlässlichen Daten, die einen Einfluss der enteralen Ernährung auf das Tumorwachstum zeigen. Eine "kurative" Überlegung ist daher für die Entscheidung, einen Tumorpatienten enteral zu ernähren, nicht maßgeblich (Schütz 2006), eine Verschlimmerung durch unzureichende Beachtung des Nahrungsbedarfs muss jedoch vermieden werden.

Für die Applikation einer "künstlichen", d.h. therapeutisch ergänzenden, Nahrung hat die Nutzung der Funktion des Magen-Darm-Traktes absolute Priorität. Gerade im palliativmedizinischen oder geriatrischen Kontext ist dabei die Bedeutung der direkten Nahrungsanreichung ("Füttern") hervorzuheben, da sie mittels der sozialen Zuwendung unter Umständen einen höheren Einfluss auf die Lebensqualität des Patienten, aber auch des Zugehörigen bzw. des Pflegenden, hat als das technische Sicherstellen eines errechneten Kalorienbedarfs durch "automatische" parenterale oder z.B. pumpengesteuerte enterale Sondenernährung.

Die Hindernisse für eine orale Ernährung müssen hinsichtlich ihrer therapeutischen Überwindbarkeit bewertet werden. Eine fürsorgliche Sicherstellung einer effektiven Mundhygiene bzw. Zahn- und Mundpflege ist die erste Voraussetzung für die orale Nahrungsaufnahme.

Durch Zungenreinigung werden unangenehme Beläge schonend entfernt, was das Geschmacksempfinden verbessern kann. Das Bestreichen der

Zunge und Wangenschleimhaut mit (individuell) schmackhaften Ölen oder Butter kann der Austrocknungsgefahr entgegenwirken. Infektionen und Rhagaden, die zu Schmerzen und demzufolge zu möglicher Ablehnung auch geringer Nahrungs- oder Flüssigkeitsaufnahme führen, können so vermieden werden.

Die Dokumentation des Zustandes der Mundhöhle ist für die Evaluation einer entsprechenden Pflegeplanung die unbedingte Voraussetzung.

Schleimhautentzündungen lassen sich medikamentös behandeln und Stenosierungen durch endoskopisches Bougieren oder durch spezifische Tumortherapie (Bestrahlung oder systemische Chemotherapie) vermindern. Bei neurogenen Schluckstörungen kommt unter Umständen eine logopädische Schlucktherapie, unter Berücksichtigung der Gesamtprognose, in Frage.

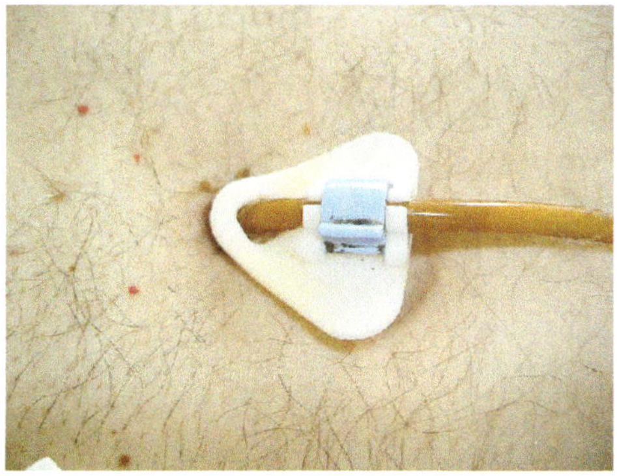

Abb. 18.1: PEG außen.

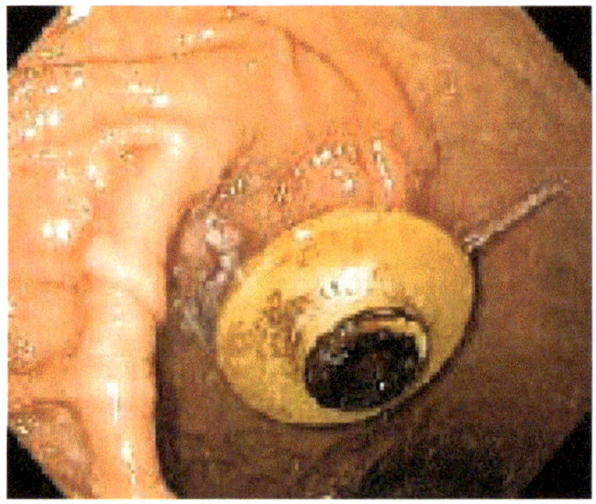

Abb. 18.2: PEG innen.

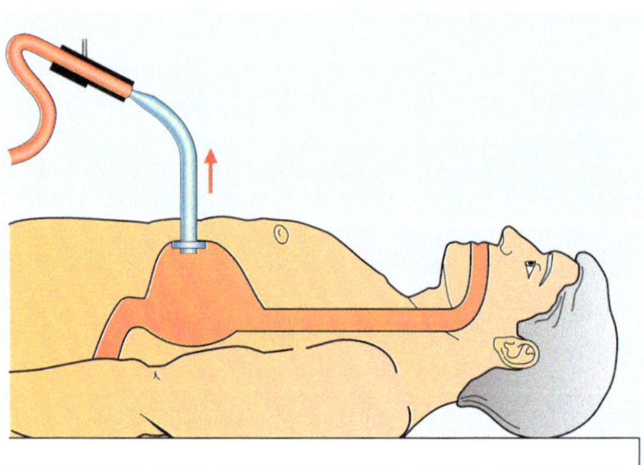

a

Schleimhautpflege oberer GIT

- Mundpflege: Kühlende, sahnige Substrate zum Lutschen.
- Soormukositis: Nystatin topisch 6 × täglich, ggf. systemisches Antimykotikum.
- Mukositis nach Chemotherapie: Arnika-Essenz verdünnt 1:50 (Combudoron®, Fa. Weleda). Alternativ: Flüssige Kombinationsrezepturen von Dexpanthenol, Nystatin, Lidocain und Hydrocortison; zur Verstärkung der analgetischen Wirkung: Zusatz von Morphin 5 mg/100 ml (zu beachten ist dabei die systemische Wirkung durch Resorption).
- Pharyngitis/Ösophagitis z.B. radiogen: Sucralfat, Kombinationsrezeptur aus Lokalanästhetikum und Antazidum.

Bei unüberwindlicher Behinderung der peroralen Ernährung kann versucht werden, durch transnasal oder perkutan im Bereich des Oberbauchs eingeführte Ernährungssonden eine bilanzierte Flüssignahrung zu applizieren. Bei ungestörter Magenmobilität wird die Nahrung auf diese Weise in den Magen eingebracht ("PEG", ☞ Abb. 18.1 bis 18.3).

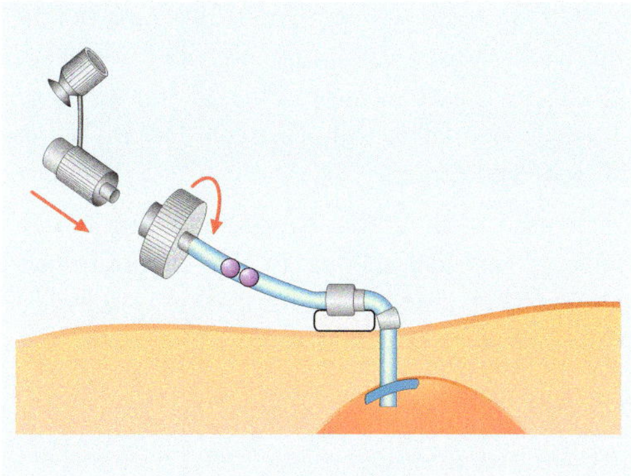

b

Abb. 18.3a+b: PEG-Schema 1 + 2 (Fresenius-Kabi Deutschland).

Bei Vorliegen einer Aspirationsgefahr durch Flachlagerung, Vigilanzminderung, Schluckstörungen oder verzögerter Magenentleerung ist dagegen eine Platzierung des Sondenendes im proximalen Jejunum (jenseits des Treitz'schen Bandes) empfehlenswert ("PEJ", ☞ Abb. 18.4).

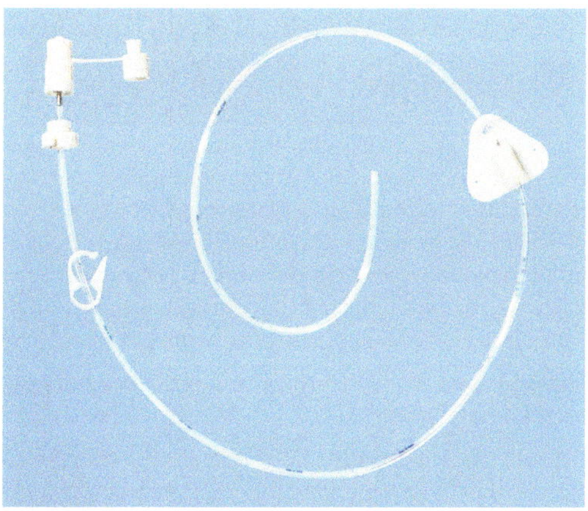

Abb. 18.4: Freka® FKJ (Fresenius Kabi Deutschland GmbH).

Medikamentös lässt sich die Magenentleerung adjuvant durch MCP (z.B. 4 × 20 mg), Domperidon (3 × 10 mg) verbessern oder zusätzlich durch den Motilinagonisten Erythromycin (2 × 250 mg i.v.), dessen Wirksamkeit sich allerdings bereits nach wenigen Tagen erschöpft.

Grundsätzlich werden hochmolekulare Suspensionen mit Zusatz von Ballaststoffen für die Sondenernährung empfohlen, welche die sekretorische Funktion des oberen Gastrointestinaltraktes nutzen. Wenn eine sorgfältig passierte Kost oder flüssig-breiige Normalkost zugeführt werden soll, empfiehlt sich die vorsorgliche Anlage einer großlumigen PEG (20 Ch) zur Vermeidung von Verlegungen des Sondenlumens.

Für die unmittelbar jejunale Applikation sowie zur Ernährung bei Assimilationsstörungen oder Kurzdarm-Syndrom stehen auch hochresorbierbare Formeldiäten der Industrie zur Verfügung.

Die parenterale Ernährung über einen zentralvenösen Zugang (Portsystem, Hickman/Broviac-Katheter) dient bei unzureichender oraler Kostaufnahme der kalorischen Ergänzung.

Bei chronischem Erbrechen, Ileus oder refraktärer Diarrhoe muss ggf. auch eine vollparenterale Ernährung erfolgen, deren Indikation jedoch im Sinne einer invasiven Therapie regelmäßig überprüft werden muss. Auch für die parenterale Ernährung gilt, dass eine Beeinflussung der Katabolie und Kachexie durch alleinige Substitution nicht möglich ist (Lundholm 2004). Die parenterale Applikation von Lipidemulsionen kann bei eingeschränkter Clearance-Funktion der Leber zu einer Erhöhung der Triglyceride im Serum und zu Übelkeit führen.

Bezüglich der Dosierung der einzelnen Nahrungskomponenten gibt es lediglich für die Aminosäuren (1,2-1,5 g/kg KG/Tag) sowie für die Vitamine und Spurenelemente konsentierte Empfehlungen (DGEM-Leitlinie 2013), während der Lipid- und Kohlehydratanteil anhand der Triglycerid- bzw. Glukosespiegel im Serum individuell ermittelt wird.

Lipidemulsionen können im Bedarfsfall peripher-venös in verträglicher Weise infundiert werden. Die peripher-venöse Gabe von Glukose darf nur mit einer maximal 10%igen Lösung erfolgen, um Venenreizungen zu vermeiden. Industrielle Infusionsgemische für die peripher-venöse Verabreichung enthalten im Allgemeinen auch niedrigkonzentrierte Aminosäuren.

Sowohl die enterale als auch die parenterale Ernährungstherapie müssen bei vorbestehenden metabolischen Erkrankungen (z.B. Diabetes mellitus, Hyperurikämie, Hyperlipoproteinämien) hinsichtlich einer Stoffwechselverträglichkeit mittels regelmäßiger Laborkontrollen überwacht werden.

18.5. Besonderheiten der Ernährungstherapie bei Patienten mit palliativem Versorgungsbedarf

Die palliativmedizinische Betreuung sterbenskranker Menschen und ihrer Zugehörigen beinhaltet ein angemessenes Kommunikationsangebot bezüglich der Bedeutung von Lebensqualität und Prognose.

Für viele Patienten, mehr noch für ihre Zugehörigen, ist eine Ernährungstherapie bei ungewolltem Gewichtsverlust zunächst eine selbstverständliche bzw. unverzichtbare Maßnahme. Durch eine u.U. nicht sachgerechte Überfürsorge üben Zugehörige bisweilen einen sogenannten Nahrungsdruck auf den Kranken aus, indem sie erwarten, dass häufiges Erinnern oder mitgebrachtes "Lieblingsessen" die Nahrungsaufnahme erleichtern würde.

Zur symptomorientierten Behandlung gehört jedoch neben dem schon erwähnten Beseitigen von Ernährungshindernissen auch der Versuch einer Verbesserung des Appetits.

Adjuvante Maßnahmen zur Appetitsteigerung

- Tagesrhythmus: Pünktliche kleinteilige Ernährung, Mobilisation.
- Kortikosteroide: z.B. Dexamethason 16 mg (nur kurzfristig wirksam).
- Antidepressiva: Mirtazapin 7,5-30 mg z.N. (cave: Mundtrockenheit).
- Cannabinoide: Dronabinol 1-2,5 mg (cave: Müdigkeit).
- Bitterstoffe: Enzian (Gentiana), Wermut (Artemisia absinthium).

In der Palliativmedizin beachten wir vor allem anderen die den Patienten unmittelbar belastenden Symptome. Im Zusammenhang dieses Kapitels sind dies z.B. Übelkeit, Brechreiz, Erbrechen, Bauchschmerzen, Sodbrennen, Völlegefühl, Hunger, Appetitmangel und ein allgemeines Schwächeempfinden (vgl. auch Kap. 8.). Daher müssen der Nutzen und die Belastung einer künstlichen bzw. zusätzlichen Nahrungszufuhr gemeinsam und im Verlauf immer wieder abgewogen werden.

Gleiches gilt für die parenterale Flüssigkeitsgabe bei verminderter Trinkmenge. Viele Patienten und Zugehörige verwechseln diese Infusionen mit einer Nährstoffgabe (Mercadante 2005) und benötigen wiederholte Aufklärung darüber, dass sich durch eine falsch dosierte Flüssigkeitszufuhr die Ödeme oder die respiratorische Situation verschlechtern können.

Die Ernährungstherapie erfordert zu ihrer Durchführung, wie alle medizinischen Behandlungen, grundsätzlich eine gültige Indikation und die Zustimmung des behandelten Patienten. Daher kann auch ein Verzicht auf die Ernährungstherapie im Zusammenhang mit medizinisch begründeten Therapiezieländerungen angezeigt sein. Diese Thematik erfordert eine intensive Abstimmung mit (wenn möglich) dem Patienten, seinen Zugehörigen und dem Pflegeteam, um Missverständnissen und Konflikten vorzubeugen.

Wenn ein Patient auf die Nahrungsaufnahme seinerseits verzichtet (sog. Sterbefasten), ist psychiatrischerseits die Frage nach einer behandlungsbedürftigen Depression zu klären. Gleichzeitig ist aber der Patient, begleitet durch ein kontinuierliches Kommunikations- und Ernährungsangebot, in seiner (rechtlich verbindlichen) eigenen Entscheidung zu respektieren.

Fallbeispiel 1

Fr. F. (46) Lehrerin, alleinerziehend, metastasiertes Dünndarmkarzinom mit Peritonealkarzinose und Tumorkachexie. Z.n. palliativer Gastroenterostomie vor 4 Wochen. Die Patientin lehnt eine Fortsetzung der Chemotherapie ab wegen Schwäche und Übelkeit. Sie suche nach alternativer Therapie und Möglichkeiten, durch Kostaufbau "wieder zu Kräften zu kommen".

Führende Symptome: Übelkeit und rezidivierendes Erbrechen.

Befunde (Gastroskopie, CT Abdomen): Gastroenterostomie offen, distal mehrere subtotale Stenosen.

Initiale Therapie: Versuch einer konservativen Herstellung der GI-Passage durch Kortison, MCP/Neostigmin und Mobilisation – ohne Erfolg, da zunehmendes Erbrechen.

Therapiezieländerung mit Patientin besprochen: PEG 20 Ch als Ablaufdrainage, orale Kostaufnahme zur Geschmacks- und Mundpflege, parenterale Ernährung 14 Std. täglich, Mobilisierung und Selbständigkeitstraining

Fallbeispiel 2

Hr. H. (63), Finanzbeamter, verheiratet. Ossär metastasiertes Nierenkarzinom.

Führendes Symptom: Schmerzen Becken/Bein.

Initiale Therapie: Differenzierte medikamentöse Schmerztherapie ohne Effekt auf die Beweglichkeit und Schmerzintensität. Daraufhin Strahlentherapie bei dem zunehmend kachektischen und inzwischen bettlägerigen Patienten. Entwicklung eines Dekubitus, einer Fatigue und Dysphasie. Diagnose einer Hirnmetastasierung.

Die Ehefrau des Patienten betreut den Patienten auf der Station mit (Rooming-in) und begleitet ihn zur (um die Ganzhirnradiatio erweiterten) Strahlentherapie. Eine kontinuierliche klinische Verschlechterung (Paraparese) mündet jedoch in die vorzeitige Beendigung der Bestrahlung. Kachexie und Dekubitus nehmen zu. Es erfolgt zunächst eine parenterale Ernährung, da die perorale aufgrund der Fatigue unzureichend geworden ist.

Änderung der Betreuungsperspektive: Anstatt häuslicher Betreuung stationäres Hospiz. Zunehmende Somnolenz, Reduktion der Schmerzmedikation mit geringfügig verbesserter, stark schwankender Vigilanz. Absetzen der parenteralen Ernährung. Ehefrau bemüht sich intensiv um Mundpflege und orale Nahrungszufuhr. Sie besteht auf einer parenteralen Flüssigkeitsgabe, welche daher fortgeführt wird.

Fallbeispiel 3

Hr. K. (76), Schlosser, verheiratet. Z.n. subduraler Blutung nach Sturz im Bad unter Marcumartherapie. Nach akutem Bewusstseinsverlust notfallmäßige neurochirurgische Hämatomausräumung drei Stunden nach Sturz. Postoperativ persistierendes Koma, anfangs mit ungezielter Reaktion auf Schmerz und Berührung, im Verlauf erlöschend. Bronchopneumonie, antibiotische Behandlung.

Familiengespräch mit dem intensivmedizinischen Oberarzt, der mitteilt, dass eine Therapieausweitung wegen der schlechten Prognose medizinisch nicht indiziert sei. Verlegung auf die Intermediate-Care-Station nach Tracheotomie. Dort erneute Pneumonie und erneute antibiotische Behandlung. Nach Stabilisierung Verlegung in eine neurologische Frührehabilitation. Dort am zweiten Tag septische Temperaturen und Verlegung ins benachbarte Akutkrankenhaus. Erneute intensivmedizinische Sepsistherapie. In Familiengesprächen wird seitens der Zugehörigen mit Verweis auf konkrete Äußerungen des Patienten anlässlich der Intensivtherapie seines Bruders nochmals auf eine Therapiebegrenzung gedrungen. Nach Entwöhnung vom Respirator Verlegung des MRSA- und Pseudomonas-kolonisierten Patienten auf die Palliativstation. Hier erfolgt vorrangig ein Familiengespräch zur Bewertung der laufenden enteralen Sondenernährung. Eine schriftliche Patientenverfügung liegt nicht vor, die Ehefrau ist amtlich bestellte Betreuerin. Nach ausführlicher und dokumentierter Erörterung der Prognose und Eruierung des mutmaßlichen Patientenwillens Beendigung der Sondenkosternährung und enteralen Flüssigkeitsgabe unter Ausschluss anderer Therapieerweiterungen. Lagerungsbehandlung, Massage und Musiktherapie, intensive Mundpflege durch Familienzugehörige und Pflegepersonal.

Literatur

Busquets, S.: Megestrol acetate: Its impact on muscle protein metabolism supports its use in cancer cachexia, Clinical Nutrition 2010; 29: 733

Detsky, A.S.: What is subjective global assessment of nutritional status? J Parent Enter Nutr 1987; 11:8

DGEM-Leitlinie Parenterale Ernährung, GMS German Medical Science 2009;7:Doc9.

Glynn, C.C.: Predictive Versus Measured Energy Expenditure Using Limits-of-Agreement Analysis in Hospitalized, Obese Patients, J Parenter Enteral Nutr 1999; 23: 147

Guadagni M, Biolo G. Effects of inflammation and/or inactivity on the need for dietary protein. Curr Opin Clin Nutr Metab Care 2009; 12: 617-622

Haller, A.: Praxis der enteralen Ernährung, Schweiz Med Forum 2003; 3:374

Lundholm, K.: Palliative nutritional intervention in addition to cyclooxygenase and erythropoietin treatment for patients with malignant disease, Cancer 2004, 100 (9): 1967

Mercadante, S., Ferrera, P., Girelli, D., Casuccio, A.: Patients' and relatives' perceptions about intravenous and subcutaneous hydration. J Pain Symptom Manage 2005; 30: 354-8

Pirlich, M.: DGEM-Leitlinie enterale Ernährung – Ernährungsstatus, Aktuel Ernaehr Med 2003; 28, Supplement 1: S10

Prado CM, Lieffers JR, McCargar LJ et al. Prevalence and clinical implications of sarcopenic obesity in patients with solid tumours of the respiratory and gastrointestinal tracts: a population-based study. Lancet Oncol 2008; 9: 629-635

Proctor MJ, Morrison DS, Talwar D et al. An inflammation-based prognostic score (mGPS) predicts cancer survival independent of tumour site: a Glasgow Inflammation Outcome Study. Br J Cancer 2011; 104: 726-734

Schütz, T. et al.: ESPEN-Leitlinien Enterale Ernährung, Aktuel Ernaehr Med 2006; 31: 196

19. Grundlagen der Pflege in der Palliativmedizin

"Deine Hand so weich und warm
nimmt die meine zum Gruße an,
oder auch zum festen Griff.

Neben Halten und Gehalten werden,
zwischen Geben und Nehmen.
Ohne Ahnung für die meisten von uns,
ist der Gebrauch der Hand
in der Pflege die größte Kunst.

Ohne aber hinzuspüren,
wenn sich die Haut und Hand berühren,
oft die Schmerzen größer sind.
Zeigt dir selber, wenn es dir gelingt,
wie anders jetzt ich reagiere,
wenn ich deine Liebe spüre.

Weil deine Hand das Werkzeug ist,
mit der du all dein Tun vermittelst.
Ohne Ahnung, dass ich spüre,
wie im Moment deine Gedanken sind.
Zusammen als Einheit,
ohne Trennung sie dir gegeben sind.

Oft ziehst du den Handschuh an,
weil Hygiene Vorschrift ist.
Weißt du, dass es schrecklich ist,
wenn meine Haut nur Plastik spürt?
Es ist so selten geworden,
dass mich jemand berührt.

Oder hast du vor mir Angst,
mit Gefühl mir zu begegnen?
Offensichtlich die Barriere ist,
weil du nie die Distanz vergisst.

Nähe ist nicht leicht für dich.
Ohne Angst nicht zu ertragen.
Worte können niemals sagen,
was deine Hände wortlos geben:
sie sind ein Fluch
oder der größte Segen."

Zimmermann, Inhester, 1992

Die Betreuung, Versorgung und Pflege schwerstkranker und sterbender Menschen ist eine Herausforderung, der sich, neben professionell Pflegenden, im Besonderen Angehörige und Zugehörige stellen müssen (vgl. Kap. 21.6.). Doch es gilt nicht nur eine Herausforderung anzunehmen, sondern vielmehr eine Aufgabe zu übernehmen, mit der wir einem Menschen in seiner letzten Lebensphase eine besondere Form der Begleitung anbieten können. Die Situation des Sterbens, der unausweichliche Prozess, löst viele Ängste und Unsicherheiten aus, denen die Pflege auf besondere Weise begegnen kann.

Pflege bedeutet, nah am Menschen zu sein. Pflege bedeutet, in der letzten Lebensphase Angebote zu machen und damit die besondere Situation des Sterbens und die individuellen Wünsche und Bedürfnisse zu berücksichtigen. Es bedeutet aber auch, die Pflege auf das Machbare und Ertragbare zu reduzieren, von Prinzipien abzurücken, die in der Pflege allgemein gültig sind, ohne dabei die grundlegenden Werte der Pflege zu vernachlässigen. Damit ist palliative Pflege und die jeweils subjektive Situation der Schwerkranken und Sterbenden eine stets aufs Neue zu entscheidende Situation, die ein besonderes Maß an Einfühlungsvermögen und Auseinandersetzung mit dem Sterbenden erfordert. Es geht aber auch um Achtsamkeit, Respekt und Wertschätzung im Umgang mit dem individuellen Menschen und seiner Persönlichkeit.

So steht das ganzheitliche Erleben des Schwerstkranken und Sterbenden im Vordergrund und die Pflegenden stehen in besonderem Kontakt mit dem Menschen, der palliativ versorgt wird. Das Wort Kontakt erfährt hier eine besondere Bedeutung. Es stammt vom lateinischen Wort 'contactus' ab: das Präfix "con" steht übersetzt für "mit" und das Substantiv "tactus" für "spüren". Kontakt bedeutet also Mitspüren und hat in der Pflege einen besonderen Stellenwert, da Pflege größtenteils berührend stattfindet. Der Kontakt kann von Seiten des Schwerstkranken und Sterbenden nonverbal über Berührung ausgedrückt werden und Gefühle sowie Empfindungen sollten von Seiten der Pflegenden im Kontakt mit dem Menschen erspürt werden.

Die Besonderheiten der Sprache der Pflege und der Berührung, als besonderes Element der Sprache, werden im Folgenden dargestellt. Anschließend folgt eine kurze Auseinandersetzung mit dem Körperbild, als Voraussetzung für das Verständnis von Lage und Lageveränderung.

Die Beschäftigung mit Bewegung und Wahrnehmungsförderung am Beispiel der Pflegekonzepte Kinästhetik und Basale Stimulation® zielen auf den besonderen Umgang mit Schwerstkranken und Sterbenden.

19.1. Die Sprache der Pflege

19.1.1. Kommunikation mit Sterbenden

Viele Menschen macht die Vorstellung, mit einem sterbenden Menschen "in Berührung zu kommen", sprachlos. Welche Worte soll ich wählen? Wie spreche ich den Menschen an?
Bin ich selbst der Situation überhaupt gewachsen oder neige ich eher dazu, dem sterbenden Menschen aus dem Weg zu gehen aus Angst, das Falsche zu sagen? "*Tatsächlich scheint die Sprachlosigkeit zuzunehmen, je mehr es auf den letzten unumkehrbaren Weg zugeht, …*" (Fesenfeld 2008).

Die Kommunikation, auf unterschiedlichen Wegen, ist oft das Letzte, was bleibt. Ob verbal oder nonverbal ist sie die letzte Form der Auseinandersetzung bis zum Eintreten des Todes. Die Tatsache, dass Tod und Sterben nach wie vor ein Tabu in unserer modernen Gesellschaft ist, erschwert die Kommunikation erheblich. Doch wenn Kommunikation das Letzte ist, was bleibt, dann ist es umso lohnenswerter, sich mit den eigenen Ängsten auseinanderzusetzen und diese zu überwinden. Denn Angst macht sprachlos (Fesenfeld 2008), die Überwindung der Angst aber führt in die kommunikative Freiheit.

Angstfreie Kommunikation hat auch deshalb eine große Bedeutung, weil die besondere emotionale Situation auch zu besonderen kommunikativen Erlebnissen führt. Schwerstkranke und Sterbende verwenden häufig eine besondere Sprache, die ihre emotionale Situation verdeutlicht und die es nicht nur zu verstehen gilt, sondern auch, sich darauf einzulassen. Einige Beispiele sollen dies verdeutlichen:

"*So nahm der alte, unbeugsam starrsinnige Mann eines Tages seine Hörgeräte heraus, erneuerte die Batterien nicht mehr und schaute durch die Menschen hindurch, die ihm begegneten. Der Nachtschwester sagte er eines Abends, morgen sei er am Ziel. Auf die Frage, an welchem Ziel er sei, sagte er, beharrliches Schweigen und das Lauschen nach innen hätten ihn dorthin geführt. Am nächsten Morgen hatte er sein Ziel erreicht. Er lag tot in seinem Bett*" (Zimmermann, Inhester 1992).

Ein weiteres Beispiel ist der alte Mann, der seit Jahren das Bett nicht mehr verlassen hat und den die Nachtschwester zuerst für stark desorientiert hielt, als er verlangte, seinen Anzug und seine Krawatte auf dem Stuhl bereit zu legen und die schwarzen Schuhe darunter zu stellen. Der Mann gab keine Ruhe, bis die Pflegende ihm seinen Wunsch erfüllt hatte und er daraufhin einschlief. Bei der letzten Runde am Morgen fand die Pflegende ihn tot in seinem Bett vor (Fesenfeld 2008).

Die Achtsamkeit der Pflegenden muss sich vor allem auf die Übereinstimmung (Kongruenz) der verbalen mit der nonverbalen Sprache und damit der Echtheit von Sprache richten: "*Schwierigkeiten treten vor allem dann auf, wenn sich beim Sterbenden eine Diskrepanz zwischen Wort und Sinngehalt seiner Äußerungen zeigt. Der Sterbende sendet Signale zur Gesprächsbereitschaft aus, die aber die Pflegeperson nicht immer klar deuten kann. Er benutzt eine dem Pflegenden (noch) unbekannte Symbolsprache, sendet verschlüsselte Botschaften.*" (Kostrzewa, Kutzner 2009).

Kostrzewa/Kutzner geben Beispiele für die Symbolsprache Sterbender:

Ängste können sich ausdrücken durch den Hinweis auf knappes Geld, durch den Ruf nach Mutter oder Vater, durch vermisste Gegenstände, aber auch durch Erinnerungen an vergangene Zeiten des Hungers und der Inflation.

Todeserwartungen sind häufig durch Gespräche über Reisen, den Wunsch nach geöffneten Fenstern oder Türen und Kindheitserinnerungen gekennzeichnet.

Bedrohungen werden oft in Traumbildern, Geschichten und Gleichnissen ausgedrückt. Eine Möglichkeit, der Bedrohung zu entfliehen, ist das Ankündigen einer Reise, begleitet von der Vorbereitung, z.B. das Anfordern von Reiseprospekten (Kostrzewa, Kutzner 2009).

So erfordert Kommunikation in der Pflege Schwerstkranker und Sterbender ein hohes Maß an Sensibilität. Das Erkennen der Vielschichtigkeit von Symbolik in der Sprache ist eine Herausforderung. Ebenso das Einlassen auf Gespräche, die primär verwirrend erscheinen. Wir neigen dazu, Worte und Symbolik auf Grundlage unserer eigenen Erfahrung zu interpretieren. Je aufmerksamer wir aber den Menschen in seiner ganzen Persönlichkeit und Individualität wahrnehmen, je eher verstehen wir das, was er ausdrückt.

Sind wir nun auch noch im Mit-Spüren, also im Kontakt über die Berührung im Alltag, dann sind wir in der Lage zu begleiten, den Weg mitzugehen. Pflegende schaffen so einen kommunikativen Zugang auf unterschiedlichen Ebenen im pflegerischen Alltag.

19.2. Kommunikative Berührung

19.2.1. Die Bedeutung der Berührung

Neben der sprachlichen Auseinandersetzung mit Menschen in besonderen Lebenssituationen kommt der Berührung ebenfalls eine hohe Bedeutung zu.

Berührung in der Pflege sollte von Achtsamkeit, Wertschätzung und Respekt gekennzeichnet sein (Horn 2008). Pflegende müssen sich ihrer Berührung und der jeweiligen Bedeutung ihrer Berührungsqualität bewusst sein. Wichtig ist, sensibilisiert zu sein, wie berührt wird und wie die Berührung von den Schwerstkranken und Sterbenden wahrgenommen wird. Pflege findet berührend statt, eine "Pflege-*hand*-lung" ohne Berührung am Körper des Betroffenen ist nicht möglich. Da die Haut unser größtes Organ ist und diese mit hochsensiblen Wahrnehmungsrezeptoren ausgestattet ist, werden auch Stimmungen und Einstellungen durch die Berührung von einer Person zur anderen übertragen. "*Die Haut als Kommunikationsort ist in der Lage, empfangene Berührungen in ihrem Charakter und ihrer Qualität zu beurteilen …*" (Horn 2008). Die Hände sind auf der anderen Seite, wie von Specht- Tomann und Tropper bezeichnet, die Dolmetscher der Seele, sie sind: "*…eines der wichtigsten Instrumente aktiver Kommunikation in aufnehmend-begreifender Hinsicht und ein wichtiges Ausdrucksmittel emotionaler Zustände.*" (Specht-Tomann, Tropper 2000). Im Sterbeprozess, wenn verbale Sprache in den Hintergrund tritt, ist die Sprache der Berührung oft die einzige Möglichkeit in Kontakt zu treten. Berührung fungiert dann als Sprachrohr. Die Auseinandersetzung mit der Wirkung von Berührung durch eine Pflegehandlung, die Zuwendung zum sterbenden Menschen, aber auch die Berührung durch den Schwerstkranken und Sterbenden selbst, fordert ein hohes Maß an Aufmerksamkeit in der palliativen Versorgung und Pflege.

Es zeigt wie relevant die Ganzheitlichkeit bei der Behandlung, Versorgung und Begleitung von Menschen ist. Ein Individuum ist durch seine Diagnose mit hoher Wahrscheinlichkeit auf eine Krankheit reduziert worden ohne dabei den (un-)bewussten und unterschwelligen Emotionen genügend Raum zu geben. Bei einer palliativen Pflege, auch bereits während einer wünschenswerten frühzeitig integrierten palliativen Pflege, ist die Kommunikation im Rahmen der Ganzheitlichkeit sehr non- und paraverbal ausgerichtet. Das Wahrnehmen und somit Spüren findet auf unterschiedlichen Ebenen statt, dies kann durch auditive, audio-rhythmische, taktil-haptische, visuelle, vibratorische, verstibuläre, orale und olfaktorische Reize angesprochen werden. (Bienstein, Fröhlich 2021).

Vor allem der Verlauf einer Pflegesituation wird maßgeblich durch den aufmerksamen Umgang mit der Berührung bestimmt. Die Situation eines sterbenden Menschen ist von besonderen emotionalen Zuständen geprägt. Diese können oft nicht verbal ausgedrückt werden, sind aber spürbar. In besonderen Situationen wie dem Sterbeprozess, sind Berührungen – obwohl ein gesellschaftlicher Tabubruch – erwünscht. Im Kontext extremer Gefühle sind Berührungen erlaubt und auch durch primär fremde Personen, zu denen Pflegende gehören, möglich.

19.2.2. Die Berührung im Kontext der Pflegesituation

In der Pflegesituation bewegen sich Pflegende fast ausschließlich in der intimen Zone eines zu pflegenden Menschen. Als intime Zone wird laut Bauer der Abstand von 0-45 cm von einer Person zur anderen beschrieben (Bauer 1996). Die Pflegende steht somit in der besonderen Verantwortung, vor dem Hintergrund von Wertschätzung, Achtsamkeit und Respekt, nicht nur eine Pflegehandlung durchzuführen, sondern auch den persönlichen Raum zu schützen. Sie müssen sich mit der Frage auseinandersetzen, wie Kostrzewa und Kutzner sie stellen: "*... wie viel Nähe kann der Sterbende zulassen und wie viel Nähe kann eine Pflegeperson geben?*" (Kostrzewa, Kutzner 2009). Die Pflegenden befinden sich in der Pflegesituation stets innerhalb der Privatsphäre des Sterbenden oder auch Schwerstkranken. Bei aller Notwendigkeit von Pflegehandlungen muss die Wahrung der Privat- und Intimsphäre Berücksichtigung finden. Denn die Regelung von Grenzen innerhalb des persönlichen Raumes und der Grad der Vertrautheit haben Einfluss auf das Empfinden von Berührungen (Horn 2008). Besonders wichtig in diesem Zusammenhang ist jedoch, wie viel Kontrolle dem Schwerstkranken und Sterbenden in der Pflegesituation überlassen wird. Denn Bauer beschreibt: "*Der Schlüsselfaktor bei der Wahrnehmung von Privatsphäre scheint jedoch das Ausmaß an Kontrolle zu sein, die ein Patient hat.*" (Bauer 1996). Wird über die Berührung in der Pflegesituation vermittelt, dass der Schwerstkranke jederzeit Kontrolle behält, die Situation seinen Wünschen und Bedürfnissen entsprechend verändert oder sogar abgebrochen werden kann, dann vermittelt die Berührung gleichsam Sicherheit und Vertrauen und trägt zu einer positiven Gestaltung der gesamten Situation bei. Das Überlassen von Kontrolle ist dann begleitet von einem achtsamen Umgang, Respekt und Wertschätzung und somit von der Selbstbestimmung des Schwerstkranken oder Sterbenden (Horn 2008).

Die Berührung, als instrumentalisierte Handlung in einer Pflegesituation, wird dann zum Dialog, wenn die pflegende Person die reine Zweckbestimmung in den Hintergrund treten lässt und die Kooperation und Interaktion mit dem Schwerstkranken in den Vordergrund stellt, und Berührung zum kommunikativen Element und damit zum taktilen Dialog wird (Horn 2008).

"*Der verantwortungsvolle und patientenorientierte Umgang mit jeder Berührung leistet einen Beitrag zur Veränderung von der rein zweckorientierten Berührung hin zu kommunikativer Berührung. Über den berührenden Dialog mit dem Patienten kann eine Balance zwischen pflegerisch notwendiger Handlung und berührender Interaktion hergestellt werden.*" (Horn 2008).

So kann Berührung, als Element der Sprache in der Pflege schwerstkranker und sterbender Menschen, auch als kommunikativ-berührende Pflege benannt werden. Mit dem Wissen um die Bedeutung und Wirkung der Berührung entsteht ein Dialog zwischen den handelnden Personen. Die Pflegende und der Schwerstkranke treten in Beziehung, verbale Sprache tritt in den Hintergrund und die Berührung vermittelt Wertschätzung und Achtsamkeit, Sicherheit und Vertrauen bei gleichzeitigem Überlassen von Kontrolle über die gesamte Situation. Damit leistet die Pflegende einen wesentlichen Beitrag zu einer positiven Gestaltung einer besonders emotionalen Lebenssituation. Bei aller Notwendigkeit von Pflegehandlungen, verbunden mit unangenehmen und teilweise auch schmerzhaften Situationen, leistet die kommunikativ-berührende Pflege ein Sinn stiftendes Wohlgefühl für den Schwerstkranken oder Sterbenden.

Die Beziehungsqualität ist die Basis für das benötigte tiefe Vertrauen bei solchen pflegerischen Handlungen. Dazu muss der Patient zum Individuum werden, was durch eine Recherche über die zu pflegende Person erreicht werden kann.

"*Durch seine Eigenarten wird der Patient zur Persönlichkeit und ist dann nicht mehr "austauschbar". [...] Durch mehr Informationen wird der Mensch erlebbarer. [...] Auch Schwerstkranke zeigen oft eher eine Anteilnahme, wenn sie etwas Bekanntes erfahren: Sie reagieren auf die ihnen bekannte Musik, auf die Stimmen der Angehörigen, selbst auf Gerüche, wie beispielsweise der Automechaniker auf den Geruch seines Werkzeuglappens (Bienstein, Fröhlich 2010).*" (Nydahl, Bartoszek 2020).

19.3. Die Bedeutung von Bewegung in Palliative Care

In der täglichen Pflegepraxis sind in unterschiedlichen Zusammenhängen und Begegnungen viele Pflegende mit der Einstellung anzutreffen, wenig aktive oder aktivierende Angebote zu machen. Oft ist es Unsicherheit, die Pflegefachkräfte inaktiv werden lassen, vielfach aber auch die Vorstellung, der Sterbeprozess könne sich verlängern (KD). Bei den Bewegungsangeboten geht es um die Berücksichtigung von Wünschen und Bedürfnissen des Schwerstkranken oder Sterbenden und ein Angebot, die individuelle Situation einzubeziehen.

"Dem Gehenden schiebt sich der Weg unter die Füße" – Ein Sinnspruch des deutschen Schriftstellers Martin Walser, übertragen auf den "Gehenden" im Sterbeprozess in der palliativen Situation, sind Pflegende Wegbereiter und Begleiter. Sie bereiten den Boden auf dem der Sterbeprozess gestaltet werden kann. Die je eigene individuelle Persönlichkeit des Menschen steht im Mittelpunkt und je mehr Pflegende über den Menschen wissen, je mehr können individuelle Angebote zur Bewegung gemacht werden. Dies bedeutet nicht mehr in die Zurückhaltung von Angeboten zu gehen, um "den Sterbenden zu schonen". Vielmehr ist es der achtsame Umgang und die Wertschätzung der Person und das damit verbundene Angebot. Da geht es um das Erkennen der Idee und des Bedürfnisses zur Bewegung, wie sie über die Körperhaltung ausgedrückt wird. Oder aber, die Bewegung in der Pflegesituation vorzugeben und zu spüren, ob der Sterbende der Bewegung nachkommt, bereit ist mitzugehen und die Körperhaltung zu verändern.

Sehr wohl geht es damit um die Einschätzung von Bewegungseinschränkung. Diese Einschätzung sollte aber in engem Zusammenhang zur Einschätzung von Bewegungs*fähigkeit* stehen. So ist es möglich, über die Bewegungsidee in die Bewegung zu kommen und angepasst an die Situation Bewegung zu fördern. Es entsteht das Gefühl für die eigene Bewegung und das, wenn auch nur minimale Fortkommen. Das Gefühl vermittelt das Erlebnis, den Weg selbst gemeistert zu haben und vermittelt damit verbunden die Motivation für weitere Bewegung (Dengler, 2019).

Menschen können, je nach Ausmaß der Bewegungseinschränkung, oft nicht mehr frei entscheiden. Sie sind auf Hilfe und Unterstützung angewiesen. Wer frei ist in seinen Entscheidungen, und damit selbstbestimmt handelt, kann aktiv steuern, was gut tut oder eher unangenehm ist. Bei deutlicher Begrenzung in der Beweglichkeit, und im Besonderen bei Immobilität, ist der Mensch in seiner Abhängigkeit auf ein Gegenüber angewiesen. Damit verbunden ist der Mensch auch abhängig von einer anderen Person und inwiefern diese achtsam ist und Wünsche und Bedürfnisse berücksichtigt. Pflegefachkräfte und alle unterstützenden Beteiligten, haben hier eine verantwortungsvolle Aufgabe. Es braucht Angebote, die den Menschen in seiner individuellen Situation der Bewegungseinschränkung abholt. Sinnbildlich stehen die Beteiligten an einer Weggabelung, oder es beginnt ein ganz neuer Weg. Nun gilt es, den Weg zu bereiten, "die Straße unter die Füße zu schieben". (Dengler 2019).

Die Begegnung entscheidet also über den Verlauf, ebenso der wertschätzende und respektvolle Umgang mit dem Menschen in seiner besonderen Lebenssituation.

Lageveränderung

Die Lageveränderung eines Schwerstkranken und Sterbenden ist neben der Notwendigkeit der Vermeidung von Liegegeschwüren (Dekubitalgeschwüre) auch für das Körpergefühl und die Wahrnehmung von Bedeutung. Ein Mensch, der seine Lage nicht mehr, oder nur noch mit großer Mühe, selbst verändern kann, verliert das Gefühl für den eigenen Körper, für Auflagedruck, aber auch für die räumliche Orientierung von oben und unten, vorne und hinten, rechts und links.

Unter Berücksichtigung der Schmerzwahrnehmung und -bewältigung erfolgt eine regelmäßige Lageveränderung in vorgegebenen Zeiträumen, um der Entstehung eines Dekubitus entgegenzuwirken. Dieser hätte zur Folge, dass der Schwerstkranke zusätzliche Schmerzen erfährt.

Der Expertenstandard "Dekubitusprophylaxe in der Pflege" des deutschen Netzwerkes für Qualitätsentwicklung in der Pflege (DNQP) definiert den Dekubitus als lokal begrenzte Schädigung der Haut, die typischerweise Körperstellen betreffen, die knöcherne Vorsprünge aufweisen. Dies geschieht in Folge von Druck auf das Gewebe oder Druck auf entsprechende Körperstellen in Verbindung mit Scherkräften (DNQP 2017). In der palliativen Versorgung treffen Pflegefachkräfte sehr häufig auf Menschen mit deutlich reduzierter Eigenbewegung, die im Verlauf der Erkrankung viel Gewicht verloren haben, insbesondere bei fortschreitender Tumorerkrankung, und damit verbunden dünnen Hautschichten über entsprechenden Knochenvorsprüngen. Das Risiko der Entstehung von Druckgeschwüren ist dann besonders hoch.

Der Wahrnehmung des eigenen Körpers kommt eine ebenso große Bedeutung zu wie die, der Verhinderung von Liegegeschwüren. Je unbeweglicher der Mensch, je fortgeschrittener die Erkrankung in Verbindung mit starken Schmerzen, desto stärker wird die Wahrnehmung des eigenen Körpers beeinflusst.

Der Expertenstandard kann, bei erhöhtem Risiko für einen Dekubitus und nach Prüfung internationaler Leitlinien, keine konkrete Empfehlung für ein Intervall zur Lageveränderung geben, kommt aber zu der Einschätzung eines zwei- bis vierstündigen Intervalls zur Positionierung unter Berücksichtigung beeinflussender Faktoren, wie Hautzustand, Eigenaktivität und Gesundheitszustand. Entscheidend ist aber die Aussage: “Grundsätzlich wird empfohlen, ressourcenorientiert zu arbeiten und die Möglichkeiten der Patienten mit einzubeziehen …” (DQNP 2017). Vor allem ist es relevant, dass die Pflegefachkraft regelmäßig gefährdete Hautstellen begutachtet und auf Grundlage ihrer Einschätzung die Lagerungsintervalle anpasst. Manchmal kann ein Lagerungsintervall von unter zwei Stunden angemessen sein.

Die Abwägung zwischen dem Risiko eines Druckgeschwürs und der Beeinflussung der Wahrnehmung und des Körpergefühls stehen in der Pflegesituation stets an erster Stelle. In der palliativen Situation sollten dabei die Wünsche und Bedürfnisse des Menschen entscheidend sein und die Berücksichtigung des Körperbildes und des Körpergefühls. Entsprechende Angebote, wie sie nachfolgend beschrieben werden, sind dabei entsprechend hilfreich bei der Entscheidung.

19.3.1. Körperbild und Körpergefühl

Jeder Mensch hat ein Bild seines eigenen Körpers in sich selbst abgespeichert, weiß und fühlt, wie groß dieser ist und wie Bewegung aussehen muss, um ein Ziel zu erreichen.

Durch eine Erkrankung, und vor allem deren jeweilige Schwere, verändert sich das eigene Bild vom Körper. Langes Liegen im Bett und mangelnde Veränderung der Umwelt tragen dazu bei, die Körpergrenzen verschwimmen zu lassen. Je geringer die Eigenbewegung, desto schwieriger ist es, den Körper als Ganzes wahrzunehmen. Wer kennt nicht selbst die fehlende Orientierung für die Lage von Arm oder Bein, wenn diese ruhig – und eine Weile unbewegt – auf einer Unterlage liegen und eine differenzierte Angabe gemacht werden soll. Die Information dazu fehlt plötzlich. Nydahl und Bartoszek argumentieren: Es fehlen differenzierte Informationen über den Körper und die Umwelt und dies führt zu Orientierungsstörungen bis hin zu schweren Identitätskrisen. Wiederholte Versuche bei Kursteilnehmern der Fortbildungskurse zur Basalen Stimulation® zeigten schon nach zehn Minuten ruhigem Liegen Veränderungen in der Körperwahrnehmung. Entwicklungspsychologisch ist auch festzuhalten: Wahrnehmung, Kommunikation und Bewegung bedingen einander. Bewegung macht Wahrnehmung erst möglich (Nydahl, Bartoszek 2020).

Dem Menschen in seiner letzten Lebensphase gilt es deshalb, ein größtmögliches Maß an Orientierung und Identität zu geben und zu erhalten, ebenso die Lage und Position in Bett oder Stuhl so abwechslungsreich wie in der Situation möglich zu gestalten. Zeigt sich ein Mensch unruhig, sucht er nach Halt, greift er bei Gegenständen daneben oder nestelt, dann kann dies ein Zeichen der Orientierungsstörung sein und die Botschaft des Körpers ist der Schrei nach einer Veränderung, um sich wieder orientieren zu können und damit zu sich selbst zu finden.

Unterschiedliche Lagerungsformen können zur Orientierung beitragen, aber auch kleinste Veränderungen, die ohne großen Aufwand durchgeführt werden können.

19.3.2. Positionierung

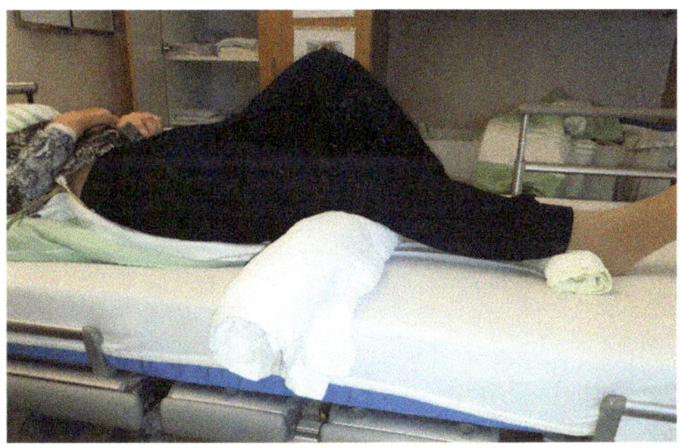

Abb. 19.1: Lageveränderung mit gefalteten oder zusammengerollten Handtüchern.

Nicht immer ist ein umfassender Wechsel der Lage erforderlich. Schon kleine Lagerungsveränderungen bewahren das Bewusstsein (Nydahl, Bartoszek 2008). Sehr häufig signalisiert uns der Körper der Betroffenen, wie eine Lageveränderung aussehen sollte. Je aufmerksamer die Pflegenden die Signale des Körpers deuten, desto eher können sie zum Wohlgefühl des Schwerstkranken beitragen. So können die übereinander geschlagenen Beine ein Bedürfnis nach Veränderung ausdrücken und die

Pflegende kann reagieren, indem sie ein Handtuch dazwischen legt. Finden wir einen Menschen, der auf dem Rücken liegt, mit den Händen auf dem Bauch vor, so kann dies Ausdruck des Gefühls der Schutzlosigkeit sein, denn die Rückenlage macht eher passiv. An dieser Stelle kann ein kleines Kissen auf dem Bauch hilfreich sein. Es gibt ein Gefühl der Sicherheit und kann gleichzeitig das Körperbewusstsein unterstützen (Nydahl, Bartoszek 2020).

Zusammengerollte Handtücher, an unterschiedlichen Stellen des Körpers untergelegt, reduzieren nicht nur den Auflagedruck, sie führen auch zu einer neuen Spürinformation (☞ Abb. 19.1). Ebenso können kleine Kissen oder Stofftiere genutzt werden, um kleine Veränderungen herbeizuführen (unabhängig von einer zusätzlichen Möglichkeit der visuellen Stimulation). Auch eine an der Längsseite zusammengerollte Decke, die an den Körper angelegt oder leicht unter den Körper geschoben wird, verändert die Lage und das Körpergefühl. Bei jeder noch so kleinen Begegnung kann eine neue kleine Veränderung vorgenommen werden – mit großer Wirkung. Beispielsweise können vorher verlorene Körpergrenzen – wie bereits erwähnt – dann wieder wahrgenommen werden.

Im Zentrum steht das Ziel, Sicherheit und Vertrauen und den Aspekt des Sich-Spürens zu vermitteln (Nydahl, Bartoszek 2020).

Der Schwerstkranke und Sterbende wird sich, nach seinen Möglichkeiten, häufig in eine ihm eigene Position bringen. Dies gilt es zu akzeptieren, auch wenn diese Lage seltsam aussieht. Diese Positionen sollten unterstützt und auch weiterentwickelt werden (Nydahl, Bartoszek 2008).

Wirft die Person die unterstützenden Materialien gänzlich aus dem Bett, ist dies oft ein Zeichen für das Bedürfnis einer umfassenden Veränderung. Wichtig bei allen Angeboten und Veränderungen ist der körperliche und mimische Ausdruck der Person. Hierüber erhalten wir wertvolle Rückmeldung, ob unser Angebot angenommen wurde oder eine weitere Veränderung notwendig ist.

19.3.3. Formen der Positionierung

Neben den unterschiedlichen Formen der Positionierung sollten in erster Linie die Gewohnheiten und Bedürfnisse des Sterbenden im Vordergrund stehen. Gibt es bevorzugte Lagen, in denen sich der Mensch schon vorher sehr wohl gefühlt hat? Kennen wir die "Schokoladenseite", die Seite, auf der jemand besonders gut einschlafen kann? Dies sind wichtige biografische Informationen, die in der Pflege, besonders in der letzten Lebensphase, zum Tragen kommen und unbedingt berücksichtigt werden sollten.

Ausgewählte Positionen im Bett können dem Schwerstkranken und Sterbenden die Lage erleichtern und auch zur Reduktion von Schmerzen beitragen. Vor allem die Unterlage spielt eine große Rolle. Ist die Matratze zu weich, können zwar kaum Liegegeschwüre entstehen, kann der Mensch jedoch das Gefühl für seine Körpergrenzen verlieren. Sinnvoller ist eine weniger nachgiebige Unterlage. Dafür ist aber häufiger ein Lagewechsel oder eine Veränderung erforderlich, denn die harte Unterlage gibt viel eher eine Rückmeldung über Position und Auflagedruck an den Körper.

Die umgrenzende Positionierung ist eine Möglichkeit, neben dem Gefühl von Sicherheit und Vertrauen, in Rückenlage ein umfassendes Gefühl für den Körper zu vermitteln. Dabei werden zwei Decken an der langen Seite zusammengerollt, an den Körper anmodelliert und am Kopfende zusammengeführt, so dass sie als Kopfkissen dienen. Auch in Seitenlage kann eine Umgrenzung stattfinden, indem eine Decke an der Rückseite des Körpers anmodelliert und die zweite Decke an der Vorderseite und zwischen den Beinen angelegt wird. Die Grenzen des Körpers werden spürbar, sie bieten Sicherheit und das Gefühl einer Art "beschützendes Nest" (Nydahl, Bartoszek 2020).

Zur Atemerleichterung, vor allem in der terminalen Phase, ist die aufrecht sitzende Position für den Schwerstkranken häufig die einzig akzeptable Lage. Hierbei ist darauf zu achten, das Becken möglichst weit nach hinten, im "Knick" des hochgestellten Kopfendes zu lagern. Durch die Aufrichtung des Oberkörpers entsteht mehr Freiheit im Brustbereich und auch die Kopfhaltung wird unterstützt und verbessert. Die Atmung kann weiterhin durch die leicht erhöhte Lagerung der Arme auf einem Kissen erleichtert werden. Das Herunterrutschen im Bett kann durch jeweils ein Handtuch, zusammengerollt unter die Oberschenkel gelegt, verhindert werden.

Insgesamt gilt bei der Positionierung des schwerstkranken Menschen die Berücksichtigung der Bedürfnisse, die Vermeidung von Schmerzen, die Erleichterung der Atmung, allem voran aber das Wohlgefühl des Menschen (☞ Abb. 19.2a+b).

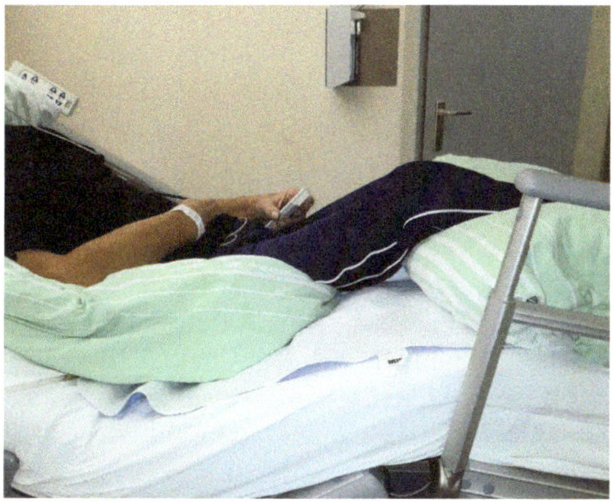

a

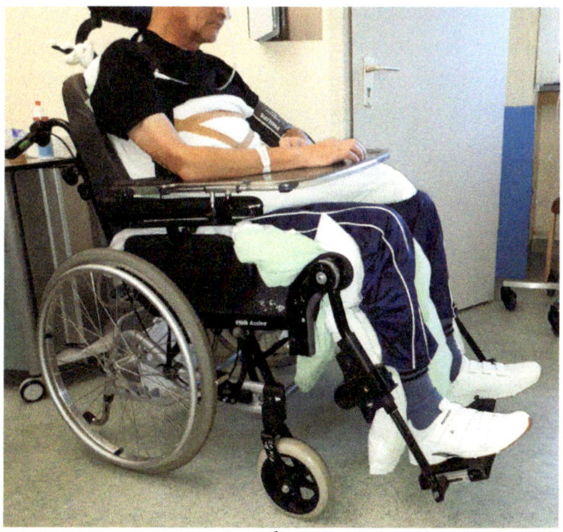

b

Abb. 19.2: Sitzen im Bett (a) und im Rollstuhl (b) mit aufrechtem Oberkörper.

Ausgewählte Pflegekonzepte, wie das Konzept der Kinästhetik® und der Basalen Stimulation®, berücksichtigen die besonderen Lebenssituationen von Menschen in der letzten Phase des Lebens. Sie integrieren das besondere Bewusstsein im Umgang mit Wahrnehmung und Berührung und sensibilisieren die Anwendenden der Konzepte für die ganzheitliche Wahrnehmung des Menschen. Die Konzepte finden inzwischen auch nicht nur isoliert voneinander ihre Anwendung. Pflegefachkräfte im Bereich von Palliativversorgung und Hospizarbeit verbinden die Konzepte sinnvoll miteinander und tragen so einem hohen Maß an Pflegequalität bei. Es ist demnach empfehlenswert, diese Konzepte in der Praxis intensiver zu beachten, auch in anderen Versorgungssettings, und diese als pflegetherapeutische Konzepte mit hoher Relevanz anzuerkennen.

19.4. Kinästhetik

Kinästhetik als Konzept der Förderung von Bewegung bedeutet, Menschen in natürlichen Bewegungen zu unterstützen, anstatt sie zu heben oder zu ziehen. Es geht damit um physiologische Bewegung. Ziel ist es unter anderem, die Selbstkontrolle zu fördern und mehr Vertrauen in die eigene Handlungskompetenz zu bringen (Bauder Mißbach 2012). So kann auch in der letzten Lebensphase ein großes Stück Selbstbestimmung erhalten werden.

Die Anwendung der Kinästhetik verlangt eine vertiefte Kenntnis der Pflegenden über ihre eigenen Bewegungen und ihre eigene Art der Fortbewegung. Je bewusster sich die Pflegende ihrer Bewegung und der Bewegungsmuster ist, je mehr sie über ihr Vorankommen, vor allem das schrittweise Vorwärtskommen weiß, umso eher kann sie Bewegungen bei bewegungseingeschränkten Betroffenen anbahnen, anleiten und unterstützen.

19.4.1. Das Konzept

Die Kinästhetik ist ein Lern- und Bewegungskonzept. Das Wort setzt sich aus den beiden griechischen Worten "kinesis" (Bewegung) und "aesthetics" (Wahrnehmung) zusammen. Dr. Frank Hatch und Dr. Lenny Maietta (USA) integrierten Erfahrungen und Wissen der Verhaltenskybernetik, der humanistischen Psychologie, der verschiedenen bewegungs-, tanzpädagogischen und körpertherapeutischen Ansätze und analysierten Alltagsbewegungen. Kinästhetik bedeutet: " *... Bewegungsmuster sind kraftökonomisch, ästhetisch, harmonisch- fließend...*" (Steinbach, Donis 2004).

Alle menschlichen Tätigkeiten sind an Bewegung gebunden, sowohl die bewussten, wie Essen und Trinken, Schlafen, Gehen oder Spielen, als auch die vitalen Funktionen des Körpers wie Atmung, Kreislauf oder Verdauung (Asmussen-Clausen 2007). Pflegende unterstützen – durch Bewegung und Berührung – bei ihrer täglichen Arbeit die Alltagsaktivitäten des Menschen, den sie betreuen.

Um den Menschen in seinen Fähigkeiten des Alltags gut und hilfreich unterstützen zu können, ist es wichtig, sich seiner eigenen Bewegungen bewusst zu sein, diese wahrzunehmen, schädliche Bewegungsmuster zu erkennen und zu verändern.

19.4.2. Kinästhetische Prinzipien

An dieser Stelle sollen nicht die einzelnen Konzepte der Kinästhetik vorgestellt werden, vielmehr geht es um die Vermittlung von kinästhetischen Prinzipien, die die Arbeit der Pflegenden erleichtern und die physiologischen Bewegungsabläufe des Schwerstkranken unterstützen sollen. Menschen in der letzten Lebensphase brauchen Pflegefachkräfte an ihrer Seite, die nicht nur das Pflegeumfeld sensibel gestalten, sondern in ihren Handreichungen achtsam und bewegungsbewusst sind. Die kinästhetischen Prinzipien bauen auf eine differenzierte und bewusste Wahrnehmung der eigenen Bewegung auf. Das Bewusstsein für die Bewegung und deren einzelne Schrittfolge, aus denen eine Bewegungsmuster hervorgeht, ist wichtig für das Verständnis des Gegenübers. So kann aus diesem Bewusstsein heraus Bewegung für den zu pflegenden Menschen angebahnt werden. Die Unterstützung der Bewegung kann dann so gestaltet werden, dass der Schwerstkranke oder Sterbende sich im Rahmen seiner Möglichkeiten aktiv beteiligen kann. Der Einfluss auf die Bewegung kann sowohl konstruktiv als auch destruktiv sein. Je aufmerksamer die Pflegefachkräfte mit ihrer eigenen Bewegung sind, desto konstruktiver wird Bewegung in der Pflegesituation gestaltet. Es entspricht dem Prinzip der Ursache und Wirkung, so wie es in jeder Form der Kommunikation der Fall ist. Das dritte Axiom von Watzlawick kann auch genau auf solche non-verbalen und para-verbalen Kommunikationen übertragen werden (Watzlawick 1974). Die eigene Bewegung ergänzt die Bewegung des Gegenübers und umgekehrt, wodurch ein gemeinsamer Bewegungsfluss entsteht. Es ist ein Geben und Nehmen, das eine intensive und sensible Form der Zusammenarbeit voraussetzt.

Durch gemeinsame und aufeinander bezogene Bewegung von Pflegendem und Betroffenem (Interaktion) lernen beide unmittelbar und direkt, erfahren Bewegungskompetenz und können die Pflegesituation miteinander angenehm gestalten (Asmussen-Clausen 2007).

19.4.3. Interaktion

Ein gewisses Maß an Eigenbewegung ist auch in der letzten Phase des Lebens vorhanden; Pflege sollte den Menschen in seiner Bewegungsfähigkeit unterstützen. Bei der Interaktion sind die Bewegungselemente Raum, Zeit und die Anstrengung in Form der Muskelaktivität von wesentlicher Bedeutung. Der Schwerstkranke und Sterbende hat seine eigene Zeit, braucht den für ihn eigenen Raum und muss Bewegung vor allem in der ihm möglichen Kraftanstrengung vollbringen können. Für die Pflegende ist wichtig zu wissen, welche Bewegung die Person noch selbst ausführen kann, welche Zeit und wie viel Raum sie dazu benötigt, und besonders wie viel Anstrengung notwendig ist, um die Bewegung auszuführen. Die Pflegefachkraft schätzt ein, was sie selbst benötigt, um die notwendige Unterstützung zu leisten und diese Elemente in Übereinstimmung zu bringen. So tritt in der Interaktion und durch die gemeinsame Gestaltung der Aktion die notwendige Leichtigkeit ein. Zum Einsatz der Sinne und der Bewegungselemente kommt in der Interaktion noch die Form hinzu. Unterschieden wird zwischen der gleichzeitig gemeinsamen, der schrittweisen und der einseitigen Interaktion (Maietta, Hatch 2006). Anzustreben ist jedoch stets die gleichzeitig-gemeinsame Interaktion.

19.4.4. Massen und Zwischenräume

Ein Leitsatz in der Kinästhetik ist: “Massen fassen, Zwischenräume spielen lassen.” (☞ Abb. 19.3)

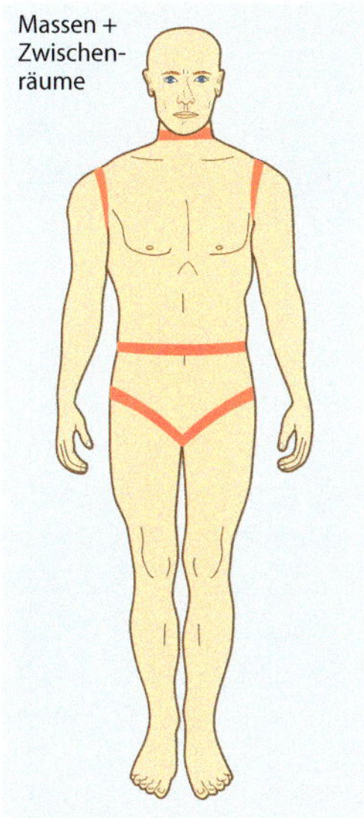

Abb. 19.3: Kinästhetisches Prinzip "Massen fassen, Zwischenräume spielen lassen".

Dieses kinästhetische Grundprinzip baut auf der Tatsache auf, dass Knochen und Muskeln Massen und die Gelenke Zwischenräume darstellen. Eine häufig beobachtete Pflegeintervention ist das Anfassen unter der Achsel, um einen Menschen zu stützen. Hier wird jedoch real keine Unterstützung geleistet, sondern der Zwischenraum im Gelenk und damit die freie Bewegung blockiert. Ähnlich zu beobachten ist es beim Hinstellen des Beines im Bett, wenn in der Kniekehle angefasst wird und damit ebenfalls der Zwischenraum blockiert wird (davon abgesehen, dass ein Griff in die Kniekehle auch einen Spasmus auslösen kann (HS).

Die Knochen tragen das Gewicht der Muskeln, die Muskeln bewegen das Gewicht und es kommt zum aktiven Zwischenspiel und damit zur Bewegung. Diese Interaktion ermöglicht es, großes Gewicht mit minimaler Anstrengung bewegen zu können, vorausgesetzt, die Bewegung kann fließen und wird nicht blockiert (Maietta, Hatch 2006).

So ist bei allen Handlungen in der Pflege, bei denen Bewegung unterstützt werden soll, darauf zu achten, fließende Bewegungen zu ermöglichen, Gelenke nicht zu blockieren und Bewegung im Sinne der physiologischen Bewegungsabläufe zu gestalten.

19.4.5. Bewegungsmuster

Bei jeder Bewegung entsteht ein spezifisches Muster, welches als spiraliges oder paralleles Bewegungsmuster zu erkennen ist (Maietta, Hatch 2006). Beim morgendlichen Aufstehen kommen wir entweder mit dem Oberkörper hoch, drehen den Körper insgesamt zur Bettkante, beugen den Oberkörper nach vorne und stehen auf. Hier ist ein eindeutig paralleles Muster erkennbar. Sind wir noch nicht ganz wach oder durch Schmerzen eingeschränkt, ziehen wir erst eine Schulter zur Bettkante, stützen einen Arm auf die Matratze, drücken uns langsam nach oben und stehen dann auf. Dies ist ein erkennbar spiraliges Bewegungsmuster.

Parallele Bewegungsmuster, z.B. um im Bett zum Kopfende zu rutschen, dabei beide Knie anwinkeln und beide Schulterblätter nach oben ziehen um sich kopfwärts hochzuschieben (Anm. der Verf.), erfordern deutlich mehr Anstrengung, sind häufig unphysiologisch und benötigen mehr Unterstützung. Zudem sind die Bewegungsmöglichkeiten deutlich eingeschränkt. Spiralige Bewegungsmuster haben den Vorteil des fließenden Wechsels von nacheinander sich bewegenden Massen. Es ist erheblich weniger Kraft erforderlich, um in Bewegung zu kommen und diese fließen zu lassen (Maietta, Hatch 2006).

Dem Schwerstkranken sollte stets ein spiraliges Bewegungsmuster ermöglicht werden. Das Hochrutschen im Bett kann dann so gestaltet werden, wie jeder träge Mensch im Bett versucht, vom Fußende Richtung Kopfende nach oben zu kommen: Indem auf einer Körperseite die Schulter und das Becken nach oben gezogen werden und die andere Seite nachgeholt wird. So ist ein schrittweises Vorwärtskommen im Bett möglich. Dem bewegungseingeschränkten Menschen wird durch Verschieben einer Körperseite und Nachholen der anderen Seite ein solches Vorwärtskommen im Bett ermöglicht. Auf diese Art und Weise kommt Pflege auch davon weg, Menschen "fliegen oder hüpfen" zu lassen, indem zwei Personen an einer Unterlage anfassen und in einer Aktion den Pflegebedürftigen zu "lupfen" und nach oben zu transportieren. Dies gleicht eher einem Freifahrtschein auf dem Jahrmarkt als einem physiologischen Bewegungsablauf.

Letztlich steht bei den kinästhetischen Prinzipien immer der Mensch im Mittelpunkt der Bewegung, sowohl der Betroffene als auch die Pflegefachperson. Es gilt, den Schwerstkranken und Sterbenden nach seinen Möglichkeiten aktiv zu beteiligen, Bewegungsabläufe physiologisch und schmerzfrei zu gestalten und durch Bewegen und Berühren miteinander zu kommunizieren.

19.5. Basale Stimulation®

Die Pflege schwerstkranker und sterbender Menschen ist, wie bereits beschrieben, die Begegnung mit unterschiedlichen Störungen der Selbstwahrnehmung der Betroffenen. Wenn die Wahrnehmung des Körpers und der Sinne durch Krankheit, traumatische Erlebnisse und Ereignisse, durch den Prozess des Sterbens, durch körperliche und/oder geistige Behinderungen beeinträchtigt ist, brauchen Menschen Angebote, die sie an der Stelle abholen, an der sie sich in ihrem Krankheits- oder Gesundheitsprozess befinden. (An dieser Stelle ist der Begriff des Gesundheitsprozesses sehr bewusst gewählt, da jeder Mensch im Krankheitserleben nicht nur über Ressourcen verfügt, sondern auch Prozesse der geistigen und körperlichen Gesundung, wenn auch körperlich nur im Kleinen, durchlebt [Anm. d. Verf.]). Als Beispiel kann die Beziehung zur Familie genannt werden. Wird diese als positiv erlebt und diese führt zu Entspannung und Stressreduktion, so fühlt sich die Person diesbezüglich gesund in der momentanen Lebenssituation.

Störungen der Wahrnehmung können durch langes Liegen, in ein und derselben Position im Bett, im Rollstuhl oder am Tisch hervorgerufen werden. Krankheit, körperliche und geistige Einschränkung und Handicaps tragen ebenfalls zu einer Störung der Wahrnehmung bei. Die Betroffenen verlieren sich im Hier und Jetzt. Vor allem im Sterbeprozess bekommt die Wahrnehmung der Sinne eine eigene Bedeutung. Die Störung der Wahrnehmung kommt nach Franco Rest einem Schwinden der Sinne gleich. “*Einige Menschen wirken, als hätten sie ihre Sinne abgeschaltet, andere geben zu erkennen, dass ihnen andere Sinne wichtiger geworden sind als vor dem Sterben.*” (Kostrzewa, Kutzner 2009).

Menschen mit Störungen der Wahrnehmung verlieren das Gefühl für den Raum, für den eigenen Körper und damit einhergehend auch das Gefühl für das eigene Ich. Die Orientierung im Raum, im und am eigenen Körper ist beeinträchtigt und das Bewusstsein für den Leib, für die Körpermitte, das Körperschema, das Körperbild ist gestört.

Die Basale Stimulation ist ein Angebot an Menschen mit Wahrnehmungsstörungen, von leichten Störungen bis hin zu schwersten Beeinträchtigungen der körperlichen und geistigen Wahrnehmung. Basale Stimulation holt den Menschen ab, begleitet ihn und macht ihn mit sich und seiner Umwelt wieder bekannt und vertraut. Laut einer mixed method Interventionsstudie konnte bei Menschen mit Demenzerkrankung belegt werden, dass körperliche geäußerte Aggression, Anspannung sowie Unruhe nach der Basalen Stimulation weniger häufig beobachtet wurden. Entspannung, Ruhe und das Gefühl von Sicherheit haben statistisch signifikant zugenommen (Kohler et al. 2018).

Basale Stimulation bedeutet, Menschen brauchen: “*… elementare Anregungen, gezielte und systematische Informationen (Stimulation) über sich selbst und ihre Umwelt. Sie bedürfen einer elementaren Kommunikationsform, die sie wahrnehmen und – eventuell – auf gleicher Ebene beantworten können. Damit diese Stimulationen nicht verwirrend oder bedrohlich wirken, sollten sie klar und eindeutig wahrnehmbar sein und an bekannte Erfahrungen anknüpfen und aufbauen, selbst wenn dies erste (basale) Erfahrungen im Mutterleib waren.*” (Nydahl, Bartoszek 2008).

Basale Stimulation in der Pflege: “*… kann uns den Zugang zum sterbenden Patienten erleichtern, sodass Kommunikation (verbal, nonverbal) in den meisten Fällen wieder möglich wird …*” (Kostrzewa, Kutzner 2009).

Die zentralen Ziele der Basalen Stimulation stellen die Bedürfnisse schwerstkranker Menschen immer mehr in den Vordergrund und es geht neben Beziehungsaufnahme und -gestaltung um den gemeinsamen Entwicklungsprozess (Nydahl/Bartoszek 2020).

19.5.1. Das Konzept

Anfang der 1970er Jahre rückten Menschen mit schwersten und mehrfachen Behinderungen ins Blickfeld sonderpädagogischer Bemühungen. Ihnen wurden bis dahin jegliche Entwicklungsmöglichkeiten abgesprochen und damit auch eine grundsätzliche Fördermöglichkeit. Diese Menschen wurden in Heimen und auch zu Hause als "Dauerpflegefälle" zwar versorgt, aber nicht gefördert.

Die Kinderhilfe Westpfalz initiierte mit Hilfe des Landes Rheinland-Pfalz ein Pilotprojekt, welches die Fördermöglichkeiten dieser Menschen wissenschaftlich und praktisch untersuchen sollte. Die Kinderhilfe war zu diesem Zeitpunkt Anlaufstelle für Menschen, die den o.g. Zustand nicht mehr hinnehmen wollten.

Aus dem Pilotprojekt ging nach fünf Jahren (1975) das Konzept der Basalen Stimulation hervor, welches in der Förderung von Menschen mit Behinderungen eingesetzt wurde. Durch den Kontakt mit Christel Bienstein vom Bildungszentrum Essen, heute Institut für Pflegewissenschaften Witten/Herdecke, wurde eine echte Kooperation eingeleitet, das Konzept ausdifferenziert und in die Pflege integriert.

Seit den 1970er Jahren ist das Konzept sehr gereift und wird stetig weiterentwickelt. Es hat Einzug in die unterschiedlichen Fachdisziplinen und Bereiche genommen und soll – durch Rücksichtnahme und Eingehen auf die kleinen Zeichen der Patientenäußerung – Sicherheit erleben und Vertrauen aufbauen (Nydahl 2007).

19.5.2. Die unterschiedlichen basal stimulierenden Angebote

Basale Stimulation knüpft stets an die Lebensgewohnheiten der Menschen an. Primäre Aufgabe ist es, den Menschen mit seinen Wünschen, Bedürfnissen und Gewohnheiten kennen zu lernen. Nur so kann sich die Pflege an Bekanntes anlehnen, Zu- und Abneigungen erfahren. Durch das Gespräch mit dem Schwerstkranken selbst und auch mit den An- und Zugehörigen können die Bereiche des täglichen Lebens erfahren und in der professionellen Pflegesituation gezielt berücksichtigt werden.

Mit Hilfe eines Fragebogens können die relevanten Bereiche der Basalen Stimulation auch schriftlich festgehalten und für alle Pflegefachkräfte und Laienpflegende nutzbar gemacht werden.

19.5.2.1. Die Initialberührung

Allem voran steht in der Basalen Stimulation die somatische Stimulation, und vor allen anderen Stimulationsformen die Initialberührung. Sie kann bei bewusstseinsgestörten Menschen als ritualisierte Begrüßung Sicherheit und Vertrauen fördern. So wird auf Aktivitäten vorbereitet, aber auch das Ende einer Aktivität signalisiert.

Wenn wir einem Menschen begegnen und mit ihm in Kontakt treten, leiten wir unseren gemeinsamen Weg in der Regel durch eine Begrüßung ein. Begleitet wird diese durch das Händeschütteln und damit durch eine Berührung. Je näher wir einer Person sind, desto eher kommt es bei einer Begrüßung zum Körperkontakt. Angefangen mit dem Hand-Geben bis hin zu einer innigen Umarmung.

Pflegefachkräfte bewegen sich – durch die Notwendigkeit von pflegerischen Maßnahmen – zwar immer im persönlichen Bereich eines Menschen, jedoch wird die begrüßende Berührung häufig vernachlässigt. Je eingeschränkter der Patient in seinen Möglichkeiten ist, sich seiner Umwelt bemerkbar zu machen, desto wichtiger ist das Begrüßungs- und Abschiedsritual durch eine andere Form der Berührung. Die Initialberührung kann diese Lücke schließen. Diese Rituale sind auch unabhängig der zur Verfügung stehenden Zeit, immer in Pflegemaßnahmen zu integrieren und sollten im stationären und ambulanten Versorgungssetting umgesetzt werden.

Nydahl/Bartoszek beschreiben: "*Wenn der Patient lernt, dass nur dann Umweltkontakte stattfinden, wenn er vorher, z.B. an der linken Schulter berührt wurde, dann gewinnt er Sicherheit, kann Stress reduzieren und sich entspannen. Die Initialberührung ist also bei allen Patienten sinnvoll, die ihr Umfeld nicht selbst aktiv kontrollieren können. Sie ist eine ritualisierte Begrüßung und Verabschiedung, durch die der Patient Respekt, Sicherheit und Vertrauen erleben kann.*" (Nydahl, Bartoszek 2020). Die Initialberührung sollte somit eindeutig festgelegt werden, z.B. die linke oder rechte Schulter, von allen an der Pflege Beteiligten beachtet und bei Begrüßung und Verabschiedung angewandt werden. So kann Pflege jede Pflegehandlung einleiten und abschließen, aber auch jede weitere Begegnung mit dem Menschen im Prozess des Sterbens.

Die Festlegung der Initialberührung sollte für alle, die dem Sterbenden begegnen, offensichtlich mit einem Hinweis am Bett (Zettel mit Aufschrift: "Initialberührung rechte Schulter") angebracht werden. Mit jeder Initialberührung werden dann für den Betroffenen die Begegnung und eine erforderliche Pflegehandlung eingeleitet und verabschiedet.

Berührungen allgemein zählen ebenfalls zur somatischen Stimulation und wurden bereits in Absatz 19.2. beschrieben.

19.5.2.2. Ganzkörperwaschung

Schwerstkranke und Sterbende befinden sich in unterschiedlichen Gefühlssituationen, die über den Tag hinweg unterschiedlich zum Ausdruck kommen. Die Ganzkörperwaschung (GKW) im Sinne der Basalen Stimulation dient nicht dazu, den Körper von Verunreinigungen zu befreien. Vielmehr ist sie ein Angebot, auf die aktuelle Situation einzuwirken indem auf die Wahrnehmung beruhigend oder anregend eingegangen werden kann.

Die gute Vorbereitung ist elementar für die Gestaltung der Ausgangssituation und es ist wichtig, biographische Vorlieben einzubeziehen. Welche Temperatur des Wassers wird bevorzugt, welche Pflegemittel werden benutzt? Hier können Angehörige und Zugehörige einen wertvollen Beitrag leisten, indem sie entsprechende Informationen weitergeben und Pflegemittel zur Verfügung stellen. So können vertraute Düfte und Materialien einbezogen werden. Natürlich können im Rahmen der Aromatherapie auch Düfte integriert werden, die die Person gern mag und einen therapeutischen Effekt haben können (z.B. Lavendel = beruhigend).
Das Bereitstellen aller Utensilien gewährleistet einen reibungslosen Ablauf und sorgt dafür, den Kontakt zum Patienten nicht zu unterbrechen oder sogar abzubrechen um fehlendes Material heranzuholen. (Dengler, 2019)
Den Auftakt der Körperpflege wird durch die Pflegenden zumeist mit dem Gesicht begonnen. Doch gehört es zur gewohnten Struktur der Person, mit dem Gesicht zu beginnen, oder eher mit den Händen oder der Mundpflege? Nydahl stellt auf seiner Internetseite unter der Rubrik "Skripte" eine Vorlage zur Strukturierung der Grundpflege zur Verfügung. Das Dokument kann ausgedruckt, und den An-/ Zugehörigen ausgehändigt werden. Sofern die Person selbst keine Auskunft zur eigenen Waschreihenfolge geben kann, hilft ein solches Dokument, die Gewohnheiten einzubeziehen und sich in der Reihenfolge daran zu orientieren (Nydahl 2020).

Allem voran – der allererste Schritt – ist der Kontakt zu Wasser, das Element, welches in direkter Verbindung zur Waschung steht. "Fragt man sich, wie der erste Kontakt mit Wasser vorbekannt ist, dann sind es die Hände, welche die Temperatur des Wassers erspüren und prüfen, oder einen nassen Waschlappen benutzen. So kann Pflege, über bekannte Abläufe, Bewegung schon in der ersten Begegnung bei der Ganzkörperpflege ermöglichen. Wir können anbieten, die Hände nacheinander in die Waschschüssel oder unter den Wasserhahn zu halten. Die Temperatur und das Gefühl für Wasser wird erspürt, und damit begleitet, wird die Förderung zu einer Bewegungsidee für den Handlungsablauf. Bewegung entsteht dann schon häufig durch den Reiz der Berührung mit Wasser. Ausgehend von den Fähigkeiten zur Bewegung und darauf aufbauend kann, verbal oder taktil geführt, der zu Pflegende mit dem Waschlappen dann selbst sein Gesicht waschen." (Dengler 2019) Und damit wird auch verhindert, einen Waschhandschuh "ins Gesicht fliegen zu lassen". Es ist die Bewegung vom Waschbecken oder der Waschschale, mit dem Waschhandschuh, in das Gesicht, welche vertraut ist und die Berührung im Gesicht, ohne zu erschrecken, zulässt.

Kostrzewa und Kutzner beschreiben verschiedene Formen der GKW. So sind in der Pflege, je nach momentanem Bedürfnis und emotionaler Situation des Patienten, die beruhigende oder belebende GKW geeignet. Deren Wirkung auf den Sterbenden beschreiben die Autoren: "*Bei sterbenden Menschen, die unruhig und ängstlich sind, oder die Schmerzen haben, ist es sinnvoll, eine beruhigende Waschung durchzuführen. Dies gilt auch für verwirrte Patienten.*" (Kostrzewa, Kutzner 2009). Die beruhigende GKW ist gekennzeichnet durch das Waschen mit der Haarwuchsrichtung. Die Temperatur des Waschwassers sollte wärmer als die momentane Körpertemperatur sein. Es kann ein Zusatz im Wasser verwendet werden, der dem sterbenden Menschen vertraut ist. So knüpft die Waschung einerseits über den Geruchssinn an Bekanntes an und wirkt andererseits durch die Art der Waschung beruhigend auf die Sinne ein (Kostrzewa, Kutzner 2009).

Die belebende Waschung ist ein Angebot, die Wachheit und Aktivität, aber auch das Körpergefühl zu fördern. Dabei wird gegen die Haarwuchsrichtung gewaschen, die Wassertemperatur sollte leicht kühl, aber nicht kalt sein (Nydahl, Bartoszek 2020).

Diese beiden ausgewählten Formen der Waschung können in der Situation des Sterbens für die momentane Situation eingesetzt werden, abhängig vom zu erreichenden Ziel. So kann der Betroffene, der sich in einem Zustand der Unruhe, der Desorientierung oder Aggressivität befindet, über die beruhigende Waschung auf basaler Ebene erreicht werden. Die Wirkung der Beruhigung kann sich, vor allem auch durch die Zuwendung und Gestaltung der Atmosphäre, entfalten und zu einer positiven Veränderung beitragen.

Ist ein Schwerstkranker in einem Zustand der emotionalen Abwesenheit, der Dämmerung oder Benommenheit, kann durch das Waschen, das sprichwörtliche "gegen den Strich bürsten", eine Belebung und damit eine Förderung der Wachheit erreicht werden. Vor allem für Zugehörige, die zu einem Besuch kommen, wirkt sich die Belebung des Patienten positiv auf die Besuchssituation aus.

Als allgemeiner Hinweis gilt: eine im therapeutischen Rahmen durchgeführte Körperwaschung nach dem Konzept der Basalen Stimulation®, ist nicht mit den üblichen Hygienemaßnahmen zu vergleichen und sollte so auch nicht eingesetzt werden. Eine Intimpflege sollte eher zu einem anderen Zeitpunkt am Tag durchgeführt werden und nicht im Rahmen der Basalen Stimulation®.

19.5.3. Die Atemstimulierende Einreibung (ASE)

Die erschwerte Atmung ist in der palliativen Pflege eine besonders belastende Situation. Für den Betroffenen selbst wird die Atmung zur Schwerstarbeit, für die Zugehörigen zu einer Situation der Angst und Hilflosigkeit und die Pflegenden sehen sich häufig der Frage des "richtigen Angebotes" gegenübergestellt. Die Atemstimulierende Einreibung (ASE) ist ein Angebot, auf die erschwerte Atmung positiv einzuwirken, um auf allen Seiten eine sowohl physische als auch emotionale Entlastung herbeizuführen. Merkmal der ASE ist die rhythmische Einreibung auf dem Rücken durch sich angleichende Atemphasen. Je nach Atemphase (Inspiration/Exspiration) werden charakteristische Händedrücke ausgeübt. Der Wechsel der Atemphasen und damit des Händedruckes richtet sich nach der einreibenden Person.

Die Atmung des Betroffenen soll erspürt und dessen Atmung allmählich an das Behandlungsziel angepasst werden. Der betroffenen Person wird durch Einreiberhythmus und beständigen Körperkontakt ein Gefühl für die eigene Atmung vermittelt. Es geht bei der ASE um die Förderung der Wahrnehmungsfähigkeit in Bezug auf die Atmung und die Umgebung, um den Beziehungsaufbau sowie um die Vermittlung von Sicherheit und Vertrauen.

Nydahl/Bartoszek gehen auf Erfahrungen mit der ASE, und damit einhergehend auf die Veränderung der Vorgehensweise ein. Ursprünglich gaben Pflegefachkräfte den Atemrhythmus vor und arbeiteten mit sanftem Druck im Sinne eins Angebotes. In den letzten Jahren hat sich die ASE dahingehend verändert, diese patientensynchron anzubieten. Dies stellt einen bedeutenden Faktor zum Beziehungsaufbau dar. Zu beachten ist: Bei Patienten mit einem erlittenen Thoraxtrauma, Rippenbrüchen, Sternumnähten oder auch thorakalen Drainagen kann eine ASE kontraindiziert sein (Nydahl/Bartoszek 2020).

Die Einreibung erfolgt mit dem Patienten, nicht am Patienten. Vom Auftragen der Lotion bis zum letzten Ausstreichen wird Körperkontakt zum Patienten gehalten

Bei der ASE werden keine Handschuhe getragen, um der einreibenden Person den direkten Kontakt und damit das Mit-Spüren zu ermöglichen. Auch geht es um den spürbaren Körperkontakt auf beiden Seiten. Der Schwerstkranke wird in eine Lage gebracht, in der eine Einreibung gut, und für ihn angenehm, durchgeführt werden kann. Dabei kann die ASE im Sitzen oder im Liegen (Bauchlage oder 90°-/135°-Seitenlage) erfolgen. Hierbei ist die jeweils besondere Situation des Sterbenden zu berücksichtigen und auf die derzeitigen Möglichkeiten der Lagerung einzugehen.

Zur Einreibung sollte stets Wasser-in-Öl-Emulsion benutzt und die Lotion vorher in den Handflächen angewärmt werden. Die Hände der einreibenden Person berühren großflächig, mit geschlossenen Fingern und angelegtem Daumen, ohne eine Hohlhand zu formen. Die Handfläche passt sich der Hautoberfläche des Patienten an.

Die Hände werden beidseits der Wirbelsäule auf Höhe der Schultern angesetzt und die Lotion zum Steißbein hin, ca. 5- bis 6-mal, ausgestrichen.

In kreisenden Bewegungen, links und rechts der Dornfortsätze beginnend, werden im Takt der eigenen Atmung kreisförmige Streichungen ausgeführt. Dabei ist darauf zu achten, dass während der Aufwärtsbewegung eingeatmet und während der Abwärtsbewegung ausgeatmet wird. Der Druck wird bei der Ausatmung (Abwärtsbewegung) auf Daumen und Zeigefinger verstärkt, bei der Einatmung (Aufwärtsbewegung) wird nur leichter Druck auf Mittel-, Ring- und Kleinfinger ausgeübt. Die ASE endet mit 5-6maligem Ausstreichen des Rückens (ohne den Körperkontakt zu verlieren) und dauert ca. 3-10 Minuten (Nydahl/Bartoszek 2020) (☞ Abb. 19.4).

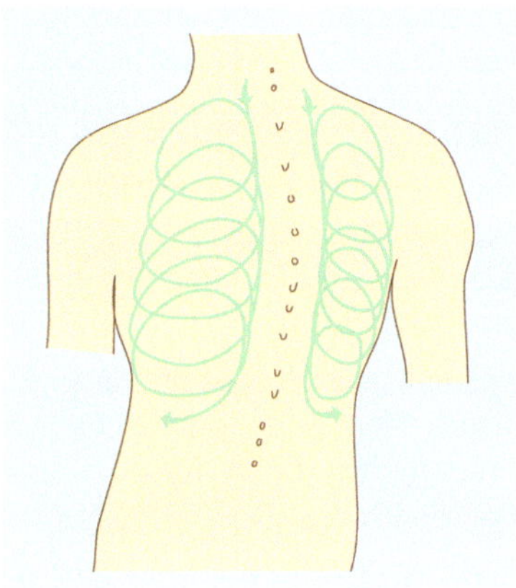

Abb. 19.4: Kreisende Bewegungen: Bei Einatmung wenig oder leichter Druck. Bei Ausatmung Druck verstärken.

Die ASE ist eine wertvolle Pflegemaßnahme, welche gerne angenommen wird. Auch Zugehörige werden oft durch das positive Ergebnis motiviert, die ASE zu erlernen und durchzuführen. Das Einverständnis und die Bereitschaft des Patienten sind Grundvoraussetzungen, genauso wie die Einstellung der einreibenden Person.

Ebenfalls wichtige Voraussetzung ist das Schaffen einer ruhigen Atmosphäre, denn fehlende Ruhe schränkt die positive Wirkung der ASE ein (Kostrzewa, Kutzner 2009).

Für den Schwerstkranken in einer Situation der erschwerten Atmung, verbunden mit Angst und Panik, ist die ASE eine Möglichkeit, beruhigend Einfluss auf die Atmung zu nehmen. Gepaart mit einem großen Maß an Zuwendung, Sich-Einlassen auf den Betroffenen und das Schaffen einer ruhigen Atmosphäre nimmt die ASE der erschwerten Atmung das Bedrohliche und nimmt auf sanfte und zugewandte Weise positiven Einfluss.

19.5.4. Weitere Stimulationsangebote

An dieser Stelle werden die weiteren basalen Stimulationsangebote zusammenfassend beschrieben und mit kurzen Beispielen erläutert.

Die vibratorische Stimulation trägt zu Erfahrungen der Körpertiefe und Körperfülle bei, aber auch zur Erfahrung von innerer Stabilität. Hierbei werden Vibrationen von außen nach innen, mit Hilfe von vibrierenden Gegenständen übertragen (Nydahl, Bartoszek 2008). So kann eine elektrische Zahnbürste, ein Rasierapparat oder eine Klangschale auf den Körper aufgesetzt, die Vibration von außen nach innen übertragen. Vor allem über die Knochen, wie den Außenknöchel, den Ellenbogen, aber auch das Brustbein können – wohldosiert und die Reaktion des Menschen im Auge behaltend – Vibrationen eingesetzt werden.

Auch Stimme kann vibratorisch stimulieren. Wenn die Kraft für stimmhaftes Sprechen fehlt, fehlt auch die Vibration im Brustkorb. Das Körpergefühl kann dadurch deutlich reduziert sein. Die Aufforderung Stimme zu produzieren, Töne und Laute zu formen kann einen wesentlichen Beitrag leisten, den Brustbereich mehr spüren zu können.

Als besonders beruhigend erfahren Menschen Vibrationen, die eine Katze besitzen. Den schnurrenden Stubentiger an der Seite oder auf dem Bauch liegend, entfaltet sich die Vibration über den ganzen Körper und trägt zu einem "schwingenden inneren Wohlbefinden" bei.

Über die Sinneswahrnehmung kann weiter unterschiedlich stimuliert werden. Wenn Bewegung in der letzten Lebensphase schwerfällt, dann sind die Augen oft in Bewegung, suchen nach Abwechslung, vor allem aber nach Bekanntem und Vertrautem.

Die Gegenstände, die einem Menschen wichtig sind, die zur Orientierung im Raum beitragen, aber auch Fotos der Familie und Freunde, sind so zu platzieren, dass der Blick sie leicht erreichen können. So können Fotos auch an der Zimmerdecke oder am oberen Fensterrahmen platziert werden. Wichtig ist auch die Größe der Gegenstände und Bilder.

Über die visuelle Stimulation wird eine Orientierung über den Sinnzusammenhang, aber auch bezüglich Personen vermittelt. Das Blick- und Gesichtsfeld des Menschen wird einbezogen.

Die auditive Anregung lehnt sich an bekannte Geräusche und Stimmen an. Sie fördert die Wahrnehmung von äußeren Reizen, trägt zu Kontaktaufbau bei und berücksichtigt das Gehör als eine der wichtigsten Quellen für die Wahrnehmung äußerer Reize.

Die auditive Stimulation berücksichtigt Gewohnheiten, bezieht Lieblingsmusik oder gerne gehörte Hörspiele und die entsprechende Lautstärke ein, je nach Situation und Bedürfnis. Zu dieser Stimulationsform gehört aber auch die Berücksichtigung von störenden Geräuschen, wie das Schlagen von Türen, das Klappern mit Gegenständen oder die "Dauerberieselung" durch unterschiedliche Medien. Ebenfalls auditiv stimulierend kann die Aufnahme von Stimmen aus der Familie oder dem bekannten sozialen Umfeld sein.

Olfaktorisch, also über den Geruchssinn, kann ebenfalls an Bekanntes angeknüpft werden. Das stets benutzte Duschgel, das Parfum oder Rasierwasser weckt Erinnerungen und fördert damit die Aufmerksamkeit. So kann selbst der mit Motorenöl getränkte Werkstattlappen eine positive Wirkung auf einen leidenschaftlichen Autobastler haben. Im Bereich der Aromatherapie wird mit Gerüchen viel gearbeitet, um zu stimulieren oder zu beruhigen. Lavendel und Thymian beispielsweise wirken beruhigend, wohingegen Zitrone stimulierend wirken kann. Wichtig ist dabei zu eruieren, dass die zu behandelnde Person keine schlechten Erfahrungen mit den Gerüchen verbindet. Eine Biographiearbeit kann dabei unterstützen, dass dem entgegengewirkt wird.

Das Angebot vestibulärer Anregung fördert das Gleichgewicht, die Wahrnehmung der Beweglichkeit, aber auch die Orientierung im Raum. "*Die vestibuläre Wahrnehmung informiert uns über unsere Lage und Bewegung im Raum, gleichzeitig ist der Gleichgewichtssinn eng an den Sehsinn und die Propriozeption (der Wahrnehmung der Stellung der Gelenke zueinander, der Kraft und der Bewegung) gekoppelt.*" (Nydahl, Bartoszek 2020).

Langes Liegen und eine statische Körperhaltung tragen zur Gewöhnung an bestimmte Zustände und damit zu undifferenzierter Wahrnehmung bei. Die Anbahnung von Lageveränderungen durch: "*...langsame und angemessene Bewegungen...*" können den Sinnzusammenhang von Lage und Bewegung wieder verdeutlichen und stimulieren damit vestibulär (Nydahl, Bartoszek 2020).

Die orale Stimulation ist eine sehr intime Form der Wahrnehmungsförderung und muss sehr sensibel durchgeführt werden. Bei dieser Stimulationsform kann gut an Erfahrungen angeknüpft werden. Die orale Stimulation fördert die Wahrnehmung von Geschmack, Geruch, Temperatur, Konsistenz etc., kann aber auch Befriedigung und Lusterlebnisse vermitteln (Nydahl, Bartoszek 2020).

So können Lieblingsspeisen und Getränke einbezogen werden. Bei schwieriger oraler Nahrungsaufnahme können diese in kleinen Eiswürfelportionierern eingefroren und entsprechend angeboten werden. Als Beispiel wird das gerne getrunkene Glas Rotwein am Abend durch den gefrorenen Rotweinwürfel ersetzt. Eine Mundpflege kann nach Studienergebnissen dazu führen, dass die Person orientierter ist. Einen schlechten Geschmack zu neutralisieren, kann der Wahrnehmung dienlich sein. Dies kann mit den eben erwähnten vertrauten Geschmäckern erzielt werden – hierbei zählt die Anregung und die Förderung des Wohlbefindens und nicht die Kariesprophylaxe (wie es fälschlicherweise manchmal angenommen wird).

Die taktil-haptische Stimulation trägt zum "Be-Greiflich" machen von Situationen und Gegenständen, aber auch Personen bei. Sie liefert über die Berührung und damit über den Greif- und Tastsinn Spürinformation. Der Mensch begreift seine Umwelt über das Ertasten, auch wenn sie nur das unmittelbare Umfeld des Bettes oder Stuhles betrifft. Einem Menschen das Glas oder die Tasse in die Hand zu geben, macht be-greiflich, zu trinken. Den feuchten Waschlappen in die Hand zu geben oder die Hände zu Beginn des Waschens in eine Waschschüssel zu tauchen, macht den Waschvorgang be-greiflich. Die eigene Hand auf dem Brustkorb macht die Atmung und damit den Lebensrhythmus be-greiflich.

Es wird deutlich, wie vielfältig die Basale Stimulation ist und wie unterschiedlich sie in der Pflege Schwerstkranker und Sterbender eingesetzt werden kann. Der Phantasie der Pflegefachkräfte im Einsatz von stimulierenden Angeboten sind keine

Grenzen gesetzt, wenn sie den Menschen dort abholen, wo er steht, ihn begleiten, ihn mit seiner Umwelt bekannt und vertraut machen, fördern statt fordern und letztlich zum Wohlgefühl in der Situation des Sterbens beitragen.

19.6. Beratung von An- und Zugehörigen in der palliativen Pflege

Beratung in der Pflege im palliativen Kontext, ist häufig verbunden mit der aktuellen Situation, mit dem Verlauf der malignen Erkrankung und dem Prozess des Sterbens. mit den eigenen Ängsten und Unsicherheiten der An- und Zugehörigen. Gleichsam haben An- und/oder Zugehörige einen hohen Informations- und Beratungsbedarf, der sich häufig dann äußert, wenn sie zu Besuch in die Klinik kommen und den Schwerstkranken und/oder Sterbenden begleiten möchten. Eine Beratung ist weniger als etwas zu verstehen, die wie eine Therapie auf Dauer angelegt sein kann. Vielmehr handelt es sich um Gespräche, mit einem systemischen, lösungsorientierten oder ressourcenorientiertem Beratungsansatz, die gemeinsam mit dem Patienten und ihren An- und Zugehörigen (entsprechend der Situation) entwickelt werden (Michell-Auli und Gerlich 2019, Büker 2021). Prägend bei dieser "Partnerschaft auf Zeit" im Rahmen einer Beratung ist das Vertrauen zum Berater, was durch Verschwiegenheit ausgelöst wird, sowie die Freiwilligkeit zum Beratungsangebot von Seiten des Patienten und seiner An- als auch Zugehörigen (Schubert et al. 2019). Es gilt herauszufinden, wo die drängendsten Fragen liegen und in welchem zeitlichen Umfang diese beantwortet werden können. Dabei ist zu klären, welche Erwartungen die Beteiligten haben und in welcher persönlichen emotionalen Situation sie auf die Pflegefachkraft zukommen. In der täglichen Praxis zeigt sich aus der Erfahrung der Autorinnen, wie wichtig es ist, die Personen mit Beratungsbedarf dort abzuholen, wo sie sich mit Fragen und Erwartungen gerade befinden und sie auf dem Weg durch den Erkrankungs- und Sterbeprozess mitzunehmen.

Von hoher Relevanz ist, dass bei einer Beratung die Selbstbestimmung im Fokus liegt und die Patienten als auch ihre An- und Zugehörigen durch eine intensive Einbindung und durch die Weitergabe von Informationen, ihnen eine partizipative Entscheidungsfindung ermöglicht wird. Entsprechend des Umfangs und der gegebenenfalls benötigten Netzwerkarbeit kann die Beratung im Rahmen eines Case Managements erfolgen. Das Case Management ist eine Verfahrensweise, um im individuellen Sonderfall mit schwerwiegendem Grad, die notwendige Unterstützung, Behandlung und Versorgung durch professionelle Begleitung zu arrangieren (DGCC 2020). Um die Lebenssituation zu verbessern, soll eine bestmögliche Versorgung, Behandlung und Begleitung gewährleistet werden, indem an den persönlichen Bedürfnissen der Patienten ausgerichtet, medizinische und finanzielle Leistungen sowie psychosoziale Unterstützungsmöglichkeiten ausgeschöpft werden, ohne dabei eine Dopplung und Übermäßigkeit von Leistungen zu verursachen (Ewers und Schaeffer 2005, Santi et al. 2020).

Die Beratung im stationären Alltag in der Palliativversorgung ist jedoch oft in pflegerische Handlungen integriert. Das pflegerische Setting eignet sich gut für handlungsbegleitende Beratung. Dabei entwickelt sich häufig ein Gespräch, die Zeit kann effektiv genutzt und auftretende Fragen können direkt beantwortet werden (Schieron 2021). Beratungsgespräche ergeben sich aber auch in unterschiedlichen Alltagssituationen oder werden konkret eingefordert. Wie solche Gespräche gestaltet werden können, hängt von den Rahmenbedingungen der jeweiligen pflegerischen Versorgungseinrichtung ab. Die Grundhaltung der Pflegefachkräfte spielt aber die viel wesentlichere Rolle. Carl Rogers – Begründer des humanistischen, ganzheitlichen Ansatzes in der Beratung von Menschen, ausgerichtet an den drei Grundprinzipien der Akzeptanz, Kongruenz und Empathie (Rogers 2004) – formulierte den wichtigen Wert des subjektiven Menschen und die grundlegende Bedeutung, egal wie die Bewertung des Gegenübers ausfällt, diese in erster Linie eine menschliche Person ist (Schieron 2021). Es geht vor allem darum, die Subjektivität der Menschen in der Begegnung anzuerkennen und ihnen mit Empathie und Akzeptanz zu begegnen. Auch das kongruente Verhalten, sich der eigenen Gefühle, Gedanken und Erfahrungen bewusst zu sein und der anderen Person vertraulich und offen zu begegnen, tragen im Wesentlichen zu einer guten Beratungssituation bei (Schieron 2021). In der Beratung geht es nicht immer darum, alles zu wissen oder auf jede Frage eine Antwort zu haben.

Es geht um die Begegnung von Mensch zu Mensch und den Respekt, die Wertschätzung und die Achtsamkeit für einen Angehörigen oder Zugehörigen in der jeweils schweren Situation einen palliativen oder sterbenden geliebten Menschen zu begleiten.

19.7. Schlussbemerkung

Welche Herausforderung die Pflege schwerstkranker und sterbender Menschen in ihrer letzten Lebensphase an die Pflegefachkräfte und auch an die An- und Zugehörigen stellt, ist in der Ausführung der Grundlagen palliativer Pflege deutlich geworden. Deutlich wird aber auch die Vielfalt pflegerischer Interventionen, welche einen Anstoß zu einem phantasievollen Umgang mit pflegerischen Angeboten in der Versorgung schwerstkranker und sterbender Menschen geben sollen. Die hier vorgestellten und sicher nicht zur Genüge behandelten pflegerischen Konzepte und Grundprinzipien sollen eine Orientierung geben, können nicht nur von Pflegefachkräften, sondern auch und gerade von den Zugehörigen angewandt werden. In der letzten Lebensphase stehen oft ganz andere Wünsche und Bedürfnisse im Vordergrund, als nach Maßstäben der Pflege "gut gepflegt" zu sein. Häufig laufen diese Bedürfnisse eines sterbenden Menschen konträr zu den Vorstellungen der Pflegefachkräfte. Und doch ist es jederzeit möglich, von pflegerischen Konzepten abzuweichen und diese auf die individuellen Bedürfnisse des Schwerstkranken abzustimmen. Pflegefachkräfte sind aufgefordert, in Achtsamkeit und Respekt vor dem Menschen, mit Wertschätzung und Empathie, Pflegesituationen so zu gestalten, wie es dem sterbenden Menschen wohltut. In einfühlsamen Gesprächen mit dem Schwerstkranken, seinen Zugehörigen, Freunden und nahestehenden Menschen kann Pflege heilsam gestaltet werden. Der Fokus auf die Bedürfnisse von Patienten und ihren Zugehörigen sind sowohl im stationären als auch im ambulanten Bereich gleichwertig zu betrachten und anzugehen. Dies bedarf einer guten Beobachtungsgabe des in die Behandlung involvierten Fachpersonals und des offenen und direkten Ansprechens der Bedürfnisse, um diesen zu begegnen. Pflege stellt eine Begleitung bis zum Tor des Lebensendes dar, die es dem Menschen ermöglicht, in Würde und Frieden, in Sicherheit und Vertrauen, seinen letzten Gang alleine zu gehen.

Literatur/Links

Asmussen-Clausen, M.: Kinästhetik – Interaktion durch Berührung und Bewegung. In: Nydahl, P.: Wachkoma – Betreuung, Pflege und Förderung eines Menschen im Wachkoma. 2. Auflage. Elsevier, München, 2007, S. 79-97

Bauder Mißbach, H.: VIV- ARTE® KINÄSTHETIK-PLUS Grundlagen der Bewegungsförderung Modul 1-4. 8. Auflage 2012. VIV-ARTE® VERLAG, S.5

Bauer, I.: Die Privatsphäre des Patienten. Verlag Hans Huber, Bern, Göttingen Toronto 1996

Bienstein C., Fröhlich A.: Basale Stimulation in der Pflege®. Die Grundlagen. 9., vollständig überarbeitete und erweiterte Auflage. Hogrefe Verlag, Bern 2021.

Büker, C. Pflegende Angehörige stärken: Information, Schulung und Beratung als Aufgabe der professionellen Pflege. 3., erweiterte und überarbeitete Auflage. 2021, Stuttgart; Kohlhammer Verlag.

Dengler, K.: Bewegung und Mobilitätsförderung in der täglichen Pflege. In: Schlesselmann, Elke (Hrsg.): Bewegung und Mobilitätsförderung. Praxishandbuch für Pflege- und Gesundheitsberufe. Hogrefe Verlag, Bern 2019

Expertenstandard Dekubitusprophylaxe in der Pflege. 2. Aktualisierung 2017. Schriftenreihe des Deutschen Netzwerks für Qualitätsentwicklung in der Pflege, Osnabrück 2017. (S. 50 -71)

Deutsche Gesellschaft für Care und Case Management e.V. (DGCC) (Hrsg.). Case Management. Leitlinien. Rahmenempfehlungen, Standards und ethische Grundlagen. 2. neu bearbeitete Aufl. 2020. Heidelberg: medhochzwei Verlag GmbH.

Ewers, M., Schaeffer, D. Case Management in der Theorie und Praxis. 2. ergänzte Aufl. 2005. Bern: Verlag Hans Huber.

Fesenfeld, A.: Kommunikation mit Sterbenden – Zuhören und verstehen bis zuletzt. In: Die Schwester Der Pfleger 03/08, Bibliomed-Verlag, Melsungen, S. 208-212

Horn, K.: Instrumentalisierte oder kommunikative Berührung. Vorschläge zur Perspektiverweiterung in Theorie und Praxis. VDM Verlag Dr. Müller, Saarbrücken, 2008

Kohler, M, Mullis, J, Burgstaller, M, Schwarz, J, Saxer, S. Auswirkungen von Basaler Berührung auf das herausfordernde Verhalten während der Körperpflege bei Menschen mit Demenz: eine Mixed Methods Studie. Klinische Pflegeforschung, 4: 13-26; DOI:10.6094/KlinPfleg.4.13.

Kostrzewa, S., Kutzner, M.: Was wir noch tun können. Basale Stimulation in der Sterbebegleitung. 4. überarbeitete und ergänzte Auflage. Verlag Hans Huber, Bern, Göttingen, Toronto, 2009

Maietta, L., Hatch, F.: Kinaesthetics? Bildungssystem Teil 1: Konzeptsystem. 1. Auflage. Verlag Kinaesthetics Bildungsinstitut, Bern, 2006

Michell-Auli, P., Gerlich, R. Entstehung von Beratungsqualität in der Pflege. Z Gerontol Geriat 52, 352–358 (2019). https://doi.org/10.1007/s00391-018-1403-y

Nydahl, P.: Wachkoma – Betreuung, Pflege und Förderung eines Menschen im Wachkoma. 2. Auflage. Elsevier, München, 2007

Nydahl, P., Bartoszek, G.: Basale Stimulation – Neue Wege in der Pflege Schwerstkranker. 5. Auflage. Elsevier, München, 2008

Nydahl, P., Bartoszek, G.: Basale Stimulation – Neue Wege in der Pflege Schwerstkranker. 7. Auflage. Elsevier, München, 2020

Rogers, CR. Entwicklung der Persönlichkeit, Psychotherapie aus der Sicht eines Therapeuten, 15. Aufl. 2004. Stuttgart: Klett-Cotta.

Santi, S., Schmidiger, K., Rex, C. Interprofessionelle Zusammenarbeit im Care Management: Sozialarbeit und Pflege rund um den Gesundheitsstandort Privathaushalt. 2020. Case Management. S. 32-37.

Schieron, Martin: Grundlagen der Beratung. In: Schieron, Martin; Büker, Christa; Zegelin, Angelika: Patientenedukation und Familienedukation in der Pflege. Praxishandbuch zur Information, Schulung und Beratung. Hogrefe Verlag, Bern 2021. S. 167-202

Schlesselmann, Elke (Hrsg.): Bewegung und Mobilitätsförderung. Praxishandbuch für Pflege- und Gesundheitsberufe. Hogrefe Verlag, Bern 2019. S. 165-182

Schubert, FC., Rohr, D., Zwicker-Pelzer, R. Was ist Beratung?. In: Beratung. Basiswissen Psychologie. 2019. Springer, Wiesbaden., S. 15-32. https://doi.org/10.1007/978-3-658-20844-8_2

Specht-Tomann, M., Tropper, D.: Hilfreiche Gespräche und heilsame Berührungen im Pflegealltag. Springer-Verlag, Berlin, Heidelberg, New York, 2000

Steinbach, A., Donis, J.: Langzeitbetreuung Wachkoma – Eine Herausforderung für Betreuende und Angehörige. Springer- Verlag, Wien, New York, 2004

Watzlawick, P., Beavin, J.H., Jackson, D.J. (1974) Menschliche Kommunikation – Formen, Störungen Paradoxien. 4. Auflage. Bern: Hans Huber Verlag.

Zimmermann, I., Inhester, O.: Das besonders andere Lehrbuch- Zum pfleglichen Umgang mit sich und anderen. Vincentz Verlag, Hannover, 1992

Internetquellen

Internationaler Förderverein Basale Stimulation e.V. (Hrsg.): Basale Stimulation®. 2020. Im Internet: www.basale-stimulation.de (Zugriff am 28.10.2021)

Institut für Innovationen im Gesundheitswesen und angewandte Pflegeforschung e.V. (Hrsg.): Dekubitus. Im Internet: www.dekubitus.de (Zugriff am 01.109.2021)

Nydahl, P.: Basale Stimulation. Im Internet: www.nydahl.de (Zugriff am 01.09.2021)

20. Grundlagen der Physiotherapie in der Palliativmedzin

> *"Bewegung und Berührung ist für mich Leben."*
>
> Aussage eines Patienten mit palliativem Versorgungsbedarf

Die Physiotherapie in der Palliative Care – Palliativmedizin und Hospizwesen ist ein wichtiger und unverzichtbarer Mosaikstein in der multiprofessionellen ambulanten und stationären Versorgung. Um die Möglichkeiten und Grenzen physiotherapeutisch-palliativer Behandlungen und Begleitungen zu verstehen, benötigen alle palliativ tätigen Berufsgruppen fundierte Grundlageninformationen zu physiotherapeutisch-palliativen Wirkungsweisen. Aber auch der Physiotherapeut, der gewillt ist, in der palliativen Versorgung tätig zu werden, muss sein Wissen in diesem Feld aktualisieren, um eine entsprechend offene Haltung im Themenfeld der Versorgung von Schwerkranken und Sterbenden zu finden. Die moderne Physiotherapie und Rehabilitation in Palliative Care verstehen sich eben nicht nur in der Wiederherstellung körperlicher Funktionen, sondern hauptsächlich in der täglichen Linderung von belastenden Symptomen im Lebensabschnitt Sterben. Es ist eine bedürfnisorientierte physiotherapeutische Begleitung des Patienten mit palliativem Versorgungsbedarf und der belasteten Zugehörigen.

So benötigen palliativ tätige Physiotherapeuten ein breites Feld von Fähigkeiten:

- Fähigkeit einer eigenen Haltung zu Sterben und Tod
- Fähigkeiten zu Selbstfürsorge und Ritualen
- Fähigkeit zur Anerkennung einer spirituellen Dimension
- Fachliche Fähigkeiten in der aktiven, assistiven und passiven Physiotherapie
- Fachliche Fähigkeiten in der physikalischen Therapie
- Fähigkeit zu der Arbeit in Palliative-Care-Teams (PCT) ambulanter und stationärer Netzwerke und Versorgungsstrukturen

(Therapie)zielgruppen der palliativen Physiotherapie sind:

- Der Patient mit palliativem Versorgungsbedarf
- Mitbetroffene Zugehörige
- Selbstfürsorge im Team (Self Care)

Anwendungsfelder der Physiotherapie in den Organisationsformen der Palliativversorgung sind:

- Stationär z.B. im Rahmen der DRG palliativmedizinischen Komplexbehandlung (PKB)
- Ambulant im Rahmen der allgemeinen ambulanten Palliativmedizin (AAPV) als Mitglied und/oder Kooperationspartner im regionalen PCT-Versorgungsteam
- Ambulant im Rahmen der spezialisierten ambulanten Palliativmedizin (SAPV) als Kooperationspartner mit einer Physiotherapiepraxis oder als Physiotherapeut innerhalb des SAPV-Teams
- Ambulant im Rahmen von Hausbesuchen oder Praxisbesuchen mittels ärztlicher Verordnung per Heilmittelrezept

Folgende Therapieformen kommen in der palliativen Physiotherapie, je nach Schweregrad der Erkrankung oder auch bedürfnisorientierter Zielsetzung des Patienten, zur Anwendung.

Massagen

Hierbei finden insbesondere sanfte Entspannungsmassagen, aufgrund von Muskel- oder Gelenkschmerzen durch lange Liegeprozesse oder Kräfteverfall, Anwendung. Sie können auch zur Orientierung im Raum dienen, da der Patient mit palliativem Versorgungsbedarf häufig nur noch eingeschränkt in der Lage ist, sich selbst mit ausreichend taktilen Reizen zu versorgen. Bedenken Sie bitte, dass diese Selbstberührung im Alltag unbewusst abläuft.

Krankengymnastik zur Mobilisation, Lagerung, Aktivierung

Dieselbe Wirkung kann man auch durch sanfte passive Krankengymnastik zur Mobilisation erzielen, wobei hier aber zusätzlich eine kreislaufanregende und Selbständigkeitskomponente hinzu kommt. Zum Beispiel eine Hose oder ein Hemd durch sanfte Übungen und Dehnungen wieder selbst anziehen zu können, stärkt die Autonomie. Das gilt auch für den assistiv begleiteten Gang zur

Toilette. In englischen Palliativeinrichtungen – und inzwischen auch bei uns – stellt eine sanfte angepasste Trainingstherapie durchaus, wo noch möglich am Gerät, eine Brücke nach einer erfolgreichen medikamentösen Schmerztherapie dar. Dabei ist die Frage: Was will der Patient mit palliativem Versorgungsbedarf noch realistisch erreichen im progredienten, zeitlich begrenzten Prozess des Lebensabschnitts Sterben?

Atemtherapie

Die Atemtherapie ist eine weitere, häufig verordnete Option aus der Krankengymnastik/Physiotherapie. Viele Patienten mit palliativem Versorgungsbedarf leiden, aufgrund von langen Liegephasen, körperlichen Schmerzen und Insuffizienz der Atemhilfsmuskulatur, unter einem nicht selten schmerzhaft verringerten Atemzugvolumen. Die daraus resultierenden Probleme können von Kreislaufschwäche bis Pneumonie und Dyspnoe reichen. Die Atemtherapie kann auch wunderbar zur Entspannung, Körperreisen und Schmerzverarbeitung eingesetzt werden. Auch der Teufelskreis der Dyspnoe kann durch Atemtherapie in der anfallfreien Phase reduziert und die Angst, zu ersticken, bearbeitet und reduziert werden.

Ödemtherapie

Ein weiterer Schwerpunkt physiotherapeutisch-palliativer Intervention bildet die Ödemtherapie der komplexen physikalischen Entstauungstherapie mit ihren 4 Komponenten.

- Hautpflege, damit die gespannte, häufig pergamentartige Haut möglichst keine entzündlichen Prozesse durch eindringende Krankheitserreger erleidet.
- Manuelle Lymphdrainage, die durch ihre druckminimale sanfte Technik auf der Haut überschüssige Lymphe in ödemfreiere Quadranten verschieben kann. Damit wird auch der häufig als sehr unangenehm empfundene Spannungsschmerz und das Gewicht der Extremität reduziert. Auch wenn diese manches Mal nur temporären Erfolg erzielt, schätzen die Patienten mit palliativem Behandlungsbedarf diese Nische der Entlastung.
- Kompression durch Kurzzugbinden, die durch sanfte Kompression über Tag den Therapieerfolg sichern hilft. Nachts bitte keine Kompression, damit der Patient gut schlafen kann.
- Leichte krankengymnastische Bewegungsübungen in der Kompression verhelfen dem Patienten zu mehr spannungsfreien Erholungsphasen.

Reflexzonentherapie

Hier ist nach meiner Erfahrung häufig die Colonmassage, die Bindegewebsreflexzonenmassage nach Dicke Teirich-Leube oder die Fußreflexzonentherapie nach Hanne Marquard hilfreich, die zum Beispiel eine Obstipation, begleitend zu medikamentösen Komponenten, auch über den Rücken oder die Füße appliziert werden kann. Reflexzonentherapie ist sehr stark auch auf das Vegetativum wirksam und gehört immer in kundige erfahrene Hand. Durch den cutiviszeralen Reflexbogen lassen sich so, selbst bei stark vernarbten und schmerzhaft kontrakten Patienten, Erfolge erzielen. Frei nach meinem Motto: "Geht nicht gibt es nicht".

Hydro- und Balneotherapie

Der Einsatz von Wasser und darin gelösten Heilkräutern (Drogen) ist leider stark in Vergessenheit geraten, aber gerade der Einsatz von Bädern birgt, neben der Auftriebskraft und thermischen Möglichkeiten der Entspannung durch Wärme, einen gleichmäßigen Widerstand für Bewegungen und ein Gefühl der Geborgenheit. Gleichzeitig können Badezusätze wie Schachtelhalmextrakt und Kamillebad helfen, Wundschmerz zu lindern. Die palliativen Einsatzmöglichkeiten der medizinischen Bäder und des Wassers sind sehr breit und können bei Kopfschmerz zum Beispiel wunderbar mit einem Kneipp'schen Guss der Unterschenkel kombiniert werden.

Wärme- und Kältetherapie

Die Bandbreite der Wärme- und Kältetherapie, von der Anwendung von Naturfango, Rotlicht, Warmluft und Heißer Rolle bis zu Kälteabreibungen sowie kalten Wickeln, ist vielfältig.

Physikalische Anwendungen, die je nach Temperaturempfinden des Patienten eine schmerzlindernde, aber auch anregende oder beruhigende Wirkung erzielen können, sind auch häuslich einfach durchzuführende Anwendungen.

Hilfsmittelanpassung und Hilfsmitteltraining

Hilfsmittel wie Stöcke, Rollatoren, Rollstühle und immer wieder Unterarmgehwagen, um nur einige bekannte Hilfsmittel zu nennen, kommen in der

Palliativmedizin aufgrund des Kräfteverfalls und des Funktionsverlustes körperlicher Fähigkeiten häufig zum Einsatz. Ein angepasstes Training zu den Hilfsmitteln kann helfen, die Hilfslosigkeit und Abhängigkeit des Patienten mit palliativem Versorgungsbedarf nicht weiter zu verstärken. Hier ist der erfahrene palliativ tätige Physiotherapeut eine große Hilfe, auch für die mitbetroffenen Zugehörigen.

Zugehörige

Häufig sind die Zugehörigen mindestens genauso geschockt und traurig wie der Patient selbst. In dem Wunsch, alles für den Schwerkranken zu tun, überfordern sich die Zugehörigen häufig, machen bis zum Kollaps weiter. Auch hier sollte der erfahrene Physiotherapeut sein Tätigkeitsfeld bei Bedarf ausweiten. Bitte denken Sie auch daran, wie häufig der Patient mit palliativem Versorgungsbedarf unter der Belastung der Zugehörigen durch seine Erkrankung zusätzlich leidet. Es hilft hier, als Physiotherapeut auch die Zugehörigen immer im Blick zu haben und wo nötig zu behandeln.

Weiterbildung

Nur durch die Bereitschaft des ewig Lernenden können wir auf Dauer bestehen. So bietet die Deutsche Gesellschaft für Palliativmedizin (DGP) und darin die Sektion Physiotherapie-Ergotherapie-Logopädie der DGP unter www.dgpalliativmedizin.de Hilfe, Unterstützung und Fortbildung für palliativ interessierte Physiotherapeuten an.

Die Physiotherapie in der Palliativmedizin erfordert den erfahrenen, einfühlsamen und palliativ geschulten Physiotherapeuten, der sich seiner Haltung und Rolle als therapeutischer Begleiter und Teamplayer auch in kritischer Selbstreflexion stellt. Patienten mit palliativem Versorgungsbedarf und deren Zugehörige und Freunde stellen eine hohe Herausforderung und Verantwortung an den Physiotherapeuten dar. Ist sich der Physiotherapeut auch seiner Endlichkeit, seiner Möglichkeiten, aber auch Fehlbarkeit bewusst, kann die palliative Physiotherapie seinen fachlichen und persönlichen Horizont verbessern helfen. Der wertschätzende Blick in die Möglichkeiten und Grenzen der weiteren palliativ tätigen Berufsgruppen aus Medizin, Pflege, Therapie, psychosozialen und spirituellen Diensten ist unschätzbar und stärkt mit dem unterstützenden Ehrenamt die wichtige Arbeit für unsere schwerkranken und sterbenden Mitmenschen. Als Mitglied in ambulanten und stationären Palliativ-Care-Teams und deren ambulante und stationäre Versorgungsfelder ist der Physiotherapeut unverzichtbar.

Literatur

Mehne, S.: Systemische Physiotherapie für langzeit-, schwer- und todkranke Patienten, in: Mehne, S., Haupter, L.: Vom Tun und Lassen, Grundlagen der Systemischen Physiotherapie – SYS PT®, Pflaum, München 2002

Mehne, S.: Weltenwechsel, Wenn Eltern alt werden, vom Leben und Sterben mit Alzheimer, KiWuB, Mühltal 2000

Mehne, S.: Winterfell, Ein Roman über die Schwierigkeiten einer jungen Familie mit der Krankheit Krebs, Wiesenburg, Schweinfurt 2005

Mehne, S., Nieland, P., Simader, R.: Basiscurriculum Physiotherapie in Palliative Care - Palliativmedizin und Hospizwesen – Pallia Med Verlag Bonn, Bonn 2007

Müller, M.: Dem Sterben Leben geben, Begleitung sterbender und trauernder Menschen als spiritueller Weg, Gütersloher Verlagshaus, Gütersloh 2004

Müller, M., Schnegg, M.: Der Weg der Trauer, Herder Spektrum, Freiburg 2004

Nieland, P.: Physiotherapie in der Palliativmedizin, Zeitschrift für Physiotherapeuten, Pflaum, München 1998

Nieland, P.: Therapie des chronischen Krebsschmerzes, Einsatz der Physiotherapie in der Schmerzbehandlung. In: Lehrbuch für Palliativmedizin, Aulbert, E., Zech, F-J., Schattauer, Stuttgart 2000

Nieland, P.: Physiotherapie in der Palliativbetreuung, Zeit-schrift der dipl. Physiotherapeuten Austria Nr. 3, Physio-austriaverlag Wien, Wien 2005

Nieland, P.: Physiotherapie in der Palliativbetreuung, inform – Zeitschrift von Physio Austria, Nr. 3, Wien 2005

Nieland, P., Schönleiter W.: Rehabilitation in der Palliativmedizin, Physiotherapie und Physikalische Therapie In Lehrbuch für Palliativmedizin v. Aulbert, Zech, Radbruch 2.Aufl., Schattauer Stuttgart 2006

Nieland, P., Simader, R., Taylor, J. (Hrsg.): Was wir noch tun können: Rehabilitation am Lebensende - Physiotherapie in der Palliative Care. Urban & Fischer in Elsevier (Verlag) 2013

Nieland, P., Simader, R., (Hrsg.): Was wir noch tun können: Rehabilitation am Lebensende – Physiotherapie in der Palliative Care. Urban & Fischer in Elsevier (Verlag) 2021, 2. Auflage

Pribil, U.: Die letzten Stunden – sterbende Menschen begleiten und pflegen. In: Pleschberger, S. et al. (Hrsg.): Palliativpflege, Grundlagen für Praxis und Unterricht, Facultas Universitätsverlag, Wien 2005

Schnellnberger, M. u. Haunschmied, E.: Diplomarbeit Physiotherapie in der Palliativmedizin, Akademie für Physiotherapie Steyr. Eigenverlag 2003

Schulz von Thun, F.: Miteinander reden, Bd.1, Störungen und Klärungen, rororo, Reinbek bei Hamburg 1991

Schweizer, J. u. Von Schlippe, A.: Lehrbuch der systemischen Therapie und Beratung, Vandenhoeck & Ruprecht, Stuttgart 2000

Simader, R.: Die Rolle von Tod und Sterben in der Ausbildung zur PhysiotherapeutIn. Ein Interview, Inform – Zeitschrift von Physio Austria, Nr. 3, Wien 2005

Simader, R.: Die Rolle von Tod und Sterben in der Ausbildung zur Physiotherapeutin, Zeitschrift für Physiotherapeuten

21. Psychologische Aspekte in der Palliativmedizin

> *"Das wahre Geheimnis der Welt ist das Sichtbare, nicht das Unsichtbare."*
>
> Oscar Wilde

21.1. Belastungen durch schwere Erkrankung

Schwer kranke Menschen und auch ihre Zugehörigen sind einer ganzen Reihe von schweren Belastungen ausgesetzt, die sie bewältigen müssen. Die Patienten leiden nicht nur unter körperlichen Beschwerden, allen voran die Schwäche noch vor Schmerzen (☞ Tab. 21.1), sondern auch unter psychischen Beschwerden, die genauso die Aufmerksamkeit der Behandler und Begleiter in der palliativen Situation verdienen.

Somatisch	Psychisch
• Schwäche 73 %	• Besorgnis 72 %
• Schmerzen 63 %	• Trauer 67 %
• Benommenheit 60 %	• Nervosität 62 %
• Mundtrockenheit 55 %	• Schlafstörungen 53 %
• Übelkeit 45 %	• Reizbarkeit 47 %
• Appetitlosigkeit 45 %	• Konzentrationsstörungen 40 %

Tab. 21.1: Symptome bei Krebspatienten (Portenoy 1994).

Durch die psychische Belastung können sich körperliche Symptome entwickeln und sich gegenseitig verstärken. Es können durch die Wechselwirkung körperlicher und psychischer Faktoren Aufschaukelungsprozesse in Gang gesetzt werden (☞ Abb. 21.1).

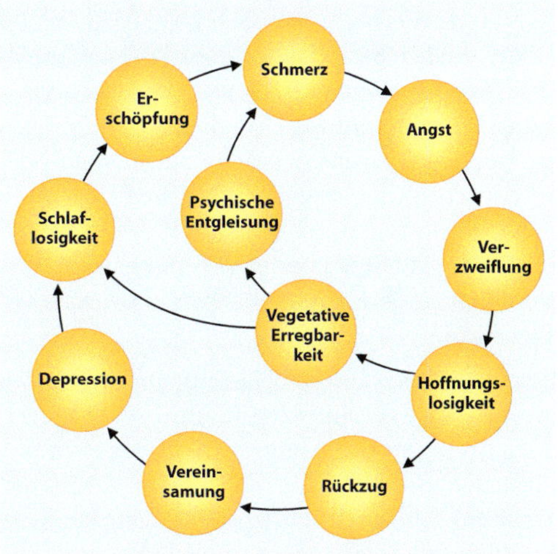

Abb. 21.1: Aufschaukelungsprozesse somatischer und psychischer Beschwerden (nach Schara 1988).

21.1.1. Stellenwert psychischer Belastungen

Ängste und Sorgen vor zunehmenden Schmerzen, vor Pflegebedürftigkeit, Sorgen um die Zugehörigen, vor sozialer Isolation, existenzielle Fragen, Fragen der Lebensbilanz, Kummer über Verluste und darüber, vieles nicht mehr erleben zu können, Hilflosigkeit und depressive Verstimmungen, Veränderungen in sozialen Rollen durch Hilfs- und Pflegebedürftigkeit, Veränderungen in den sozialen Kontakten zu Freunden, Bekannten und Zugehörigen, verminderte Leistungsfähigkeit und Einschränkungen im Aktionsradius beeinträchtigen das psychische Wohlbefinden. Finanzielle Belastungen entstehen durch Arbeitsunfähigkeit, aber auch durch die Kosten, die von der Erkrankung selbst verursacht wurden. Viele Patienten und Zugehörige erleben die Beschäftigung mit praktisch-organisatorischen Fragen, den Umgang mit Ärzten, Krankenhausaufenthalte – verbunden mit bestimmten gewöhnungsbedürftigen Verhaltensregeln – als starke Belastung. Ein verändertes Selbstbild, infolge der Veränderung der sozialen Rollen, sowie körperlicher Veränderungen wie Haarausfall, Amputationen, körperliche Entstellung, Gewichtsverlust, aber auch als Folge des erlebten Kontrollverlustes und des Verlustes von Zukunft, kann erheblich belasten. Angesichts des

Todes können auch spirituelle Probleme auftreten. Die Patienten denken intensiver über ihr Leben und dessen Sinn nach, entwickeln manchmal Gefühle des Versagens oder Schuld in Bezug auf ihr Leben, erleben Sinnlosigkeit ihres Daseins, entwickeln Schuldgefühle, weil sie sich den Tod herbeiwünschen oder entwickeln schmerzliche Zweifel an ihren bisherigen religiösen, spirituellen oder atheistischen Überzeugungen. Solche Belastungen führen nicht nur zu schlaflosen Nächten und Erschöpfung, sondern können sich zu behandlungswürdigen psychischen Problemen entwickeln (☞ Tab. 21.2).

Psychische Belastungen bei Krebspatienten stellen in ihrer Schwere ein Kontinuum dar. Während Sorgen, Ängste und Traurigkeit durchaus zu den normalen Belastungen aufgrund einer Krebserkrankung gehören, sind Angststörungen, familiäre Konflikte und schwere Depressionen behandlungswürdig.

- Reaktionen auf schwere Belastungen (ICD 10 F43).
- Akute Belastungsreaktion (F43.0).
- Posttraumatische Belastungsstörung (F43.1).
- Anpassungsstörungen (F43.2).
- Depressive Störungen (F 32).
- Angststörungen (F41).
- Phänomene der klassischen Konditionierung (antizipatorische Nebenwirkungen, z.B. Übelkeit, Erbrechen schon vor der Chemotherapiegabe).

Tab. 21.2: Häufige Probleme mit Krankheitswert bei Krebserkrankungen.

Auf Seiten der Zugehörigen führt eine starke Belastung durch die Pflege und Regelung praktisch-organisatorischer Fragen häufig zu körperlicher und psychischer Erschöpfung. Nicht selten kommen finanzielle Nöte und Ängste hinzu. Depression, soziale Isolation durch die zeitaufwändige Pflege oder Unfähigkeit, alleine, ohne den Partner etwas zu unternehmen, führen zu Schlafmangel und Verzicht auf eigene erholsame Aktivitäten. Der Umgang mit der eigenen Hilflosigkeit, nichts am Leid des Erkrankten ändern zu können, und der Umgang mit Ärzten und Pflegenden, Krankenhausaufenthalte, Schuldgefühle, Wut, vorweggenommene Trauer und die Beschäftigung mit existenziellen Fragen, wie Zerbrechen des Lebensentwurfes, können Belastungsquellen darstellen, ebenso wie Veränderungen der Partnerschaft aufgrund abnehmenden sexuellen Interesses.

Psychische Beeinträchtigungen lassen sich bei einem Drittel bis der Hälfte aller Tumorpatienten finden (50-70 % Angst oder depressive Verstimmungen, 8-15 % schwere Depressionen). Bei 35 % der Partner und 28 % der Kinder liegen behandlungswürdige psychische Belastungen vor (Strittmatter 2007). Die Häufigkeit psychischer Probleme nimmt mit dem Fortschreiten der Erkrankung zu. Frauen, Patienten unter 40 Jahren, Patienten mit unsicherer Prognose und aggressiver Tumortherapie sowie Patienten, die über längere Zeit an das Krankenhaus gebunden sind, sind in besonderem Ausmaß von der Entwicklung psychischer Probleme betroffen. Risikofaktoren sind auch ein fortgeschrittenes Krankheitsstadium, starke körperliche Beeinträchtigung (Funktionsunfähigkeit), Vorhandensein psychischer Erkrankungen in der Vorgeschichte sowie geringe soziale Unterstützung (Aschenbrenner et al. 2003).

Behandlungsphase	Kurativ	Palliativ	Final
Angststörungen	1-44 %	9-33 %	
Delirium	25-44 %	25-40 %	61-85 %
Demenz		10,7 %	
Depressive Symptome	25-50 %	77 %	
Fatigue *		84 %	60-80 %
Neuropsychologische Symptome		19,8-44 %	61 %
Posttraumatische Belastungsstörung **	5-22 %		
Suizidalität	0,2 %		0,027 %

Tab. 21.3: Prävalenz psychischer und psychiatrischer Symptome in Abhängigkeit vom Krankheitsstadium (Schwarz und Krauß 2000).
* Nach Radio- oder Chemotherapie; ** PTBS 4-10 % (einzelne Symptome bei 48 %, z.B. Nachhallerinnerungen, Flashbacks, Vermeidung, Schlaflosigkeit).

21.1.2. Diagnostik psychischer Belastungen

Psychische Belastungen sollten in allen Krankheitsstadien frühzeitig erkannt, beobachtet, dokumentiert und evidenzbasiert nach klinischen Standards behandelt werden (NCCN 2003). Ein Screening soll Art und Ausmaß der Belastung erfassen (☞ Tab. 21.3).

Die psychosozialen Aspekte werden oft aus Zeitdruck oder Unkenntnis über die Bedeutung der Thematik für eine erfolgreiche und zufriedenstellende Behandlung ausgeklammert. Ärzte und Pflegekräfte erkennen den Betreuungsbedarf nur bei etwa 40 % der behandlungsbedürftigen Patienten (Krauss et al. 2005). Adäquate Interviews werden als zu zeitaufwändig betrachtet und sind deshalb im Klinikalltag nicht realisierbar. Zudem besteht eine geringe Korrelation zwischen Selbst-, Fremdeinschätzung und Inanspruchnahmeverhalten psychoonkologischer Unterstützung (Köhle 1996). Viele Menschen sprechen nicht von sich aus ihre psychosozialen Belastungen an bzw. äußern sie nur verdeckt – wünschen sich aber durchaus, dass ihr behandelnder Arzt auch auf nichtkörperliche Beschwerden eingeht und diese Bereiche anspricht (Detmar et al. 2000). Da psychische Belastungen die Lebensqualität und auch Krankheits- und Behandlungsverlauf nachteilig beeinflussen können, wäre ein Außerachtlassen ethisch nicht vertretbar. Andererseits wäre es zu kostspielig und unnötig, jeden Patienten psychoonkologisch zu unterstützen.

Der Bedarf psycho-onkologischer Betreuung von Patienten und Zugehörigen sollte systematisch, möglichst bei Aufnahme, mit angemessenen Instrumenten erhoben werden.

Ein geeignetes Screeninginstrument zur Abschätzung des psychoonkologischen Betreuungsbedarfs stellt das "Distress-Thermometer" (deutsche Version: Mehnert et al 2006) dar, das beim ärztlichen Erstgespräch oder durch Pflegende mit einem Zeitaufwand von 2-3 Minuten durchgeführt werden kann. In einem ersten Schritt wird der Patient gebeten, auf einer Numerischen Analog-Skala (☞ Abb. 21.2) von 0 (= gar nicht belastet) bis 10 (= extrem belastet) anzugeben, wie stark belastet er sich in den letzten sieben Tagen gefühlt hat. Ab einem Wert >5 wird von einem psychoonkologischen Unterstützungsbedarf ausgegangen. In einem zweiten Schritt soll der Patient vorgegebene Bereiche dahingehend einschätzen, ob sie als belastend empfunden werden oder nicht.

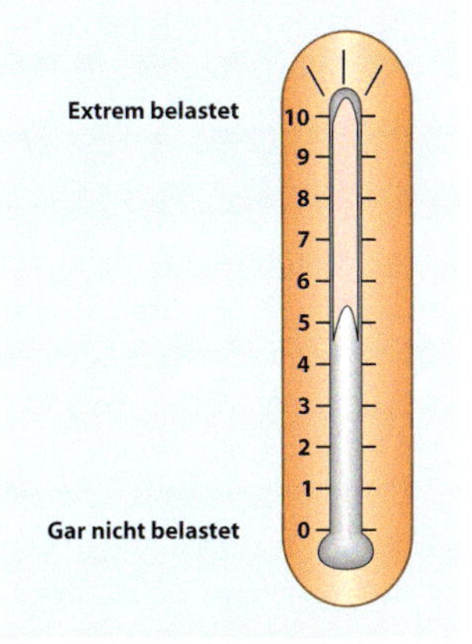

Abb. 21.2: Distress-Thermometer.

Das "Distress-Thermometer" hat sich in vielen Studien als zuverlässig, valide und ökonomisch erwiesen (z.B. Gil et al. 2003). 30 bis 50 % der Patienten sind auffällig hoch belastet. 30 % der Patienten sind psychoonkologisch behandlungsbedürftig, davon benötigen 5-10 % akute psychoonkologische Hilfe (Zabora et al. 2001). Aber: Nur etwa 10 % der behandlungsbedürftigen Patienten werden tatsächlich psychoonkologisch behandelt (Newell 2002), da einerseits die Versorgung mit qualifizierten Psychoonkologen noch immer mangelhaft ist und andererseits manche Patienten keine Unterstützung wünschen, auch aus Angst vor zusätzlicher Stigmatisierung.

Zwar gibt es – entgegen früherer Vermutungen – keine eindeutigen Belege für einen Einfluss psychischer Faktoren auf den Verlauf einer Krebserkrankung (Stress, Angst, etc.) oder gar deren Entstehung (sog. "Krebspersönlichkeit"; Schwarz, Singer 2008), trotzdem ist das mit psychischen Problemen verbundene Leid eine wichtige Determinante der Lebensqualität von Krebskranken.

Hingegen ist auf der Seite der Patienten ein starkes Bedürfnis nach psychosozialen Erklärungen zu beobachten (Schwarz, Singer 2008). Nicht selten sind die subjektiven Erklärungen verknüpft mit Schuldzuweisungen an die eigene Herkunftsfamilie, den Partner, die Kinder, Arbeitskollegen, an Belastungen am Arbeitsplatz und im sozialen Umfeld.

21.2. Psychoonkologisch / psychotherapeutische Behandlungsstrategien in Palliative Care

Die psychoonkologisch/psychotherapeutische Begleitung schwerkranker Patienten und ihrer Zugehörigen beinhaltet spezifische Interventionen, die auf die Verbesserung von Lebensqualität und Krankheitsbewältigung abzielen, und ist somit supportiv ausgerichtet. Eine supportive Psychotherapie zielt darauf ab, Patienten und Zugehörige im Umgang mit belastenden Gefühlen zu unterstützen, bestehende Ressourcen zu identifizieren, zu nutzen und auszubauen und einen adaptativen Umgang mit der Erkrankungssituation zu fördern (Mehnert 2015).

Im Einzelnen liegen die Zielsetzungen psychotherapeutischer Interventionen bei Patienten mit einer fortgeschrittenen Erkrankung (MacLeod 2008) in:

- Verringerung psychischer Symptombelastungen (z.B. Angst, Depression).
- Unterstützung beim Umgang mit körperlichen Belastungen (Schmerzen, Fatigue, Übelkeit).
- Mobilisierung individueller und familiärer Ressourcen.
- Klärung/Stärkung zwischenmenschlicher Beziehungen.
- Aufrechterhaltung von Hoffnung, wenn Hoffnung auf Heilung unrealistisch ist.
- Stärkung von Selbstwertgefühl und Würde.
- Klärung von Missverständnissen.
- Unterstützung bei der Entscheidungsfindung.
- Verringerung von Gefühlen von Isolation und Einsamkeit.
- Unterstützung im Umgang mit Trauer und Bewältigung von Verlusten.
- Unterstützung der Kommunikation.
- Unterstützung in der Sinn- und Lebenszielfindung für die verbleibende Zeit.
- Unterstützung bei der Integration der gegenwärtigen Situation in ein Kontinuum an Lebenserfahrungen.

Die Tätigkeit eines Psychoonkologen im Bereich Palliative Care bedeutet nicht, dass alles Psychische im Kontakt der Pflegenden und Behandelnden mit dem Patienten und seinen Zugehörigen abgetrennt und an den dafür vorgesehenen "Fachmann" delegiert werden sollte. Die Mitarbeit eines Psychoonkologen kann weder ein Ersatz für menschliche Zuwendung oder erhöhten Gesprächsbedarf über Prognose und Behandlung in dieser schwierigen Lebenssituation durch alle Mitarbeiter des Teams sein, noch das Ziel haben, den Patienten "pflegeleicht" zu machen, oder die Auseinandersetzung aller Beteiligten mit Unheilbarkeit und Tod abzuspalten und zu verschleiern. Da dieses das Ziel eines ganzheitlichen Vorgehens bei der Betreuung, Pflege und Behandlung von Menschen in ihrer letzten Lebensphase sowie deren Zugehörigen ad absurdum führen würde, ist es wichtig, den Aufgabenbereich und die damit verbundenen Ziele des Psychoonkologen genau zu definieren, von anderen Angeboten abzugrenzen und dies für Patienten, Zugehörige und Mitglieder des Teams transparent zu machen (☞ Kap. 21.3.). Das Angebot einer psychoonkologischen Begleitung ist also weder als Konkurrenzangebot zu anderen Berufsgruppen (Ärzte, Pflegende, Seelsorge), noch als Auftragserfüllung i.S. von "*...ein kleines Gespräch, zu dem ich keine Zeit habe*" zu verstehen, sondern ist mit seiner ganz eigenen Fachkompetenz eingebunden in die Begleitung und Betreuung durch das ganze Team. "*Ein palliatives Betreuungskonzept geht über psychologische Verhaltenstechniken hinaus. Psychologische ...Therapie drängt ihre Hilfe nicht auf, sondern dient der Achtung der Bedürfnisse Kranker.*" (Horlemann 2002).

Psychoonkologische Interventionen können also nicht verordnet werden, sondern müssen mit dem Patienten als eine Möglichkeit der Verbesserung der Lebensqualität besprochen werden. Auf Seiten des Patienten sollte also ein diesbezüglicher Leidensdruck und die Einsicht der Behandlungsbedürftigkeit vorhanden sein.

"Ein bisschen reden tut doch jedem gut", ist alleine keine Indikation zur psychoonkologischen Intervention.

PACE TIPP!

Psychoonkologisch ausgebildete Therapeuten und Berater sind unter

- http://www.dapo-ev.de/wir-verbinden/adressen/

nach Postleitzahlen geordnet zu finden. Die Psychotherapeutenkammer Niedersachsen bietet ein Fortbildungscurriculum "Psychotherapie mit Palliativpatienten und deren Angehörigen" an, das zur Aufnahme in die Liste "Qualifizierte Palliativbehandler (PKN)" berechtigt. Diese kann unter

- http://www.pknds.de/fileadmin/user_upload/Dokumente/Sonstiges/2013/20130621_Palliativ.pdf

heruntergeladen werden.

Neben dem psychotherapeutischen Gespräch zur Problem- und Ressourcenklärung kommen besonders die folgenden psychotherapeutischen Verfahren in der Palliativmedizin zum Einsatz (☞ Tab. 21.4.). Einen guten Überblick über unterschiedliche psychotherapeutische Interventionen bieten Berthold et al. (2017).

- Entspannungsverfahren.
- Imagination.
- Achtsamkeitsbasierte Interventionen.
- Genusstraining.
- Biographische Arbeit.
- Kognitive Verhaltenstherapie.
- Klientenzentrierte Gesprächspsychotherapie.
- Systemische Familientherapie.
- Tiefenpsychologisch fundierte Psychotherapie.
- Sinnbasierte Interventionen.
- Würdeorientierte Interventionen.
- Gruppentherapie.

Tab. 21.4: Psychotherapeutische Methoden in der Palliativmedizin.

21.2.1. Entspannungsverfahren

Progressive Muskelentspannung nach Jacobson, Atementspannung, Autogenes Training, Achtsamkeitsübungen und Biofeedback können nicht nur zur Tiefenentspannung, sondern auch zu einem verbesserten Körpergefühl beitragen. Gerade auch bei massiver Beschädigung des Körpers können solche Verfahren wieder zu einer positiven Bewertung des Körpers beitragen. Daneben tragen sie zum allgemeinen Wohlbefinden, zur Strukturierung des Tagesablaufs, aber auch zu einem Zuwachs an Autonomie bei. Daneben können sie auch körperliche Symptome, wie Schmerzen, Schlaflosigkeit und Übelkeit/Erbrechen positiv beeinflussen und so das verlorene Gefühl der Selbstwirksamkeit verbessern (☞ Kap. 8.13.2.1.1.).

21.2.2. Imagination

Aufbauend darauf können Phantasiereisen oder gelenkte Imaginationen helfen, zu verlorengegangenen Kräften und Fähigkeiten zurückzufinden und zu neuer Lebendigkeit beizutragen. Ergänzend dazu können auch nonverbale Gestaltungs- und Ausdrucksformen eingesetzt werden. So gelingt es manchen Menschen besser, sich durch das Malen zu artikulieren und Imaginationen zu festigen. Da Imaginationen bestehende Ängste oder Symptome auch verstärken können, ist deren Einsatz individuell abzuwägen (Lewis, Sharp 2011).

PACE TIPP!

Cave! Der Einsatz imaginativer Verfahren und Visualisierungstechniken wurde bisweilen propagiert als Möglichkeit über die Stärkung der Selbstheilungskräfte eine Genesung zu erzielen. Hierfür gibt es keine empirische Unterstützung. Pseudowissenschaftliche Versprechungen i.S. von "positivem Denken" nutzen ohne Wirksamkeitsnachweis die Verunsicherung der Patienten aus und können eine zusätzliche Belastung darstellen, wenn dem Patienten und seinem Verhalten und Einstellungen die Verantwortung für den Verlauf der Erkrankung übertragen wird.

21.2.3. Achtsamkeitsbasierte Interventionen

Achtsamkeitsbasierte Interventionen wie z.B. Mindful-Based Stress Reduction (MBSR; Kabat-Zinn, 1990) haben sich bei Patienten mit fortgeschrittener Erkrankung als wirksam bewährt bei der Reduktion von Ängsten und depressiven Verstimmungen, Fatigue und Schlafstörungen (Payne

2011) und wirken so günstig auf Hoffnung und Lebensqualität.

21.2.4. Genusstraining

Das Genusstraining oder Euthyme Verfahren haben ihre Wurzeln in der Verhaltenstherapie (Koppenhöfer 2004). Das Genusstraining ist ein Schwerpunkt der Verhaltenstherapie bei Depressionen, Schmerzstörungen und beim Erschöpfungssyndrom. Hier werden Patienten systematisch angeleitet, ihr Augenmerk auf Angenehmes zu richten. Das Training hat folgende Schwerpunkte:

- Sensibilisierung der Sinnesmodalitäten Tasten, Schmecken, Riechen, Hören, Sehen.
- Aufmerksamkeitsfokussierung.
- Vermittlung eines aktiven Umgangs mit Genussvollem im Alltag.
- Aktualisierung angenehmer Vorerfahrungen.
- Aufbau von Eigenverantwortung und Autonomie.

Untersuchungen haben gezeigt, dass Genusstraining nicht nur zu einer Reduktion depressiver Symptome und Schmerzen, sondern auch zu einer positiveren Selbstsicht, einem Anstieg allgemeinen Wohlbefindens und Entspannungsfähigkeit sowie zu einer Abnahme von Zurückgezogenheit und Ärger beitragen kann.

21.2.5. Biographische Arbeit

Biographische Arbeit betrachtet den ganzen Lebenslauf und versucht Lebenssinn daraus zu entwickeln. Dies kann durch die Bearbeitung bestimmter Fragen geschehen:

- Wichtige Stationen und Situationen im bisherigen Leben?
- Wichtige Personen im Leben?
- Eigene Rollen und Eigenschaften?
- Besondere Leistungen und Fähigkeiten?
- Dinge, die noch geklärt, erledigt, verbessert werden sollten?
- Wie werden sich andere erinnern?

21.2.6. Kognitive Verhaltenstherapie

Die (Kognitive) Verhaltenstherapie basiert auf der Annahme, dass jedes Verhalten durch Lernprozesse entstanden ist und sich auch durch solche modifizieren lässt. Verhalten meint dabei nicht nur äußeres beobachtbares Verhalten, sondern auch innere gefühlsmäßige, gedankliche und physiologische Reaktionen und Vorgänge. Der menschliche Organismus reagiert vor allem auf die kognitive Repräsentation, also die "innere Abbildung" der Umwelt, und nicht auf die Umwelt selbst. Gedanken, Gefühle und Verhalten sind interaktiv, sie bedingen einander.

> *"Unser Leben ist, was unser Denken daraus macht."*
>
> Marc Aurel

Die kognitive Verhaltenstherapie beinhaltet umfangreiche Diagnose- und Therapiemethoden, die an den aktuellen Beschwerden und Belastungen des Patienten ansetzen (Kanfer et al. 2004).

▶ Therapeutisches Vorgehen

- Nach Erstellung einer umfangreichen **Verhaltensanalyse** der gegenwärtigen Probleme können, je nach Indikation, unterschiedliche Methoden eingesetzt werden, die es dem Patienten ermöglichen, Alternativen zu dem bisherigen Verhalten zu entwickeln, zu erproben und zu erlernen.
- Kombiniert mit Entspannungsverfahren und **Rollenspielen** oder **Verhaltensübungen** lernen die Patienten über eine Neubewertung von Situationen, diese wieder aktiv zu bewältigen. Zugehörige als Co-Therapeuten können dabei mit einbezogen werden (oder umgekehrt, je nachdem, bei wem der größere Leidensdruck vorherrscht bzw. je nach Beziehungsdynamik). Dazu können auch Verhaltensübungen gehören, die zum Aufbau befriedigender Aktivitäten und zur aktiven Problembewältigung und Lebensgestaltung beitragen.
- **Aktivitätenplanung** und Strukturierung des Tagesablaufs mit abgestuften Aktivitäten und Aufgaben – zusammen mit der Lenkung des Blickes auf das Machbare, auf kleine Erfolge – helfen Isolation, Rückzug aus Beziehungen und Selbstwerterleben zu verbessern und sich wieder als aktiv Handelnder zu begreifen. Dies trägt auch zu einer Verbesserung des Selbstwertgefühls, der Kommunikationsfähigkeit und Steigerung der Autonomie bei.

- **Operante Methoden** dienen dem Aufbau günstigeren Verhaltens oder dem Abbau exzessiven Verhaltens durch positive oder negative Verstärkung.
- **Expositionstraining** (Auseinandersetzung mit belastender Situation) und Systematische Desensibilisierung (langsame stufenweise Annäherung an die angstauslösende Situation) werden in der Therapie von Ängsten eingesetzt.
- **Training sozialer Kompetenz**, **Problemlösetraining**, **Selbstsicherheitstraining**, **Stressbewältigungstraining** können ebenfalls bei Patienten mit palliativem Behandlungsbedarf, besonders bei denjenigen, die nach Operation und adjuvanter Therapie ein negatives Körper- und Selbstbild haben, eingesetzt werden. Hier wird häufig mit Rollenspielen gearbeitet, um ein gewünschtes Verhalten systematisch zu trainieren und schrittweise zu verbessern.
- Methoden der kognitiven Verhaltenstherapie arbeiten an den negativen, d.h. dysfunktionalen oder nicht hilfreichen Überzeugungen des Patienten (☞ Tab. 21.5). Bei der Technik der **Kognitiven Umstrukturierung** analysiert der Therapeut gemeinsam mit dem Patienten seine dysfunktionalen, meist automatisch ablaufenden Denkmuster. Dazu protokolliert der Patient über einen längeren Zeitraum seine negativen automatischen Gedanken, um die Verbindung zwischen diesen Gedanken und seinen Gefühlen zu erkennen.

Im Dialog mit dem Therapeuten werden die für den Patienten typischen dysfunktionalen Gedanken hinterfragt und versucht, angemessenere Gedanken zu erzeugen. Typische kognitive Fehler sind Übergeneralisierung, willkürliche Schlussfolgerungen, Personalisierung, dichotomes Denken, selektive Verallgemeinerung (☞ Tab. 21.5). Ihre Veränderung kann durch verschiedene kognitive Techniken angestoßen werden: Sokratischer Dialog, Mehrspaltentechnik, Disputation. Hier werden behutsam Werte und Einstellungen, unbewusste Gedanken (Kognitionen) des Patienten in Hinsicht auf ihre Brauchbarkeit für die Bewältigung einer problematischen Situation und zur Verbesserung des Befindens durchleuchtet, hinterfragt und Anleitung zur Veränderung ungünstiger in günstige Gedanken gegeben.

Übergeneralisierung	*"Die Schmerzen werden nie aufhören."*
Willkürliche Schlussfolgerung	*"Ich habe Krebs, weil ich immer zu schüchtern war."*
Personalisierung	*"Ich bekomme keine Medikamente, weil ich Kassenpatient bin."*
Dichotomes Denken	*"Ich bin eben ein Versager."*
Selektive Verallgemeinerung	*"Der Arzt hat heute Morgen die Augenbrauen so komisch hochgezogen. Er kann mir also auch nicht helfen."*

Tab. 21.5: Typische kognitive Fehler und Beispiele von Patienten mit palliativem Behandlungsbedarf.

Neben der Verbesserung des Umgangs mit Belastungen und Problemen kann auch die gezielte Vorbereitung auf medizinische Maßnahmen, auf Gespräche mit dem Arzt und andere bevorstehende Ereignisse, Gegenstand verhaltenstherapeutischer Intervention sein. All diese Maßnahmen haben das Ziel, dass der Patient lernt, Belastungen aktiv zu bewältigen, Hilflosigkeit zu vermindern und Hilfsangebote in Anspruch zu nehmen, aber auch die Kompetenz im Umgang mit der Erkrankung, evtl. Nebenwirkungen der medizinischen Behandlung und letztlich auch die Compliance zu verbessern.

Der Vorteil kognitiv-verhaltenstherapeutischer Interventionen bei Patienten mit einer fortgeschrittenen Erkrankung und begrenzter Lebenszeit liegt in der Vermittlung von spezifischen verhaltensbezogenen und gedanklichen Bewältigungsstrategien, die von Patienten nach kurzer Zeit relativ selbstständig durchgeführt werden können (Mehnert, Nauck 2016) und somit das Gefühl von Selbstwirksamkeit verbessern.

21.2.7. Systemische Familientherapie

Die systemische Familientherapie sieht den Einzelnen als Teil verschiedener Systeme, z.B. einer Familie. Eine schwere oder bedrohliche körperliche Erkrankung führt zu zahlreichen Veränderungen in diesem System. Psychische oder Verhaltensauffälligkeiten eines Familienmitgliedes ("Symptomträger", "Indexpatient") führen zur Analyse des Gesamtsystems. Zusammenhänge und Beziehungen in der Familie oder einer Gruppe bilden die

Grundlage für Diagnose und Therapie von psychischen Belastungen und interpersonellen Konflikten.

▶ Therapeutische Methoden

- Zirkuläres Fragen (z.B. bei Familiengesprächen) betont, dass die Familie als Ganzes ein Problem hat. Ziel ist eine Entlastung der Patienten und Bezugspersonen. Frage nach dem vermuteten Standpunkt Dritter.
- Genogramm/Soziogrammarbeit: Grafische Darstellung des sozialen Beziehungssystems (☞ Kap. 21.6.5.).
- Metaphern, Parabeln und Geschichten als Handlungsmodelle.
- Familienskulptur: Darstellung der Familienbeziehungen im Raum.
- Paradoxe Intervention: Gegenläufige Ratschläge zur Aktivierung, Provokation.
- Positives Umdeuten, wertschätzende Haltung dem System, aber auch dem Symptom gegenüber.
- Umdeuten von Verhaltenskontexten (Reframing).

Die systemische Familientherapie kann mit ganzen Familien durchgeführt werden, aber auch nur mit einzelnen Mitgliedern (v. Schlippe, Schweitzer 2000; Weiss, Haertel-Weiss 2003).

21.2.8. Gesprächspsychotherapie

Die klientenzentrierte, non-direktive Psychotherapie (Rogers 1994, Tausch und Tausch 1990) geht davon aus, dass jedem Menschen eine natürliche persönliche Wachstumstendenz oder "Selbst-Verwirklichungstendenz" innewohnt, die unter günstigen Umständen die Weiterentwicklung und Reifung der Persönlichkeit fördert. Widrige Umstände können diesen Prozess blockieren. Durch die Therapie soll wieder ein günstiges Klima für den Wachstumsprozess geschaffen werden.

Grundhaltung des Therapeuten:

- Empathie: Einfühlendes Verstehen.
- Kongruenz: Echtheit, Wahrhaftigkeit gegenüber dem Klienten.
- Positive Wertschätzung des Klienten.

Therapeutisches Vorgehen:

Durch die sog. "Verbalisierung Emotionaler Erlebnisinhalte" (VEE) versucht der Therapeut dem Klienten zu ermöglichen, seinen Gefühlen näher zu kommen und zur inneren Klärung beizutragen.

21.2.9. Tiefenpsychologisch fundierte Psychotherapie (TP)

Wissenschaftliche Grundlage der TP ist die Psychoanalyse. Therapeutisch wird aber stärker als in der Psychoanalyse auf die aktuellen Schwierigkeiten des Patienten fokussiert. Zugrunde liegende Konflikte und Motive werden bewusst gemacht und der Patient ermuntert, in der geschützten Therapeut-Patient-Beziehung neue korrigierende Erfahrungen zu erproben und in seinen Alltag zu integrieren. Dabei orientiert sich das therapeutische Vorgehen an der aktuellen Situation, ohne dass es zu einer vollständigen Klärung der unbewussten Konflikte kommen muss.

▶ Zielsetzungen

- Symptomlinderung, -veränderung, -milderung.
- Wandlung gestörter Verhaltensweisen.
- Förderung der Reifung und günstiger Entwicklung der Person.

▶ Methoden

- Krisenintervention.
- Ich-stützende Interventionen.
- Einsichts-zentrierte Psychotherapie.

21.2.10. Sinnbasierte Interventionen

Sinnbasierte Interventionen (Fegg 2006) für Patienten mit einer lebensbedrohlichen Erkrankung zielen auf die Förderung von Lebenssinn und Wahrnehmung von Kohärenz ab. Speziell für Patienten mit einer fortgeschrittenen Krebserkrankung wurde der Einzeltherapieansatz CALM (Managing Cancer an Living Meaningfully) entwickelt (Nissim et al. 2012) und für deutsche Patienten validiert (Scheffold et al. 2015). Dieser umfasst 5 bis 8 Therapiesitzungen mit den Themen:

- Umgang mit der Erkrankung und dem medizinisch-pflegerischen Team.
- Veränderungen des Selbst und der nahen Beziehungen.
- Spiritualität und Sinnsuche.
- Zukunft, Hoffnung, Sterblichkeit.

21.2.11. Würdeorientierte Interventionen

Würdeorientierte Interventionen (Chochinov 2017) zielen auf eine Verbesserung des Wohlbefindens bei Patienten am Lebensende mit einer Lebenserwartung von mindestens 2 Wochen ab. Dabei werden Patienten in 1 bis 2 Sitzungen angehalten, anhand von festgelegten Fragen wichtige Lebensereignisse zu reflektieren. Diese Intervention wurde auch für deutsche Patienten angepasst (Schramm et al. 2014).

21.2.12. Gruppentherapie

In der Regel handelt es sich bei der psychoonkologischen Betreuung von Patienten mit palliativem Behandlungsbedarf um Einzelkontakte. Prinzipiell kann dies, soweit aufgrund des körperlichen Zustandes möglich und gewünscht, auch in Gruppen geschehen und so die Kommunikation der Patienten untereinander fördern, was häufig als Entlastung und als Möglichkeit zur gegenseitigen Unterstützung empfunden wird. Da natürlich in den Gesprächen auch die Beziehungen zu Mitpatienten häufig thematisiert werden, gilt es dort, wo es hilfreich erscheint, diese Beziehungen und den Austausch untereinander zu fördern. Häufig sind nämlich Mitpatienten einer der wichtigsten unterstützenden Faktoren bei der Krankheitsbewältigung. Zudem kann ein enger Kontakt und Austausch mit Mitpatienten sehr selbstwertstabilisierend sein, da Hilfe nicht nur passiv erhalten, sondern auch aktiv gegeben werden kann.

21.2.13. Psychotherapeutischer Ansatz in der Palliativmedizin im Unterschied zur "klassischen" Psychotherapie

Psychoonkologische Behandlung erfordert ein flexibles Setting, eine interdisziplinäre Zusammenarbeit sowie die Auseinandersetzung mit der eigenen Sterblichkeit!

Es handelt sich nicht um eine "klassische" Psychotherapie mit langfristig zu erreichenden Zielen, sondern um ein Angebot zur Unterstützung von Patient und Zugehörigen bei der Bewältigung einer kritischen Lebenssituation, zur psychischen Stabilisierung und zur Stress-, Schmerz- und Belastungsbewältigung. Die zu behandelnden Probleme sind meist reaktiv auf Ereignisse, selten strukturell oder konfliktbedingt.

Die therapeutische Haltung ist aktiver, strukturierter, mehr auf praktische Bewältigungshilfe ausgerichtet. Der Fokus ist eng auf die Erkrankung und ihre Implikationen und die daraus resultierenden Belastungen ausgerichtet. Abwehrmechanismen werden nicht konfrontativ behandelt. Im Mittelpunkt steht ein Beziehungsangebot. Für den Therapeuten bedeutet dies, dass abseits von methodenspezifischer Ausbildung hohe Flexibilität und viel Kreativität gefragt ist.

21.2.14. Zur Wirksamkeit psychotherapeutischer Methoden

Zahlreiche klinische Studien belegen die Wirksamkeit von Psychotherapie bei Krebspatienten in Bezug auf eine Verbesserung von Lebensqualität und Reduktion von Symptombelastung (☞ Tab. 21.6). In der Palliativmedizin sind Interventionsstudien noch selten.

Eindeutige Effekte bezüglich:	Effekte nicht eindeutig bezüglich:
• Krankheitsverarbeitung. • Lebensqualität. • Stress.	• Rezidivrate, rezidivfreie Zeit. • Überlebenszeit. • Antwort auf immunologische Parameter.

Tab. 21.6: Studienlage zu Wirkungen psychoonkologischer Interventionen (Fegg 2007).

Psychoonkologische Therapien führen, empirisch nachgewiesen, zu einer verbesserten Lebensqualität bei den Krebspatienten, zu einer Abnahme von Komplikationen (Übelkeit, Medikamentennebenwirkung, etc.), zu einer verminderten Krankenhausverweildauer und zu einer verbesserten Lebensqualität von Zugehörigen. Darüber hinaus ist die haltgebende therapeutische Beziehung ein weiterer, wichtiger Wirkfaktor der psychologischen Unterstützung.

21.3. Psychoonkologische Betreuung

Die wesentlichen klinischen Aufgaben des Psychoonkologen im Bereich "Palliative Care" werden im Folgenden in ihren drei Hauptaspekten beschrieben:

- Die Arbeit mit Patienten und
- deren Zugehörigen
- im Palliative-Care-Team.

21.3.1. Arbeit mit Patienten

Im Mittelpunkt stehen zunächst die Bedürfnisse des Patienten. Art und Umfang der Interventionen können dabei sehr unterschiedlich ausfallen und werden von Patienten und auch Zugehörigen in unterschiedlichem Ausmaß genutzt. Wenn ein Psychoonkologe als Mitglied des Teams auf der Station präsent ist, können Patienten und Zugehörige Umfang und Intensität der Inanspruchnahme selbst steuern. Anders als im normalen psychotherapeutischen Setting, in dem Therapiestunden 50 min dauern, bestimmen der Patient und sein Befinden die Länge des Kontaktes, im Schnitt 30 min. Die meisten Gespräche spielen sich nicht in einem Therapieraum ab, es sei denn, Patient oder Zugehörige wünschen das. Um eine unnötige Psychiatrisierung der Patienten und Zugehörigen zu vermeiden, können sich viele Kontakte eher informell gestalten.

Eine eigenständige psychosoziale Intervention ist erst angezeigt, wenn sichergestellt ist, dass von ärztlicher Seite her eine der somatischen, seelischen und sozialen Situation des Patienten angemessene Aufklärung erfolgt ist, und dennoch psychische Symptome, wie Beunruhigung, Angst und Depressivität, unvermindert bestehen bleiben.

21.3.1.1. Ziele klinisch-psychologischer Unterstützung

Psychotherapeutische Unterstützung hat das Ziel, Konflikte und Störungen im Bereich des Erlebens und Verhaltens – im Hinblick auf emotionale und kognitive Belastungen – mit Hilfe von wissenschaftlich überprüften, psychologischen Methoden frühzeitig zu erkennen und zu behandeln. In der Palliativsituation bezieht sich dies in erster Linie auf die psychischen Auswirkungen der körperlichen Erkrankung, die Krankheitsbewältigung und ein Zurverfügungstellen psychoonkologisch/psychotherapeutischer Fachkompetenz (☞ Tab. 21.7).

Die Aufgabe des Psychoonkologen ist das Ausfindigmachen und Mobilisieren von vorhandenen oder neuen Bewältigungsmechanismen.

- Reduktion von Angst, Depression, Hoffnungslosigkeit, Hilflosigkeit und anderen Belastungen.
- Reduktion von krankheits- oder behandlungsbedingten Symptomen z.B. Schmerzen, Übelkeit, Atemnot.
- Stärkung des Selbsthilfepotentials (Selbstkontrolle, Selbstverantwortung).
- Verbesserung des Selbstwertgefühls und der mentalen Einstellung zur Krebserkrankung.
- Förderung der verbleibenden Gesundheit und personaler Ressourcen.
- Verbesserung der Kommunikation (Patient, Zugehörige, Behandler).
- Förderung spiritueller Ziele.
- Hilfestellung bei der Auseinandersetzung mit Tod und Sterben.
- Nicht die Verlängerung der Lebenszeit!

Tab. 21.7: Zielsetzungen psychoonkologischer Interventionen.

Natürlich braucht nicht jeder Patienten mit palliativem Behandlungsbedarf psychoonkologische Unterstützung, und sie wird auch nicht von jedem gewünscht. In der Regel nehmen aber Patienten und Zugehörige Angebote zur Begleitung gerne an, sicher auch, weil sie sich in einer Lebenssituation befinden, in der sie verlässliche Partner und Begleiter benötigen. Viele Patienten kommen erst in Krisensituationen auf ein solches Angebot zurück.

21.3.1.2. Das psychologische Gespräch

Hilfreich für das psychotherapeutische Gespräch und den Aufbau einer vertrauensvollen Beziehung sind die von Rogers (1994) beschriebenen drei Basisvariablen:

- **Empathie**: einfühlendes Verständnis für die Erlebniswelt des Patienten.
- **Akzeptanz**: warmherziges, nicht an Bedingungen geknüpftes Akzeptieren der Persönlichkeit des/der Patienten.
- **Kongruenz**: mitmenschlich echtes, nicht fassadenhaftes Reagieren im Gespräch mit dem Patienten.

Ziel der Gespräche ist das Bemühen um ein aktives Verstehen. Durch diese Vorgehensweise kann eine Atmosphäre des Vertrauens hergestellt werden, die es dem Patienten bzw. dem Zugehörigen ermöglicht, Gefühle und Empfindungen auszudrücken und in Worte zu fassen, die möglicherweise bislang aus Angst oder Rücksicht nicht geäußert wurden. Dies ist deshalb gerade für Patienten mit palliativem Behandlungsbedarf und ihre Zugehörigen von Bedeutung, da Gefühle, wie Wut, Angst, Trauer, Depression, Verzweiflung, Hilflosigkeit häufig negativ bewertet und unterdrückt werden und somit zu Missverständnissen, innerer Isolation und Depression beitragen können. Diese können eine Bewältigung der schwierigen Lebenssituation und eine aktive, sinnbringende Gestaltung der letzten Lebensphase auf vielfältige Weise be- und verhindern – beispielsweise dadurch, dass aus Rücksicht nicht ausgesprochene Gefühle die offene Kommunikation und den Umgang miteinander zwischen Zugehörigen und Patient beeinträchtigen und neue Ängste auslösen – die letztlich eine von allen im Prinzip gewünschte Rückkehr in die häusliche Umgebung verhindern. In diesem Sinne stellt ein Psychoonkologe zunächst seine Kompetenz als Fachkraft für Kommunikation zur Verfügung: Kommunikation des Patienten mit sich selbst und mit seiner Umwelt (Zugehörige, Freunde, Betreuende, evtl. Mitpatienten). Im Mittelpunkt stehen die Bedürfnisse des Patienten. D.h., der Patient "wird da abgeholt, wo er gerade steht" und bestimmt die Gesprächsinhalte. Das kann u.U. auch bedeuten, Abwehrmechanismen, wie Verleugnung und Verdrängung, die Einzigartig- und Andersartigkeit des Patienten im Umgang mit der Erkrankung oder dem bevorstehenden Tod zu akzeptieren, starke Stimmungsschwankungen zu ertragen, auch die manchmal schnell wechselnden Überzeugungen und Ansichten, den Patienten in seinem gegenwärtigen Verhalten und Erleben anzunehmen und nur dann konfrontativ zu arbeiten, wenn es der emotionalen Stützung des Patienten dienlich ist. In diesem Zusammenhang hat auch die Zusicherung der Verschwiegenheit über Inhalte der Gespräche große Bedeutung.

Der Gesprächspartner kann sein gegenwärtiges Erleben artikulieren, aktuelle Probleme und Sorgen, aber auch Zukunftsperspektiven besprechen, Klärung beim Fällen von Entscheidungen erfahren, unverarbeitete "Reste" aus seiner Lebensgeschichte besprechen, bearbeiten und Lösungsmöglichkeiten erarbeiten. Einen breiten Raum nimmt dabei die Verarbeitung der Krankheit und des bevorstehenden Todes ein. Manche Patienten haben das Bedürfnis, eine abschließende Lebensbilanz aufzustellen, Traumata zu bearbeiten, sich mit Versagungen und Enttäuschungen auszusöhnen. Durch das spezielle Vorgehen soll der Patient Zutrauen zu seinen eigenen Stärken und seinem Selbstwertgefühl und zu einer verbesserten Wertschätzung der eigenen Person finden, was dann zu einer Erweiterung seines subjektiven Handlungsspielraumes und zu einer aktiven Bewältigung der Lebenssituation beitragen kann, und dem Patienten letztlich auch ermöglichen kann, sein persönliches Schicksal anzunehmen.

21.3.1.3. Diagnostik psychischer Belastungen und des Unterstützungsbedarfs

Durch das routinemäßige Eingebundensein in die Teamabläufe im stationären Kontext der Palliative Care Stationen soll automatisch der Kontakt zu den Patienten hergestellt werden, und eine klinisch-psychologische Evaluation des Unterstützungsbedarfs, wenn erforderlich, unter Zuziehung formaler Diagnoseverfahren erfolgen. Wie bei jeder anderen therapeutischen Arbeit steht am Beginn des Kontaktes die Diagnose der Gesamtsituation des Patienten. Dazu gehören die augenblickliche körperliche, psychische und soziale Befindlichkeit, Wünsche und Befürchtungen, biographische und Persönlichkeitsaspekte, Verluste und Versagungen, das soziale Netz (z.B. Möglichkeiten der Versorgung im Anschluss an den Krankenhausaufenthalt), Stressoren sozialer, finanzieller, körperlicher und psychischer Natur, etc. nicht nur im Gespräch, sondern auch durch Verhaltensbeobachtung und die Sammlung anderer Informationen. Die individuellen Stärken und Fähigkeiten werden herausgearbeitet, um sie der Nutzung zur Krankheits- und Lebensbewältigung zugänglich zu machen, und um Bedürfnisse und Probleme bzw. Defizite zu erkennen.

Bei einigen Patienten ergibt die Diagnostik psychische Probleme und Störungen (☞ Tab. 21.3), zumeist Angst (25 % [1-49 %], bei terminal Kranken 50-80 %), akute Belastungsreaktion, Posttraumatische Belastungsreaktion (8 % [0-35 %]), Anpassungsstörungen (20 % [2-52 %]), Depression (25 % [0-58 %], bei terminal Kranken 9-77 %) (Massie und Holland 1990).

Darauf aufbauend kommt Psychoonkologen häufig die Aufgabe der Weiterbetreuung sowie u.U. auch der Koordination der Zusammenarbeit mit, bzw. Vermittlung zu weiteren Anlaufstellen und Berufsgruppen (Sozialpädagoginnen, Atemtherapeuten, etc.) zu. Das weitere Vorgehen bzw. der Einsatz von psychotherapeutischen Interventionen orientiert sich immer an den aktuellen Bedürfnissen und der Befindlichkeit des Patienten.

21.3.1.4. Verbesserung der Kommunikationsfähigkeit

Eng damit verknüpft ist ein Vorgehen, das den Patienten ermutigt, unterstützt und anleitet, gezielte Informationen über seinen Zustand zu erhalten und Möglichkeiten der Unterstützung zu suchen, Wünsche, Bedürfnisse und Befürchtungen gegenüber Zugehörigen und Betreuenden zu artikulieren und Kommunikationsprobleme zu bewältigen. Ziel ist eine Erweiterung der Verhaltensmöglichkeiten und eine Erhöhung der Selbstsicherheit im Umgang mit "schwierigen" Themen. Besonders wichtig ist die Verbesserung der Kommunikationsfähigkeit bei solchen Patienten anzustreben, bei denen nicht ausgesprochene Befürchtungen, Wünsche und Ängste wie eine Barriere zwischen ihnen und ihren Zugehörigen stehen. Diese gefährdet eine Rückkehr des Patienten in die häusliche Umgebung. Eine Verbesserung der Kommunikationsfähigkeit hilft auch denjenigen Patienten, die Schwierigkeiten haben, sich angemessen gegenüber Pflegenden und Ärzten zu artikulieren. Dadurch kann es zu Missverständnissen und Unmut bei allen Beteiligten kommen, was sich nicht nur in mangelnder Compliance äußern kann, sondern zu Störungen im Umgang von Betreuern und Patient führen kann. Durch eine Verbesserung der Kommunikationsfähigkeit, nicht nur des Patienten und seiner Zugehörigen, sondern letztlich auch aller Betreuenden, wird eine optimale Versorgung und Betreuung erst möglich.

Die Kommunikation zwischen Patient, Zugehörigen und Behandlungsteam kann nicht nur durch Komplikationen wie z.B. organische Psychosyndrome, sondern auch durch unklare oder abweichende Vorstellungen über die Ziele der Behandlung und die Heilbarkeit der Erkrankung behindert werden. Der Begriff "double awareness" (Rodin, Zimmermann 2008) beschreibt die Situation von Patienten mit fortgeschrittener Erkrankung, die Herausforderung, mit dem Wissen um den nahenden Tod einerseits umzugehen, ohne andererseits die Wahrnehmung von Lebenssinn und den Willen zu leben aufzugeben.

Somit wird der Psychoonkologe bzw. Psychotherapeut mit der Aufgabe konfrontiert, Patienten zu ermutigen, aktiv mit der Behandlungssituation umzugehen, die Lebensqualität zu fördern und gleichzeitig die Akzeptanz "realistischer" Therapieziele und Behandlungsentscheidungen zu ermöglichen, die wiederum Auswirkungen auf das psychosoziale Wohlbefinden des Patienten und seiner Zugehörigen im weiteren Verlauf der Erkrankung haben können (Mehnert, Schulz-Kindermann 2016).

Der Einsatz anderer Medien, wie Malen, Musik, Bildbetrachtungen, Literatur, kann den Ausdruck von Gefühlen und Befindlichkeiten erleichtern und dem Patienten zugleich helfen, sein Selbstwertgefühl, trotz zunehmender Einschränkung, zu stabilisieren.

21.3.1.5. Begleitung und freundschaftliche Unterstützung

Für viele Patienten ist es wichtig zu wissen, dass jemand sich für ihre Belange interessiert und ihnen zur Verfügung steht. Sei es als Gesprächspartner, Zuhörer, Besucher und Begleiter bei täglichen Verrichtungen, die sie in kritischen Situationen und angesichts des Todes nicht alleine lassen und ihnen freundschaftliche Wertschätzung entgegenbringen. Dies muss nicht primär Aufgabe des Psychoonkologen sein, ergibt sich aber häufig dadurch, dass viele Patienten sich aus sozialen Beziehungen zurückziehen, aus Angst, anderen durch ihre Erkrankung zur Last zu fallen oder emotional zu sehr zu belasten. Diese freundschaftliche Begleitung und Unterstützung kann dazu beitragen, aus der sozialen Isolation herauszukommen, wieder Kontakt zur Umwelt aufzunehmen und am gesellschaftlichen Leben in irgendeiner Form teilzuhaben.

21.3.1.6. Krisenintervention

Krisen sind Ereignisse, die durch äußere Belastungsfaktoren oder subjektive Interpretation als bedrohlich erlebt werden und deren kognitive, emotionale und handlungsbezogene Anforderungen die Bewältigungsfähigkeiten der jeweiligen Person übersteigen, z.B. bei plötzlicher Querschnittslähmung, sich zuspitzenden familiären Konflikten, deutlichem Progress der Erkrankung, Atemnot, nicht einstellbare Schmerzexazerbationen.

Phasen einer Krise:

- Schockreaktion/Versagen der gewohnten Problemlösungsstrategien.
- Vergebliche Mobilisierung von Ressourcen.
- Extreme psychische Labilisierung und Symptomentstehung.
- Abklingen der Krise.

Hier ist unverzügliches therapeutisches Handeln erforderlich.

21.3.2. Zugehörige

Zugehörige sollten immer in die Kontakte mit einbezogen werden, sei es in gemeinsamen Kontakten mit dem Patienten, sei es in stützenden Einzelgesprächen mit Zugehörigen, die häufig im selben Ausmaß belastet sind wie die Patienten. Erst dadurch, dass sie sich mit ihrem Problem nicht allein gelassen fühlen, fassen Zugehörige häufig den Mut, sich der Situation zu stellen und den Patienten zu unterstützen oder mit ihm zusammen die letzte Lebenszeit zu verbringen. Dazu gehört auch die Möglichkeit der Begleitung der Zugehörigen bei der Trauerbewältigung.

Die Begleitung des Zugehörigen geht häufig über den Tod des Patienten hinaus. Die Dauer und Intensität dieser Begleitung richtet sich nach den Bedürfnissen der Zugehörigen, überschreitet aber in der Regel selten zehn Sitzungen. Häufig gelingt auch die Motivierung zum Besuch einer Trauergruppe, die regelmäßig den Rahmen gibt, sich über seine Empfindungen und Nöte auszutauschen. (Zum Begriff "Angehörige" ☞ Kap. 21.6.1.).

21.3.3. Team

Eingebunden in das Palliativteam, das sich mit dem Ziel einer **ganzheitlichen Sicht** des Patienten gemeinsam um die Betreuung bemüht, besteht die Aufgabe des Psychoonkologen auch darin, seine Fachkompetenz in das Team hineinzutragen, um die **Zusammenarbeit** im Sinne des Patienten zu verbessern. Hierher gehört nicht nur die regelmäßige Teilnahme an Visiten, Übergaben, Stationsbesprechungen, Teamsupervision und eine zuverlässige, planbare Verfügbarkeit. Der Austausch mit anderen Mitarbeitern über Patienten, die Beteiligung an der Planung von weiteren Maßnahmen, unter Berücksichtigung psychischer Faktoren, und die Förderung der **Kommunikation** der Mitarbeiter untereinander, sind wesentliche Bestandteile der Arbeit.

Die Klärung von Kommunikationshindernissen zwischen Mitarbeitern sowie Patienten und Mitarbeitern untereinander, die Lenkung der Aufmerksamkeit nicht nur auf den Patienten, sondern auch auf die eigenen Möglichkeiten (Stärken, Ängste, Schwächen, Verhaltensgewohnheiten) des Umgangs mit Schwierigkeiten, Stressoren, unheilbarer Krankheit, Trennung und Trauer und letztlich auch mit dem Akzeptieren des Andersseins anderer Menschen und den Grenzen des Machbaren ist von großer Bedeutung. Die regelmäßigen Stationsbesprechungen, Fortbildungen und informellen Gespräche profitieren von psychoonkologischer Fachkompetenz. Dazu gehört auch die Vermittlung von Informationen über Zusammenhänge zwischen psychischer und körperlicher Befindlichkeit und letztlich auch die Motivierung zu einer ganzheitlichen Sicht des Patienten und einer die Bedürfnisse des Patienten abgestimmten Versorgung und Betreuung durch ein multiprofessionelles Team.

21.4. Verlust

Möchten wir psychische Symptome und die psychische Befindlichkeit von Patienten mit palliativem Versorgungsbedarf besser begreifen, ist es sinnvoll, die psychischen Reaktionen auf Verlust zu kennen (☞ Tab. 21.8).

Die Verluste, die Patienten mit palliativem Versorgungsbedarf zu bewältigen haben, können vielfältiger Natur sein: Verlust der Kontrolle, der Unabhängigkeit, der Arbeitsfähigkeit, von Geborgenheit, von Körperfunktionen, der sozialen Funktion, von Integrität, der vertrauten Umgebung, von Perspektiven, der Freude, der Familie, von Freunden, von Identität, von Sinn und Hoffnung.

Nicht jeder Patient durchläuft diese Phasen in der gleichen Reihenfolge. Gerade Patienten mit palliativem Behandlungsbedarf schwanken häufig hin und her. Am deutlichsten sind die Reaktionen zum Zeitpunkt der Diagnose oder kurz danach, zum Zeitpunkt eines Rezidivs, zum Zeitpunkt eines Abbruchs der medizinischen Behandlung oder bei jedem deutlichen Fortschreiten der Krankheit.

Auch bei Zugehörigen sind psychische Reaktionen auf antizipierten Verlust mit allen Symptomen zu beobachten!

Phase	Symptome	Typische Dauer
Plötzlicher Bruch	Ungläubigkeit, Verleugnen, Verzweiflung, Schock, Betäubtheit.	Weniger als eine Woche.
Dysphorie	Angst, Schlaflosigkeit, Konzentrationsschwierigkeiten, Zorn, Schuldgefühle, Trauer, Abbruch von Aktivitäten.	Mehrere Wochen.
Anpassung	Abnehmen der Dysphorie, Annehmen der Herausforderung, Aufbau neuer Hoffnung und Ziele, Aufnahme von Aktivitäten.	Kann in den ersten 2-3 Wochen beginnen.

Tab. 21.8: Phasenmodell: psychische Reaktionen auf Verlust (nach Bowlby 1946, 2006). Diese sind prinzipiell bei jeder Art von Verlust ähnlich (Ehescheidung, Amputation, Verlust eines Zugehörigen, aber auch bei dem antizipierten Verlust des eigenen Lebens).

Die empfundene Schwere des Verlustes ist abhängig von:

- Art, Härte, Abruptheit und Endgültigkeit des Verlustes.
- Wahrnehmung der Bedeutung des Verlustes.
- Anzahl und subjektive Wichtigkeit von gleichzeitig anderen Verlusten.
- Erfolgreicher Bewältigung früherer Verluste.
- Derzeitigen Bewältigungsfähigkeiten.
- Der generellen Lebensperspektive.
- Alter und Erfahrung mit reifebedingten Verlusten.
- Stärke und Verfügbarkeit eines psycho-sozialen Umfeldes.
- Antwort und Unterstützung durch das psychosoziale Umfeld.

21.4.1. Hilfen bei der Bewältigung von Verlust

Die wichtigste Hilfe bei der Bewältigung psychischer und psychosozialer Probleme liegt in der menschlichen und ggf. auch fachlichen psychosozialen Betreuung. Hier kann Unterstützung gegeben werden beim Erhalt bzw. bei der Wiederherstellung anderer wichtiger sozialer Bindungen, Beziehungen und vertrauter Verhältnisse. Verlustbewältigung braucht Raum für die Auseinandersetzung mit dem Verlust. Dabei sollten vor allem gefühlsorientierte Reaktionen Unterstützung erfahren. Die Herstellung von Klarheit über den Verlust und über die Perspektiven kann in Gesprächen gefördert werden.

21.5. Krankheitsverarbeitung

Das Fortschreiten einer lebensbedrohlichen Erkrankung erleben die Betroffenen, aber auch ihre Zugehörigen, nicht selten als existenzielle Bedrohung: Das eigene Leben und alles, was bisher selbstverständlich zum Leben dazugehörte, ist plötzlich in Frage gestellt. Der Patient muss sich mit dieser Bedrohung auseinandersetzen, Möglichkeiten des Umgangs mit den veränderten Bedingungen finden, sich neu orientieren. Mit jeder Etappe der medizinischen Behandlung und jeder Veränderung des Gesundheitszustands ergeben sich neue Anpassungsaufgaben. Dieser Prozess wird unter dem Begriff Krankheitsverarbeitung (Coping) zusammengefasst.

Ganz unterschiedliche Bewältigungsanforderungen werden an den Betroffenen gestellt:

- Die prognostische Unsicherheit und künftige Lebensveränderungen zu ertragen.
- Die Selbstwertbedrohung und -erschütterung zu kompensieren.
- Mit einer Lebensbedrohung umzugehen.
- Sich über die Erkrankung zu informieren und zu kommunizieren (z.B. Selbsthilfegruppe).

21.5.1. Wie verarbeiten Menschen die Diagnose einer Tod bringenden Erkrankung?

Menschen, die bewusst erleben, dass sie massive gesundheitliche Verschlechterungen durchmachen bzw. eine infauste Prognose mitgeteilt bekommen, müssen sich immer wieder neuen Bewältigungsanforderungen stellen. Die Verarbeitung des Zwangs zum Abschied vom Leben erfordert wechselnde Bewältigungsanstrengungen.

Krankheitsverarbeitung "*...ist die Gesamtheit aller Prozesse, um bestehende oder erwartete Belastungen im Zusammenhang mit Krankheit emotional, kognitiv oder aktional (durch zielgerichtetes Handeln) aufzufangen, auszugleichen oder zu meistern. Die Krankheits-Verarbeitungs-Modi sind prinzipiell unabhängig von Kriterien des Erfolgs zu definieren*" (Muthny 1988).

21.5.1.1. Phasenmodell nach E. Kübler-Ross

Ein hilfreiches Modell, um Verhaltensweisen von Menschen, die sich mit ihrem Sterben auseinandersetzen müssen, einordnen und verstehen zu können, ist das Modell der Sterbephasen (☞ Tab. 21.9) von Kübler-Ross (1969). Ebenso sind diese Phasen bei deren Zugehörigen zu beobachten.

- Phase des Nicht-Wahrhaben-Wollens.
- Phase des Zorns.
- Phase des Verhandelns.
- Phase der Depression.
- Phase der Zustimmung.

Tab. 21.9: Sterbephasen nach Kübler-Ross (1969).

Die Abfolge der Phasen ist individuell unterschiedlich. Sie können häufig einander abwechseln, nebeneinander vorhanden sein und verschieden lang andauern, u.U. mehrmals am Tag, in unterschiedlicher Reihenfolge oder unvollständig durchlaufen werden. Die Beobachtungen von E. Kübler-Ross waren rein beschreibender Natur. Als Arbeitsmodell hilft es, Reaktionen des Patienten einzuordnen.

Keinesfalls kann aus dem Phasenmodell eine strenge zeitliche Abfolge der Phasen oder ein "ordnungsgemäßes Sterben" abgeleitet werden. Sätze wie "*Er/Sie hat die Phase der Zustimmung noch nicht erreicht.*" sind in Bezug auf Patienten mit palliativem Versorgungsbedarf obsolet. Bei weitem nicht jeder Patient kann dem Ende seines Lebens zustimmen. Menschen, die in ihrem Sterben den Phasen nicht folgen, benötigen deshalb keine besondere Behandlung oder Führung. Einen Menschen dorthin bringen zu wollen, in seinem Sterben dem Phasenmodell zu folgen, widerspräche der Anerkennung seiner Würde (vgl. Kap. 4.).

Klinische Beobachtungen legen nahe, dass es leichter ist für den Betroffenen, aus dem Leben zu gehen, wenn er das Sterben als Teil des Lebens akzeptiert und sich mit seiner eigenen Sterblichkeit aussöhnt. Nicht jeder Sterbende hat eine solche spirituell oder religiös geprägte Weltanschauung, sondern hadert mit dem Sterben.

Angesichts der Tatsache, dass auch eine nichtheilbare, todbringende Erkrankung Monate oder Jahre andauern kann, stehen Patienten, Zugehörige und Begleiter vor der Herausforderung, mit dem Wissen um den nahenden Tod umzugehen, ohne die Wahrnehmung von Lebenssinn und den Willen zu leben aufzugeben. Durch diese doppelte Aufmerksamkeit "double awareness" kann es gelingen, den existenziellen Widerspruch zwischen der Aussöhnung mit dem Tod und dem Engagement im Leben erfolgreich auszubalancieren (Colosimo et al. 2017).

21.5.1.2. Abwehrmechanismen

Abwehrmechanismen dienen zum Schutz und Erhalt des Individuums. Sie binden bedrohliche Gefühle, wie Angst und Trauer, und ermöglichen eine zeitweise emotionale Distanzierung. Sie sind daher nicht als psychopathologisch zu bewerten.

- **Entwertung:** Das Leben entwerten, damit auf die Gesunden kein Neid entsteht.
- **Reaktionsbildung:** Unterdrückte Feindseligkeit oder Angst kann durch übertriebene Zuwendung oder Tapferkeit abgewehrt werden.
- **Projektion:** Eigene Gefühle und Wünsche bei anderen ansiedeln: "*Meine Frau macht sich Sorgen, ihr muss man beistehen.*" "*Der Arzt hat keine Ahnung...*".
- **Rationalisierung:** Die wahren Motive werden unbewusst verschleiert: "*Nicht vor der Krankheit fürchte ich mich, aber vor den Medikamenten, der Bestrahlung...*".
- **Regression:** Rückzug auf frühkindliche Wunsch-, Erlebens-, und Verhaltensebenen. "*Der Arzt weiß, was gut für mich ist*", "*Die Frau entscheidet*" (bedient, gefüttert werden wollen, nicht aufstehen können).
- **Verdrängung:** Aktives Vergessen, Amnesie für bestimmte angsterregende, unangenehme Ereignisse und Gefühle. "*Der Arzt hat mich nicht aufgeklärt.*"

- **Vermeidung:** Alles vermeiden, was Angst macht: *"Ich möchte über meine Krankheit nicht reden". "Ich vermeide, daran zu denken und gehe nicht zum Arzt."*
- **Verleugnung:** Die Krankheit nicht wahrhaben wollen: *"Mir geht es gut, ich bin nicht krank, ich habe keine Angst."*

Verleugnung ist ein häufig zu findender Abwehrmechanismus bei Schwerkranken. Es ist die Fähigkeit, eine bedrohliche Wirklichkeit so auszublenden, dass sie nicht mehr wahrzunehmen ist. Sie ist häufig mit psychodiagnostisch feststellbaren, unausgesprochenen Hinweisen auf Ängste verbunden. Sie ist ein möglicher, zu akzeptierender Weg der Bewältigung, erfordert aber besondere Behandlung, wenn sie aufrechterhalten wird und dabei zu Konflikten in der Bereitschaft zu einer Behandlung führt, in der Planung der Zukunft und in den Beziehungen zu Zugehörigen.

Es gibt keine wissenschaftliche Studie, die belegt, dass Verleugnung und Verdrängung für den Krankheitsverlauf schädliche Mechanismen sind. Verdrängung kann bei bestimmten Krebsformen mit einer verlängerten Überlebenszeit einhergehen.

Die Verleugnung ist zu unterscheiden vom Versuch des Patienten, seine Umgebung, besonders die Zugehörigen zu schützen, in dem nicht über die Bedrohung gesprochen wird. Hier können vorsichtige Ermutigungen des Patienten durch die Betreuenden (offene Fragen, Empathieangebote) über seine Befindlichkeit zu sprechen, hilfreich sein, um Ängste auszusprechen, Zukunftsperspektiven zu besprechen oder um das "Verbotene" auszusprechen. Dies kann sozusagen als Training zum Gespräch mit den Zugehörigen aufgefasst werden (☞ Kap. 21.3.1.4.).

Abwehrmechanismen dürfen keinesfalls gewaltsam durchbrochen werden, weil dies zu einer unnötigen psychischen Destabilisierung beitragen würde. Vielmehr müssen sie mitgetragen werden und dienen als Hinweis darauf, dass vorsichtige Information und stützende, nicht wertende Gespräche notwendig sind. Dabei ist es wichtig, auch sozial negativ bewerteten Gefühlen wie Wut, Angst, Zorn und Enttäuschung Raum zum Ausdruck und zum Ausagieren zu geben. Das Durchleben solcher Gefühle ist ein wichtiger Bestandteil gelungener Krankheitsverarbeitung. Hilfreich ist es, dem Patienten zu verdeutlichen, dass diese Gefühle nachvollziehbar sind, um sie integrieren zu können, und den Umgang mit der Erkrankung und den damit verbundenen Einschränkungen zu verbessern. Es sind immer die schlechtesten Helfer, die zu wissen meinen, was für einen Patienten gut ist.

Eine besondere Form der Verleugnung können paranoide Zustände darstellen (z.B. der Glaube, es bestünde eine Verschwörung, um sie zu töten, oder die Behandlung sei Ursache ihrer Symptome).

Hier können paranoide (oder psychotische) Züge, die bereits vor der Erkrankung aufgetreten sind, eine Rolle spielen, aber auch biochemische Störungen, Hirnmetastasen, Kortikosteroide oder Überdosierung von anderen Medikamenten, die in der Begleitung und Behandlung mit zu berücksichtigen sind. Auf jeden Fall sollte der Patient in seinen Befürchtungen ernst genommen, und durch die Begleiter auf keinen Fall der Versuch unternommen werden, ihn vom Gegenteil zu überzeugen. Damit würde der Patient nur noch mehr isoliert, d.h., eine Kommunikation würde immer unmöglicher.

21.5.2. Krankheitsbewältigung

Fast alle Krebspatienten erleben Zeiten intensiver Angst, Wut, Gereiztheit, Niedergeschlagenheit und Mutlosigkeit. Dann zu wissen, dass diese Gefühle nicht "falsch" sind, sondern natürliche Reaktionen in einer Lebenskrise, und dass daraus keine nachteiligen Folgen für den Krankheitsverlauf zu befürchten sind, wirkt oft erleichternd. Dennoch können solche Reaktionen die Lebensqualität erheblich beeinträchtigen.

Wie wichtig ist "Kampfgeist" oder "positives Denken"? Keine wissenschaftliche Untersuchung konnte bisher eindeutige Anhaltspunkte dafür finden, dass eine ganz bestimmte Art des Umgangs mit der Krankheit besonders günstig sei oder womöglich das Leben verlängern könne. Dies widerspricht den Untersuchungen aus früheren Jahren: Sie schienen zu belegen, dass eine aktive und kämpferische Haltung den Krankheitsverlauf positiv beeinflusst. Dies passte zur gängigen Vorstellung, man müsse den Krebs bekämpfen, um ihn schließlich besiegen zu können. In vielen Schriften und Informationen, die sich an Krebspatienten richten, wird eine solche Haltung auch heute noch empfohlen. Dies kann dazu führen, dass Patienten negative Folgen befürchten, wenn sie nicht wissen, wie sie eine kämpferische Haltung einnehmen sollen, und sich sogar schuldig oder als Versager fühlen, falls die Erkrankung trotz aller Bemühungen fortschreitet.

Wissenschaftlich gibt es kaum Hinweise darauf, dass der psychologische Verhaltensstil beim Überleben bzw. Rezidiv von Krebs eine wichtige differenzielle Rolle spielt. Psychosoziale Coping-Stile, wie kämpferischer Stil, Hilflosigkeit/Hoffnungslosigkeit, Verleugnung, Vermeidung, stoische Akzeptanz, Fatalismus, Ängstlichkeit, Depressivität, aktiver, problemfokussierter Umgang, haben keine unterschiedlichen Effekte. Die stärkste empirische Basis spricht am ehesten für eine aktive, zuversichtliche Einstellung gegenüber der Erkrankung und zielgerichtetes Handeln im Umgang damit (Heim 1988).

Unterschiedliche Coping-Stile scheinen aber unterschiedliche Effekte auf den Umgang mit der Erkrankung zu haben (☞ Tab. 21.10). Die Unterscheidung zwischen hilfreichen (adaptiven) und wenig hilfreichen (maladaptiven) oder störenden Bewältigungsmechanismen kann helfen, hilfreiche Reaktionen zu stärken und störende zu behandeln.

Adaptiv	Maladaptiv
Annahme	Schuldgefühle
Trauer	Komplizierte Trauer
Begrenzte Verdrängung	Angst
Zorn gegen die Krankheit	Wut auf Betreuer/ Behandler
Realistische Hoffnung/Ziele	Unrealistische Hoffnung/Ziele
Strukturierte Furcht	Zusammenbruch
Weinen	Verzweiflung
Sich Wünsche erfüllen	
Sexuelle Triebkraft	
Kommunikation	Schweigen
Nach Handlungsmöglichkeiten suchen	Passives Verharren, Verantwortung abgeben
Nach sozialer Unterstützung suchen	Isolation

Tab. 21.10: Adaptive und maladaptive Bewältigungsmechanismen (Aulbert 2007).

Genauso, wie jeder Mensch sein Leben ganz individuell gestaltet, lebt er auch seine letzte Lebensphase und sein Sterben ganz individuell. Dabei gibt es kein allgemeingültiges Richtig oder Falsch. Vielleicht bewerten Begleiter von Patienten mit palliativem Versorgungsbedarf diese oder jene Verhaltensweise oder Bewältigungsform ungünstig, aber letztlich ist es ihre Aufgabe, zusammen mit dem Patienten durch Nachfragen und aufmerksames Zuhören herauszufinden, wie er auf dem Hintergrund seiner Biographie, seiner Umwelt, seinen Ressourcen, Erfahrungen, Wünschen und gegebenen Möglichkeiten seinen letzten Lebensweg gehen möchte, was sich auch täglich ändern kann.

Wenn aufgrund des vorhandenen Wissens keine eindeutigen Expertenempfehlungen für eine "richtige" Form der Krankheitsverarbeitung möglich sind, so mag das von Patienten und Zugehörigen bedauert werden, die sich gern an einer klaren Vorgabe orientieren. Andererseits kann dies auch entlastend wirken, vor allem dann, wenn Stimmungsschwankungen oder Zweifel vorherrschen.

Was nun genau erfolgreiche Krankheitsbewältigung beinhaltet, darüber sind sich Patienten, Zugehörige, Behandler, Pflegende und sonstige Begleitpersonen nicht immer einig. Dies kann Anlass zu Konflikten sein.

Begleiter müssen sich immer wieder fragen, ob ein bestimmtes Verhalten eines Patienten nicht im Kern ihre eigenen Einstellungen und Haltungen, aber auch Ängste und Wünsche trifft. Begleiter von Patienten mit palliativem Versorgungsbedarf müssen sich stets selbst fragen, ob bestimmte Bewältigungsformen von Patienten ihnen deshalb geeignet oder ungeeignet erscheinen, weil es ihrem Ideal vom letzten Lebensweg oder von der Arbeit auf einer Palliativstation ent- oder widerspricht – vielleicht auch manchmal fragen, ob nicht ihre Arbeitsbelastung mit dazu beiträgt. Auch müssen sie sich bei jeder Begleitung mit ihren ganz persönlichen Vorstellungen über ihren eigenen letzten Lebensweg auseinandersetzen und auch mit ihren Erfahrungen und Wünschen als Zugehörige. Jeder Patient berührt seine Begleiter in ihrem Innersten. Dies ist zugleich eine Voraussetzung, um sich auf Patienten einzulassen und zugleich auch eine Herausforderung, die darin besteht, sich selbst wieder vom Gegenüber zu trennen, die Balance zwischen Nähe und Distanz zu halten.

21.6. Angehörige und soziales Umfeld

21.6.1. Zum Begriff "Angehörige"

Juristisch gesehen sind Angehörige alle Verwandten, Verschwägerten, aber auch Adoptiv- und Pflegekinder. In der Praxis treffen wir zunehmend auf andere Lebensformen oder auch Menschen, die keine Angehörigen im juristischen Sinne haben. Deshalb wird der Begriff "Angehörige" zunehmend durch den Begriff "Zugehörige" ersetzt. Dieser beinhaltet nicht nur Angehörige im juristischen Sinne, sondern alle Menschen, die dem Patienten nahe stehen: Partner, Freunde, Kollegen, aber auch Mitpatienten (vgl. Kap. 19.).

21.6.2. Soziale Unterstützung

Zur Bewältigung einer lebensbedrohlichen Erkrankung sind nicht nur die eigenen Ressourcen des Patienten wichtig, sondern auch die soziale Unterstützung durch Zugehörige, durch das soziale Umfeld, z.B. Freunde, Bekannte, Nachbarn, Kollegen, durch professionelle Helfer und soziale Institutionen. Sie erleichtert die Krankheitsbewältigung und verbessert das psychische Wohlbefinden des Patienten.

- Begrüßen Sie den Kranken so wie früher auch.
- Setzen Sie sich in seine Nähe und wenden sich ihm zu.
- Seien Sie ein aufmerksamer Zuhörer.
- Vergegenwärtigen Sie sich, dass der Kranke nicht die ganze Zeit über seine Erkrankung sprechen möchte.
- Wenn möglich, gehen Sie gemeinsam ein paar Schritte.
- Statt langer Besuche nehmen Sie auch den Wunsch des Patienten nach Unterbrechung wahr.
- Fragen Sie offen nach, welche Hilfen oder Angebote der Kranke braucht.

Tab. 21.11: Leitfaden für Besucher.

Die wichtigste Quelle sozialer Unterstützung stellen Partner und Kinder dar. Soziale Unterstützung beinhaltet zum Einen ganz konkrete Hilfen von anderen Menschen, aber auch die Einbindung in einen sozialen Zusammenhang, akzeptiert und gemocht zu werden.

Es lassen sich vier Formen der sozialen Unterstützung unterscheiden:

- Emotionale Unterstützung: Vermittlung von Zugehörigkeit, Verständnis, Vertrauen, Zuneigung.
- Evaluative Unterstützung: Wertschätzung, Feedback, Anerkennung.
- Instrumentelle Unterstützung: Praktische Hilfen bei Körperpflege, Alltagsverrichtungen.
- Informative Unterstützung: Information, Orientierung, Beratung.

Soziale Unterstützung kann auch Probleme in sich bergen, z.B. wenn

- Hilfsbedürftigkeit zu spät erkannt wird, zu wenig Hilfe geleistet wird oder die Hilfe vorzeitig endet.
- die Erwartungen an Unterstützung enttäuscht werden, z.B. Enttäuschung über Zurückhaltung bei Kindern oder Pflegediensten.
- ausgesprochene oder unausgesprochene Konflikte zwischen Patient und unterstützenden Menschen vorhanden sind.
- Hilfsangebote das Selbstwertgefühl des Patienten beeinträchtigen.
- Hilfsangebote an den Bedürfnissen des Patienten vorbeigehen: *"Ich hab's doch nur gut gemeint."*, *"Ich weiß, sie meint es gut, aber..."*.

21.6.3. Rolle der Zugehörigen

Eine schwere, lebensbedrohliche Erkrankung stellt für den Betroffenen und seine Zugehörigen eine große Belastung dar. Dies hat Auswirkungen auf das ganze Familiensystem. Patient und Zugehörige müssen Veränderungen vornehmen. Die Rollen können sich ändern, die Dynamik der Beziehungen einzelner Mitglieder untereinander verändert sich. Von allen Beteiligten erfordert die Situation diverse Anpassungsleistungen.

Die Symmetrie eines Systems oder einer Paarbeziehung kann sich verschieben durch eine Veränderung der Rollenaufteilung. Gesunde Familienmitglieder müssen Dinge allein bewältigen, die vorher vom Patienten übernommen wurden. Diese Veränderung der Rollenaufteilung belastet um so mehr, je weniger die alte Rollenaufteilung mit der neuen übereinstimmt. Das Bewusstsein über die

Begrenztheit der verbleibenden gemeinsamen Zeit kann zur Auseinandersetzung mit existenziellen Fragen führen. Dadurch kann der Zusammenhalt intensiver werden oder bestehende Unterschiede stärker hervortreten und damit zu Konflikten, bis hin zur Auflösung der Gemeinschaft, führen. Bei der Mehrzahl der Familien nimmt die Bedeutung des Familienzusammenhaltes bzw. der Partnerschaft und der Sexualität sowie die Zufriedenheit damit durch eine bedrohliche Erkrankung zu (Baider, Kaplan DeNour 1990).

Konfliktvermeidung und Unterdrückung des Ausdrucks von Gefühlen beeinträchtigen die Krankheitsverarbeitung der ganzen Familie. Gerade die gesunden Familienmitglieder scheuen sich häufig, über ihr Befinden zu sprechen, haben Angst, den Patienten mit ihren eigenen Ängsten und der eigenen Trauer zu überfordern. Schweigen innerhalb einer Familie kann u.U. das Sprechen über die Zukunft und den bevorstehenden Abschied verhindern und somit im Nachhinein zu schweren Schuldgefühlen bei den Hinterbliebenen führen.

- Verheimlichung von Gefühlen.
- Einseitige Beschaffung von Informationen.
- Umgang mit Hilflosigkeit.
- Rigide Rollenzuweisungen.

Tab. 21.12: Probleme der Familienkommunikation.

Offenheit und Kommunikation innerhalb der Familie sind zur Bewältigung der palliativen Situation absolut notwendig. Dies stößt aber dann auf Grenzen und führt zu Problemen, wenn eine Familie dysfunktionale Interaktionsmuster hat (☞ Tab. 21.12 und 21.13). Hier kann das Angebot einer Familientherapie hilfreich sein.

Merkmale der gesunden Familie	Merkmale einer dysfunktionalen Familie
Kommunikationsfähigkeit nach innen und außen.	Gestörte Kommunikation nach innen, soziale Isolation.
Gefühle können ausgelebt werden.	Unfähigkeit, Gefühle auszudrücken, Unfähigkeit, mit Gefühlen wie Angst und Trauer umzugehen.
Bildet ein flexibles und offenes System.	Starres System.
Kreativität im Umgang mit Veränderungen und Problemen.	Keine Flexibilität im Umgang mit Krisen, Festhalten an alten Rollen und Verhaltensmustern.
Balance zwischen Nähe und Distanz.	Gestörtes Gleichgewicht zwischen Nähe und Distanz.
Stabiles Selbstwertgefühl eines jeden Einzelnen.	Angst vor Veränderung.

Tab. 21.13: Merkmale gesunder und gestörter Familiensysteme.

Hier ist viel Fingerspitzengefühl nötig, um herauszubekommen, mit welcher Art von Kommunikation ein Familiensystem besser klar kommt. Aus der Behandlung schwer depressiver und suizidaler Menschen ist bekannt: Kommunikation bedeutet auch immer Hoffnung auf Veränderung.

21.6.4. Zugehörige als Unterstützer

Der größte Teil der Pflege zu Hause wird von den Zugehörigen, meist durch die Partner, seltener durch Eltern oder Kinder, geleistet, die in vielfacher Weise durch die Pflege belastet sind. Eine Untersuchung von Kleeberg et al. (1991) zeigte, dass ca. 30 % der Pflegenden nach dem Tode des Patienten angaben, sich mit der Pflege überfordert gefühlt zu haben wegen unzureichender ärztlicher (39 %) oder pflegerischer (35 %) Unterstützung. Zwei Drittel fühlte sich auf das Sterben nicht ausreichend vorbereitet. Dennoch gaben 76 % der hinterbliebenen Pflegenden an, die häusliche Versorgung wieder einer stationären vorzuziehen.

Pflegende Zugehörige sind in vielfältiger Weise, körperlich und psychisch, manchmal bis zur totalen Erschöpfung und daraus resultierender eigener Erkrankung, belastet, z.B. durch die Doppelrolle als Unterstützer des Patienten und selbst Unterstützungsbedürftiger. Psychische Beschwerden, depressive Verstimmungen und Ängste sind bei pflegenden Zugehörigen ähnlich ausgeprägt wie bei den Patienten selbst oder übersteigen diese sogar (Baider, Kaplan DeNour 1990). Dabei stellen sie häufig ihre eigene Bedürftigkeit hinter die Bedürfnisse des Kranken.

21.6.5. Hilfen für Zugehörige

Ist bei einem Patienten abzusehen, dass die Erkrankung zum Tode führen wird, sollte das Familiensystem des Betroffenen frühzeitig im Hinblick auf besondere Belastungen und Ressourcen eingeschätzt werden. Hier hat sich die Erstellung eines Familiengenogramms (☞ Abb. 21.3) zur Informationsgewinnung bewährt.

Gemeinsam mit dem Patienten können anhand des Genogramms die Beziehungen erkundet werden:

- Leitfunktionen und Rollenverteilung.
- Enge der Bindungen untereinander und zu erwartende Schwere des Verlustes für jeden Einzelnen.
- Zusätzliche Belastungen oder Verluste der Einzelnen.
- Konfliktherde/Ambivalenzen.
- Ressourcen im Umfeld der Familie, die Unterstützung anbieten.
- Normen der Familie.
- Aufträge an die einzelnen Familienmitglieder.

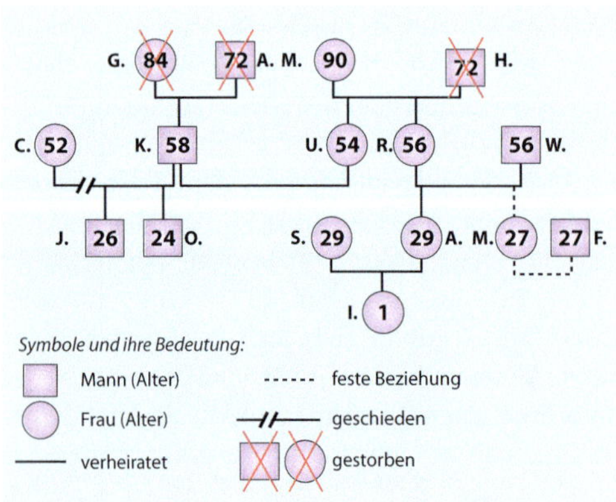

Abb. 21.3: Beispiel eines Familiengenogramms.

Ziel der Genogrammarbeit ist nicht nur, den Patienten und sein Umfeld besser kennen zu lernen, sondern auch, einen Überblick über mögliche Versorgungsstrukturen im häuslichen Bereich zu gewinnen. Auf Palliativstationen gehört das Anlegen eines Familiengenogramms mit zur Dokumentation und kann von jedem Behandler/Betreuer eingesehen und ergänzt werden.

Eine Unterstützung und Begleitung der Zugehörigen sollte die Hilfe und Selbsthilfe innerhalb der Familie fördern und die Kommunikation und Offenheit innerhalb der Familie zum Spannungsabbau stärken.

Andere Lebensformen und Lebensentwürfe sind unbedingt zu akzeptieren.

Unterstützungsbedarf besteht besonders bei Vernachlässigung des Kranken durch Überlastung und Überforderung der Zugehörigen oder bei Spannungen zwischen dem Kranken, Familienmitgliedern und dem Behandlungsteam. Es sollte also alles getan werden, um das für den Kranken bedeutsame Bezugssystem zu stützen. Viele Zugehörige brauchen Unterstützung darin, sich die Überforderung einzugestehen und für sich selbst zu sorgen und darin, auch andere Versorgungsformen (Pflegeheim, häusliche Krankenpflege) in Anspruch zu nehmen, da dies häufig tabuisiert oder mit Schuldgefühlen verbunden ist.

Vor allem zu Beginn des Fortschreitens einer lebensbedrohlichen Erkrankung neigen viele Familien dazu, sich zu isolieren und berauben sich damit der Möglichkeit der sozialen Unterstützung und der Lebendigkeit sozialer Beziehungen. Deshalb sollten Familien

- soziale Kontakte pflegen: Die Dinge miteinander tun, die man immer miteinander getan hat.
- Unterstützung Außenstehender mobilisieren: Viel mehr Menschen als vermutet freuen sich, Unterstützung geben zu dürfen, wenn sie wissen, was und in welchem Umfang sie etwas tun können.
- Unterstützungsangebote konkretisieren: Rasen mähen, Wäsche waschen, Kinder zum Sport fahren.
- institutionelle Unterstützungsangebote nutzen (ambulantes Hospiz, Beratungsstellen, Selbsthilfegruppen, Pflegeschulungen, etc.) (vgl. auch Kap. 22.).

PACE TIPP!

Die Broschüren "Hilfen für Angehörige" (02/2020) und "Patienten und Ärzte als Partner" (07/2020) aus der Reihe "Die blauen Ratgeber" sind im Volltext über das Internet unter www.krebshilfe.de abrufbar oder zu bestellen. Für Ärzte hält die Deutsche Krebshilfe eine eigene Ausgabe von "Teamwork" bereit.

21.7. Sexualität in der Palliativmedizin

Obgleich sexuelle Darstellungen in den Medien weit verbreitet sind, fällt es den meisten Menschen schwer, über Sexualität und Intimität, besonders über ihre eigene, zu sprechen. Diese Tabuisierung führt zu Sprachlosigkeit, Scham und Vermeidung solcher Gespräche bei Patienten, Zugehörigen, Pflegenden und Behandlern. Untersuchungen zeigen einerseits, dass die Mehrzahl der Krebspatienten mehr Informationen zu diesem Thema wünscht, und andererseits, dass 90 % der Ärzte und 90 % der Patienten dieses Thema von sich aus nicht ansprechen würden (Zettl, Hartlapp 2002). Viele Behandler, Pflegende, Zugehörige und Patienten vermeiden dieses Thema, auch weil sie denken, dass Sexualität und Intimität für Patienten mit palliativem Behandlungsbedarf zweitrangig sind, oder weil sie erwarten, dass der jeweils Andere es schon ansprechen würde, wenn es wichtig wäre.

Da Patienten und Zugehörige das Thema von sich aus meist nicht ansprechen, sollten Behandler, Pflegende und Begleiter eine Atmosphäre schaffen, die ein Gespräch über dieses Thema ermöglicht.

21.7.1. Was ist Sexualiät?

Die WHO (1975) definiert sexuelle Gesundheit als *"die Integration psychischer, emotionaler, intellektueller und sozialer Aspekte auf eine Weise, die Bereicherung des Lebens und Stärkung von Persönlichkeit, Kommunikation und Liebe zur Folge hat."* Der Begriff Sexualität kann für jeden Menschen also etwas anderes beinhalten: Geschlechtsverkehr, Erotik, Intimität, Leidenschaft, Bindung, Körperkontakt, Nähe, Vertrauen, Zärtlichkeit, Geborgenheit. Unabhängig davon, ob Geschlechtsverkehr praktiziert wird, haben alle Menschen sexuelle Vorstellungen und Empfindungen, Vorlieben und Abneigungen sowie ein Bedürfnis nach Zuwendung und Intimität und ein Recht, diese Gefühle zu leben. Die unterschiedliche Bedeutung von Sexualität für Patienten und Zugehörige erfordert von Behandlern und Begleitern ein genaues Hinhören, Toleranz gegenüber anderen Formen der Sexualität und eine Auseinandersetzung mit der eigenen Sexualität.

21.7.2. Sexualität schwerkranker Menschen

Sexualität ist ein Teil der menschlichen Natur. Der Wunsch danach ist universell und unabhängig vom Alter oder der Krankheitssituation. Für viele Menschen ist Sexualität gleichbedeutend mit Vitalität, Freude am Leben, Menschsein. Eine schwere Erkrankung und deren Behandlung können sich direkt auf die Sexualität und die Sexualfunktionen (sexuelle Dysfunktionen) auswirken oder indirekt über das psychische Befinden (funktionelle Sexualstörung). Besonders bestimmte Ängste können die Sexualität stark beeinträchtigen. Auch verschieben sich inneres Gleichgewicht des Betroffenen und die Prioritäten. Angesichts des Todes tritt bei vielen Betroffenen Sexualität i.S. von Erotik und Geschlechtsverkehr hinter Nähe, Zärtlichkeit und Geborgenheit zurück oder umgekehrt: *"Wir lieben uns jede Nacht, wer weiß, wann es das letzte Mal sein wird, dass wir diese Augenblicke miteinander teilen können."* sagte eine 70-jährige Frau mit fortgeschrittener Krebserkrankung (Göth 2006).

Auch in der letzten Lebensphase behalten Menschen ihre Identität als Mann und Frau. Ebenso wie für Gesunde sind Sexualität, Intimität, Körperlichkeit für Patienten mit palliativem Behandlungsbedarf wesentliche Determinanten von Lebensqualität und Identität, auch wenn in dieser Phase Sexualität häufig anders gelebt wird. Ein 69-jähriger Patient mit palliativem Behandlungsbedarf beantwortete die Frage danach, was er denn am meisten vermisse: *"Im Bett den kalten Hintern meiner Frau."* Auch bei der Mehrzahl betagter Menschen spielen Zärtlichkeit, sexuelles Verlangen und sexuelle Aktivität durchaus eine wichtige Rolle.

Einen guten Überblick über sexuelle Probleme bei Krebspatienten und Lösungsmöglichkeiten geben Zettl und Hartlapp (2002). Aber auch auf Seiten des gesunden Partners lassen sich Probleme beobachten:

- Angst, dem Kranken Schmerzen zuzufügen.
- Ekel vor körperlichen Veränderungen, Ausscheidungen, Prothesen (z.B. Stoma).
- Angst vor Ansteckung.
- Angst, den Kranken zu überfordern.
- Angst, Verletzungen zu verursachen.
- Angst vor der Angst.

PACE TIPP!

Informationsbroschüren für Patienten und Zugehörige erleichtern häufig den Einstieg in das Thema. Sie sind unter

- https://www.krebsinformationsdienst.de/service/broschueren/sexualitaet.php

zu finden.

21.7.3. Das PLISSIT-Modell

PLISSIT ist die Abkürzung für vier Stufen der Unterstützung bei sexuellen Problemen, die sich besonders bei Krebspatienten bewährt hat (Annon 1976, ☞ Abb. 21.4).

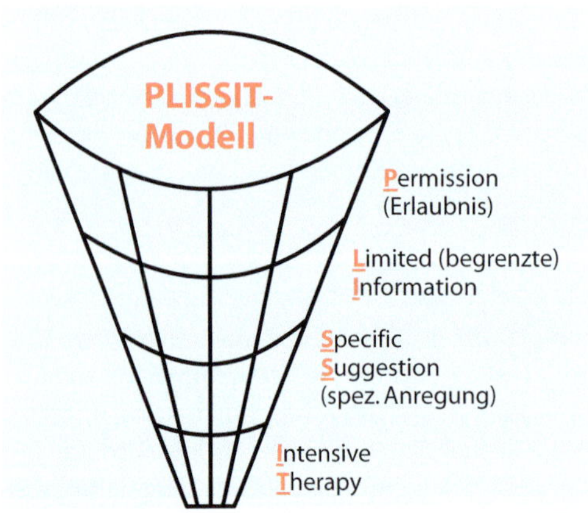

Abb. 21.4: Das PLISSIT-Modell der Beratung bei sexuellen Problemen (nach Annon 1976).

"P" steht für "Permission" (Erlaubnis oder Beruhigung). Viele Sexualstörungen lassen sich auf Angst, Schuldgefühle, Versagensangst und Hemmungen zurückführen. Eine Erlaubnis oder Beruhigung löst viele Schwierigkeiten und macht oft eine weitere Behandlung überflüssig. "*Oft ist bei Patienten eine sich selbst verstärkende Versagensangst zu beobachten: Die Angst zu versagen aber führt dazu, dass die Betroffenen sexuelle Kontakte vermeiden. Gerade Männer werden oft Opfer ihrer eigenen Leistungsansprüche in der Sexualität. Sie sind während des Zusammenseins mit einer Frau von dem Gedanken beherrscht, ob sie eine 'richtige' Erektion bekommen oder sie aufrechterhalten können. Die Konzentration auf diese Gedanken und daraus resultierende Angst und Anspannung verursachen, wie eine sich selbst erfüllende Prophezeiung, ein 'sexuelles Versagen'. Beim nächsten intimen Zusammensein führt diese Versagensangst durch die innere Anspannung erst recht zu erneuten sexuellen Schwierigkeiten: Der Betroffene bewegt sich in einem Teufelskreis von Versagensangst und daraus resultierendem Versagen. Das kann zu sexuellem Rückzug und entsprechendem Vermeidungsverhalten führen.*" (Zettl und Hartlapp 2002).

Die nächste Stufe heißt "LI" oder "Limited Information" (begrenzte Information). Oft genügen genaue anatomische und physiologische Auskünfte, um Patienten wieder sexuell funktionsfähig zu machen. Es ist durchaus nicht selten, dass Patienten falsche sexuelle Vorstellungen und Erwartungen hegen, und in diesen Fällen ist eigentlich wenig mehr als Aufklärung erforderlich (Zettl, Hartlapp 2002).

Die Stufe "SS" – "Specific Suggestions" (spezifische Anregungen oder Vorschläge) – erfordert praktische Hinweise oder Übungen, die auf ein besonderes Problem zugeschnitten sind. Sie können vom Patienten oder dem Patientenpaar selbst durchgeführt werden.

Nur die seltene letzte Stufe "IT" – "Intensive Therapy" (intensive Therapie) -verlangt ein langwieriges und kompliziertes Eingreifen durch Spezialisten, z.B. Sexualtherapie nach Masters und Johnson (1976). Annon ist jedoch überzeugt, dass solche Fälle im Vergleich zu den anderen selten sind.

Kernaussage dieses Modells ist, dass Begleiter den Mut fassen sollten, Gesprächsangebote über körperliche Veränderungen mit Auswirkungen auf die Sexualität zu machen. Im Gespräch mit Patienten und Zugehörigen über die eigene und partnerschaftliche Sexualität ist es wichtig, eine "Erweiterung des Möglichkeitsraums" (Völkel 2010) zu ermöglichen: Eine Sprache zu finden, über Sexualität und Sexualpraktiken zu sprechen, die zur Befriedigung auch bei eingeschränkten körperlichen Möglichkeiten beitragen und mögliche Hilfsmittel und deren Einsatz und Beschaffung aufzuzeigen.

Nicht jeder Patient mit palliativem Versorgungsbedarf hat das Bedürfnis, über Sexualität zu sprechen (Kern 2002).

"Diese Probleme sind aber nicht damit gelöst, indem sie nicht angesprochen werden. Das Angebot zum Gespräch und das Signalisieren von Normalität, sexuelle Bedürfnisse zu haben und leben zu wollen. Oftmals wird damit für Patienten und ihre Zugehörigen ein Prozess ermöglicht, sich von ehemals vollen Möglichkeiten (gelebt oder auch nur erträumt) zu verabschieden und neue Wege zu finden. Dies kann heftige Trauerreaktionen auslösen. Dies mag zunächst erschrecken. Wie bei allen Reaktionen auf Trauer ist es aber hilfreich, diese auszudrücken und damit möglicherweise anzuerkennen. Dies ermöglicht neue Umgangs- und Bewältigungsstrategien." (Kern 2002).

"Ist Sexualität zur Zeit ein Problem für Sie?" kann helfen, das Schweigen zu durchbrechen und ein Gespräch zu ermöglichen.

21.7.4. Vorteile von PLISSIT

Das Modell stellt ein gradiertes System von therapeutischen Filtern oder Sieben dar. Die ersten drei Stufen können als Kurzintervention durch das behandelnde Team aufgefasst werden. Bereits in der ersten Stufe werden leichtere Fälle abgefangen. In der letzten Behandlungsstufe, der Intensivtherapie, sammeln sich die schweren Fälle.

21.7.5. Aufgaben des behandelnden Teams

Um ein unterstützendes Gespräch über Sexualität mit dem Patienten oder Zugehörigen führen zu können, sollten folgende Voraussetzungen gegeben sein:

- Sich Zeit nehmen.
- Ungestört sein.
- Die eigene Rolle (er-)klären.
- Das Gegenüber ernst nehmen.
- Das Gegenüber in seiner Sprache sprechen lassen.
- Aufmerksam zuhören und beobachten.
- Eigene Einstellung und Gefühle zum Thema prüfen.

Eine für das Gespräch förderliche Einstellung zum Thema Sexualität setzt eine Auseinandersetzung mit der eigenen Sexualität voraus:

- Was bedeutet Sexualität für mich ganz persönlich?
- Welchen Stellenwert hat sie in meinem Leben?
- Was sind meine eigenen sexuellen Vorlieben/Abneigungen?

21.7.6. Intimität ermöglichen

Auch im Krankenhaus sollte gewährleistet sein, dass Patienten mit palliativem Behandlungsbedarf und ihre Zugehörigen Zeit und Raum für ihre intimen Bedürfnisse haben. Dazu gehört:

- Das Aufstellen eines Doppelbetts.
- Eine Info an der Tür "Bitte nicht stören".
- Zeiten vereinbaren, in denen keiner das Zimmer betritt.
- Pflegematerialien (z.B. Inkontinenzartikel) beiseite legen, weil ihr Anblick störend wirken kann
- Frische Stecklaken bereitlegen.
- Stoma und/oder Katheter mit entsprechendem Zubehör verschließen.
- Infusionen kurzzeitig entfernen.
- Angenehme Atmosphäre schaffen: Raumtemperatur, Düfte, Frischluft, Musik, Blumen, Licht.

Von zentraler Bedeutung ist dabei der respektvolle Umgang aller Teammitglieder mit Patienten und Partnern und deren Bedürfnissen nach Intimität und Sexualität, aber auch deren Schamgrenzen (Roser, Wansner 2009).

Literatur

Annon, J.S.: Behavioral treatment of sexual problems: Brief therapy. New York: Harper &Row 1976

Aschenbrenner A. et al.: Prädiktoren für psychische Beeinträchtigungen und Störungen bei Patienten mit Tumorerkrankungen – Ein systematischer Überblick empirischer Studien. Zeitschrift für medizinische Psychologie, 2003; 12: 15-28

Aulbert, E. (Hrsg): Bewältigungshilfen für den Krebskranken. Stuttgart: Thieme 1993

Aulbert, E. et al. (Hrsg.).: Lehrbuch der Palliativmedizin. Kap. 6: Psychologische Begleitung und Stützung in der Palliativmedizin.: Schattauer Stuttgart 2007;1051-1080

Berthold, D. et al (Hrsg): Psychotherapeutische Perspektiven am Lebensende. Göttingen, Vandenhoeck & Ruprecht 2017

Bowlby, J.: Bindung und Verlust 3. Verlust. Trauer und Depression. Reinhardt Verlag München 2006

Chochinov, H.M.: Würdezentrierte Therapie: Was bleibt - Erinnerungen am Ende des Lebens. Göttingen, Vandenhoeck & Ruprecht 2017

Colosimo, K., Nissim, R., Pos, A. E., Hales, S., Zimmermann, C., Rodin, G.: "Double Awareness" in Psychotherapy for Patients Living With Advanced Cancer. J Psychother Integr. 2017, 27: Advance online publication. http://dx.doi.org/10.1037/int0000078

Detmar, S.B. et al.: How Are You Feeling? Who Wants To Know? Patients' and Oncologists' Preferences for Discussing Health-Related Quality-of-Life Issues. J Clin Oncol, 2000, 18: 3295-3301

Fegg, M.: Strategic therapy in palliative care. European Psychotherapy 2006,6:271–308

Fegg, M., Sonntag, B.: Psychotherapie. In: Bausewein, C. et al. (Hrsg.): Leitfaden Palliativmedizin Palliative Care. Elsevier München, 2007;150-161

Fies, B.: Mutter hat Krebs. Knesebeck 2006

Fried, A., Gleich, J.: Hat Opa einen Anzug an? Hanser Verlag 1997

Gil, F. et al: Visual analogue scales (VAS) and hospital anxiety depression (HAD) scale as tools for evaluating distress in cancer patients: A multi-centre southern European study. Psychooncology 2003, 12:257

Göth, M.: Sexualität und Palliative Care. In: Kränzle, S. et al.: Palliative Care. Springer Verlag Berlin, 2006;105-111

Grawe, K.: Psychologische Therapie. Göttingen: Hogrefe; 1998

Hall, M., Irvin, M.: Physiological indices of functioning in bereavement. In: Stroebe, M. et al. (Hrsg): Handbook of bereavement research. APA Washington, 2001;473-492

Heim, E.: Coping und Adaptivität: Gibt es geeignetes und ungeeignetes Coping? Psychother Med Psychol 1988, 38:8-18

Horlemann, J,: Ganzheitliche Schmerztherapie in der Hospizbewegung Deutschlands. Schattauer Verlag, Stuttgart, 2002

Huseboe, S., Klaschik, E.: Palliativmedizin. Springer Verlag Berlin, 2003

Kanfer, F.H. et al.: Selbstmanagement-Therapie. Springer Berlin, 2004

Kern, M.: L(i)ebenswert am Ende des Lebens. Österr. Pflegezeitschrift 4/2006: 18-21

Koch, U. et al. (Hrsg.): Die Begleitung schwer kranker und sterbender Menschen. Schattauer Verlag Stuttgart, 2006

Köhle, K.: Zum Umgang mit unheilbar Kranken. In: Uexküll Th. v., Lehrbuch der Psychosomatischen Medizin 5. Auflage. 1224-1249, Urban und Schwarzenberg, München 1996

König, W. (Hrsg.): Krebs – Ein Handbuch für Betroffene, Angehörige und Betreuer. Wien: Springer 1997

Koppenhöfer, E.: Kleine Schule des Genießens. Pabst Science Publishers Lengerich, 2004

Kübler-Ross, E.: Interviews mit Sterbenden. Kreuz Verlag Stuttgart 1969

Kübler-Ross, E.: Verstehen, was Sterbende sagen wollen. Kreuz Verlag Stuttgart, 1982

Larbig, W. et al.: Tumorschmerz. Interdisziplinäre Therapiekonzepte. Schattauer Verlag Stuttgart, 2002

Larbig, W., Tschuschke, V. (Hrsg.): Psychoonkologische Interventionen. Ernst Reinhardt Verlag München, 2000

Lewis, E.J., Sharp, D.M.: Relaxation and image based therapy. In: Watson, M., Kissane, DW. (eds): Handbook of psychotherapy in cancer care. John Wiley & Sons, West Sussex, 2011:49-58

MacLeod, R.: Setting the context: What do we mean by psychosocial care in palliative care? In: Lloyd-Williams, M. (eds): Psychosocial issues in palliative care. Oxford University Press, New York, 2008, 1-20

Massie, M.J., Holland, J.: Overview of normal reactions and prevalence of psychiatric disorders. In: Holland JC, Rowland JH (Eds) (1990). Handbook of Psychooncology. New York: Oxford University Press, 1990;273-82

Mehnert, A.: Psychotherapie in der palliativen Versorgung. Psychother Psych Med 2015, 65: 387-397

Mehnert, A., Nauck, F.: Psychotherapie in der palliativen Versorgung. Z Palliativmed 2016, 17:289-301

Mehnert, A. et al.: Die deutsche Version des NCCN Distress-Thermometers – Empirische Prüfung eines Screening-Instruments zur Erfassung psychosozialer Belastung bei Krebspatienten. Zeitschrift für Psychiatrie, Psychologie und Psychotherapie, 2006, 54 (3), 213-223

Mehnert, A., Schulz-Kindermann, F.: Psychoonkologische Unterstützung für Patienten mit begrenzter Lebenserwartung. FORUM, 2016, 31:135-139

Muthny, F.A.: Einschätzung der Krankheitsverarbeitung durch Patienten, Ärzte und Personal – Gemeinsamkeiten, Diskrepanzen und ihre mögliche Bedeutung. Klin. Psychol. 1988, 17, 319-333

National Comprehensive Cancer network (NCCN): Distress management: Clinical Practise Guidelines. JNCCN 2003, 1:344-374

Newell, S.A. et al.: Systematic review of psychological therapies for cancer patients: overview and recommendation for future research. J Natl Cancer Inst. 2002, 17; 94 (8): 558-84

Payne, D.: Mindfulness interventions for cancer patiens. In: Watson, M., Kissane, DW. (eds): Handbook of psychotherapy in cancer care. John Wiley & Sons, West Sussex, 2011:39-47

Pera, H.: Da sein bis zuletzt. Herder Verlag Freiburg im Breisgau, 2004

Portenoy, R. et al.: Symptom prevalence, characteristics, and distress in a cancer population. Qual Life Res 1994, 3:183-189

Rodin, G., Zimmermann, C.: Psychoanalytic reflections on mortality: a reconsideration. J Am Acad Psychoanal Dyn Psychiatry, 2008,36:181–196

Rogers, C.F.: Die nicht-direktive Beratung – Counseling and Psychotherapy. Fischer Verlag Frankfurt, 1994

Roser, T., Wasner, M.: Bedeutung von Sexualität und Intimität bei onkologischen Palliativpatienten. Ärztliche Praxis Onkologie 2009; 1: 40-41.

Schara, J.: Gedanken zur Betreuung terminal Kranker mit Krebsschmerz. Schmerz 1988:2, 151-160

Scheffold, K. et al.: Efficacy of a brief manualized intervention Managing Cancer and Living Meaningfully (CALM) adapted to German cancer care settings: study protocol for a randomized controlled trial BMC Cancer 2015, 15:592-601

Schlippe, A. v., Schweitzer, J.: Lehrbuch der systemischen Therapie und Beratung. Vandenhoeck & Ruprecht Göttingen, 2000

Schramm, A., Berthold, D., Weber, M., Gramm, J.: "Dignity Therapy" – Eine psychologische Kurzintervention zur Stärkung von Würde am Lebensende. Z Palliativmed, 2014, 15:99–101

Schwarz, R., Krauß, O.: Palliativmedizin – psychologische Therapie. Internist 2000, 41:612-618

Schwarz, R., Singer, S.: Einführung Psychosoziale Onkologie. Ernst Reinhardt Verlag München, 2008

Sellschopp, A. et al.. (Hrsg.): Psychoonkologie. W. Zuckschwerdt Verlag München, 2002

Strittmatter, G.: Einbeziehung der Familie in die Krankenbetreuung und begleitende Familientherapie. In: Aulbert, E. et al. (Hrsg.): Lehrbuch der Palliativmedizin. Schattauer Stuttgart, 2007;1138-1169

Strittmatter, G.: Screening-Instrumente zur Ermittlung der Betreuungsbedürftigkeit von Tumorpatienten. In: P. Herschbach, P. et al. (Hrsg.): Psycho-Onkologie – Perspektiven heute. Pabst Publishers Lengerich, 2006

Tausch, A.: Gespräche gegen die Angst. Rowohlt Verlag Reinbek, 1997

Tausch, R., Tausch, A.-M.: Gesprächspsychotherapie. Hogrefe Verlag Göttingen, 1990

Tausch-Flammer, D., Bickel, L.: Wenn Kinder nach dem Sterben fragen. Herder Verlag Freiburg, 2002

Varley, S.: Leb wohl, lieber Dachs. Betz Verlag Weinheim, 1992

Verres, R.: Psychologische Hilfen für die Betreuung Krebsbetroffener. In Aulbert, E, Niederle, N. (Hrsg): Die Lebensqualität des chronisch Krebskranken.: Thieme Stuttgart, 1990, 167-182

Völkel, U.: Krebs und Sexualität. Mut zur Zärtlichkeit und Lust. In: Diegelmann, C., Isermann, M.: Ressourcenorientierte Psychoonkologie. Psyche und Körper ermutigen. Kohlhammer Verlag, Stuttgart, 2010, 212-215

Weiss, T., Haertel-Weiss, G.: Familientherapie ohne Familie. Piper Verlag München, 2003

Wintsch, H.: Kind und Tod – Familie und Tod. In B. Metzmacher, H. Petzold & H. Zaepfel (Hrsg.), Praxis der Integrativen Kindertherapie. Integrative Kindertherapie in Theorie und Praxis, Bd. 2 (S. 343-371). Paderborn: Junfermann 1996

Wittkowski, J.: Psychologie des Todes.: Wissenschaftliche Buchgesellschaft Darmstadt, 1990

Zabora, J. et al.: The prevalence of psychological distress by cancer. Psychooncology. 2001, 10(1):19-28

Zettl, S., Hartlapp, J.: Krebs und Sexualität. Weingärtner Verlag, 2002

22. Soziale Aspekte in der Palliativmedizin

> *"Und vor allen Dingen auch mit dem Gebraucht-Werden, ist das Leben von Menschen doch immer zwischenmenschliches Leben, für sich allein kann niemand wirklich menschlich existieren. Und so kann man mit der Kunst des Alterns die Kunst des Sterben-Könnens erlernen, erwerben. Es entwickelt sich die Bereitschaft, nicht nur ausschließlich etwas für sich selbst zu wollen, vielmehr aufzugehen in dem, was man für andere ist und war – und darin sein Selbst zu finden."*
>
> A. Schmieder 2001

22.1. Soziale Arbeit in der Palliativversorgung

Im Bereich der ambulanten Palliativversorgung ist die Einbindung von Sozialarbeitern häufig nicht gewährleistet. Nur einige SAPV-Teams verfügen über feste Sozialarbeiterstellen, und im Bereich der AAPV ist es noch schwieriger, eine angemessene Beratung zur sozialen Unterstützung oder zu sozialrechtlichen Fragen zu erhalten. Häufig werden diese Aufgaben von Pflegediensten, Hausärzten, Pflege- und Sozialberatern der Krankenkassen oder auch von Hospizdiensten übernommen.

Im stationären Bereich hingegen ist die soziale Arbeit aktuell sehr herausgefordert deutlich zu machen, dass im Kontext von Palliativversorgung das Leistungsspektrum der sozialen Arbeit weit über das hinausgeht, was in anderen Bereichen der Gesundheitsversorgung (z.B. im Sozialdienst von Krankenhäusern) von dieser Profession überwiegend erwartet wird. Neben sozialrechtlicher Beratung, der Organisation von Hilfsmitteln und Maßnahmen zur Rehabilitation kann die soziale Arbeit hier ihr gesamtes Leistungsspektrum entfalten. Sterben wird nicht nur als ein höchstpersönlicher, sondern auch als sozialer Prozess verstanden, wie er sich auch in Cicely Saunders Konzept des "Total Pain" widerspiegelt. Auch die Erfahrungen auf Palliativstationen, die zeigen, dass vom sozialen Umfeld eines Patienten im Durchschnitt ebenso viel Zeit des Behandlungsteams in Anspruch genommen wird, wie sie der Patient selbst benötigt, belegt, dass hier "soziale Arbeit im wahrsten Sinne des Wortes" verlangt wird. Sozialarbeiter können sowohl im Bezug zu Patienten und Zugehörigen als auch innerhalb des Behandlungsteams aus systemischer Sicht Erklärungs- und Unterstützungsansätze zur Linderung sozialer Nöte liefern.

PACE TIPP!

Im November 2016 ist hierzu die 3. Auflage des nordrhein-westfälischen Qualitätskonzeptes "Maßstäbe für die Soziale Arbeit im Hospiz- und Palliativbereich" erschienen. Darüber hinaus hat die Sektion Soziale Arbeit der Deutschen Gesellschaft für Palliativmedizin ein "Profil – Soziale Arbeit in Palliative Care" erarbeitet. Beides steht zum Download bereit unter:

- https://www.dgpalliativmedizin.de/images/stories/Profil%20Soz.%20Arb.%20in%20Palliative%20Care.pdf

22.2. Sozialrechtliche Aspekte

Am 1. Januar 2017 ist das Pflegestärkungsgesetz II (PSG II) in Kraft getreten. Eine sich daraus ergebene Neuerung ist, dass nicht mehr, entsprechend dem jeweiligen Hilfebedarf, den Patienten eine Pflegestufe zugeordnet werden kann, sondern entsprechend der Beeinträchtigung der Selbstständigkeit die Zuordnung eines Pflegegrades erfolgen kann.

Während bei den Pflegestufen vornehmlich körperliche Beeinträchtigungen und der minutengenaue Unterstützungsbedarf zugrunde gelegt wurden, um eine Pflegestufe anzuerkennen, steht bei den Pflegegraden die Selbstständigkeit im Mittelpunkt, mit der jemand seinen Alltag bewältigen kann. Hierbei sind nicht nur körperliche Beeinträchtigungen ausschlaggebend, sondern auch geistige und psychische Einschränkungen.

Folgende 5 Pflegegrade sieht das PSG II vor:

- PG 1 – geringe Beeinträchtigung der Selbstständigkeit.
- PG 2 – erhebliche Beeinträchtigung der Selbstständigkeit.
- PG 3 – schwere Beeinträchtigung der Selbstständigkeit.
- PG 4 – schwerste Beeinträchtigung der Selbstständigkeit.

- PG 5 – schwerste Beeinträchtigung der Selbstständigkeit mit besonderen Anforderungen an die pflegerische Versorgung.

Das Verfahren wird im § 18 des SGB XI geregelt. Die Pflegebedürftigkeit wird durch eine Begutachtung durch den Medizinischen Dienst der Krankenversicherung (MDK) festgestellt. Eine Entscheidung hierzu ist dem Antragssteller spätestens 25 Tage nach Eingang des Antrags mitzuteilen, in dringenden Fällen (z.B. Sicherstellung der Weiterversorgung oder bei Patienten mit palliativem Versorgungsbedarf) hat dies spätestens nach einer Woche zu erfolgen.

Möglichkeiten der Freistellung von der Arbeit für pflegende Zugehörige

Folgende 4 Möglichkeiten bestehen für pflegende Zugehörige bezüglich einer Freistellung von der Arbeit:

▶ 1. Freistellung zur Begleitung in der letzten Lebensphase nach dem Pflegezeitgesetz

Beschäftigte, die einen nahen Zugehörigen in der letzten Lebensphase begleiten, können nach dem Pflegezeitgesetz eine vollständige oder teilweise Freistellung von der Arbeit bis zu 3 Monaten verlangen. Eine Pflege in häuslicher Umgebung ist nicht vorausgesetzt. Eine Begleitung kann also auch während eines Hospiz- oder Krankenhausaufenthalts erfolgen. Dieser Anspruch besteht bei Arbeitgebern mit mehr als 15 Beschäftigten. Die Freistellung zur Begleitung eines nahen Zugehörigen in der letzten Lebensphase muss 10 Arbeitstage vor Beginn der Freistellung gegenüber dem Arbeitgeber angezeigt werden. Es besteht kein Anspruch auf Lohnfortzahlung, es besteht aber die Möglichkeit, ein zinsloses staatliches Darlehen bei dem Bundesamt für Familie und zivilgesellschaftliche Aufgaben (BAFzA) zu beantragen.

▶ 2. Kurzzeitige Arbeitsverhinderung nach dem Pflegezeitgesetz

Das Pflegezeitgesetz räumt Beschäftigten das Recht ein, in Krisensituationen (z.B. plötzlich auftretende Pflegebedürftigkeit eines Zugehörigen) ab sofort bis zu 10 Arbeitstage der Arbeit fernzubleiben, um die pflegerische Versorgung der nahen Zugehörigen sicherzustellen oder die Pflege zu organisieren. Beschäftigte, die diese kurzzeitige Arbeitsverhinderung in Anspruch nehmen, können ein auf bis zu 10 Tage begrenztes Pflegeunterstützungsgeld erhalten.

▶ 3. Pflegezeit nach dem Pflegezeitgesetz

Beschäftigte, die in häuslicher Umgebung ihre pflegebedürftigen nahen Zugehörigen pflegen, haben die Möglichkeit einer Freistellung von der Arbeitsleistung bis zu 6 Monate. Die Freistellung kann vollständig oder in Form einer Arbeitszeitreduzierung erfolgen. Der Anspruch auf Freistellung besteht nicht bei Arbeitgebern mit 15 oder weniger Beschäftigten.

▶ 4. Familienpflegezeit nach dem Familienpflegezeitgesetz

Wenn Beschäftigte für die Sicherstellung der häuslichen Pflege eines nahen Zugehörigen eine länger dauernde Reduzierung ihrer Arbeitszeit benötigen, besteht die Möglichkeit der Inanspruchnahme einer Familienpflegezeit bis zu 24 Monate. Bei der Familienpflegezeit muss die wöchentliche Arbeitszeit mindestens 15 Stunden betragen.

PACE TIPP!

Eine sehr gute und verständliche Übersicht aller relevanten sozialrechtlichen Regelungen wird jedes Jahr neu und aktualisiert von der Frauenselbsthilfe nach Krebs herausgegeben. Die Broschüre "Soziale Informationen 2022" kann auf der Website der Frauenselbsthilfe kostenlos heruntergeladen werden:

- https://www.frauenselbsthilfe.de/medien/soziale-informationen.html

Weitere Informationen hierzu sind auch zu finden unter:

- www.wege-zur-pflege.de

oder unter der Nummer des bundesweiten Pflegetelefons:

- 030/20179131

22.3. Unterstützung

Unter sozialer Unterstützung ist sicherlich nicht nur der Einsatz sozialarbeiterischer Kompetenz zu verstehen, mittels derer Hilfsmittel für Grund- und Behandlungspflege organisiert werden und die Koordination der am Behandlungs- und Betreuungskonzept beteiligten Personen durchgeführt werden kann. Auch wenn diese vornehmlich organisatorischen Aufgaben, wie z.B. die Beantragung von Pflegestufen, Schwerbehindertenanträge, usw., ebenso in den Verantwortungsbereich des Sozialarbeiters gehören, wie die Durchführung entlastender Gespräche und Beratungen für Patient und Familie, ist die Einbeziehung sozialer Aspekte und insbesondere des sozialen Umfelds von Patienten in der palliativmedizinischen Versorgung für alle Beteiligten relativ selbstverständlich. Der Blick richtet sich dabei nicht ausschließlich auf den Patienten in seiner Gesamtheit, sondern eben auch auf die Familie und das gesamte soziale Umfeld. Aus diesem Grund ist eine gute Palliativversorgung nur dann möglich, wenn in Teams gearbeitet wird, da es für einzelne Beteiligte unmöglich ist, die Gesamtheit aller Faktoren im Blick zu haben.

22.4. Soziales Umfeld

22.4.1. Die Struktur des sozialen Umfelds

Die Beschaffenheit des sozialen Umfelds von Patienten mit palliativem Versorgungsbedarf ist abhängig von mehreren Faktoren, wie z.B.:

- Familienstruktur (zur Ermittlung kann die Erstellung eines Genogramms hilfreich sein).
- Lebenssituation (allein lebend, in der Familie, in Wohngemeinschaften, in Pflegeeinrichtungen, usw.).
- Persönlichkeitsstruktur (offener/kontaktfreudiger Mensch, Einzelgänger, Außenseiter, Bildungsstand, usw.).
- Freundeskreis.
- Kultureller Hintergrund.
- Gesellschaftliche Einbindung (Arbeit, Vereine, Gemeinde, Kirche, Nachbarschaft, usw.).
- Alter (in hohem Alter verkleinert sich das soziale Umfeld in der Regel).
- Krankheitsstand (mobil, immobil, Wahrnehmungs- und Kontaktfähigkeit, Abhängigkeiten, usw.).

Bei Aufnahme- oder Planungsgesprächen mit Patienten wird in der Regel bereits nach dem sozialen Umfeld gefragt. Meistens geschieht dies in Form von Fragen wie: *"Wen haben Sie an Ihrer Seite?"*, *"Wer ist für Sie jetzt wichtig?"*, *"Wie sieht Ihr Alltag aus?"*, usw.

Bei der Patientenaufnahme ist es auf den meisten Palliativstationen Standard, dass viele Beteiligte des Versorgungsteams anwesend sind (Arzt, Pflegepersonal, Sozialarbeiter, Psychologen, usw.). So wird dem Patienten und den anwesenden Zugehö-

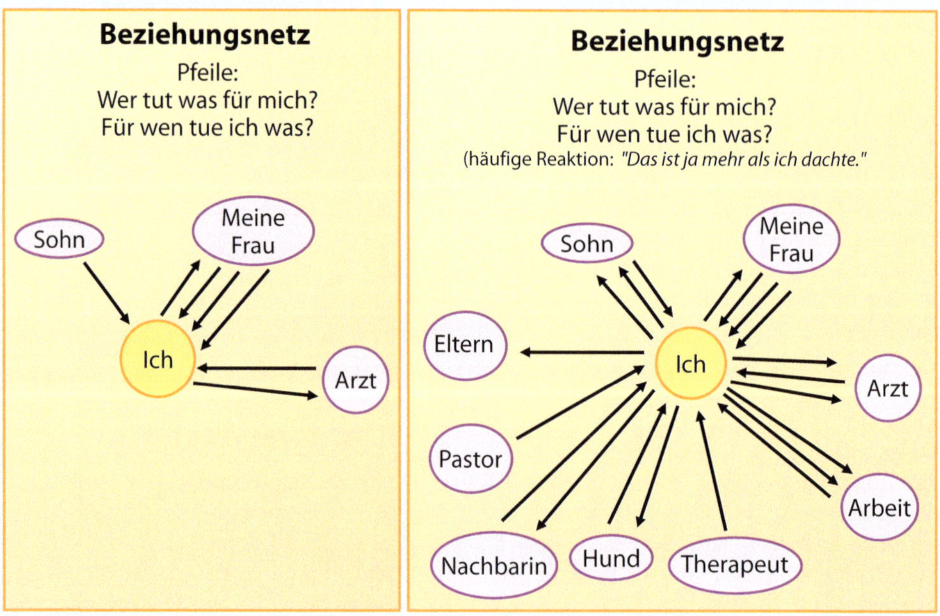

Abb. 22.1: Beziehungsnetze.

rigen erspart, dass sie die Beschreibung ihrer Situation ständig wiederholen müssen, und das Team hat einen einheitlichen Wissenstand aus derselben Quelle.

Eine weitergehende Betrachtung des sozialen Umfelds von Patienten kann insbesondere dann von Nutzen sein, wenn es darum geht, Ressourcen und Unterstützungsmöglichkeiten zu ermitteln. Hierzu kann es hilfreich sein, das Umfeld in anschaulicher Form darzustellen. Die einfachste Form ist sicherlich eine graphische Darstellung der sozialen Gegebenheiten, ähnlich eines Genogramms (in dem Familienstrukturen dargestellt werden) oder Soziogramms (bei dem die Beziehungsqualitäten innerhalb einer sozialen Gruppe dargestellt werden). Wichtig ist es, eine einfache und für alle Beteiligten verständliche Form zu finden (was bei Genogrammen ja nicht immer gegeben ist). Bei der Erstellung dieser "Umfelddarstellung" (was natürlich kein Bestandteil eines Erst- oder Aufnahmegesprächs ist) sollten die Patienten oder Zugehörigen mit einbezogen werden. An einem sehr vereinfachten Beispiel wird die Vorgehensweise und der evtl. Nutzen hoffentlich deutlich.

▶ Beispiel

Im Gespräch mit einem Patienten (oder mit Zugehörigen) soll herausgefunden werden, wie sich das soziale Umfeld zusammensetzt, wer in der momentanen Situation hilfreich und unterstützend wirken kann, und wer evtl. als belastend oder störend empfunden wird. Darüber hinaus könnte dann überlegt werden, ob das Beziehungsnetz sich erweitern oder verändern lässt.

Auf die Frage nach dem sozialen Umfeld antwortet der Patient: "*Ach, eigentlich ist da ja kaum noch jemand, außer meiner Frau, meinem Sohn, der sich höchstens einmal in der Woche meldet, und meinem Hausarzt, der zweimal in der Woche vorbeischaut.*" Der Patient (oder Zugehörige oder Gesprächsleiter) malt (oder schreibt) den Patienten nun in die Mitte eines Blattes und beginnt damit, sein Umfeld um ihn herum auf dem Blatt zu platzieren – also in diesem Fall zunächst die Frau, den Sohn und den Arzt. Es besteht die Möglichkeit, durch Pfeile oder unterschiedliche Linien darzustellen, wer für wen wie viel leistet. Im weiteren Gespräch wird nun darauf geachtet, wer noch alles eine Rolle im Leben des Patienten spielt. Bsp.: "*Beschreiben Sie einen Wochenablauf!*" – Patient: "*Montags gehe ich noch immer zu meiner ehemaligen Arbeitsstelle und besuche meine Kollegen,* (Arbeitsstelle kommt auf das Blatt), *dienstags habe ich einen Termin bei meinem Therapeuten, ach ja, und dann gehe ich natürlich jeden Morgen mit meinem Hund raus, dabei treffe ich oft meine Nachbarin, die hat auch einen Hund...*" etc. (☞ Abb. 22.1). Nicht selten füllt sich im Laufe von Gesprächen das Blatt, und oft stellen Patienten und Zugehörige fest: "*Das ist ja mehr, als ich dachte*", was allerdings sowohl positiv als auch belastend empfunden werden kann. In einem weiteren Schritt kann nun überlegt werden, ob es sinnvoll ist, in einzelnen Bereichen die Kontakte zu intensivieren (wen könnte man fragen, ob er sich an der Betreuung beteiligt?) oder zu reduzieren (wer wird als Belastung empfunden?).

Eine weitere Möglichkeit der Darstellung des Umfelds besteht darin, die beteiligten Personen (oder Gruppen) in Form von Gegenständen (z.B. Steine oder Knöpfe) auf ein Blatt zu legen (☞ Abb. 22.2). Hierbei ergibt sich dann noch die Möglichkeit, die Personen entsprechend ihrer Beziehung (Nähe/Distanz) zueinander aufzustellen. Darüber hinaus kann hier mit dieser kleinen Form der Aufstellung experimentiert bzw. gespielt werden, wie die momentanen Positionen sind, wie sie wünschenswert wären und wer sich in welche Richtung bewegen sollte.

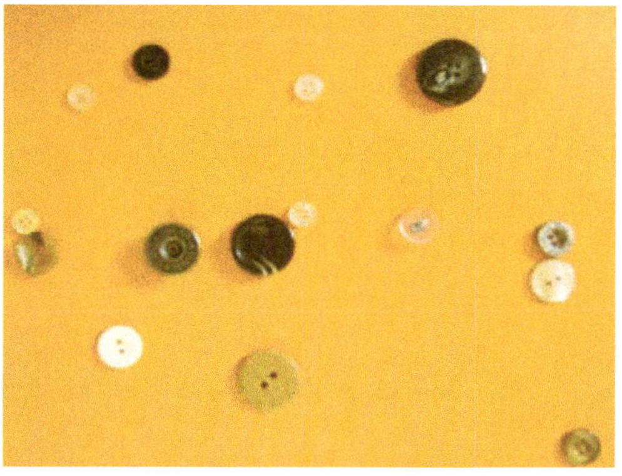

Abb. 22.2: Darstellung des Patientenumfelds mit Knöpfen.

Es ist immer leichter, anhand einer Veranschaulichung ein Gespräch zu führen und nach Lösungswegen zu suchen. So ist es in anderen Situationen ja auch leichter, anhand eines Röntgenbildes über einen Befund zu sprechen oder mittels einer

Schmerzskala die Intensität eines Schmerzzustands wiederzugeben.

Darüber hinaus bietet die Methode, mit Phantasie und Kreativität nach Ausdrucksformen zu suchen, auch immer eine Möglichkeit, dem Patienten ein weiteres Maß an Handlungsfähigkeit zu gewähren, ihn einzubeziehen und ihn zu einer aktiven Haltung zu motivieren.

22.4.2. Die Rolle des sozialen Umfelds

Einzelne Segmente des sozialen Umfelds können…

- ...unterstützende Wirkung haben und als Ressource dienen – sowohl für den Patienten, als auch für das betreuende Team.

Insbesondere auf Palliativstationen und in der häuslichen Pflege zeigt sich immer wieder, dass eine Einbindung von Bezugspersonen eine große Entlastung darstellen kann. Zugehörige und Freunde übernehmen nicht selten beträchtliche Anteile der Grund- und Behandlungspflege bis hin zur subkutanen Verabreichung von Medikamenten. Sie dienen mitunter als Vermittler oder Übersetzer zwischen Patient und Behandlungs- bzw. Betreuungspersonal. Sie können (teilweise sogar als Bestandteil des Behandlungsteams) Entscheidungen mit beeinflussen und deren Konsequenzen mit tragen. Sie sind vielfach in der Lage, dem Patienten die nötige Sicherheit zu geben, dass seine Wünsche auch dann noch Beachtung finden, wenn er diese selbst vielleicht einmal nicht mehr äußern kann.

- ...selbst Unterstützung benötigen.

Es besteht immer die große Gefahr, dass betreuende Zugehörige (insbesondere, wenn sie eine starke moralische Verpflichtung verspüren und die Pflege sich über einen langen Zeitraum erstreckt) sich weit über die Grenze der eigenen Belastbarkeit hinaus engagieren und in Folge dessen regelrechte Burn-out-Symptomatiken entwickeln. Erschöpfung, Unruhe, Verspannungen, Schlafstörungen, depressive Verstimmungen, Kopfschmerzen, latente Aggressionen sowie körperliche Beschwerden sind keine Seltenheit. Hinzu kommt, dass pflegende Zugehörige sich ihre eigenen Beschwerden oftmals nicht eingestehen. Nicht selten sind von Zugehörigen Aussagen zu hören, wie z.B.: "*Krank werden darf ich gar nicht, das würde nicht gehen*", oder: "*Mein Ehepartner ist wirklich sterbenskrank, da kann ich doch nicht wegen einer kleinen Erkältung im Bett bleiben oder wegen lapidarer Schulterschmerzen zum Arzt laufen*".

Vor allem, wenn Menschen in ihrer letzten Lebensphase zu Hause von Zugehörigen oder Freunden betreut werden, benötigt das Umfeld eine größtmögliche Form der offenen Aufklärung und Unterstützung, um vermeiden zu können, dass es infolge von Überlastung oder Hilflosigkeit zu evtl. unnützen Krankenhauseinweisungen oder Notarzteinsätzen kommt. Es kann äußerst sinnvoll sein, mit Patienten und Zugehörigen einen Notfallplan zu erstellen, in dem auch Telefonnummern von Ansprechpartnern – für möglichst viele Situationen und im besten Fall rund um die Uhr – enthalten sind.

Ein Gebiet, in dem Unterstützungsmodelle des Umfelds noch sehr unterentwickelt sind, ist der Bereich der Alten- und Pflegeheime. Hier kommt es aufgrund mangelnder Qualifizierung und geringer Bereitschaft zur offenen Auseinandersetzung mit dem Thema Sterben häufig zu Überforderungen des Personals und daraus resultierenden Notarzteinsätzen, die vermieden werden könnten.

- ...als störend empfunden werden.

Wer schon einmal Patienten betreut hat, die einem Kulturkreis entstammen, in dem es üblich ist, Kranke, nicht wie bei uns, in eine ruhige Umgebung zu bringen, sondern in den Mittelpunkt gesellschaftlichen Lebens zu stellen, was zur Folge hat, dass mitunter Heerscharen von Zugehörigen und Freunden das Krankenzimmer bevölkern, der weiß, dass solche für den Patienten häufig positiven Unterstützungsformen einen medizinischen oder pflegerischen Ablauf empfindlich stören können.

Aber auch in anderen Fällen können Teile des Umfelds sowohl für die Patienten, als auch für das Behandlungsteam eine störende Wirkung haben. Wichtig ist, dass es klare Absprachen über Möglichkeiten und Grenzen gibt, sowie darüber, wer für welche Fragen als verantwortlicher Ansprechpartner zur Verfügung steht.

- ...Druck ausüben.

Mitunter wird vom Umfeld eines Patienten ein beachtlicher Druck ausgeübt. Zum Einen in Richtung des Behandlungsteams ("*Da muss doch noch etwas zu machen sein, ich habe da von einer neuen*

Therapiemöglichkeit gehört") und zum Anderen, zumeist subtil, in Richtung des Patienten (*"Du schaffst das schon, Du wirst wieder gesund, wir brauchen Dich doch noch"*). In der palliativen Situation wird es durch diesen Druck dem Patienten oft erschwert, in offener Weise über momentane Gefühle, Bedürfnisse, Ängste und Wünsche zu sprechen, da dies unter Umständen als Enttäuschung des Umfelds interpretiert wird. In solchen Situationen ist es angebracht, den Versuch zu unternehmen, den Erwartungsdruck abzubauen und Forderungen durch Erlaubnisse zu ersetzen. Aus dem Ausspruch *"Du schaffst das schon"* könnte dann evtl. die Frage werden *"Was glaubst Du, welche Möglichkeiten bestehen noch?"*.

22.4.3. Veränderungen des sozialen Umfelds

Das soziale Umfeld und somit das Beziehungsnetz unterliegt entsprechend diverser Bedingungsfaktoren einem stetigen Wandel. Verändernde Faktoren sind bspw.: Alter, Umzug, Arbeitslosigkeit, Berufsunfähigkeit, Renteneintritt, Krankheit, Krise, neue Leidenschaften, Hobbys, Sport, individuelle soziale Veränderungen (Aufstieg/Abstieg), gesellschaftliche Veränderungen (veränderte Akzeptanz), usw. Je geringer die soziale Einbindung, desto weniger Unterstützungsmöglichkeiten bestehen.

22.5. Randgruppen

Patienten mit palliativem Versorgungsbedarf, deren bisheriges Leben vornehmlich am Rand der Gesellschaft stattgefunden hat, verfügen in der Regel über ein weniger engmaschiges Beziehungsnetz und somit über geringere Unterstützungsmöglichkeiten aus dem sozialen Umfeld. Grundsätzliche Unterschiede im Betreuungs- und Behandlungskonzept können für diese Patientengruppen allerdings nicht gesehen werden. Abgesehen von einem evtl. höheren Aufwand bei der Organisation unterstützender Angebote und der Notwendigkeit einer Auseinandersetzung mit der eigenen, ggf. ablehnenden Haltung, sind die Bedürfnisse und Reaktionen ebenso individuell – wie bei anderen Patienten. So kann es genauso zu einer besonderen Form der Dankbarkeit für die intensive Umsorgung bei der palliativen Betreuung kommen, wie zu Äußerungen der Enttäuschung über bisher Versäumtes. Auch in Bezug auf die Compliance hat eine Studie, die unter der Leitung von Frau Dr. Zank an der FU Berlin durchgeführt worden ist, gezeigt, dass keinerlei Signifikanz beim Verhältnis von Compliance zu Bildungsstand oder sozialer Zugehörigkeit festzustellen ist.

Somit stellt sich unter dieser Überschrift eher die Frage, ob Menschen, wenn sie durch eine Erkrankung irreversibel aus dem bisherigen Lebenskontext herausgerissen sind, nicht grundsätzlich Gefahr laufen, an den Rand dieser Gesellschaft gedrängt zu werden.

22.5.1. Definitionen

Eine der ersten bekannten, vornehmlich zu analytischen Zwecken entwickelte Definition von "sozialer Randgruppe" stammt von Friedrich Fürstenberg: Unter dem Begriff "soziale Randgruppe" fasste er einen lose oder fester organisierten Zusammenschluss von Personen, *"die durch ein niedriges Niveau der Anerkennung allgemein verbindlicher soziokultureller Werte und Normen und der Teilhabe an ihren Verwirklichungen sowie am Sozialleben überhaupt gekennzeichnet sind"* (Fürstenberg 1965). Dabei interessierte sich Fürstenberg – ähnlich wie zuvor Herbert Marcuse in "Der eindimensionale Mensch" (1967) – vornehmlich für die Frage nach dem gesellschaftlichen Destabilisationspotential solcher Gruppierungen (z.B. kriminelle Banden, Obdachlose, Stadt- und Landstreicher).

Im Sozialarbeitsdiskurs bezeichnet der Begriff seit Ende der 1960er Jahre Gruppen von Personen, die aufgrund von Defiziten (der Bildung, des Einkommens, der Sprache, der Lebensverhältnisse, der Wohnsituation usw.) nicht oder unvollkommen in die Kerngesellschaft integriert sind.

In neueren Definitionen, wie z.B. der von Nikolaus Sidler, gelten als soziale Randgruppe all jene Gruppen, die im sozialpolitischen Diskurs als randständig und damit unterstützungswürdig eingestuft werden können (Sidler 1999). Ein aktiver Zusammenschluss zu einer Gruppe ist dabei nicht notwendig. Auch ein vereinsamt lebender Obdachloser kann unabhängig von seinen sozialen Kontakten als Bestandteil der Randgruppe der Obdachlosen zugeordnet werden (vgl. auch Kap. 17.).

22.5.2. Schlussfolgerungen

Im Kontext zum vorliegenden Thema würde das bedeuten, dass Patienten in der palliativen Situation (und ggf. auch Zugehörige) generell als Randgruppe angesehen werden können, da sie an den meisten Möglichkeiten, die ein Leben in der Kerngesellschaft bietet, nicht partizipieren können.

Die Holländerin Sophie van der Stap beschreibt in ihrem Erfahrungsbericht "Heute bin ich blond" auf eindrucksvolle Weise, wie sie die Ausgrenzung fürchtet, die durch die sichtbaren Zeichen ihrer Chemotherapie zu erwarten sind. Sie wird bekannt als das Mädchen mit den neun Perücken, welche sie sich zulegt, um "ganz normal" am gesellschaftlichen Leben teilnehmen zu können, ohne in erster Linie über ihre Krebserkrankung definiert zu werden. Die Bedeutung von Beziehungen und sozialem Netz wird in diesem Bericht ebenso hervorgehoben, wie die der Möglichkeit, ein Teil der Kerngesellschaft bleiben zu können (van der Stap 2008).

Und wenn Klaus Dörner in seinem Buch "Leben und sterben, wo ich hingehöre" postuliert, dass unsere Gesellschaft unausweichlich vor der Aufgabe steht, neue Hilfesysteme für alte, demente und pflegebedürftige Menschen zu entwickeln, damit diese wachsenden Gesellschaftsgruppen wieder zum Gemeinwesen gezählt werden können, und dass das Altern und Sterben wieder resozialisiert werden muss, dann meint er damit auch, dass eben dieses "an den Rand drängen" alter, kranker und sterbender Menschen unerträgliche Formen anzunehmen droht (Dörner 2007). Die zurecht ständig in den Vordergrund gestellte Patientenautonomie kann nur dann als solche wahrgenommen werden, wenn für den Patienten ein Handlungsraum existiert, in dem er die Autonomie nicht nur zugesprochen bekommt, sondern in dem diese auch gelebt und erlebt werden kann. Somit erklärt sich auch aus diesem Blickwinkel noch einmal der Wunsch vieler Menschen, zu Hause im vertrauten Umfeld alt werden und sterben zu können. Infolgedessen ist es dann durchaus möglich, dass ein denkbar unkomfortables, vielleicht sogar verwahrlostes Zuhause einer "first class"-Palliativstation vorgezogen wird, weil der Mensch in seinem vertrauten Umfeld am besten auch Sinngebung durch Handlungsfähigkeit und Handlungsnotwendigkeit erfahren kann. In einer von Arnold Schmieder herausgegebenen Broschüre mit dem schlichten Titel "Alt?" heißt es: "*Und vor allen Dingen auch mit dem Gebraucht-Werden, ist das Leben von Menschen doch immer zwischenmenschliches Leben, für sich allein kann niemand wirklich menschlich existieren. Und so kann man mit der Kunst des Alterns die Kunst des Sterben-Könnens erlernen, erwerben. Es entwickelt sich die Bereitschaft, nicht nur ausschließlich etwas für sich selbst zu wollen, vielmehr aufzugehen in dem, was man für andere ist und war – und darin sein Selbst zu finden*" (Schmieder 2001).

Abschließend lässt sich zum Thema Randgruppen und Palliativmedizin sagen, dass trotz der positiven Veränderungen, die die Hospizbewegung und die Verbreitung der Palliativmedizin mit sich gebracht haben, das Sterben sich vornehmlich am Rand unserer Gesellschaft vollzieht. Insofern bleibt zu wünschen, dass die Palliativmedizin ihre Aufgabe auch darin sieht, sich nicht als Spezialdisziplin zu institutionalisieren, sondern auszustrahlen in andere medizinische Bereiche und darüber hinaus in das soziale Umfeld kranker und sterbender Menschen, um somit in die gesamte Gesellschaft eine andere Haltung zum Thema Sterben und Tod zu transportieren. Palliativmedizin würde sich dann vornehmlich als "Haltung" oder als "Bewegung" verstehen und weniger als "Spezialdisziplin" – ähnlich dem ursprünglichen Gedanken der Hospizbewegung, die mancherorts inzwischen Gefahr läuft, sich in starkem Maße zu professionalisieren und institutionalisieren.

22.6. Kinder und Jugendliche als Zugehörige/Trauernde

Sowohl bei Patienten und Zugehörigen als auch bei Betreuenden und Behandelnden bestehen sehr oft große Unsicherheiten bezüglich der Frage, inwieweit Kinder und Jugendliche mit dem Thema Sterben und Tod konfrontiert werden sollten und in welcher Form sie in aktuelle Prozesse mit einbezogen werden können. Aus der Sorge heraus, das betreffende Kind evtl. zu stark zu belasten oder zu überfordern, neigen Erwachsene dazu, weit bevor sie in einen direkten Dialog mit den betreffenden Kindern treten, sich an anderer ("kompetenter") Stelle rückzuversichern und darüber zu informieren, welche Vorstellungen Kinder vom Tod haben. Mitunter werden also beträchtliche "Umwege" in Kauf genommen, um an ein Wissen aus zweiter Hand zu gelangen, welches dann Klarheit darüber schaffen soll, welche Todesvorstellungen oder Ängste das eigene Kind in sich trägt. Vermutlich würde hingegen kaum jemand, der sich mit dem Gedanken trägt, seinem Kind das Lieblingsessen zu kochen, zuvor wissenschaftliche Studien darüber durcharbeiten, was denn nun die "richtigen" Lieblingsspeisen von Kindern im entsprechenden Alter sind. Wir würden, sofern wir uns nicht sicher sind, den direkten Weg zum Kind wählen und es befragen. Der Unterschied liegt natürlich darin, dass niemand befürchten würde, bei einem Kind eine traumatische Belastung durch falsches Essen auszulösen, was sich aber anders darstellt, wenn es um die Konfrontation mit dem Sterben geht. Genau hier liegt aber ein Grundproblem. Durch die eigene Angstbesetztheit des Themas besteht die Gefahr, dass Übertragungsphänomene stattfinden, und Kinder, die eine Krisensituation intuitiv sehr schnell wahrnehmen und die damit verbundenen Stimmungen im Umfeld spüren, verhältnismäßig lange warten müssen, bis sie die Möglichkeit erhalten, hierauf zu reagieren und die Situation benennen zu können. Die Botschaft, die darin liegt, wenn wir Kinder nicht an der eigenen Auseinandersetzung beteiligen, lautet dann: *"Hier ist etwas – offensichtlich Schweres – über das man mit Kindern nicht sprechen kann"*. Das heißt: Ein Tabu wird eröffnet und evtl. mit Angst besetzt. Hilfreich wäre es natürlich, wenn wir mit Kindern das Thema Tod bereits zu einem Zeitpunkt besprechen würden, an dem die eigene Betroffenheit weniger im Vordergrund steht. Also nicht immer erst dann, wenn aktuell jemand verstorben ist oder im Sterben liegt.

Zum eigenen Verständnis darüber, in welchem Alter bei Kindern welche Vorstellungen vom Tod existieren, werden häufig Schemata herangezogen, die in leichter Abwandlung in entsprechender Literatur sehr verbreitet sind. Diesem Abschnitt ist ein entsprechendes Schema angefügt, welches allerdings nicht unkommentiert weitergegeben werden sollte (☞ Tab. 22.1).

Auf einige Aspekte, die für den Umgang mit Kindern und Jugendlichen bedeutungsvoll erscheinen, wird im Folgenden kurz eingegangen.

22.6.1. Kinder sind ein fester Bestandteil des sozialen Umfelds. Sie gehören dazu!

Sofern Kinder oder Jugendliche im Umfeld vorhanden sind, gibt es keine Alternative zur Auseinandersetzung mit ihnen. Man kann weder so tun, als wären sie nicht da, noch lässt sich die Situation aussitzen, bis alles vergessen und vorbei ist.

22.6.2. Kinder wissen nicht unbedingt weniger über den "Tod" als Erwachsene!

Es ist eine Illusion zu glauben, dass Erwachsene Kindern mit einem Wissensgefälle von oben nach unten erklären können, was Tod bedeutet und wie Trauer sich auszudrücken hat. Tod und Trauer sind, ebenso wie Glaubensvorstellungen, rational nicht fassbar. Erwachsene haben Kindern gegenüber allerdings nur einen rationalen Wissensvorsprung, was bedeutet, dass wir in Bereichen, in denen wir es vornehmlich mit Emotionalität, Phantasie und Vorstellungsvermögen zu tun haben, Kindern und Jugendlichen auf Augenhöhe begegnen müssen und einen gleichberechtigten Dialog suchen sollten. Es nützt mir ja wenig, wenn ich aus einer Tabelle entnehme, dass ein Kind in einem bestimmten Alter die Endgültigkeit des Todes nicht verstehen kann, wenn ich darüber vergesse, dass ich es als Erwachsener bei genauer Betrachtung ebenso wenig verstehe. Im Rahmen der Arbeit mit trauernden Familien, Kindern und Jugendlichen wird die Erfahrung gemacht, dass alle Beteiligten von einem offenen Dialog sehr profitieren können. Wichtig ist, dass Erwachsene die zuverlässige Informationsquelle, die das jeweilige Kind darstellt, nutzen, indem sie sich geradezu mit einer Art "kindlicher Neugier" für ihr Gegenüber interessieren und mit offenen Fragestellungen versuchen, die Gedankenwelt des Kindes zu ergründen. Neben der Tatsache, dass Kinder sich hierdurch ernst genommen fühlen und die Erlaubnis erhalten, auch irrationale Ängste und Vorstellungen zu äußern, bestehen für die Erwachsenen die Chancen, ihren Vorstellungshorizont zu erweitern, sich mit klaren Kinderfragen und der eigenen Ratlosigkeit auseinanderzusetzen und eigene Widersprüchlichkeiten vom Kind zurückgespiegelt zu bekommen.

Die Beratungsstelle Verwaiste Eltern und Geschwister Bremen e.V. wird häufig von Schulen und Kindergärten zu Rate gezogen (leider immer erst dann, wenn dort ein aktueller Trauerfall vorliegt), um mit den Kindern, dem Personal und den Eltern diese Thematik zu bearbeiten. Bei einigen Kindergartenkindern fällt auf, dass sie auf Bildern, die sie gemalt haben, die Verstorbenen häufig im

2-3 Jahre	Kinder in diesem Alter wissen, was Verlust bedeutet; sie können wegen eines Verlustes auch leiden. Mit den Begriffen "Sterben" und "Tod" verbinden sie noch keine Vorstellungen, sie können sie verstandesmäßig nicht erfassen. Erklärungen bringen in diesem Alter wenig - wichtiger ist eine *Reaktion auf die Gefühle.*
3-4 Jahre	Kinder in diesem Alter haben schon erlebt, dass Pflanzen, Insekten und auch andere Tiere sterben. Sie neigen dazu, den Tod als vorübergehenden Zustand zu betrachten. Sie sehen ihn als eine Trennung, als ein Wegfahren. Die Sichtweise kann zu Trennungsängsten führen.
4-6 Jahre	Kinder in diesem Alter glauben oft, dass Tod und Leben einander abwechseln. Sie erwecken dadurch manchmal den Eindruck, dass es für sie die normalste Sache der Welt ist, dass z.B. die Mama gestorben ist. Sie haben zwar noch unklare Vorstellungen von Sterben und Tod, sind aber an den körperlichen und biologischen Aspekten des Todes interessiert (Bewegungslosigkeit, begraben werden).
6-7 Jahre	In diesem Alter beginnen Kinder sich Gedanken zu machen, was nach dem Tod ist; sie wissen oft schon, dass nach dem Tod der Körper des Menschen zerfällt.
8-9 Jahre	Kinder in diesem Alter beginnen an die Unsterblichkeit des Menschen zu glauben; sie denken nach über die Geheimnisse des Lebens und des Todes. Wenn Kinder religiös erzogen worden sind, kommen in diesem Alter auch schon erste Ideen über eine Seele.
9-10 Jahre	In diesem Alter sehen die Kinder Sterben und Tod nüchtern und sachlich als ein Ereignis, das jeden - auch sie selbst - treffen kann. Sie wissen dann auch, dass der Tod unumkehrbar ist. Sie stellen Fragen nach dem Leben und dem Tod.
Ab 11 Jahren	Der Tod bekommt für Kinder ab elf Jahren immer mehr die gleiche Bedeutung wie für Erwachsene. Mit der Pubertät oder bald danach werfen sie über Leben und Tod die gleichen psychologischen und religiösen Fragen auf. Die philosophischen Überlegungen können - abhängig von der Erziehung - auf Lebensüberzeugungen basieren.

Tab. 22.1: Altersabhängige Vorstellungen von Sterben und Tod.

Anmerkungen:

Solche Altersschemata stimmen immer nur sehr bedingt und können allenfalls als sehr grobe Richtlinie betrachtet werden. Welche Vorstellungen Kinder vom Sterben und Tod entwickeln, ist individuell sehr unterschiedlich und hängt im Wesentlichen von Erlebnissen und Erfahrungen ab.

Um zu erfahren, welche Vorstellungen das jeweilige Kind von Tod und Sterben hat, empfiehlt es sich daher am besten, mit dem Kind selbst ein offenes Gespräch hierüber zu führen und es zu befragen. Wichtig dabei ist: **Erwachsene wissen nicht unbedingt mehr vom Tod als Kinder!** Tod ist rational (mit unserem Verstand) nicht zu erfassen! D.h., dass wir uns in Begegnungen mit einem Kind immer auf "Augenhöhe" über dieses Thema unterhalten (spielen) sollten. Erwachsene können Kindern nicht "von oben herab" erklären, was Tod bedeutet, sondern müssen hierüber mit ihnen die "gleichberechtigte" Auseinandersetzung suchen. D.h.: Sich gegenseitig nach den Vorstellungen befragen, sich für die Phantasien des Kindes zu interessieren, diese ernst nehmen und von den eigenen Vorstellungen berichten (als eigene Vorstellungen - und nicht als allgemeingültige "Wahrheit").

Grundsätzlich gilt, dass Kinder **in jedem Alter** selbst entscheiden können, inwieweit sie mit dem Thema konfrontiert (und bspw. bei Trauerfeiern, Aufbahrungen usw. mit einbezogen) werden möchten.

Grenzen Sie Ihre Kinder nicht aus! Und versuchen Sie nicht grundsätzlich, "den Tod" herunterzuspielen und zu beschönigen! Auch traurig sein muss erlaubt sein! Die menschliche Fähigkeit, auf einen Verlust mit **Trauer** zu reagieren, **ist etwas Positives!**

Insbesondere sollte Tod nicht mit Schlafen verglichen werden. Aussagen wie: "Oma ist eingeschlafen" können bei Kindern verständlicherweise zu Ängsten vor dem Einschlafen führen, weil sie natürlich erfahren haben, dass "Oma" nach dem Einschlafen beerdigt (eingegraben) oder verbrannt wurde.

Himmel auf Wolken dargestellt haben. Mehrere Kinder hatten dabei Fenster mit Vorhängen, Rollos oder Jalousien gezeichnet, hinter denen die Verstorbenen zu sehen waren. Auf die Frage nach der Bedeutung des Bildes erzählten die Kinder dann Folgendes: *"Die Verstorbenen sind im Himmel, sehen alles, was wir tun und passen auf uns auf. Ich will aber nicht immer, dass sie alles sehen und dann kann ich den Vorhang einfach zuziehen"*. Anhand solcher Erklärungen kann dann bspw. festgestellt werden, dass so Manches, was wir Kindern als vermeintlichen Trost anbieten, auch ganz andere Auswirkungen haben kann. An einem weiteren banalen Beispiel wird deutlich, dass Erwachsene gerade von den scheinbar naiven Kinderfragen profitieren können. Auf der Beerdigung seines Opas hat ein 8-jähriger Junge am Grab, nachdem der Sarg herabgelassen wurde, laut und deutlich die Frage gestellt: *"Wo ist denn jetzt eigentlich das Kopfende und wo das Fußende?"* Die verunsicherten Gesichtsausdrücke der Anwesenden vermittelten zunächst, dass man an dieser Stelle solche Fragen eigentlich nicht stellt. Fakt war aber, dass es außer dem Pastor niemand wusste. Dieser nahm das Kind und die Frage sehr ernst und hat an Ort und Stelle erklärt, dass Verstorbene auf kirchlichen Friedhöfen in Bremen mit Blickrichtung nach Osten und auf städtischen Friedhöfen mit Blick nach Süden bestattet werden, und infolgedessen die verbreitete Annahme, dass sich das Kopfende dort befindet, wo der Grabstein steht, nicht immer richtig ist. Später berichtete die Mutter leicht scherzhaft, dass sie sich nun auch erklären kann, weshalb es ihr bisher nie richtig gelang, am Grab ihres Ehemannes mit diesem in Kontakt zu treten – sie hatte ja immer mit den Füßen gesprochen. Hierüber ergab sich dann auch die Möglichkeit, einen guten Gesprächseinstieg mit ihrem Sohn zu finden. Oftmals ermöglicht erst der gleichberechtigte Dialog auf Augenhöhe eine tiefgreifende Auseinandersetzung mit Kindern und deren Vorstellungen.

22.6.3. Kinder können in jedem Alter selbst entscheiden, inwieweit sie einbezogen werden möchten

Selbstverständlich sollte kein Kind und kein Jugendlicher gedrängt oder überredet werden, wenn es bspw. darum geht, einen Sterbenden zu besuchen, einen Verstorbenen anzusehen oder mit zur Beerdigung zu gehen. Wichtig ist aber, dass es letztlich die Entscheidung des Kindes bleibt. Gleiches gilt für Gespräche, die keinesfalls aufgedrängt, sondern als Angebot formuliert werden sollten. Zweifelsohne wird eine aktive Beteiligung von Kindern immer in Abhängigkeit zum jeweiligen Beziehungsverhältnis stehen.

22.6.4. Kinder sollen oftmals "behütet" werden vor den "Schrecken des Todes", werden dadurch aber meistens ausgegrenzt

Wenn Kinder nicht aktiv mit einbezogen werden sollen, dient dies in der Regel eher den Erwachsenen, die sich dann scheinbar weniger mit den Kindern und ihren eigenen Ängsten auseinandersetzen müssen, als den Kindern, die durch den vordergründigen Wunsch, ihnen etwas zu ersparen, faktisch ausgegrenzt werden. Entscheidend ist sowohl die Frage nach der Alternative als auch danach, welche Botschaft beim Kind ankommt. Wenn ich einem Kind erzähle, dass wir den Opa nun beerdigen, dort alles mit Blumen geschmückt ist und der Pastor etwas Nettes erzählt, es aber besser ist, wenn das Kind zuhause bleibt, so kann dies als äußerst unglaubwürdig empfunden werden. Das Kind könnte sich fragen: *"Warum darf ich nicht mit?" "Was habe ich falsch gemacht?"* Je nach Undurchsichtigkeit der Vermittlung kann es regelrecht zu Schuldgefühlen kommen. Des Weiteren könnte das Kind die offensichtlichen Beschönigungen des Erwachsenen anzweifeln. *"Vielleicht passiert dort etwas ganz Schreckliches, wenn Kinder nicht mitkommen dürfen"*. Die daraus resultierenden Phantasiebilder sind dann in jedem Fall schwerer zu verarbeiten als reale Erlebnisse, über die in ganz anderem Maße kommuniziert werden kann.

22.6.5. Kinder und Jugendliche haben andere Ausdrucksformen für ihre Trauer

Ihrer jeweiligen Altersgruppe entsprechend äußern Kinder ihre Trauergefühle nicht unbedingt verbal und sicher nicht in einer Erwachsenensprache. Gefühle wie Wut, Aggression und Traurigkeit finden ihren Ausdruck häufig in Bildern, im Spiel oder bei sportlichen Aktivitäten. Für Jugendliche bietet (mitunter sehr lautes) Musikhören oder Tanzen eine Möglichkeit, ihre Gefühle zu leben.

Und auch Konzentrationsschwächen in der Schule können ganz normale Auswirkungen einer Trauersituation sein, bei der es nur in den seltensten Fällen therapeutischer Hilfe bedarf. Viel wichtiger ist es, in diesen Fällen die Normalität, die in diesen Ausdrucksformen liegt, in den Vordergrund zu stellen, um dem Kind nicht zu vermitteln, dass es jetzt unnormal oder verrückt zu werden droht. Im Bezug auf die Schule sollte gemeinsam mit dem Kind besprochen werden, wie und auf welchem Wege Lehrer und Mitschüler informiert werden sollten, damit auch dort die ganz normalen Beeinträchtigungen entsprechend verstanden werden können.

22.6.6. Kinder haben einen unmittelbareren Zugang zu ihren Gefühlen und erscheinen dadurch "schwankender"

Es kann durchaus vorkommen, dass ein Kind, unmittelbar nachdem es weinend seinen verstorbenen Bruder besucht hat, relativ fröhlich äußert, dass es nun ja dessen Fahrrad oder sein Zimmer bekommen kann. Erwachsene reagieren nicht selten irritiert auf diese scheinbar schnellen Gefühlsschwankungen. Ursächlich hierfür ist die Tatsache, dass Erwachsene dazu neigen, ihre emotionalen Wahrnehmungen rational abzugleichen und auf eine vermeintliche "Korrektheit" zu überprüfen; also Gefühle auf die Verstandesebene transportieren. Kinder ersparen sich diesen Umweg, was an folgender überspitzter Darstellung eines alltäglichen Beispiels deutlich wird: Ein Kind fällt hin und beginnt unverzüglich zu weinen, weil es sich wehgetan hat. Unmittelbar darauf steht es auf und spielt weiter. Ein Erwachsener in ähnlicher Situation fällt hin und überlegt erst einmal, wie es dazu kommen konnte, ob er evtl. bei seinem Sturz gesehen wurde, ob er lächerlich dabei ausgesehen hat und sich schämen sollte, ob die Schwere der Verletzung ihn berechtigt, ein schmerzverzerrtes Gesicht zu machen, ob die Hose kaputt ist und welche Kosten der Schaden verursacht, ob Erwachsene (ggf. Männer) überhaupt in solch einer Situation weinen dürfen, etc. Bevor der Erwachsene sich zum Weinen entschließen kann, spielt das Kind längst schon wieder. Es ist ein Vorteil, dass Kinder nicht in diesem Maße einer rationalen Ausgebremstheit unterliegen.

22.6.7. Kinder haben ihre eigenen Wege und Ansprechpartner (nicht unbedingt die Eltern)

Insbesondere Jugendliche werden ihre intimsten Erlebnisse- und Trauer ist ein sehr intimer Vorgang- nicht vornehmlich mit den Eltern besprechen. Und auch Kinder können sich unter Umständen bedeutend leichter einem Freund, einem Haustier oder einem Kuscheltier gegenüber öffnen und sich mitteilen. Ein möglichst großes Vertrauen in die eigenen Ressourcen von Kindern und Jugendlichen ist in der Regel hilfreicher, als die ständige Forderung, sich einem Erwachsenen anzuvertrauen. Interventionsbedarf besteht vornehmlich dann, wenn zu beobachten ist, dass ein Leiden daraus resultiert, dass Kinder keinerlei Ausdrucksform oder kein Gegenüber finden. Für Jugendliche sind in den letzten Jahren auch vermehrt Angebote, wie z.B. Foren und Beratungsstellen im Internet, entstanden.

PACE TIPP!

Zwei sehr gelungene Projekte stellen die Portale www.youngwings.de und www.youth-life-line.de dar. Dort sind Jugendliche nicht den gutgemeinten Ratschlägen von erwachsenen Fachkräften ausgesetzt, sondern können mit sorgfältig geschulten jugendlichen Peer-Beratern (die über erwachsene Fachberater im Hintergrund verfügen) mittels Mail oder Chat in Kontakt treten. Dabei kann man sich eines von vielen Mitgliedern des Peer-Teams, die sich auf den Internetseiten vorstellen, aussuchen, um dann in einer angemessenen Sprache unter Gleichaltrigen das Gespräch zu führen. Das zweitgenannte Portal wurde ursprünglich zur Suizidprävention eingerichtet, hat sich aber inzwischen auch zur allgemeinen Krisenberatung weiterentwickelt.

22.6.8. Auch Kinder können mit Wahrheiten und Realität besser umgehen als mit "irrealen Phantasien" und Beschönigungen

Bestatter können immer wieder feststellen, wie unproblematisch es für Kinder ist, sie zu Beerdigungen oder zur Aufbahrung an einen offenen Sarg mitzunehmen. Die Berührungsängste sind deutlich geringer als bei Erwachsenen, und die Bereitschaft, mit den Sinnen etwas zu lernen, Tote zu berühren und somit den Tod etwas mehr zu "begreifen", ist weitaus ausgeprägter. Die Sorgen der Eltern ließen sich häufig dadurch mindern, dass die Alternativlosigkeit aufgezeigt wurde, und dass vorab gemeinsame Gespräche mit dem Kind geführt wurden. Auf die Frage, was die Kinder denn glauben, wo der Verstorbene nun ist und wie er nun wohl aussieht, antwortete ein Kind einmal: "*Ich weiß ja ,wie Tote aussehen, da liegt jetzt ein Skelett im Sarg*". Ein anderes Kind sagte: "*Der liegt jetzt da in einem Sarg und schläft ganz tief und fest und will gar nicht mehr geweckt werden*". In beiden Fällen wurde den Eltern sehr deutlich, dass die Realität nicht bedrohlicher ist als die Phantasie, die sich im schlimmsten Fall ja ebenfalls zur traumatischen Belastung entwickeln kann, dann aber deutlich komplizierter zu bearbeiten ist als ein reales und bekanntes Bild. Insbesondere der Vergleich von Toten mit Schlafenden kann zu erheblichen Problemen führen. Was soll ein Kind denken, wenn wir ihm eine gute Nacht wünschen und sagen, dass es jetzt schlafen soll, wenn es zuvor erfahren hat, dass die Oma, nachdem sie eingeschlafen oder entschlafen ist, beerdigt, eingegraben oder verbrannt wurde? Die Lust auf Einschlafen kann da verständlicherweise abhanden kommen, und regelrechte Ängste vor dem Schlafen können auftreten, weiß das Kind doch nicht, ob es nicht evtl. selbst beim nächsten Schlaf begraben wird.

Ein Toter ist ein Toter, und darüber muss eine ehrliche Auseinandersetzung geführt werden. Auch sollten nur tragfähige Bilder vom "Danach" vermittelt werden, an die man selber glauben kann, um nicht mit einer Lüge leben zu müssen. Eltern einer Trauergruppe erzählten davon, dass sie ein Jahr nach dem Tod ihrer Tochter zum ersten Mal mit den beiden anderen Kindern in den Urlaub nach Mallorca geflogen sind. Der 9-jährige Sohn hatte sich schon seit Wochen überschwänglich auf den Urlaub gefreut. Dort angekommen hatte er die gesamte Zeit schlechte Laune, sprach kaum ein Wort und bekam Fieber. Erst nach mehr als einem Monat erzählte er dann, dass er unglaublich enttäuscht und wütend war, weil seine Eltern ihn belogen haben. Sie hatten ihm gesagt, dass seine Schwester nun im Himmel sei, und dort mit all den anderen Verstorbenen feiert. Während des Fluges in den Urlaub stellte der Junge nun fest, dass dort im Himmel nicht ein einziger Verstorbener zu sehen war und schon gar nicht seine Schwester, auf die er sich so gefreut hatte. Hier wurde das Kind mit einer kurzen, nicht weiter ausgeführten Erklärung abgespeist, die bei ihm zu einer völlig falschen Erwartung geführt hat. Je mehr Möglichkeiten Kinder bekommen, in Prozesse mit einbezogen zu werden, und je mehr Gestaltungs- und Mitbestimmungsmöglichkeiten sie erhalten, desto einfacher wird sich der gesamte Trauerprozess entwickeln.

Hierzu wird zum Abschluss noch an einem Beispiel aufgezeigt, wie hilfreich die Einbeziehung von Kindern sein kann: Nach dem Tod ihrer 8-jährigen Tochter hatten die Eltern und der 5-jährige Bruder die Idee, dass die vielen Kinder, die das Mädchen durch Schule, Kindergarten, Kirchenchor und Nachbarschaft kannte, die Möglichkeit erhalten sollten, bei der Beerdigung aktiv dabei zu sein. Die Kinder aus dem Kirchenchor sollten gefragt werden, ob sie dort singen möchten und alle Kinder sollten die Möglichkeit erhalten, den weißen Kindersarg in der Kirche mit Fingerfarben und ihren Handabdrücken zu verschönern. Als in der Schule und im Kirchenchor diese Vorschläge den Kindern unterbreitet wurden, waren alle sehr angetan von der Idee und wollten entsprechend dabei sein. Die dazugehörigen Eltern teilten diese Begeisterung allerdings in keiner Weise und meldeten sich umgehend mit entsprechender Empörung. Sinngemäß kam es zu Aussagen wie: "*Wie können Sie so eine absurde Idee haben, mein Kind schafft es niemals auf einer Kinderbeerdigung zu singen – und einen Sarg mit den Händen berühren, das geht ja wohl gar nicht*".

Da so etwas ja nicht gegen die Eltern durchgeführt werden kann, entstand Plan B, der folgendermaßen aussah: Ob die Kinder singen oder nicht, können diese spontan auf der Beerdigung entscheiden. Anstelle der Fingerfarbe bekamen die Kinder die Möglichkeit, in den Tagen vor der Beerdigung Schmetterlinge aus Papier auszuschneiden und zu bemalen oder zu beschriften. Diese Schmetterlinge können dann diejenigen, die es möchten und schaffen, während der Trauerfeier an den Sarg kleben oder am Eingang abgeben, damit sie am Sarg angebracht werden können. Das Ergebnis war wie folgt: Als ca. 2 Std. vor der Trauerfeier der Sarg zu der Kirche gebracht wurde, standen bereits über 50 Kinder mit ihren bunten Schmetterlingen davor und begannen damit, den Sarg zu bekleben. Der

Grund hierfür lag darin, dass die Kinder befürchteten, später, wenn ihre Eltern dabei sind, nicht mehr an den Sarg heran zu dürfen. Im Verlauf der Trauerfeier wurde der Sarg mit weit über 150 Schmetterlingen verziert, und es war nicht ein einziges Kind dabei, welches sich damit überfordert gefühlt hätte. Im Gegenzug haben die Kinder kleine Tüten mit Blumensamen für Schmetterlingsbäume erhalten, die in den Folgetagen auf dem Friedhof und im gesamten Dorf ausgesät wurden. Bereits 45 Minuten vor Trauerfeierbeginn waren zahlreiche Kinder aus den drei Kirchenchören, in denen das Mädchen gesungen hatte, anwesend und haben pausenlos und fehlerfrei gesungen. Während der Trauerfeier kam es nach den Gesangseinlagen des Chores zu Beifallsbekundungen der ca. 400 Anwesenden. Schmetterlinge haben in diesem Ort, am Rande von Bremen, seither eine ganz besondere Bedeutung und über das verstorbene Mädchen wird nach wie vor in offener Weise gesprochen, was für die gesamte Familie und das Umfeld ein großer Trost ist.

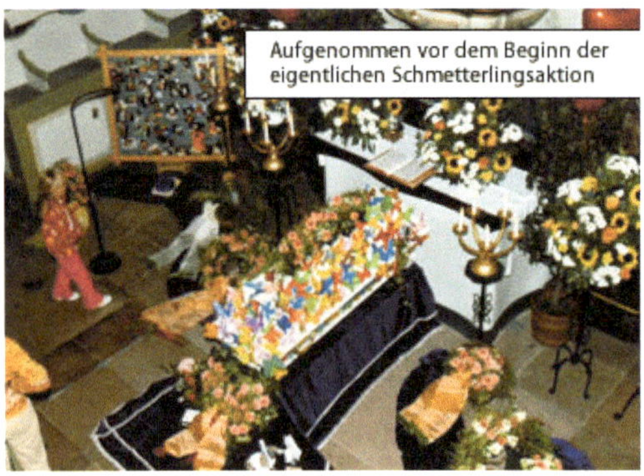

Abb. 22.3: Schmetterlingsaktion.

Literatur

Dörner, K.: Leben und sterben, wo ich hingehöre. Paranus Verlag, Neumünster, 2007

Fürstenberg, F.: Randgruppen in der modernen Gesellschaft. In: Soziale Welt, Bd.16, 1965, 236-240

Marcuse, H.: Der eindimensionale Mensch. Luchterhand, Neuwied/Berlin, 1968

Schmieder, A.: "Alt?", Druck-Verlag Balkumer Kirchweg 3, Bramsche, 2001

Sidler, N.: Problemsoziologie. Eine Einführung. Lambertus, Freiburg i.Br., 1999

van der Stap, S.: Heute bin ich blond. Droemer-Knaur Ulm, 2008

23. Musiktherapie in Palliative Care

> *"Ohne Musik wäre das Leben ein Irrtum."*
>
> Friedrich Nietzsche

Ein Leben ohne Musik erscheint unvorstellbar. Von Friedrich Nietzsche stammt die Behauptung, dass das Leben ohne Musik ein Irrtum wäre. Für die allermeisten Menschen scheint das zuzutreffen, denn es gibt kaum einen Menschen, für den Musik nicht eine besondere Bedeutung hat.

Musik bewegt uns, sie wirkt sich körperlich aus, so dass wir den Impuls verspüren, uns zu einer bestimmten Musik zu bewegen oder zu tanzen. Musik weckt Erinnerungen, sie kann uns erfreuen und glücklich machen. Musik berührt uns im Innersten, sie kann uns zu Tränen rühren, und sie kann uns trösten. Musik kann uns auch auf unangenehme Weise berühren. Sie kann uns ängstigen, uns ärgerlich oder aggressiv machen. Musik "wirkt" auf unterschiedliche Art und Weise.

Musik begleitet uns nicht nur durch heutige Zeiten, sondern lässt sich auch weit in die Menschheitsgeschichte zurückverfolgen. Kulturen ohne Musik hat es nie gegeben. Musik scheint eine anthropologische Konstante zu sein, die zum Menschsein dazu gehört (Hartogh, Wickel 2008, S.20). Auch die therapeutische Verwendung von Musik führt weit in die Vergangenheit der Menschheitsgeschichte zurück. Zeugnisse über den Gebrauch von Musik zu Heilzwecken finden sich beispielsweise in den alten Hochkulturen und in der griechisch-römischen Antike sowie bei Naturvölkern (Bernatzky, Hesse 2012, S.230).

Eine bekannte Überlieferung heilender Wirkung von Musik findet sich in der Bibel im Alten Testament in der Geschichte von König David: "*So oft nun der böse Geist von Gott über Saul kam, nahm David die Harfe und spielte darauf mit seiner Hand. So wurde es Saul leichter, und es ward besser mit ihm, und der böse Geist wich von ihm.*" (Die Bibel, 1. Samuel 16, 23) Der Hirtenjunge David wird zu König Saul gerufen, um ihn mit seinem Harfenspiel von einer Depression zu befreien (Elfgen 2012, S.1231).

Viele weitere Beispiele aus der Vergangenheit bezeugen, dass Menschen schon sehr früh um die heilende Wirkung von Musik wussten und diese zur Tröstung, zur Beruhigung und zur Erholung einsetzten (vgl. Kraus 1998, S. 14). Besonders für schwerstkranke Menschen auf einer Palliativstation oder in einem Hospiz kann die heilsame und tröstende Wirkung von Musik sehr bedeutsam sein.

23.1. Der Musikbegriff

23.1.1. Was ist Musik?

Musik spielt für viele Menschen eine besondere Rolle. Laut einer Repräsentativbefragung von März 2021 interessieren sich 84 Prozent der Bevölkerung in Deutschland für Musik. Hiervon machen 19 Prozent der Bevölkerung selbst in ihrer Freizeit Musik, bzw. singen in einem Chor oder Gesangsverein (miz 2021, S. 4 f). Musik wird nachgesagt, dass ihr eine Fülle an Bedeutungen und Wirkungen innewohnt, aber was genau ist Musik eigentlich? Die Beantwortung dieser Frage erscheint schwierig. "*Musik ist die produktive Gestaltung des Klingenden*" (Brockhaus Riemann Musiklexikon, Bd. 3, S.175, zit. nach Spitzer 2002, S. 18) und bedeutet im eigentlichen Sinne Musenkunst. Musik beruht auf der Beziehung von Tönen zueinander, sowohl der Aneinanderreihung von Tönen als auch dem Zusammenklang mehrerer Töne. Im Gegensatz zu den bildenden Künsten hat Musik eine zeitliche Ausdehnung (Lexikonredaktion des Verlags F.A. Brockhaus 2001, S. 509 f). Aus den Parametern Rhythmus, Klang, Melodie, Dynamik und Form werden komplexe akustische Strukturen gebildet (Hegi 1997).

In den Kasseler Thesen zur Musiktherapie ist Musik "vom Menschen gestalteter Schall. Als akustisches, zeitstrukturierendes Geschehen ist sie Artikulation menschlichen Erlebens mit Ausdrucks- und Kommunikationsfunktion. (...) Bei der musikalischen Gestaltung werden Töne, Klänge und Geräusche in übergreifende rhythmische, melodische und harmonische Strukturzusammenhänge gebracht. Dieser Vorgang ist Grundlage aller künstlerischen Schaffensprozesse in der Musik. Gestaltung schließt auch unbeabsichtigte Schallereignisse ein, sofern diese vom Rezipienten als bedeutsam wahrgenommen werden." (BAG Musiktherapie 2010) Das bedeutet, dass alle absichtsvoll hergestellten Klangabläufe im musiktherapeutischen Setting als Musik bezeichnet werden. Das schließt Lieder ebenso ein wie wildes Trommeln auf afrikanischen Djemben, das Spielen von Beethoven-Sonaten auf dem Klavier oder beispielsweise das Zerknüllen von Packpapier.

Eine allgemeingültige Definition von Musik gibt es nicht. Musik beinhaltet ein riesiges Spektrum, das in unserer Kultur vom Volkslied bis zur Oper, vom Schlager bis zur Rockmusik, von gregorianischen Gesängen bis hin zur Symphonie reicht und sich ständig in Erweiterung befindet. Sie wird vokal oder instrumental von Solisten, Ensembles, Bands oder Orchestern dargeboten. Musik erklingt zu Hause, im Konzertsaal, in der Kirche, im Theater, im Stadion oder in der Fußgängerzone. Aber letztendlich ist Musik genau das, was "wir" als Musik empfinden. Bestimmte Lieder oder Musikwerke können für Menschen eine persönliche Bedeutung haben, besonders, wenn diese mit biografisch bedeutsamen Ereignissen in Zusammenhang stehen. "*Und wenn von Menschen geschaffene Klänge Bedeutung annehmen und Emotionen hervorrufen, dann können sie als Musik empfunden werden*" (Hartogh, Wickel 2008, S. 26).

23.1.2. Wirkungen von Musik

Die Wirkung von Musik definiert sich aus einem komplexen Zusammenwirken der Einflüsse von soziokulturellem Hintergrund und musikalischer Sozialisation. Entsprechend können sich daraus musikalische Vorlieben und Abneigungen ergeben (Hartogh, Wickel 2008, S. 30). Musik hat eine direkte Wirkung auf unsere Emotionen. Sie kann intensive Erlebnisse verstärken und Assoziationen, d.h. bedeutsame Ereignisse sowie Erinnerungen in verschiedenen Lebensabschnitten mit einer bestimmten Musik in Verbindung bringen. Musik spiegelt unsere Gefühle wider und wirkt affektregulierend, sie beeinflusst unser seelisches Gleichgewicht (Hörmann, Weinbauer 2006, S.19).

23.1.2.1. Musikalische Prägung

Die Art und Weise, wie wir von Musik berührt werden, hängt laut Hamberger (2014, S. 14 f.) mit unserer musikalischen Prägung zusammen. Diese setzt sich zusammen aus:

- der präverbalen, d.h. vorsprachlichen Musikerfahrung,
- der musikalischen Biografie sowie
- den kulturellen Einflüssen, mit denen wir aufwachsen.

Bevor sich in der 3. Schwangerschaftswoche die Entwicklung des Hörorgans sowie die synaptischen Verbindungen zum Gehirn in Gang setzen, nimmt der menschliche Embryo Berührungen und Schwingungen über die Haut wahr. Etwa um die 24.-28. Schwangerschaftswoche sind beim Fetus erste Hörwahrnehmungen möglich (Stegemann 2018, S. 79). Innen- und Außengeräusche gelangen als mechanische Schallwellen über das Fruchtwasser zum Innenohr. Er nimmt somit gleichzeitig die Atmosphäre seiner Umgebung auf. Vor allen hört er die Stimme der Mutter mit ihrer individuellen Klangmelodie. Gleichzeitig lassen die Körpergeräusche der Mutter (Darmperistaltik, Knochengelenke, Blutkreislauf) weitere Klangmelodien entstehen und gestalten somit die Körpermusik der Mutter. Außerdem ist der Herzschlag der Mutter ein andauernder Hörbegleiter, der sich in Tempo, Rhythmus, Dynamik stetig verändert. Bis zu 28 Millionen Mal nimmt ein werdender Mensch den Herzrhythmus seiner Mutter wahr. Das Erleben von intrauterinen Klängen, Rhythmen, Geräuschen und Atmosphären ist demnach eine im menschlichen Körper gespeicherte Ur-Erfahrung. Diese ihm vertraue Klangwelt umhüllt ihn und gibt ihm Sicherheit. Mit der Geburt wird dieser Schutzraum für immer verlassen (Hamberger 2014, S.14 f.). Aus tiefenpsychologischer Sicht kann diese Ur-Erfahrung im Uterus eine unbewusste Sehnsucht an diese pränatale Zeit hervorrufen und einer der Gründe sein, weshalb Musik ein Gefühl der tiefen Geborgenheit in uns hervorruft (vgl. Janus 2005).

Die musikalische Biografie bezieht sich auf die Frage, welche Rolle Musik im Leben eines Menschen spielt sowie den Umgang mit Musik, z.B. welchen Musikstil oder welches Genre jemand bevorzugt, ob Musik mit einem biografisch wichtigen Ereignis zusammenfällt, ob jemand aktiv in einem Chor mitsingt, ein Instrument spielt oder ob sich jemand nur wenig mit Musik beschäftigt. Auch die Umwelt, die den Menschen in seiner Entwicklung prägt, ist maßgeblich an der musikalischen Biografie beteiligt. Nicht zuletzt hat auch die Kultur, in der ein Mensch lebt und aufwächst einen wesentlichen Einfluss auf die musikalische Prägung, so kann z.B. Musik aus Fernost für einen Europäer sehr fremd und ungewohnt klingen (Hamberger 2014, S. 17).

23.1.2.2. Physiologische Musikwirkung

Die Wirkung von Musik lässt sich mittels medizinischer Messverfahren physiologisch nachweisen. Sowohl beim Musikhören als auch beim Musizieren kommt es zu Veränderungen verschiedener Körperparameter wie z.B. Blutdruck, Herzfrequenz, Atmungsfrequenz, Sauerstoffverbrauch, Hautwiderstand und Hormonausschüttung. Aussagen über diese Veränderungen erfassen allerdings nur, "dass" der Mensch etwas erlebt, jedoch nicht, "was" er erlebt. Technomusik oder Heavy Metal kann z.B. bei einem älteren Menschen andere Gefühle hervorrufen als bei einem jungen Menschen, obwohl es sich um dieselbe Musik handelt und beide die gleichen physiologischen Veränderungen aufzeigen können. Die Herzfrequenz kann sich nicht nur aus Begeisterung, sondern auch wegen wütender Ablehnung erhöhen (Hartogh, Wickel 2008, S.31).

Das autonome Nervensystem kann durch Musikreize sympathisch oder parasympathisch reagieren. Die Impulse kommen aus der frontalen Hirnrinde und dem limbischen System. Das limbische System ist die Schaltzentrale des autonomen Nervensystems und steuert die allgemeine körperliche Sensibilität (Hartogh, Wickel 2008, S. 32). Außerdem ist es mit unserem emotionalen Gedächtnis und mit unserem "musikalischen Langzeitgedächtnis" eng verknüpft (Hörmann, Weinbauer 2006, S. 2).

Bei einer emotionalen Erregung durch Musik kommt es zu einer Erhöhung der Herzfrequenz, sowie zu einer Erweiterung der Arterien von Skelettmuskulatur und Herz. Hingegen verengen sich die Arterien der Haut und des Verdauungstraktes. Es kommt zu einer Zunahme der Schweißproduktion und zu einer Hormonausschüttung. Der Parasympathikus hingegen führt einen Entspannungszustand herbei, in dem z.B. die Herzfrequenz sinkt und die Eingeweidemuskulatur besser durchblutet wird (Hartogh, Wickel 2008, S. 32).

23.1.2.3. Wirkweisen von Musik

Im Bereich der Palliativversorgung werden folgende Wirkweisen der Musik beschrieben:

- **Körperlich-sinnlich**: Die Schwingungen der Musik lösen direkte körperliche Reaktionen aus: Ruhige Musik dient der Entspannung.
- **Seelisch**: Musik ruft Erinnerungen, Emotionen, Fantasien wach, die das innere Verarbeiten der Krankheit unterstützen.
- **Spirituell**: Musik ist Träger religiöser Gedanken und schafft somit Zugang zu den eigenen spirituellen Bildern (Bausewein, Roller 2007, S. 162).
- **Sozial**: In der freien Improvisation können soziale Aspekte durch die Kommunikation mit dem Mitspieler in Form des Therapeuten oder auch eines Zugehörigen bedacht werden (Elfgen 2012, S. 1231).

> *"Damit Musik therapeutische Wirkungen erzielen kann, ist die Wirksamkeit von Musik immer von der Beziehung zwischen dem Patienten und der Therapeutin abhängig."*
>
> Plahl 2011, S. 638

23.2. Musiktherapie

Obwohl Musiktherapie in historischer Hinsicht ein sehr altes komplementäres Heilverfahren darstellt, ist sie im heutigen Gesundheitswesen eine noch relativ junge Disziplin. Musiktherapie hat sich von Nordamerika ausgehend über die westlichen Länder Europas in der zweiten Hälfte des 20. Jahrhunderts zunehmend etabliert (Plahl 2011, S. 632). Heutzutage wird Musiktherapie in den Praxisfeldern Entwicklungsförderung, Therapie, Rehabilitation und Prävention angewendet (☞ Tab. 23.1).

Seit 2006 gibt es den Bundesarbeitskreis der Musiktherapeutinnen und Musiktherapeuten in der Onkologie/Hämatologie und Palliative Care (2014), die sich auch zunehmend dem musiktherapeutischen Einsatz bei schwerstkranken Menschen am Lebensende widmet.

Bereich	Praxisfelder
Entwicklungsförderung	Sonder- und Integrationskindertagesstätten, Horte, Frühförderung, Förderschulen, Integrationsschulen, Sozialpädiatrie, Pädiatrie, Kinderheime, Hilfen zur Erziehung, Hilfen im Rahmen der Eingliederungshilfe für Menschen mit Behinderungen.
Therapie	Psychiatrie, Gerontopsychiatrie, Psychosomatik, Kinder- und Jugendpsychiatrie, Pädiatrie, Sozialpädiatrie, Onkologie, Neurologie, Neonatologie, Innere Medizin.
Rehabilitation	Kurkliniken, Rehabilitationskliniken, psychiatrische Nachsorgeeinrichtungen, Geriatrie, Altenheime, Sozialpsychiatrische Dienste.
Prävention	Beratungsstellen, Selbsthilfe, Schulen, Einrichtungen der Kinder- und Jugendkulturarbeit, Alten- und Servicezentren.

Tab. 23.1: Bereiche und Praxisfelder, in denen Musiktherapie angewendet wird (Plahl, 2011, S. 635).

23.2.1. Definition Musiktherapie

> *"Wo die Sprache aufhört, fängt die Musik an."*
>
> E.T.A. Hoffmann

Was genau ist Musiktherapie? Die alleinige Verwendung von Musik macht noch längst keine Musiktherapie aus. Die Deutsche Musiktherapeutische Gesellschaft (DMtG) definiert Musiktherapie folgendermaßen:

> *"Musiktherapie ist der gezielte Einsatz von Musik im Rahmen der therapeutischen Beziehung zur Wiederherstellung, Erhaltung und Förderung seelischer, körperlicher und geistiger Gesundheit. (...) Der Begriff ‚Musiktherapie' ist eine summarische Bezeichnung für unterschiedliche musiktherapeutische Konzeptionen, die ihrem Wesen nach als psychotherapeutische zu charakterisieren sind, in Abgrenzung zu pharmakologischer und physikalischer Therapie." (DMtG 2021)*

Der "gezielte Einsatz" meint einen verantwortungsvollen Umgang mit Musik, d.h. die Musik soll nicht dazu verwendet werden, den Menschen beliebig und dauerhaft zu beschallen, sondern auf ihn individuell abgestimmt und eingesetzt zu werden. Musik kann einen Zugang zu den Gefühlen und dem inneren Erleben schaffen. Als eine Art von Sprache kann Musik eine Brückenfunktion einnehmen und ein Verstehen erwirken, welches seelische Phänomen sich hinter einer Musik oder einem Lied eines Menschen verbirgt.

Das passiert "im Rahmen einer therapeutischen Beziehung" und bedeutet, dass sich die Musiktherapeutin mit einer empathischen und akzeptierenden Grundhaltung auf den Patienten einlässt und unvoreingenommen zuhört, was ihr der Patient mitteilt.

Musiktherapie ist eine "künstlerische Psychotherapie", bei der neben dem Gespräch das Medium Musik zur Verfügung steht und in der Interaktion zwischen Therapeutin und Patient eine wesentliche Rolle einnimmt. Da, wo das gesprochene Wort an seine Grenzen stößt, setzt Musiktherapie an, und zeigt hierbei ihr besonderes Potenzial, in dem sie einen Zugang und eine Behandlung der Seele ermöglicht, wo die sprachliche Verständigung nicht, bzw. nicht mehr, möglich ist (Gratz 2011, 29 f.).

Das Besondere an Musiktherapie ist, dass sie einen präverbalen emotionsbetonten Zugang zu den Menschen findet und so ihre Wirkung entfalten kann (Decker-Voigt et al. 2008, 18). Damit ist sie ein geeignetes Verfahren für die Anwendung in Palliative Care, da hier Patienten behandelt werden, die sich verbal nicht (mehr) oder nicht gut mitteilen können.

23.2.2. Musiktherapeutische Methoden

23.2.2.1. Aktive Musiktherapie

Nach Eschen ist Aktive Musiktherapie "*ein Sammelbegriff für alle Arten der Musiktherapie, bei denen der Patient selbst mit Instrument oder Stimme handelnd beteiligt ist*" (2009, S. 9) und der Therapeut in der Regel mitspielt oder mitsingt, um auf das Spiel des Patienten einzugehen. Der Patient benötigt keine speziellen instrumentalen Fertigkeiten. Im Vordergrund stehen freie oder strukturierte Improvisationen auf leicht handhabbaren Instrumenten. Es können auch Lieder gestaltet oder gesungen werden. Aktive Musiktherapie kann sowohl im Einzel- als auch im Gruppensetting stattfinden.

Bei schwerstkranken und bettlägerigen Patienten ist zu beachten, dass die Instrumente neben einer leichten Handhabbarkeit (Hamberger 2014, S. 27) vom Gewicht her nicht viel wiegen. Aktive Musiktherapie in Form von instrumentellen Spielen kommt im palliativen Kontext nicht so häufig vor wie in anderen musiktherapeutischen Praxisfeldern, da die meisten Patienten körperlich sehr schwach sind. Hier bietet sich z.B. das gemeinsame Singen von Liedern aller Art an, die dem Patienten vertraut sind.

23.2.2.2. Rezeptive Musiktherapie

Rezeptive Musiktherapie (rezeptiv = aufnehmend/ empfangend) meint das bewusste Hören von Musik innerhalb der Musiktherapie, entweder von Tonträgern oder von der Musiktherapeutin "live" gespielt. Nach dem Hören von Musik wird in der Regel über die dadurch entstandenen Empfindungen, Gefühle und Gedanken gesprochen. Manchmal erübrigt sich das Gespräch auch, weil die Musik aus sich heraus wirkt.

In den letzten Jahren hat sich zunehmend das Spielen und Singen für den Patienten, das sogenannte "Für-Spiel" im Gegensatz zum "Vor-Spiel", etabliert, als Möglichkeit, etwas für den Patienten zu tun, also für ihn zu spielen. Er macht hierbei die Erfahrung, dass er etwas bekommt ohne Bedingungen und Gegenleistung. Entwicklungspsychologisch wird so an eine sehr frühe Kindheitserfahrung angeknüpft (Timmermann, 2020, S. 58).

Diese Form der Rezeptiven Musiktherapie ist auch eine gute Möglichkeit mit Patienten behutsam in Kontakt zu treten, die sich in der Sterbephase befinden. Der Hörsinn bleibt von allen Sinnen bis zuletzt erhalten. Man kann davon ausgehen, dass ein akustischer Reiz auch dann noch wahrgenommen wird, wenn keine Reaktionen mehr sichtbar sind (Kraus 1998, S. 18).

23.3. Musiktherapie in Palliative Care

In der kurativen Medizin stehen Heilung, Lebenserhaltung und Lebensverlängerung im Vordergrund. Die Palliativmedizin hingegen richtet ihren Fokus auf die Linderung von Leiden. Die Zeit des Sterbens als eine wichtige Zeit des Lebens soll weder hinausgezögert noch verkürzt werden. Im Sinne der Definition von Palliative Care laut WHO 2002 steht die Behandlung krankheitsbedingter Beschwerden sowie das Wohlbefinden palliativer Patienten in allen Bereichen physischer, psychischer, sozialer und spiritueller Art im Vordergrund. Das Ziel ist die Erreichung einer bestmöglichen Lebensqualität für die Patienten und ihrer Zugehörigen (Bausewein et al. 2007, S. 2).

1975 gründete der Arzt Balfour Mount im Royal Victoria Hospital/Montreal die erste eigenständige Palliativstation (Aulbert et al. 2012, S.10). Die kanadisch-schweizerische Musiktherapeutin Susan Munroe gehörte von Anfang an zum interdisziplinären Palliativteam und gilt als Pionierin auf dem Gebiet musiktherapeutischer Arbeit in der Palliativversorgung. Für sie war Musiktherapie ein geeignetes Verfahren, um schwerstkranken und sterbenden Patienten auf physischer, psychischer, sozialer und spiritueller Ebene begleitende Unterstützung zu bieten. Bereits in den 80er Jahren veröffentlichte sie ein Buch, in dem sie ihre musiktherapeutischen Erfahrungen im Kontext von Palliative Care beschreibt (Warth et al. 2014, S. 262; vgl. Munroe 1986). Mit ihrer Arbeit und Veröffentlichung legte sie ein Fundament für das Selbstverständnis von Musiktherapeuten in diesem Arbeitsfeld (Baumann, Bünemann 2009, S. 29). Im weiteren Verlauf wurde die Akzeptanz für alternative und ganzheitliche Therapieangebote stetig größer, was zur Folge hatte, dass Musiktherapeuten zunehmend in interdisziplinäre Teams von Palliativstationen und Hospizen integriert wurden. Aktuell ist Musiktherapie in den USA eine der häufigsten komplementären Therapieangebote, die in der stationären Palliativversorgung zur Anwendung gelangen. Auch in Deutschland hat sich in den letzten beiden Jahrzehnten ein wachsendes Interesse an einer ganzheitlich ausgerichteten Palliativmedizin entwickelt, so dass auch hier in der Versorgung und Behandlung schwerstkranker Menschen am Lebensende zunehmend Musiktherapie als komplementäre Therapie zur Anwendung kommt. Etwa zeitgleich konnte der therapeutische Nutzen von Musik in vielen Bereichen der Gesundheitsversorgung wie z.B. die Behandlung von Schmerzen, neurologischen Störungen sowie psychiatrischen Krankheitsbildern anhand von Studien nachgewiesen werden (Warth et al. 2014, S. 263). Mittlerweile hat sich Musiktherapie in der Palliativversorgung in Deutschland zunehmend etabliert und findet ausdrücklich Erwähnung im Operationen- und Prozedurenschlüssel (OPS) 8-982 "Palliative Komplexbehandlung" und OPS 8-98e "Spezialisierte stationäre Komplexbehandlung" (Warth et al. 2014, S. 263; DIMDI 2021) sowie in den Richtlinien der Deutschen Gesellschaft für Palliativmedizin (DGP) zur Zusammensetzung interdisziplinärer Teams auf Palliativstationen (Warth et al. 2014, S. 263; DGP 2007).

Sowohl der OPS als auch die Richtlinien der DGP empfehlen den "*Einsatz von mindestens 2 der folgenden Therapiebereiche: Sozialarbeit/Sozialpädagogik, Psychologie, Physiotherapie/Ergotherapie, künstlerische Therapie (Kunst- und Musiktherapie), Entspannungstherapie und Durchführung von Patienten-, Zugehörigen- und/oder Familiengesprächen mit insgesamt mindestens 6 Stunden pro Patient und Woche patientenbezogen in unterschiedlichen Kombinationen.*" (DIMDI 2021; Warth et al. 2014, S. 263).

23.3.1. Indikation

Aus musiktherapeutischer Sicht ist Musiktherapie im palliativen Bereich für alle Patienten indiziert, die sich auf Musiktherapie einlassen möchten, unabhängig von der musikalischen Vorbildung und von der Prognose (auch in den letzten Lebensstunden). Ebenso kann Musiktherapie für Zugehörige indiziert sein, wenn diese es wünschen. Musiktherapie ist besonders geeignet, wenn verbale Äußerungen beeinträchtigt oder nicht mehr möglich sind, aber ein Bedarf an Kommunikation besteht, z.B. bei Hirntumoren, Demenz, neurologischen Erkrankungen (Bausewein et al. 2007, 162). Aus medizinischer und psychologischer Sicht ergeben sich für die musiktherapeutische Arbeit Indikationen bei:

- Schmerzen
- Angst
- Depression
- Atembeschwerden
- Schlaflosigkeit
- Kommunikationsproblemen
- Schwierigkeiten hinsichtlich der Krankheitsverarbeitung

Trotz Indikationsstellung aus medizinischer und psychologischer Sicht leiten sich Behandlungsaufträge letztlich immer vom Augenblick der Begegnung, bzw. den Bedürfnissen der Patienten ab (Baumann, Bünemann 2009, 30).

23.3.2. Kontraindikation

Musiktherapie ist kontraindiziert, wenn der Patient diese nach vorheriger Information ablehnt. Wenn ein Patient nicht mehr ansprechbar ist, müssen folgende Signale beachtet werden, die darauf hinweisen, dass die Musiktherapie abgebrochen werden muss bzw. kontraindiziert ist:

- Flache schnelle Atmung
- Zeichen der Unruhe und Anspannung
- Wegdrehen, nachlassende Konzentration (Bausewein et al. 2007, 162)

23.3.3. Behandlungsauftrag

Wie entstehen Behandlungsaufträge? Der zentrale Ansatz palliativer Arbeit besteht darin, die Lebensqualität von Patienten und Zugehörigen zu verbessern. Es würde sich also anbieten, sich an den Hauptsymptomen zu orientieren, um eine musiktherapeutische Indikation abzuleiten. Die klinische Realität weicht hiervon zumeist ab, und die musiktherapeutische Arbeit in der Palliativversorgung wird von vielen "Auftraggebern" bestimmt:

- den Patienten
- den Zugehörigen
- dem pflegenden Team
- den Ärzten
- dem Musiktherapeuten

Alle sind an einer Verbesserung der Lebensqualität interessiert. Doch wie und ob Musiktherapie dazu beitragen kann, steht noch nicht fest. Hinzu kommt, dass sich die Befindlichkeit eines Patienten jederzeit ändern kann. Ein Behandlungsauftrag kann deshalb nur für den gegenwärtigen Zeitpunkt in Betracht kommen. Baumann und Bünemann (2009, 42 f.) empfehlen ein hohes Maß an Sensibilität im Umgang mit ausgesprochenen und unausgesprochenen Aufträgen. Die Musiktherapeutin muss bereit sein, ihren eigenen inneren Auftrag an die Belange des Patienten anzupassen. Im Sinne von Palliative Care stehen immer die Bedürfnisse des Patienten und seiner Zugehörigen im Vordergrund. Aufträge vom Team können wichtige und entscheidende Impulse geben, so wie der innere Auftrag des Musiktherapeuten ebenso richtungsweisend sein kann.

23.3.4. Setting

Musiktherapie findet in der Regel im Einzelkontakt statt, direkt am Bett des Patienten. Zugehörige können mit einbezogen werden. Die Rahmenbedingen für das musiktherapeutische Setting im palliativen Kontext sind andere, d.h. es gibt keine festen Strukturen was Zeit, Umfang und "Therapievertrag" angeht. Die Begegnungen finden immer im "Hier und Jetzt" statt und variieren zwischen zwei und 90 Minuten (Baumann, Bünemann, 2009, 122), und es ist nicht sicher, ob es ein "Nächstes Mal" gibt.

23.3.5. Musiktherapeutische Interventionen

Musiktherapeutische Interventionen richten sich im palliativen Kontext speziell auf die Bedürfnisse, Wünsche, Stimmungen sowie dem körperlichen Zustand des Patienten. Da die Musiktherapeutin aufgrund der klinischen Rahmenbedingungen im palliativen Setting zumeist stark fragmentarisch arbeitet, existieren für diesen Bereich noch keine standardisierten Interventionskonzepte. Dennoch lassen sich die angewendeten aktiven und rezeptiven Interventionen nach Warth et al. in drei Kategorien zuordnen: Entspannungs-und Imaginationsverfahren, Liedformen und Improvisationsformen (2014, S. 263) (☞ Tab. 23.2).

23.3.5.1. Entspannungs-und Imaginationsverfahren

Rezeptive Entspannungs- und Imaginationsverfahren werden angewendet, um einerseits die Schmerzwahrnehmung durch Ablenkung positiv zu beeinflussen und andererseits, um Wohlbefinden und bestimmte Erinnerungen hervorzurufen. Sie eignen sich auch für den Zugang zu spirituellen Bildern (Warth et al. 2014, S. 263).

So ist beispielsweise die Klangreise das achtsame Hören und körperliche Fühlen von Klängen und Klangkörpern. Sie ist eine Möglichkeit zur Entspannung und zur Fokussierung der Aufmerksamkeit. Die Klangreise kann dazu beitragen, körperliche und seelische Verstimmungen und Schmerzen zu lindern oder gar ein spirituelles Erleben tiefen Aufgehobenseins zu begleiten. Instrumente, die sich hierfür eignen, sind z.B. das Monochord, Körpertambura oder Klangschalen (☞ Abb. 23.1). Beim Spielen entstehen sogenannte obertonreiche monochrome Klänge. Es entsteht ein freier Assoziationsraum und diese Klänge können gegebenenfalls mit der Singstimme ergänzt werden.

Das Spielen für einen Menschen ist in eine zwischenmenschliche Begegnung, in ein vorangegangenes Gespräch oder eine bestimmte emotionale Situation eingebettet (Baumann, Bünemann, 2009, S. 47f.).

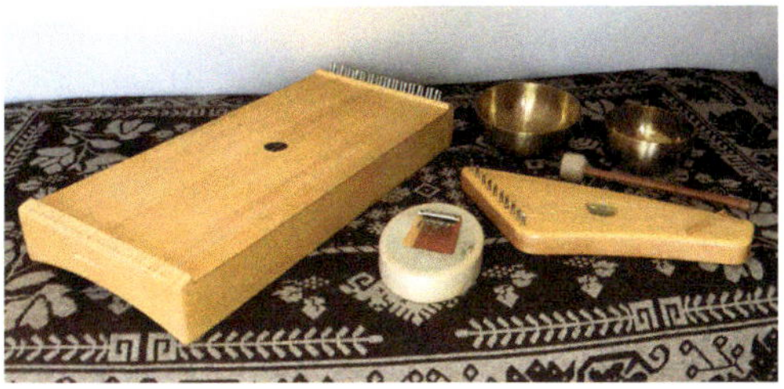

Abb. 23.1: Körpertambura, Sansula, Kantele und Klangschalen.

"*Die Klänge sind in Klang gebrachte Resonanz und Mitgefühl, bezogen auf die jeweilige Situation. Der Klang kommt nicht allein aus dem Spielenden, er entsteht aus dem ‚Dazwischen'.*" (Baumann, Bünemann 2009, S. 49). Klänge ohne Form, Melodie und Rhythmus können aber auch unangenehm sein und Angst machen. Manche Menschen lehnen instinktiv die offenen Klänge ab und bevorzugen strukturierte Formen von Musik. Deshalb können Klangreisen nicht verordnet werden, sondern immer als Einladung gedacht sein (Baumann, Bünemann, 2009, S. 50).

> Die Körpertambura ist ein von dem Berliner Instrumentenbauer Bernhard Deutz im Jahr 2003 entwickeltes Therapieinstrument zur Auflage auf den menschlichen Körper. Der sehr leicht gebaute Korpus ist mit einem körpergerecht konkav gewölbten Boden ausgestattet und auf der Decke mit 7 x 4 Saiten in der Stimmung der indischen Tambura (a – d'– d'– d) bezogen. Das Spielen der 28 Saiten erzeugt einen obertonreichen monochromen Klang. Dieser Klang bzw. die Schwingungen übertragen sich unmittelbar auf den Körper und lösen in der Regel ein Gefühl tiefer Entspannung und Wohlbefinden aus.

23.3.5.2. Liedformen

Lieder aller Art, das sind z.B. Wiegenlieder, Kinderlieder, Volkslieder, Kirchenlieder, Schlager, Kunstlieder sowie Pop-, Rock- und Folksongs u.v.m. Lieder haben für schwerstkranke und sterbende Menschen oft eine hohe Bedeutung. Bei älteren Menschen ist der Zugang zu Volksliedern oftmals positiv besetzt. Lieder können bei Demenz und Verwirrtheitszuständen häufig klar wiedererkannt und mitgesungen werden. Sie bieten Sicherheit, die auch beim Abschiednehmen vom Leben noch eine Stärkung ermöglichen. Lieder begleiten den Abschied und bilden dennoch eine Brücke zum Leben und auch zur Lebensfreude. Des Weiteren helfen Lieder beim Trauern. Weil Lieder Text und Musik vereinen, sind sie Gefäße, die diesen unterschiedlichen Gefühlen des Trauerns eine Form geben können (Baumann, Bünemann 2009, S. 45f.).

23.3.5.3. Improvisationsformen

Sofern es der körperliche Zustand des Patienten erlaubt, kann eine gemeinsame freie Improvisation unter aktiver Beteiligung des Patienten erfolgen. Eine Improvisation kann sich entweder frei und ohne Vorgaben oder aus einem vorhergehenden Gespräch heraus entwickeln (Warth 2014 et al. S. 264). In der Regel improvisiert die Musiktherapeutin für den Patienten. So kann die improvisierte Musik auf einer kleinen Sansula ohne Worte berühren.

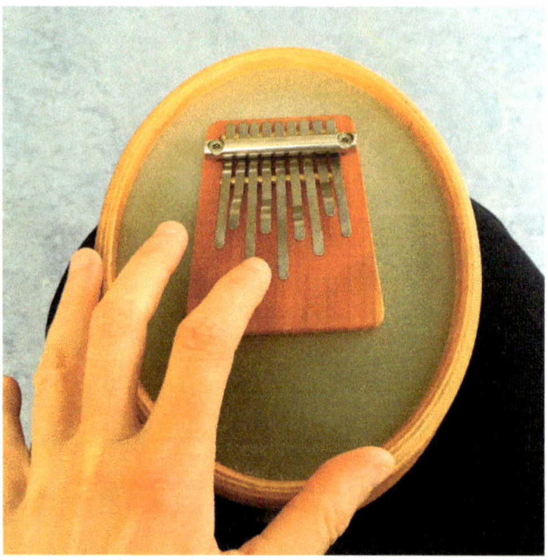

Abb. 23.2: Sansula.

Die Klänge gehen in Resonanz mit den Empfindungen des Patienten. Es kann auch passieren, dass der Patient durch das Hören der Klänge angeregt wird, selbst ein Instrument in die Hand zu nehmen oder mitzusingen. Kann und möchte der Patient selber Musik machen, wird er meistens von der Musiktherapeutin begleitet (Baumann, Bünemann 2009, 51).

Interventionsbereich	Musiktherapeutische Techniken
Entspannungs- und Imaginationsverfahren (rezeptiv)	• Musikalische Klanginterventionen. • Entspannungs- und Meditationsmusik. • Imaginationsreisen. • Musikalischer Lebensrückblick.
Lieder (aktiv oder rezeptiv)	• Gemeinsames Liedersingen. • Liederauswahl (Therapeut spielt). • Gemeinsames Schreiben von (Abschieds)-Liedern. • Textbesprechung.
Improvisation (aktiv)	• Freie Improvisation. • Themenzentrierte Improvisation (z.B. Schmerz, Angst, ...).

Tab. 23.2: Musiktherapeutische Techniken in der palliativen Versorgung (Warth et a. 2014, S. 265).

23.4. Zielkriterien

Die musiktherapeutischen Interventionen werden individuell auf die Bedürfnisse des Patienten sowie seiner aktuellen Situation abgestimmt und zielführend angewendet, um Wohlbefinden zu fördern und die bestmögliche Lebensqualität für den Patienten zu erreichen. Nach Warth et al. lassen sich die angenommenen Wirkungen musiktherapeutischer Interventionen in folgenden Bereichen zuordnen (2014, S. 265f.; ☞ Tab. 23.3):

- Schmerz- und Stressreduktion
- Emotionsregulation
- Kommunikationsförderung
- Unterstützung spirituellen Ausdrucks und Erlebens.

Zielkriterium	Beschreibung
Schmerz- und Stressreduktion	Durch Schmerzen, Stress oder Ängste verursachte körperliche und psychische Spannungszustände sind ein häufig zu beobachtender Teil der Symptomatik von Patienten mit palliativem Behandlungsbedarf. Durch Ablenkung und den Aufbau von Wohlbefinden können musikalisch gestützte Entspannungstechniken eingesetzt werden, um zur Schmerz- und Stressreduktion beizutragen.
Emotionsregulation	Mit der schweren Erkrankung und der aktuellen Konfrontation mit der eigenen Sterblichkeit gehen emotionale Belastungen wie Ängste oder Niedergeschlagenheit einher. Musik hat das Potential, die psychische Befindlichkeit und Stimmungslage der Patienten zu beeinflussen.
Kommunikationsförderung	Vielen Patienten fällt es schwer, am Lebensende über die eigenen Sorgen und Belastungen zu sprechen. Musiktherapie erweitert die Kommunikationsmöglichkeiten und kann Patienten, die sich verbal nur schwer oder gar nicht öffnen können, helfen, sich auszudrücken.
Unterstützung spirituellen Ausdrucks und Erlebens	Die Bedeutung von Spiritualität nimmt am Lebensende zu. Musikalische Angebote können genutzt werden, um spirituelles Erleben zu erleichtern.

Tab. 23.3: Zielkriterien musiktherapeutischer Arbeit in der Palliativversorgung (Warth et al. 2014, S. 267).

23.5. Zusammenfassung

Musiktherapie als eine nonverbale künstlerische Therapie bietet mittels des Mediums Musik im Rahmen einer tragfähigen therapeutischen Beziehung eine Ausdrucksform an, um Gefühle, Stimmungen und Unbewusstes erlebbar zu machen. Palliative Care will die Versorgung schwerstkranker und sterbender Menschen auf körperlicher, psychischer, sozialer und spiritueller Ebene gewährleisten, mit dem Ziel einer bestmöglichen Lebensqualität. Als ein sehr wirkungsvolles Komplementärangebot kann Musiktherapie hierzu einen wichtigen Beitrag leisten, da sie alle vier Ebenen anspricht. Musiktherapeutische Interventionen, die hierbei zur Anwendung kommen, sind: Entspannungs- und Imaginationsverfahren, Lieder und Improvisationsformen. Der Einsatz richtet sich vor allem auf die Reduktion von Stress-, Schmerz-, und Spannungszuständen, eine verbesserte Emotionsregulation, eine Erweiterung der Kommunikationsmöglichkeiten sowie das Unterstützen von spirituellem Erleben, um Wohlbefinden zu fördern und die bestmögliche Lebensqualität zu erreichen.

Literatur

Aulbert, E., Nauck, F., Radbruch, L.: Grundlagen der Palliativmedizin. Definition, Entwicklung und Ziele. In: Aulbert, E., Nauck, F., Radbruch, L. (Hrsg.): Lehrbuch der Palliativmedizin. 3. aktualisierte Auflage. Schattauer Verlag Stuttgart 2012: 1-12

Baumann, M., Bünemann, D.: Musiktherapie in Hospizarbeit und Palliative Care. Ernst Reinhardt Verlag München 2009

Bausewein, C., Roller, S.: Musiktherapie. In: Bausewein, C., Roller, S., Voltz, R. (Hrsg.): Leitfaden Palliativmedizin – Palliative Care. 3.Auflage. Urban & Fischer München 2007: 161-164

Bausewein, C., Roller, S., Voltz, R., Albrecht, E.: Palliative Care/Palliativmedizin. In: Bausewein, C., Roller, S., Voltz, R. (Hrsg.): Leitfaden Palliativmedizin – Palliative Care. 3. Auflage. Urban & Fischer München 2007:2-15

Bernatzky, G., Hesse, H.-P.: Musik in der Palliativmedizin. In: Bernatzky, G., Sittl, R., Likar, R. (Hrsg.): Schmerzbehandlung in der Palliativmedizin. Springer Verlag Wien 2012: 229-234

Bundesarbeitskreis der Musiktherapeutinnen und Musiktherapeuten in der Onkologie/Hämatologie und Palliative-Care: Berufsbild der Musiktherapie in der Onkologie/Hämatologie; Palliativversorgung und Hospizarbeit mit Erwachsenen 2014
https://www.musiktherapie.de/wp-content/uploads/2019/05/berufsbild-der-musiktherapie-in-der-onkologie.pdf (Zugriff am 07.08.2021)

Bundesarbeitsgemeinschaft (BAG) Musiktherapie: Kasseler Thesen zur Musiktherapie 2010
https://bag-musiktherapie.de/content/6-dokumente/bagmt_kasseler-thesen.pdf (Zugriff am 07.08. 2021)

Deutsche Gesellschaft für Palliativmedizin: Empfehlung der Deutschen Gesellschaft für Palliativmedizin (DGP) zur Personalbesetzung auf Palliativstationen 2007 https://www.dgpalliativmedizin.de/images/stories/Empfehlung_zur_Personalbesetzung_auf_Palliativstationen_2007.pdf (Zugriff am 07.08.2021)

Deutsches Musikinformationszentrum (miz), Deutscher Musikrat, (Hrsg.): Amateurmusizieren in Deutschland. Ergebnisse einer Repräsentativbefragung in der Bevölkerung ab 6 Jahre: Bonn 2021 http://miz.org/static_de/musikleben_in_zahlen/2021_03_miz_Amateurmusizieren_in_Deutschland.pdf (Zugriff am 07.08.2021)

Deutsches Institut für medizinische Dokumentation und Information (DIMDI): Operationen- und Prozedurenschlüssel (OPS) Version 2021 https://www.dimdi.de/static/de/klassifikationen/ops/kode-suche/opshtml2021/block-8-97...8-98.htm (Zugriff am 07.08.2021)

Deutsche Musiktherapeutische Gesellschaft (DMtG): Was ist Musiktherapie? https://www.musiktherapie.de/musiktherapie/was-ist-musiktherapie/ (Zugriff am 07.08.2021)

Die Bibel oder die ganze Heilige Schrift des Alten und Neuen Testaments nach der Übersetzung Martin Luthers. Württembergische Bibelanstalt Stuttgart 1969

Elfgen, H.F.: Musiktherapie. In: Aulbert, E., Nauck, F., Radbruch, L.: Grundlagen der Palliativmedizin. Definition, Entwicklung und Ziele. In: Aulbert, E. Nauck, F. Radbruch, L. (Hrsg.): Lehrbuch der Palliativmedizin. 3. aktualisierte Auflage. Schattauer Verlag Stuttgart 2012: 1231-1239

Eschen, J.Th.: Aktive Musiktherapie. In: Decker-Voigt, H.-H, Weymann, E.: Lexikon Musiktherapie. 2. überarbeitete und erweiterte Auflage. Hogrefe Verlag Göttingen 2009: 9-10

Gratz, S.: Am Brunnen vor dem Tore. Über den Einsatz von Liedern in der musiktherapeutischen Arbeit im Hospiz. In: Mahling, C.-H. (Hrsg.): Musik und Hospiz. Musiktherapie im Hospiz und Palliative Care. Dokumentation-Fachtagung 05.11.2010. Landesmusikrat Rheinland-Pfalz 2011: 29-36

Hartogh, T., Wickel, H. H.: Musizieren im Alter. Arbeitsfelder und Methoden. 1. Auflage. Schott Verlag Mainz 2008

Hamberger, M.: Musiktherapie im Alter. Demenz, Depression, Sterben und Tod. 4. Auflage Laubsänger-Verlag Freising 2014

Hegi, F: Improvisation und Musiktherapie. Möglichkeiten und Wirkungen von freier Musik. 5. Auflage. Junfermann Verlag Paderborn1997

Hörmann, B., Weinbauer, B.: Musizieren mit dementen Menschen. Ratgeber für Angehörige und Pflegende. München: Ernst Reinhardt Verlag München 2006

Janus, L.: Pränatales Erleben und Musik, in: Bernd Oberhoff, B. (Hrsg.): Die seelischen Wurzeln der Musik. Psychosozial-Verlag Gießen 2005

Kraus, W.: Von der Heilkraft der Musik. In: Kraus, W. (Hrsg.): Die Heilkraft der Musik. Einführung in die Musiktherapie. C.H. Beck'sche Verlagsbuchhandlung München 1998: 10-21

Lexikonredaktion des Verlags F.A. Brockhaus (Hrsg.): Der Brockhaus. Musik. Personen, Epochen, Sachbegriffe, 2. Auflage. Verlag F.A. Brockhaus Leipzig 2001

Munro, S.: Musiktherapie bei Sterbenden. Gustav Fischer Verlag Stuttgart 1986

Plahl, C.: Musiktherapie – Praxisfelder und Vorgehensweisen. In: Bruhn, H., Kopiez, R., Lehmann, A.C. (Hrsg.): Musikpsychologie. Das neue Handbuch. 3. Auflage. Rowohlt Taschenbuch Verlag Reinbek 2011: 630-652

Spitzer, M.: Musik im Kopf. Hören, Musizieren, Verstehen und Erleben im neuronalen Netzwerk. Schattauer Verlag Stuttgart 2002

Stegemann, T.: Was MusiktherapeutInnen über das Gehirn wissen sollten. Neurobiologie für die Praxis. Ernst Reinhardt Verlag München 2018

Timmermann, T.: Praxeologie. In: Decker-Voigt, H.-H., Oberegelsbacher, D., Timmermann, T.: Lehrbuch Musiktherapie. 3. aktualisierte Auflage. Ernst Reinhardt Verlag München 2020: 55-65

Warth, M., Koenig, J, Keßler, J., Wormit, A.F., Hillecke, T.K., Bardenheuer, H.J.: Musiktherapie in der palliativmedizinischen Versorgung: Gegenwärtiger Stand und aktuelle Entwicklungen. In: Musiktherapeutische Umschau. Bd. 35/4 2014: 261-274

24. Künstlerische Therapien/Kunsttherapie in der Palliativmedizin

> *"Gesundheit ist uns (also) nicht ständig bewusst und begleitet uns nicht besorgt wie die Krankheit. Es ist nicht etwas, das uns zur ständigen Selbstbehandlung einlädt oder mahnt. Sie gehört zu dem Wunder der Selbstvergessenheit."*
>
> Hans Georg Gadamer 1993, 126

24.1. Umgang mit Endlichkeit und Kunst(therapie)

In den vergangenen Jahrzehnten rücken in den Diskussionen bezüglich der Gestaltung eines *guten* Lebens zunehmend auch Fragen hinsichtlich des Umgangs mit Tod, Sterben, Abschied und Verlust in einen gesamtgesellschaftlichen Fokus. Die Zunahme dieser Fragen spiegelt sich auch in den neueren Anwendungsfeldern der Künstlerischen Therapien wieder, die sich auf spezielle Weise mit den Möglichkeiten des Umgangs mit Sterben und Endlichkeit vermittels der Anwendung von Kunst beschäftigen (vgl. Connert 2018). Keine leichte Herausforderung liegt hierbei in der Erfassung und genaueren Beschreibung der Wirkungsweisen bzw. der potenziell therapeutischen Wirksamkeit der Kunst als nötige Voraussetzung für die Professionalisierung der Künstlerischen Therapien als relevante Gesundheitsleistung.

Hier liegen große Zukunftsaufgaben für ihre bessere Implementierung in den verschiedenen stationären Versorgungsbereichen, sowie in den teilstationären und ambulanten Settings.

In der Palliativversorgung bieten künstlerisch-therapeutische Angebote eine Vielfalt künstlerischbasierter Begegnungen und eine unmittelbare Auseinandersetzung mit existentiellen Themen und Erlebnissen, überwältigenden Erfahrungen und oftmals schwer annehmbaren Ereignissen innerhalb einer lebensbedrohlichen Erkrankung (vgl. Vogel 2018). Sowohl produktiv als auch rezeptiv können verschiedene künstlerische Mittel und Materialien multimedial eingesetzt und individuell *erprobt* werden. Bedeutsam ist dabei, dass sich eine kunsttherapeutische Begleitung am Ende des Lebens eines Menschen auch an deren Zugehörige, an Pflegekräfte und an das gesamte Behandlerteam richten kann.

Künstlerische Therapien übernehmen in der Palliativversorgung insofern einen besonderen Auftrag, indem sie durch den Einsatz ihrer jeweiligen künstlerischen Medien (Bildende Kunst, Musik, Poesie u.a.) und ihrer speziellen Interventionen die psychosoziale Gesundheit und die Lebensqualität von Menschen unterstützen (vgl. Gruber/Reichelt 2016). Sie orientieren sich dabei als komplexe Interventionen an den individuellen Bedürfnissen, gegenwärtigen Belastungen und (inneren) Anliegen des Patienten, sowie an der jeweiligen Situation und den teils sprunghaften Veränderungen. Ihr Potenzial liegt darin, dass sie sehr flexibel auf Einschränkungen insbesondere im affektiv-emotionalen, kognitiv-intellektuellen und/oder sozialkommunikativen Bereich reagieren können (vgl. Connert 2018).

24.2. Grundlagen und Kompetenzen der Kunsttherapie

Kunsttherapie als ein spezielles Verfahren der Künstlerischen Therapien zeichnet sich durch einen vielseitigen und vielschichtigen Gebrauch des breiten Spektrums speziell bildnerisch-künstlerischer Mittel und Medien (Malerei, Zeichnung, Collage, Plastik, Fotografie etc.) aus. Diese sind Bezugspunkt für die Gestaltung des kunsttherapeutischen Geschehens und zugleich die Interventionsplanung.

Entsprechend bilden fundierte therapeutische, kunstgeschichtliche und künstlerisch-praktische Kenntnisse den Grundstock für professionelles Handeln in der Kunsttherapie.

Bedingt durch eine große Anzahl verschiedener kunsttherapeutischer Modelle und Ansätze (wie z.B. psychoanalytische, gestalttherapeutische, systemisch-orientierte) lassen sich nur schwer allgemeine Grundlagen und eine einheitliche Theoriebildung der Kunsttherapie festlegen. Trotz der unterschiedlichen Ausprägungen – jeweils orientiert an den verschiedenen therapeutischen Schulen, theorie- und praxisbasiert – gehört das Verständnis eines ganzheitlichen, bio-psycho-sozialen

Menschenbildes zur gemeinsamen Grundlage der Kunsttherapie.

Gegenstand aller – auch heterogen begründeter – Ansätze und Konzeptionen sind sowohl der künstlerische Prozess des Gestaltens als auch deren Ergebnisse, die künstlerischen Werke (Bilder, Produkte, Objekte, visuellen Kommunikate). Diese werden in Bezug auf die Beschreibung ihre Wirksamkeit aus therapeutischer und/oder diagnostischer Perspektive unterschiedlich gewichtet und begrifflich bestimmt. Vor dem Hintergrund der jeweiligen Gewichtung und disziplinären Fundierung unterscheiden sich auch die Auffassungen zum Kunstbegriff in der Kunsttherapie (erweiterter Kunstbegriff seit Josef Beuys).

Die modellhafte Beschreibung und davon ausgehende Dokumentation des kunsttherapeutischen Prozessgeschehens basieren auf dem sog. kunsttherapeutischen Dreieck (☞ Abb. 24.1), anhand dessen grob drei Ebenen differenziert betrachtet werden.

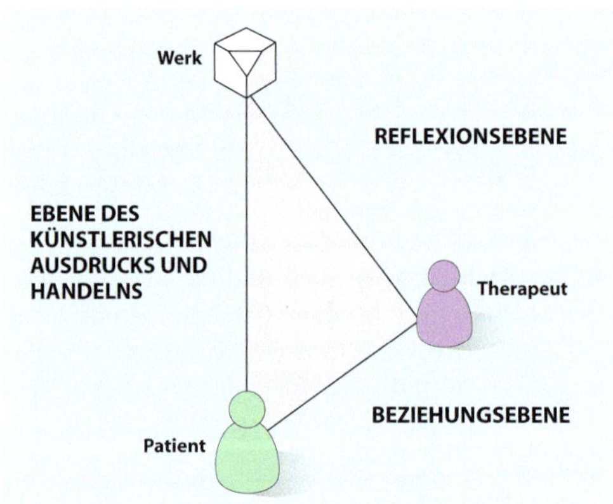

Abb. 24.1: Kunsttherapeutisches Dreieck.

Der komplexe Charakter der Kunsttherapie begründet sich zudem durch den individuellen Gebrauch des Werkes bzw. des künstlerischen Ereignisses des einzelnen Patienten. Folglich hat es einen mehrdimensionalen Bedeutungshorizont, in dem es als anwesendes, *kommunikatives* und *interaktives Drittes* in der kunsttherapeutischen Situation vielfältig fungieren kann, da es selbst geschaffen und tatsächlich wahrnehmbar und veränderbar ist. Hier setzt der in der Kunsttherapie zumeist verwendete, erweiterte Kunstbegriff seit Joseph Beuys an, der die Aufmerksamkeit weg von der Leinwand bzw. dem bildnerischen Ergebnis hin zu sozialen und interaktiven künstlerischen Prozessen lenkt.

24.3. Anwendung der Kunsttherapie in der Palliativversorgung

Kunsttherapie gibt es seit etwa 30 Jahren in der Palliativversorgung, wobei sie zumeist im Rahmen der palliativen Komplexbehandlung (OPS 9-982) neben anderen begleitenden Therapiemaßnahmen empfohlen wird. Ihr Einsatz ist allerdings noch nicht befriedigend und flächendeckend. Vorliegende Veröffentlichungen in diesen Praxisfeldern sind zumeist Erfahrungsberichte, die damit die wichtige Rolle der Kunsttherapeuten als künstlerisch Wahrnehmende und sensible und achtsame Begleiter vermitteln. Gemäß einer Übersichtarbeit mit einer systematischen Datenbankanalyse (Publikationszeitraum 1981-2016) liegen bislang nur fünf Forschungsarbeiten vor, die auch die Wirkfaktoren und Wirkungen der Kunsttherapie im Mixed-Methods-Design untersucht haben (vgl. Kortum, Koch, Gruber 2017).

Überwiegend findet die Kunsttherapie in der Palliativversorgung zwar im Einzelsetting, doch teilweise auch innerhalb kleinerer Gruppen statt. Relevant im Gruppenkontext sind nicht nur die Zunahme kommunikativer Austauschprozesse auf non-verbaler künstlerischer Ebene, sondern die vielfältigen und vielschichtigen Beziehungserfahrungen, die ein förderliches Selbst- und Resonanzerleben auf verschiedenen Ebenen intensivieren (☞ Abb. 24.2). Kunsttherapie kann in der Palliativversorgung auch in einem erweiterten Familiensetting stattfinden, wobei einzelne Familienmitglieder (z.B. Kinder, Geschwister oder Eltern) der Patienen aktiv als Mitgestaltende oder eher als teilnehmende Beobachter eingebunden werden können.

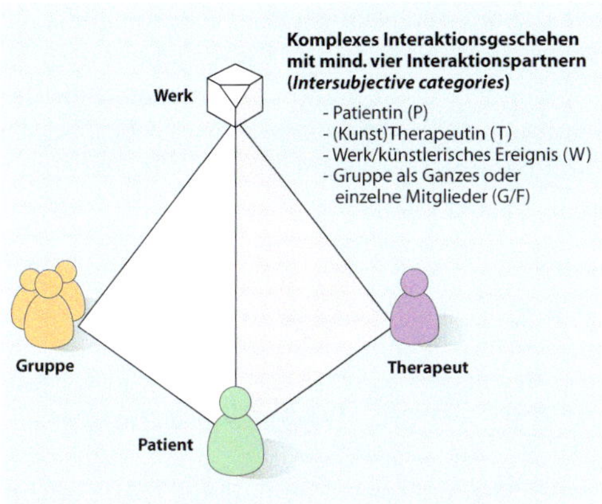

Abb. 24.2: Interaktionspartner (*kommunikative Gegenüber*) in der Kunsttherapie im Gruppensetting.

24.4. Einzelne Zielorientierungen der Kunsttherapie

In der Kunsttherapie erhält das selbstgeschaffene oder auch stellvertretend gestaltete Werk, z.B. auch von der Kunsttherapeutin, eine wesentliche Rolle. In seiner Möglichkeit, ein eigenständig interaktives Gegenüber zu sein und Symbolisierungsprozesse zu evozieren, bereichert es die therapeutische Beziehung erheblich. Austauschprozesse können sowohl über die unmittelbar gemachten Erfahrungen, spontan auftauchende Erinnerungen, Assoziationen, Wünsche oder Visionen während des künstlerischen Schaffens als auch durch rezeptive Erkundungen stattfinden. Das Werk, ob ein intensiv gestaltetes Bild oder eine flüchtige Skizze, kann daher als Medium erweiternde kommunikative Funktionen übernehmen, bedingt durch seine bildnerisch-symbolischen und formal-ästhetischen Qualitäten. Oftmals erhält es auch eine wichtige narrative Container- und Ankerfunktion für *etwas*, was emotional bedrängt, was schmerzlich ist oder wovon der Patient probehandelnd Abschied nehmen will.

Im Unterschied zu Therapieverfahren, die mit verbalen Mitteln arbeiten und sich vorrangig der Ordnungs- und Vermittlungsfunktion der Sprache bedienen, werden in der Kunsttherapie stärker die Selbstwahrnehmung und das (Körper-)Selbsterleben angesprochen. Ein erweitertes Resonanzerleben im künstlerischen Handeln, in der Beziehung, sowie in den Prozessen der Reflexion und gemeinsamen Interpretation gehört dabei zu den besonderen therapeutischen Qualitäten. Insbesondere auf der Ebene non-verbaler und leiblich-vermittelter Erfahrungsprozesse können im künstlerischen Handeln neue, oftmals ungewohnte, sinnlich-ästhetische Ausdrucksformen des Selbst kreiert und spielerisch-kreativ entdeckt werden (z.B. Blindporträts).

Zentrale Ziele der Kunsttherapie in der Palliativversorgung sind insbesondere:

- Symptom-, Schmerz-, Stressreduktion, Entspannung und (inspirierende) Ablenkung
- Aktivierung der Ressource Kreativität
- Auseinandersetzung (produktiv, rezeptiv, kreativ) mit Krankheit, Abschied, Tod und Sterben
- Erleben von Selbstvergessenheit (gesundheitsfördernd)
- Sinnsuche und Spiritualität
- Mitteilungen (bildnerisch, non-verbal, verbal) insbesondere über sich selbst machen
- Kommunikation mit anderen (sozial-interaktive Aspekte)
- Perspektiverweiterung im Behandlungsteam.

24.5. Interventionen und Verfahren der Kunsttherapie in der Palliativversorgung

In der Palliativversorgung wird Kunsttherapie als begleitende Behandlungsmethode eingesetzt, die die Patienten im Umgang sowohl mit ihren Erkrankungen als ihrem Sterben und den damit verbundenen Verarbeitungsprozessen und Belastungen (wie z.B. Angst oder Trauer) unterstützen soll. Der flexible Einsatz verschiedener künstlerisch-gestalterischer Medien und Mittel bietet hierbei besondere Möglichkeiten für ein sinnlich-ästhetisches Erfahren und nonverbales Resonanzerleben. Die Wahl und Variationen der verwendeten Medien orientieren sich dabei an den situativen und individuellen Bedürfnissen der Patienten. Grundsätzlich haben sich in der Palliativversorgung niederschwellige, ressourcenaktivierende, beziehungsorientierte und ganzheitlich ausgerichtete, aktivierende Verfahren mit Aufforderungscharakter bewährt (vgl. Kortum, Koch, Gruber 2018). Dazu gehören beispielsweise Sinnes- und Wahrnehmungsübungen, geleitete Phantasiereisen, Formen aktiver (symbolischer) Imagination, biografisch-zentrierte oder systemisch-narrative Interventionen (z.B. visuell-bildhaftes Externalisieren).

Bedeutsam als Interventionsreferenz ist der Einsatz von impulsgebenden, bildnerisch-künstlerischen Materialien, die gezielt Sinnes-, Wahrnehmungs- und Interaktionserfahrungen anregen und u.a. die Möglichkeiten des (emotionalen) Ausdrucks als Form der Selbstbegegnung erleichtern. Geeignet sind künstlerische Materialien und Mittel, die sich für die Erfahrungen im Selbstausdruck, in der Bewegung und im kreativen Erkunden von fließenden Veränderungen bieten (wie flüssige Farben, größere Pinsel, verschiedenes Collagematerial). Neben den produktiven sind vor allem auch rezeptive und assoziative Verfahren der Kunsttherapie wertvoll, die eher einer kreativen (imaginären) Bildanregungen zur Aktivierung von Erinnerungen zur Verfügung stellen. Individuell auf die Bedürfnisse des Patienten abgestimmt können dafür verschiedene Vorlagen verwendet werden (u.a. Postkarten, Fotografien etc.). Als besonders hilfreich wird schließlich das stellvertretende und assistierende künstlerische Handeln durch den Kunsttherapeuten sowie dialogisch-gestalterische Verfahren beschrieben (vgl. u.a. Connert 2019).

24.6. Ausblick

In besonderer Weise ist die Kunsttherapie in der Lage, Prozesse des Werdens, des Visualisierens und insgesamt des bildnerisch künstlerischen Gestaltens des einzelnen Patienten als unmittelbare Begegnung mit sich selbst und anderen(m) zum impliziten Inhalt bzw. Gegenstand der Therapie zu machen. Damit bietet sie herausragende Potentiale, um Belastungen beispielsweise in Symptombereichen der Palliativversorgung wie Traurigkeit, Angst oder Schmerz zu reduzieren. Indem sie vor allem gesundheits- und ressourcenorientiert ausgerichtet ist, zielt sie auf die Verbesserung der Lebensqualität. Sie wirkt aktivierend und bietet wichtige Erfahrung der Entlastung innerhalb einer Gesamtbehandlung.

Was jedoch bislang fehlt, sind klare Indikationskriterien bzw. eine differentielle Indikationsstellung sowie eine klar nachvollziehbare Modellierung und Fundierung ihrer künstlerisch-therapeutischen Interventionen. Daher bilden Fragen nach der spezifischen Wirksamkeit der Kunsttherapie bei verschiedenen Zielgruppen und unter Berücksichtigung jeweiliger Behandlungsphasen den Kern gegenwärtiger Forschung. Die patientenorientierten Perspektiven der Lebensqualitätsforschung sind dabei für die Kunsttherapie zentral, insbesondere dann, wenn es darum geht, die Bedeutung und Funktion von Kunst als besonderes Medium im kunsttherapeutischen Kontext empirisch genauer zu untersuchen.

Literatur

Connert, Senta (2018): Kunst – ein Thema des Lebens und Sterbens. In Philipp Martius, Flora von Spreti und Peter Henningsen (Hrsg.). Kunsttherapie bei psychosomatischen Störungen. München: Urban und Fischer, S: 235-246

Gruber, Harald/Reichelt, Stefan (Hrsg.) (2016): Kunsttherapie in der Palliativmedizin. Berlin: EB Verlag.

Herborn, Eva (2011): Kunsttherapeutische Forschung mit Sterbenden? In: Peter Petersen/ Harald Gruber, Rosemarie Tüpker (Hg.): Forschungsmethoden Künstlerischer Therapien. Wiesbaden: Reichert Verlag, S. 209-216.

Kortum, Ria/Koch, Sabine/Gruber, Harald (2017): Kunsttherapie in der Palliativversorgung. Ein narratives Review. Teil I: Forschungsstand. ZKM 2017; 6:52-60.

Kortum, Ria/Koch, Sabine/Gruber, Harald (2018): Kusttherapie in der Palliativversorguzng. Ein narratives Review. Teil II: Praxis- und Erfahrungsstand. ZKM 2018; 1: 42-50.

Pratt, Mandy/Wood, Michele (1998): Art Therapy in Palliativ Care. The Creaive Response. London: Routledge.

Vogel, Ralf. T. (2018): Todeskünste. Tod und Sterben in der Kunst(therapie). In: Von Spreti, Flora/ Martius, Philipp/ Steger, Florian (Hrsg.) (2018): KunstTherapie. Wirkung – Handwerk – Praxis. Stuttgart: Schattauer Verlag. S. 291-300.

25. Spiritualität in der Palliativversorgung

Ich lebe mein Leben in wachsenden Ringen,
die sich über die Dinge ziehn.
Ich werde den letzten vielleicht nicht vollbringen,
aber versuchen will ich ihn.

Ich kreise um Gott, um den uralten Turm,
und ich kreise jahrtausendelang;
und ich weiß noch nicht:
bin ich ein Falke, ein Sturm
oder ein großer Gesang.

Rainer Maria Rilke, 20.9.1899,
Berlin-Schmargendorf

25.1. Der Weg der Spiritualität in die Medizin der Neuzeit

25.1.1. Ganzheitlichkeitsmodelle

Palliative Care versteht sich als ein ganzheitlicher Behandlungsansatz. Es kann davon ausgegangen werden, dass Heilkunst in der menschlichen Entwicklung ursprünglich eng mit einer spirituellen bzw. religiösen Dimension verbunden war. Im Schamanismus klingt bis heute etwas davon nach und die Heilsvorstellungen der meisten Religionen lassen davon auch etwas spüren. Wurzeln für ganzheitliche Sichtweisen im Zusammenspiel von Seele und Körper gibt es bereits in der Antike.

Und auch der "Volksmund" hat in verschiedenen Redewendungen bis heute ein Wissen davon,

- wenn etwas unter die Haut geht,
- wenn etwas auf den Magen geschlagen ist,
- wenn etwas an die Nieren geht,
- wenn einer sooon Hals hat,
- wenn das Leben jemanden beugt,

Im Zuge der Verwissenschaftlichung der Medizin mit ihrer Objektivierung und notwendigen Focussierung ist vieles von den ursprünglichen Zusammenhängen aus dem Blick geraten. Die Entwicklung von Psychosomatik, speziell im vergangenen Jahrhundert geht hingegen dem Zusammenhang von Leib und Psyche wieder nach – oft schon mit dem Anspruch einer Ganzheitlichkeit.

Die Einbeziehung einer sozialen Dimension, die zu einer umfassenderen Sichtweise der Lebenszusammenhänge erkrankter Menschen führt, ist etwa in der Mitte des vergangenen Jahrhunderts verortet. Es kommt zu einer begrifflichen und inhaltlichen Erweiterung. Das Drei-Säulen-Modell (bio-psycho-sozial) wird häufig mit den Arbeiten des amerikanischen Internisten und Psychiaters George L. Engel in Verbindung gebracht (1977). Die Wurzeln hierfür finden sich aber bereits in Gesundheitsdefinition WHO von 1946.

25.1.2. Total-Pain-Konzept

Mit dem Total-Pain-Konzept von Cicely Saunders (vgl. Kap. 5.2.2. und 8.1.) bekam Ganzheitlichkeit eine vierte Dimension. Wenn ein Mensch Schmerz leidet, sind alle Lebensdimensionen betroffen. Dazu gehört neben der physischen, der psychischen und der sozialen Dimension auch eine spirituelle Dimension des Menschseins. Cicely Saunders geht davon aus, dass zu jedem menschlichen Leben in irgendeiner Weise diese Dimension wesentlich gehört. Bei der Betrachtung und Berücksichtigung aller vier Dimensionen, fügen sich diese

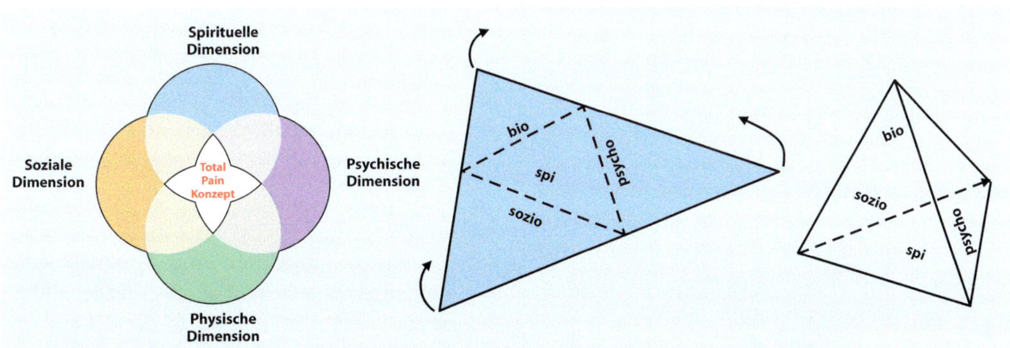

Abb. 25.1: Vierdimensionale Sichtweise aus dem Total-Pain-Konzept nach Cicely Saunders.

nicht etwa passgerecht wie Puzzleteile ineinander (das wäre schon viel!), sondern die vier Dimensionen, die nicht voneinander zu trennen sind, durchdringen sich, bilden eine mehrdimensionale komplexe Ganzheit, welche mehr ist als die Summe ihrer Teile. Graphisch veranschaulicht wird dies häufig als Blume mit überlappenden Elementen oder auch als Prisma, welche die Mehrdimensionalität räumlich darstellt (☞ Abb. 25.1).

Diese vierdimensionale Sichtweise aus dem Total-Pain-Konzept von C. Saunders fand Eingang in die WHO Definition von Palliative Care (2002) und ist seitdem die leitende Idee für Palliativmedizin/ Palliativversorgung – auch in Deutschland (vgl. auch Kap. 1.1.).

Niederschlag findet das u.a. in der *Charta zur Betreuung schwerstkranker und sterbender Menschen in Deutschland* (vgl. auch Kap. 1.7.).

25.1.3. Charta zur Betreuung schwerstkranker und sterbende Menschen in Deutschland

Auf dem 10. Kongress der European Association for Palliative Care (EAPC) 2007 fand sich unter der Bezeichnung "Budapest Commitments" eine Initiative zusammen mit dem Ziel, die Versorgung und Betreuung schwerstkranker und sterbender Menschen grundsätzlich und verlässlich zu verbessern. In 18 europäischen Ländern wurde dieser Impuls aufgenommen.

Die Trägerschaft für den nationalen Charta-Prozess in Deutschland übernahmen die Deutsche Gesellschaft für Palliativmedizin (DGP), der Deutsche Hospiz- und PalliativVerband (DHPV) und die Bundesärztekammer (BÄK), gefördert durch die Robert Bosch Stiftung, das Bundesministerium für Familie, Senioren, Frauen und Jugend und die Deutsche Krebshilfe.

So entstand in der Zeit von 2008-2010 in einem aufwendigen Prozess unter Beteiligung von ca. 160 Experten "Die Charta zur Betreuung schwerstkranker und sterbender Menschen in Deutschland". Das wesentliche Konsensus- und Entscheidungsgremium für die Charta war der Runde Tisch zu dem sich regelmäßig Vertreter von über 50 gesundheitspolitisch relevanten Institutionen und Organisationen zusammenfanden.

Der Leitsatz 2 nimmt die Intensionen der WHO-Definition auf und postuliert ein grundsätzliches Recht auf eine "umfassende medizinische, pflegerische, psychosoziale und spirituelle Betreuung und Begleitung".

25.1.4. S3-Leitlinie Pallitivmedizin

In der S3-Leitlinie Palliativmedizin ist diese vierdimensionale ganzheitliche Blickweise durchgängig zu finden. Bereits im Glossar heißt es:

"DIMENSIONEN DES MENSCHEN, VIER"

Der Ansatz der Palliativversorgung ist ganzheitlich, wobei der Patient in seinen vier personalen Dimensionen Beachtung findet: physisch, psychisch, sozial und spirituell. Die Ausrichtung auf die genannten vier Dimensionen knüpft an die Gesundheitsdefinition der Ottawa Charta und die Definition von Palliativmedizin der WHO an. Damit wird versucht, eine Antwort auf das multidimensionale Leid des Menschen am Lebensende – wie Cicely Saunders es mit dem Begriff des total pain ausdrückte – zu geben. Die vier Dimensionen sind interrelational (Glossar S3-Leitlinie 2020).

Immer wieder kommt damit auch die spirituelle/ existentielle Lebensdimension ausdrücklich ins Spiel, wenn in den verschiedensten Settings Maßstäbe für eine gute und angemessene Palliativversorgung beschrieben werden.

Das System der Selbstorganisation im Gesundheitswesen in Deutschland erkennt das ganzheitliche Verständnis der Palliativmedizin mit der spirituellen Dimension zwar formell an, tut sich aber mit der praktischen Umsetzung in vielerlei Hinsicht immer noch schwer.

Das dürfte zu einem großen Teil an der Unschärfe und Unbestimmtheit des Begriffs liegen.

25.2. Begriffsklärung Spiritualität

Im englischsprachigen Raum, wo eine überwiegende Mehrheit der Bevölkerung sich als religiös definiert, ist der Begriff weitgehend an die individuelle Art der Ausübung von Religion gebunden.

In Deutschland, wo weite Teile der Bevölkerung sich in einer immer noch voranschreitenden Säkularisierung von religiösen und konfessionellen Bindungen gelöst haben, ist der Begriff alles andere als selbsterklärend. Es ist also erforderlich, ein umfassendes und weitgehendes Spiritualitätsverständnis zu entwickeln, das sich zwar ggf. auf Religion und Religiosität beziehen lässt, aber nicht notwendigerweise auf diesen Bezug angewiesen ist.

Im alltäglichen Leben spielt der Begriff keine herausragende Rolle. Spricht man Menschen darauf an, werden manche ihn bei Kirche und Religion verorten, eine weitaus größere Anzahl wird ihn eher mit Esoterik in Zusammenhang bringen. Manche lehnen den Begriff für sich auch ab.

Exemplarisch hierzu zwei Kommentare des Rockpoeten Herbert Grönemeyer zu seinem Song "Stück vom Himmel" (als Bonusmaterial im Download des Albums "Was muss muss"): Spirituell klinge so, als ob man in eine Kerze gucke, spirituell wäre er nicht. Aber es gäbe da eine Instanz, mit der er sich auseinandersetze, wenn er darüber nachdenke, wie er sich zu benehmen habe...

Jeder Mensch kreiere seine Religion in sich selber, das seien moralische Instanzen, Dinge, wie er über andere Menschen denke, über Respekt, über Toleranz, es gäbe Milliarden Religionen, jeder Mensch habe da ein Kunstwerk im Gehirn, das habe man wie die Intimität nicht nach draußen zu tragen...

"Stück von Himmel" ist in diesem Zusammenhang unbedingt hörens- und sehenswert in der Version:

https://www.youtube.com/watch?v=5CbjMKe4n6A

Mit seiner Beschreibung von Religion ist Grönemeyer nahe bei dem, was wir im Nachdenken über Spiritual Care (dann weiter unten) aufnehmen und dann doch eher dem Begriff der Spiritualität zuschreiben würden.

Was "um Himmels willen" und "um alles in der Welt" ist denn Spiritualität nun und was bedeutet Spiritual Care im Kontext der Palliativmedizin? Die Bedeutung oder der Bedeutungshorizont der physischen, psychischen oder sozialen Dimension in unserem Zusammenhang scheint nahezuliegen. Da glaubt jeder zu wissen, oder hat einen Begriff davon, worum es sich handelt. Frage man in einem Workshop oder einer medizinischen Weiterbildung mit nur 15 Teilnehmenden nach dem, was Spiritualität sei oder was sie mit dem Begriff der Spiritualität verbinden, hat man in Windeseile 30-50 Stichworte auf dem Flipchart.

Semantische Annäherung über die Altsprachen

- Lateinisch: spiritus = Geist, Hauch
  spiro = ich atme
- Griechisch: ursprünglich für Atem, Atem-Hauch
- Hebräisch: Geist oder auch Lebensatem
  (Genesis 1: Geist/Atem über der Chaos-Ur-Flut)

Die Altsprachen weisen hier in eine Denkrichtung und eröffnen ein Bedeutungsfeld. Es geht um das, was uns leben lässt, Lebensbedingung ist.

Spannend wie zwei sehr unterschiedliche Wissenschaftszweige auf diese Begrifflichkeit zurückgreifen: Für die Medizin ist die Pneumologie die Lungenheilkunde; für die Theologie ist die Pneumatologie die Lehre vom Heiligen Geist.

Eine verbindliche Definition für den Begriff der Spiritualität gibt es nicht. So muss jeder, der ihn benutzt, seine Bedeutungsgebung finden, vielleicht sich darum auch (be)mühen.

25.2.1. Definition der European Association for Palliative Care (EAPC)

Die EACP hat 2011 folgende Arbeitsdefinition vorgelegt:

"Spiritualität ist die dynamische Dimension menschlichen Lebens, die sich darauf bezieht, wie Personen (individuell und in Gemeinschaft) Sinn, Bedeutung und Transzendenz erfahren, ausdrücken und/oder suchen, und wie sie in Verbindung stehen mit dem Moment, dem eigenen Selbst, mit Anderen/m, mit der Natur, mit dem Signifikanten und/oder dem Heiligen." (Nolan 2011).

Diese Definition öffnet den Blick auf ein weites Feld von Lebenswesentlichem, welches Menschen in irgendeiner Weise in Ihrem Leben suchen, mehr oder weniger deutlich spüren und gestalten, um Wurzeln, Quellen, Halt und Richtung in ihrem Leben zu erfahren.

Die S3-Leitlinie Palliativmedizin benennt nach der Darstellung der EACP-Definition Bereiche und Themen, um die es dabei geht.

"Der spirituelle Bereich umfasst dabei:

- Existentielle Fragestellungen (z.B. Identität, Bedeutung, Leid und Tod, Schuld und Scham, Versöhnung und Vergebung, Freiheit und Verantwortung, Hoffnung und Verzweiflung, Liebe und Freude betreffend)
- Werte und Werthaltungen (d. h. das, was für eine Person am wichtigsten ist, beispielsweise das Verhältnis zur eigenen Person, Familie, Freunden, Beruf, Materielles, Natur, Kunst und

Kultur, Ethik und Moral, zum Leben als solchem)
- Religiöse Aspekte und Grundlagen (Glaube, religiöse Inhalte und Praktiken, die Beziehung zu Gott oder dem Transzendenten)"

Häufig wird wie in der S3-Leitlinie die Begrifflichkeit der Spiritualität erklärend mit dem Begriff des Existentiellen verbunden oder auch in Kombination gebraucht, indem von spiritueller/existentieller Lebensdimension, spirituellen/existentiellen Fragestellungen, spirituellen/existentiellen Problemen etc. gesprochen wird. Dies eröffnet Deutungs- und Klärungsräume. Obwohl beide Begriffe in enger Beziehung stehen, ist festzuhalten, dass sie nicht synonym sind.

Der Begriff der Spiritualität hat sich in der palliativen Praxis bewährt. Seine Stärke ist genau seine Unbestimmtheit. Spiritualität ist hoch individuell und die Bedeutungsgebung an die je persönliche Lebens- und Erfahrungswelt gebunden. Unter diesen Begriff lässt sich sowohl die individuelle Praxis in Beziehung zu religiösen oder konfessionellen Bindungen fassen als auch die Sinnsuche außerhalb der gängigen Religionen oder Konfessionen.

Die Arbeitsdefinition der EACP ist geeignet, nützlich und hilfreich zum Verständnis und zur Verständigung der Agierenden über das Feld der Spiritualität – für sich selbst und miteinander. Sie hat eine wichtige Funktion bei der notwendigen Reflexion über Spiritualität und die spirituelle Lebensdimension (hier in der Palliativversorgung), ist wohl aber eher nicht die unmittelbare Brücke, wenn man mit Patienten die spirituelle Lebensdimension ins Gespräch bringen möchte.

Traugott Roser formuliert für die Praxis sehr weitgehend: "Spiritualität ist das, was der Patient dafür hält." Ich nehme diesen Satz in Workshops und Seminaren auf und ergänze meist durch die Beschreibung "Spiritualität ist, was das (oder mein) Leben hält und trägt", oder auch: "Spiritualität ist, was einem Menschen 'heilig' ist".

Dies drei Umschreibungen/Übersetzungen (oder ähnliche) sind umgangssprachlich griffiger und schaffen im Patientenkontakt eher einen Zugang.

Spiritualität ist intim und sehr persönlich. Wir leben aus ihr, mit ihr, durch sie, oft ohne dass es bewusst ist und dass wir täglich darüber nachdenken. Wir tragen sie nicht vor uns her, halten sie häufig tief im Inneren verborgen – wohl eher nicht, um sie zu verstecken, sondern wohl vor allem auch, weil es dabei um etwas besonders Wertvolles, Schützenswertes geht. In Zeiten, wo alles glatt zu laufen scheint, spüren wir sie vielleicht am allerwenigstens. Wenn das Leben uns herausfordert, in existentielle Krisen führt, sind die Fragestellungen auf einmal – laut oder auch nur ganz leise – da und häufig oben auf.

Von einem beschreibenden Stil bin ich in diesem Abschnitt jetzt in einem persönlichen übergegangen, weil es hier um etwas geht, das für alle wesentlich ist, für Patienten und Versorgte, für Sorgende und Versorgende.

25.3. Spiritual Care

25.3.1. Begrifflichkeit

Die vierte Dimension in der ganzheitlichen Palliativversorgung ist mehr als ein Add-on zu den drei Dimensionen des bio-psycho-sozialen Modells. Gian Domenico Borasio betont, dass die Definition der WHO "die Behandlung physischer, psychosozialer und spiritueller Probleme auf die gleiche Stufe gestellt" hat (Borasio 2012).

Für diese "Behandlung spiritueller Probleme" hat sich der Begriff 'Spiritual Care' durchgesetzt.

"Spiritual Care ist die gemeinsame Sorge für einen kranken Menschen. Gemeinsam heißt: im Miteinander mit dem an einer Krankheit leidenden aber nicht durch sie definierten Menschen und im Miteinander aller Sorgenden – An- und Zugehörigen, freiwilligen und beruflich Begleitenden, Behandelnden und Betreuenden." (T. Roser im Geleitwort zu Aebi und Mösli 2020).

Wiewohl der Umgang mit der spirituellen Dimension der Leid- und Lebenserfahrung auf einer Stufe mit den anderen Dimensionen steht, gibt es einige wichtige Unterschiede.

Während sich den drei anderen Dimensionen schwerpunktmäßig Berufsgruppen zuordnen lassen, ist Spiritual Care zunächst Querschnittsaufgabe aller Berufsgruppen und Professionen eines multi- bzw. interprofessionellen Teams. Für die Berufsgruppe der Seelsorgenden ist Spiritual Care Kernaufgabe.

Dieses findet sich so auch in den Handlungsempfehlungen der Charta zur Betreuung schwerstkranker und sterbender Menschen in Deutschland im Abschnitt Multiprofessionalität/Interdisziplinarität für den stationären Bereich beschrieben, gilt deshalb aber nicht weniger für alle anderen Bereiche der Palliativversorgung.

Wenn in der Behandlung erkrankter Menschen Anamnese, Diagnose und Indikation erforderlich sind, um auf diesem Wege ein Behandlungsziel festlegen zu können, folgt Spiritual Care diesem Schema nicht so deutlich strukturiert. Spiritual Care ist Beziehungsgeschehen, meist ohne eine klare durch den "Behandler" angestrebte Zielstellung. Diese Unbestimmtheit eröffnet Räume, in welchen die Betroffenen sich selbst und einander begegnen können.

25.3.2. Seelsorge und Spiritual Care

Während für die nichtseelsorgenden Berufsgruppen Spiritual Care eine Querschnittsaufgabe ist, gilt sie für die Seelsorge als Kernaufgabe. Seelsorgende gehören – wo immer es von den Personalressourcen her möglich ist – zum palliativen Behandlungsteam. In der Praxis sind sie auf verschiedene Weise eingebunden, manchmal konsiliarisch, häufig auch in unmittelbarer Teammitgliedschaft mit einem festen Stellenanteil.

Seelsorge lässt sich verstehen als spezialisierte Spiritual Care (Peng-Keller 2021).

In der Regel haben Seelsorgende eine theologische Ausbildung und eine Spezialausbildung für die Krankenhausseelsorge. Angestrebt ist eine Zusatzweiterbildung in Palliative Care für Seelsorgende. Sie sind in der Lage, Menschen auch über die Grenzen von Religion und Konfession nach deren Wünschen und Bedürfnissen zu begleiten. Sie bieten traditionelle Riten und Ritualgestaltung an und vermögen es darüber hinaus, alte tragende Riten auch für Menschen ohne konfessionelle Bindungen und Kirchenbezug in eine deren Lebenswelt entsprechende Sprache zu übersetzen und entsprechend zu transformieren.

Hauptamtliche Seelsorgende sind derzeit in der Regel von einer der christlichen Kirchen beauftragt. Daneben geschieht Qualifizierung, Bereitstellung und Organisation von Seelsorge zunehmend auch durch andere Religions- und Weltanschauungsgemeinschaften und freie Träger. Seelsorge vermittelt selbstverständlich bei Bedarf auch Begleitung durch Seelsorgende und Geistliche anderer Religionen und Konfessionen.

Seelsorge unterliegt besonderen Verschwiegenheitsverpflichtungen, die durch das Kirchenrecht vorgegeben werden. Das schafft einen zusätzlichen Vertrauensrahmen, der für die Begleiteten zuweilen bezüglich spezieller Lebenssituationen erst eine Öffnung ermöglicht. Die anderen Mitglieder des Behandlungsteams sollten um diese Verschwiegenheitsverpflichtungen wissen. Die Wahrung dieser Verschwiegenheitsverpflichtungen steht der Mitarbeit im interprofessionellen Team und auch der Dokumentation nicht im Weg (vgl. Artikel in "Wege zum Menschen" (Coors 2014)).

25.3.3. Praxisbausteine von Spiritual Care

Wenngleich Spiritual Care dem gängigen Behandlungsschema von Anamnese, Diagnose, Indikation und Festsetzung eines Behandlungsziels im engeren Sinne nicht folgt, wurden in der Praxis doch Instrumente und Bausteine entwickelt, welche durch dieses medizinische Behandlungsschema inspiriert oder daran angelehnt scheinen.

25.3.3.1. Spirituelle Anamnese

Die Spirituelle Anamnese soll helfen die Situation von erkrankten Menschen hinsichtlich ihrer spirituellen Überzeugungen, Bedürfnisse, Wünsche, Ressourcen besser zu verstehen. Am bekanntesten ist derzeit das Tool SPIR (Frick 2006), welches an der LMU München entwickelt, beforscht und evaluiert wurde. Es folgt dem in den USA von Dr. Christiana Puchalski entwickelten Spiritual-Assessment-Tool FICA.

SPIR ist ein Akronym. Es steht für: S = Spirituelle und Glaubensüberzeugungen; P = Platz und Einfluss, den diese Überzeugungen im Leben des Patienten einnehmen; I = Integration in eine spirituelle, religiöse, kirchliche Gemeinschaft/Gruppe; R = Rolle des Arztes im Umgang mit spirituellen Erwartungen und Problemen (Abb. 25.2).

Wichtig ist der Hinweis, dass die Standardfragen dem Sprachgebrauch des Patienten angepasst werden sollen. Besondere Herausforderung dürfte sein, den Fragenkatalog in eine Lebenswirklichkeit hinein zu übersetzen, in welcher traditionelle religiöse und/oder kirchliche Bezüge fast keine Rolle mehr spielen. Im Land Brandenburg z.B. gehören knapp 80 % der Bevölkerung keiner Religion mehr an (Brandenburgische Landeszentrale für politische Bildung).

SPIR – Halbstrukturiertes klinisches Interview zur Erhebung einer "spirituellen Anamnese"

Das Akronym **SPIR** dient dazu, sich die vier Schritte bei der Erfassung spiritueller Bedürfnisse und Ressourcen zu vergegenwärtigen:

S pirituelle und Glaubens-Überzeugungen
P latz und Einfluss, den diese Überzeugungen im Leben des Patienten einnehmen
I ntegration in eine spirituelle, religiöse, kirchliche Gemeinschaft / Gruppe
R olle des Arztes: Wie soll der Arzt mit spirituellen Erwartungen und Problemen des Patienten umgehen?

Die folgenden Standardfragen sollen im Verlauf des Gesprächs dem Sprachgebrauch des Patienten angepasst werden. Zur Vermeidung von Missverständnissen sollte herausgefunden werden, ob dem Patienten Begriffe wie "spirituell" oder "religiös" bekannt sind und wie er sie verwendet. Ähnliches gilt für Kirche / Gemeinschaft / Gemeinde / Gruppe usw., je nachdem, wie der Patient über seine diesbezüglichen Bindungen zu sprechen in der Lage ist.

S:
- **Würden Sie sich im weitesten Sinne als gläubigen (religiösen/spirituellen) Menschen betrachten?**
- In wen oder in was setzen Sie Ihre Hoffnung?

Woraus schöpfen Sie Kraft?
Gibt es etwas, das Ihrem Leben einen Sinn verleiht? Welche Glaubensüberzeugungen sind für Sie wichtig?

P:
- **Sind die Überzeugungen, von denen Sie gesprochen haben, wichtig für Ihr Leben und für Ihre gegenwärtige Situation?**
- Welchen Einfluss haben diese Überzeugungen darauf, wie Sie mit sich selber umgehen und in welchem Maß Sie auf Ihre Gesundheit achten?

Wie haben Ihre spirituellen und Glaubens-Überzeugungen Ihr Verhalten während dieser Erkrankung bestimmt?
Welche Rolle spielen Ihre Überzeugungen dabei, dass Sie wieder gesund werden?

I:
- **Gehören Sie zu einer spirituellen oder religiösen Gemeinschaft (Gemeinde, Kirche, spirituelle Gruppe)?**
- Bedeutet dies eine Unterstützung für Sie? Inwiefern ?

Gibt es eine Person oder Gruppe von Leuten, die Ihnen wirklich viel bedeuten und die wichtig für Sie sind?

R:
- **Wie soll ich als Ihr Arzt / Seelsorger / Krankenschwester usw. mit diesen Fragen umgehen?**
- Wer ist Ihr wichtigster Gesprächspartner in Bezug auf spirituelle und Glaubens-Überzeugungen?

Welche Rolle sollen diese Überzeugungen in der ärztlichen Behandlung spielen?
Spirituelle und Glaubens-Fragen sind für Krank- und Gesundsein ein wichtiger Bereich. Haben Sie den Eindruck, dass wir über Ihre Überzeugungen so gesprochen haben, wie Sie es sich wünschen?
Möchten Sie etwas hinzufügen?

Frick, E., Riedner, C., Fegg, M. J., Hauf, S. & Borasio, G. D. (2006). A clinical interview assessing cancer patients' spiritual needs and preferences. European Journal of Cancer Care, 15:238-243.

www.spiritualcare.de

Abb. 25.2: SPIR – Halbstrukturiertes klinisches Interview zur Erhebung einer "spirituellen Anamnese" (Abdruck mit Gemehmigung durch E. Frick).

Es könnte hilfreich sein, die Fragestellungen nicht am Stück in einem Termin abzuarbeiten, sondern sie im Hinterkopf zu haben und die Antworten in einem Anamnesebogen sukzessive zusammenzutragen.

Ein weiteres Tool für die spirituelle Anamnese sind die HOPE-Questions von G. Anandaraja und E. Hight.

Das jüngste Tool für eine spirituelle Anamnese wurde von L. Ross und W. McSherry entwickelt und basiert auf lediglich zwei Fragen:

- "What is most important to you now?" und
- "How can we help" (Ross und McSherry 2018)

25.3.3.2. Indikationen-Set für Spiritual Care und Seelsorge

Unter der Leitung von Traugott Roser und initiiert von Renate Aebi und Pascal Mösli erarbeitete in der Schweiz 2017-2019 eine interkantonale Arbeitsgruppe von Seelsorgenden verschiedener Arbeitsbereiche das "Indikationen-Set für Spiritual Care und Seelsorge. Ein Instrument für Gesundheitsberufe zum Beizug der Seelsorge".

Dieses Indikationenset soll helfen zu erkennen, bei welchen Bedürfnissen und Bedarfen es angezeigt und/oder sinnvoll ist, Seelsorge in die palliative Versorgung einzubeziehen (Roser 2019).

Über diesen ursprünglichen Zweck hinaus findet sich hier ein geeignetes Instrument, grundsätzlich spirituelle Bedürfnisse und Themen zu identifizieren, welche eine Zuwendung durch Spiritual Care auch durch die anderen an der Versorgung beteiligten Berufsgruppen nahelegen oder erfordern.

Auf vier Ebenen werden sieben Themenbereiche benannt (https://www.spiritualcare-interprofessionell.ch/static/pdfs/Indikationen-Set_Kurzliste.pdf).

Die Langversion verweist darüber hinaus auf zugeordnete spirituelle Themen hin und listet Vorschläge für mögliche Interventionen auf (https://www.spiritualcare-interprofessionell.ch/static/pdfs/Indikationen-Set_Langliste.pdf).

25.3.3.3. Biographie

Spiritual Care ereignet sich häufig im Erzählen von Lebensgeschichte. Für viele Menschen im lebensendlichen Bereich ist es wichtig, die eigene Biografie noch einmal "anzuschauen". Menschen erzählen ihre Geschichte anders im Alter von 18, 30, 50, 70 oder 90 Jahren.

Das Erzählen der Geschichten, die sich zur Lebensgeschichte fügen, ist wichtig, um noch einmal den Lebensfaden zu spüren und den Sinn des eigenen Lebens zu erfahren, mit Höhen und Tiefen, mit Gelungenem und auch mit Abgründen und Brüchen und mit dem, was noch offen ist. Es braucht dafür das Gegenüber. Allein in den Gedanken gelingt das nicht. Lebensleistung und Lebensbilanz könnten dabei Thema sein und das Bedürfnis, etwas zu hinterlassen (Generativität).

Der Theologe Martin Ferel verweist darauf, dass wir zu Mit-Konstrukteuren der Biografie des Gegenüber werden, allein durch Zuhören und sorgsames Nachfragen (und ggf. Verschriften) (Ferel 2006).

Die "Dignity Therapy" (Chochinov 2017), welche der kanadische Palliativmediziner und Psychologe Prof. Dr. Harvey Max Chochinov entwickelt hat (2002), entfaltet in einem ähnlichen Sinne wertvolle Methodik und liefert Handwerkszeug für biografisches Arbeiten im Kontext von Spiritual Care.

Die von der Deutschen Gesellschaft für Patientenwürde e.V. betriebene Website www.patientenwuerde.de bietet zur Thematik Hintergrundinformationen und Arbeitsmaterial.

25.3.3.4. Ressourcenorientierung

Ausgehend vom Total-Pain-Konzept von Cicely Saunders der WHO-Definition von Palliative Care mag sich zunächst der Anschein aufdrängen, dass auch Spiritual Care vor allem problem- und störungsfixiert arbeitet, ist doch vordergründig die Krankheits- und Krankenbehandlung unseres Gesundheitswesens weitgehend auf die Beseitigung von (Gesundheits)Störungen ausgerichtet.

Wenn Spiritualität sich aber beschreiben lässt als das, was das Leben hält und trägt (vgl. Kap. 25.2.), dann geht es wesentlich auch um Kraftquellen und Lebensressourcen.

Es muss nicht immer die große Biografiearbeit nach Chochinov sein, die das in einem relativ aufwendigen Prozess erschließt. Für viele Berufsgruppen passiert das nebenbei – bei Visite, Körperpflege, Therapieeinheit, Sozialgespräch, Essensbereitung, Zimmerreinigung …

Da sind bei hochaltrigen Menschen z.B. auf die scheinbar beiläufige Frage nach dem Woher oder den Wurzeln auf einmal Geschichten im Raum, die oft vom Schwersten erzählen, von Kriegsgreuel, Flucht und Vertreibung, oder von anderen wesentlichen Verlusten. Das braucht für einen Moment erst einmal nur Raum ... Das sollte in einem zweiten Schritt gewürdigt werden. Da reicht manchmal nur das eine Wort – ganz leise: "Respekt!" oder der kurze Satz: "Respekt für das, was Sie zu tragen hatten!" Dieser Respekt würdigt das durch- oder bestandene, das getragene Leid und verleiht dem Menschen, der es getragen hat, Würde. Erst wenn das einen Moment lang (da reichen manchmal Minuten) Raum hatte und erst wenn man die Frage im Herzen spürt, dann darf der dritte Schritt folgen: "Wo haben Sie eigentlich die Kraft (damals) dafür hergenommen?" In der Regel wird es in diesem Augenblick ganz still und man spürt, wie da jemand tief nach innen guckt ... Manchmal – eigentlich eher selten – sagt jemand: "Gott" oder "Mein Glaube". Die häufigste Antwort ist: "Weiß nicht – musste doch!" Und nach einer Pause: "Da waren doch die Kinder, da waren doch die Eltern ..." Ich werte das nicht aus, ich vertraue einfach, dass – wenn ich das Zimmer verlassen habe – die innerste Berührung und der Blick zur Kraftquelle, die Tür zu ihr wieder ein Stück weiter geöffnet haben. Sie, die im Leben bereits wirksam gewesen ist, möge wieder sprudeln in aktueller existentieller Bedrohung – selbst wenn der Betroffene für diese Kraftquelle keinen Namen weiß. Hier geschieht in Spiritual Care etwas auf einer unmittelbaren Ebene und in einer Tiefendimension. Nicht immer bedarf es dabei der Kognition. Spiritual Care wird das Leid eines Menschen oft nicht beseitigen können, aber sie kann beitragen, dass aus einem Leidtragenden ein Leid Tragender wird.

25.3.4. Ebenen von Spiritualität und Spiritual Care in der Palliativversorgung

Die spirituelle Dimension in Palliative Care unterscheidet sich von den anderen Dimensionen der ganzheitlichen Behandlung auch darin, dass sie nicht nur die Patienten betrifft, sondern auch die Behandelnden und das Behandlungssystem.

So wie die Patienten hat auch jeder Behandelnde seine persönliche Spiritualität an Bord. Sie motiviert, stärkt, trägt nicht nur im privaten Leben, sondern eben auch bei der Arbeit in den existentiellen Grenzbereichen des Lebens. In der Fachliteratur wird hier zuweilen von der Mikro-Ebene gesprochen.

Die Meso-Ebene ist der Bereich, in dem Spiritualität und Spiritual Care geschehen im Beziehungsgefüge sowohl des Patienten-Systems als auch des Systems der Behandelnden, als auch zwischen Behandelnden und Patienten. Das Beziehungsgefüge in der spirituellen Dimension der Patientenbegegnung ist hochkomplex. Jede authentische Zuwendung hat auch eine Rückwirkung auf den Zuwendenden. Zuweilen gibt es ein Gefälle vom Behandelnden zum Behandelten. zuweilen erleben wir eine Augenhöhe, z.B. wenn Lebenserfahrung und Lebensthemen in Resonanz geraten. Zuweilen gibt es auch ein Gefälle von den Begleiteten hin zu denen, die sich als Begleitende wähnen. Man beachte mit Respekt und Demut – so sehr sie unsere Begleitung suchen und benötigen – sie sind uns auf dem Lebensweg und in ihrer existentiellen Erfahrung mindestens einen Schritt voraus. Elisabeth Kübler-Ross schreibt im Vorwort zu Interviews mit Sterbenden: "Wir haben den Patienten gebeten, unser Lehrer zu werden..." (1983).

Spiritualität auf der Meso-Ebene zeigt, ereignet sich z.B. darin, in welchem Geist die Behandelnden miteinander interagieren, wie sie einander verbunden sind. Gibt es Gleichwertigkeit der Professionen? Spielt Hierarchie eine Rolle über die notwendige Verantwortungshierarchie hinaus? Weiß man sich aufeinander angewiesen? Pflegt man entlastende Riten miteinander?

Spiritualität auf der Makro-Ebene betrifft das Betreuungsnetz, also z.B. den Träger oder die Trägerstruktur. Was ist der Geist eines Hauses? Was steht im Leitbild? Und wird dieses Leitbild auch gelebt? Sind die Strukturen so, dass sie die notwendigen Voraussetzungen für die Palliativversorgung garantieren und freundliche Rahmenbedingungen schaffen?

Steht der Mensch im Fokus – sowohl der Patient als auch die Mitarbeiter? Oder geht es vor allem darum, aus dem Versorgungsauftrag Gewinne zu generieren? Der Geist, in dem ein Haus geführt wird, entfaltet seine Wirksamkeit bis in die unmittelbare Patientenversorgung hinein.

25.3.5. Interreligiosität/interkultureller Kontext

In der Begegnung mit Patienten und auch den Mitarbeitern treffen zunehmend Zugehörige verschiedener Kulturen aufeinander. Menschen mit Migrationshintergrund und Zugehörige anderer Kulturen sind in ihrer spirituellen Lebensdimension oft selbstverständlicher als der Durchschnitt der Bevölkerung in Deutschland an eine Religion gebunden. Diese religiöse und daraus entspringende spirituelle Vielfalt gilt es in der Versorgung (nicht nur Sterbender) zu beachten. Wenn durch das Team (incl. Seelsorge) eine entsprechende Spiritual Care nicht gewährleistet werden kann, so ist Aufgabe der Behandelnden, ggf. Kontakte zu den Vertretern (ggf. Seelsorgenden) anderer Religionen und Konfessionen oder Glaubensgemeinschaften herzustellen. Es ist hilfreich, wenn es hierfür Kontaktlisten gibt, in welcher die häufigsten Fälle erfasst sind. Im Einzelfall ist zu prüfen, ob der hinterlegte Kontakt auch für die konkrete Situation passend ist, da auch die anderen Religionen in ihren Ausprägungen vielfache Unterschiede und Gruppierungen haben.

Grundkenntnisse sollten vorhanden sein über wesentliche Grundzüge anderer Religionen, wie z.B. Ernährungsregeln, wichtige Riten, spirituelle Praxis (Meditation, Gebetsregeln u.ä.), Fastenzeiten, Festkalender. Regeln für den Umgang mit sterbenden und Verstorbenen sind zu beachten. Ein Überblick für etliche Religionsgemeinschaften und andere Kulturtraditionen findet sich in dem Buch von Julia Neuberger "Sterbende unterschiedlicher Glaubensrichtungen pflegen" (Neuberger 2009).

Das Land Brandenburg hat mit dem Edikt von Potsdam 1685 eine sehr eigene und besondere Geschichte einer gesteuerten Migrationspolitik. Der Verein "Neues Potsdamer Toleranzedikt – Gemeinsam für eine weltoffene Stadt e.V." gibt in jedem Jahr einen interreligiösen Kalender heraus, welcher für das jeweilige Jahr konkret die Feiertage und Festzeiten der verschiedenen Religionen verzeichnet und zudem über die Jahre ein reiches und sehr schön bebildertes Hintergrundwissen angesammelt hat. Der Kalender ist über die Website des Vereins zu bestellen und sollte in keinem Palliativbereich, welcher auch Menschen anderer Nationen, Kulturen und Religionen betreut, fehlen. Der Netzzugriff auf die früheren Kalender (bis 2011 zurück) ist möglich (https://www.potsdamer-toleranzedikt.de).

25.4. Spiritualität in Lehre und Fortbildung

Weißbuch der EAPC

Die EAPC beschreibt in einem Weißbuch (2013 engl./2015 deutsch) Kompetenzen, die in Bezug auf den klinischen Einsatz von Palliativversorgung für alle Fachkräfte wichtig sind, und zwar unabhängig von ihrer spezifischen Berufsgruppenzugehörigkeit (Krumm 2015).

Unter den 10 interdisziplinären Kernkompetenzen in der Palliativversorgung wendet eine sich der spirituellen Lebensdimension zu:

5. Den spirituellen und existenziellen Bedürfnissen des Patienten gerecht werden

Eine lebenslimitierende Erkrankung kann Fragen über tiefergehende existenzielle Fragen, wie z.B. nach dem Sinn des Lebens, hervorrufen. Seelsorge sollte integraler Bestandteil der Palliativversorgung sein, und sie kann durch eine religiöse Praxis angesprochen werden oder nicht. Die Möglichkeit, diese Fragen in einem unterstützenden und fürsorglichen Umfeld zu erörtern, kann helfen und kann von einer bereitwilligen Gesundheitsfachkraft unterstützt werden. Gesundheitsfachkräfte sollten fähig sein, spirituelle Themen mit Patienten und Familien zu besprechen. Wenn gewünscht, können der Patient und sein An- und Zugehörigen von einer Weiterleitung an einen entsprechenden spirituellen Berater profitieren.

Fachpersonen in der Palliativversorgung sollen zu Folgendem in der Lage sein:

5a: Die Fähigkeit zur Reflexion der Wichtigkeit spiritueller und existenzieller Dimensionen im eigenen Leben demonstrieren.

5b: Die spirituellen, existenziellen und religiösen Bedürfnisse des Patienten und seiner An- und Zugehörigen in den Versorgungsplan integrieren. Respektieren, wenn der Patient und die An- und Zugehörigen sich nicht auf diese Aspekte der Versorgung fokussieren möchten.

5c: Patienten und An- und Zugehörige in einer unterstützenden und respektvollen Weise ermöglichen, spirituelle und/oder existenzielle Dimensionen ihres Lebens auszudrücken.

5d: Sich den zu respektierenden Grenzen in Bezug auf kulturelle Verbote, Werte und Wahlmöglichkeiten bewusst sein.

Für Deutschland wurde 2017 in der DGP dem Weißbuch der EACP folgend die **Kompetenzbasierte berufsgruppenunabhängige Matrix zur Erstellung von Curricula für die Weiterbildung curricularer Bildungsinhalte in Palliative Care/Palliativmedizin (KoMPaC)** entwickelt

Zur 5. Kernkompetenz werden folgende Bildungsinhalte beschrieben:

Den spirituellen und existentiellen Bedürfnissen des Patienten gerecht werden

Palliative Care Prinzip Spiritualität ist ein integraler Bestandteil von Palliative Care.

Lebenslimitierende Erkrankungen können eine Auseinandersetzung mit Sinn- und existentiellen Fragen befördern. Die Fähigkeit zur Reflexion dieser Dimensionen ist religionsunabhängig. Dennoch sollten die existentiellen und religiösen Bedürfnisse der Betroffenen und ihrer An- und Zugehörigen berücksichtigt und integriert werden. Es ist erforderlich, sich den Grenzen in Bezug auf kulturelle Verbote, Werte und Wahlmöglichkeiten bewusst zu sein. Professionelle Seelsorge kann in diesem Kontext unterstützend sein.

Wissen

Der Teilnehmer

- *kann Religiosität und Spiritualität voneinander unterscheiden und kann dies erläutern.*
- *kann Konzepte von Spiritual Care benennen und erläutern.*
- *kann Grundzüge aus den großen Weltreligionen, insbesondere die, die mit Krankheit, Sterben, Tod sowie Trauer zusammenhängen aufzählen und erklären.*
- *kann mögliche Sinnfragen und Gewissensnöte im Zusammenhang mit dem bevorstehenden Tod aufzeigen und erläutern.*
- *kann Methoden und Instrumente kommunikativer Fähigkeiten, speziell um Gespräche mit Themen wie Verlust, Trauer und Tod aufzählen und erklären.*
- *kann die Bedeutung von Ritualen erläutern.*
- *kann die Bedeutung von Trauer und Verlusterfahrung benennen.*

Fertigkeiten

Der Teilnehmer

- *identifiziert den Bedarf an spiritueller Begleitung des Patienten und seiner An- und Zugehörigen.*
- *integriert die spirituellen, existentiellen und religiösen Bedürfnisse des Patienten und seiner An- und Zugehörigen in den Behandlungsplan.*
- *identifiziert mögliche Sinnfragen und Gewissensnöte im Zusammenhang mit dem bevorstehenden Tod.*
- *erkennt den Gesprächsbedarf des Patienten und seiner An- und Zugehörigen über spirituelle und existenzielle Dimensionen des Lebens und zeigt entsprechende Angebote auf.*

Sozialkompetenz

Der Teilnehmer

- *respektiert und erkennt unterschiedliche Lebenswelten und -kulturen an (Diversität).*
- *respektiert und erkennt an, dass Patienten individuell entscheiden, wen sie als geeigneten Ansprechpartner für spirituelle Themen wünschen.*
- *ermöglicht es Patienten und An- und Zugehörigen, spirituelle und existentielle Dimensionen ihres Lebens auszudrücken.*
- *respektiert dabei ggf. auch anderslautende Wünsche und Entscheidungen der Betroffenen.*
- *zeigt bei Sinnfragen und Gewissensnöten im Zusammenhang mit dem bevorstehenden Tod im Team eine vorhandene Bereitschaft und Fähigkeit, sich auf Leid einzulassen und zu trösten.*
- *erkennt Trauer-/Verlustprozesse und begleitet diese unterstützend.*

Selbstkompetenz

Der Teilnehmer

- *ist sich den zu respektierenden Grenzen in Bezug auf kulturelle Verbote, Werte und Wahlmöglichkeiten bewusst.*
- *kann die Haltung zur eigenen Spiritualität, Endlichkeit und eigenen Vorstellung von Leid reflektieren und kann diese von der des Betroffenen differenzieren.*
- *lebt einen respektvollen Umgang mit eigenen spirituellen und existentiellen Bedürfnissen.*
- *reflektiert den eigenen Lebenssinn und persönliche Werte.*
- *würdigt und respektiert die Autonomie und die Werte des Patienten.*

- *reflektiert eigene Trauerprozesse und Verlustängste* (https://www.dgpalliativmedizin.de/images/KoMPaC_webversion-%C3%9CA.PDF).

Die Lehre von Spiritual Care im Kontext von Hospizarbeit und Palliative Care ist inzwischen in vielen Curricula fester Bestandteil. Was aber sind die konkreten Lernziele und Unterrichtsthemen? Meist gestalten Veranstalter oder Referenten es nach ihrem Gutdünken, die Themen zu füllen. Wenn auch Spiritualität hochindividuell ist, sollte es nicht der Beliebigkeit überlassen sein, was bei der Lehre von Spiritual Care für nicht-seelsorgliche Berufe von Bedeutung ist und welche berufsspezifischen Rahmenaspekte zu beachten sind. Die von Margit Graz und Traugott Roser in Zusammenarbeit mit der Sektion Seelsorge der DGP entwickelten Grundsätze der Deutschen Gesellschaft für Palliativmedizin für Spiritual Care in Qualifizierungskursen für nicht-seelsorgliche Berufe geben Referenten eine Orientierung und erleichtern die Gestaltung eines konkreten Angebotes (Gratz 2019).

Derzeit arbeiten engagiert Fachpersonen und Experten in einer Projektpartnerschaft u.a. mit DGP, DHPV, Diakonie Deutschland und Caritas an der Entwicklung und Erprobung (mit Begleitforschung) eines 40-Stunden-Curriculums "Spiritual/Existential Care interprofessionell (SpECi)" mit dem Ziel der Implementierung im deutschen Gesundheitswesen. Entstehungsprozess und künftige Ergebnisse finden sich unter:
www.speci-deutschland.de.

25.5. Schlusswort

Kann man Spiritual Care lehren oder lernen, sich Spiritualität anzueignen? Hinsichtlich der Erlernbarkeit gibt es wohl bei aller gegenseitigen Durchdringung der vier Grunddimensionen Unterschiede. Erlernbar sind gewiss solide Kenntnisse hinsichtlich Spiritualitätsverständnis und Spiritual Care.

Geht es aber um Spiritualität selbst mit den jeweils eigenen Wertvorstellungen, Haltungen, Sinngebungen, innersten (Glaubens-)Überzeugungen und transzendentalen Bezügen, bleiben wir auf die Schule des Lebens angewiesen, denn "Spiritualität ist die dynamische Dimension menschlichen Lebens …".

Ich lieb ein pulsierendes Leben,
das prickelt und schwellet und quillt,
ein ewiges Senken und Heben,
ein Sehnen, das niemals sich stillt.

Ein stetiges Wogen und Wagen
auf schwanker, gefährlicher Bahn,
von den Wellen des Glückes getragen
im leichten, gebrechlichen Kahn …

Und senkt einst die Göttin die Waage,
zerreißt sie, was mild sie gewebt, -
ich schließe die Augen und sage:
Ich habe geliebt und gelebt!

Rainer Maria Rilke,
aus seinem ersten Gedichtband
"Leben und Lieder", Prag 1894

Literatur

Borasio, G.D.: Über das Sterben, S.87

Brandenburgische Landeszentrale für politische Bildung https://www.politische-bildung-brandenburg.de/themen/religion-und-gesellschaft

Chochinov H.M. (2017): Würdezentrierte Therapie. Was bleibt – Erinnerungen am Ende des Lebens. Göttingen.

Coors M. et al.: Das Beicht- und Seelsorgegeheimnis im Kontext der Palliaitvversorgung, in: Wege zum Menschen 66: 2014: 91-98

Ferel M.: Seelsorge als Konstruktion von Biographie, in: Familiendynamik 2006; 31: 240-252

Frick E., Riedner C., Fegg M.J., Hauf S., Borasio G.D.: A clinical interview assessing cancer patients' spiritual needs and preferences. European Journal of Cancer Care 2006; 15:238-243.

Glossar S3-Leitlinie: Leitlinienprogramm Onkologie | S3-Leitlinie Palliativmedizin | Version 2.2 | September 2020, S. 35

Gratz, M. und Roser, T. (2019): Spiritual Care in Qualifizierungskursen für nicht-seelsorgliche Berufe: Grundsätze der Deutschen Gesellschaft für Palliativmedizin (Münchner Reihe … Palliativpflege – Hospizarbeit, 15, Band 15)

Handlungsempfehlungen Charta (2016), S. 34

Krumm, N. et al. Kernkompetenzen in der Palliativversorgung. Z Palliativmed 2015; 16: 152-167

Kübler-Ross, E. (1983): Interviews mit Sterbenden, S.7, Stutttgart

Neuberger, J. (2009): Sterbende unterschiedlicher Glaubensrichtungen pflegen (2. Aufl.). Bern

Nolan S., Saltmarsh P., Leget C. (2011). Spiritual Care in palliative care: working towards an EAPC Task Force. European Journal of Palliative Care, 18 (2), 86-89; Übersetzung: Kammerer, T., Roser, T., Frick, E. (2013). Spiritualität und Religion. In: Michalsen, A., Hartog, C. S. (Hrsg.), End-of-Life Care in der Intensivmedizin (S. 139-145). Berlin/Heidelberg: Springer Verlag.

Peng-Keller, S.: Klinikseelsorge als spezialisierte Spiritual Care, Vandenhoeck, Göttingen 2021

Roser, T.: Spiritual Care, 2. Auflage, Stuttgart 2017, S. 407 dort im Eigenzitat, Die Aussage findet sich in so oder fast wortgleich in zahlreichen Veröffentlichungen und Vortragsscripten von T. Roser

Roser T., Aebi R., Mösli P. (2019): Indikationenset für Gesundheitsberufe zum Beizug von Seelsorge. In: T. Roser (Hg.): Handbuch der Krankenhausseelsorge (5. Aufl., S. 216-228). Berlin

Roser T. in: Aebi, R. und Mösli, P.: Interprofessionelle Spiritual Care, Geleitwort S.9, Hogrefe, Zürich 2020

Ross L., McSherry W.: The power of two simple questions. Nursing Standard 2018; 19: 43-47 (zitiert nach: Brandstötter C, Grabenweger R, Lorenzl S, Paal P. Spiritual Care und Palliative Care: zentrale Aspekte. Z Palliativmed 2021; 22: 330)

S3 Leitlinie Palliativmedizin

Internetlinks

https://www.charta-zur-betreuung-sterbender.de/die-charta_leitsaetze_2.html (letzter Zugriff: 07.11.2021)

https://www.dgpalliativmedizin.de/images/KoM-PaC_webversion-%C3%9CA.PDF

https://www.potsdamer-toleranzedikt.de

www.indikationenset.ch

26. Trauer

> *"Der einzige Trost, den Trauernde annehmen können, ist die Annahme ihrer Untröstlichkeit."*
>
> Anja Wiese

26.1. Begriffsbestimmung

Da die Existenz des Todes in unserer auf Produktivität und Machbarkeit orientierten Gesellschaft zu meist geleugnet wird, rückt sie erst angesichts des eigenen drohenden Todes oder des eines Zugehörigen/Freundes in unser Bewusstsein. Trauer und die Verzweiflung darüber, dass unser Leben endlich ist, werden häufig versteckt, verleugnet, nicht ausgedrückt, um möglichst schnell zur Normalität zurückzufinden, in der Trauer, Tod und Verlust nicht vorkommen. Unter Trauer verstehen wir einerseits ein Gefühl, andererseits den Prozess des Abschiednehmens. Das Gefühl scheint angeboren zu sein. Selbst im Tierreich können bestimmte Verhaltensweisen der Hinterbliebenen nach dem Tod eines Tieres beobachtet werden. Beim Menschen ist das Trauerverhalten kulturell unterschiedlich geprägt.

- Trauer gehört zu unserem Leben.
- Trauer ist notwendig und lebenserhaltend.
- Trauer ist die Möglichkeit, gesund Abschied zu nehmen.

Wird Trauer geleugnet oder zu früh abgebrochen, können pathologische Trauerprozesse entstehen.

Viorst (1986) definiert Trauer als *"den schmerzhaften Prozess der Anpassung an die Verluste des Lebens"*. Dabei geht es nicht nur um den Verlust eines geliebten Menschen durch Tod, sondern auch durch Trennung, um die Veränderung von Lebensgewohnheiten und Lebenskonzepten, um den Verlust von geistigen und körperlichen Fähigkeiten.

> Trauer beginnt dann, wenn wir erfahren, dass wir selbst oder der andere nicht mehr gesund werden. Der Ablösungsprozess vor dem Tod ist vorweggenommene Trauerarbeit.

Nicht nur durch Trennung oder Tod, sondern auch durch Verlieren, Loslösen, Verlassen oder Verlassen werden, können Trauerprozesse in Gang gesetzt werden, aber auch deren gedankliche Vorwegnahme (Antizipation). Bei frischer Trauer zeigen Trauernde (Znoj 2016):

- Ausschließliche Beschäftigung mit dem Verlorenen (100 %).
- Stille Anfälle von Niedergeschlagenheit und Kummer (100 %).
- Abnahme des Appetits (96 %).
- Übermäßige Müdigkeit (96 %).
- Unregelmäßige Atmung oder Hyperventilation (90 %).
- Unfähigkeit zur Ausübung begonnener und gewohnter Tätigkeiten (84 %).
- Feindliche Gefühle gegenüber der Umgebung, Überlebenden, Verstorbenen oder "Verantwortlichen" für den Verlust (50 %).
- Weinen (47 %).
- Schlaflosigkeit (41 %).
- Verstopfung (21 %).
- Diarrhoe (11 %).

26.2. Der Trauerprozess

Trauer ist ein Prozess, kein Zustand. Der Trauerprozess verläuft nicht linear, sondern in unterschiedlicher Dynamik. Trauer erfasst den ganzen Menschen und berührt alle seine Lebensbereiche.

Trauerforschern, wie E. Kübler-Ross oder Verena Kast (☞ Tab. 26.1), kommt der Verdienst zu, detaillierte Beobachtungen über die wechselnden emotionalen, kognitiven und verhaltensmäßigen Zustände bei trauernden Menschen gemacht und damit für die unterschiedlichen Zustände in der Trauerarbeit sensibilisiert zu haben.

- Phase des Nicht-Wahrhaben-Wollens.
- Phase der aufbrechenden Emotionen.
- Phase des Suchens und Sich-Trennens.
- Phase des neuen Selbst- und Weltbezugs.

Tab. 26.1: Trauerphasen nach V. Kast.

Die Abfolge der Phasen ist ganz unterschiedlich, sie können einander mehrfach abwechseln, in unterschiedlicher Reihenfolge oder unvollständig durchlaufen werden. Verkürzte oder abgebrochene Trauerprozesse können langfristige psychische

Probleme oder psychosomatische Störungen auslösen.

- Trauer wird individuell ganz unterschiedlich erlebt und gestaltet.
- Trauer hat viele Gesichter.

Die Kenntnis dieser Phasenmodelle ist hilfreich, um emotionale, kognitive und verhaltensmäßige Veränderungen bei trauernden Menschen besser einordnen zu können und hilfreiche Unterstützungsangebote zu entwickeln.

Die Trauerphasen sind rein deskriptive Modelle. Sie machen keine Aussagen darüber, wie Trauer "normalerweise" abläuft und schon gar keine Aussagen darüber, welche Phase wann bei einem Menschen erreicht werden muss.

Trauer ist keine Krankheit, sondern eine angemessene und natürliche Reaktion auf einen erlittenen Verlust, Abschied oder Trennung.

Trauer sollte weder verdrängt, noch vor der Umwelt versteckt werden. Jeder Mensch sollte trauern können. Wir müssen die Trauer zulassen, ihr Raum geben. Trauer muss erlebt und durchlebt werden. Denn nur, wenn die Trauer bewältigt wird, wenn sie Zeit und Raum hat, kann aus der Trauer heraus neuer Lebenssinn entstehen.

26.2.1. Symptome der Trauerphasen

Jede Trauerphase ist gekennzeichnet durch spezifische Formen des Verhaltens und Erlebens.

In der Phase des Nicht-Wahrhaben-Wollens: Betäubung, Empfindungslosigkeit, Starre, Unglauben, "böser Traum", krampfhafte Haltung, stilles Weinen, lautes Schluchzen, "Zusammenbruch" sind "normale" Reaktionen innerhalb eines Zeitraums von einigen Stunden bis zu drei Wochen.

In der Phase der aufbrechenden Emotionen: Gefühlschaos von Trauer, Angst, Wut, Hilflosigkeit und Schuldgefühlen, unbegründete Heiterkeit, Suche nach Schuldigen, Ruhelosigkeit, Gewichtsverlust, Schlafstörungen und Anfälligkeit für Infektionen.

In der Phase des Suchens und Sich Trennens: Innere Zwiegespräche, gedankliche Besetztheit, Suche in Träumen an Orten, die mit dem Verstorbenen zu tun hatten, Erfahrungen des Findens und Sich-Trennen-Müssens, aber auch, dass die Beziehung zum inneren Bild des Verstorbenen sich ändert, Erkennen des Ausmaßes des Verlustes, Prüfung der Möglichkeiten des Ersatzes bzw. der Rollenübernahme, Revision und beginnende Neudefinition der Lebensziele.

In der Phase des neuen Selbst- und Weltbezugs: Der Verlust ist akzeptiert, neue Aufgaben und Rollen können übernommen werden, neues Selbstvertrauen und neue Selbstachtung sind möglich, neue Beziehungen sind möglich, ohne dass der Verstorbene und seine Bedeutung vergessen werden.

26.2.2. Hilfen in den Trauerphasen

Jede Trauerphase erfordert ganz spezifische Unterstützung zur Bewältigung. In allen Phasen ist es wichtig, den Trauernden nicht zur Veränderung zu drängen, sondern Raum und Zeit zu geben für sein Erleben (Müller und Schnegg 2004).

In der Phase des Nicht-Wahrhaben-Wollens: Akzeptanz der Empfindungslosigkeit, Hilfen bei der Aufbahrung, Beerdigung und Friedhofsbesuchen, Nähe und Wärme, detailliert und wiederholt über den Verlust sprechen lassen, um die Realisierung zu fördern.

In der Phase der aufbrechenden Emotionen: Hilfe beim Zeigen, der Identifikation und Artikulation von Gefühlen (auch sozial unerwünschten), Realitätsprüfung bei Schuldgefühlen.

In der Phase des Suchens und Sich Trennens: Geschichten und Phantasien bzgl. des Verstorbenen und den dabei aufkommenden Gefühlen Raum geben, Rollenübernahme unterstützen und bei Problemlösungen helfen, Schwankungen zwischen Realisierung und Flucht einkalkulieren, Copingstrategien und persönliche Abwehrmuster beobachten und ggf. deren Sinnhaftigkeit ansprechen, Herausarbeiten, was geblieben ist.

In der Phase des neuen Selbst- und Weltbezugs: meist nicht nötig, Versuche, neue Beziehungen aufzunehmen, zu unterstützen.

26.2.3. Problematische Reaktionen in den Trauerphasen

In jeder Trauerphase können spezifische Reaktionen auftreten, die Hinweis auf eine problematische Trauerreaktion sein können (☞ Tab. 26.2).

In der Phase des Nicht-Wahrhaben-Wollens: Verharren in der Verleugnung, Leugnung der

Bedeutung des Verlustes und Entwertung des Verstorbenen, Mumifizierung der Besitztümer des Verstorbenen, Leugnung der Endgültigkeit und Verzerrung.

In der Phase der aufbrechenden Emotionen: Andauernde Gefühllosigkeit, Verschweigen des Verlustes, verinnerlichte Normen, Idealisierung des Toten/des Todes, Flucht durch Ortswechsel oder Überaktivität.

In der Phase des Suchens und Sich Trennens: Exzessives Suchtverhalten, Intensivierung des Suchens und Festhaltens, sozialer Rückzug, Beharren in der eigenen Hilflosigkeit, Verweigerung des Abschieds.

In der Phase des neuen Selbst- und Weltbezugs: Neues Selbstverständnis und neue Beziehungen werden als Untreue gegenüber dem Verstorbenen erlebt und verhindert, Rückfälle werden nicht einkalkuliert und führen zu tiefen Enttäuschungen, Vermeidung neuer Beziehungen aus Angst vor neuem Verlust oder vor den Reaktionen der Umwelt, Abwendung vom Leben, den Lebenden und der Liebe.

- Leugnen des Verlustes.
- Leugnen und Unterdrücken des Schmerzes.
- Weigerung, neue Fertigkeiten zu erwerben.
- Nichtzulassen der Wut auf den Verstorbenen, Schuldgefühle.
- Unfähigkeit zu neuen Bindungen.

Tab. 26.2: Problematische Trauerreaktionen.

Ziel des Trauerns: Die Beziehung zum Verstorbenen muss nicht durch die Trauer aufgelöst werden, um neue Bindungen einzugehen, sondern der Verlust sollte in die Lebenswelt des Trauernden integriert werden, damit dem Verstorbenen ein eigener Platz und eine Bedeutung im Leben des Hinterbliebenen gegeben werden kann.

26.2.4. Aufgaben in der Trauerarbeit

Worden (1991) hat darauf hingewiesen, dass Trauernde den Trauerprozess nicht nur passiv durchleiden, sondern Handlungsmöglichkeiten zur Bewältigung entwickeln müssen (☞ Tab. 26.3). Dies ist emotionale Schwerstarbeit.

- **Aufgabe 1 (Phase des Nicht-Wahrhaben-Wollens):** Lernen, den Verlust als Realität zu akzeptieren.
- **Aufgabe 2 (Phase der aufbrechenden Emotionen):** Den Trauerschmerz erfahren.
- **Aufgabe 3 (Phase des Suchens und Sich Trennens):** Sich anpassen an eine Umwelt, in der der Verstorbene fehlt.
- **Aufgabe 4 (Phase des neuen Selbst- und Weltbezugs):** Sich für andere Menschen öffnen.

Tab. 26.3: Aufgaben bei der Bewältigung eines Verlustes nach Worden (2017).

26.2.5. Duales Prozess-Modell der Trauer

Stroebe und Schut (1999, ☞ Abb. 26.1) haben ein Prozess-Modell der Trauer entwickelt, das es erlaubt, unterschiedliche Formen des Trauerns zu integrieren und den Blickwinkel auf den Prozess der Trauerbewältigung zu richten. Dies entspricht der Beobachtung, dass Trauernde sich einerseits gedanklich und emotional mit dem Verlust auseinandersetzen, andererseits sich zeitgleich um Anforderungen aus der Umwelt kümmern müssen, so dass ein Hin- und Herwechseln zwischen Trauerarbeit und der Orientierung auf neue Lebensziele sinnvoll erscheint.

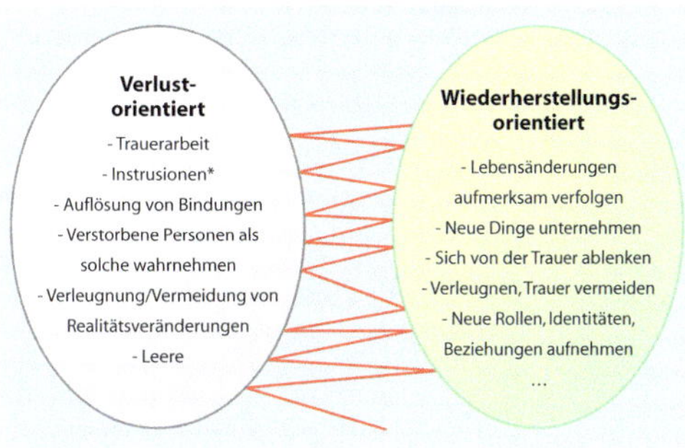

Abb. 26.1: Duales Prozessmodell der Trauer (nach Stroebe und Schut 1999).
* unwillkürliches Wiedererleben von traumatisierenden Erlebnissen.

Dabei kann ein "Zuviel" an Trauerarbeit einen Risikofaktor für pathologische Entwicklungen sein, ein "Zuwenig" aber eine erfolgreiche Anpassung an die neue Situation verhindern.

26.3. Komplizierte (pathologische?) Trauer

Der Übergang zwischen einer "einfachen" Trauerreaktion und einer pathologischen Entwicklung i.S. einer "komplizierten" Trauerreaktion ist fließend. Trauer kann vielfältige Formen annehmen und ist durch kulturelle Erwartungen geprägt. Deshalb ist es nicht leicht, klare Kriterien für eine komplizierte Trauer, wie Intensität oder Dauer, festzulegen. Vorstellungen darüber, wie lange normale Trauer andauern sollte, müssen überdacht werden, da normale Trauer Monate, Jahre oder lebenslang andauern kann, bzw. eine lebenslange "Resttrauer", die allerdings nicht mehr als so schmerzhaft empfunden wird, durchaus nicht ungewöhnlich und normal ist.

Nicht die Trauer selbst ist ein Problem, sondern der Umgang der Umwelt damit.

So hat sich der Blickwinkel verändert, in dem zunehmend der Gesundheitszustand des Trauernden als Kriterium herangezogen wird. Anhaltspunkte zur Unterscheidung kann Tab. 26.4 bieten.

Nach einem Trauerfall kann subjektiv Stress entstehen, moduliert durch individuelle Unterschiede und den sozialen Kontext, in dem der Trauerfall stattfindet, dem Status, der Rolle und die historische Einbettung. Inwieweit dieser Stress Auswirkungen auf den Schlaf und das affektive Befinden hat, hängt von den zur Verfügung stehenden Bewältigungsmechanismen und dem Selbstkonzept des Trauernden ab. In der Folge können biologische Reaktionen in Gang gesetzt werden, die eine Erkrankung oder Verschlimmerung einer bestehenden Erkrankung in Gang setzen (☞ Abb. 26.2).

Eine komplizierte Trauerreaktion kann vorher bestehende psychische Probleme verstärken oder aktualisieren. Sie kann zu somatischen Problemen führen, wie erhöhte Infektanfälligkeit oder Mortalität (bei Verwitweten), oder eine posttraumatische Stressreaktion reaktivieren, früher entstanden durch plötzliche schreckliche Todesbedrohung, Naturkatastrophen, Krieg, Gewalt oder sexueller Missbrauch in der Kindheit.

In einem Drittel bis der Hälfte (Znoj 2016) aller Trauerprozesse lassen sich Risikofaktoren für eine erschwerte Trauerreaktion finden (☞ Tab 26.5), die Anlass geben können, zu Interventionen unterschiedlicher Art, z.B. Trauergruppen und andere Selbsthilfegruppen, Psychotherapie zur Klärung schwieriger Beziehungsmuster. Bei erschwerten Trauerreaktionen hat sich eine psychotherapeutische Unterstützung des Trauernden als hilfreich erwiesen.

	Einfache Trauerreaktion	Komplizierte Trauerreaktion
Verlauf	Allmähliche Anpassung an die neue Realität, vergleichsweise abnehmende Intensität der gefühlten Trauer, Anpassung an neue Realität ohne den Verstorbenen gelingt.	Starke impulsive emotionale Reaktionen (Wut, Schuldgefühle, Angst), verzögerte Trauerreaktion, keine kontinuierliche Abnahme der Intensität, Trauer wird nicht als Traurigkeit erlebt, Anpassung an neue Realität gelingt nicht.
Symptomatik	Rückzug, häufiges Weinen, Ausdruck stark von kulturellen Normen geprägt.	Selbstschädigendes Verhalten, Panikattacken, depressive Reaktion, exzessive Reizbarkeit, anhaltende und häufige Intrusionen, Gefühle innerer Leere und Sinnlosigkeit.
Gesundheit	Langfristig keine gesundheitlichen Folgen.	Schlaf- und Essstörungen, erhöhte Anfälligkeit für Infektionen, Substanzmissbrauch.
Soziale Folgen	Kurzfristiger Rückzug aus dem gewohnten sozialen Umfeld, langfristig keine negativen Folgen.	Vernachlässigung des sozialen Netzes, Einbußen im beruflichen Funktionieren, Vereinsamung.

Tab. 26.4: Vergleich einfacher und komplizierter Trauerreaktion (nach Znoj 2016).

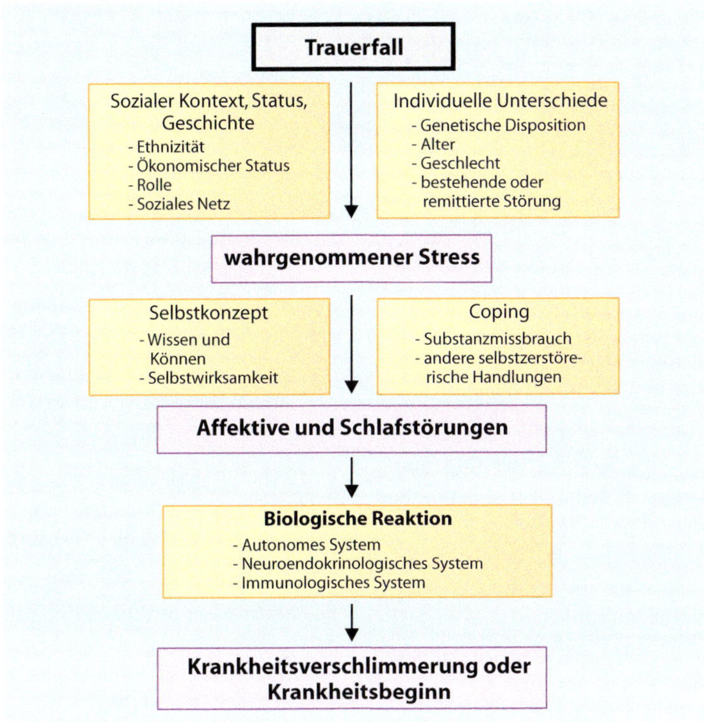

Abb. 26.2: Krankheitsentstehung nach einem Trauerfall (nach Hall und Irvin 2001).

- Ambivalente, narzisstische oder abhängige Beziehung zwischen Trauerndem und Verstorbenem.
- Ungewöhnliche oder schockierende Begleitumstände des Todes.
- In der Lebensgeschichte des Trauernden fand sich schon früher eine komplizierte Trauerreaktion oder mehrere Trauerfälle in kurzer Zeit.
- Persönlichkeit des Trauernden ist stark auf Durchhalten, keine Schwäche zeigen, fixiert, kann sich nicht gehen lassen oder Hilflosigkeit zeigen.
- Soziale Faktoren, wie Schweigen und Verschweigen, keine Unterstützung durch die Umwelt oder ein rigides soziales Netz behindern die Trauer.
- Psychische Probleme in der Anamnese: Persönlichkeitsstörung, Alkohol- oder Medikamentenmissbrauch, Depression, Angststörungen, Suizidalität oder Suizidversuche.

Tab. 26.5: Risikofaktoren für erschwerte Trauer.

26.3.1. Definition der "komplizierten Trauer"

Horowitz (1980) definiert komplizierte Trauer wie folgt: "*Intensivierung der Trauer in einem solchen Grade, dass die Person davon überwältigt wird, sich auf mangelhaft angepasstes Verhalten verlegt oder endlos im Zustand der Trauer verharrt, ohne dem Abschluss des Trauerprozesses auch nur einen Schritt näher zu kommen…es sind Prozesse beteiligt, die kein allmähliches Fortschreiten zur Assimilation oder Akkommodation bringen, statt dessen zu stereotypen Wiederholungen oder ausgedehnten Unterbrechungen der Heilung führen.*"

Worden (2004) unterscheidet vier Formen der komplizierten Trauer:

- Die chronische Trauerreaktion, die subjektiv nie zu einem befriedigenden Abschluss kommt.
- Die verzögerte Trauerreaktion, die möglicherweise erst bei einem weiteren, manchmal nicht so bedeutenden Verlust zu Tage tritt.

- Die übertriebene Trauerreaktion, die zu Phobien, Depressionen und anderen psychischen Problemen führt, die die Betroffenen irgendwann psychotherapeutische Unterstützung suchen lässt.
- Die "larvierte" (in andere Symptome eingekapselte) Trauerreaktion, die Symptome oder Schwierigkeiten erzeugt, die die Betroffenen nicht in Zusammenhang bringen mit dem Verlust.

26.3.2. Diagnostik der komplizierten Trauerreaktion

Schätzungsweise weniger als 10 % aller Trauernden benötigt therapeutische Hilfe. Smeding (2007) weist darauf hin, dass in den ersten 4-6 Wochen nach einem Verlust sehr viele verschiedene Varianten "normaler" Trauer zu beobachten sind, so dass es in dieser Zeit noch nicht möglich ist, von "komplizierter" Trauer zu sprechen. Drei Ausnahmen erfordern jedoch das Eingreifen eines qualifizierten Therapeuten:

- Gewalttätiges oder schädigendes Verhalten gegen sich und andere.
- Eine verschlossene Haltung mit der Unfähigkeit über den Verlust und die Situation zu sprechen.
- Offensichtlicher Realitätsverlust.

Gängige diagnostische Manuale, wie das ICD oder DSM, enthalten keine spezifische Diagnose für komplizierte Trauer. Die z.Z. am ehesten passende Diagnose scheint die der Anpassungsstörung zu sein (ICD-10 F43.2: emotionale Symptome oder Verhaltensauffälligkeiten, die als Reaktion auf einen identifizierbaren Belastungsfaktor innerhalb von drei Monaten danach auftreten.).

Horowitz et al. (1997) haben als erste einen Vorschlag zur Diagnose einer "pathologischen" Trauerreaktion entwickelt:

- Der Trauerfall muss mindestens 14 Monate zurückliegen.
- In den letzten drei Monaten sollten täglich mindestens drei der folgenden sieben Anzeichen mit einer Intensität auftreten, die das tägliche Funktionieren beeinträchtigen:
  - Intrusive Phänomene, ungewollte sich aufdrängende Gedanken, welche die Beziehung mit dem Verstorbenen zum Inhalt haben.
  - Erinnerungsattacken oder emotionale Schübe in Bezug auf die Beziehung mit der verstorbenen Person.
  - Äußerst starkes Verlangen oder der Wunsch, dass die verstorbene Person anwesend sei.
  - Starke Gefühle allein zu sein, oder das Gefühl, innerlich leer zu sein.
  - Exzessives Vermeiden von anderen Personen, Plätzen oder Aktivitäten, die mit der verstorbenen Person in Verbindung standen.
  - Unüblich starke Schlafschwierigkeiten.
  - Verlust des Interesses an Arbeit, sozialen Aktivitäten, Erziehung und sozialen Verpflichtungen in einem "maladaptiven" Ausmaß.

Untersuchungen haben gezeigt, dass sich diese Definition gut von anderen Diagnosen, z.B. Depression, Angststörungen, posttraumatische Belastungsstörung abgrenzen lässt.

Die Diskussion um die Aufnahme der "anhaltenden Trauerstörung" in das DSM-5 hat zu vielen Diskussionen bei Wissenschaftlern, Praktikern und Betroffenen geführt: Ganz normale Trauer würde unnötig pathologisiert, war die Befürchtung vieler. Letztlich wurde die "persistierende komplexe Trauerstörung" aufgrund einer unzureichenden empirischen Evidenz lediglich als Forschungsdiagnose in den Appendix des DSM-5 (APA/Falkai et al. 2015) aufgenommen (Wagner 2016).

Im ICD-10 sind pathologische Trauerreaktionen nur als Anpassungsstörung, Depression oder Posttraumatische Belastungsstörung zu diagnostizieren. In der ICD 11 wird es eine Diagnose "Prolonged grief disorder" als 6B42 geben (Prigerson et al. 2009; Znoj 2016).

A. Ereigniskriterium: Das diagnostische Kriterium für die anhaltende Trauerstörung ist dann erfüllt, wenn die Trauersymptomatik sich durch den Tod einer nahestehenden Person entwickelt hat.

B. Zeitkriterium: Eine anhaltende Trauerstörung kann nur dann diagnostiziert werden, wenn die Trauerreaktion außerhalb der normativen Erwartungen des kulturellen Kontextes der Person liegen (mindestens also sechs Monate nach dem Tod).

C. Trennungsschmerz: Das Gefühl von starker Sehnsucht und Suchen nach der verstorbenen Person, welches fast täglich sowohl körperliches als auch emotionales Leiden hervorruft und in der täglichen Routine behindert.

D. Psychosoziale Schwierigkeiten: Die Belastungen haben klinischen Krankheitswert und behindern die betroffene Person in allen wichtigen Lebensbereichen.

E. Kognitive, emotionale und behaviorale Symptome: Zusätzlich sollten fünf oder mehr der folgenden Symptome täglich oder zu einem beeinträchtigenden Ausmaß auftreten:

- Unsicherheit bezüglich der eigenen Gefühle oder der Rolle im Leben.
- Schwierigkeiten, den Verlust zu akzeptieren.
- Vermeidung von Erinnerungen an den Verlust.
- Unfähigkeiten, anderen Menschen seit dem Verlust zu vertrauen.
- Gefühl von Verbitterung und Wut in Bezug auf den Verlust.
- Schwierigkeit, mit dem Leben voranzugehen.
- Emotionale Taubheit.
- Einsamkeitsgefühle und Sinnlosigkeit seit dem Tod.
- Gefühl von Schock und Erstarrung seit dem Verlust.

F. Differenzialdiagnostik: Die Beeinträchtigungen können nicht durch Depression, Generalisierte Angststörung oder Posttraumatische Belastungsstörung erklärt werden.

Hierbei geht es also nicht um eine qualitative Unterscheidung zwischen "normaler" und "pathologischer" Trauer, sondern darum, eine Chronifizierung der Trauersymptomatik rechtzeitig zu erfassen, wo der Übergang von der akuten Trauer zur integrierten Trauer nicht gelingt und die Betroffenen dauerhaft in der akuten Trauer stecken bleiben (Zisook et al. 2014).

26.3.3. Psychotherapie der komplizierten Trauer

Da Trauer keine psychische Störung ist, sondern ein normaler Vorgang, stellt Trauer keine Indikation zur Psychotherapie dar. Trauernde trauern nicht schneller oder leichter durch eine Psychotherapie. Einige Studien belegen sogar, dass der unkritische Einsatz von speziellen Trauertherapien bei akuter Trauer eher nachteilige Wirkungen haben kann. Nur Kinder profitieren von einer "präventiven" psychotherapeutischen Unterstützung bei frischer Trauer.

Zur gezielten psychotherapeutischen Behandlung der komplizierten Trauer sind eine Reihe von Vorgehensweisen entwickelt worden, z.B. ein klientenzentriertes Vorgehen nach dem "Essener Modell" (Jerneizig 1991), ein traueraufgabenorientiertes Vorgehen (Worden 2017), eine individualisierte, kognitiv orientierte Trauertherapie (Kavanagh 1990) oder ein eher konfrontativ kognitiv-verhaltenstherapeutisches Vorgehen (Znoj 2016). Auch systemische familientherapeutische Interventionen sind hilfreich, wenn komplizierte Trauer einen Familienverband bedroht oder auflöst.

26.3.4. Pharmakologische Hilfen

Worden (2004) weist darauf hin, dass die Behandlung einer akuten Trauerreaktion mit Antidepressiva nicht ratsam ist, weil diese zu langsam wirken und abnormen Trauerreaktionen Vorschub leisten können. Medikamentöse Strategien sollten sich auf die kurzfristige Linderung von Angst und Schlaflosigkeit richten. In allen Fällen ist aber darauf zu achten, dass solche Medikamente nicht in potenziell tödlichen Mengen verschrieben werden, da das Suizidrisiko bei akuter Trauerreaktion stark erhöht ist, besonders bei Witwen und Jugendlichen, die einen Elternteil verloren haben (Worden 2017).

26.4. Trauerbegleitung

Trauerbegleitung hat das Ziel, unkompliziertes Trauern zu erleichtern. Worden (2004) empfiehlt dazu zehn Grundsätze, deren Beachtung eine erfolgreiche Trauerbegleitung ermöglichen kann:

- *"Man helfe dem Hinterbliebenen, den Verlust zu aktualisieren."*
- *"Man helfe dem Hinterbliebenen, Gefühle zu identifizieren und auszudrücken."*
- *"Man helfe Hinterbliebenen beim Weiterleben ohne den Verstorbenen."*
- *"Die emotionale Loslösung von dem Verstorbenen anbahnen."*
- *"Zeit lassen für das Trauern."*
- *"Normales Verhalten interpretieren."*
- *"Individuelle Unterschiede einkalkulieren."*
- *"Kontinuierlich beistehen."* Besonders an bestimmten Tagen wie Geburtstag des Verstorbenen, das erste Weihnachtsfest oder andere wich-

tige Feste ohne den Verstorbenen, sollte Anlass geben zur Begleitung.

- *"Abwehrverfahren und Bewältigungsstile untersuchen."*
- *"Krankhaftes identifizieren und für entsprechende Überweisung sorgen."*

Nicht zu vernachlässigen ist die begleitende Arbeit von betreuenden Ärzten, die ggf. auch eine zeitlich begrenzte medikamentöse Unterstützung geben können, wenn in der Trauer somatische Symptome wie Schlafstörungen, Unruhe, Panikattacken zu einer starken Belastung werden.

26.4.1. Formen der Trauerbegleitung

Schriftliche Informationen über Trauer und Trauerbegleitung sowie Literaturhinweise können dem Hinterbliebenen helfen, sich über Unterstützungsmöglichkeiten zu orientieren, sich Wissen anzueignen und Anregung für eine ganz individuelle Gestaltung zu erhalten. Manche Einrichtungen bieten auch Informationsveranstaltungen für Hinterbliebene an.

In Trauergruppen haben Hinterbliebene die Möglichkeit, sich im Kreis von ebenfalls Betroffenen auszutauschen und Raum, ihr Erleben und ihre Schwierigkeiten und Belastungen auszudrücken. Solche Trauergruppen werden von unterschiedlichen Institutionen angeboten. Manche finden unter professioneller Anleitung statt mit einem festen Programmablauf, andere in Selbstorganisation. Teilweise handelt es sich um geschlossene Gruppen, andere sind ein offenes Angebot. Sog. "Trauer-Cafés" sind offene Veranstaltungen für alle. Hier können sich Hinterbliebene ganz zwanglos austauschen und Kontakte knüpfen. Einige Hospize und Palliativstationen bieten regelmäßige offene Treffen für Hinterbliebene ihrer verstorbenen Patienten und Bewohner an.

Trauerbegleitung kann auch einzeln erfolgen durch ehrenamtliche, besonders geschulte und supervidierte Hospizmitarbeiter oder durch einen speziell ausgebildeten professionellen Trauerbegleiter.

In größeren Orten machen sog. Trauerberatungsstellen verschiedene Angebote für Trauernde und Hinterbliebene.

Auch im Internet gibt es zunehmend mehr Foren, in denen sich Trauernde Informationen besorgen, sich austauschen oder über Unterstützungsangebote informieren können.

Einige spezialisierte Psychotherapeuten bieten spezielle Unterstützung einzeln oder in Gruppen für Trauernde an. Bei gleichzeitigem Vorliegen einer psychischen Störung werden die Kosten von den Krankenkassen übernommen.

26.4.2. Wer sollte begleitet werden?

Trauerbegleitung ist ein Angebot, das Hinterbliebene annehmen können. Sie kann nicht "verordnet" werden. Bei Hinterbliebenen mit Risikofaktoren sollte eine sensible und konkrete Beratung über Unterstützungsangebote durch das Behandlungsteam erfolgen. In diesen Fällen stoßen Trauergruppen häufig an ihre Grenzen. Hier ist eher eine Begleitung durch speziell geschulte Berater oder Therapeuten angezeigt.

Viele Hinterbliebene suchen von sich aus einen Raum zum gegenseitigen Austausch oder Einzelunterstützung. Häufig geschieht dies durch Anregung Dritter.

Spezielle Angebote für bestimmte Zielgruppen, z.B. Eltern, die ein Kind verloren haben ("Verwaiste Eltern"), Männer, die sich häufig schwer tun, die Trauer zuzulassen, für Kinder, Heranwachsende und junge Erwachsene nach dem Verlust eines Geschwister- oder Elternteils, für Betreuer und Pflegende, die einen Patienten über einen langen Zeitraum begleitet haben, nach einem Suizid oder Gewaltverbrechen, werden von unterschiedlichen Initiativen, Vereinen und Institutionen angeboten. Informationen dazu sind bei Hospizen, über das Internet, Beratungsstellen und die Telefonseelsorge zu erhalten.

26.4.3. Wann soll Trauerbegleitung beginnen?

Trauerbegleitung kann in den ersten 4-6 Wochen nach dem Verlust beginnen, jedoch keinesfalls in den ersten 24 Stunden nach dem Verlust. Hier stehen die Hinterbliebenen meist unter Schock und Verwirrung, sind kaum in der Lage, ihre Gefühle auszudrücken. Hier kann Unterstützung in ganz praktischen Dingen hilfreich sein: Organisation der Beerdigung und Trauerfeier, Information von Zugehörigen, Freunden, Bekannten und Kollegen.

Trauerbegleitung kann aber auch schon vor dem Verlust, in der Krankheits- und Sterbephase, angebahnt werden, vor allem dann, wenn Risikofaktoren für eine erschwerte Trauer zu erkennen sind. Genaue Informationen, die Möglichkeit, Gefühle und Trauer auszudrücken, können hier hilfreich sein. Oft benötigen Zugehörige die Ermutigung, auch die eigenen Gefühle und das eigene Wohlbefinden ernst zu nehmen, für Pausen und Entlastung für sich zu sorgen, da sie meinen, ihr Wohlergehen hinter das des Kranken oder Sterbenden zurückstellen zu müssen. Viele Zugehörige haben große Ängste, ein Versprechen, in der Sterbestunde da zu sein, nicht einhalten zu können. Hier gilt es, für Entlastung zu sorgen und zu vermitteln, dass es manchen Sterbenden leichter fällt loszulassen, wenn eben niemand da ist, der sie festhält.

Wird eine Trauerbegleitung nicht gewünscht, sollte noch einmal nach 4-6 Monaten und nach einem Jahr eine Kontaktaufnahme zur Abklärung von Unterstützungsbedarf stattfinden.

Durch eine frühzeitige Begleitung der Zugehörigen, besonders derjenigen, die besonders gefährdet sind, gelingt es nicht selten, Trauer im normalen Rahmen zu halten.

26.5. Anhang

Empfehlungen für Trauernde: Wann sollten sie Hilfe beanspruchen?

Auch wenn der Schmerz, die Einsamkeit und die plötzlichen emotionalen Schübe, welche die Trauer begleiten, durchaus normal sind, so gibt es doch Bedingungen, bei deren häufigem Vorkommen sie professionelle Hilfe suchen sollten. Wenn ihre Umgebung anfängt, sich zurückzuziehen oder besonders Rücksicht auf sie nimmt, sollten sie dies als ein Zeichen werten, sich Hilfe zu holen.

Sie sollten ernsthaft daran denken, mit jemandem über Ihre Trauer zu sprechen, wenn eines der folgenden Symptome öfter oder intensiv vorkommt:

- Starke Schuldgefühle, die mehr beinhalten als die Handlungen oder Unterlassungen, die sie im Moment des Todes ihres geliebten Menschen getan haben.
- Gedanken an einen Freitod, die über den Wunsch *"Es wäre besser, wenn ich auch tot wäre"* oder den Gedanken, mit ihrer verstorbenen Person zusammenzukommen, hinausgehen.
- Extreme Hoffnungslosigkeit, welche in ihnen den Eindruck hinterlässt, dass sie niemals, wenn sie noch so hart an sich arbeiten, aus dieser Hoffnungslosigkeit herauskommen und das Leben niemals wieder lebenswert wird.
- Andauernde Spannung und Agitiertheit oder tiefe Depression, das Gefühl, eingeschlossen oder eingefroren zu sein oder eine starke Verlangsamung, welche über mehrere Monate anhält.
- Physische Symptome, wie starkes Herzstechen oder starker Gewichtsverlust, der eine Bedrohung für ihr körperliches Wohlbefinden darstellt.
- Unkontrollierbare Wut, die ihre Freunde und Bekannten veranlasst, sich zurückzuziehen oder auch eine stille Wut, die sich in Rachegedanken äußert, um ihren Verlust zu "sühnen".
- Zunehmende und anhaltende berufliche Schwierigkeiten oder Probleme, tägliche Arbeiten und Pflichten wahrzunehmen.
- Substanzmissbrauch, zu viel Alkohol, Medikamente oder sonstige Substanzen, die sie benutzen, um den Schmerz zu lindern, den ihnen der Verlust verursacht hat.
- Alle diese Symptome können zwischenzeitlich während der Zeit der Trauer vorkommen – sie sind normal in der Trauer. Wenn die aufgeführten Symptome allerdings länger andauern und nicht abnehmen, so ist dies Anzeichen einer komplizierten Entwicklung und bedarf unbedingter Aufmerksamkeit von jemandem, der mehr als nur informelle Unterstützung geben kann (nach Znoj 2016).

Literatur

APA/Falkai, P., Wittchen, U. (Hrsg.): Diagnostisches und Statistisches Manual Psychischer Störungen - DSM-5. Göttingen, Hogrefe, 2015

Fies, B.: Mutter hat Krebs. Knesebeck 2006

Fried, A., Gleich, J.: Hat Opa einen Anzug an? Hanser Verlag 1997

Hall, M., Irvin, M.: Physiological indices of functioning in bereavement. In: Stroebe, M. et al. (Hrsg): Handbook of bereavement research. APA Washington, 2001;473-492

Horowitz, M. et al.: Diagnostic criteria for complicated grief disorder. Am J Psychiatr1997, 154:904-910

Jerneizig, R. et al.: Leitfaden zur Trauertherapie und Trauerberatung. Göttingen: Vandenhoeck & Ruprecht 1991

Jerneizig, R., Schubert, U: Der letzte Abschied. Ratgeber für Trauernde. Frankfurt, Fischer Taschenbuch 1994

Kast, V.: Trauern. Phasen und Chancen des psychischen Prozesses. Stuttgart: KreuzVerlag 1982

Kavanagh, D.: Towards a cognitive-behavioral intervention for adult grief reactions. Brit J Psychiatr 1990,157: 373-383

Lewis, C.S.: Über die Trauer. Insel Verlag Frankfurt, 1999

Müller, M., Schnegg, M.: Der Weg der Trauer. Herder Verlag Freiburg im Breisgau, 2004

Prigerson, H. G., Horowitz, M. J., Jacobs, S. C. et al.: Prolonged grief disorder: Psychometric validation of criteria proposed for DSM-V and ICD-11. PLoS Medicine 2009, 6(8): 1-12

Smeding, R., Aulbert, E.: Trauer und Trauerbegleitung. In: Aulbert, E. et al. (Hrsg): Lehrbuch der Palliativmedizin. Schattauer Stuttgart 2007;1207-1222

Stroebe, M., Schut, H.: The dual process model of coping with bereavement: rationale and description, Death Studies 1999, 24,197-224

Varley, S.: Leb Wohl, Lieber Dachs Betz Verlag Weinheim, 1992

Viorst (1986): Mut zur Trennung. Heyne Verlag München, 1996

Wagner, B.: Wann ist Trauer eine psychische Erkrankung? Psychotherapeutenjournal 2016, 3:250-255

Wolf, D.: Einen geliebten Menschen verlieren. Vom schmerzlichen Umgang mit der Trauer. 3. Aufl. PAL Verlagsgesellschaft Mannheim, 1994

Worden, J.W.: Beratung und Therapie in Trauerfällen. Hans Huber Verlag Bern, 2017

Zisook, S., Iglewicz, A., Avanzino, J.et al.: Bereavement: course, consequences, and care. Current Psychiatry Reports,2014, 16 (10): 1-10

Znoj, H.: Komplizierte Trauer. Hogrefe Verlag Göttingen, 2. Aufl. 2016

27. Rituale

> *"Das Ritual ist das Gefährt, das uns zu unserer inneren Wahrheit führt und zu der unserer Mitmenschen und es ebnet uns den Weg, uns als Seiende in einem umfassenden Da-Sein zu erfahren."*
>
> Christa Pauls

Dieses Zitat stammt aus dem Buch "Rituale in der Trauer" von Christa Pauls (2003). Das Ritual ist demnach ein Gefährt, also ein Instrument, um "Innen" und "Außen" zu verbinden, um "Inneres" nach außen erkennbar zu machen, um Unsichtbares sichtbar und Unaussprechliches erfahrbar zu machen. Das Ritual ist somit auch ein Mittel zum Zweck, wobei dieser Zweck nicht immer klar definiert werden kann, da das "Gefährt Ritual" uns nicht selten zu unbekannten und unbewussten Regionen transportiert und uns somit "Neues" offenbaren und neue Welten erschließen kann.

Neben der Eigenschaft, ein Mittel zum Zweck zu sein, besitzt jedes Ritual zu jeder Zeit und an jedem Ort aber auch einen ganz eigenen Charakter und eine gewisse Eigendynamik. Das "Gefährt" kann einem Fahrrad gleichen, welches mit eigener Kraft vorangetrieben und gesteuert werden muss, es kann aber auch einem Reisezug ähneln, in den wir nur einzusteigen brauchen, um mitgenommen zu werden auf eine Reise, die schon unzählig viele Menschen zu einem bestimmten Ziel gebracht hat.

Während Rituale, von außen betrachtet, zunächst Handlungsabläufe in einem bestimmten Raum-Zeitkontext darstellen, können sie im systemischen oder kollektiven Zusammenhang bestimmte Funktionen für Gesellschaftsgruppen übernehmen (z.B. Übergangsrituale, wie Initiationsritual, Konfirmation, usw.) und im kulturellen Zusammenhang die jeweiligen Werte vermitteln, die für den "inneren" Zusammenhalt einer Gruppe, Gemeinschaft oder Gesellschaft von Bedeutung sind (z.B. das Weihnachtsfest, welches in unserem Kulturkreis den Stellenwert der christlichen Botschaft transportiert). Somit gibt es für Rituale eine Handlungsebene, eine funktionale, kollektive Ebene und eine kulturelle Bedeutungsebene. Darüber hinaus haben Rituale aber eben auch eine intrapsychische Dimension.

Der Psychologe C.G. Jung wies darauf hin, dass der Mensch eigentlich nicht in der Lage sei, seelische bzw. psychische Energie unmittelbar als solche wahrzunehmen, sondern nur in transformierter Form als inneres Bild bzw. Symbol oder in Körpersignalen. Innere Bilder und Symbole dienen somit als Mittler dieser Energie. Rituale, die darüber hinaus auch stets eine Handlung implizieren, können somit besonders in Krisensituationen den Menschen aus Ohnmacht und Handlungsunfähigkeit befreien und einen strukturgebenden Handlungsrahmen anbieten, der Lebensenergie erfahrbar machen kann.

27.1. Erfahrungen aus der Arbeit mit Trauernden

Während der Arbeit mit Trauernden kann die Erfahrung gemacht werden, dass mit zunehmender Dauer der Trauer, die "kleinen", aus der Beziehung zum Verstorbenen und zu sich selbst heraus entstandenen Rituale oftmals erheblich an Bedeutung gewinnen, während die vermeintlich "großen", gesellschaftlich getragenen Rituale ihre wichtigste Bedeutung in der Zeit haben, die unmittelbar um den Verlust angesiedelt ist. Vermutlich, weil diese gesellschaftlich und kulturell getragenen Rituale sehr gut dazu beitragen können, das Gefühl der Einsamkeit und des Alleinseins zu mindern und ein "immer noch Dazugehören" signalisieren, zu einer Welt, aus der der Trauernde sich als "herauskatapultiert" empfindet.

In der Folgezeit wird es dann zunehmend wichtiger, individuelle Rituale zu entdecken, die es ermöglichen, die Verbindung zum Verstorbenen aufrecht zu erhalten, sich symbolische Handlungen zu erschließen, welche als Ersatzhandlungen geeignet sind und gestalterischer Ausdruck einer Beziehung sein können, in der der Verstorbene als "intimer Ergänzer" weiterexistieren kann.

In der Trauer tauchen also zumindest zwei unterschiedliche Formen von Ritualen auf:

▶ Kulturell gewachsene und gesellschaftlich getragene Rituale

Sie dienen zunächst der Vermittlung von Akzeptanz (die Trauer und der Schmerz werden erlaubt - bekommen einen geordneten und sicheren Rahmen und Raum) und Dazugehörigkeit (in beide Richtungen, der trauernde Mensch gehört zum sozialen Umfeld, und dieses wiederum zeigt sich als solidarisch und mitfühlend). Im Eingangszitat wird dieser Vorgang beschrieben als: "*...sich als Seiende in einem umfassenden Da-Sein zu erfahren*" (wobei mit dem "umfassenden Da-Sein" sicherlich noch mehr als nur der gesellschaftliche und soziale Bereich gemeint ist). Zu diesen Ritualen zählt alles, was in und durch Gemeinschaft erlebt und gestaltet werden kann, z.B. Übergangsrituale beim Sterben, Salbungen, Waschungen, Segensgebungen, Gottesdienste, gemeinsame Gebete, Gedenkveranstaltungen, Familienrituale, Trauerfeiern, Beerdigungen, gemeinsames Einkleiden, gemeinsames Kaffeetrinken, Beileidsbekundungen, Grabstellengestaltung, Zeitungsanzeigen, Trauer- und Beileidsbriefe, bestimmte Kleidung, Musik, usw. Viele dieser Rituale werden heutzutage versucht zu umgehen, da sie entweder als unstimmig empfunden werden (wie z.B. die "klassische Form" einer Trauerfeier oder der Ausspruch "Herzliches Beileid"), oder aber die Befürchtung auslösen, dass sie eine emotionale Überforderung für den betroffenen Menschen darstellen (immer häufiger ist in Traueranzeigen zu lesen: "*Bitte keine Beileidsbekundungen*"). Was den Umgang mit gesellschaftlich/kulturellen Ritualen betrifft, besteht ein auffallend großes Gefälle im Vergleich von ländlicher zu städtischer Umgebung. Während der individualisierte und teilweise isolierter lebende Stadtmensch relativ häufig auf viele dieser Rituale verzichtet, fühlen sich die Menschen in ländlicheren Gegenden häufig den tradierten Formen der Rituale stärker verpflichtet. Wobei die teilweise enge gesellschaftliche Einbindung ganz unterschiedlich empfunden und bewertet wird.

▶ Individuelle Rituale

Sie entstehen häufig ganz unbemerkt und sind in ihrer Erscheinungsform nicht selten unspektakulär. Sie dienen dem Trauernden bei der Entdeckung seiner selbst und beim Ausdruck von Ängsten, Sorgen und Sehnsüchten, aber auch von Hoffnungen. Sie können Ersatzhandlungen sein, die teilweise in den Alltag integriert werden, und sie können aufgrund ihrer Individualität stets verändert und den unterschiedlichen Trauerstationen und Lebenssituationen angepasst werden. Diese "kleinen" Rituale werden häufig gar nicht als solche erkannt und mitunter nur wenig gewürdigt und kultiviert. So kann in Trauergruppen nicht selten die Erfahrung gemacht werden, dass Trauernde auf die Frage, welche Rituale sie bereits für sich gefunden haben, ähnliche Antworten geben wie: "*Ich habe da leider noch gar nichts entwickelt, außer eben, dass ich abends immer das Bild meiner verstorbenen Tochter, welches ich morgens sanft streichle und dann auf mein Bett lege, vom Kopfkissen nehme und unter mein Kissen lege. Außerdem sage ich ihr immer gute Nacht (inzwischen nicht mehr in meinem, sondern in ihrem Zimmer) und schreibe ihr auf, was mich am Tag bewegt hat*". Solche und ähnliche Handlungen, in denen die Beziehung zum Verstorbenen gestaltet wird, entdecken fast alle Trauernden von ganz allein und aus sich heraus. Weitere Eltern berichteten davon, dass sie bei jedem Besuch am Grab den Grabstein in der Weise umarmen, wie sie zu Lebzeiten ihr Kind in die Arme genommen haben. Oder, dass ein auf dem Grab stehender Busch in der Form "gewuschelt" wird, wie zuvor dem Kind über den Kopf durchs Haar "gewuschelt" wurde. Hierbei ist es hilfreich, sich die Bedeutung der Handlung bewusst zu machen, um wahrnehmen zu können, ob dieses Ritual noch stimmig ist oder einer Veränderung bedarf. Das Entscheidende dabei ist, festzustellen, ob die Handlung emotional als wohltuend oder belastend empfunden wird.

Selbstverständlich ist eine Unterteilung in "individuelle" und "gesellschaftliche" Rituale nicht möglich und auch nicht nötig. Vieles bewegt sich dazwischen oder verändert sich von einem zum anderen.

Es ist daher in Frage zu stellen, ob tatsächlich – wie mancherorts beschrieben – ein bedeutsamer Rückgang von Ritualen zu verzeichnen ist, oder ob Rituale vielmehr nicht ausreichend erkannt und gewürdigt und somit nicht immer in einen "größeren Zusammenhang" gestellt werden.

27.2. Zur Dynamik von Ritualen

Dem altehrwürdigen Wort "Ritual" wohnt für viele Menschen etwas sehr Festes, Unumstößliches und Unveränderbares inne. Rituale sind außerordentlich dynamisch und wandelbar. Die Dynamik wird beispielweise deutlich, wenn wir uns die Veränderung von Begrüßungsritualen vor Augen führen, wo die demütige Verneigung (einen Diener machen) in unserer Kultur in nur ca. 30 Jahren fast vollständig verschwunden ist, und dafür bspw. bei Jugendlichen völlig neue Begrüßungen in Form von aufwendig einstudiertem Abklatschen entstanden sind. Relativ neu ist auch, dass sich in bestimmten Kreisen sehr schnell ein herzliches Umarmen verbreitet hat, was noch vor wenigen Jahren in dieser Form schwer vorstellbar gewesen wäre. Natürlich existieren auch nach wie vor Rituale, die seit Jahrhunderten in Form und Bedeutung nahezu unverändert sind. Mitunter verändert sich auch nicht die Gestalt des Rituals, wohl aber der Inhalt bzw. die Bedeutung für die Menschen, die es ausüben. So ist die ursprüngliche Bedeutung vieler alter Rituale den Menschen nicht mehr bekannt. Wer verbindet mit dem immergrünen Tannenbaum und dem christlichen Ritual des Entzündens der Lichter ein "heidnisches" Ritual: die Erinnerung an die Wiedergeburt der Natur? Bald nach der Wintersonnenwende am 22. Dezember werden die Tage wieder länger, die Pflanzensäfte beginnen allmählich wieder zu fließen. In der Dunkelheit und Kälte des Winters ist das Licht der Kerze ein Trost, ein Symbol der Hoffnung, dass sich das Licht wieder durchsetzt, die Tage länger werden und der Frühling naht. So wurden in dem "heidnischen" Brauch der "Rauhnächte" vom 25. Dezember bis 6. Januar grüne Zweige in den Häusern aufgehängt und Lichter entzündet, um die bösen Geister der Dunkelheit fernzuhalten (Becker 1990). Die Wintersonnenwende war bei den Germanen, Kelten und anderen Vorfahren der bedeutendste Anlass für Wiedergeburtsrituale. Welcher moderne Mensch ist sich dessen bewusst, mit dem Aufstellen des Tannenbaumes ein Ritual zu zelebrieren, das in die "heidnische" Zeit zurückreicht? Entscheidend für den Wirkungsgrad eines Rituals ist also nicht zwangsläufig der Ursprung dieser Handlung, sondern das, was mit der jeweiligen Ausübung verbunden wird. Somit wird deutlich, dass Rituale auf einem kulturellen Boden funktionieren und sich entsprechend kultureller Veränderungen mitentwickeln. Das erklärt auch, warum sich selbst ausgesprochen positive Bräuche aus anderen Kulturkreisen nur selten in andere Bereiche übertragen lassen. Des weiteren erklärt sich damit auch, dass wir es in unserer, vom Christentum geprägten Kultur, häufig mit christlichen und religiösen Ritualen zu tun haben. Dies bedeutet aber eben nicht, dass jedes Ritual einen spirituellen Bezug im religiösen Sinne benötigt oder gar zwangsläufig eine Verbindung zu "höheren Mächten" darstellt. Wenn wir allerdings Spiritualität nicht im religiösen Sinne interpretieren, sondern damit die menschliche Fähigkeit beschreiben, Dinge auf einer anderen Ebene als der rationalen oder rein emotionalen zu begreifen, also so etwas wie "*unseren Geist, der uns ein tieferes Verstehen ermöglicht*" damit beschreiben, dann ist dies sicherlich die Ebene, auf der Rituale ihr Hauptwirkungsfeld besitzen.

27.3. Das richtige "Gefährt" für das jeweilige Bedürfnis

Zurückkommend auf das Anfangszitat soll hier abschließend noch auf etwas hingewiesen werden, das für Begleiter, die mit Ritualen arbeiten wollen, bedeutungsvoll sein kann:

Das Ritual ist ein unterschiedliches Gefährt für unterschiedliche Bedürfnisse: Wer die Landschaft in seiner Umgebung genau wahrnehmen und erfahren will, ist mit einem Fahrrad besser bedient als mit einem Porsche – und beides nützt demjenigen nichts, der am Flussufer steht und auf die andere Seite möchte. Hingegen sollten wir dem Menschen am Flussufer auch nicht sofort ein Boot vor die Nase stellen und ihn hineinschieben, bevor wir nicht genau wissen, ob dieser überhaupt hinüber will. Und selbst dann sollten wir ihm evtl. nur behilflich sein bei der Suche nach einem zu ihm passenden Boot (in dem für den Begleiter nicht unbedingt ein Platzangebot bestehen muss). D.h., Rituale können nicht beliebig ausgetauscht und übergestülpt werden. So ist es beispielsweise in einigen Regionen bereits zu einem festen Bestandteil von Kinderbeerdigungen geworden, als Ritual Luftballons aufsteigen zu lassen. Diese oftmals als sehr schön und tröstlich empfundene Handlung kann aber ebenso als belastend und unstimmig empfunden werden. Nicht nur die Tatsache, dass die Umgebung für solch eine Aktion sich nicht immer als passend erweist (wenn nämlich die Hälfte der Ballons in Bäumen ihr jähes Ende findet), sondern auch die Tatsache, dass es dem Bedürfnis vieler Eltern eben nicht entspricht, etwas (ihr Kind) loszulassen, kann dieses, eigentlich schöne Ritual (wenn es als etwas Verbindendes empfunden wird – im Sinne von: *"Ich schicke Dir einen Wunsch o.ä. in den Himmel"*) zum Problem werden. Somit besteht die primäre Aufgabe im Umgang mit Ritualen darin, zu überprüfen, ob diese als stimmig empfunden werden können. Die Entscheidung hierüber obliegt dabei ausschließlich denen, die einen Nutzen daraus ziehen sollen. Rituale können also nicht "verordnet" werden, sondern müssen von den Ausführenden für sich entdeckt, ggf. neu entwickelt und gedeutet werden. Dass hierbei Hilfestellungen hilfreich sein können, das Vertrauen in die betroffenen Menschen und deren Kreativität und "richtige" Interpretationsfähigkeit groß sein sollte, wird abschließend an folgendem Beispiel deutlich:

Am 1. Jahrestag des Tsunamiunglücks von 2005 haben am Strand von Khao Lak weit über 5.000 Menschen, im Gedenken an die Verstorbenen, Heißluftballons aus Papier in den nächtlichen Himmel aufsteigen lassen (☞ Abb. 27.1). Die leuchtenden Ballons wurden als Symbole für die aufsteigenden Seelen verstanden und die Formationen am Himmel wurden dementsprechend von den trauernden Menschen am Strand gedeutet (*"Sieh mal dort ist ein Paar, dort eine Familie, der ist besonders hell", usw.*).

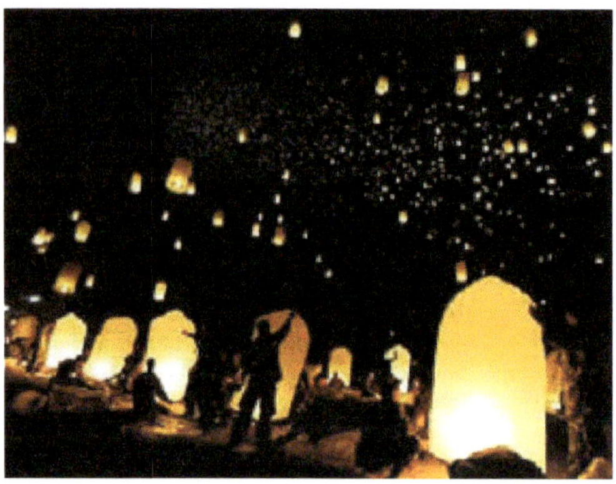

Abb. 27.1: Khao Lak, 26.12.2005.

Anwesende Eltern aus Deutschland entwickelten später in einer Gruppe der Verwaisten Eltern Bremen die Idee, etwas Ähnliches im Rahmen eines bereits geplanten Wochenendseminars zu gestalten. Da damals solche Ballons in Deutschland noch nicht zu beziehen waren, wurde begonnen, diese mittels Seidenpapier, Flechtrohr und Brennern aus Alufolie und getränkter Watte selbst zu basteln. Erste Flugversuche waren vielversprechend. Bei einem Seminar, das unter dem Motto "Land in Sicht" aus einem Fußmarsch bestand, der durchs Watt (*Untertitel: "Watt trägt? – vom Laufen auf unsicherem Boden"*) von Cuxhaven zur Insel Neuwerk führte, sollten am Abend vor der Übernachtung auf der Insel dann diese Ballons gebastelt und am Strand in den Nachthimmel geschickt werden. Die Eltern gestalteten ihre Ballons äußerst liebevoll und verzierten sie mit Wünschen und den Namen ihrer verstorbenen Kinder. Als es dann abends am Meer zum Start kommen sollte, machte sich nach kurzem Flug ein Baufehler bemerkbar. Sämtliche Ballons kamen nach ca. 10 Meter Flug ins Trudeln, fingen Feuer, gingen in Flammen auf und stürzten zu Boden. Der verantwortliche Leiter dieser Gruppe war fürchterlich erschrocken und machte sich große Sorgen um die Eltern, die aus seiner Sicht der Dinge nun anstelle eines hilfreichen Rituals etwas Schreckliches erlebt hatten. Nach einem kurzen Moment der Stille rief eine Mutter: *"Das ist ja typisch – das ist absolut typisch für meinen Sohn, der musste mich schon zu Lebzeiten immer necken, das war eigentlich klar, dass es so kommen musste – das passt ja total gut"*. Die nächste Mutter fing darauf an, das Erlebte für sich folgendermaßen zu deuten: *"Das sah ja aus wie eine Sternschnuppe – meine verstorbene Tochter und ich haben immer Ausschau nach Sternschnuppen gehalten – jetzt hat sie mir eine geschickt"*. Ein Vater sah in den zurückgelegten 10 Metern des Ballons Folgendes: *"Das ist so ziemlich genau die Distanz, die mein Sohn inzwischen zu mir hat – weiter weglassen möchte ich ihn noch gar nicht – so nah ist er mir noch – schön, dass er sein Licht hier gelassen hat"*. Und so hat jede/r Teilnehmer/in für sich eine heilsame Deutung des Rituals gefunden, was mir bewusst gemacht hat, welch großes Vertrauen in die Deutungsfähigkeit von Trauernden gelegt werden kann und dass auch kein großes Risiko beim Experimentieren mit Ritualen besteht, wenn die betreffenden Menschen selbst die Prozesse gestalten oder zumindest in sehr starkem Maß miteinbezogen sind.

Literatur

Becker, U.: Lexikon der Symbole. Herder, Freiburg 1990

Pauls, C.: Rituale in der Trauer. Ellert & Richter Verlag, Hamburg, 2003, S. 20

28. Sterben in der Diaspora: Die Bedeutung der Religion

> *"Wer den Tod fürchtet, hat das Leben verloren."*
> Johann Gottfried Seume
> 1763-1810

28.1. Wozu vergleichen?

Ein Vergleich, wie in unterschiedlichen Kulturen die Menschen mit dem Sterben umgehen, kann zu zwei Zielen führen, zu einem dritten aber nicht:

1. Ist der moderne Umgang mit Sterben und Tod in unseren westlichen Kulturen außergewöhnlich? Die Vermutung ist schnell bei der Hand, und der Vergleich mit Kulturen, in denen das Sterben alltäglich, natürlich, in der Familie aufgehoben sei, wird oft deshalb durchgeführt, um damit unsere Kultur zu kritisieren. Das Krankenhaus als Ort des Sterbens steht unter den Zwängen von Knappheit an Zeit, an Personal, von ökonomischen Mitteln bzw. werden diese in immer bessere Geräte oder neue Immobilien investiert. Wenn der Vergleich der Kritik (oder seltener ausgesprochen, aber oft unterschwellig gemeint: dem Lob) der eigenen Kultur dient, dann gerät die eine Kultur zur Folie für die andere, zum Gegenbild, und die feinen Unterschiede und Besonderheiten lassen sich nicht mehr erkennen.

2. Das andere Ziel für einen Vergleich ist die Verschränkung der Kulturen durch Migration und Globalisierung. Gerade in der Palliativarbeit wird die Gruppe der Migranten in den Pflegeheimen und Krankenhäusern erheblich zunehmen. Das ist dann nicht mehr der Vergleich aus der Distanz, sondern konkrete Auseinandersetzung mit Menschen, die in einer anderen Kultur aufgewachsen sind. Wie wir die Menschenwürde wahren können, Peinliches vermeiden, auf Individuelles reagieren können, das fällt oft schon bei Menschen schwer, die ähnlich sozialisiert sind wie wir. Aber über kulturelle Konventionen einer anderen Kultur, was dort als menschenwürdig gilt, können Ärzte und Pflegende kaum verfügen, zumal Patienten diese kaum in Worte fassen und "übersetzen" können.

3. Die Aufgabe des Kapitels kann es nicht sein, in einer Kurzfassung eine Quintessenz der großen Religionen zu bieten. Meist trifft eine "auf das Wesentliche" reduzierte Kurzfassung genau die Besonderheiten der großen Einwanderergruppen nicht: den vietnamesischen Buddhismus, den Hinduismus der Tamilen, die Stellung der Migranten aus der laizistischen Türkei zum Islam, ganz verschieden von den Iranern mit ihrem schiitischen Islam, oder den Katholizismus der Sizilianer oder Filipinos, oder das Judentum von russischen Juden, die ihre Religion nie praktiziert haben.

4. Schließlich ist noch ein Missverständnis zu vermeiden, dass nämlich das Verhältnis zu den Sterbenden und zu den Toten ein – vielleicht sogar das zentrale – Anliegen von Religion sei und das Verdrängen des Todes (ob angeblich oder nicht) ein Zeichen für das Vertreiben der Religion aus der modernen Gesellschaft. Es kann auch eine tiefe Spiritualität geben, die sich nicht aus einer religiösen Tradition und einer in der Kindheit praktizierten Frömmigkeit herleitet.

28.2. Der verdrängte Tod

Als die Hospiz-Bewegung und – um einiges später – die Palliativ-Medizin begann, da war der Tod noch ein verdrängtes Thema. Noch war den meisten die Erfahrung präsent: Der Krieg hatte das massenweise Sterben, oft in größter Angst, zu einer alltäglichen Erfahrung werden lassen, selbst der Soldatentod durfte nicht verherrlicht werden, war er doch für ein verbrecherisches Ziel geschehen, schon gar nicht der Tod der Zivilbevölkerung in den bombardierten Städten. So hatte das bloße Erwähnen des Todes schon so etwas Tabuhaftes an sich wie Pornographie: Das Wort Tod in den Mund zu nehmen, war so unanständig wie eine pornographische Schilderung in großem Kreis. (Der Ausdruck ist von Geoffrey Gorer [1905-1985] mit Blick auf Großbritannien und die USA der Nachkriegszeit [50er und 60er Jahre] geprägt worden: "The pornography of death" 1955; die Ergebnisse einer umfassenden sozialwissenschaftlichen Umfrage dann zehn Jahre später G.G.: "Death, Grief, and Mourning" 1965, 1967.) Insofern war die Kritik an dem Tabu Tod durch die beiden Bewegungen sehr berechtigt. Das hat sich aber seit den 1970er Jahren grundlegend verändert. Es wird viel über den Tod geredet, geschrieben, er wird als Problem wahrgenommen.

Ein Zweites kam hinzu: Die medizinische Revolution. War schon seit 1800 die Sterblichkeit gesunken, so hat nach dem Zweiten Weltkrieg in den westlichen Kulturen, aber auch – in geringerem Maße – in den Ländern der Dritten Welt die Chance enorm zugenommen, ein alter Mensch zu werden.

Gleichzeitig hat sich die Form der Familie verändert. Immer weniger junge Familien wohnen in der Nähe ihrer Eltern. Arbeitsplätze verlangen oft die Entfernung aus der familiären Nachbarschaft und den Umzug an einen anderen Wohnort. Dies gilt nicht nur für die Familien aus anderen Ländern, sondern auch für die Binnenmigration innerhalb Deutschlands. Beide langfristigen Trends treffen aufeinander: Die familiäre Solidarität nimmt ab, dass Großeltern da sind, um die Enkelkinder zu versorgen oder einzuspringen, wenn nötig; und umgekehrt: Wenn Ältere nicht mehr in der Lage sind, sich selbst zu versorgen oder zu Pflegefällen werden, dann wohnen Kinder und Enkel zu weit entfernt, um die Fürsorge und Pflege regelmäßig übernehmen zu können. Man kann das beklagen (auch wenn die Nachbarschaft früher oft eine Quelle ständigen Streits war), die sozialen und medizinischen Entwicklungen machen es dennoch nötig, an Stelle der familiären Solidarität nun neue Formen einzurichten, die dem Problem des Altwerdens und des Verlustes der Selbstständigkeit und gleichzeitig keinen Partner oder Kinder in der Nähe zu haben, anders begegnen. Die These, dass dem körperlichen Tod in den modernen Gesellschaften der soziale Tod vorausgehe, ist etwas scharf, trifft aber doch etwas Wichtiges: Mit zunehmendem Alter nehmen die gewachsenen Kontakte ab, Krankenhaus, Altersheim, Hospiz können sie nicht ersetzen und dienen anderen Zwecken als der alltäglichen Versorgung in gewohnter Nähe. Für Menschen aus anderen Kulturen gelten diese genannten Veränderungen in gesteigertem Maße. Das deutsche Wort Elend meint ursprünglich "Ausland". Allerdings spielt für Menschen, die emigriert sind, die Verbindung mit ihrer Verwandtschaft eine sehr viel größere Rolle, gerade weil die übrige Verwandtschaft so weit entfernt lebt.

Mit den folgenden Beispielen werden Möglichkeiten in unterschiedlichen Kulturen beschrieben, die zeigen, dass die Bilder von "der guten alten Zeit" und von Kulturen, die "im Einklang mit der Natur stehen", andere Aspekte ausblenden oder romantische Verklärungen betonen. In Gesellschaften, die keine Wohlstandsgesellschaften sind, gibt es meist Neid und erbitterten Kampf um das Recht, die knappen Ressourcen zu verbrauchen. Das Verhältnis von Alten, Toten und Lebenden ist gefährdet und nur mit Mühe zu befrieden. Viele Kulturen sind geradezu grausam gegenüber den Alten und Toten.

28.3. Die Beseitigung des Toten und ein Stück zur Erinnerung

- Die Beseitigung der Leiche ist eine hygienische Notwendigkeit, die entweder durch Vergraben in der Erde oder durch Verbrennen geschieht. Die Toten werden aus der Gemeinschaft "ausgestoßen" in das Jenseits – im räumlichen Sinne eines Ortes jenseits der Siedlung (wo die Gräber der Ahnen liegen): die Exkommunikation, "**aus der Gemeinschaft verstoßen**".
- Davon zu unterscheiden ist das Jenseits, das außerhalb der irdischen Welt der lebenden Menschen als ein Ort vorzustellen ist, an den alle Toten geführt werden – aber ein Ort, von dem aus niemand mehr in die Welt der Lebenden zurückkehrt. Rein ja, aber nicht mehr raus. Türwächter, wie der dreiköpfige Hund *Kerberos/ Zerberus*, sorgen dafür. Wenn aber der Verstorbene den Weg in diesen Totenort nicht findet, dann wird er immer wieder die Welt der Lebenden stören, weil er sie dafür hasst, dass sie noch leben. Er verursacht ihnen Unglücke. Also ist Sorgfalt darauf zu verwenden, die Toten sicher an ihren Ort zu geleiten.
- Von diesen räumlichen Vorstellungen eines Jenseits ist das Jenseits zu unterscheiden, wie es im (späteren) Judentum, im Christentum und im Islam vorgestellt wird, als der Ort, wo die ungerechten Verhältnisse aufgehoben und in ihr Gegenteil verkehrt werden. "*Die Ersten werden die Letzten sein und die Letzten die Ersten*". Bei diesem Modell besteht die Gefahr zweier einander entgegen stehender Welten: Das Leben vor dem Tod gilt als schrecklich. Diese Welt wird verachtet und man braucht keine Verantwortung zu übernehmen für Gerechtigkeit, Liebe und Frie-

den oder die Verantwortung für die Natur in dieser Welt. Denn das eigentliche Leben komme ja in einer anderen Welt. Das Abwarten ist aber nicht notwendigerweise die Folge des Traums von der gerechten Welt. Auch das Vorbereiten und Handeln kann aus der Vision von der gerechten Welt entstehen.

- Neben dem Beseitigen stehen das Behalten Wollen und **das Erweisen der Liebe** für die Verstorbenen und die Ahnen. Das Versorgen der Toten mit Speise kann so ein Ritual sein, besonders das Versorgen mit Wasser für die "durstigen Seelen" mit Tränen, die man in ein Krüglein sammelt. Das kann auch durch Gaben geschehen, die man mit ins Grab legt (Grabbeigaben), durch einen Kuss oder ein Zwiegespräch oder durch die Grabpflege. Dem gegenüber mag es wie ein Vergessen erscheinen, wenn islamische Friedhöfe völlig verwildern.
- Zu unterscheiden ist der Verstorbene, an den noch eine Erinnerung wach ist, bei den Letzten, die diesen Menschen gekannt hatten. Diese Zeit kann auch noch, über das physische Gedächtnis hinaus, durch eine soziale Erinnerung in Form von Denkmälern (den Grabstein, ein Möbelstück, ein Baum, das Haus) verlängert werden. Für sie gibt es noch einen Namen. Die Familie ehrt sie mit einem persönlichen Erinnerungstag, an dem man ans Grab geht oder sich sonst ihrer erinnert. Danach kommt die unendliche Zeit als Ahne, die in einem Gedenktag für alle Toten zusammen an einem festen Termin im Kalender begangen wird (wie der Tag "Allerseelen" am 2. November; in Rom die Parentalia, in Griechenland die Anthesterien).
- Ein gerne ausgeübtes Verfahren ist es, den Namen des Großvaters dem Enkel zu geben, so dass der Platz von Gustav, dem Alten, vom kleinen Gustav eingenommen und später einmal ausgefüllt wird. Die Lücke, die der Tod reißt, wird durch den Enkel geschlossen, die Gesellschaft reintegriert. (Die Begriffe heißen Exkommunikation [Ausstoßen] und Reintegration [den Kreis wieder schließen]).

28.4. Die Kränkung durch den Tod und psychische Gesundheit: Rituale und Emotionen

In einem Aufsatz hat der Schweizer Kulturwissenschaftler Karl Meuli die Trennung von anderen, mit denen man zusammengelebt hat, beschrieben: der Erfahrung einer Kränkung, die wie eine Krankheit verläuft und auch zur Krankheit werden kann, und dem nach-außen-Zeigen der Symptome, in Form von Ritualen der Trennung und Trauer, die wie ein Spielen der Krankheit verstanden werden kann (Karl Meuli: Entstehung und Sinn der Trauersitten [1946]. Abgedruckt in Karl Meuli: *Gesammelte Schriften*, Band 1. Basel 1975, 333-351.) Dies vergleicht er mit Symptomen der Depression (Melancholie).

- Appetitlosigkeit.
- Antriebslosigkeit.
- Vernachlässigung der Körperpflege (Bart, Haare, Waschen), der Kleidung, etc.
- Wut und Zerstörung. Hier sei nur als ein Teil des hinduistischen Rituals genannt, dass der Ausführende des Rituals seinem Vater den Schädel zertrümmern muss, *"um der Seele den Weg aus dem Körper zu ermöglichen"*. Hier kann man deutlich unterscheiden zwischen dem brutalen und aggressiven Akt, auf den Vater einzuschlagen, und der Erklärung, die den Hieb für gut und dem Vater hilfreich erklärt.
- Die Frage: *"Wird bei euch bei der Beerdigung geweint?"* zeigt, dass Rituale und Bräuche auf Konventionen beruhen. In den unterschiedlichen Kulturen, unterschiedlich intensiv, stellen die Rituale in jedem Fall eine Demonstration der Emotionen dar, gleich ob sie heftig im Schmerz oder schon vorher bearbeitet oder gar längst vergessen sind.

28.5. Der soziale Tod und der physische Tod: Der alleingelassene Sterbende

- Die Alten verlassen in Indien ihre Dörfer und wandern als "Asketen" von Dorf zu Dorf. Sie verbrauchen nicht mehr die knappen Ressourcen in ihrem Dorf und ihrer Familie, sondern erbetteln sich anderswo Essen, ganz wenig Essen. Hunger und ohne Haus zu sein werden aber nicht als Strafe empfunden, sondern eine Aufgabe, die den Menschen von Bedürfnissen befreit und vorbereitet auf den Tod. Ein griechischer Reisender erzählt, dass auf Sardinien die alten Menschen in einem bestimmten Alter ihr Haus verlassen, um zu sterben – mit einem bitteren Lächeln auf den Lippen.

- Der Tod ist nicht das Ende eines Individuums, das unwiederbringlich eine Existenz auslöscht. Tod kann als Übergang zu einer anderen Phase des Lebens verstanden werden, wenn der Sterbende "eingeht zu seinen Vätern" und dann als "Ahne" über das Wohl der jeweils lebenden Generation wacht.
- Der physische Tod muss nicht als Ende oder mehr noch als Abbruch verstanden werden; im Gegenteil als Befreiung und Übergang zu einer neuen Lebensweise. So begleitet das Vorlesen des *Tibetanischen Totenbuchs* beginnend mit der Stunde des Sterbens und dem Verlassen des Atems bis zur Ankunft unter den Toten. Das Vorlesen in das Ohr hat zum Ziel "Die Befreiung durch Hören im Zwischenzustand" (Bardo) im Durchschreiten von drei Bereichen: (1) Der Moment vor dem Tod: Das Wesen des eigenen Geistes strahlt in hellem Licht. (2) Die Essenz der höchsten Wirklichkeit zu erfahren: Die friedvollen und die rasenden Gottheiten erscheinen als sich entfaltendes Mandala. (3) Der Zwischenzustand des Werdens: Das persönliche Karma (Ursache und Wirkung) und die Taten des Lebens werden durchlebt.
- Wo keiner der lebenden Menschen mehr die Sterbenden und Gestorbenen begleiten kann jenseits der Grenze des physischen Todes, bedarf es Totengeleiter, wenn man "über den Jordan geht": Schamanen – Psychopompos – Charon der Fährmann über die Styx ("Hass") – das Trinken des Wasser des Vergessens (Lethe). Andere Zwischenwesen, insbesondere Engel als wohlwollende oder auch Teufel als übelwollende Personen, können entscheidend dafür sein, dass man an einen schönen oder einen üblen Ort kommt.

28.6. Migranten "im Elend"

- In der Geschichte der Migration sind die Jahre von 1957 bis 1973 die Jahre, in denen die meisten Männer als Arbeitskräfte eingewandert sind, in den Jahren danach kamen die Familien nach. Nach den Jahren des Arbeitens hat für viele das Alter begonnen. Da die meisten hier eine Familie gegründet haben, bleiben sie und kehren nicht in die alte, fremd gewordene Heimat zurück.
- Allerdings haben viele aus der größten Migrantengruppe in Deutschland, den Türken, eine Versicherung abgeschlossen, die das Geld angespart hat, dass sie nach ihrem Tod in die Türkei zurück geflogen werden, um dort ihr Grab am alten Wohnort zu erhalten. Da dazu Eile geboten ist – ein Verstorbener soll möglichst am gleichen oder doch am nächsten Tag bestattet werden –, kennen die Profis die Wege dazu. Wie im Judentum so gilt auch im Islam die Regel, dass die Toten im Grab auf das Jüngste Gericht warten. Das setzt eigentlich voraus, dass die Gräber nie neu belegt werden, also eine dauerhafte Ruhestätte sind.
- Das deutsche Friedhofsrecht ist von den einzelnen Bundesländern gesetzlich zu regeln. Auf der Grundlage dieser Gesetze erstellen die Städte und Kommunen je verschiedene Ordnungen für ihre Friedhöfe. In den Großstädten haben die Friedhöfe teils eigene Felder, auf denen die Migranten für die Toten einer gemeinsamen Religion auch die Besonderheiten ihrer Bestattungskultur realisieren können. Jüdische Friedhöfe sind oft getrennt von den (früher kirchlichen, heute meistens kommunalen) Friedhöfen, und das ewige Ruherecht kann in der Regel dort gewährleistet werden, indem die Toten nach einiger Zeit übereinander gelegt werden.
- Das Anlegen der Gräberfelder hat auch zum Ziel innerhalb der kommunalen Friedhöfe, dass dort die Bräuche realisiert werden können und dass in die Gräber nach Ablauf der Ruhefrist wieder Zugehörige der gleichen Religion gelegt werden. Manche Friedhofsordnungen erlauben mittlerweile die Bestattung beispielsweise ohne Sarg in einem einfachen Tuch. Gräber werden so angelegt, dass die Toten auf der rechten Seite gen Mekka gewandt liegen.
- Die Frage der "Reinheit" spielt für viele Migranten eine wichtige Rolle. Nicht nur in getrennten Gräberfeldern, sondern auch im Krankenhaus: Das betrifft die Vermeidung bestimmter Speisen oder die Einhaltung von Festzeiten wie den Fastenmonat Ramadan, an dem Muslime erst nach Einbruch der Nacht essen dürfen, den Tag über aber nicht. (Der Monat liegt in jedem Jahr anders; ein interreligiöser Kalender ist beispiels-

weise vom Rathaus leicht zu bekommen). Krankheit allerdings durchbricht diese Pflicht: Kranke dürfen auch tagsüber essen. Ebenfalls mit Reinheit und einer anderen Schamgrenze zu tun hat auch das Tabu, dass Frauen nicht von männlichen Pflegern gewaschen und behandelt werden sollen.

- Weiter fällt auf, dass Migranten im Krankenhaus oft viel und lange Besuch bekommen. Das hat damit zu tun, dass in vielen Ländern Krankenhäuser anders strukturiert sind. Es sind eher Ärztehäuser mit ganz wenig Pflegepersonal. Medikamente müssen von Zugehörigen aus der Apotheke besorgt werden; Pflege wird tagsüber von Verwandten erwartet, teils sogar das Besorgen von Essen. Und nachts bleibt oft einer im Krankenzimmer und schläft manchmal sogar im selben Bett. Dass ein Patient Ruhe braucht, gehört nicht zu den Vorstellungen. Ein Zweites kommt hinzu:
- Kranke erwarten, dass sie leiden dürfen. In den westlichen Ländern hat sich in der Medizin die Einstellung entwickelt, dass Patienten aktiv gegen die Krankheit kämpfen und für ihre Gesundung arbeiten müssen und die behandelnden und pflegenden Personen im Krankenhaus bzw. die Medikamente nur Hilfen dazu sind. Im Unterschied dazu herrscht in vielen Gesundheitsvorstellungen anderer Kulturen die Idee, dass Kranke gesund gemacht werden. Die Passivität geht bis dahin, dass auch das Klagen und Jammern den Verwandten überlassen wird.
- Auch hier gilt, dass die aufnehmende Gesellschaft ihre Regeln und Gewohnheiten, zumal sie oft auch organisatorisch und finanziell zu Zwängen geworden sind, nicht aufgeben muss und kann, um es jedem Zugehörigen einer anderen Kultur recht zu machen. Und die Menschen aus anderen Kulturen wollen sich in der Regel auch anpassen. Aber die Situation im Krankenhaus und im Altersheim stellt viele Zumutungen. Da hilft manches Wort der Erklärung und des Nachfragens. Die Regeln und Notwendigkeiten des Krankenhauses müssen deshalb nicht verändert werden. Ein klares Wort, welche Regeln gelten, ist dabei eher angesagt als Erklären und die Hoffnung auf Einsicht.

Literatur zum Weiterlesen

Zur Einführung in die **Kulturen** und die Bandbreite des Religiösen, s. Auffarth u.a. 1999-2002 (unter den Stichworten Islam, aber auch Nordafrika, Hinduismus, aber auch Indien, Benares, Sterben usf.). Zu Ritualen des Übergangs Stubbe 1985. Zu Kranksein und Gesundwerden und Unterstützung in der Pflege die ganz praktischen Kurzfassungen (unter den o.g. Vorbehalten) bei Bausewein [3]2000.

Historisch interessant sind die drei Werke von Philippe Ariès 1976 (knapper); 1980 (monumental); *Bilder* 1984. Von der griechischen Antike bis ins 19. Jh. verfolgt den Aufstieg und Fall der Vorstellung eines "Lebens nach dem Tod" Bremmer 2002.

Übersichten über den Umgang und den Glauben der unterschiedlichen Religionen mit Tod und Vorstellungen vom dem, was nach dem Tod sein wird, können kaum differenziert genug sein, um etwas für die Situation der konkreten Patientin hilfreich zu sein. Etwa Braun 1996.

Sterben und Bestattung von **Migranten** untersucht Kuhnen 2008. Nur türkische Muslime Tan 1998. Zum Problem des Umgangs mit Patientinnen und Patienten aus unterschiedlichen Kulturen unter den Bedingungen der kritischen Situationen im Krankenhaus, s. Rey-Stocker. Die psychische Dimension des Gesund-Werdens (Salutogenese) Kaiser 2008. Moderne Medizin und alternative Heilungsmethoden beschreibt an eigenen Erfahrungen der Asienkorrespondent Tiziano Terzani, der mit dem Krebs seine letzte Weltreise unternimmt (Terzani 2005).

Juden: Kuhnen 2012, 67-100. Heller 2003, 73-97.

Muslime: Kuhnen 2012, 15-66. Heller 2003. Tan 1998.

Eine sehr gute Beschreibung des (brahmanisch-nordindischen) **hinduistischen** Rituals einer Bestattung bei Michaels 1998, 148-175. Hindus in Deutschland Kuhnen 2012, 153-176.

Buddhisten: von Brück 2007. Longaker 1998. Buddhisten in Deutschland Kuhnen 2012, 115-152.

Literatur

Ariès, Ph.: Studien zur Geschichte des Todes im Abendland. München, 1976

Ariès, Ph.: Geschichte des Todes. München, 1980. [dtv, München 112005]

Ariès, Ph.: Bilder zur Geschichte des Todes. München, 1984

Auffarth, C.; Bernard, J.; Mohr, H. (Hrsg.): Metzler Lexikon Religion. 4 Bände, Stuttgart, 1999-2002

Auffarth, C.: "Fünftes Alter" und "Schöner Sterben": Europäische Religionsgeschichte am Ende des 20. Jahrhunderts. In: Heinz Häfner (Hrsg.): *Alter und Altern: Wirklichkeiten und Deutungen*. Heidelberg, 2012, 203-223. Als E-book http://dx.doi.org/10.1007/978-3-642-24832-0.

Leitfaden Palliativmedizin – Palliative Care. Hrsg. von Claudia Bausewein [u.a.], München, 2000

Braun, H.-J.: Das Leben nach dem Tod. Jenseitsvorstellungen der Menschheit. Düsseldorf, 1996

Bremmer, J.: The Rise and the Fall of the Afterlife. London, New York, 2002

Brück, M. von: Ewiges Leben oder Wiedergeburt? Sterben, Tod und Jenseitshoffnung in europäischen und asiatischen Kulturen. Freiburg, 2007

Happe, B.: Der Tod gehört mir. Die Vielfalt der heutigen Bestattungskultur und ihre Ursprünge. Berlin, 2012

Heller, B.: Aller Einkehr ist der Tod. Interreligiöse Zugänge zu Sterben, Tod und Trauer. Freiburg, 2003

Kaiser, P.: Religion in der Psychiatrie. Eine (un)bewusste Verdrängung? Göttingen, 2008

Kuhnen, C.: Fremder Tod. Zur Ausgestaltung von Bestattungsritualen von Migranten. Diss. Bremen, 2008

Kuhnen, C.: Fremder Tod. Bestattung muslimischer, jüdischer, buddhistischer, hinduistischer und yezidischer Religionsangehöriger in Deutschland. Düsseldorf, 2012.

Michaels, A.: Der Hinduismus. Geschichte und Gegenwart. München, 1998

Rey-Stocker, I.: Anfang und Ende des menschlichen Lebens. Aus der Sicht der Medizin und der drei monotheistischen Religionen Judentum, Christentum und Islam. Basel, 2006

Selin, H., Rakoff, R.M. (Eds.): Death Across Cultures. Death and Dying in Non-Western Cultures. Cham 2019.

Stubbe, H.: Formen der Trauer. Eine kulturanthropologische Untersuchung. Berlin, 1985

Tan, D.: Das fremde Sterben. Sterben, Tod und Trauer unter Migrationsbedingungen. Frankfurt, 1998

Terzani, T.: Noch eine Runde auf dem Karussell. Vom Leben und vom Sterben. Hamburg, 2005; Knaur Tb, 2007

Lexikon: Sörries, R.: Großes Lexikon der Bestattungs- und Friedhofskultur. Wörterbuch zur Sepulkralkultur. 3 Bände, Kassel, 2002-2010.

29. Sterben und Tod

29.1. Point of no return

"Nichts in unserem Leben ist so gewiss wie der Tod. Trotzdem leben wir nicht in dem unmittelbaren Bewusstsein, irgendwann einmal sterben zu müssen. Der Tod bleibt uns abstrakt und unwirklich. Sigmund Freud hat völlig richtig beobachtet, dass niemand sich den eigenen Tod wirklich vorstellen kann. Im Unterbewusstsein ist jeder von seiner Unsterblichkeit überzeugt."

Freud 1915

"Selbst angesichts der Allgegenwärtigkeit des Todes, die den früheren Generationen eigen war, dürfte dies nicht anders gewesen sein. Dennoch gab es zu allen Zeiten eine traditionelle Vertrautheit mit dem Tod, der durch Brauchtum und Erfahrung vermittelt wurde. Diese Vertrautheit mit dem Tod ist uns heute leider verloren gegangen."

Mittag 1994

29.1.1. Sterbephase

29.1.1.1. Definitionen

Die Begriffe Rehabilitationsphase, Terminalphase oder (Prä-)Finalphase werden nicht einheitlich verwendet und definiert. In Palliative Care werden die Phasen im Allgemeinen jedoch wie folgt unterschieden (Kern und Nauck 2006):

"Rehabilitationsphase definiert die Phase der letzten Monate, selten Jahre, in der trotz der Erkrankung ein weitgehend normales aktives Leben möglich ist. In dieser Phase der zeitbegrenzten Rehabilitation wird eine Wiederherstellung bzw. längerfristige Erhaltung der Mobilität der Patienten angestrebt. Gleichzeitig wird durch den ganzheitlichen Therapieansatz mit psychosozialer und spiritueller Begleitung sowie der Auseinandersetzung mit der Erkrankung eine Rehabilitation der geistigen Leistungsfähigkeiten der Patienten gefördert. Dies geschieht u.a. mit dem Ziel, dass der Patient bis zuletzt sein Leben so aktiv wie möglich gestalten kann." (Kern und Nauck 2006).

"Terminalphase beschreibt den Zeitpunkt von einigen Wochen, manchmal Monaten, vor dem Tod, in denen die Aktivität aufgrund der Erkrankung trotz guter Schmerztherapie und Symptomkontrolle zunehmend eingeschränkt wird." (Kern und Nauck 2006).Wenn eine progrediente Erkrankung deutlich die Aktivität des Betroffenen beeinträchtigt, wird also von Terminalphase gesprochen. Mit einem raschen Wechsel der Symptome ist zu rechnen, eine engmaschige Betreuung und vermehrte Unterstützung der jetzt noch stärker geforderten Zugehörigen ist nötig. Meist zieht sich die Terminalphase über Wochen bis Monate hin, bevor sie in die Sterbephase mündet.

▶ Kennzeichen der Terminalphase

- Unheilbarkeit.
- Progressivität der Erkrankung.
- Anorexie-Kachexie-Syndrom.
- Progressive Schwäche (Asthenie).
- Symptomzunahme.

Unterschiedliche Begriffe wie z.B. (Prä-)Finalphase sind für die eigentliche Sterbephase gebräuchlich. Eine einheitliche Definition gibt es nicht. Gemeint sind in der Regel die letzten 3-7 Lebenstage (S3-Leitlinie Palliativmedizin).

▶ Anzeichen für den Eintritt in die Sterbephase sind körperliche, psychische oder kognitive Zustandsveränderungen bei fortgeschrittener unheilbarer Krankheit. Dazu gehören:

- Auftreten neuer Symptome.
- Zunehmende Schwäche.
- Reduzierter Allgemeinzustand.
- Veränderungen von Atmung, Bewusstsein, Emotionen.
- Orientierungsverlust bis hin zu deliranter Symptomatik.
- Vermindertes Interesse an Nahrungs- und Flüssigkeitsaufnahme.

(Nauck, 2001, modifiziert nach Twycross und Lichter, 1993)

▶ Körperliche Veränderungen

- Zunehmende "Facies hippocratica": fahlgraue Haut, kalter Schweiß auf der Stirn, spitze und blasse kühle Nase, zurückfallendes Kinn.
- Urinausscheidung abnehmend.
- Flecken an Extremitäten.

- Blutdruckabfall bis zur Pulslosigkeit.
- Anurie.
- Atonie von Blase und Darm.
- Erlöschen des Muskeltonus und der Nervenreflexe.
- Hypothermie.
- Störung der Atmung (Cheyne-Stokes-Atmung, "Röcheln", Todesrasseln).
- Radialispuls nicht mehr tastbar (letzte 4-6 Stunden).
- Tachykardie ⇒ Bradykardie ⇒ Asystolie.
- Pupillendilatation, fixiert (letzte 15-30 min).

Weitere Indizien für den Beginn der Sterbephase sind die Intuition der an der Versorgung Beteiligten ("Bauchgefühl") sowie Aussagen des Sterbenden und seiner Zugehörigen.

Das Erkennen der Sterbephase (S3-Leitlinie Palliativmedizin, Kap. 10.2: "Das Sterben diagnostizieren") ist ein wesentlicher Schritt zur Gestaltung der weiteren Behandlung, Betreuung und Begleitung des Sterbenden. Die Einschätzung sollte stets im Dialog der an der Versorgung Beteiligten und unter Einbeziehung des Willens des Sterbenden stattfinden sowie die Sichtweisen der Zugehörigen einbeziehen.

Zur Einschätzung, ob die Sterbephase eines Patienten mit einer nicht-heilbaren Krebserkrankung begonnen hat, können, wenn akut reversible Ursachen ausgeschlossen wurden, folgende Kriterien herangezogen werden:

- Veränderung der Atmung (z.B. Cheyne-Stokes Atmung, rasselnde Atmung)
- Veränderung der Emotionen und des Bewusstseins
- Reduktion der Urinausscheidung unter 100 ml/ 24 h
- Pulslosigkeit der Arteria radialis
- zunehmende Schwäche und reduzierter Allgemeinzustand
- Hautveränderungen; Verwirrtheit; Verlust des Interesses an Nahrungs- und Flüssigkeitszufuhr
- Intuition der an der Behandlung Beteiligten

Die Einschätzung, ob die Sterbephase eines Patienten mit einer nicht-heilbaren Krebserkrankung begonnen hat, sollte im Rahmen einer interprofessionellen Diskussion erfolgen.

29.1.1.2. Tod – Würdigung – Regularien

Ca. 45 % der jedes Jahr in Deutschland sterbenden Menschen befinden sich beim Todeseintritt in Krankenhäusern (Statistisches Bundesamt Wiesbaden 2015). Es gibt eine sachlich-nüchterne Seite, die die Beobachtung der sicheren und unsicheren Todeszeichen, die Benachrichtigung des Arztes, die Leichenschau und das Ausfüllen der Dokumente beinhaltet. Die Versorgung eines Verstorbenen hat meist eine gefühlsbetonte Komponente, gerade wenn man einen intensiven Kontakt zu ihm hatte.

Für die Zugehörigen ist es ein schlimmer Moment, deshalb ist es wichtig, für eine angenehme Atmosphäre zu sorgen, damit sie in Ruhe Abschied nehmen können, z.B. durch gedämpftes Licht, Kerzen, Blumen und das vorherige Wegräumen aller nicht mehr benötigten Pflegeutensilien. Aber auch das Pflegepersonal, besser noch das ganze Team, sollte sich Zeit nehmen, um den Verstorbenen zu würdigen.

Außerdem sollte das Team grob über die Vorgehensweisen der Bestattungsinstitute informiert sein, um bei Fragen den Zugehörigen Auskunft geben zu können.

▶ Was ist ein Sterbender?

- **Aus medizinischer Sicht:** Mensch, dessen Tod als Folge eines Unfalls, einer nicht behandelbaren Krankheit oder infolge hohen Alters in absehbare Nähe gerückt ist. Die unmittelbare Todesursache ist schon abzusehen, und der Tod wird nach ärztlicher Einschätzung innerhalb von Tagen bis Monaten eintreten.
  Oder: Mensch, bei dem als Folge der Destruktion von Organen lebenswichtige Funktionen des Organismus so beeinträchtigt werden, dass sie mit dem Leben nicht vereinbar sind.
- **Aus psychologischer Sicht:** Mensch, der objektiv vom Tode bedroht ist und sich dieser Todesbedrohung soweit bewusst ist, dass sie sein Erleben und Verhalten bestimmt. Dabei können beim Sterbenden Akzeptanz des Sterbens und Sterbe- und Lebenswünsche nebeneinander bestehen (Ohnsorge et al. 2017).
- **Aus biologischer Sicht:** Bereits mit der Geburt. *"Nichts in unserem Leben ist so gewiss wie der Tod".*

Der Kranke ist am Ende seines Lebensweges angelangt. Sterbebegleitung hat die Aufgabe, ihn den letzten Schritt bewusst gehen zu lassen. Denn Sterbende sind bis zum letzten Atemzug Lebende. Sie verdienen unsere Zuwendung und Achtung bis zum Ende ihres Lebens.

▶ Wann ist ein Mensch tot?

- Klinischer Tod – 3 Minuten nach Herz- und Atemstillstand (der Sterbeprozess ist mit dem klinisch feststellbaren Tod nicht beendet).
- Hirntod – Funktionsausfall des Gesamthirns.

▶ Biologisch leben Zellen nach dem Hirntod weiter:

- Herz: 15-30 Minuten.
- Leber: 30-35 Minuten.
- Lunge und Niere: bis zu 2 Stunden.
- Muskeln: über 8 Stunden.
- Magen, Darm: arbeiten noch bis zu 24 Stunden.
- Schweißdrüsen: arbeiten noch über 30 Stunden.
- Spermien: leben noch mehrere Tage.

Der Verstorbene muss genauso würdevoll, sorgfältig und menschlich versorgt werden.

Sterbebegleitung ist ein physisch und psychisch belastender und kraftraubender, aber sehr wichtiger Teil unserer Arbeit in der Palliativmedizin.

Vielleicht gelingt es uns, die verlorengegangene Vertrautheit mit dem Tod zurückzugewinnen und wieder zu vermitteln.

29.1.1.3. Die Beteiligten in der Sterbebegleitung

- **Arzt**: Gibt in Gesprächen, die niemals zwischen "Tür und Angel" stattfinden sollten, Auskunft über möglichen Verlauf der Krankheit, über medizinische Möglichkeiten sowie über therapeutische Maßnahmen, z.B. im Bereich Schmerztherapie und Sedierung, um diese dann patientenwunschgerecht einzuleiten. Der Wunsch des Sterbenden steht dabei an erster Stelle.
- **Pflegepersonal**: Sorgfältige situationsgerechte Pflege steht hier an erster Stelle. Verbringt viel Zeit am Krankenbett, dadurch oft eine Vertrauensperson, die dann auch in anderen Bereichen, z.B. psychologisch tätig werden kann, oft auch bei den Zugehörigen.
- **Psychologe**: Nimmt Tätigkeit schon sehr früh auf z.B. bei der Angstbewältigung. Gilt für den Sterbenden sowie auch für die Zugehörigen.
- **Seelsorger**: Entlastung anderer Berufsgruppen durch intensive Zuwendung, erfüllt den kirchlichen Beistand. Tätigkeitsschwerpunkt in der Endphase.
- **Zugehörige**: Überfordern sich leicht, weil sie sich oft verpflichtet fühlen, ständig für den Sterbenden da zu sein.
  - Hinweis auf eine nötige Auszeit, um einmal "durchzuatmen", auch im Hinblick auf die Zeit "danach".
  - Einbeziehung in die Pflege ist eine Möglichkeit, den Zugehörigen eine sinnvolle Aufgabe zu geben, was gleichzeitig zu einer Entlastung des Pflegepersonals führen kann, wobei man sehr darauf achten muss, dass bei den Zugehörigen kein Übereifer entsteht, was wiederum zur Verschlimmerung der Situation führen kann.
  - Sind oft sehr angespannt und reagieren überzogen.
- **Sterbender**:
  - Spürt Kraftverlust und damit das Unvermögen, sich selbst zu versorgen.
  - Hunger- und Durstgefühl verändern sich.
  - Muss Abschied nehmen von den Zugehörigen, sorgt sich oft um ihr Wohlergehen nach dem Tod.
  - Hat nicht selten noch etwas Wichtiges zu erledigen, z.B. Familienstreit beilegen.
  - Sensible Reaktionen auf Lügen und Halbwahrheiten können sehr leicht das Vertrauensverhältnis stören oder gar zerstören, deshalb soviel Wahrheit am Krankenbett wie möglich und verträglich.
  - Angst verstärkt den Schmerz, Schmerz wiederum verstärkt Angst. Deshalb 1. Gebot: Angst und Schmerz bestmöglich nehmen, offene Gespräche auch mit den Zugehörigen.
  - Immer häufiger sterben Menschen, die nicht von Zugehörigen begleitet werden; dann müssen andere Beteiligte diese Funktion übernehmen.

In der letzten Lebensphase eines Kranken sollte man nach Möglichkeit jeden Wunsch erfüllen, auch wenn er noch so außergewöhnlich und unrealisierbar erscheint. Es ist immer wieder erstaunlich, was alles machbar ist. Außerdem ist es eine gute Möglichkeit für die Zugehörigen, aktiv zu handeln. Was dann wirklich unmöglich ist, muss man den Kranken in Ruhe erklären. Das alles gilt auch für die Bestattung, worüber die Zugehörigen informiert werden sollten.

Die Zugehörigen sind ein wichtiger Bestandteil in der Sterbebegleitung, da sie den Sterbenden am besten kennen und wichtige Hinweise geben können. Das bedeutet aber auch, dass sie entsprechende Betreuung brauchen, damit es zu einer guten Zusammenarbeit kommt.

Aber genauso wichtig ist es, dass alle anderen Beteiligten ihr Wissen, ihre Beobachtungen und Gefühle austauschen, damit alle in eine Richtung arbeiten.

Für die Betreuung eines Sterbenden sollte man keine "Standards" erarbeiten, allenfalls ein Gerüst bauen aus Erfahrungen aus ähnlich gelagerten Fällen, was gerade bei schwierigen Menschen hilfreich sein kann. Denn: Der Mensch wird als Individuum geboren und stirbt auch als solches.

Zugehörige haben oft Schwierigkeiten, den Sterbenden loszulassen. Man muss ihnen mit einfühlsamen Worten verständlich machen, dass ein sanfter Tod sinnvoller ist, als um jeden Preis Leben zu retten. (Dieses betrifft auch immer wieder Ärzte). Zur Begriffsbestimmung "Angehörige" und "Zugehörige" vgl. auch Kap. 21.6.1.

29.1.1.3.1. Rückblick

Die Ängste der Patienten kann man inzwischen recht gut mit Medikamenten beherrschen, wenn Worte und Beistand nicht ausreichend helfen. Diese Möglichkeit besteht bei den Zugehörigen nicht.

Bei vorhersagbarem und erwartetem Tod des Kranken stellt sich bei vielen Zugehörigen die sog. antizipatorische (vorwegnehmende) Trauer (vgl. Kap. 21.4.) ein. Hier tritt ein besonderes Problem dort auf, wo dies zur früh- oder vorzeitigen Loslösung vom Sterbenden führt. Der Sterbende fühlt sich damit häufig allein gelassen und aufgegeben, seiner Bindungen beraubt. Er stirbt den sozialen Tod vor dem physischen – mit allen Konsequenzen, die das für das Selbstwertgefühl und die Lebensqualität mit sich bringt.

Neben eigenen Zukunftsängsten, Schwierigkeiten im Umgang mit psychischen Veränderungen bei sterbenden Patienten und der intensiven Pflege sind Zugehörige Sterbender häufig ambivalent eingestellt: Einerseits möchten sie, dass alles getan wird, damit sie den Patienten nicht verlieren, andererseits möchten sie, dass ihr eigenes und das Leiden des Sterbenden ein Ende finden möge. Bei vielen löst es Schuldgefühle aus, nicht genug getan zu haben oder den Tod herbei zu sehnen.

Besonders schwierig wird diese Situation dann, wenn dies auf noch nicht abgeschlossene Krankheitsbewältigung und ein fehlendes Einverständnis mit dem Sterben trifft. Hier ist spezialisierte psychotherapeutische Hilfe nötig, die nicht die Akzeptanz beim Patienten herzustellen versucht, sondern die Begleitung und Linderung des gemeinsamen Leides. Antizipatorische Trauer kann aber auch die Zugehörigen fester zusammenschließen und helfen, die verbleibende Familie abzurunden. Die Betreuung im Vorfeld des Trauerfalls dient der besseren Trauerbewältigung, ohne dass bisher nachgewiesen werden konnte, dass antizipatorische Trauer alleine die Trauer nach dem Versterben vereinfacht.

Hilfreich für den Abschied sind Rituale, die Verlässlichkeit und Sicherheit in einer unbekannten Situation bieten (vgl. Kap. 27.).

In der Regel bewältigen Zugehörige einen Abschied ohne therapeutische Hilfe. 30-40 % sind jedoch gefährdet (vgl. Kap. 21.6.) und brauchen mehr als ein gelegentliches Gespräch. Es sollte jedoch nur dort unterstützend eingegriffen werden, wo die Familie an ihre Grenzen kommt. Die Zugehörigen sollten darin bestärkt werden, ihre eigenen Bedürfnisse zu sehen und das eigene Leben nicht vollkommen dem Abschiedsprozess unterzuordnen. Da Zugehörige unterschiedliche Reaktionen zeigen können, die zu Missverständnissen und zusätzlichen Belastungen und Problemen führen können, ist es wichtig, der Familie zu helfen, sich gegenseitig in ihren unterschiedlichen Reaktionen und Gefühlen zu verstehen. Die Zugehörigen sollten Unterstützung erhalten, um den Abschiedsprozess selbst aktiv mitzugestalten.

Mit der Zeit bekommt man ein Gespür dafür, was wann der richtige Schritt ist. Es kann dann auch schon mal sein, dass man die Zugehörigen zum Ausruhen nach Hause schickt, damit der Patient zur Ruhe kommt.

Des Autors bisher schönstes aber auch sehr riskantes Erlebnis bei der Betreuung von Sterbenden war folgende Geschichte: Eine alleinstehende Dame wünschte sich nichts so sehr, als vor ihrem Tod noch mal ihren geliebten Hund zu sehen. Sie war deshalb sehr unruhig. Im Schutze der Nacht hat der Autor ihn dann auf die Station bringen lassen. Er war zum Glück nicht sehr groß, so dass er in einer Tasche transportiert werden konnte, und dazu noch sehr brav. Die Dame hat mit ihrem Vierbeiner geschmust und ist kurz danach friedlich eingeschlafen. Es war sicher ein Wagnis, aber dafür hat es sich gelohnt.

Noch eins ist wichtig. Oft haben Schwerkranke den Wunsch, in der häuslichen Umgebung zu sterben. Viele Zugehörige wollen das auch ermöglichen. Aber das Krankenhaus oder eine ähnliche Einrichtung bieten eine große Sicherheit, die zu Hause dann plötzlich fehlt, und es entstehen Ängste, die zu Hause nicht mehr zu beherrschen sind, und deshalb werden doch eine große Zahl von Sterbenden wieder zurück ins Krankenhaus gebracht. Man darf dieses Verhalten nicht verurteilen, und nicht unterschätzen, wie wichtig es ist, jederzeit Hilfe holen zu können.

Das wurde sehr oft von Zugehörigen bestätigt. Mit etwas Empathie und Fingerspitzengefühl ist es gar nicht so schwer, mit der Sterbesituation umzugehen, und wenn es doch mal schwierig werden sollte, ist es wichtig, dass alle im Team am gleichen Strang ziehen und somit die Situation entzerren. Denn am Ende sind es gerade diese Zugehörigen, die zufrieden und voller Dankbarkeit gegenüber dem Team nach Hause gehen.

Nicht vergessen werden sollte der Selbstschutz der Betreuenden, um keinen Schaden zu erleiden. Neben den Teamangeboten sollte jeder für sich eine Möglichkeit suchen, wie z.B. Sport.

Literatur

Mittag, Oskar: Sterbende begleiten. Trias Verlag Stuttgart, 1994

Hennezel, M. de: Den Tod erleben. Lübbe Verlag Bg.Gl., 1996

Glaser, B., Strauss, A.: Betreuung von Sterbenden. Vandenhoeck & Ruprecht Göttingen, 1995

Nauck F. Symptomkontrolle in der Finalphase. Schmerz 2001;15:362-369

Kern, M., Nauck, F.: Die letzte Lebensphase. Palliative Care Lehren + Lernen + Leben. http://www.dgpalliativmedizin.de/pdf/fachkompetenz/Die%20letzte%20Lebensphase%20-%20fachliche%20Kompetenz.pdf

Ohnsorge, K et al.: Was bedeutet es, das eigene Sterben zu ‚akzeptieren'? Ergebnisse aus einer qualitativen Studie mit 62 Palliativpatientinnen und -patienten. Z Palliativmed 2017; 18: 144-151

Schweidtmann, W.: Sterbebegleitung. Kreuz Verlag Stuttgart, 1996

Twycross RG, Lichter I. The terminal phase. In: Doyle D, Hanks GWC, MacDonald N (eds): Oxford textbook of palliative medicine. Oxford: Oxford University Press, 1993: 657

S3-Leitlinie Palliativmedizin für Patienten mit einer nicht heilbaren Krebserkrankung, erweiterte Version September 2020, https://www.dgpalliativmedizin.de/neuigkeiten/august-2019-erweiterte-s3-leitlinie-palliativmedizin.html, AWMF-Registernummer 128/0010L, S. 147 – 171

Deutsche Krebshilfe, Netzwerk Onkologische Spitzenzentren, Netzwerk-SOP Behandlung und Betreuung in der Sterbephase in Onkologe 2017 · 23:385–388, DOI 10.1007/s00761-017-0213-y Online publiziert: 18. April 2017 © Springer Medizin Verlag GmbH 2017

29.2. Sterbebegleitung

"Mit dir
Ich werde nicht mit dir hinübergehen,
aber ich begleite dich an die Grenze.
Ich werden dir deinen Schmerz nicht nehmen können,
aber ich fühle mit dir.
Ich werde dir deine Angst nicht abnehmen,
aber ich stehe neben dir.
Ich werde dir den Weg nicht zeigen können,
aber ich höre dir zu.
Ich werde nicht verneinen was ist,
aber ich reiche dir meine Hand auf der Suche nach dem warum und dem ja."

Sabine Willers

Sterbebegleitung ist die umfassende Betreuung von Menschen in ihrer letzten Lebensphase, deren Krankheit nicht mehr auf heilende Therapie anspricht, mit dem Ziel, die Lebensqualität ganzheitlich, durch eine wirksame Schmerztherapie, Linderung belastender Symptome, unter Berücksichtigung seelischer, spiritueller und sozialer Bedürfnisse, weitgehend zu erhalten. Neben der schmerzlindernden, medizinischen Versorgung ist für Menschen im Sterbeprozess menschliche Zuwendung besonders wichtig.

Sterbebegleitung ist immer Lebensbegleitung. Der Tod gehört zum Leben und ist, wie die Geburt, ein bedeutungsvoller Übergang im Leben eines Menschen. Unsere Lebenszeit ist endlich und es fällt schwer, sich dies bewusst zu machen und sich damit auseinander zu setzen. Zu groß ist die Angst vor dem Unbekannten, und die Verdrängung des Todes ist in unserer heutigen Zeit weit verbreitet. Durch die natürliche Grenze, die der Tod darstellt, bekommt jeder Tag einen besonderen Wert, und nur, wenn wir den Tod als Tatsache akzeptieren, ist es uns möglich, ein sinnvolles, erfülltes Leben zu führen. Durch den Tod wird die Lebenszeit, die uns zur Verfügung steht, zu etwas Kostbarem.

Nahezu 80 % aller Menschen in Deutschland sterben in Krankenhäusern, Pflegeheimen oder in Hospizen (Knipping 2007). Mit Tod und Trauer umzugehen, gehört deshalb zum Berufsalltag des ärztlichen und pflegenden Personals. Durch Studium und Ausbildung nur mangelhaft vorbereitet, wird man im Berufsalltag mit unterschiedlichen individuellen Sterbe- und Trauersituationen konfrontiert. Im Berufsleben müssen Ärzte und Pflegende schon früh hinnehmen, dass Abläufe in der Berufspraxis gegen eigene Gefühle und moralische Werte verstoßen. Primär verstehen sie sich dazu berufen, den Tod zu verhüten und so fällt es ihnen schwer, ihn als Teil des Lebens in ihr berufliches Selbstverständnis zu integrieren. Ärzten und Pflegenden ist oft nicht bewusst, wie entscheidend sie beeinflussen, ob Trauer ausgelöst oder blockiert wird. Ihnen fehlen Vorbilder und Erfahrungen. Auch wenn diese Berufsgruppen nur kurz am Trauergeschehen beteiligt sind, dürfen sie nicht verhindern, dass Sterbende und Zugehörige in den Abschieds- und Trauerprozess finden. Sterbebegleitung ist keine Frage der Technik, sondern der Wahrhaftigkeit. Im Vordergrund steht immer die Frage: "*Wie gehe ich persönlich damit um?*". Einwände, Zuwendung koste zu viel Zeit und sei nicht Aufgabe der Ärzte und Pflegenden, sind vorgeschoben. Es kostet wenig Zeit, wohl aber Kompetenz. "*Wir können nichts mehr für sie tun*", muss nicht die letzte Botschaft sein, die Ärzte und Pflegende übermitteln. Wir brauchen in der Begleitung von Schwerkranken und Sterbenden verständnisvolle, warme und echte Menschen, die diese schwierige Lebensphase begleiten. Die Begegnung und Berührung mit dem Tod konfrontiert die Begleiter mit tiefen existenziellen Situationen und Gefühlen. Es stellt sich wieder die Frage, wie man selbst mit Angst, Wahrheit, Hoffnung und Trauer umgeht. Wie spreche ich mit Sterbenden und wie halte ich Phasen der Stille und Sprachlosigkeit aus? Zugehörige medizinischer Berufe sind oft unsicher, je weniger Erfahrung sie mit dieser Grenzsituation haben. An Leben und Tod in einem Atemzug zu denken, ist uns fremd, und die Tatsache, dass wir alle sterblich sind, schieben wir allzu oft schnell und ängstlich weg. Unsere heutige Sterbe- und Trauerkultur macht es uns schwer, den Tod als Teil des Lebens zu begreifen und uns mit dem Sterben vertraut zu machen.

Sterbebegleitung beginnt mit dem ehrlichen Aufklärungsgespräch zwischen Arzt und Patient und endet mit dem Tod. Gerade in der Sterbesituation ist es besonders wichtig, als Arzt oder Pflegepersonal von selbst auf die Menschen zu zugehen, eigenes Berührtsein zu zeigen und eine Atmosphäre zu schaffen, die Gefühlen Raum lässt. Ärzte und Pflegende haben oft Angst, dass sie an Distanz und Kompetenz verlieren, wenn sie sich berühren lassen. Das Zeigen von Gefühlen, wie Händedrücken, Umarmen oder Tränen, ist kein Zeichen von Schwäche, sondern Ausdruck von menschlicher Größe und Reife. Auch wortlose, zugewandte Anteilnahme ist hilfreich. Delegieren Sie in einer Sterbe- und Trauersituationen nicht, was Sie selbst tun können. Häufig führt die eigene Hilflosigkeit zu scheinbar kalten und floskelhaften Reaktionen. Schützen sie sich angesichts des Todes vor dem Gefühl, versagt zu haben. Halten Sie eigene Enttäuschungen aus und akzeptieren Sie, dass der Tod keine persönliche Niederlage ist. Die Konfrontation mit dem Tod löst oft Wut, Angst und Schuldzuweisungen aus. Bemühen Sie sich, Raum für solche Gefühle zu lassen und nehmen Sie es nicht persönlich. Bleiben Sie offen und authentisch und hören Sie zu. Es gibt kein wertvolleres Werkzeug in der Sterbebegleitung als das Zuhören. Lernen Sie zu verstehen, welche besondere Rolle Ihnen in einem Sterbeprozess zukommt. Heftige Gefühle und Ausdrucksformen sind der Situation angemessen. Wir sollten den Tod nicht beschönigen, sondern uns dazu ermutigen, ihn nicht aus unserem Leben zu verdrängen. Wir sollten uns bewusst für Sterbebegleitung einsetzen, damit wir einander beim Sterben nicht allein lassen. Sterbebegleitung ist Lebensbegleitung. Welche Bedürfnisse und Wünsche in einer Begleitung auftauchen, kann man nicht vorhersehen. Der Sterbende sollte sich angenommen fühlen und in seiner Einzigartigkeit geschätzt werden. Es gibt zentrale Lebensthemen, die auftreten können. Das können die Frage nach dem Sinn des Lebens und der Wunsch nach ehrlicher aufrichtiger Begegnung sein. Jeder Mensch stirbt seinen eigenen Tod und jeder wird eine andere Form der Unterstützung wünschen und brauchen. Sterbende zu begleiten, bedeutet nicht, keine eigenen Ängste, Unsicherheiten und Fragen zu haben. Es bedeutet, bereit zu sein, sich dem Sterbenden zuzuwenden und sich den Fragen des Sterbens zu stellen, die letztlich Fragen des Lebens sind. Wir können die Aufgaben Sterbender nicht lösen. Wir können sie nur mit unserer Liebe und Aufmerksamkeit ermutigen, ihren eigenen Herausforderungen zu begegnen. Wenn wir unser Bestes geben, sind keine Irrtümer möglich. In der Pflege eines Sterbenden sind die besten Absichten gut genug. Sterbebegleitung bedeutet auch nicht, Ratschläge und Anweisungen zu geben oder Entscheidungen treffen zu müssen, sondern Nähe anzubieten, sich auf Gefühle, Gedanken, Worte und Wünsche einlassen zu können, um Wegbegleiter an der Seite des Sterbenden zu sein.

PACE TIPP!

Die Broschüre "Hilfe zur Sterbebegleitung" der Krebsgesellschaft NRW kann unter

- https://www.krebsgesellschaftnrw.de/broschueren

bestellt werden.

29.3. Finalphase

29.3.1. Rasselatmung

vgl. auch Kap. 8.6.4.4.1.

> *"And you snatch your rattling last breaths/with deep-sea diver sounds"*
>
> J. and I. Anderson (Jethro Tull: Aqualung).

In Palliative Care bilden der Sterbende und seine Zugehörigen eine Einheit. Der würdevolle Umgang mit ihnen zeigt sich auch bereits in der respektvollen und sorgfältigen Auswahl und Umschreibung von Begriffen aus dem Bereich der Palliative Care.

Der "sterbende Mensch rasselt" nicht, sondern kann in den letzten Lebenstagen oder -stunden eine *Rasselatmung entwickeln*, die mehr oder weniger geräuschvoll und stark ausgeprägt auftreten kann.

"Würde lasst sich bereits über die Würde im Wort darstellen". Der Autor stimmt Cornelia Knipping (2007) zu, dass andere Begrifflichkeiten in diesem Zusammenhang wie "Todesrasseln", "death rattle" oder "terminales/finales Rasseln" ungeschickt gewählt sind. Sie klingen – wie man aus dem Umgang mit Zugehörigen weiß – erschreckend und angstauslösend. Diese reagieren oft verstört auf diese eindringlichen und als bedrohlich empfundenen Geräuschphänomene und erinnern sich oft noch Jahre später daran (Lewandowski 2021, vgl. auch Kap. 17.).

Ursachen

Menschen entwickeln in den letzten Lebenstagen oder -stunden oft eine geräuschvolle und rasselnde Atmung. Der sterbende Mensch wird zunehmend kraftloser und sein Bewusstsein verändert sich. Der Husten- und Schluckreflex verliert an Funktion. Die Sekretbildung in den Speicheldrüsen und den Bronchien nimmt zu, weil das angesammelte Sekret nicht mehr abgehustet werden kann.

Im Verlauf von schweren zum Tode führenden Erkrankungen entwickeln viele Betroffene eine Kachexie. Dies führt auch zum Schwund der Muskulatur . Das nicht abhustbare Sekret bewegt sich im Rachenbereich durch die Ein- und Ausatmung hin und her. Die schlaffen und spannungslosen Rachenwände schlagen durch die sich bewegende Atemluft gegeneinander und lösen zusätzlich zur Bewegung des Sekretes eine geräuschvolle, rasselnde Atmung aus (Knipping 2007).

Häufigkeit

In mehreren Studien wird angegeben, dass die Rasselatmung mit 56-92 % das am häufigsten auftretende Symptom ist. Sie entwickelt sich innerhalb der letzten drei Lebenstage, bevor ein Mensch stirbt. Ihr Auftreten deutet auf den nahen Tod hin (Lichter, Hunt 1990).

Es ist noch nicht geklärt, inwieweit der Sterbende selbst das Geräusch der Rasselatmung wahrnimmt und es als belastend erlebt. Vermutlich nimmt er es selbst nicht mehr wahr, im Gegensatz zu seinen Zugehörigen und den Pflegenden und Betreuenden.

Die Rasselatmung ist wahrscheinlich oft kein Anzeichen für Atemnot. Sie kann jedoch durch die vermehrte Zunahme des Sekretes zuletzt unter Umständen noch zu Atemnot und Unruhe führen (Klaschik, Nauck 2002).

Unterscheidung

Es werden zwei Typen der Rasselatmung unterschieden:

- Bei Typ I der Rasselatmung ist eine vermehrte Speichelproduktion zu beobachten, die mit dem Verlust des Schluckreflexes des bewusstlosen oder bewusstseinsgetrübten Menschen einhergeht. Dies geschieht meist rasch und unvorhersehbar in den letzten Stunden des Lebens.
- Dem Typ II der Rasselatmung liegt oft eine bronchiale Sekretion zugrunde, die sich über mehrere Tage bildet. Der meist wache Mensch wird durch zunehmende körperliche Schwäche unfähig, das Sekret effektiv abzuhusten.

Auf Grund der schleichenden Entstehung ist die Gefahr einer Pneumonieentwicklung groß. Je größer das Intervall zwischen der Unfähigkeit abzuhusten und dem Versterben wird, desto eher entwickelt sich Typ II (Klaschik, Nauck 2002).

Bedeutung für Pflegende und Zugehörige

"Wie Menschen sterben,
verbleibt im Gedächtnis derer, die weiterleben,
und für sie (sowie für die Patienten selbst)
sind wir verpflichtet,
über den Verlauf und die Behandlung terminaler Schmerzen und Leiden informiert zu sein.
Das, was in den letzten Stunden geschieht,
kann frühere Erinnerungen heilen
oder es verbleibt als zerstörendes Andenken,
dass die Bewältigung der Trauer verhindert."

C. Saunders;
Textbook of Pain 1994, 861

Information und Aufklärung

Nicht nur für Zugehörige, Pflegende und Betreuende (Ärzte, Ehrenamtliche Mitarbeiter, Hauswirtschaft, Physiotherapie, Friseur, Fußpflege...), sondern auch für Sterbende und deren Zugehörige in angrenzenden Zimmern kann die geräuschvolle und rasselnde Atmung ein hoher Belastungsfaktor sein.

Findet keine oder ungenügende Information und Aufklärung über die Ursachen und Bedeutung der Rasselatmung statt, kann diese sich erschreckend und nachhaltig ins Gedächtnis der Menschen in der unmittelbaren Umgebung (und der in den Nachbarzimmern) des Sterbenden einprägen.

PACE TIPP!

Es ist wichtig, dass Pflegende und Betreuende genau über die Bedeutung der Rasselatmung informiert sind, um selbst gut damit umgehen zu können.

Pflegende müssen dieses Wissen den Zugehörigen rechtzeitig vermitteln, damit bei ihnen die erschreckende Angst, der Sterbende würde "am lebendigen Leibe qualvoll ersticken", gar nicht erst entsteht.

Die rechtzeitig und vorausschauende Information und Aufklärung findet statt, wenn sich abzeichnet, dass sich eine Rasselatmung entwickelt. Sie fördert das Verständnis für die Situation des Sterbenden und lässt Ängste gar nicht erst entstehen oder baut vorhandene ab.

Beratung

Es ist sehr wichtig, den Zugehörigen beratend zur Seite zu stehen, wenn es darum geht, ob sie bei pflegerischen Maßnahmen bezüglich der Linderung der Rasselatmung einbezogen werden wollen oder können.

Viele Zugehörige haben den Wunsch nach Übernahme kleiner pflegerischer Maßnahmen, weil sie etwas für den Sterbenden *tun* wollen, und nicht *nur* bei ihm sitzen wollen und *nichts tun.*

Das behandelnde Team berät Zugehörige dahingehend, indem ihnen verschiedene Handlungsmöglichkeiten (☞ pflegerische Maßnahmen) aufgezeigt werden. Dabei wird ihnen die Entscheidung überlassen, bei welchen sie mitwirken wollen.

Anleitung

Inwieweit Pflegende die Zugehörigen in pflegerische Maßnahmen mit einbinden oder sie von ihnen selbst anwenden lassen, hängt davon ab, in welcher seelischen und körperlichen Verfassung sie sind und inwieweit sie die Situation verarbeitet haben.

Haben sich Zugehörige entschieden, bei pflegerischen Maßnahmen mitzuwirken oder sie selbstständig auszuführen, sollte man sie umfassend und so oft wie nötig anleiten, bis sie in der Lage sind, die jeweilige pflegerische Handlung auch eigenständig durchzuführen.

Medikamentöse Therapie

Zur Reduktion der bronchialen Schleimproduktion werden Anticholinergika (Speichelbildungshemmer) eingesetzt. Anticholinergika wirken gut bei Rasselatmung, aber kaum beim Lungenödem. Sie sollen gegeben werden, sobald eine vermehrte Schleimproduktion abzusehen ist, bzw. sich erste rasselnde Atemgeräusche vernehmen lassen.

Atropin bewirkt zwar eine starke Hemmung der Schleimsekretion, ist aber aufgrund seines Nebenwirkungsprofiles, wie z.B. Tachycardie, Unruhe, zentral anticholinerges Syndrom, nicht geeignet.

Butylscopolamin durchdringt nicht die Blut-Hirn-Schranke. Zentrale Nebenwirkungen sind deshalb nicht zu befürchten. Im Rahmen der finalen Rasselatmung werden akut zunächst 20 mg s.c. und dann weiter jeweils 20 mg beim Wiederauftreten der Rasselatmung verabreicht. Es werden auch s.c./i.v. Dauerinfusionen von 40-80 mg/die empfohlen (Nehls et al. 2020).

Scopolamin ist ein häufig zur Behandlung der Rasselatmung eingesetztes Medikament. Es durchdringt die Blut-Hirn-Schranke und wirkt zusätzlich antiemetisch und sedierend, was sich positiv auf den Sterbenden (und die Anwesenden) auswirken kann. Aufgrund der ZNS-Wirkungen können jedoch auch paradoxe Reaktionen, wie quälende Unruhe, Halluzinationen und Agitiertheit, auftreten. Scopolaminhydrobromid wird in Deutschland als Transdermales Pflaster-System (1 mg/72 h Scopolamin TTS®) angeboten. Im Notfall wirken auch 3-5 Tropfen scopalaminhaltige Augentropfen nasal appliziert.

Glycopyrroniumbromid (Robinul®) reduziert zusätzlich die Bildung von Magensaft. Es hat keine Nebenwirkung auf das zentrale Nervensystem und die dreifache Wirkung von Scopolamin. Robinul® wird deshalb insbesondere empfohlen, wenn es unter Scopoladerm TTS zu ZNS-Nebenwirkungen wie Unruhe, Halluzinationen o.ä. kommt. ½-1 Amp. Robinul® (= 0,2 mg) s.c. wird bei Bedarf bis zu 2-stündlich oder kontinuierlich s.c./i.v. 0,6-1,0 mg/die verabreicht (Nehls et al. 2020).

Nach einer Vergleichsstudie von Likar und Kollegen (2008) bewirkt Glycopyrroniumbromid 0,4 mg alle 6 Stunden eine deutlich stärkere Verringerung der Rasselatmung als Scopolamin-Hydrobromicum.

Die Gabe von Anticholinergika löst eine starke Mundtrockenheit und somit ein gesteigertes Durstgefühl aus. Daher muss von Anfang an eine sorgfältige und regelmäßige Mundpflege erfolgen.

Pflegerische Maßnahmen

Rechtzeitige Information, Aufklärung und Beratung der Zugehörigen (s.o.)

Lagerung des Sterbenden

Ist der bettlägerige Mensch nicht mehr in der Lage, sich selbstständig zu drehen, um seinen Körper zu entlasten, ist es Aufgabe der Pflegenden, ihn regelmäßig zu lagern.

Die geräuschvolle Atmung zu mindern oder die Atmung zu erleichtern, gelingt oft schon mit einer leichten Oberkörperhochlagerung des Sterbenden, wobei das Fußende etwas nach unten gestellt wird.

Eine bequeme 30°-Schräglagerung kann helfen, den Schleim leichter auf oralem Wege nach außen zu befördern.

Der Kopf sollte in Rückenlage nicht nach hinten überstreckt werden, damit die Zunge nicht zurückfällt und so die Atmung behindert werden kann.

Die Unterarme können mit weichen Kissen unterlagert und die Oberarme auf Kissen oder leicht aufgeblasene Luftballons abgelegt werden. Dies erleichtert die Atmung und die Atembewegungen des Brustkorbes.

Lagerungskissen unter den Knien entlasten zusätzlich die Bauchmuskulatur (Knipping 2007).

Ist eine Oberkörperhochlagerung nicht möglich, kann eine wechselnde Seitenlagerung mittels schiefer Ebene (zusammengerollte Decke unter der Matratze) oder Lagerungskissen Linderung schaffen.

Ein Ventilator mit niedriger Drehzahl, die Benutzung eines Luftbefeuchters oder Frischluft durchs geöffnete Fenster kann für alle Beteiligten Entspannung verschaffen.

Inwieweit diese Lagerungsmöglichkeiten angewendet werden können, hängt immer davon ab, ob der Sterbende sie toleriert. Das heißt, dass er aufmerksam beobachtet wird, um bei eventuellen Anzeichen des Nichttolerierens, wie z.B. Unruhe, Stöhnen oder verbale Äußerungen, seine Lage zu verändern.

Die Zugehörigen können bei den Lagerungsmaßnahmen der Pflegenden mit einbezogen werden (Luftballons aufblasen, Decke/Kissen positionieren), ebenso bei der Beobachtung, wenn Pflegende nicht im Zimmer sind.

▶ Atemstimulierende Einreibung (ASE) (vgl. auch Kap. 19.5.3.)

Die Anwendung der Atemstimulierenden Einreibung (ASE) nach Christel Bienstein kann sich positiv auf den Sterbenden auswirken. Die ruhigen, gleichmäßigen und intensiven Körperberührungen können dazu beitragen, dass dem Sterbenden sein Atmen bewusster wird, er ruhiger wird, Vertrauen aufgebaut und somit ihm Sicherheit vermittelt werden kann. Damit die Einreibung richtig angewendet werden kann, ist es wichtig, dass sich der Ausführende mit dem Konzept der Basalen Stimulation auseinandergesetzt hat und z.B. im Rahmen eines Kurses "Basale Stimulation®" die Durchführung einer ASE erlernt hat (Kostrzewa, Kutzner 2007).

▶ Entspannungsmöglichkeiten für Zugehörige

Für die Zugehörigen kann trotz Information und Aufklärung die Rasselatmung belastend, ja sogar unerträglich sein. Sie verlassen dann aufgeregt das Zimmer des Sterbenden. Pflegende können die Zugehörigen in dieser Situation unterstützen, in dem sie sie z.B. an die frische Luft begleiten. Mit dieser Zuwendung wird angezeigt, dass ihr Wohlbefinden und ihre Zufriedenheit genauso wiegen wie die des Sterbenden. Man sollte die Zugehörigen anregen, tief und ruhig durchzuatmen, um sich zu beruhigen, mit ihnen sprechen oder schweigen und ihnen zeigen, dass ihr Verhalten "okay" ist . Es braucht niemand wegen seines Verhaltens ein schlechtes Gewissen zu haben – jeder verarbeitet diese Situation individuell auf seine Weise.

▶ Individuelle Mundpflege/-erfrischung (vgl. auch Kap. 29.3.2.)

Ziel ist es, einerseits mit der Mundpflege der medikamentös durch Anticholinergika bedingten Mundtrockenheit entgegenzuwirken, andererseits dem Sterbenden in seinen letzten Lebenstagen oder -stunden individuelles Wohlbefinden und Lebensqualität zu verschaffen.

> *"Mundpflege in den letzten Lebenstagen setzt die Freiwilligkeit des sterbenden Menschen voraus."* (Husebö 2001)

Lässt sich der Mensch *freiwillig* auf mundpflegerische oder andere Maßnahmen ein, handelt er nach seinem *freien Willen.* Diesen freien Willen gilt es auch bei einem Sterbenden zu akzeptieren. Sein Recht auf Selbstbestimmung hört in seinen letzten Lebenstagen und -stunden nicht auf.

Das betreuende Team achtet die Würde des Sterbenden, indem seine Haltung, sein Willen (auch der schriftliche oder mutmaßliche) und sein Tun respektiert werden. Dies kann heißen, dass pflegerische Maßnahmen wie die Mundpflegevom Sterbenden abgelehnt werden, indem er die Lippen zusammenpresst. Diese Reaktion ist auf jeden Fall zu respektieren.

Bei der Durchführung der Mundpflege wird folgendes berücksichtigt:

- Beachtung der Individualität: Welche Flüssigkeiten, bzw. Getränke mag der Sterbende zur Munderfrischung (Bier, Tees, Cola ...)?
- Gute Beobachtung des Allgemeinzustandes: Was nimmt der Sterbende wahr, ist er orientiert, desorientiert, somnolent oder komatös?
- Respektvollen Umgang: Der Mund ist ein sehr sensibles und intimes Organ, das zu den wahrnehmungsstärksten Zonen des Körpers gehört und nur wenige Menschen berühren (Zärtlichkeit des Partners).
- Behutsames Vorgehen: Wird der Mund freiwillig geöffnet oder zusammengekniffen oder das Gesicht abgewendet (Zeichen der Ablehnung)?

Wird dies alles von den Pflegenden beachtet, kann beim Sterbenden die Mundtrockenheit gemindert werden, indem z.B. eine mit Apfelsaft getränkte Mullkompresse über eine Zahnbürste gezogen wird. Um die Selbstständigkeit des Sterbenden zu fördern, wird sie ihm in die Hand gegeben. Mit unterstützender Handführung und erklärenden Worten der Pflegeperson kann er selbst mit der Kompresse über die Lippen streichen und – falls er den Mund öffnet – die Zunge und die Wangentaschen (regelmäßig) damit befeuchten.

Das Öffnen des Mundes kann mit sanftem Ausstreichen der Kiefermuskulatur unterstützt werden.

Ist der Mensch auf Grund körperlicher Schwäche und zunehmender Bewusstseinseintrübung nicht mehr in der Lage dazu, wird die Mundpflege von den Pflegenden oder den Zugehörigen übernommen.

Es ist wichtig, das Gesicht des Sterbenden gut zu beobachten, um auf negative Reaktionen, wie plötzliches Zubeißen, rechtzeitig reagieren zu können.

Neben dem Ausspülen des Mundes (Achtung: nicht bei Schluckstörungen!) oder dem Auswischen des Mundes kann das Sprühen von Flüssigkeiten mittels eines Zerstäubers den Mund befeuchten.

Borken und Beläge können mit Hilfe von Butter oder einem Honig-/Buttergemisch gelöst werden.

Die Häufigkeit der regelmäßigen Mundpflege ist abhängig von der Mundtrockenheit. Sie kann von zweistündlicher bis halbstündlicher Anwendung individuell variieren.

Die Lippenpflege kann z.B. mit Butter, Honig, Panthenol oder Vaseline durchgeführt werden, je nach den Geschmacksvorlieben des Sterbenden.

PACE TIPP!

Im Bereich der Mundpflege gibt es positive Erfahrungen mit der Verwendung von Helago-Öl, ein mit Kamille und Salbei angereichertes Öl. Es löst Borken und Beläge, die Mundschleimhaut wird befeuchtet, und die Lippen bleiben geschmeidig.

Nach individueller Anleitung der Zugehörigen können diese die Munderfrischung oft selbstständig durchführen. Damit haben sie die Möglichkeit, den Sterbeprozess aktiv mitzugestalten.

Dies wird von vielen Zugehörigen als hilfreiche Unterstützung erlebt beim Abschiednehmen von ihrem geliebten Menschen und bei der Trauerverarbeitung.

Absaugen

Ist der Vorgang der Einatmung frei, sollte auf das Absaugen verzichtet werden, weil die eigentliche Sekretansammlung sich in der Trachea befindet, was eine hohe fachliche Kompetenz der Pflegenden voraussetzt. Laut S3-Leitlinie Palliativmedizin (2015) sollte bei Sterbenden mit belastender Rasselatmung (ohne Tracheostoma und Endotrachealtubus) das tracheale Sekret *nicht* abgesaugt werden.

Außerdem wird durch das Absaugen die bronchiale Schleimproduktion angeregt. Es können blutige Schleimhautläsionen hervorgerufen werden und es stellt eine sehr große, unangenehme Belastung für den Sterbenden dar, die es zu vermeiden gilt.

Sammelt sich bei einer Seitenlagerung Sekret in den Wangentaschen, kann es nicht abfließen und behindert so die Atmung, sollte erst mittels Tupfer oder Kompressen versucht werden, die Mundhöhle auszuwischen. Gelingt dieses nur ungenügend, kann durch vorsichtiges Absaugen des Sekretes aus der Mundhöhle der Atemweg frei gemacht werden.

Erfahrungen im Umgang mit Hospizgästen – zwei Erfahrungsberichte aus dem Hospiz-Haus Celle

Herr L.

Herr L. hat ein CUP-Syndrom und Lungenmetastasen. Als er vom Krankenhaus zu uns ins Hospiz-Haus Celle verlegt wird, ist er körperlich schon sehr schwach. Er kann seine Position im Bett nur mit Unterstützung der Pflegekräfte verändern. Der große, kräftig gebaute Mann reagiert auf meine Ansprache. Das Öffnen der Augen und das Sprechen fallen ihm sehr schwer und er schläft viel. Auf meine Nachfragen gibt er an, schmerzfrei zu sein – es wird ihm Morphium s.c. mittels Perfusor kontinuierlich zugeführt.

Nahrungsangebote lehnt Herr L. ab. Ich reiche ihm schluckweise Mineralwasser an, welches er gern trinkt.

Auch am 2.Tag reagiert Herr L. auf Ansprache und nimmt schluckweise Mineralwasser zu sich.

Er bekommt vor der Grundpflege einen Morphiumbolus, weil der rechte Arm und das linke Bein schmerzempfindlich sind.

Herr L. unterstützt die pflegerischen Maßnahmen. Er entleert den Mund nach der von mir übernommenen Zahnreinigung selbständig. Beim Waschen hebt er den jeweiligen Arm etwas an. Ich frage ihn zwischenzeitlich, ob ich mit der Pflege fortfahren darf, weil ich sehe, dass er sehr erschöpft ist und die Augen geschlossen hält. Er bejaht meine Frage. Über meinen Dank an ihn für seine Mithilfe freut er sich, er lächelt.

Anschließend lagere ich Herrn L. mit leicht erhobenem Oberkörper auf die rechte Körperseite. Dies ist seine Lieblingslage, wie er mir sagt. Der rechte Arm und das rechte Bein schmerzen ihm dabei nicht. Das Liegen auf der linken Körperseite lehnt er, genau wie zu Hause, ab.

Herr L. atmet oft durch den geöffneten Mund. Um diesen und die Lippen vor dem Austrocknen zu schützen, biete ich ihm eine regelmäßige Mundpflege mit Helago-Öl an. Eigene Wünsche bzw. Vorlieben für ein Mundpflegeprodukt habe er keine.

Ich erkläre ihm den Ablauf der Mundpflege. Ich benetze eine Mullkompresse, die ich über eine Zahnbürste gezogen habe, mit Helago-Öl. Ich frage Herrn L., ob er die Zahnbürste festhalten möchte. Ich würde seinen Arm unterstützend führen, damit er sich den Mund selbst benetzen könne. Herr L. verneint.

Nach seiner Zustimmung übernehme ich diese Aufgabe. Herr L. öffnet seinen Mund. Während ich mit der Kompresse die Wangenschleimhaut befeuchte und sie über die vordere Zunge führe, beobachte ich Herrn L. Sein Mund bleibt die ganze Zeit geöffnet, sein Gesichtsausdruck und seine Körperhaltung sind entspannt.

Nach der vorsichtigen Befeuchtung der Lippen mit einer weiteren mit Helago-Öl getränkten Kompresse erkundige ich mich bei Herrn L., ob ihm der Kamille-Salbei-Geschmack angenehm sei. Er antwortet mit ja. Ich verabrede mit ihm, dass ich die Mundpflege stündlich bzw. bei Bedarf wiederhole.

Herr L. bekommt nachmittags Besuch von seiner Frau, seinen Kindern und Enkeln. In ihrer Gegenwart erscheint mir Herr L. lebhafter. Er atmet schneller, sein Gesichtsausdruck ist lebhafter. Die Augenlider zucken vermehrt. Er scheint die Augen häufiger öffnen zu wollen, was ihm jedoch nur selten gelingt.

Seiner Frau und den Kindern biete ich an, dass sie bei ihren Besuchen die Mundpflege übernehmen können. Während ich sie durchführe, erkläre und zeige ich ihnen den Ablauf. Die Ehefrau traut sich anschließend die Lippenpflege bei ihren Besuchen häufig zu. Sie erzählt mir mit strahlenden Augen stolz, dass sie sich freue, etwas für ihren Mann tun zu können, weil er in ihrer langjährigen Ehe auch immer für sie da gewesen sei.

Die Zugehörigen suchen den Kontakt zu uns Pflegenden, aus dem sich intensive Gespräche über das vergangene und zukünftige Leben von Herrn L. entwickeln.

Sie hätten erkannt, dass Herr L. gut betreut wird und ihre Entscheidung, ihn zu uns ins Hospiz zu bringen, richtig war. Sie selbst schätzen es sehr, dass wir uns viel Zeit nehmen für ihr Bedürfnis nach Gesprächen.

Am Morgen des 3. Tages reagiert Herr L. kaum – die Augenlider zucken – auf Ansprache. Das Anreichen von Flüssigkeit ist nicht mehr möglich.

Herr L. entwickelt eine rasselnde Atmung. Mit Lagerungskissen wird er auf die rechte Körperseite gelagert. Er toleriert es gut. Sein Gesicht ist entspannt.

Das leiser gewordene Rasselgeräusch nimmt im Laufe des Vormittages wieder zu. Nach Absprache mit seinem zuständigen Arzt verabreiche ich Herrn L. 40 mg Buscopan® s.c. Dies führt zu einer Reduzierung des Atemgeräusches.

Am Nachmittag informiere ich die Zugehörigen, bevor sie in sein Zimmer gehen, und kläre sie über die rasselnde Atmung auf.

Außerdem entschließe ich mich dazu, Herrn L. nasal und oral abzusaugen. Das Auswischen der Mundhöhle mit Kompressen reicht nicht aus, um die stärker werdende Sekretansammlung in der rechten Nasenöffnung und in der rechten Wangentasche zu entfernen. Herr L. toleriert es gut, der Mund bleibt geöffnet und sein Gesicht ist weiterhin entspannt. Anschließend führe ich die Mund- und Lippenpflege wieder mit Helago-Öl durch und verabreiche nochmals 40 mg Buscopan® s.c. Bis zum Abend wird Herr L. noch mehrmals oral abgesaugt, dann lässt die Sekretabsonderung nach.

Für seine Frau und seine Kinder sind – trotz meiner Information, Aufklärung und Gegenwart – die rasselnden Geräusche nur schwer zu ertragen.

Die Familie ist froh, dass Herr L. nicht unter Atemnot leidet. Seine Atmung ist regelmäßig und "ruhig" trotz des rasselnden Geräusches. Seine Körperhaltung und sein Gesichtsausdruck sind entspannt. Als sich seine Frau ihm zuwendet, mit ihm spricht und ihn streichelt, zucken seine Augenlider vermehrt.

Sein Schwiegersohn hält es nur wenige Sekunden im Zimmer aus. Ich setze mich auf der Terrasse zu ihm und höre ihm noch eine Weile zu.

Am 4. Tag im Hospiz ist Herr L. weiterhin nicht ansprechbar. Seine Lider bewegen sich während der pflegerischen Maßnahmen nicht.

Ich sauge morgens das angesammelte Sekret in der Mundhöhle ab und verabreiche Buscopan® s.c. Nach der vorsichtigen Grundpflege lagere ich Herrn L. zusammen mit einer Kollegin wieder auf seiner Lieblingsseite. Das rasselnde Geräusch nimmt langsam ab.

Herr L. zeigt keinerlei Reaktion auf Ansprache oder Berührung bei der halbstündlichen Mundpflege. Diese toleriert er weiterhin gut, sein Gesichtsausdruck und sein Körper sind entspannt.

Im Laufe des Nachmittags wird die Atmung durch lange Apnoephasen unterbrochen. Herr L. verstirbt gegen Abend des 4. Tages im Hospiz.

▶ Frau P.

Frau P. ist seit drei Wochen Gast bei uns im Hospiz-Haus Celle. In den letzten zwei Tagen hat sich ihr Allgemeinzustand sehr verschlechtert.

Frau P. ist in einem komatösen Zustand, sie reagiert nicht mehr auf Ansprache und lässt keine Mundpflege zu. Sie presst die Lippen zusammen, sodass nur die Lippenpflege mit einer Mullkompresse und Helago-Öl möglich ist. In der kommenden Nacht entwickelt sie zeitweise eine rasselnde Atmung. Sie wirkt entspannt und schmerzfrei. Lagerungswechsel und Mundpflege toleriert sie jetzt gut.

Am nächsten Morgen ist ihr Allgemeinzustand unverändert. Die Rasselatmung hat sich sehr verstärkt. Ich injiziere ihr 40 mg Buscopan® s.c. Die Sekretbildung und Ansammlung in der Wangentasche wird so extrem, dass das Entfernen mit Mullkompressen nicht ausreicht. Ich entschließe mich dazu, sie oral abzusaugen, was alle 15 Minuten notwendig ist. In Absprache mit ihrem zuständigen Arzt wird ihr ab dem Vormittag 100 mg Buscopan® in 45 ml NaCl s.c. (1,5 ml/h) mittels eines Perfusors kontinuierlich zugeführt.

Frau P. bekommt Besuch von ihren Kindern, die ich über die rasselnde Atmung aufkläre und ihnen anbiete, die Mundpflege zu übernehmen. Nach meiner Anleitung übernehmen nicht nur die zwei Töchter, sondern auch die beiden Söhne engagiert und liebevoll die Mundpflege mit Mullkompressen und Helago-Öl, was Frau P. gut toleriert – ihr Mund bleibt geöffnet, ihr Gesichtsausdruck ist ebenso wie ihr Körper entspannt.

Die Sekretbildung lässt ca. eine halbe Stunde nach dem Beginn der Buscopan®-Gabe über den Perfusor merklich nach, sodass weiteres orales Absaugen nicht mehr notwendig ist.

Frau P. stirbt am Abend, nachdem sich lange Apnoephasen entwickelt haben.

Literatur

Husebö, B.; Husebö, S.: Die letzten Tage und Stunden. Palliative Care für Schwerkranke und Sterbende. MEDLEX Norwegische Gesundheitsinformation, Oslo, 2001

Klaschik, E.; Nauck, F.: Finalphase. In: Zenz, M.; Donner, B.: Schmerz bei Tumorerkrankungen. Interdisziplinäre Diagnostik und Therapie. Wissenschaftliche Verlagsgesellschaft, Stuttgart, 2002

Knipping, C. (Hrsg.):Lehrbuch Palliative Care; Kapitel 9.2.; 2.durchgesehene und korrigierte Auflage; Huber, Bern, 2007

Kostrzewa, S.; Kutzner, M.: Was wir noch tun können! Basale Stimulation in der Sterbebegleitung; 3. Unveränderte Auflage; Huber, Bern, 2007

Leitlinienprogramm Onkologie: S3-Leitlinie Palliativmedizin für Patienten mit einer nicht heilbaren Krebserkrankung, AWMF-Registriernummer 128/001 OL, 2015

Lewandowski, R.: Der Blick des Anästhesisten auf Jethro Tulls *Aqualung*. Anaesthesist 70:237-246, 2021

Lichter, I.; Hunt, E.: The last 48 hours of life, Journal of Palliative Care; 6: 7-15, 1990

Likar, R. et al.: Die Wirkung von Glycopyrroniumbromid im Vergleich mit Scopolamin-Hydrobromicum beim terminalen Rasseln: eine randomisierte, doppelblinde Pilotstudie, Wiener klinische Wochenschrift; 120:679, 2008

Nehls, W. et al.: Therapie von PatientInnen mit COVID-19 – Handlungsempfehlungen aus palliativmedizinischer Perspektive, Pneumologie; 74:652-659, 2020

Pastrana, T. et al.: Empfehlungen bei Rasselatmung, Schmerz; 26:600-608,2012

Saunders, C.: Pain and impending death. In: Melzack, R.; Wall, P.: Textbook of pain. Churchill Livingstone, London 1994, 861

29.3.2. Mundpflege in der letzten Lebensphase

> *"Der Mund ist des Bauches Arzt."*
>
> Deutsches Sprichwort

Mundpflege bei Schwerstkranken und Sterbenden durchzuführen, die auf Unterstützung angewiesen sind, ist eine hoch sensible Aufgabe für Pflegende und Zugehörige. Es bietet sich eine große Chance, Zugehörige aktiv in die Pflege einzubinden, dem Patienten sein Wohlbefinden und somit auch die Lebensqualität zu erhalten und zu steigern. Der Fokus liegt dabei auf dem individuellen und bedürfnisorientierten Vorgehen und fordert sowohl früher formulierte Wünsche umzusetzen als auch unausgesprochene Bedürfnisse wahrzunehmen und angemessen darauf zu reagieren.

Der Mund steht im Zentrum des Gesichts und erfüllt eine Menge an Aufgaben. Er dient zur Nahrungs- und Flüssigkeitsaufnahme, als verbaler und nonverbaler Kommunikationsweg, aber auch zum Austausch von Zärtlichkeiten. Die Zunge verfügt über die höchste Dichte der sensiblen Rezeptoren. Es finden sich, z.B. im Vergleich zum Rücken, dort mehr als die 100-fache Anzahl von Tastkörperchen. Somit zählt der Mund zu einem der wahrnehmungsstärksten Organe im Körper und gehört zum Intimbereich des Menschen.

29.3.2.1. Einführung zum Umgang mit der Mundpflege

Die Umsetzung einer angemessenen Mundpflege kann aufgrund von Zielkonflikten zu einem Spannungsfeld werden: z.B. zwischen Abwehr seitens der Patienten und der notwendigen Mundpflege seitens der Pflegenden in der palliativen pflegerischen Versorgung.

In der letzten Lebensphase führen mangelnde Flüssigkeitsaufnahme, fehlende Kaubewegungen sowie Atmung durch den geöffneten Mund bei den Patienten zu Mundtrockenheit, Borken- und Belagbildung. Des Weiteren kommt es oft zu pathologischen Veränderungen, wie z.B. Soor oder auch anderen Infektionen im Mund- und Rachenraum, ausgelöst durch Chemo- und Strahlentherapie oder Medikamente wie Opioide, Antidepressiva und Neuroleptika. Unangenehmer Mundgeruch kann sich durch Tumore im Mund- und Rachenraum oder auch im Magen-Darm-Trakt entwickeln.

Pflegende sehen sich hier oft in der Pflicht zu handeln und für saubere, feuchte und intakte Mundschleimhaut bei den Patienten zu sorgen. Dagegen stehen oft schlechte Erfahrungen der Betroffenen, wie z.B. schlecht schmeckende Mundspülungen oder unsachgemäße Mundpflege im sensiblen Mundbereich. Dies betrifft insbesondere die letzte Lebensphase, in der Patienten zunehmend geschwächt, auf Unterstützung von außen angewiesen und möglicherweise verbal nicht mehr in der Lage sind zu kommunizieren. Unsicherheiten und Ängste sind dann die Folge und können zu einer Verweigerung von Mundpflege führen, als einzige Möglichkeit, ihre Bedürfnisse zu zeigen.

Deshalb ist gute Beobachtungsgabe, Sensibilität, Empathie sowie biographisches Arbeiten für eine aktivierende, erleichternde und positiv stimulierende Mundpflege unerlässlich.

29.3.2.2. Ziele und Maßnahmen in Bezug auf Mundpflege

▶ Ziele

Zielsetzung einer ressourcen- und gewohnheitsorientierten Mundpflege ist, dass die Patienten Mundpflege als angenehm empfinden und mit Linderungen von Beschwerden verbinden. Hierbei sollen vertraute Mundpflegegewohnheiten der Betroffenen beibehalten und auf Wunsch entsprechend den eigenen Fähigkeiten angepasst werden, um bei der Mundpflege zu unterstützen bzw. diese eigenständig durchzuführen zu können. Sie sollen sich mit ihren Problemen und Gefühlen bzgl. der Mundpflege ernst genommen und bei der Durchführung seitens Dritter sicher fühlen, um ihre Entscheidungsfreiheit über den Intimbereich Mund zu behalten. Durch Einbindung seitens der Zugehörigen können persönliche Gewohnheiten und Vorlieben der Patienten einfacher umgesetzt werden. Zugehörige können aktiv unterstützen und durch ihr Handeln zur Lebensqualität der Patienten beitragen. Hierbei ist wichtig, diese gut anzuleiten, sie zu unterstützen und zu ermutigen ihre eigenen Grenzen und Gefühle zu benennen und zu reflektieren.

▶ Maßnahmen

Bevor pflegerische Maßnahmen im Rahmen der Mundpflege durchgeführt werden, ist es unabdingbar mit der Einwilligung der Patienten die Mundhöhle zu inspizieren und zu beurteilen. Neben den Lippen sind Zunge, Zahnfleisch, Speichel und Schleimhäute sowie die Zähne auf deren Zustand zu prüfen. Hierbei ist auf Blutungen, Verletzungen, Ulcera sowie auf lockere Zähne zu achten, um zusätzliche Verletzungen bei der Durchführung zu vermeiden. Es sollten persönliche Gewohnheiten zur Mundhygiene und Pflegehilfsmittel (Zahnbürste/Munddusche, etc.), Unverträglichkeiten von Nahrungsmitteln/Pflegemitteln sowie Medikamente im Mundbereich in den Blick genommen werden. Des Weiteren sollte geklärt werden, ob Schluckstörungen vorliegen, ob die Patienten mit einem Beißreflex reagieren oder welches Problem bzw. ob eine Erkrankung vorliegt.

29.3.2.3. Ursachen und therapeutische Maßnahmen bei Erkrankungen im Mundbereich

29.3.2.3.1. Mundtrockenheit

▶ Ursachen

- Verminderte Sekretion von Speichel, Mundschleimhauterkrankung, offene Mundatmung, Medikamente, u.a. Opioide, Antidepressiva, Anticholinergika, Dehydration, Fieber.

▶ Maßnahmen

Anregung des Speichelflusses z.B. durch:

- Rote Tees (Hagebutte/Malve) als Mundpflegespülung.
- Gefrorene Fruchtstücke (Ananas).
- Saure Drops (Zitrone) oder Kaugummis (Minze).
- Zitronenöl über eine Aromalampe.
- Massieren des Mundraumes mit der eigenen Zunge.
- Massage der Ohr- und Unterzungenspeicheldrüse.

Regelmäßige Mundbefeuchtung durch:

- Spülen oder Auswischen des Mundes.
- Sprühen von Flüssigkeiten (Wasser, Kaffee, Sekt, Bier, etc.) mit einem Zerstäuber.
- Eischips (Cola, Wein, etc.).
- Sahne/Olivenöl/Kokosöl.
- Therapeutische Kräuteröle (z.B. Helago®-Pflegeöl).
- Mundpflegelösungen (z.B. Dexpanthenollösungen).

Die Lösung kann bei Bedarf verdünnt werden; Zusammensetzung der Lösung:

> Propylenglycol 15,0 ml
> Bepanthen® Lösung 20,0 ml
> Salviathymol® 4,0 ml
> Eukamillat 2,0 ml
> Aqua dest.ad. 100,0 ml

- Mundbalsam (z.B. Wala®).
- Befeuchten der Raumluft.

29.3.2.3.2. Mundgeruch

▶ Ursachen

- Tumorzerfall im Mund-/Rachenraum, Absonderung von Tumorsekret, Infektionen, Blutungen, Erbrechen, metabolische Ursachen.

▶ Maßnahmen

- Regelmäßige Zahn- und Mundhygiene.
- Mundspülungen mit Salbeitee (wirkt desinfizierend und gerbend).
- Chlorophyll®-Dragees oder -Tropfen, Salviathymol®.
- Mundspülungen mit Antibiotikalösung (z.B. Metronidazol).
- Medikamentöse Behandlung von Soor.

29.3.2.3.3. Schmerzhafter Mund

▶ Ursachen

- Entzündliche Prozesse (Candida albicans), Tumorwachstum im Mund- und Rachenbereich, Aphtenbildung (Bläschen und Ulzera), Mukositis.

▶ Maßnahmen

- Applikation von Lokalanästhetika bzw. Lokalanästhetikalutschtabletten (z.B. Dynexan Gel®, Subcutin® Lösung, Zahnerol®, Xylocain® Gel/-Spray).
- Eisstücke lutschen.
- Saure Lösungen meiden.
- "Xylospeise" zur Behandlung schmerzhafter Prozesse in Rachen und Speiseröhre
  - 30 ml Xylocain® 4 %
  - 8 mg Fortecortin®
  - 300 ml Reisschleim (aus Milch und Reis)
- Kamillentee (wirkt entzündungshemmend, desinfizierend, beruhigend und schmerzlindernd).

29.3.2.3.4. Soorinfektion und entzündliche Prozesse im Mund

▶ Ursachen

- Störungen des Immunsystems, eingeschränkte Mundhygiene, Mundtrockenheit, Mundatmung.

▶ Maßnahmen

- Nystatin® oder Amphotericin B.
- Mundspülung mit Povidon-Jod-Lösung.
- Antimykotische Therapie.
- Salbeitee als Spülung oder zum Auswischen (Cave: Mundtrockenheit).
- Helagöl®, Rhatania-Tinktur, Sanddornfruchtfleischöl.
- Bombastus-Mundwasser®.
- Mundpflegelösungen mit Dexpanthenol, Salviathymol® oder Kamillenextrakten.

Cave: Einige Mundpflegemittel können zusätzlich austrocknend wirken!

29.3.2.3.5. Borkenbildung und Beläge

▶ Ursache

- Fehlende Kautätigkeit, dadurch kein Abrieb, eingeschränkte Mundhygiene, Mundtrockenheit, Mundatmung, Schleimhautläsionen, Flüssigkeitsmangel.

▶ Maßnahmen

- Dexpanthenol-Lösung.
- Mandelöl.
- Brausepulver/Vitamintabletten (Schaum löst Borken und Beläge).
- Pflegendes Mulgatol® Gel.
- Sahne, Olivenöl.
- Rosenhonig (weicht Beläge und Borken auf).
- Kauen harter Brotrinde oder fetter Wurst (z.B. Salami).
- Weiche Zahnbürste mit Wasser und Zahnpasta, Zungenbürste.

29.3.2.3.6. Blutungen

▶ Ursachen

- Thrombozytopenie, Tumore in Mund- und Rachenraum.

▶ Maßnahmen

- Zahnbürste und Zahnseide vermeiden.
- Sanfte Spülungen mit Ringelblumentee (wirkt desinfizierend, adstringierend).
- Eiswürfel.
- Blutung mit Weißwein betupfen (Säure wirkt blutstillend).

Cave: Die Häufigkeit der Mundbefeuchtung sollte sich am Bedürfnis des Patienten orientieren und mit dem Mittel seiner Wahl durchgeführt werden (Vorrang der Lebensqualität vor Indikation der Maßnahme beachten). Je nach Prognose ist auch der Einsatz von zuckerhaltigen Lösungen – Gefahr von Kariesbildung als Spätfolge – zu beachten. Darüber hinaus ist die sorgfältige Auswahl der Instrumente (z.B. Watteträger, Kompressen, Schaumstoffträger) wichtig. Diese richtet sich ebenfalls in erster Linie an den Bedürfnissen der Patienten aus.

29.3.2.4. Zusammenfassend

Eine gute individuelle Mundpflege ist eine der wichtigsten Maßnahmen in der letzten Lebensphase und trägt deutlich zur Erhaltung der Lebensqualität bei. Die Auswahl der Mundpflegemittel sowie deren Anwendung fordert das Kennen des Behandlungsansatzes, die Auseinandersetzung mit den Vorlieben der Patienten, eine genaue Beobachtung sowie Kreativität und Phantasie. Es ist hilfreich, Zugehörige in die Mundpflege einzubinden, um Vorlieben des Patienten zu erfragen und/oder die Zugehörigen aktiv in die Pflege einzubinden. Dies erfordert eine gute Anleitung und Beobachtung der hauptamtlichen Akteure, um Unsicherheiten abzubauen und Belastungsgrenzen zu erkennen. Für Zugehörige wird dadurch oft das Gefühl reduziert, der Situation hilflos ausgeliefert zu sein, und sie erfahren unmittelbar den Wert ihres Handelns für die Begleitung der Betroffenen.

Literatur

Augustyn, B./Kern, M. (2012): Pflegerische Maßnahmen in der Symptombehandlung. In: Aulbert E./Nauck F./Radbruch L. (Hrsg.): Lehrbuch der Palliativmedizin. Schaftauer, Stuttgart

Kern, M. (2009): Mundpflege in der letzten Lebensphase. Fachzeitschrift Palliativmedizin 10(3). Thieme, Stuttgart, S. 138-139.

Kränzle, S. (2018): Mundpflege. In: Kränzle/Schmidt/Seeger (Hrsg.): Palliative Care. Handbuch für Pflege und Begleitung. 6. überarb. und erw. Auflage., Springer, Heidelberg

Thöns, M./Hait, B. (2019): Mundpflege. In: Thöns M./ Sitte T. (Hrsg.) Repetitorium Palliativmedizin. Zur Vorbereitung auf die Prüfung Palliativmedizin.2. überarb. und erw. Auflage., Springer, Heidelberg

Deutsche Gesellschaft für Palliativmedizin/Leitlinien der DGP Sektion Pflege: Mundpflege in der letzten Lebensphase (Stand 6/14)

https://www.dgpalliativmedizin.de/pflege/pflegeleitlinien.html Zugriff 29.08.2021

29.3.3. Der "Freiwillige Verzicht auf Nahrung und Flüssigkeit"

> *"Patienten sterben nicht, weil sie nicht essen, sondern sie essen nicht, weil sie sterben."*
>
> Cicely Saunders

Dieses Zitat, das Cicely Saunders zugesprochen wird, dürfte im palliativmedizinischen Kontext unangefochtene Gültigkeit besitzen: Das Nicht-mehr-essen-Können, aber auch das Nicht-mehr-essen-Wollen, stellt aus klinischer, aber auch aus phänomenologisch-anthropologischer Sicht einen Kernbestandteil des Lebensendes dar. Demzufolge formuliert die Bundesärztekammer in ihren "Grundsätzen zur ärztlichen Sterbebegleitung" zwar das Stillen von Hunger und Durst als Form selbstverständlicher Basisbetreuung, nicht jedoch die Zufuhr von (künstlicher) Nahrung und Flüssigkeit (BÄK 2011).

Unter dem "Freiwilligen Verzicht auf Nahrung und Flüssigkeit" (FVNF) wird hingegen eine eigenständige Handlungsweise verstanden, bei der Menschen (nicht notwendigerweise "Patienten") sich bewusst und freiverantwortlich entscheiden, keine Nahrung und Flüssigkeit mehr zu sich zu nehmen, obwohl sie dazu selbständig in der Lage wären, um dadurch selbstbestimmt ihr Leben enden zu lassen. Eine schwere Erkrankung, die dazu führt, dass ein Patient keine Nahrung mehr schlucken kann oder keinen Appetit mehr hat, ein psychiatrischer Hintergrund (der eine freiverantwortliche Entscheidung verhindert), eine politische Intention wie beim Hungerstreik (der nicht das Versterben als primäres Ziel formuliert) oder der Verzicht auf eine künstliche Zufuhr von Nahrung (z.B. über PEG) wird explizit ***nicht*** unter dem Begriff FVNF gefasst (vgl. Simon 2015).

Der Vorstand der Deutschen Gesellschaft für Palliativmedizin hat dabei in seinem Positionspapier (DGP 2019) den internationalen Sprachgebrauch (*voluntarily stopping eating and drinking*, VSED) übernommen und spricht von einem "Freiwilligen Verzicht auf Essen und Trinken" (FVET). Jedoch darf davon ausgegangen werden, dass es Patienten bzw. Menschen, die diesen Vorgang umsetzen möchten, gerade nicht um den Verzicht auf den Genuss von Essen und Trinken geht, sondern nur konkret auf den Verzicht der physiologischerweise zum Lebenserhalt notwendigen Nahrung und Flüssigkeit. Daher wird im Folgenden weiterhin die Abkürzung FVNF gebraucht.

In der Diskussion um den FVNF haben sich vor allem drei Fragen herauskristallisiert:

1) Wie plausibel ist die Beschreibung des FVNF als eigenständige Handlungsweise, in Abgrenzung zu Situationen, in denen das Nicht-mehr-essen-Können und das Nicht-mehr-essen-Wollen im Saunder´schen Sinne im Vordergrund steht?

2) Handelt es sich dann beim FVNF um eine Begrenzungsmaßnahme, oder um eine Form des Suizids, mit allen daraus resultierenden Konsequenzen?

3) Handelt es sich dann bei der ärztlichen, pflegerischen und weiteren Unterstützung von Personen, die freiwillig auf Nahrung und Flüssigkeit verzichten, um eine therapeutisch und ethisch gebotene Behandlung, oder um eine Beihilfe zum Suizid?

29.3.3.1. Definition und Durchführung

Verschiedene Faktoren erschweren die Abgrenzbarkeit des FVNF als eigenständige Handlungsweise:

- Nahezu alle schwerwiegenden Grunderkrankungen (wie auch das Alter selbst) gehen mit einem verminderten Verlangen nach Nahrungs- und Flüssigkeitsaufnahme einher (☞ Eingangszitat). Dieses verminderte Verlangen wird durch weitere Affektionen des Magen-Darm-Traktes und durch metabolisch-katabole Situationen, wie sie bei den meisten chronischen Systemerkrankungen auftreten, und viele weitere Faktoren weiter verstärkt. Ein solch vermindertes Verlangen nach Nahrungs- und Flüssigkeitsaufnahme dürfte zum Beispiel bei einem Großteil der Hospizbewohner gegeben sein. Dass jüngere, nicht begleitend erkrankte Personen gänzlich freiverantwortlich aus dem Leben scheiden möchten, in dem sie auf Nahrung und auf Flüssigkeit verzichten, dürfte mit Blick auf das kaum auszuhaltende Durstempfinden speziell jüngerer Patienten eine Rarität darstellen. "Daher kann auch davon ausgegangen werden, dass der FVNF in frühen Stadien einer terminalen Erkrankung kaum zu bewältigen ist." (Feichtner 2018).

- Schwer abzugrenzen dürfte der FVNF auch mit Blick auf das Kriterium der Freiwilligkeit sein: Wann ist eine Handlung wirklich "freiwillig"? Wann spielen auch depressive Tendenzen oder die Lebensumstände eine Rolle und wann ist Grenze zur manifesten depressiven Lebensverneinung im psychopathologischen bzw. psychiatrischen Sinne erreicht? Im palliativmedizinischen Kontext hat die Konzeption eines freiverantwortlichen "Bilanz"-Suizids zwar Einzug gehalten, aber inwieweit kann dieses Konzept überhaupt auf den Kontext nicht erkrankter Personen übertragen werden?

Diese definitorischen Unschärfen dürften der Grund sein, dass die in der Literatur beschriebene Häufigkeit des FVNF beträchtlich variiert: In einer Studie von Hoekstra und Simon (2015) gaben 62 % der befragten Hausärzte und Palliativärzte an, in den letzten 5 Jahren mindestens einen Patienten beim FVNF begleitet zu haben. Von Chabot und Walter (2009) wird hingegen eine Prävalenz des FVNF von 2,1 % aller Todesfälle in den Niederlanden genannt – dies würde, auf Deutschland übertragen, über 18.000 Todesfälle durch FVNF jährlich bedeuten. In einer weiteren Studie berichtete ein Drittel der Pflegekräfte eines Hospizes, dass sich in den letzten vier Jahren (lediglich) mindestens einer der von ihnen betreuten Patienten zum FVNF entschlossen hatte (Ganzini 2003).

Mit Blick auf die obligate Erkrankungssituation von Hospizbewohnern muss jedoch in Frage gestellt werden, ob es sich bei den beschriebenen Situationen wirklich um einen FVNF im Sinne eines freiverantwortlichen, willentlichen Verzichts bei zuvor sich selbständig oral Nahrung zuführenden Bewohnern handelte. Die unscharfe Grenzziehung, bis wohin eine Handlung noch als FVNF bezeichnet werden kann, widerspiegelt sich selbst in den Literaturquellen, die den FVNF als Handlungsoption in die Gesellschaft tragen möchten, wie zum Beispiel die Website www.sterbefasten.org der Stiftung *palliacura*. Hier werden aktuell 25 beispielhafte Verläufe von FVNF dargestellt (www.sterbefasten.org; Zugriff 26.12.2021), die jedoch von hohem Alter, Multimorbidität, Gebrechlichkeit und medizinisch infauster Situation bis hin zu schwerer neurologischer Kompromittierung bei *locked-in*-Syndrom (und nicht näher beschriebener künstlicher(?) Ernährung) und hin zu sterbenaher, fortgeschrittener Krebserkrankung mit Bettlägerigkeit, mechanischer Ileuskomponente, refraktärem Erbrechen und beeinträchtigter Kognition. Dies mag die definitorischen Schwierigkeiten, den FVNF als eigene Handlungsweise abzugrenzen und dessen Prävalenz festzustellen, weiter verdeutlichen (Alt-Epping 2018). Stattdessen muss der FVNF eher als Teil eines breiten Spektrums verschiedener, ineinander übergehender Handlungsweisen, mit entsprechend divergenten ethischen Bewertungen, verstanden werden (vgl. auch Fehn und Fringer 2017).

Bezüglich der Durchführung des FVNF bei einer nicht vorerkrankten, freiverantwortlich agierenden Person sei auf erfahrungsbasierte Empfehlungen verwiesen (Krüskemper 2016, Feichtner 2016). Hier wird deutlich, dass die Dauer der Begleitung, die von 1-3 Wochen angegeben wird, auch von der Radikalität der Umsetzung mit Blick auf eine restliche Flüssigkeitszufuhr abhängt. Der lange Zeitraum dieses Prozesses allein kann bereits für den Patienten als auch für seine Zugehörigen und das therapeutische Team eine erhebliche Belastung darstellen, zusätzlich zu den Belastungen aufgrund der zu erwartenden Exsikkose- und Urämiesymptome (Durstgefühl insbesondere bei nicht in einer sterbenahen Erkrankungssituation befindlichen Patienten, delirante Unruhe, Schmerzen, Myoklonien, u.a.). Daher sollten euphemisierende Begriffe wie "Sterbefasten" im Kontext des FVNF vermieden werden, zumal der Begriff auch unpräzise mit Blick auf die aufgehobene Flüssigkeitszufuhr ist.

29.3.3.2. Ethische und rechtliche Bewertung des FVNF

Insbesondere von Seiten der Medizinethik und der Philosophie wurde die Diskussion bzw. die Bewertung aufgebracht, dass der FVNF eine "Form des Suizids" sei (Birnbacher 2015, Simon 2015, Jox 2017), im Sinne eines "Sich-selbst-sterben-Lassens als negative Form der Selbsttötung" bzw. als

"Selbsttötung durch absichtliches Unterlassen" (Birnbacher 2015). Diese Bewertungen beziehen sich auf Suizid-Definitionen, die das Versterben-Wollen in den Vordergrund stellen (z.B. das aus dem psychiatrischen Kontext entnommene Verständnis des Suizids als vorsätzliche und zielgerichtete Handlung eines Menschen bzw. die Unterlassung einer lebensrettenden Handlung mit der bewussten Absicht der Selbsttötung oder Inkaufnahme des Todes [Wolfersdorf 2011]).

Andernorts wird das Erfordernis einer Handlung bei einem Suizid betont (Neitzke 2013). Auch die WHO definiert den Suizid als einen "act", in dem der Akteur bei einem Suizid beabsichtigt, sein Leben zu beenden; er handelt in der Erwartung, dass infolge seines Handelns sein Tod eintritt, und das Handeln des Akteurs verursacht seinen Tod ("sui cedere" = "sich fällen", im Sinne des Hand-an-sich-legen).

Dass das Versterben-Wollen alleine kein hinreichendes Kriterium für die Bewertung eines Vorgangs als "Suizid" ausreicht, wird einerseits in dem Kapitel "Todeswunsch" der erweiterten S3-Leitlinie Palliativmedizin (Leitlinienprogramm Onkologie 2020) deutlich, aber auch anhand vielfacher Situationen aus dem medizinischen und pflegerischen Alltag, wo Patienten den Tod herbei sehnen und dafür auf medizinische Therapien, aber auch auf einfachste pflegerische oder selbst durchführbare Maßnahmen verzichten.

Einer ethischen Bewertung des FVNF als Form einer Therapiebegrenzungsmaßnahme (im Sinne der "Passiven Sterbehilfe", synonym "Therapieabbruch", "Sterben zulassen", ...) steht entgegen, dass orale zugeführte Nahrung ("Essen") keine medizinische Behandlungsmaßnahme im rechtlichen Sinne darstellt. Daher bewertet das Positionspapier der DGP den FVNF als eine Maßnahme "sui generis".

Dennoch mag ein Blick auf die Diskussion um die therapeutische Wertigkeit hochkalorischer Trinknahrung oder auf die therapeutische Bedeutung des Anreichens von Nahrung ("Fütterns") verdeutlichen, dass die pauschale Aussage, oral zugeführte Nahrung sei per se keine Form der medizinischen Behandlung, nicht unhinterfragt bleiben kann. Auch bei einem wachen, selbständig seine PEG-Sonde versorgenden Patienten mit Kopf-Hals-Tumor ist die Grenze zwischen "Nahrung" und "medizinischer Behandlung" verschwommen, zum Beispiel wenn er sich selbst Sondenkost zuführt.

Daher scheint es deutlich naheliegender, den FVNF in der ethischen Bewertung als Begrenzungsmaßnahme zu verstehen (auch ohne dass eine "Therapie" bzw. medizinische Behandlung im formalen Sinne vorliegt), als den FVNF als Suizidmaßnahme zu verstehen (ohne dass ein autoaggressiver suizidaler Akt im engeren Sinn vorläge).

29.3.3.3. Begleitung beim FVNF

Diese Einschätzung spielte insofern eine wichtige Rolle, als dass bei einer normativen Etikettierung des FVNF als "Suizid" oder als "Form des Suizids" die Frage aufkam, ob die Begleitung eines Patienten, der sich zu diesem Vorgehen entschlossen hat, konsequenterweise als "Begleitung zum Suizid" (vergl. Jox 2017) zu werten ist und dementsprechend auch auf dem Leichenschauschein eine nicht natürliche Todesursache hätte bescheinigt werden müssen. Dies hätte unter den Rahmenbedingungen des vormaligen § 217 StGB ("Verbot der geschäftsmäßigen Förderung der Selbsttötung") eine mögliche strafrechtliche Relevanz gehabt – dies möglicherweise umso mehr, wenn die Entscheidung eines Patienten zum FVNF erst aufgrund der Zusicherung des Arztes zur Unterstützung und Begleitung erfolgen wäre, trotz aller grundsätzlicher Aufgeschlossenheit (McGee 2017, Nauck 2014). Am 26. Februar 2020 wurde der § 217 StGB vom Bundesverfassungsgericht jedoch für nichtig erklärt ([Bundesverfassungsgericht 2020) und das Recht auf einen freiverantwortlichen Suizid und das Recht, hierfür Hilfe in Anspruch zu nehmen, untermauert. Dadurch war auch geklärt, dass sogar eine geschäftsmäßige, auf Wiederholung ausgerichtete ärztliche Beihilfe bei einem FVNF-Vorgang keine potenzielle strafrechtliche Relevanz mehr hat, so dass die ethisch-normative Diskussion um den FVNF seitdem deutlich in den Hintergrund gerückt ist.

29.3.3.4. Zusammenfassung und Fazit

Dass eine sonst nicht erkrankte Person freiwillig auf jegliche Nahrung und Flüssigkeit verzichtet, um das eigene Leben enden zu lassen, ist selten – zumeist wird der Begriff gebraucht in extrem weit fortgeschrittenen (palliativen) Erkrankungssituationen, in denen die Grenze zwischen Nicht-mehr-essen-Wollen und Nicht-mehr essen-Können bereits verwischt ist. Daher handelt es sich beim FVNF weniger um eine distinkte Handlungsentität, als mehr um einen Teil eines breiten Spektrums divergierender Handlungsweisen.

Zudem hat die Diskussion, wie der FVNF normativ zu bewerten sei – als Form des Suizids (ohne dass ein autoaggressiver suizidaler Akt im engeren Sinn vorläge) oder als Begrenzungsmaßnahme (auch ohne dass eine "Therapie" im formalen Sinne vorliegt) – dank des Urteils des Bundesverfassungsgerichts aus dem Jahre 2020 ihre strafrechtliche Relevanz weitgehend verloren.

Dennoch fordert die Diskussion um den FVNF gerade im palliativmedizinischen Kontext das Selbstverständnis der Palliativversorgung als solches und unseren Umgang mit Sterbewünschen heraus und birgt letztlich auch eine gesamtgesellschaftliche Bedeutung: vor dem Hintergrund der demografischen Altersentwicklung unserer Gesellschaft und dem Streben, Leiden in der letzten Lebensphase zu vermeiden, suchen Menschen mehr als zuvor nach Auswegen aus ihrem Leben heraus, und werden in Zukunft mehr als zuvor versuchen, ihr Leben in selbstbestimmter Weise enden zu lassen, ohne dass sie selbst Hand an sich legen müssten, ohne konkrete suizidale Handlungen vollziehen zu müssen oder gar von einem anderen Menschen auf Verlangen getötet werden müssten (Indefrey 2016, Dann 2016, Kettemann 2016). Die Einflussmöglichkeiten und Methoden, dies umzusetzen, zielen dann vor allem auf Begrenzungsmaßnahmen ab, die neben medikamentösen Therapien auch substituierende bzw. unterstützende Geräte (z.B. Dialyse, Beatmung, aber auch antibradykarde Herzschrittmacher) oder eben künstliche und nichtkünstliche Nahrung und Flüssigkeit umfassen. Vor dem Hintergrund dieser individualethisch und gesellschaftsethisch so relevanten Entwicklung hat die beispielhafte Diskussion um den FVNF *pars pro toto* ihre hohe Aktualität behalten.

Literatur

Bundesärztekammer Grundsätze der Bundesärztekammer zur ärztlichen Sterbebegleitung. Deutsches Ärzteblatt 2011; 108(7): A877-A882

Simon A, Hoekstra N. Sterbefasten – Hilfe im oder Hilfe zum Sterben? Dtsch Med Wochenschr 2015; 140: 1100-1102

Radbruch L, Münch U, Maier BO, Tolmein O, Alt-Epping B, Bausewein C, et al. Positionspapier der Deutschen Gesellschaft für Palliativmedizin zum freiwilligen Verzicht auf Essen und Trinken. Deutsches Ärzteblatt 2019; 116(41)

Feichtner A, Weixler D, Birklbauer A. Freiwilliger Verzicht auf Nahrung und Flüssigkeit um das Sterben zu beschleunigen. Eine Stellungnahme der österreichischen Palliativgesellschaft (OPG). Wien Med Wochenschr 2018; doi.org/10.1007/s10354-018-0629-z

Hoekstra NL, Strack M, Simon A. Bewertung des freiwilligen Verzichts auf Nahrung und Flüssigkeit durch palliativmedizinisch und hausärztlich tätige Ärztinnen und Ärzte - Ergebnisse einer empirischen Umfrage. Z Palliativmed 2015; 16: 68-73

Chabot BE, Goedhart A. A survey of self-directed dying attended by proxies in the Dutch population 2009; Soc Sci Med 68: 1745-1751.

Ganzini L, Goy ER, Miller LL, Harvath TA, Jackson A, Delorit MA. Nurses' experiences with hospice patients who refuse food and fluids to hasten death. N Engl J Med 2003; 349: 359-365

Alt-Epping B. Der FVNF in Abgrenzung zum Suizid – Kasuistiken und Analogien. In: Coors M, Simon A, Alt-Epping B. (Hrsg.). Freiwilliger Verzicht auf Nahrung und Flüssigkeit. Kohlhammer 2018

Fehn S, Fringer A. Facetten des freiwilligen Verzichts auf Nahrung und Flüssigkeit - Notwendigkeit, Sterbefasten differenzierter zu betrachten. Schweizerische Ärztezeitung 2017; 98(36): 1161-1163

Krüskemper W, Hofmeister U, Stähli A. Überlegungen und mögliche Angebote aus der Praxis. Z Palliativmed 2016; 17: 284-287

Birnbacher D. Ist Sterbefasten eine Form von Suizid? Ethik Med 2015: DOI 10.1007/s00481-015-0337-9

Jox RJ, Black I, Borasio GD, Anneser J. Voluntary stopping of eating and drinking: is medical support ethically justified? BMC Medicine 2017; 15:186

Wolfersdorf M, Etzerdorfer E. Suizid und Suizidprävention. Stuttgart: Kohlhammer 2011

Neitzke G, Coors M, Diemer W, et al. Empfehlungen zum Umgang mit dem Wunsch nach Suizidhilfe. Arbeitsgruppe "Ethik am Lebensende" in der Akademie für Ethik in der Medizin e. V. (AEM). Eth Med 2013; DOI 10.1007/s00481-013-0256-6

Leitlinienprogramm Onkologie (Deutsche Krebsgesellschaft, Deutsche Krebshilfe, AWMF): Palliativmedizin für Patienten mit einer nicht-heilbaren Krebserkrankung, Langversion 2.2, 2020, AWMF-Registernummer: 128/001OL, https://www.leitlinienprogramm-onkologie.de/leitlinien/palliativmedizin/ (abgerufen am 26.12.2021)

McGee A, Miller FG, Advice and care for patients who die by voluntarily stopping eating and drinking is not assisted suicide. BMC Medicine 2017; 15:222

Nauck F, Ostgathe C, Radbruch L. Hilfe beim Sterben – keine Hilfe zum Sterben. Dt Ärzteblatt 2014; 111(3): A 67-71

Bundesverfassungsgericht. Urteil des Zweiten Senats vom 26. Februar 2020 – 2 BvR 2347/15 –, Rn. 1-343. 2020

Indefrey S, Neitzke G. Kommentar I zum Fall "Einmal Schrittmacher – immer Schrittmacher?" Ethik Med 2016; 28:329-331

Dann M, Mandera A. Kommentar II zum Fall: "Einmal Schrittmacher – immer Schrittmacher?" Ethik Med 2016; 28:333-335

Kettemann D, Funke A, Maier A, Rosseau S, Meyer R, Spittel S, Münch C, Meyer T. Clinical characteristics and course of dying in patients with amyotrophic lateral sclerosis withdrawing from long-term ventilation. Amyotroph Lateral Scler Frontotemporal Degener 2016; 18: 1-7

29.4. Palliative Sedierung

> *"Der Schlaf ist der kleine Bruder des Todes."*
>
> Homer

Trotz hoher Effektivität palliativmedizinischer Einrichtungen und Therapien zur Symptomkontrolle spielt die gezielte Sedierung Schwerstkranker und Sterbender in der Behandlung therapierefraktärer Symptome am Lebensende eine zunehmende Rolle. Dabei betrachtet die European Association for Palliative Care (EAPC) die Palliative Sedierung als wichtige und notwendige Behandlungsoption für ausgewählte Patienten, die unter sonst therapierefraktären Symptomen leiden (Alt-Epping et al. 2010, Cherny und Radbruch 2009). Mit Sedierung ist in diesem Kontext eine gezielte Reduzierung des Bewusstseinsniveaus des Patienten gemeint, um unerträgliche Symptome und Belastungen zu lindern. Die Durchführung dieser inzwischen nicht nur in der Palliativmedizin anerkannten Maßnahme basiert auf nationalen und internationalen Empfehlungen. Eine Entscheidung für eine solche Behandlungsoption ist dabei immer individuell zu treffen und bedarf einer Abwägung medizinischer und ethischer Gesichtspunkte (vgl. auch Kap. 29.5.6. Fallbeispiel).

29.4.1. Definition

Für die gezielte Reduzierung des Bewusstseinsniveaus bei sterbenskranken Patienten zur Linderung unerträglicher und anderweitig nicht behandelbarer Symptome gibt es national und international eine uneinheitliche Terminologie. Dieses Vorgehen wird als "Sedierung am Lebensende" oder "Terminale Sedierung" bezeichnet, wobei zumindest der letztere Begriff in Bezug auf die Intention dieses Verfahrens missverständlich sein kann. In letzter Zeit scheinen sich die Begriffe "Palliative Sedierung", "Therapeutische Sedierung" oder "Palliative Sedierungstherapie" durchzusetzen. Im Rahmen eines vom Bundesministerium für Bildung und Forschung (BMBF) geförderten Projektes wurde eine Handlungsempfehlung für den Einsatz sedierender Medikamente veröffentlicht (Forschungsverbund SedPall 2021). In dieser Empfehlung wird der Begriff "Gezielte Sedierung" (engl. "intentional sedation") eingeführt, der die Sedierung als bewusste klinische Wahl sedierender Effekte als Therapieoption kennzeichnet.

Die therapeutische (gezielte oder palliative) Sedierung wird im palliativmedizinischen Kontext verstanden als der überwachte Einsatz von Medikamenten mit dem Ziel einer verminderten oder aufgehobenen Bewusstseinslage (Bewusstlosigkeit), um die Symptomlast in anderweitig therapierefraktären Situationen in einer für Patienten, Zugehörige und Mitarbeiter ethisch akzeptablen Weise zu reduzieren (Alt-Epping et al. 2010). Dabei ist zu bedenken, dass dieses Vorgehen autonomes Handeln und die Fähigkeit, informierte Entscheidungen über den weiteren Behandlungsverlauf zu treffen vermindert oder sogar verhindert (Ostgathe et al. 2021). Der Verzicht auf lebenserhaltende Maßnahmen (i.e. z.B. die Nahrungs- und Flüssigkeitszufuhr) ist deshalb getrennt von der Frage zu beantworten, ob eine Sedierung durchgeführt werden soll (Ostgathe et al. 2021).

Nach Morita et al. (2002) können drei Dimensionen der Sedierung unterschieden werden:

- **Primär (gezielt)/sekundär**: primäre Maßnahme, das Bewusstseinsniveau zu senken **versus** Sedierung als Nebenwirkung der palliativen Behandlung (z.B. durch Benzodiazepine bei der Behandlung der Agitation).
- **Intermittierend/kontinuierlich**: Verabreichung der sedierenden Medikamente mit Unterbre-

chungen, um dem Patienten intermittierend Wachheit und damit Kommunikation zu ermöglichen, **versus** kontinuierliche Sedierung bis zum Tod.

- **Tief/oberflächlich**: Sedierung bis zur Bewusstlosigkeit (Reduktion auf einen Wert <–3 RASS-PAL-Skala) **versus** leichte bewusstseinerhaltende Sedierung (Reduktion auf einen Wert von –1 bis –2 RASS-PAL-Skala) mit optimaler Angst- und Symptomreduzierung bei weitgehend erhaltender Kommunikationsmöglichkeit und z.B. Adaptation an den Tag/Nacht-Rhythmus.

Eine kontinuierliche tiefe Sedierung sollte lediglich dann in Betracht gezogen werden, wenn sich der Patient in der allerletzten Lebensphase befindet mit einer erwarteten Prognose von Stunden, höchstens wenigen Tagen (Alt-Epping et al., 2010).

29.4.2. Abgrenzung zur Euthanasie und ethische Entscheidungsfindung

Ethischen Aspekten der Palliativen Sedierung kommt neben den medizinischen Gesichtspunkten eine überragende Rolle zu. Eine ethische Legitimation ergibt sich nach Müller-Busch, 2004 *"aus der moralischen Verpflichtung, unerträglich und belastend empfundene Leidenssituationen am Ende des Lebens zu erleichtern"*. Auch in sterbensnahen Situationen hat das ethische Grundprinzip der Autonomie einen hohen Stellenwert (Materstvedt et al. 2003). Im Gegensatz zur Euthanasie respektiert die Palliative Sedierung dabei das Sterben als autonomen Prozess.

Weder zielt die Palliative Sedierung auf die Zerstörung oder vorzeitige Beendigung von Leben, noch bietet sie einen Ausweg für nicht gelöste Probleme in der palliativmedizinischen Betreuung. Vorrangiges Ziel ist ausschließlich und eindeutig die Linderung von Leiden. Unter der "Theorie des Doppeleffekts" ist eine etwaige Verkürzung der Überlebenszeit durch die Medikation ethisch vertretbar, wenn deren Einsatz eindeutig die Linderung des Leidens zum Ziel hat und nicht den Tod.

Es gibt allerdings Hinweise, dass sich die Überlebenszeiten von Patienten mit Sedierung und ohne Sedierung am Lebensende in Palliativbetreuung nicht unterscheiden (vgl. Stone et al. 1997).

29.4.3. Indikationsstellung

Während eine therapieresistente körperliche Symptomatik wie Luftnot, stärkste Schmerzen, Agitation oder in Notfallsituationen (z.B. Erstickungsanfälle und schwerste Blutungen) eine weite Anerkennung zum Einsatz einer Palliativen Sedierung findet, ist deren Einsatz bei Patienten, die unter einer für sie unerträglichen psychosozialen Belastung (Existentielles Leiden, engl. "existential distress") stehen, umstritten, auch weil der Begriff nicht eindeutig geregelt ist. Eine Palliative Sedierung bei Existenziellem Leiden sollte daher immer zunächst intermittierend vorgenommen werden, bevor eine kontinuierliche Sedierung bis zum Tod erwogen wird.

Folgende Besonderheiten zur Anwendung der Palliativen Sedierung bei refraktärer unerträglicher psychosozialer Belastung sind zu beachten (Alt-Epping et al. 2010, Cherny und Radbruch 2009):

- Aufgrund der Art der angesprochenen Symptome ist es wesentlich schwieriger zu ermitteln, dass sie wirklich refraktär sind.
- Die Schwere des Leidens, das einigen dieser Symptome zu Grunde liegt, kann sehr dynamisch und unvorhergesehen sein; psychische Anpassung und Bewältigung kommen häufig vor.
- Die konventionellen Behandlungsansätze weisen geringe Nebenwirkungen auf.
- Das Vorhandensein dieser Symptome weist nicht unbedingt auf ein weit fortgeschrittenes Stadium hin.

Zu den Vorbedingungen vor Beginn einer Palliativen Sedierung gehört unbedingt die Überprüfung der Symptomkontrolle. Erst wenn die vorbestehenden Behandlungsmöglichkeiten auch bei kompetenter palliativmedizinischer Betreuung nicht weiter verbessert werden können, ist die Palliative Sedierung als Option zu erwägen. Die Erfolglosigkeit konventioneller palliativmedizinischer Maßnahmen sollte dokumentiert sein.

Die weitere Entscheidungsfindung erfolgt nach dem Prinzip des "Informed Consent", der informierten Einwilligung des Patienten, oder dessen rechtlichen Vertreters, und auf Wunsch des Patienten auch seiner Zugehörigen. Um den Druck der Entscheidungsfindung von den Zugehörigen zu nehmen, ist es wichtig, dass diese wissen, dass das Behandlerteam die Verantwortung für die medizinische Entscheidung übernimmt (Rubenfeld 2004). Auch das Behandlungsteam sollte in einem breiten Konsens diese belastende Maßnahme mittragen. Bei schwieriger Entscheidungsfindung kann hierbei auch eine ethische Fallkonferenz zur ethischen Konfliktlösung hilfreich sein.

Wer wünscht Sedierung?
• Patient. • Arzt/andere Behandler. • Zugehörige.
Warum Sedierung?
• Körperliche Symptome. • Leiden/psychologische Belastung. • Andere Gründe.
Was ist das Ziel?
• Symptombehandlung: Delir (Sedierung = kausale Therapie). • Symptombehandlung: Schmerz, Luftnot (Sedierung = Nebenwirkung). • Linderung von unerträglichem Leid (Sedierung = Reduktion des Bewusstseinsniveaus).
Welches Vorgehen?
• Intermittierend (Bolus bei Bedarf). • Kontinuierlich (Dauermedikation).
• Oberflächlich (Somnolenz). • Tief (Stupor/Koma).
• Reversibel (zeitweilig). • Irreversibel (end-of-life, terminal).
Was will der Patient?
• Patient ansprechbar (Einwilligung nach Aufklärung). • Patient bewusstlos/delirant (Entscheidung durch rechtlichen Vertreter).
• Kultureller Hintergrund? • Sozialer Hintergrund?

Tab. 29.1: Entscheidungskaskade bei der Palliativen Sedierung (nach Radbruch und Nauck 2007).

Radbruch und Nauck (2007) schlagen eine Entscheidungskaskade bei der Palliativen Sedierung vor, die für die Bearbeitung des Entscheidungsprozesses hilfreich ist (☞ Tab. 29.1). Diese ersetzt aber nicht die persönliche Auseinandersetzung mit der jeweiligen Einzelsituation.

29.4.4. Praxis

Als Formen der Palliativen Sedierung kommen intermittierende oder auch kontinuierliche intravenöse oder subkutane Infusionen zum Einsatz: Seltener ist auch eine sublinguale, orale oder rektale Applikation denkbar. Ganz im Vordergrund der möglichen Medikation steht der Einsatz von kurz- bis mittellang wirkenden Benzodiazepinen, evtl. in Verbindung mit Opioiden. Neuroleptika (wie etwa Levomepromazin) sind Mittel zweiter Wahl und werden seltener eingesetzt. Auch Propofol ist geeignet, findet aber vor allem in der stationären Versorgung Verwendung.

Die Dosierung ist individuell zu ermitteln. Eine einschleichende Titration bis zu der gewünschten Sedierungstiefe ist obligat. Nur in Notfall- oder Krisensituationen in der Sterbephase können auch initial höhere Dosierungen notwendig werden. Ziel ist eine optimale Symptom- und Angstminderung durch eine der jeweiligen Situation angemessene Dosierung der Sedativa und Dauer der Sedierung. Die jeweilige Bewusstseinslage wird durch die Protokollierung der Unruhe, der Bewegungen, der Mimik und der Patientenreaktionen auf externe Stimuli eingeschätzt. International werden auch Skalen eingesetzt, die die Symptomerfassung begleiten können (Critical Care Pain Observation Tool (CCPOT, Gelinas et al. 2006) und Richmond Agitation-Sedation Scale (RASS, Sessler et al. 2002).

Mittel der Wahl ist die Applikation des kurz wirksamen Benzodiazepins Midazolam (zum Vergleich ☞ Tab. 29.2). Midazolam (Dormicum®) hat sich auf Grund der schnellen Anflutung und der kurzen Halbwertszeit als gut steuerbares Sedativum bewährt. Als Dauerinfusion verabreicht, wird in der Regel mit einer niedrigen Dosierung 3-5 mg/h begonnen. Bei zunächst erhaltener Kommunikationsfähigkeit des Patienten kann die Zufriedenheit und verbliebene Symptombelastung des Patienten unter Umständen erfragt und bei Bedarf gesteigert werden.

Benzodiazepine wirken neben der gewünschten Sedierung auch anxiolytisch und muskelrelaxierend. Alternativ ist auch Lorazepam (Tavor®) 0,5-1,0 mg sublingual oder intravenös bis zu 4 × täglich einzusetzen.

Pharmakologie	• GABA-Agonist, zentral. • BV 40 %, s.l. 75 %, HWZ 2-5 h, Wirkdauer 4-6 h. • Wasserlöslich. • Metabolisation: Hydroxymidazolam (eff. 1/10).
Applikation	• Oral, s.c., i.v., (buccal, rektal) • 3 (-5) mg als Bolus. • 3-5 mg/h als Dauerinfusion.
Nebenwirkungen	• Paradoxe Wirkung. • Hypotension.
Interaktionen	• Kumulation bei Alten (HWZ bis 3 × länger). • Leber-, Niereninsuffizienz. • Antimykotika.

Tab. 29.2: Palliative Sedierung mit Midazolam (nach Radbruch).

PACE TIPP!

Der Verlauf der Behandlung sollte gut dokumentiert werden, z.B. mit einem Sedierungsprotokoll mit Angaben über Symptome, Vigilanz, Medikamentendosierungen und Kommunikation. Die Überwachung von Vitalparametern wie z.B. O_2-Sättigung, Herzfrequenz oder Blutdruck kann je nach Krankheitssituation und Behandlungszielen vorgenommen werden. Sie macht aber nur Sinn, wenn man sich vorab verständigt, ob und ab wann Konsequenzen resultieren.

Die Indikation zur Palliativen Sedierung wird dabei unter Einbeziehung des Patienten, der Zugehörigen und des behandelnden Teams rezidivierend überprüft.

29.4.5. Zusammenfassung

Die Palliative Sedierung ist eine effektive Behandlungsoption am Lebensende mit dem Ziel, für den Patienten unerträgliches Leid zu lindern. Sie ist kein standardisiertes Verfahren, sondern stellt im Einzelfall einen letzten Ausweg dar, um therapieresistente Symptome zu lindern. Ziel ist also nicht die Herbeiführung des Todes.

Ethische Implikationen, z.B. ein möglicher Missbrauch der Palliativen Sedierung als verdeckte Form der vorzeitigen Lebensbeendigung, erfordern ein hohes Maß ethischer Kompetenz der Beteiligten. Eine vollständige Aufklärung und die informierte Einwilligung der Betroffenen und eine größtmögliche Transparenz bei Behandlern und Zugehörigen ist unabdingbare Voraussetzung für ihre Durchführung. Hierzu gehören neben einer Begleitung und Unterstützung der Zugehörigen sowie deren mögliche Einbeziehung in pflegerische Maßnahmen (vgl. Kap. 29.4.1.) auch die Besprechung belastender Situationen im Team.

29.4.6. Fallbeispiel

"Palliative Sedierung bei einer Patientin mit amyotropher Lateralsklerose" aus Ethik Med 2008 mit einer Kommentierung des Verfassers unter ethischen Gesichtspunkten

Bei der 55-jährigen Patientin war in der Vorgeschichte ein Mammakarzinom bekannt. Die Therapie erfolgte 5 Jahre zuvor mit Operation, Chemotherapie und Strahlentherapie. Danach waren keine Metastasen aufgetreten. Im Zusammenhang mit der Tumorerkrankung war es zu einer Verschlechterung einer depressiven Symptomatik gekommen. Diese bestand bereits vor der Diagnose des Mammakarzinoms und war wiederholt mit Pharmako- und Psychotherapie behandelt worden. Eine entsprechende psychotherapeutische Begleitung erfolgte jetzt wieder durch den behandelnden Nervenarzt. Wie auch bei den vorangegangenen Behandlungen konnte nur eine leichte Besserung der depressiven Symptomatik erzielt werden.

Zwei Jahre später wurde die Diagnose einer Amyotrophen Lateralsklerose mit diskreten Schluckstörungen gestellt. Die Diagnosestellung erfolgte verzögert, da zum einen die Symptomatik initial nur geringfügig war und zum anderen der Verdacht auf eine Somatisierung im Rahmen der depressiven Erkrankung bestand.

Vier Jahre nach der Erstdiagnose stellte sich die Patientin mit ihrem Ehemann zu einer ambulanten palliativmedizinischen Beratung vor. Die Patientin und ihre Familie hatten sich u.a. im Internet und bei Selbsthilfegruppen ausführlich informiert und eine Patientenverfügung und eine Vorsorgevollmacht erarbeitet. In der Patientenverfügung hatte die Patientin den Verzicht auf lebensverlängernde Maßnahmen im Endstadium der Krankheit festgelegt. Insbesondere sollten keine PEG-Anlage und keine invasive oder nichtinvasive Beatmung erfolgen. Eine palliativmedizinische Betreuung wurde ausdrücklich gewünscht. Die Patientenverfügung war mit dem behandelnden Nervenarzt diskutiert worden. Der Ehemann der Patientin wurde in der Vorsorgevollmacht als Bevollmächtigter eingesetzt. Bei der Formulierung der Patientenverfügung wurde die Patientin von ihrem Sohn unterstützt, der als Rechtsanwalt in eigener Kanzlei tätig war. Er bescheinigte zu diesem Zeitpunkt die volle Entscheidungsfähigkeit seiner Mutter. Die Patientenverfügung und mögliche palliativmedizinische Maßnahmen beim Fortschreiten der Erkrankung wurden besprochen. Im Weiteren wurde der Kontakt telefonisch aufrechterhalten.

Ein Jahr später kam die Patientin zur stationären Aufnahme mit dem ausdrücklichen Wunsch nach palliativer Sedierung. Zu Hause bestand eine 24 h-Versorgung durch die Familie, Freunde und einen Pflegedienst. Der Neurologe bestätigte das Endstadium der Erkrankung, wollte sich aber auf eine zeitliche Prognose nicht festlegen. Eine Therapie mit Riluzol war drei Monate zuvor im Konsens mit allen Beteiligten abgesetzt worden. Zu diesem Zeitpunkt bestanden ausgeprägte schmerzhafte Kontrakturen an den Extremitäten, Muskelatrophie, Dysphagie, Dysarthrie, Pseudohypersalivation, pathologisches Weinen/Lachen, Kachexie und Dyspnoe bei Belastung. Unter einer entsprechenden Symptomkontrolle konnten die körperlichen Beschwerden gut gelindert werden. Außerhalb war u.a. eine Therapie mit Antidepressiva und Anxiolytika eingeleitet worden. Die Patientin war dennoch verzweifelt und wollte das langsame Sterben nicht bei vollem Bewusstsein erleben. Eine erneute psychotherapeutische Behandlung lehnte sie mit Hinweis auf die vorangegangenen Therapien ab.

Die Patientin und ihr Ehemann wünschten eine palliative Sedierung. Eine künstliche Ernährung oder Flüssigkeitszufuhr sollte nicht erfolgen. Der Sohn unterstützte dies, wobei er die Hoffnung hatte, dass seine Mutter dadurch schneller sterben könne.

Kommentierung

1. Es handelt sich um eine 55-jährige Patientin mit einer seit 5 Jahren bekannten progredienten Amyotrophen Lateralsklerose (ALS), die zur stationären palliativmedizinischen Aufnahme kommt. Weitere vorbestehende Erkrankungen sind eine lange Jahre bekannte, rezidivierende, unspezifische depressive Symptomatik und ein operativ und radiochemisch behandeltes Mammakarzinom ohne Metastasierung. Als Folge der ALS leidet die Patientin unter mannigfaltigen Symptomen. Die Patientin und Zugehörigen wünschen sich eine palliative Sedierung mit der Intention für die Patientin, "ein langsames Sterben nicht bei vollem Bewusstsein erleben zu müssen".

Die Frage, ob eine Palliative Sedierung der Patientin in der jetzt vorliegenden Situation indiziert und opportun ist, ist eine rechtliche und eine ethische Problematik, die im Rahmen einer ethischen Beratung beleuchtet werden sollte.

2. Die vorgenannte Patientin und ihre Zugehörigen wünschen eine Palliative Sedierung. Diese ist als eine "gezielte Reduzierung des Bewusstseinsniveaus bei sterbenskranken Patienten zur Linderung unerträglicher und anderweitig nicht behandelbarer Symptome" definiert (Materstvedt et al. 2003). Im Rahmen ihrer Erkrankung leidet die Patientin unter Symptomen wie ausgeprägten schmerzhaften Kontrakturen der Extremitäten, Muskelatrophie, Dysphagie, Dysarthrie, Pseudohypersalivation, pathologisches Weinen/Lachen, Kachexie und Dyspnoe bei Belastung. Diese Symptome konnten im häuslichen Bereich im Rahmen einer 24 h-Versorgung durch An- und Zugehörige und einen Pflegedienst gut gelindert werden.

Ganz im Vordergrund steht jetzt – trotz einer Behandlung mit Antidepressiva und Anxiolytika – eine Verzweiflung der Patientin. Eine erneute psychotherapeutische Betreuung wird von der Patientin nach wiederholten Behandlungen in der Vergangenheit zum jetzigen Zeitpunkt abgelehnt. Die Patientin und ihre Zugehörigen hatten sich frühzeitig über das Fortschreiten der Erkrankung informiert und mit juristischer und ärztlicher Hilfe eine detaillierte Patientenverfügung für das Endstadium der Erkrankung formuliert. Diese beinhaltet den Verzicht auf lebensverlängernde Maßnahmen. So war bereits im Vorfeld eine Therapie mit Ribuzol, einem Natriumkanalblocker, der die

Wirkung des Neurotransmitters Glutamat abschwächt und dadurch die Überlebensdauer bei ALS verlängert, im Konsens aller Beteiligter abgesetzt worden.

Eine künstliche Ernährung und Flüssigkeitsgabe soll nicht erfolgen, auch nicht bei der zum jetzigen Zeitpunkt intendierten Palliativen Sedierung. Dieses wird auch jetzt von der bewusstseinsklaren Patientin und ihrem Ehemann so formuliert und bestätigt. Ein weiterer naher Zugehöriger, der Sohn, unterstützt diesen Wunsch und äußert zudem die Hoffnung, seine Mutter könne durch die Palliative Sedierung schneller sterben.

3. Zum Einsatz der Palliativen Sedierung gibt es grundsätzliche ethische Überlegungen. Zunächst ist es Grundsatz, dass es eine moralische Verpflichtung gibt, unerträglich und belastend empfundene Leidenssituationen am Ende des Lebens zu erleichtern (Müller-Busch 2004). Auch kommt der Autonomie des Patienten in sterbensnahen Situationen ein hoher Stellenwert zu (Materstvedt et al. 2003).

Wichtig ist, neben der ethischen auch die rechtliche Abgrenzung zur Euthanasie zu formulieren. Dabei ist die Position der European Association of Palliative Care EAPC, der europäischen Palliativgesellschaft, zielführend: "Bei der Euthanasie ist die *Intention*, den Patienten zu töten; das *Vorgehen* besteht darin, ein tödliches Medikament zu verabreichen und das erfolgreiche *Ergebnis* ist der sofortige Tod. Die *Intention* von terminaler Sedierung ist es, unerträgliches Leiden zu lindern; das *Vorgehen* besteht darin, ein bewusstseinsdämpfendes Medikament zur Symptomkontrolle einzusetzen und das erfolgreiche *Ergebnis* dieser Maßnahme ist die Linderung der belastenden Symptome..." (Materstvedt et al. 2003). Das Therapieziel ist also eindeutig die Symptomlinderung.

Da eine Ernährung und Flüssigkeitsgabe während der Palliativen Sedierung abgelehnt wird, ist in diesem Stadium der Erkrankung unter der Sedierung mit einem baldigen Tod der Patientin zu rechnen. In diesem Fall handelt es sich rechtlich bei der Einstellung der Flüssigkeitszufuhr um einen Therapieabbruch im Rahmen einer "Passiven Sterbehilfe (Sterben (zu)lassen)". Die Abgrenzung zu einer Euthanasie ("Aktive Sterbehilfe") ist eindeutig. Die hinzutretende Palliative Sedierung bewegt sich rechtlich im Rahmen der "Indirekten Sterbehilfe (Therapie am Lebensende)".

Die Patientin und ihre Zugehörigen wünschen eine Palliative Sedierung, obwohl eine ausreichende Linderung der körperlichen Symptome im Rahmen der ALS erreicht werden konnte. Eine mögliche Indikation zur Palliativen Sedierung ist also im psychischen Befinden der Patientin und ihren Erfahrungen im Rahmen der ebenfalls bestehenden psychischen Grunderkrankung zu suchen.

Die Palliative Sedierung kann in gewissen Krankheitssituationen auch für nichtphysische Symptome wie z.B. existenzielle Not (englisch: existential distress) erwogen werden (vgl. Morita 2004 und EAPC 2009, übersetzt von Alt-Epping 2010). Diese Indikation, die Palliative Sedierung auch bei unerträglicher psychosozialer Belastung und existentiellem Leid einzusetzen, ist allerdings nicht unumstritten (Veterans Health Administration National Ethics Committee 2006). Daher ist es hier besonders wichtig, die Symptomkontrolle bei kompetenter palliativmedizinischer Betreuung zu überprüfen und die Erfolglosigkeit der bereits getätigten Maßnahmen zu dokumentieren.

Die Patientin ist offensichtlich zum jetzigen Zeitpunkt nicht sterbend, obwohl die ALS-Erkrankung deutlich fortgeschritten ist. Sie möchte das langsame Sterben nicht bei vollem Bewusstsein erleben. Dieser Wunsch steht im Einklang mit vielen Menschen, die den Wunsch äußern, beim Sterben "nächtens hinüberschlafen" zu wollen (vgl. Der Standard 2004). In diesem Zusammenhang ist es in dem vorliegenden Krankheitsstadium nicht auszuschließen, dass sich die Überlebenszeit der Patientin unter der Palliativen Sedierung verkürzt. Dieses ist als Theorie des Doppeleffekts bekannt (Materstvedt und Bosshard 2009), in dem der möglicherweise verfrühte Tod des Patienten billigend in Kauf genommen wird.

4. Trotz der klaren Willensbekundung der Patientin, die hier eindeutig erscheint, sollte zunächst noch einmal die Kommunikation mit ihr und später auch mit den Zugehörigen gesucht werden. In diesen Gesprächen müssen die konkreten Ängste der Patientin (z.B. bei der ALS häufig die Angst, ersticken zu müssen) erfragt und mögliche Alternativen zur Therapie besprochen werden, um die Verzweiflung möglicherweise zu mindern.

Wichtig ist es zu dokumentieren, dass von der Seite der Behandelnden das Leiden der Patientin als unerträglich eingeschätzt wird (siehe Definition der

Palliativen Sedierung) und wirklich alle "konventionellen" Maßnahmen im Rahmen von "Best practice" ausgeschöpft sind und somit eine Indikation zur Palliativen Sedierung besteht. Hierüber sollte im behandelnden Team ein breiter Konsens bestehen.

Ist dies der Fall und gibt es nach genauer Aufklärung eine informierte Einwilligung der Patientin, ergeben sich auf Grund der vorhergenannten ethisch/rechtlichen Überlegungen im konkreten Fall folgende Handlungsoptionen (vgl. auch Morita et al. 2002):

1) Durchführung einer Palliativen Sedierung als kontinuierliche Sedierung bis zum Tod der Patientin; die Sterbephase wird in dieser Form der Sedierung nicht aktiv durch die Patientin erlebt.

2) Durchführung einer Palliativen Sedierung in der intermittierenden Form, d.h. die Dosierung der eingesetzten Medikamente wird nach vorher vereinbarten Kriterien bei erhaltener Symptomkontrolle zur Reevaluation des klinischen Zustandes und des Patientenwillens oder für geplante familiäre Interaktionen reduziert (EAPC 2009), so dass die Patientin zu einer Kommunikation zeitweise wieder befähigt wird.

3) Ablehnung der Palliativen Sedierung als in diesem Fall nicht indiziertes Verfahren, in dem die Schadensvermeidung (der wahrscheinliche frühere Tod der Patientin) höher gewertet wird als die Autonomie der Patientin.

Handlungsoption 3 scheidet aus den unter Punkt 3 formulierten Grundsätzen aus, da die Palliative Sedierung für therapierefraktäre Situationen am Lebensende eine palliativmedizinische Handlungsoption ist, auf die unter Einhaltung vorgenannter Kriterien nicht verzichtet werden kann. Sind der aktuelle Patientenwille und die Einschätzung der Behandelnden – wie weiter oben beschrieben – eindeutig, kann der Patientin eine Palliative Sedierung nicht verweigert werden, ohne die Grundlagen von Palliative Care zu verlassen.

Handlungsoption 1 hat den Nachteil, dass die letzte Lebensphase der Patientin durch sie nicht aktiv erlebt wird. Zwar strebt die Patientin dies vordergründig auch nicht an, allerdings bleibt unklar, warum sie das Sterben nicht bei vollem Bewusstsein erleben möchte. Auch wenn sie psychotherapeutische Betreuung zum jetzigen Zeitpunkt ablehnt, sind hier auf verschiedenen Ebenen Gespräche angebracht, um die Ängste und die Verzweiflung der Patientin zu ergründen. In der geschützten Atmosphäre einer Palliativstation sollte dies auch möglich sein. Bei dieser Patientin wäre der Einsatz einer Palliativen Sedierung auch keine Notfallmaßnahme, da sie im physischen Bereich gut symptomkontrolliert ist. Somit ist Zeit vorhanden, die genutzt werden kann.

5. Nach Abwägung aller Handlungsoptionen ist eine Palliative Sedierung bei dieser Patientin einzuleiten. Sie sollte nach Zustimmung der Patientin in einer intermittierenden Form erfolgen, um der Patientin die Möglichkeit zu geben, bei anhaltender bestmöglicher Symptomkontrolle ihre Entscheidung zu überdenken. Auch muss ärztlicherseits die Indikation für die Palliative Sedierung unter Einbeziehung der Patientin, der Zugehörigen und des behandelnden Teams wiederholt überprüft werden.

Zur adäquaten Durchführung ist ein Sedierungsprotokoll zu führen, das z.B. Angaben über die Symptome, Vigilanz, Kommunikation, das medikamentöse und pflegerische Konzept, Kreislauf und Atmung (in nicht invasiver Form) beinhaltet.

Einen breiten Raum sollte auch die Begleitung der Zugehörigen einnehmen, für die das Sterben der Patientin unter diesen Umständen eine besondere Belastung bedeutet und möglicherweise die Trauer erschwert.

Literatur

Alt-Epping, B. et al.: Sedierung in der Palliativmedizin – Leitlinie für den Einsatz sedierender Maßnahmen in der Palliativversorgung; Z Palliativmed 2010; 11: 112-122

Cherny, Nathan I., Radbruch, L: EAPC receommended framework for the use of sedation in Palliative Care; Pall Med 2009; 23 (7): 581-593

Der Standard: http://derstandard.at/1841834/Fast-jeder-hat-Angst-vor dem Sterben, 01.11.2004

European Association for Palliative Care (EAPC): Recommended Framework for the Use of Sedation in Palliative Care (2009); übersetzt von Alt-Epping B et al.; Palliativmedizin 11(3):112-122 (2010)

Forschungsverbund SedPall: Handlungsempfehlung Einsatz sedierender Medikamente in der Spezialisierten Palliativversorgung 2021; https//www.dgpalliativmedizin/images/210422_Broschüre_SedPall_Gesamt.pdf

Gelinas, C. et al.: Validation of the critical-care pain observation tool in adult patients. Am J Crit Care 2006; 15: 420-427

Materstvedt, LJ. et al.: Euthanasia and physician-assisted suicide; a view from an EAPC Ethics Task Force, Pall Med 2003; 17: 97-101

Materstvedt, LJ., Bosshard, G.: Deep and continuous palliative sedation (terminal sedation): clinical-ethical and philosophical aspects; Lancet Oncol 10(6):622-627 (2009)Morita T et al. Definition of sedation for symptom relief: a systematic literature review and a proposal of operational criteria. J Pain Symp Manage 2002; 24 (4): 447-453

Morita, T.: Palliative sedation to relieve psycho-existential suffering of terminally ill cancer patients; J Pain Symptom Manage 28:445-450 (2004)Müller-Busch HC. Sterbende sedieren? Z Palliativmed 2004; 5: 107-112

Ostgathe, C., Schildmann, E., Jäger, C., Schildmann, J.: Alter Wein in neuen Schläuchen? Handlungsempfehlungen zur Gezielten Sedierung in der Palliativversorgung; Z Palliativmedizin 2021; 22:173-174

Palliative Sedierung bei einer Patientin mit amyotropher Lateralsklerose, Ethik Med 2008 · 20:135–137; Springer 2008

Radbruch, L., Nauck, F. In: Aulbert, E. et al. Lehrbuch der Palliativmedizin 2007; Schattauer; 1033

Rubenfeld, GD.: principles and practice of withdrawing life-sustaining treatments. Crit Care Clin 2004; 20: 435-451

Sessler, CN. et al.: The Richmond Agitation-Sedation Scale: validity and reliability in adult intensive care unit patients. Am J Respir Crit Care Med 2002; 166: 1338-1344

Stone, P. et al.: A comparison of the use of sedatives in a hospital support team and in a hospice. Palliat Med 1997; 11; 140-144

Veterans Health Administration National Ethics Committee: The ethics of palliative sedation as a therapy of last resort; Am J Hosp Palliat Care 23:483-491 (2006)

29.5. Tod und Bestattung

> *"Niemand weiß, was der Tod ist, ob er nicht für den Menschen das größte ist unter den Gütern. Sie fürchten ihn aber, als wüssten sie gewiss, dass er das größte Übel ist."*
>
> Platon

Zunächst ist es sinnvoll, den Blick darauf zu richten, wie in unserer Gesellschaft im Allgemeinen mit dem Thema Tod umgegangen wird und welches die gesellschaftlichen Rahmenbedingungen (die innere Haltung einer Gesellschaft zu diesem Thema) sind.

Denn obwohl sich – sowohl durch die Entwicklung der Palliativmedizin als auch durch die Hospizbewegung – in den letzten Jahren einiges getan hat, und das Thema Tod/Sterben ein wenig mehr Raum bekommen hat (wobei der Blick von denen, die näher an diesem Thema sind, immer sehr selektiv ist), ist es dennoch an vielen Stellen immer noch ein Tabuthema.

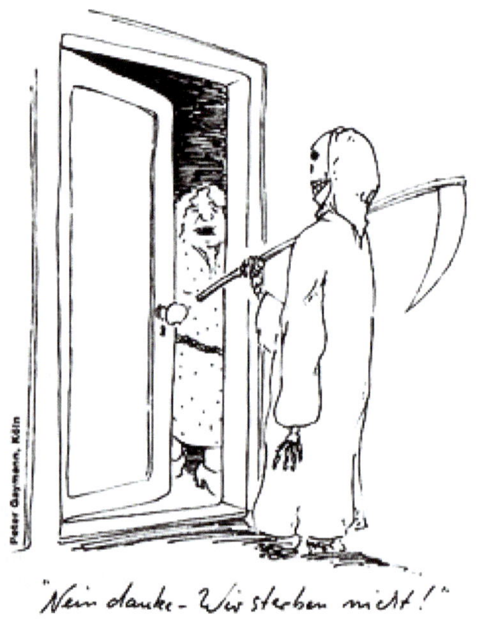

Abb. 29.1: P. Gaymann, Cartoon Concept, Hannover.

Auch wenn der Tod "an und für sich nichts Neues ist", so scheint die reale Konfrontation mit dem eigenen bevorstehenden Lebensende sowie auch der Tod eines nahestehenden Menschen, in aller Regel als etwas "Überraschendes", "Unfassbares" und "Unbegreifliches" erlebt zu werden.

Sterben ist in unserer heutigen Welt, in der jeder ewig jungdynamisch sein und bleiben muss – absolut nicht *trendy*! Wir managen alles (Manager überall – Krankenhaus- und Pflegemanagement, Wundmanagement, Versorgungsmanagement, usw.), haben scheinbar alles unter Kontrolle.

Und obwohl fast alle Menschen auf Nachfrage bestätigen würden, dass schließlich jeder einmal stirbt, und Sterben und Tod sicherlich zum Leben dazugehören, so scheint der Umgang mit dieser Tatsache zunächst einmal im Widerspruch zu diesem Wissen zu stehen. Es wird reichlich verdrängt und beiseitegeschoben (nicht unbedingt die Tatsache des Todes, aber die Notwendigkeit der Kommunikation hierüber).

Selbst dort, wo das Thema eigentlich nicht zu übersehen sein kann: Starten Sie einmal den Versuch und fragen in einem Altersheim danach, wie dort mit dem Tod umgegangen wird. Zunächst werden Sie dann feststellen, dass es gar keine Altersheime mehr gibt, sondern nur noch Seniorenwohnanlagen, Stiftungsresidenzen u.ä. Das Wort Heim scheint dort schon unangenehm behaftet zu sein und ist in den letzten Jahrzehnten aus dem Sprachgebrauch der "Altenverwahrung" verbannt worden.

Das ist schon komisch, wo doch das Wort Heim eigentlich etwas Positives ist. Ein Heim haben, eine Heimat, sich heimisch fühlen, heimelig – trotzdem scheint die Befürchtung zu existieren, dass wir bei dem Wort Heim eher an Tierheim oder Anstalt denken – oder eben an Altersheime so wie sie wirklich sind (zumindest häufig).

Aus Imagegründen haben sich also die Namen der meisten Einrichtungen geändert, leider nur selten die Inhalte der Arbeit, die Arbeitsbedingungen und die Umgangsformen mit den Menschen.

Also wenn Sie in einer dieser Residenzen nach dem Umgang mit dem Sterben fragen, wird man Ihnen häufig zur Antwort geben, dass alle Bewohner bei Ihrem Einzug danach befragt werden, wer ihnen bei ihrem dereinstigen Auszug behilflich sein soll – sprich welches Bestattungsinstitut beauftragt werden soll (selbstverständlich wird ganz diskret bei den Zugehörigen nachgefragt, während die Alten draußen bleiben). Stirbt dann jemand, wird versucht, ihn ohne großes Aufsehen aus dem Haus zu schaffen, eine Pflegerin erscheint stellvertretend für das Haus auf der Beerdigung (sofern es überhaupt noch eine Trauerfeier gibt) und das war's. Das Zimmer wird möglichst noch am selben Tag neu vermietet und der ewige (Geld)-Kreislauf des Lebens und Sterbens kann weitergehen.

Es ist bekannt, dass Beerdigungsinstitute von Altersheimen aufgefordert werden, die Verstorbenen umgehend und unauffällig, möglichst über Hintertüren, oft nachts abzuholen, damit niemand etwas merkt.

Das ist ja sehr fürsorglich gedacht, hat aber eine Konsequenz: Die überlebenden alten Menschen denken nämlich gar nicht, dass sich der plötzlich fehlende Mensch evtl. neu verliebt hat und ausgezogen ist oder einen neuen Job angenommen hat, der ihn zu einem Umzug gezwungen hat. Nein, sie stellen sich die Frage: "*Wie ist der wohl hier herausgebracht worden und wie komme ich hier mal heraus?*" Die Ängste werden größer, und das Allerschlimmste ist, es besteht keine Möglichkeit, darüber zu sprechen, weil einfach nicht darüber gesprochen wird! Man spürt, dass es nicht erwünscht ist, darüber zu sprechen. Ein Thema, das mitten im Raum steht und eigentlich für alle sichtbar ist, wird umkurvt und vermieden – ein "Tabu" wird eröffnet, welches einen offenen Umgang mit Ängsten und Sorgen fast unmöglich macht.

Wie wäre es hingegen, wenn den Mitbewohnern mitgeteilt würde, dass Herr oder Frau X verstorben ist, noch im Zimmer liegt und bspw. um 15 Uhr vom Bestatter abgeholt wird. Wer sich vorher verabschieden möchte, kann das tun, wer dabei sein will, wenn er/sie abgeholt wird, kann das auch tun und wer sich in seinem Zimmer einschließen will, dem ist auch dies erlaubt. In den Tagen darauf (z.B. bis zur Beerdigung) wird der Platz des Verstorbenen beim Essen frei gehalten, evtl. eine Kerze angezündet, ein Bild aufgestellt oder ein Kondolenzbuch ausgelegt.

Das wäre würdig den Verstorbenen gegenüber und den Mitbewohnern gegenüber ehrlich und fair.

Ein Beerdigungsinstitut hat vielen Altenheimen in Bremen einmal angeboten, dort, in deren Haus, Veranstaltungen anzubieten, die vom Umgang mit Tod und Ängsten handeln – entweder fürs Personal oder für die Bewohner. Es wurde auch angeboten, Trauerfeiern im Altersheim durchzuführen, da für viele Bewohner der Weg zum Friedhof oder Bestattungsinstitut zu beschwerlich ist. Sie können sich die Antworten und Reaktionen denken – nichts – kein Interesse – nach dem Motto: "*Bei uns da stirbt doch keiner*".

Es scheint also tatsächlich eine Art Tabu zu sein, über den Tod und die eigene Sterblichkeit zu sprechen, sich damit auseinanderzusetzen. Und das natürlich nicht nur in Altersheimen, in denen diesbezüglich glücklicherweise seit einigen Jahren eine positive Veränderung zu beobachten ist.

Gerade Bestattungsinstitute versagen mit ihren dunkel getönten Scheiben, die sich und ihre Fahrzeuge anscheinend verstecken müssen. Sie laden nicht gerade zu einem Informationsbesuch ein, obwohl sie das eigentlich wollen und auch gerne tun würden, – sie trauen es sich nur nicht, bis auf wenige Ausnahmen, wie z.B. Fritz Roth in Bergisch Gladbach, der davon spricht, *"dass wir uns unsere Toten stehlen lassen"* (Roth, Bode 1998).

Der Tod soll nicht sichtbar sein! Auf dem Standesamt in Bremen-Mitte gibt es eine Anweisung, dass Bestatter nicht mit ihren Überführungsfahrzeugen (Leichenwagen) auf dem dortigen Parkplatz parken dürfen, da der Anblick die evtl. anwesenden Hochzeitspaare zutiefst stören könnte. (Und das, obwohl in diesem Standesamt ca. doppelt so viele Sterbefälle beurkundet wie Ehen geschlossen werden).

In Krankenhäusern sieht es da nicht viel besser aus. Denn obwohl seit geraumer Zeit viele Menschen in Krankenhäusern sterben (bereits 1980 starben in Deutschland ca. 55 % aller Menschen in Krankenhäusern), wird der Tod dort mitunter immer noch wie eine "Panne" behandelt. Die Aufbewahrungsräume für Verstorbene (Pathologien) weisen nur selten ein würdevolles Ambiente auf (was sich allerdings zunehmend positiv verändert). Überführungen direkt von den Stationen sind fast gar nicht möglich. Mit dem Tod eines Menschen wendet sich der Blick von ihm ab – der Tod soll nicht gesehen werden. (Mit dem Tod eines Menschen endet für viele auch der Verantwortungsbereich des Arztes. Krankenkassen, die sich inzwischen gerne "Gesundheitskassen" nennen, übernehmen nicht einmal die Kosten für die Ausstellung der Todesbescheinigung). Auch in den meisten (zumindest älteren) medizinischen Lehrbüchern sucht man im Stichwortverzeichnis vergeblich nach den Wörtern Tod und Sterben. Die moderne Medizin hat den Anspruch entwickelt, vornehmlich zu "heilen" und nicht zu "lindern" oder gar zu "begleiten". Die Todesursache "Altersschwäche" existiert so gut wie nicht mehr. Und auch wenn auf der Todesbescheinigung ein "natürlicher Tod" vermerkt ist, so taucht dort als Todesursache zumeist eine Krankheitsfolge auf, die in einen Kausalzusammenhang zu einer Vorerkrankung gestellt wird. Den "natürlichen Tod" gibt es somit also nicht mehr, sondern der Tod ist eine Folge von Krankheit, die es eigentlich zu heilen gilt. Tod wird mit Todesursache gleichgesetzt, was zur Folge hat, dass wir in dem Moment, in dem wir Krankheiten und somit Todesursachen beseitigen, den Eindruck gewinnen können, auch den Tod zu besiegen und zu beseitigen.

Es soll damit überhaupt nicht gesagt werden, dass nun jeder ständig über seinen Tod nachsinnen soll oder sich erheblich mehr damit beschäftigen muss, aber es ist doch eben auffällig, dass wir uns in Anbetracht der Tatsache, dass jeder einmal stirbt – und die Konfrontation mit dem Sterben jeden mehrfach in seinem Leben betrifft – und dass wir uns im Verhältnis dazu mit anderen Dingen, die deutlich unwahrscheinlicher sind, weitaus intensiver beschäftigen.

Das ist vielleicht kein Drama, hat aber eben zwangsläufig Konsequenzen. Konsequenzen, die wir an vielen Stellen beobachten können:

- Veränderung der Bestattungskultur – (Menschen, die die Anonymität im Leben bedauern, wollen angeblich plötzlich anonym bestattet werden).
- Die Unsicherheit im Umgang mit Trauernden und Sterbenden.
- Wenn wir dann trauern, bedarf es anscheinend eines Psychologen, Betäubungsmittels oder Trauerbegleiters, u.ä.

Eine Ursache für die Ratlosigkeit, mit der unsere Gesellschaft dem Tod gegenübersteht, liegt sicherlich in der Struktur unserer rational gesteuerten und vom Verstand dominierten Welt. Alles soll rational erfasst und verständlich werden. Für jedes Phänomen muss eine plausible Erklärung gefunden werden. Dabei wird der Tod nicht mehr sinnlich wahrgenommen und erfahren. Eine Nulllinie auf einem Monitor kann die Tatsache des Todes nicht wirklich verständlich machen. Hierzu braucht es Zeit, Erfahrungen und Wahrnehmungen mit den Sinnen und nicht ausschließlich mit dem Verstand.

Tod und Trauer sind nicht rational fassbar. Auch die Versuche, Sterben und Trauern in Kategorien und Phasen einzuteilen, um sie somit verständlicher und berechenbarer zu machen, wirken bei genauerer Betrachtung eher lächerlich und haben sich in der konkreten Beschäftigung mit Sterbenden und Trauernden als völlig nutzlos und häufig hinderlich herausgestellt.

Der Tod lässt sich nicht rational denken!

Was also geschieht, wenn dieses Undenkbare nun Realität geworden ist?

29.5.1. Nach dem Tod – Die Kette von Missverständnissen

Wenn der Arzt den Tod festgestellt hat, bekommen die Zugehörigen in aller Regel den Hinweis: *“Sie können jetzt einen Bestatter beauftragen”*. Was Zugehörige meistens hören ist hingegen *“Sie **müssen** jetzt den Bestatter anrufen”*. Diese rufen nun also einen Bestatter an und sagen: *“Sie können den Verstorbenen jetzt abholen”*. Gelegentlich wird dieser Anruf auch direkt vom Arzt vorgenommen, was mitunter den folgenden seltsamen Ausspruch am Telefon zur Folge hat: *“Wir haben hier einen Exitus”*. Der soeben Verstorbene, der bis dahin evtl. noch kranker Ehemann, Vater und Mensch war, ist jetzt plötzlich “nur noch” ein “Exitus”, eine Sache, die abgeholt werden muss. Der Bestatter hört nun: *“Kommen Sie umgehend und holen den Verstorbenen ab”* – und das tut er dann meistens auch – also eine Reihe von evtl. Missverständnissen (die gar nicht als solche wahrgenommen werden) beginnt, und mitunter ist der Verstorbene in weniger als zwei Stunden aus dem Haus.

Dabei müssten doch eigentlich zunächst folgende Fragen gestellt werden: *“Wann will ich eigentlich, dass der Verstorbene aus dem Haus abgeholt wird?”* (je nach Sterbeort). *“Wozu brauche ich einen Bestatter?” “Was will ich von ihm?” “Brauche ich ihn überhaupt?”* Diese ganzen Fragen wie *“Was hätte anders sein können? Welche Möglichkeiten hätten wir gehabt?”* tauchen häufig sehr viel später auf, wenn nichts mehr zu ändern ist. Aus diesem Grund ist es sinnvoll, die folgenden Fragen beantworten zu können:

29.5.1.1. Wie lange darf ein verstorbener Mensch zu Hause bleiben?

Leichengesetze sind Bestandteil der Länderrechte, wodurch in den verschiedenen Bundesländern Unterschiede bestehen können. In Bremen, Niedersachsen und den meisten Bundesländern heißt es, dass Verstorbene spätestens 36 Stunden nach Todeseintritt in “geeignete Räumlichkeiten” (z.B. in Räume der Bestattungsinstitute) überführt werden sollen. Diese Frist kann auf Antrag beim Gesundheitsamt verlängert werden, sofern eine längere Hausaufbahrung gewünscht ist. Eine genaue Definition, wie eine geeignete Räumlichkeit auszusehen hat, fehlt in den meisten Bestimmungen. Es wäre also durchaus denkbar, den Verstorbenen nach 36 Stunden vom Wohnzimmer ins Schlafzimmer zu bringen, wenn es dort kühler ist. Grundlage aller rechtlichen Bestimmungen muss der würdevolle Umgang mit dem Verstorbenen sein, was aus meiner Erfahrung bei Zugehörigen unter Umständen deutlich eher gewährleistet ist, als in manchen Bestattungsinstituten, Krankenhäusern oder Einrichtungen der Rechtsmedizin. Darüber hinaus darf die Totenruhe nicht gestört, kein öffentliches Aufsehen erregt werden.

29.5.1.2. Ist es Vorschrift, einen Bestatter einzuschalten – und wenn ja, wozu benötigt man ihn?

Grundsätzlich ist es nicht zwingend nötig, einen Bestatter einzuschalten, zumal dieser Berufsstand nicht geschützt ist und es derzeit noch keine notwendigen Voraussetzungen gibt, um sich Bestatter nennen zu können. D.h., dass jeder die Möglichkeit hat, ein entsprechendes Gewerbe anzumelden. Aus- und Fortbildungen sowie Fachzeichen und Mitgliedschaften in Berufsverbänden sind für Bestatter freiwillig. Somit können alle Tätigkeiten, die ein Bestatter übernehmen kann (Besorgung von Urkunden, Organisation von Beerdigungen, Einäscherungen, usw.) auch von Privatpersonen erledigt werden. Auch ein Sarg kann theoretisch selbst hergestellt oder bei Großhändlern gekauft werden. Allein für den Transport von Verstorbenen (Überführungen) kann es notwendig sein, einen Bestatter einzuschalten (diese Dienstleistung kann aber auch als Einzelleistung gekauft werden). In den meisten Bundesländern sind die Vorschriften folgendermaßen formuliert: *“Verstorbene müssen in dafür geeigneten Fahrzeugen befördert werden, z.B. Fahrzeuge der Bestattungsinstitute”* (Anhänger sind zumeist ausdrücklich verboten). Beispielsweise ist bei einem toten Baby das Auto der Eltern allemal geeigneter als ein riesiger Leichenwagen. (Interessant ist es, vor Ort zu überprüfen, in welchen Fahrzeugen die Institute für Rechtsmedizin Leichentransporte durchführen. Dies sind in den seltensten Fällen spezielle Bestattungsfahrzeuge). Selbst in Bundesländern wie Hessen, in denen die Vorschrift für den Transport eindeutig so definiert ist, dass ausschließlich in Bestattungsfahrzeugen, die zu keinem anderen Zweck verwendet werden, Verstorbene transportiert werden dürfen, haben Eltern ihre gestorbenen Kinder selbst aus dem Krankenhaus abgeholt und zum Friedhof gebracht. Der Tatbestand der Ordnungswidrigkeit wurde auch in diesen Fällen nicht geahndet. Maßgebend ist wieder die würdevolle Behandlung der Verstorbenen. Wichtig zu wissen ist auch, dass ein Mensch seine im Grundgesetz verankerte Würde nicht mit dem Tod verliert. Dies wiederum bedeutet auch, dass er nicht zu einer Sache wird, sondern ein Mensch bleibt, auf den niemand einen Besitzanspruch haben kann. Aus diesem Grund kann Eltern auch nicht die Herausgabe ihres toten Kindes verweigert werden. Dies hat auch für eine Urne Gültigkeit. Deutlich wird diese Rechtslage meiner Interpretation nach auch dadurch, dass in Streitfällen, in denen es bspw. um Art und Ort der Bestattung geht, für den Verstorbenen das Recht auf Totenfürsorge von einem Gericht jemandem zugesprochen werden kann (in der Regel der Person, mit der engsten emotionalen Bindung). Diese Entscheidung ist dann ein Bestandteil des Familienrechts – also Personenrecht und nicht Sachenrecht (die beiden einzigen Unterscheidungsformen im deutschen Recht).

Es soll damit nun überhaupt nicht gesagt werden, dass man auf die Dienstleistung eines Bestatters (die wirklich sehr hilfreich sein kann und in den allermeisten Fällen überaus empfehlenswert ist) verzichten sollte, aber es ist keinesfalls ein Abhängigkeitsverhältnis, höchstens andersherum – Bestatter von Zugehörigen. Das ist wichtig für das eigene Gefühl und die Haltung beim Beratungsgespräch.

29.5.1.3. Innerhalb welchen Zeitraums muss/darf in Deutschland ein Mensch beerdigt werden?

Eine Bestattung darf frühestens nach 48 Stunden erfolgen und sollte dann entsprechend der Formulierung der meisten Ländergesetze *"so schnell wie möglich erfolgen"*. Ein Zeitraum von einer oder auch zwei oder drei Wochen stellt also keinerlei Problem dar. Wenn aufgrund von Glaubensvorstellungen eine frühere Bestattung gewünscht ist (wie z.B. bei Muslimen, innerhalb von 24 Std.), so ist auch dies möglich, da das im Grundgesetz (Art. 4) verankerte Recht auf freie Ausübung des Glaubens dem Bestattungsrecht übergeordnet ist.

29.5.1.4. Muss jeder Mensch in Deutschland (auf einem Friedhof) beerdigt werden?

Im Falle der Erdbestattung ja – bei Urnen "Jein". Grundsätzlich besteht in Deutschland eine Bestattungspflicht auch für Urnen. Und zwar auf Friedhöfen, in Friedwäldern oder auf See. In NRW besteht zwar ebenfalls eine Bestattungspflicht für Urnen, aber die Aushändigung an Zugehörige ist ausdrücklich erlaubt, sofern diese angeben, die Urne selbst bestatten zu wollen. Tun sie das nicht und behalten die Urne zu Hause oder sonst wo, so ist dies ausdrücklich nicht strafbar und auch keine Ordnungswidrigkeit. In anderen Bundesländern kann eine Urne ebenfalls ausgehändigt werden, wenn Zugehörige diese z.B. im Ausland beisetzen wollen. Es besteht außerdem keine zeitliche Frist, innerhalb der eine Urne beerdigt werden muss. Sie kann beliebig lange in den Händen von Zugehörigen bleiben.

29.5.1.4.1. Wer darf die Bestattung in Auftrag geben und den Rahmen bestimmen?

Zunächst einmal jeder, der bereit ist, die Kosten dafür zu tragen. Ein Bestatter ist in jedem Fall nur seinem Auftraggeber verpflichtet. Sollte es zu Streitigkeiten kommen, muss eine einstweilige Verfügung erwirkt werden, bis ein Gericht über die Totenfürsorge entschieden hat.

29.5.1.5. Faktor Zeit

Je nach Beziehung zum Verstorbenen ist ein entscheidender Punkt der Zeitfaktor.

Aufgrund der bereits erwähnten "Ratlosigkeit" gegenüber dem Tod benötigen viele Menschen heutzutage deutlich mehr Zeit bis zur Beerdigung, als zu Zeiten, da der Tod noch ein "natürlich erlebter" integraler Bestandteil menschlichen Zusammenlebens war. Hinzu kommt, dass mittels besserer Aufbewahrungsmöglichkeiten (Kühlung) auch keine Notwendigkeit für eine schnelle Bestattung besteht. In einigen südlichen Ländern, z.B. Spanien, und insbesondere auf einigen Inseln, wie Madeira, Ibiza usw. existieren wegen der klimatischen Bedingungen noch immer Gesetze, die teilweise eine Einäscherung der Verstorbenen innerhalb von 24 Stunden vorschreiben.

Stark trauernde Zugehörige und insbesondere Eltern und Geschwister brauchen häufig viel mehr Zeit, als ihnen für gewöhnlich eingeräumt wird. Sie sind aufgrund ihrer schweren "Verwundung" in der Regel nicht in der Lage, dieses Bedürfnis nach Zeit sowie weitere Wünsche zu formulieren und einzufordern.

Um dies zu verstehen, ist es wichtig, sich die Situation, in der Eltern und Geschwister sich nach dem Tod eines Kindes befinden, zu verdeutlichen.

Eltern selbst beschreiben ihre Gefühle zu dieser Zeit häufig folgendermaßen:

- *"Es ist, als ob einem der Boden unter den Füßen weggezogen wurde."*
- *"Man funktioniert nur noch und befolgt Anweisungen wie: "Sie können den Bestatter anrufen", "nehmen sie dies oder das", usw. – man ist andererseits aber auch auf der Suche nach Halt und Verhaltensrichtlinien."*
- *"Man ist wie betäubt, wie durch einen Nebel laufend", "Wie Watte im Kopf."*
- *"Wir haben so gut wie nichts selbst entschieden – haben nur funktioniert und waren nur irgendwie dabei", "Es wurde etwas mit uns gemacht."*
- *"Es ist, als ob ein Stück von einem selbst bei lebendigem Leib herausgeschnitten wurde – es sind richtig massive körperliche Schmerzen – Atemnot – eingeschnürt sein – es reißt und zerrt in einem."*
- *"Alles ist unwirklich – nicht zu glauben – nicht zu begreifen – nicht vorstellbar."*
- *"Wir haben es doch gar nicht wirklich geglaubt, dass es unser Kind sein soll, das da tot ist und das da im Sarg liegt."*
- *"Die Gefühle fahren mit einem Achterbahn – der Kopf ist leer und überfüllt zugleich – das Herz schmerzt."*
- *"Hilflos – man kann nichts tun."*
- *"Es gab kein richtiges Zeitgefühl mehr."*
- *"Die Beerdigung war wie ein Gang zur Hinrichtung."*
- usw.

In diesem Wirrwarr der Gefühle ist es stark trauernden Menschen logischerweise nicht bewusst, welche Chancen und Möglichkeiten in einem "Zeitgewinn" bis zur Beerdigung liegen. Im Gegenteil, sie erhoffen sich von der Beerdigung, dass sie damit einen entscheidenden Schritt gegangen sind, im Sinne von "je eher daran, desto eher davon". Es gibt die Angst vor diesem Tag, die einen denken lässt: *"Wenn wir diesen Tag doch bloß schon hinter uns hätten"*. Diese Gedanken werden von Außenstehenden oft noch unterstützt, es gibt Aussagen wie: *"Danach wird alles besser – einfacher."*, oder *"Bringt das lieber schnell hinter euch"*.

Dann kommen da noch Friedhof, Bestatter und Pastoren mit der ihnen eigenen Zeitplanung, und schon gerät das reale Bedürfnis der trauernden Familie aus dem Blickfeld. Es wird funktioniert und alles funktioniert. Nur im Nachhinein entsteht häufig das Gefühl, etwas versäumt zu haben, vieles nicht getan zu haben, was möglich gewesen wäre. Dazu kommt noch, dass besonders Eltern oder auch stark trauernde Ehepartner in der Zeit zwischen Tod und Bestattung nicht selten von Ärzten "medikamentös abgeschossen" sind (was keinerlei Kritik an dieser ärztlichen Handlungsweise ist, weil es fast immer auf ausdrücklichen Wunsch der Eltern/Trauernden geschieht, die sich ihrer wirklichen Kraft nicht bewusst sind und ihnen selten jemand ausreichend Mut macht, es ohne zu probieren).

Zeit ist wichtig und nötig, um sich überlegen zu können, wie ein Abschiednehmen möglich und hilfreich sein kann (und Bestatten ist ja nicht das Organisieren einer Veranstaltung, sondern das Gestalten eines Abschiednehmens – und das braucht unter Umständen Zeit).

> *"Der Tod ist keine vorübergehende Erscheinung, die nach der Beerdigung vorbei ist – er ist bleibend."*

Und grundsätzlich gilt: Die Zeit nach der Beerdigung ist in jedem Fall lang genug – nämlich ewig. Die Zeit davor ist aber begrenzt und unwiederbringlich. Diese Zeit fällt in jedem Fall mit in den Verantwortungsbereich des Bestatters, aber auch der Arzt kann darauf hinweisen, da er als erster vor Ort ist. Er kann Mut machen und Freiräume schaffen (evtl. auf Hilfsangebote hinweisen). Trauernde reagieren meistens sehr erleichtert auf die Nachricht *"Sie haben alle Zeit, die Sie benötigen, wir brauchen nichts zu überstürzen"*.

Ich denke, dass in schweren Trauerfällen das absolute Minimum an Zeitbedarf bis zur Beerdigung bei einer Woche liegt. Aber auch zwei Wochen stellen deutlich mehr Vor- als Nachteile dar. Das Bestattungsrecht bietet zumindest in den meisten Bundesländern auch diese Möglichkeit, da alle Fristen mit dem Begriff "sollte" und nicht "muss" versehen sind. (Aber die Rechtslage kann ja sowieso niemals Aufschluss darüber geben, was für Trauernde gut ist – es geht ja darum, was richtig und nicht was rechtens ist). Selbst wenn Zugehörige nach der "langen Zeit" bis zur Beerdigung feststellen, dass es für sie nun aber auch "höchste Zeit" für die Beerdigung ist, so ist dies doch durchaus positiv und hinterlässt das Gefühl, den Zeitpunkt selbst bestimmt und miterlebt zu haben, und dass er richtig war.

29.5.1.6. Aufbahrung

Ein weiterer wichtiger Aspekt ist die **Aufbahrung – den Verstorbenen noch sehen, den "Tod begreifen"**.

Um das Unbegreifliche (den Tod) etwas besser begreifen zu können, ist es äußerst hilfreich, einen verstorbenen Zugehörigen zu sehen, zu berühren, sich zu verabschieden.

Auch hier gilt dies im besonderen Maß für Eltern, die ihr Kind verloren haben. Ich kenne keine Eltern (und habe auch noch nie von welchen gehört), die es bereut haben, ihr totes Kind noch einmal gesehen/berührt zu haben. Und ich kenne viele. Hierbei ist es völlig gleichgültig, in welchem Zustand sich das tote Kind befindet (auch nach Unfällen – selbst nach einem Eisenbahnunfall, Suiziden, bei Föten, usw.). Zum einen halten Eltern weit mehr aus als man glaubt, zum anderen gibt es keine richtige Alternative. Was soll eine Mutter, ein Vater usw. denken, wenn ihnen gesagt wird: *"Schau Dir Dein Kind* (Partner usw.) *lieber nicht mehr an, es sieht so aus, dass Du es nicht aushalten könntest"*. Es bleibt dann nur die Möglichkeit, sich ein Phantasiebild zu konstruieren, das so schlimm ist, dass es nicht auszuhalten ist. Dabei ist die Phantasie fast immer schlimmer als die Realität. Hinzu kommt, dass mit "realen" Bildern auch therapeutisch weitaus besser umgegangen werden kann, als mit unsicheren, unklaren Phantasiebildern, von denen man nie weiß, wie sehr sie der Realität entsprechen. Grundsätzlich geht es bei einer Aufbahrung nicht darum, zu sehen, wie schön ein Verstorbener ist, sondern darum, zu sehen, wie tot er ist! – Das lässt sich ja sonst so schwer begreifen. In jedem Fall müssen Zugehörige (jeder für sich, auch Kinder, unabhängig vom Alter) bewusst selbst entscheiden, ob sie den Verstorbenen noch sehen wollen oder nicht (wenn diese Entscheidung selbst getroffen wurde, ist jede Entscheidung richtig). Häufig wird dies aber nicht wirklich entschieden, sondern (mitunter aus Angst) wird eine Entscheidung so lange aufgeschoben, bis es zu spät ist. Nicht selten machen Zugehörige sich dann im Nachhinein Vorwürfe, weil sie sich "nicht getraut" haben, weil sie das Gefühl haben, gekniffen zu haben, weil ihnen doch noch etwas fehlt, sie dem Verstorbenen doch noch etwas mitteilen oder mitgeben wollten, usw.

Einige Eltern und Geschwister bereuen und bedauern es zutiefst, ihr Kind nicht mehr gesehen zu haben. Nicht selten kommen Aussagen wie: *"Ich schäme mich wegen meiner Feigheit, ihm nicht mehr ins Gesicht gesehen zu haben."*, oder *"Ich habe es lange einfach nicht geglaubt, dass mein Kind in dieser Holzkiste lag."*, *"Ich wollte ihn so in Erinnerung behalten, wie er war, und habe nun nur noch Alpträume bezüglich seines Aussehens"*, *"Ich würde alles geben, um mein Kind noch einmal berühren zu können."*, usw.

29.5.1.7. Hausaufbahrung

Grundsätzlich ist es immer und unabhängig vom Sterbeort möglich, einen Verstorbenen für eine gewisse Zeit zu Hause zu haben. Zugehörige, die dies erleben konnten, reden nahezu schwärmerisch von der Nähe und dem friedlichen, liebevollen Abschiednehmen in der vertrauten Umgebung. Die Möglichkeit hierzu sollte immer angeboten werden, wie alles, immer mit der Möglichkeit des Rückzugs. Also, dass man den Verstorbenen jederzeit wieder abholen lassen kann, wenn es so sein soll. Hintertür und Rückzugsmöglichkeit offen halten hilft oft gegen Ängste.

29.5.1.8. Einkleiden

Trauernde leiden häufig unter der Hilflosigkeit und dem Gefühl, nichts mehr für den Verstorbenen tun zu können. Hilfreich kann es sein, beim Einkleiden des Verstorbenen dabei zu sein oder es selbst zu übernehmen. Die Vorstellung, dass Fremde am eigenen toten Kind (Partner) "rumwursteln", ihm evtl. gar Arme und Beine verbiegen oder brechen, ist grausam. Selbst wenn Zugehörige nicht beim Einkleiden dabei sein wollen, so ist die Tatsache dieser Möglichkeit unglaublich beruhigend. Wenn man weiß, man könnte dabei sein, weiß man auch, dass es nicht so schlimm wie in der Phantasie sein kann. Also immer anbieten – auch wenn man weiß, sie werden es nicht tun.

29.5.1.9. Trauernde Kinder/Jugendliche

(vgl. Kap. 22.6.)

29.5.2. Die Trauerfeier/Beerdigung

Sowohl bei der Bestattungsart (Feuer- oder Erdbestattung) als auch bei der Entscheidung darüber, ob überhaupt eine Trauerfeier im klassischen Sinn durchgeführt wird, bestehen gewisse Unterschiede von Süd- zu Norddeutschland und einige gravierende Unterschiede bei Stadt- und Landbevölkerung. Während in Großstädten der Anteil der Bestattungen zugenommen hat, denen keinerlei Trauerfeier vorausgegangen ist (in Bremen derzeit ca. 20-30 %), fühlen sich die Menschen in ländlicheren Gegenden häufig den tradierten Formen einer Bestattung stärker verpflichtet. Wobei die teilweise enge gesellschaftliche Einbindung ganz unterschiedlich empfunden und bewertet wird. Beim Verhältnis von Einäscherungen zu Erdbestattungen ist der Unterschied noch größer. In Deutschland werden derzeit ca. 37 % aller Verstorbenen verbrannt. In Bremen liegt, wie in fast allen Großstädten, der Anteil inzwischen deutlich über 50 % (in Berlin waren es nach Angaben des Statistischen Landesamtes im Jahr 2003, 75,8 %), und ist somit die "Regelbestattung", was bedeutet, dass Verstorbene ohne Zugehörige per Amtsanordnung eingeäschert und anonym beigesetzt werden (bis zum Jahr 2001 waren dies anonyme Erdbestattungen). Im ländlichen Bereich liegt diese Zahl teilweise unter 10 % (insbesondere in Bayern und Baden-Württemberg).

Wenn Zugehörige keine Trauerfeier (und keine Beileidsbekundungen) wünschen, liegt die Ursache oft darin, dass sie sich die Kraft nicht zutrauen, dies durchzustehen, dass sie Angst haben. Wenn sie nun genug Zeit und Unterstützung bekommen, ihre Kraft aufzutanken und wahrzunehmen, ändert sich dieser Wunsch häufig. Was die Aussagen von trauernden Eltern angeht, verhält es sich wie bei der Aufbahrung – keiner hat es bereut, mit vielen Menschen gemeinsam Abschied genommen zu haben – und kaum jemand ist mit einer nicht erfolgten Trauerfeier wirklich glücklich.

Findet eine Trauerfeier statt (wozu Mut gemacht, aber nicht gedrängt werden sollte), so sollten im Bedarfsfall (wenn eine klassisch rituell durchgeführte Trauerfeier als unstimmig empfunden wird) viele Möglichkeiten zur individuellen Gestaltung dieses Abschiednehmens gegeben werden (Musik, Zettel schreiben, Sarg gestalten, usw.). Sofern Kinder zu einer Trauerfeier dazugehören, sollte diese auch für sie verständlich gemacht werden. Ansonsten gilt es, Mut zu machen – darauf hinzuweisen, dass es **nicht** um eine Veranstaltung für Andere geht, sondern um das eigene Abschiednehmen. Mut auch dazu, von Pastoren oder Rednern ein Verlassen des gewohnten Weges und der Liturgie einzufordern, sofern dies gewünscht wird. Aber auch die klassischen Formen mit festem und vertrautem rituellem Ablauf können viel Sicherheit und Trost geben. Wichtig ist, dass trauernde Zugehörige auch im Nachhinein das Gefühl haben, den Ablauf der Dinge selbst entschieden und mitgestaltet zu haben und nicht nur Teilnehmer an einem "Abschiedsevent" gewesen zu sein.

Pro
• Möglichkeit des gestalteten Abschiednehmens. • Trauer und Verlust bekommt einen Ausdruck. • Erleben von Gemeinschaft (Teilnahme von Freunden/Verwandten, sozialem Umfeld). • Religiös stimmiges Ritual/feste Liturgie. • Bekannter und vertrauter ritueller Ablauf. • Tradition. • Achtung der Würde des Verstorbenen und der Zugehörigen.
Contra
• Kosten (incl. Grabstelle ab ca. 2000 Euro). • Nicht-stimmiges Ritual/kein Bezug zur Kirche. • Es wird geheuchelt und gelogen. • Gesellschaftlicher Zwang. • Mangelndes Interesse am Verstorbenen. • Keine Beziehung zum Verstorbenen. • Keine Verwandten oder Freunde vorhanden. • Angst vor psychischer Überbelastung.

Tab. 29.3: Die Trauerfeier: Von Zugehörigen werden unterschiedliche Gründe, die für bzw. gegen eine Trauerfeier sprechen, genannt.

29.5.2.1. Bestattungsformen

Grundsätzlich bestehen zwei Formen der Bestattung. Die Erdbestattung und die Feuerbestattung/Einäscherung.

Geschichte der Feuerbestattung

“Die Feuerbestattung ist wohl die älteste Bestattungsform und wurde ab ca. 3000 vor Christus praktiziert, meist in Europa und 'Nahost'. Diese Bestattungsart ist eine durch die Religion gebotene Form, sie soll der Seele den Weg ins Totenreich frei machen. Am Anfang der Bronzezeit dehnte sich die Feuerbestattung nach Spanien und Portugal aus, dann auf die britischen Inseln. Nur die Ägypter hielten schließlich noch an der Mumifizierung fest. Etwa 1000 vor Christus war die Feuerbestattung ein wesentlicher Bestandteil der griechischen Bestattungskultur und, dem Brauch folgend, war es später im Alten Rom Vorrecht der Großen (Caesar, Augustus) sich einäschern zu lassen, sodass man Mitte des 5. Jhds. ein offizielles Urteil gegen das Verbrennen in der Stadt brauchte, weil es zu viele waren. Schon damals wurde die Asche in kunstvoll gefertigten Urnen beigesetzt. Karl der Große verbot die Einäscherung mit der Todesstrafe, da er sie für einen heidnischen Brauch hielt. Im 16. und 17. Jahrhundert findet sich das Streben nach einer Wiedereinführung, die durch die Aufklärung und besonders durch die französische Revolution gelingt. 1797 wurde im Rat der 500 der Antrag gestellt und 1800 offiziell zugelassen. Doch bis ins 19. Jahrhundert war die Feuerbestattung verpönt, die katholische Kirche verbot sie 1886 und doch entstanden in Mailand und Gotha erste Krematorien. Trotz der Bestimmungen folgte 1891 Heidelberg und nach und nach erließen die Bundesländer entsprechende Gesetze. Die Feuerbestattung gewinnt immer mehr Anhänger. Heute werden in Deutschland jährlich bis zu 37 % der Verstorbenen eingeäschert. Spitzenreiter weltweit ist Japan mit 99 %. Seit 1963 hat die katholische Kirche die Feuerbestattung akzeptiert, denn auch sie konnte sich nicht vor der Zweckmäßigkeit verstecken. Heute gibt es in Deutschland 116 Krematorien” (www.postmortal.de 2002).

Folgende Möglichkeiten der Beisetzung bestehen

- **Bei Erdbestattungen:** Reihengrab, Wahlgrab, anonym, halbanonym, Gruft/Kirche.
- **Urnenstellen:** Alle Möglichkeiten wie bei Erdbestattungen, Urnengrab, halbanonym, anonym, Gemeinschaftsgräber, Urnenwand, Kolumbarien, Seebestattung, Friedwald, Weltraumbestattungen, Felsenbestattungen/Almwiesenbestattungen (Schweiz), Asche kann zu einem Diamanten gepresst werden.

Besonderheiten

- Polizeifälle (HGA/IRM)

Beim Tod von Kindern, sowie bei Unfällen, Suiziden, usw. ist häufig das Institut für Rechtsmedizin eingeschaltet. Im Umgang mit dieser Institution kann der Arzt eine sehr hilfreiche Vermittlerposition einnehmen, die weit darüber hinausgeht, eine Freigabe zu beantragen. Zugehörige, insbesondere Eltern, berichten oft von äußerst schlechten Erfahrungen mit der Gerichtsmedizin – allein die Begrifflichkeit und die Vorstellung, das eigene Kind in der Gerichtsmedizin oder Pathologie zu wissen, ist für viele Eltern kaum auszuhalten. Meistens wird ihnen dort der Zugang zu ihrem Kind verwehrt – und das tote Kind wird zur “Sache” degradiert, die beschlagnahmt ist. Eltern haben kaum die Kraft und schon gar nicht die Fähigkeit zur mitunter notwendigen Diplomatie, um bei diesen Behörden etwas zu erreichen, was dort nicht obligatorisch vorgesehen ist. Nicht selten übernehmen Freunde oder Verwandte der Eltern dann die Auseinandersetzung mit diesen Instituten – was fast immer eine Verhärtung der Fronten und eine Niederlage der Eltern nach sich zieht. Ein (Haus-)Arzt kann hier unter Umständen eine große Hilfe für Zugehörige sein, indem er Sachverhalte erklären kann und in den rechtsmedizinischen Instituten leichter Zugang erhält. Er kann auf Wunsch die Zugehörigen über den Zustand des Verstorbenen informieren und evtl. auch eine Besuchserlaubnis erwirken. Diese Hilfe (wie auch viele andere Hilfestellungen) müssen den Zugehörigen meistens ausdrücklich angeboten werden, da diese nicht auf den Gedanken kommen, danach zu fragen.

- Fötenbestattungen/Totgeborene

Das Bestattungsrecht sieht in Deutschland eine Bestattungspflicht für Babys vor, die entweder außerhalb des Mutterleibes selbstständig geatmet haben (ein Atemzug genügt – dann ist das Geburtsgewicht egal), oder bei der Geburt ein Gewicht von 500 Gramm (in einigen Bundesländern liegt diese Grenze noch bei 1.000 Gramm) haben. Alles was unter dieser Grenze liegt, galt in Deutschland bis vor wenigen Jahren als “ethischer Abfall” und wurde dementsprechend entsorgt. Bremen hat als erstes Bundesland im Jahr 2001 eine Änderung dieser Bestimmungen vorgenommen und dafür gesorgt, dass inzwischen alle totgeboren Babys (zumindest aus allen Bremischen Krankenhäusern), die nach der 12. Schwangerschaftswoche verstorben sind, gemeinsam (3mal im Jahr ca. 80 Babys) eingeäschert und im Anschluss an eine Trauerfeier auf einem Bremer Friedhof beigesetzt werden. Hierzu werden die Eltern und Familienzugehörigen eingeladen. Mehrere Bundesländer sind diesem Beispiel inzwischen gefolgt.

29.5.3. Anhang

Auf Wunsch einiger Hausärzte sind hier einige kurze Hinweise zusammengestellt, die Zugehörigen überreicht werden können, die einen Todesfall in der Familie zu erwarten haben und die Frage stellen, "was denn dann zu tun sei". Die folgende Seite kann selbstverständlich verändert, aktualisiert und weitergegeben werden.

▶ Was ist zu tun im Todesfall?

(Die genannten gesetzlichen Bestimmungen beziehen sich auf das Land Bremen und Niedersachsen 2008.) Verstirbt ein Mensch in der eigenen Wohnung, so muss zuerst ein Arzt – möglichst der Hausarzt – verständigt werden. Er stellt den Totenschein aus und benötigt dafür den Personalausweis des Verstorbenen. Stirbt jemand in einem Krankenhaus, Senioren- oder Pflegeheim, kümmert sich die Verwaltung um die Ausstellung des Totenscheines. Anschließend können die Zugehörigen ein Bestattungsunternehmen informieren. Spätestens 36 Stunden nach Eintritt des Todes muss der Verstorbene in geeignete Räumlichkeiten (z.B. Bestattungsinstitut oder Aufbahrungsräume auf Friedhöfen) überführt werden (diese gesetzliche Frist kann auf Antrag verlängert werden – z.B. wenn eine längere Hausaufbahrung gewünscht ist). Frühestens nach 48 Stunden darf die Bestattung stattfinden – es ist allerdings üblich, dass ein Verstorbener erst nach vier bis zehn Tagen beerdigt wird. Aber auch längere Zeiten sind möglich und können durchaus vorteilhaft sein. Wenn Aufgrund von Glaubensvorstellungen eine frühere Bestattung gewünscht ist (wie z.B. bei Muslimen, innerhalb von 24 Stunden), so ist auch dies möglich, da das im Grundgesetz verankerte Recht auf freie Ausübung des Glaubens dem Bestattungsrecht übergeordnet ist. Das Beerdigungsinstitut (das die Erledigung sämtlicher Formalitäten übernehmen kann, wie z.B. Besorgung der Sterbeurkunden beim zuständigen Standesamt, Abmeldungen von Versicherungen etc., Witwen- bzw. Witwer- oder Waisenrentenanträge, usw.) benötigt folgende **Unterlagen des Verstorbenen**:

- Die Todesbescheinigung des Arztes.
- Bei Verheirateten – die Heiratsurkunde, bzw. Stammbuch oder Familienbuchauszug.
- Bei Ledigen – die Geburtsurkunde.
- Bei Geschiedenen – die Heiratsurkunde mit Scheidungseintrag, oder aktuellem Familienbuchauszug, oder Heiratsurkunde und Scheidungsurteil.
- Bei Verwitweten – Heiratsurkunde und die Sterbeurkunde des Ehepartners.
- Evtl. vorhandenes Grabdokument (wenn bereits eine Grabstelle vorhanden ist).
- Sämtliche Rentennummern (auch von Betriebsrenten u.ä.).
- Versicherungspolicen, Mitgliedschaften, Abonnements, usw.

In aller Regel wird das Bestattungsinstitut vom nächsten Zugehörigen des Verstorbenen beauftragt. Es kann aber auch jede andere Person (die bereit ist, die Bestattungskosten zu übernehmen) die Bestattung in Auftrag geben.

Wenn die Kosten für die Beerdigung vom **Sozialamt** übernommen werden sollen, so muss der Antrag auf Kostenübernahme (KÜ-Schein) vom nächsten Zugehörigen beim zuständigen Sozialamt (maßgeblich für die Zuständigkeit ist der Sterbeort) gestellt werden. Dies muss **vor** der Beerdigung geschehen.

Wenn **keine Zugehörigen** und kein Geld für die Bestattung vorhanden sind, wird die Bestattung von Amtswegen angeordnet (Amtsanordnung vom Institut für Rechtsmedizin). In diesem Fall wird der Verstorbene eingeäschert (sofern er nicht zu Lebzeiten schriftlich festgelegt hat, dass er **nicht** verbrannt, sondern erdbestattet werden möchte) und auf einem anonymen Gräberfeld beigesetzt. Liegt eine schriftliche Willensbekundung zur Erdbestattung vor, wird er auf einem anonymen Gräberfeld erdbestattet.

Es ist durchaus möglich und empfehlenswert, bereits zu Lebzeiten einzelne Details und Fragen (z.B.: *"Was kostet welche Beerdigung?" "Welcher Friedhof?"*, Möglichkeiten der Hausaufbahrung, individuelle Wünsche, usw.) mit einem Bestattungsinstitut zu besprechen. Die meisten Institute kommen auch zu Ihnen ins Haus, um ein unverbindliches und kostenloses Gespräch zu führen.

Selbstverständlich können Sie mehrere Institute vergleichen und frei wählen, welches Bestattungsinstitut sie einmal beauftragen möchten (auch dann, wenn eine Sterbegeldversicherung über ein bestimmtes Institut abgeschlossen wurde).

Sollte es sich bei dem Verstorbenen um ein Kind, eine Totgeburt oder einen Fötus handeln, empfiehlt es sich zudem, Kontakt mit einer Selbsthilfegruppe (wie z.B. dem Verein "Verwaiste Eltern Bremen e.V.", www.verwaiste-eltern-bremen.de oder dem Bundesverband der Verwaisten Eltern, www.veid.de), aufzunehmen. Neben einer langfristigen Trauerbegleitung wird hier auch Hilfe zu Bestattungsfragen in diesen besonders schweren Fällen angeboten.

Literatur

Roth, F., Bode S.: Der Trauer eine Heimat geben. Gustav Lübbe Verlag, Bergisch-Gladbach, 1998

Statistisches Landesamt Berlin, 2004

www.postmortal.de/Duesseldorf/D-Redaktion/KrematoriumStoffeln/krematoriumstoffeln.html#anfang, 2002

30. Das eigene Bild vom Tod

> *"Ich habe keine Angst vor dem Sterben. Ich möchte nur nicht dabei sein, wenn es soweit ist."*
>
> Woody Allen

30.1. Grundlagen

Psychischen Belastungen von Betreuern, beim Umgang mit unheilbar Kranken und Sterbenden, sowie ihren Bedürfnissen nach einer geeigneten Ausbildung, speziell mit dieser Klientel umgehen zu können, tragen entsprechende Kurse der Aus-, Fort- und Weiterbildung Rechnung. Diese Veranstaltungen haben den allgemeinen Anspruch, bei den Teilnehmern besonders Angst vor Sterben und Tod zu vermindern und ihnen damit zu einem gelasseneren Umgang mit unheilbar Kranken zu verhelfen. Die zentrale Annahme besteht darin, die Auseinandersetzung mit dem eigenen Verhältnis zu Sterben, Tod und Verlust sei eine wesentliche Voraussetzung dafür, dass eine Person ohne starke Angst und Abwehrreaktionen mit Sterbenden, Toten und Trauernden umgehen könne. Dem entsprechend besteht die allgemeine Zielsetzung der Ausbildungsprogramme darin, durch die Auseinandersetzung des einzelnen Teilnehmers mit Sterben und Tod die Integration der Todesthematik in seinen eigenen Lebensentwurf anzuregen, damit ein Akzeptieren von Sterben und Tod zu fördern, Angst vor Sterben und Tod zu vermindern und letztlich Unsicherheit und Angst beim Umgang mit Sterbenden und Hinterbliebenen abzubauen. Kurse für den Umgang mit Schwerstkranken können ein wesentlicher Beitrag zur Verbesserung der Betreuungsqualität und damit auch der Lebensqualität Sterbender sein. Dies gilt umso mehr, als Ärzte und Pflegekräfte in der Regel unzureichend auf diese Aufgabe vorbereitet sind (Wittkowski und Krauss 2000).

> *"Wer über das Sterben redet, muss erwähnen, dass er selbst stirbt, sonst soll er den Mund halten"*
>
> Pera 2004

Die Auseinandersetzung mit dem eigenen Tod und den Vorstellungen vom eigenen Tod und Sterben ist heute wichtiger Bestandteil in der Ausbildung von Trauerbegleitern und Hospizmitarbeitern.

Die sog. "Sterbemeditation" ist von Marlies Lohmann u.a. (1987) konzipiert worden.

30.2. Vorgehen

Die Teilnehmer tauschen sich erst in der Großgruppe, dann in kleinen Gruppen, über ihre Ängste und Erfahrungen, über ihre Gefühle und Gedanken zum Sterben aus. Im nächsten Schritt entspannen sich die Teilnehmer unter Anleitung und werden dann im entspannten Zustand angeleitet, sich die Mitteilung des Arztes über Unheilbarkeit einer Erkrankung und den bevorstehenden Tod, die Gestaltung der letzten Lebenswochen, das Abschiednehmen und Loslassen am Sterbebett, das Lösen der Seele vom Körper vorzustellen. Am Ende dieser mentalen Vorstellungsübung blicken die Meditierenden auf ihr eigenes Leben zurück: *"Was war mein Leben?"*, *"Was war gut und womit bin ich zufrieden?"*, *"Was hat mir Schmerzen und Sorgen bereitet?"*, *"Wenn ich weiterleben könnte, was würde ich ändern?"*

Anschließend haben alle Teilnehmer Zeit und Raum, über das Erlebte nachzudenken, etwas aufzuschreiben oder das Erlebte bildlich darzustellen. In kleineren Gruppen sollen dann die persönlichen Erfahrungen untereinander ausgetauscht werden. In der größeren Gruppe können dann ebenfalls Eindrücke oder Fragen zum Vorgehen besprochen werden.

Wichtig ist, dass die Teilnahme freiwillig geschieht. Dieses Vorgehen ist möglich, auch wenn die meisten Menschen keine Erfahrung in Entspannungsformen haben. Entscheidend ist ein sehr gutes psychosoziales Klima, ein hohes Ausmaß an Vertrauen zu den Psychotherapeuten, so dass sie sich in einem relativ entspannten Zustand auf die Vorstellung von belastenden Erfahrungen einlassen können.

Durch die Entspannung und das Geborgenheitsgefühl in der Gruppe entsteht eine Gegenkonditionierung, so dass die Teilnehmer kaum Ängste erleben. Dies ähnelt teilweise der systematischen Desensibilisierung zur Änderung von Vorstellungen und Bewertungen, wie sie in der Verhaltenstherapie Verwendung findet (Wolpe 1972). Auch hier stellen sich die Betroffenen stress- und angstauslösende Ereignisse im entspannten Zustand vor und können dann zu einer Neubewertung des Ereignisses kommen. Es handelte sich also um eine Kombination personenzentrierter Gespräche mit einer verhaltenstherapeutischen Desensibilisierung.

30.3. Untersuchungen zur Sterbemeditation

Marlis Lohmann und Anne-Marie Tausch (1987) haben eine Untersuchung hierzu mit insgesamt 502 Personen durchgeführt. In der Untersuchung wurden die Auswirkungen der Vorstellung des eigenen Sterbens im entspannten Zustand (Sterbemeditation) geprüft. In Gruppen zu jeweils 15 bis 35 Personen fanden sich Menschen zusammen, die ihre Ängste vor Sterben und Tod (eigener Tod oder Tod von nahen Zugehörigen) vermindern wollten. In den ersten Stunden führten Teilnehmer Gespräche untereinander. Danach erfolgt eine geleitete Vorstellungsübung des eigenen Sterbens im entspannten Zustand.

Zu den Ergebnissen: Die Ängste der Personen vor Sterben und Tod minderten sich deutlich; ferner auch die Test-Depressionswerte, wenn sie vorher deutlich hoch gewesen waren. Von großer Bedeutung war: Menschen blickten auf ihr eigenes Leben zurück, nachdem sie gleichsam ihr Leben beendet hatten. *"Es war das Ziehen einer Bilanz meines Lebens, wie ich es mir schon immer gewünscht habe: Wie lebe ich eigentlich? Was frisst mich auf? Wie möchte ich leben?" "Es war so, als ob ich auf einen hohen Berg gestiegen war und das Wesentliche meines Lebens besser im Blick hatte und mich nicht an Unwesentlichem, Kleinlichem aufhielt."* Durch den Rückblick kamen die meisten zu Erkenntnissen, die für ihr zukünftiges Leben von großer Bedeutung waren: *"Die Sterbemeditation – sie war für mich eine Lebensmeditation."*

Die meisten empfanden bei ihrem Rückblick menschliche Begegnungen als sehr bedeutungsvoll und bereichernd; materielle und auch berufliche Gesichtspunkte wurden kaum erwähnt: *"Was tatsächlich in meinem Leben zählte, waren meine Beziehungen zu Menschen. Als ich genauer hinsah, waren es Menschen, die in meinem Leben von Bedeutung waren." "Mir wurde bewusst, dass ich mehr aus mir herausgehen und mehr auf Menschen zugehen muss."*

85 % der Teilnehmer sagten vier Wochen später in einem Nachbefragungsbogen, die Sterbe-Meditation habe ihnen gut oder sehr gut getan. 91 % sahen sie als wertvolle, förderliche Erfahrung an und werden sie weiterempfehlen. Die Hauptauswirkungen erlebten die meisten jedoch in einer bedeutsamen Hilfe für ihr Leben. *"Es war eine ganz enorme Erfahrung, so eine Art Reinigung. Ich hatte das Gefühl, als wäre ich neugeboren. Es war schön für mich zu erfahren, dass das Befassen mit dem eigenen Sterben ein Sich-befassen mit dem Leben ist." – "Ich habe auf diesem Wege mein Inneres besser kennen gelernt und ich habe das Gefühl, jetzt mehr über mich zu wissen als vorher. Die Sterbemeditation hat mich meinem persönlichen, meinem inneren Ich nähergebracht." – "Ich will mein Leben vermehrt aus den Händen anderer in meine eigenen Hände nehmen."* Die Frage: *"Hat sich seit der Meditation in ihrem konkreten Alltag etwas verändert?"* beantworteten die Teilnehmer in freier Form.

69 % berichteten über Änderungen in ihrem Erleben. Alle bewerteten diese Veränderungen positiv. 73 % gaben an, dass sich ihre Bereitschaft, etwas in ihrem Leben zu verändern, verstärkt habe. *"Die Sterbemeditation hat mein Leben sehr verändert. Auch die Menschen, die mir nahe stehen, haben es bemerkt. Die Veränderung betrifft meine Person und das Zusammensein mit anderen Menschen, die mir wichtig sind." – "Ich glaube, dass ich bewusster, intensiver lebe." "Ich bin seitdem toleranter und nicht mehr so besitzergreifend."*

Über 90 % der Teilnehmer schätzten die Teilnahme als eine wertvolle Erfahrung ein. Über die Hälfte gab deutlich verminderte Ängste vor Sterben und Tod an. Ferner führte sie zu bedeutsamen Änderungen im Alltag, zu mehr Gelassenheit, veränderten Wertungen, mehr Bewusstheit, Lösung von Verhaftungen. Unter der Bedingung der Freiwilligkeit der Teilnehmer sowie einfühlsamer Helfer ist die Sterbemeditation eine hilfreiche Möglichkeit für die Begleitung Sterbender sowie zur Förderung eines bewussteren Lebens und zur Verminderung der Ängste vor Sterben und Tod und zur Verminderung der Ängste vor dem Sterben von Zugehörigen (Tausch 1989).

> *"Der Sterbende sagt ohne Worte: Ich sterbe, aber du auch; ich nur früher."*
>
> Pera 2004

Literatur

Beitel, E.: Bochumer Gesundheitstraining. Verlag Modernes Lernen, Dortmund, 1996

Beutel, H., Tausch, D. (Hrsg.): Sterben – eine Zeit des Lebens. Ein Handbuch der Hospizbewegung. Quell Verlag Stuttgart, 1989

Lohmann, M.: Die Auswirkungen einer geleiteten Vorstellungsübung über Sterben und Tod im entspannten Zustand. Sterbemeditation. Europäische Hochschulschriften, Frankfurt/M., Bern, New York, Paris, 1987

Lohmann, M., Tausch, A., Langer, I. u. Tausch, R.: Die Vorstellung des eigenen Sterbens im entspannten Zustand und personzentrierte Gespräche. Zeitschrift f. Personzentrierte Psychologie und Psychotherapie, 1987, 6: 59-71.

Pera, H.: Da sein bis zuletzt. Herder Verlag, Freiburg, 2004

Simonton, O.C.: Auf dem Wege der Besserung. Rowohlt Taschenbuch Verlag, Reinbek bei Hamburg, 2001

Tausch, A.-M.: Gespräche gegen die Angst. Rowohlt Reinbek bei Hamburg, 1981

Tausch, A.M., Tausch, R.: Sanftes Sterben. Rowohlt Verlag, Reinbek bei Hamburg, 1985

Wittkowski, J., Krauß, O.: Konzeption, Inhalte und Methoden deutschsprachiger Kurse für den Umgang mit Sterbenden. Zeitschrift für Gesundheitspsychologie 2000, 9: 177-192.

Wolpe, J.: Praxis der Verhaltenstherapie. Kindler Bern/ Stuttgart/Wien, 1972

31. Burnout-Syndrom und Burnout-Prophylaxe

> *"Wer sich selber treu bleiben will, kann nicht immer anderen treu bleiben."*
>
> Christian Morgenstern
> 1871-1914

31.1. Burnout-Syndrom

Laut einer 2018 veröffentlichten Studie leiden international gesehen über 50 % aller Ärzte an Burnout-Erscheinungen (West et al. 2018). Die Punktprävalenz von Burnout bei Ärzten beträgt 20-49 % (Albrecht, Giernalczyk 2016). In besonderem Maß sind Krankenhausärzte gefährdet (Albrecht, Giernalczyk 2016). Bei einer Umfrage unter 1045 bayerischen Krankenhausärzten gaben 21,5 % an, gegenwärtig unter klinisch relevanten depressiven Symptomen zu leiden (Albrecht 2016). Zu den am stärksten betroffenen Fachrichtungen gehören nach einer neueren US-amerikanischen Studie (Medscape Physician Burnout & Suicide Report 2021) u.a. Intensivmediziner (51 %), Rheumatologen (50 %), Pulmologen (48 %), Allgemeinmediziner und Neurologen (je 47 %). Die durch Burnout verursachten Fehlzeiten unter Ärzten haben innerhalb der letzten 15 Jahre um das 2,6-fache zugenommen, bei den Hausärzten leidet jeder vierte unter depressiven Beschwerden (Egle 2015). Innerhalb des zurückliegenden Jahres hat jeder vierte Hausarzt mindestens einmal eine psychoaktive Substanz bzw. ein Psychopharmakon konsumiert. In Deutschland sprechen Protest- und Streikaktionen und zunehmende Auswanderungsbereitschaft eine deutliche Sprache, die misslichen Arbeitsverhältnisse werden klar gesehen. Dennoch tun sich so manche Ärzte schwer damit, ihre Burnout-Gefährdung wahr oder gar ernst zu nehmen (Meyer 2009). Das kommt nicht von ungefähr. Bereits während der Ausbildung werden angehende Mediziner daran gewöhnt, mit ihren Kräften Raubbau zu treiben und Rekreation und Ausgleich hintanzustellen. Sie werden angehalten, ihre Belastungsgrenzen zu missachten und laufen Gefahr, sich zu desensibilisieren für ihre Stressanzeichen. Das hat sie förmlich vorbereitet für späteres Ausbrennen, denn die sich langsam mehrenden Warnsignale können dann nicht mehr erkannt und beachtet werden. Das jedoch ist die Voraussetzung, um einem einsetzenden Verausgabungs- und Erschöpfungsprozess entgegenwirken zu können (☞ Tab. 31.1).

- Ständige Konfrontation mit schwerstem Leiden
- Primat der Technik über die Gefühlsarbeit
- Kontaktbehinderungen
- Abwehrvorgänge von Patienten und Behandlern
- Überprotektion vs. Autonomiewünsche
- Hierarchische Konflikte
- Oft fehlende Erfolgserlebnisse, dafür Todesfälle

Tab. 31.1: Belastungen im Umgang mit Schwerstkranken (nach Schüßler 1993).

Die Gefahr, Burnout zu bagatellisieren, erhält Vorschub durch den Mangel an klaren Indikationen. Die Symptomatik ist diffus und oft unspezifisch (Kopf- und Rückenschmerzen). Der Verlauf ist derartig variabel, dass es diverse Phasenmodelle gibt. Selbst in der Beurteilung der ausnahmslos multi-kausalen Ätiologie herrscht beträchtlicher Dissens. Kurz, das Burnout-Syndrom ist so komplex und uneinheitlich, dass es sich einer verbindlichen Definition entzieht. 1982, nur acht Jahre nach der Einführung des Konzeptes, gab es bereits 50 Definitionsansätze; ein Konsens zeichnet sich nicht ab.

Medizinern ist vor allem die Umschreibung als Erschöpfungs-Syndrom vertraut, das differentialdiagnostisch oft kaum zu unterscheiden ist von einer Depression und das inzwischen als Krankheitsdiagnose anerkannt wird.

Burnout steht jedoch nicht nur für einen **Zustand**, das Ausgebranntsein, von dem man sich weit entfernt sieht, sondern gleichzeitig auch für den **Prozess** des Ausbrennens, in dem man evtl. schon verfangen ist. Der 1974 von dem amerikanischen Psychoanalytiker H. J. Freudenberger geprägte Begriff enthält neben dem Substantiv auch das Verb "to burn out", und verweist damit auf den **Vorgang** des allmählichen und kontinuierlich voranschreitenden Runter- und Ausbrennens aller Kräfte.

Burnout als Vorgang umschreibt einen langen, schleichend einsetzenden und sich dann aggravierenden Auszehrungsprozess aller physischen, emotionalen und geistigen Ressourcen. Manchmal entsteht er während weniger Monate, häufiger entwickelt er sich über Jahre, wobei er typischerweise über längere Zeit unbemerkt bleibt.

Zur multifaktoriellen Genese: Burnoutgefährdet sind sowohl Menschen, die über längere Zeit an Unterforderung und Monotonie leiden (Arbeitslose) wie auch Berufstätige, die spannungsreichen und belastungsintensiven Tätigkeiten nachgehen und sich mit beständiger Überforderung konfrontiert sehen. Chronische Überforderung ist bei Ärzten ein wesentlicher Co-Faktor, muss jedoch nicht *eo ipso* zum Ausbrennen führen. Lang anhaltender großer Leistungs- und Zeitdruck lässt sich aushalten und meistern und kann als bewältigbar erlebte Herausforderung sogar als Eustress erfahren werden, solange man ein beflügelndes Ziel vor Augen hat und/oder ein Ende der Anstrengungen in Sichtweite ist. Gefährdend wird beständige Überanstrengung, wenn kein Ende absehbar ist und wenn der verlangte außerordentliche Einsatz in keinem Verhältnis mehr steht zu Anerkennung und Belohnendem. Das Gefühl, in einem Hamstertretrad gefangen zu sein, schleicht sich ein und ist gekoppelt mit wachsenden Zweifeln an der Effizienz und Sinnhaftigkeit des eigenen Tuns.

Hinzu kommende einzelne Stressoren, die von Ärzten häufiger genannt werden, wie unklare Zuständigkeiten und niedrige Entscheidungskompetenz, Konflikte mit Vorgesetzen und innerhalb des Teams, Schichtdienste kombiniert mit Überstunden, die sich nachteilig auswirken auf Familienleben und Regeneration. Für alle, die in Palliative Care tätig sind, wird die im Krankenhauswesen institutionalisierte und von vielen verinnerlichte hierarchische, rivalisierende und berufsabgrenzende Seh- und Vorgehensweise zu einem besonderen Hemmnis und Stressor, denn sie läuft der erforderlichen interdisziplinären und eher partnerschaftlich orientierten Zusammenarbeit zuwider. Unabhängig vom jeweiligen Einsatzgebiet, kommt es viele bitter an, dass so etwas wie Funktionsdienste oder der immense Zeitaufwand für Dokumentationen viel zu wenig Raum lassen für jene Tätigkeiten, die als sinnvoll empfunden werden. Ein Großteil dieser Belastungsfaktoren ist selbst mithilfe kompetenter Problemlösungsstrategien nur bedingt oder überhaupt nicht veränderbar (☞ Tab. 31.2).

- Arbeitsüberlastung/-verdichtung.
- Zunehmende Komplexität der Arbeit.
- Vermehrter Zeitaufwand für die Arbeit.
- Mangel an Kontrolle.
- Unzureichende Belohnung.
- Zusammenbruch von Gemeinschaft.
- Untergraben von Teamarbeit.
- Mangelnde Fairness: Vertrauen, Respekt, Offenheit.
- Widersprüchliche Werte: Prioritäten, Verhältnis von Mitteln und Zielen, Leitsätze.

Tab. 31.2: Institutionelle Bedingungen von Burnout (n. Maslach u. Leiter 2001).

Im "Medscape Physician Burnout & Suicide Report 2021" ist zu erkennen, dass die führenden Ursachen im Vergleich zu Erhebungen der letzten Jahre im Wesentlichen die gleichen geblieben sind: zu hoher Anfall bürokratischer Tätigkeiten (58 %), zu hohe Wochenarbeitszeiten (37%), zu wenig Wertschätzung durch Geschäftsführer, Vorgesetzte und Kollegen (37 %). Häufige Sorgen bezogen sich außerdem auf die Entlohnung (32 %) und den Mangel an Autonomie/ Kontrolle (28 %) sowie die zunehmende Computerisierung (28 %).

Erst ganz am Schluss der Liste rangierte das, was im Kontext von COVID-19 zu vermuten gewesen wäre: Stress durch social distancing (16%) und Belastung durch Behandlung von COVID-Patienten (8 %).

Es bedarf kaum der Erwähnung, dass Probleme und Sorgen im privaten Umfeld bei der Arbeit anfallenden Disstress akzentuieren können und es schwerer machen, ihn gut zu bewältigen.

Eigene Persönlichkeitsmerkmale können wesentlich zu einem erhöhten Stresspegel beitragen: mangelnde Flexibilität oder Schwierigkeiten, sich zu organisieren und Prioritäten zu setzen; Unsicherheit und innere Beweisnot; Unfähigkeit, sich abzugrenzen oder nein zu sagen; hohe Selbsterwartungen und Leistungsansprüche. Perfektionismus macht anfälliger für Stress. Einerseits wird er im Beruf gefordert und gefördert, andererseits macht er es schwer, sich die häufig notwendig werdenden Kompromisse und Abstriche zu erlauben und ohne Selbstvorwürfe zuzugestehen. Auch Idealismus kann das Ausbrennen fördern. Er kann die realistische Einschätzung des zu Erwartenden und des Möglichen behindern oder gar blockieren. Er kann blind machen für eigene Grenzen und steht nicht selten der Selbstpflege im Wege, die notwendig wird, um kompetent mit Stress umzugehen. Es ist jedoch bedenklich, dass manche Burnout-Theoretiker dem Idealismus einen sehr hohen, wenn nicht gar ausschlaggebenden Stellenwert beimessen. Das führt zu einer zu einseitigen Verlagerung der "Schuld", minimiert die Bedeutung der vielen objektiven Belastungen und der dehumanisierenden Arbeitsverhältnisse und lässt die positiven motivationsstärkenden Aspekte des Idealismus zu sehr außer Acht. Gerade im Bereich von Palliative Care wäre vieles nicht erreicht worden ohne die Antriebskraft und die Visionen, die einer idealistischen Grundhaltung entspringen (☞ Tab. 31.3).

- Es gibt keine Burn-out-Persönlichkeit!
- Sog. "Helferpersönlichkeit" nicht empirisch gesichert!
- Labiles Selbstwertgefühl.
- Rigidität.
- Geringe Kompromissbereitschaft.
- Unzureichende Konfliktbewältigungsfähigkeiten.
- Hohe Empathie mit geringer Abgrenzung.

Tab. 31.3: Persönlichkeitsmerkmale, die Burnout begünstigen.

Bei der Erörterung von Stress und seinen Auswirkungen ist es aufschlussreich, dass der in den 70ern entstandene englische Begriff aus der Materialkunde stammt. Er steht für jene Anpassungsreaktionen (Verzerrungen, Verformungen, Anspannungen), zu denen jedes Material imstande sein muss, um Umwelteinflüssen wie Hitze/Kälte standhalten zu können. Das ist als Bild übertragbar auf den Menschen. Wir erfahren Stress als Reaktion auf die zahllosen Umwelteinflüsse und Berufs- und Lebensanforderungen; er ist unvermeidbar und hinterlässt auch bei uns Verschleißspuren und eine nicht völlig umgehbare Materialermüdung. Wir können jedoch lernen, diese in uns liegende Reaktion zu modifizieren und Stress so zu handhaben, dass sich die Schäden in Grenzen halten.

Die ersten Stresssignale, die sich so graduell einstellen und uns so vertraut werden, dass wir sie oft kaum mehr registrieren, sind enorm diversifiziert und variieren von Mensch zu Mensch: vegetativ hormonelle Reaktionen, wie weiche Knie, Schwitzen, Engegefühl in der Brust, Kurzatmigkeit, flauer Magen; muskuläre Anzeichen, wie Zähneknirschen, Zittern, Fußwippen oder Fingertrommeln, Spannungskopfschmerz; emotionale Signale, wie Gereiztheit, Gefühlslabilität, Angst; kognitive Einbußen, wie Denkblockaden, Konzentrationsschwierigkeiten, vermehrte Vergesslichkeit.

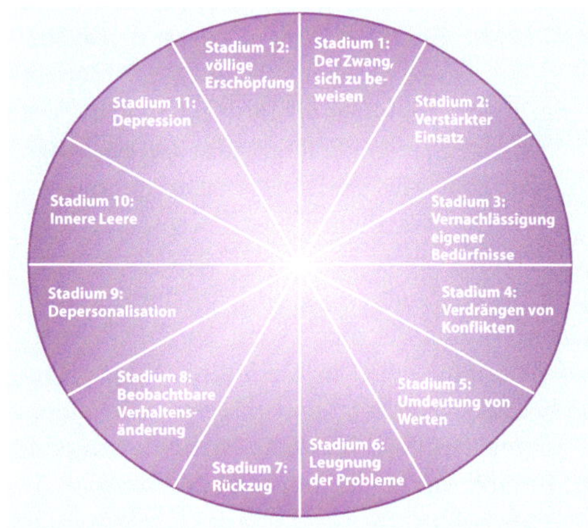

Abb. 31.1: Der Burnout-Zyklus nach Freudenberger, 1981.

1. Der Drang bzw. Zwang sich zu beweisen "Idealismus"; **2.** Verstärkter Einsatz ohne Delegation von Arbeit "ganz oder gar nicht"; **3.** Subtile Vernachlässigung der eigenen Bedürfnisse, Vergesslichkeit, nachlässige Ernährung; **4.** Verdrängung von Bedürfnissen und Konflikten, absichtliches "Übergehen" von körpereigenen Signalen (Leitsymptom: chronische Müdigkeit), vermehrter Konsum von Kaffee, Nikotin, Medikamenten; **5.** Umdeutung von Werten, Desorientiertheit, "die Sache" bestimmt ihre gesamte Lebensgestaltung; **6.** Verstärkte Verleugnung der auftretenden Probleme, Intoleranz und Bagatellisieren der Situation; **7.** Rückzug aus der Umwelt, Isolation, Verhaltensänderungen, Zynismus, "aufgesetztes" Verhalten ("Masken"); **8.** Verflachung des Lebens, beobachtbare Verhaltensänderungen, Besorgnis wird als Kritik gewertet, aggressives, abwertendes Verhalten; **9.** Depersonalisation, Verlust des Gefühls für die eigene Persönlichkeit und den eigenen Körper. Wertfühlen ist nicht mehr möglich. Betroffene empfinden weder sich noch andere oder anderes als Wert; **10.** Innere Leere, existentielles Vakuum, ein Sinnlosigkeitsgefühl breitet sich aus und geht mit einem Leeregefühl einher; **11.** Schwere Depression, es ist nichts mehr "los", alles ist freudlos, lustlos, antriebslos. "Losigkeitskrankheit"; **12.** Kompletter Zusammenbruch, völlige Burnout-Erschöpfung mit schweren körperlichen Symptomen bis hin zum Suizid.

Die Warnsymptome eines zu hohen, beständigen Stresslevels sind bedenklich. Die bei jedem Stress automatisch ausgelöste Steigerung der Herzfrequenz und des Blutdrucks kann gefährliche Ausmaße annehmen. Die Infektanfälligkeit nimmt zu, denn Stress mindert die Tätigkeit des Immunsystems und des Magen-Darmtraktes. Der Hormonhaushalt ist aus dem Lot. Die erhöhten Ausschüttungen von CRH, Cortisol, Adrenalin und Noradrenalin erzeugen einen fortwährenden Alarm- und Anspannungszustand, der ungeachtet der Müdigkeit zu Schlafproblemen führt, was die so dringend benötigte Regeneration verhindert. Das Nebeneinander von Angespanntheit und Erschöpfung ist zermürbend und qualvoll und die Versuchung, der ersehnten Ent-Spannung nachzuhelfen mit Tabletten oder Alkohol, ist bekannterweise beträchtlich.

Auch die Neurotransmitter geraten aus dem Gleichgewicht. Die immer mehr nachlassende Produktion von Dopamin verstärkt die Gefühle von Antriebsarmut und Ausweglosigkeit und dämpft die Fähigkeit, Zufriedenheit oder gar Freude zu erleben, d.h., genau jene Empfindungen, die uns Auftrieb geben, unsere Arbeitslust und -motivation stärken und die zu unseren erfreulichsten Verbündeten in der Bekämpfung des Burnout zählen können, geraten zunehmend außer Sichtweite. Die Innen- und Außenwelt färben sich monochrom grau ein.

Die fortgeschrittene emotionale Erschöpfung, die sich nicht selten in Apathie oder beständiger Wutbereitschaft ankündigt, führt mit der Zeit zu einer ausgeprägten Gefühlsverarmung. Das Bild des herunterbrennenden, an Leuchtkraft und Wärme verlierenden Feuers ist hier beredt. Dieses Erkalten tangiert (wenn auch in jeweils unterschiedlichem Ausmaß) sämtliche Beziehungen. Ausgebrannte leiden an Selbstentfremdung; sie kommen sich schrittweise abhanden, werden stumpfer und gefühlloser auch sich selbst gegenüber. Selbstpflege kommt ihnen wie eine Phrase vor, sie betrachten sie als widersinnig und zwecklos. Private Kontakte zu Familienmitgliedern und Freunden regenerieren nicht mehr, sondern nerven, machen ungeduldig und werden mehr und mehr vernachlässigt. Kollegen und Teammitglieder reizen und werden selbst dann, wenn sie keine besonderen Ansprüche stellen, eher als Zumutung erlebt. Diese Depersonalisierungstendenzen zeigen sich fast ausnahmslos auch im Umgang mit den Kranken. Patienten lösen Überdruss aus und inneren Widerwillen, sie werden abgefertigt und treffen bestenfalls auf Indifferenz, häufiger auf Gefühlskälte, die sich bis zu starrem abweisenden Zynismus steigern kann.

Ähnliche Einbußen an Reichtum und Flexibilität sind im kognitiven Bereich zu beobachten. Genauigkeit und Denk- und Leistungsfähigkeit lassen immer mehr nach und allmählich stellen sich Verflachungen und eine generalisierte Entdifferenzierung ein. Rigides, zu Stereotypien und Schuld- und Sündenbockzuschreibungen neigendes Denken geht einher mit dem Verlust der Objektivität. Das erschwert sowohl die genaue und sachliche Beurteilung der eigenen Lage wie die Suche nach geeigneten Lösungsansätzen. Auswege lassen sich meistens nur noch mit professioneller Hilfe finden (Verhaltens- oder Gesprächspsychotherapie, evtl. Einzelsupervision).

▶ Burnout-Risiko-Test:
Sind Sie gefährdet, an Burnout zu erkranken?
http://www.palverlag.de/Burnout-Risiko-Test.html

▶ Burnout-Test:
Leide ich unter Burnout?
http://www.palverlag.de/Burnout_Test.html

Psychosomatische Auswirkungen, wie Herzprobleme, Tinnitus, Magen-Darm Beschwerden, stellen sich häufiger erst relativ spät ein, können jedoch auch schon zu den frühen Warnsignalen zählen und den gesamten Prozess begleiten. In sehr fortgeschrittenem Stadium leiden die Ausgebrannten an einer den ganzen Menschen erfassenden Sinn- und Daseinskrise, die einer schweren Depression sehr ähneln kann. Folge ist häufiger nicht nur Berufsunfähigkeit, sondern auch schwere Erkrankung, wenn nicht gar Suizid. Bei Ärzten kann Burnout neben typischen Auswirkungen psychischer Symptome auf die Arbeitswelt die folgenden gravierenden Probleme nach sich ziehen (Albrecht, Giernalczyk 2016):

- Selbstmedikation aufgrund von Scham und Angst vor Stigmatisierung von Kollegen.
- Neigung zu schlechterer Behandlungsqualität, Behandlungsfehlern und Fehlern beim Verschreiben von Medikamenten.
- Deutlich erhöhte Suizidrate im Vergleich zu anderen Berufsgruppen.

Ist es schon zu längerer Krankheit gekommen, gibt es hier Unterstützungsmöglichkeiten beim Wiedereinstieg in den Beruf nach einem Burnout: http://www.suite101.de/content/wiedereinstieg-in-den-beruf-nach-dem-burnout-a88050. Hilfreich ist dabei auch eine stufenweise Eingliederung in den Beruf nach dem sog. "Hamburger Modell", siehe hier: https://www.sozialblog.de/blog/2008/03/stufenweise-wiedereingliederun.html.

> *"Ein Mensch sagt, und ist stolz darauf,*
> *er gehe ganz in seiner Arbeit auf.*
> *Bald aber, nicht mehr ganz so munter,*
> *geht er in seiner Arbeit unter."*
>
> Eugen Roth

31.2. Burnout-Prophylaxe

Die Vielzahl der oft sehr individuell eingefärbten Faktoren, die beim Ausbrennen ins Spiel kommen, macht verständlich, warum sich nur wenig Verallgemeinerbares über Burnout-Prophylaxe sagen lässt.

Der erste Schritt der Burnout-Bekämpfung liegt im Erkennen und Eingestehen (!) der eigenen Vulnerabilität. Ein weiterer, verallgemeinerbarer Schritt, der jedoch von manchen erst verzögert erwogen und umgesetzt wird, besteht im Erwerb von Verhaltensweisen und Techniken, die helfen, Stress abzubauen. Mehreres bietet sich dafür an. Wem die Standardempfehlung, regelmäßiger Sport zu treiben, wenig entspricht, mag so etwas wie Gärtnern oder auch Tanzen in Betracht ziehen. Körperliche Aktivitäten steigern ja nicht nur Fitness und Wohlbefinden (sie setzen Endorphine frei), sie verhelfen gleichzeitig auch zu regenerierendem Schlaf. Parallel dazu (oder notfalls alternativ) empfiehlt sich das Einüben von gezielten Entspannungsstrategien. Gerade bei Stressspitzen (Ärger, Ohnmachtsempfindungen) ist raschgreifende Stressreduktion wichtig. Zwei Methoden sind geeignet, Abreaktion (Liegestütze, Treppen im Laufschritt nehmen, Punching-Ball) und Wahrnehmungslenkung (kaltes Wasser über Pulsadern laufen lassen, Ferienfotos betrachten, ausgiebiges Dehnen und Strecken, zügig ein Glas kaltes Wasser trinken). Für eine tiefer greifende Entspannung eignen sich Meditation, Atemübungen, Progressive Muskelentspannung, Qi Gong sowie Sauna und Massagen. Nicht selten jedoch brauchen schon ziemlich ausgebrannte Menschen Zeit, ehe ihnen Entspannung wieder vorstellbar wird und ehe sie sich bereit fühlen, sie konsequent einzuüben und zu praktizieren.

Bei der ersten anfänglichen Sichtung der eigenen Lage hat sich eine schriftliche Fixierung bewährt, denn sie erleichtert das genaue Hinschauen und Planen. Für Menschen, denen Analyse liegt und problemzentriertes Vorgehen, ergeben sich Fragen wie: *"Rangfolge der Probleme?"*, *"Welche sind beeinflussbar?"*, *"Was mögen meine Anteile sein?"*, *"Was habe ich versucht?"*, *"Was werde ich unternehmen?"* Jene, die eher zum emotionszentrierten Bewältigungsstil neigen, mögen sich fragen: *"Wie zeige und erlebe ich Stress?"* (Es kann eine Entlastung sein, sich das Bedrängende gleichsam "von der Seele" zu schreiben.) *"Wie wirkt sich das auf andere aus?"*, *"Was stützt mich?"*, *"Was werde ich tun, um kompetenter mit Stress umzugehen?"*

Beim weiteren Vorgehen, das in der Regel mehrgleisig sein wird, gibt es keinen Königsweg. Praktizierte Burnout-Prophylaxe ist ein individueller Sensibilisierungs- und dann Umstellungs- und Lernprozess, der berufsbegleitend ist und immer wieder adaptiert werden muss und der neben Geduld und Experimentierfreudigkeit auch Reflexion verlangt und Arbeit an sich selbst (z.B. in der Auseinandersetzung mit den eigenen stressverstärkenden Anteilen, den sog. inneren Antreibern: *"Beeil dich!" "Das ist nicht gut genug – streng dich mehr an!"*, etc.).

Für die Anstrengungen, die dieser lange Lernweg abverlangt, können sich viele motivieren, wenn sie sich verdeutlichen, dass dieser Einsatz nicht lediglich der Sicherung der Arbeitseffizienz und -zufriedenheit dient. Er dient auch der Beantwortung der zentralen Frage: Was ist mir wesentlich in meinem Leben und wie kann ich mir und meinem einmaligen Lebensentwurf gerecht(er) werden? Dieses sorgsame Überdenken der Gewichtungen erleichtert die notwendige Umorientierung, die es braucht, um ungeachtet der Zeitnot wieder regelmäßiger Raum zu schaffen für die Hobbies, Interessen und Liebhabereien, die uns ablenken vom Arbeitsstress und uns beleben und ausrunden und mit ihrem Gegengewicht zugleich der eigenen Abgrenzung dienen.

Sich zu fragen, was kommt zu kurz und was habe ich aus dem Auge verloren, scheint entmutigend und kontraproduktiv, wenn wir schon sehr verausgabt sind und das Tägliche kaum schaffen. Dann sind die naheliegenden Ziele zunächst mehr Ruhe und Erholung. Doch wenn Arbeit nicht einziger Lebensinhalt und -zweck sein soll, müssen wir auf diese Ausrundung achten und bestehen lernen.

PACE TIPP!

Weil die antrainierte notwendige Wachsamkeit im Beachten der eigenen Stresssymptomatik im Arbeitsgedränge wieder aus dem Blickfeld geraten kann, ist es nicht selten sinnvoll, sich mit Partnern und/oder vertrauenswürdigen Kollegen bzw. Mitarbeitern abzusprechen und sie zu bitten, uns auf verstärkte Stressanzeichen hinzuweisen.

Freunde und Familie gehören zu unseren kostbarsten Ressourcen. Untersuchungen zeigen, dass eine Korrelation zwischen befriedigenden Partnerschaften und Berufszufriedenheit besteht; sie fördern und stabilisieren sich gegenseitig. Gerade weil Beziehungen durch Schichtdienst, Überstunden und Verausgabung in Mitleidenschaft gezogen werden, sollten wir bedachter auf Schutzräume achten, die nicht überwuchert werden von Beruflichem. Beispiel: das allabendliche Klagen und Abladen. Im Mit-Teilen Aus-Druck zu suchen ist entlastend und eine durchaus konstruktive Strategie, aber es kann sinnvoll sein, sich dafür ein Zeitlimit zu setzen. Auch in Beziehungen helfen die Fragen: *"Was zählt wirklich für uns?"*, *"Wie können wir Gemeinsamkeit Förderndes, Zufriedenheit und Lebensfreudigkeit Stärkendes gezielt mehren?"*.

Parallel zum durchdachten Angehen der von uns beeinflussbaren Probleme und Spannungspotentiale, ist es konstruktiv, sich häufiger zu vergegenwärtigen, was uns an der Arbeit bereichert und befriedigt, und sich zu überlegen, was man selbst dazu beitragen kann, um das zu mehren. (Gelungenes und auch Dank und Anerkennung von Patienten, Zugehörigen und Anderen bewusster annehmen und betreuen; im Team ein Klima der gegenseitigen Wertschätzung und Anerkennung fördern, mit Mitarbeitern ein Fest gestalten, mit anregenden Kollegen regelmäßigen Austausch pflegen, Kompetenz steigern durch Weiterbildung, Möglichkeiten der Supervision nutzen, etc.).

Zeigt sich nach längerer, regelmäßig durchgeführter Selbstbefragung, dass nichts mehr zufrieden macht oder gar bereichert, und dass die Arbeit nur noch Fron ist – und wir die Gelassenheit nicht erwerben können, die uns erlaubt, Unabänderliches mit Gleichmut zu tolerieren – muss eine grundsätzliche Änderung erwogen werden (Stellenwechsel, neues Aufgabengebiet, Teilzeitarbeit, einen Partner in die Praxis aufnehmen).

In letzter Konsequenz ist Burnout-Prophylaxe mehr als eine Ansammlung von zu beachtenden Maßnahmen und Strategien, sie ist Ausdruck jenes bewussteren, achtsamen Umganges mit sich selbst, den uns auch manche Kranke vorleben, die gelernt haben, ungeachtet ihrer Beeinträchtigungen, intensiv zu leben und die Kostbarkeit des Augenblicks zu genießen und auszuschöpfen. Gerade die Palliativmedizin, die uns einerseits mit Leid und Verlusten konfrontiert, kann darin zugleich eine Schulung werden, bewusster, sorgsamer und lebensbejahender mit uns umzugehen (☞ Tab. 31.4).

Das Gleichgewicht von Anforderungen und Ressourcen

Ein weiterer hilfreicher Ansatz aus der Gesundheitspsychologie ist das Anforderungs-Ressourcen-Modell (Becker 2006), ein Rahmenmodell zur Erklärung von Gesundheit aus systemischer bzw. ökologischer Perspektive. Es beruht auf stresstheoretischen Modellen wie der Salutogenese und wurde von dem Trierer Psychologen Peter Becker und Mitarbeitern 1994 entwickelt. Im Anforderungs-Ressourcen-Modell wird davon ausgegangen, dass der aktuelle und habituelle körperliche Gesundheitszustand einer Person nicht nur durch die Abwesenheit von Funktionsbeeinträchtigungen beeinflusst wird, sondern durch die Nutzung von Ressourcen zur Bewältigung von Anforderungen. Unter Anforderungen werden hierbei die Bela-

1. Achtsam mit sich selbst sein
• Den Blick auf sich selbst richten (nicht nur auf Patienten). • Körperliche Symptome als Signal deuten. • Nach Anspannung wieder Entspannung suchen. • Gesund leben (Ernährung, Bewegung, Einstellungen). • Oasen aufsuchen (wo entspanne ich am besten?).
2. Gefühle wahrnehmen, denn...
• ...sie haben einen eigenen Botschaftscharakter. • ...sie sind Motor für unser Handeln. • ...sie sagen viel über uns selbst aus.
3. Konzentration auf Gegenwärtiges
• Erfahrungslasten der Vergangenheit ablegen (frei werden für...). • Nicht die Fantasielasten der Zukunft aufladen (frei sein für...). • Akzeptieren der Reallasten der Gegenwart.
4. Gespräche führen
• Mit sich selbst: Klären, sortieren, überprüfen. • Mit anderen: Verständnis bekommen. • Rückmeldung voneinander einholen: Sich im Spiegel sehen.
5. Sich selbst schützen
• Abgrenzen. • Mitfühlen, aber nicht mitleiden. • Botschaften anderer übersetzen: Vorwürfe, Beschimpfungen als Ausdruck deren eigener Probleme sehen.
6. Sichtweisen und Einstellungen prüfen
• Nicht die Dinge an sich belasten uns, sondern deren Sicht, Bewertung, die wir davon haben. • Sehe ich das Glas halb voll oder halb leer? • Ärgere ich mich über Umwege oder erkenne ich sie als unbekannte Wege?
7. Planen und Strukturieren
• Klarheit suchen, Ordnung schaffen, aufräumen.... • Standpunkte haben und dadurch Sicherheit gewinnen. • Herausfinden: Welcher Typ bin ich? (eckig, chaotisch, emotional, strukturiert...).
8. Ansprüche und Erwartungen relativieren
• Eigene Ansprüche an den realen Kompetenzen messen. • Erwartungen anderer anhören – und dann subjektiv entscheiden, welche erfüllt und welche nicht erfüllt werden. • Balance zwischen versch. Ansprüchen finden. • Überforderungen zurückweisen (Nein-Sagen). • Sich nicht nur über Erfolg/Leistung definieren.
9. Abgeben und loslassen
• Nicht mehr für alles zuständig sein. • Nicht mehr für alle da sein. • Grenzen setzen: - Sich selbst gegenüber (Ich achte auf mein Können und meine Grenzen). - Anderen gegenüber (Ich bin nicht zuständig für..., ich muss nicht überall dabei sein). - Anderen gegenüber (Ich lasse mich nicht vereinnahmen).
10. Eigenen Lebenssinn finden
• Sinnvolles tun. • Persönliche Erfüllung haben. • Humor. • Soziale Beziehungen pflegen. • ...

Tab. 31.4: 10 Empfehlungen zur Burnout-Prävention.

stungen zusammengefasst, mit denen sich ein Individuum auseinandersetzen muss. Diese stammen einerseits aus der beruflichen, familiären oder sozialen Umwelt (externe Anforderungen) und andererseits aus den eigenen Bedürfnissen, Zielen, Werten, Normen und Erwartungen (interne Anforderungen). Um die Anforderungen zu bewältigen, werden Ressourcen aktiviert, die sich wiederum aus internen (einer Person zur Verfügung stehende psychische und physische Mittel und Eigenschaften) und externen (aus der Umwelt entstehende soziale, berufliche, materielle, gesellschaftliche und ökologische) Ressourcen zusammensetzen. Das Anforderungs-Ressourcen-Modell lässt sich darstellen als Waage mit den Anforderungen einerseits und den Ressourcen andererseits, die es lebenslang auszubalancieren gilt.

Daraus lassen sich hilfreiche Fragen ableiten, die sich jeder regelmäßig stellen sollte (Zwack 2013):

- Wie fühle ich mich im Moment körperlich und geistig? Ist die Waage zwischen Anforderungen und Ressourcen ausgeglichen? Kippt die Waage, wiegen die Anforderungen schwerer als die Ressourcen?
- Wie ist es um die Anforderungs-Ressourcenbilanz in der letzten Woche bestellt?
- Wie oft bin ich wegen externer Anforderungen von Patienten, Kollegen oder Vorgesetzten länger bei der Arbeit geblieben?
- Wann und wo habe ich zugunsten meiner Ressourcen, persönlichen Interessen, Beziehungen oder der körperlichen Regeneration entschieden?
- Was habe ich in der letzten Woche ganz konkret getan, um meinen körperlichen und seelischen Ressourcenspeicher aufzufüllen?
- In welchem Verhältnis stehen Anforderungen und Ressourcen jetzt?

Das Münchner Pilotprojekt PSU-Akut

Seit 2013 arbeitet ein gemeinnütziger Verein, PSU-Akut e.V. (Psychosoziale Kompetenz und Unterstützung in der Akutmedizin), um ein Projekt "Den Helfern helfen" in den Kliniken zu etablieren. Das Projekt orientiert sich am Vorbild der PSNV-Strukturen (Psychosoziale Notfallversorgung), die im Rettungsdienst und bei den Feuerwehren längst etabliert sind und von der Ludwig-Maximilians-Universität München und auch vom Bundesministerium für Bevölkerungsschutz und Katastrophenhilfe im Rahmen eines Konsensusprozesses wissenschaftlich begleitet wurden (Frick, Schießl 2015).

Das Kernkonzept ist der Einsatz von Peers als "Gleicher unter Gleichen". Er "spricht die Sprache der Kollegen vor Ort", ist bekannter Ansprechpartner – als niederschwelliges Angebot – und dient nicht zur Therapie, sondern zur frühzeitigen Erkennung von Risikoverläufen und als Schlüssel zum dahinter stehenden Netzwerk psychosozialer Unterstützung. Der Peer besitzt Kompetenzen als Fachkollege, ist aber auch geschult im Umgang mit Kolleginnen und Kollegen in akuten Belastungssituationen. Wenn eine Belastung im beruflichen Bereich aufgetreten ist, dann ist es auch Aufgabe des professionellen Systems, diese aufzufangen. Betroffene wünschen sich neben der Unterstützung in Familie und Partnerschaft die Unterstützung von Kollegen. Durch die Integration dieser Peer-Struktur kann der Arbeitgeber seiner Verantwortung für die Fürsorge für die Mitarbeiter als Unternehmer nachkommen, auch mit dem Ziel der Patientensicherheit. Die Möglichkeit, als Mitarbeiter selbst aktiv zu werden und den eigenen Arbeitsplatz mitzugestalten, aktiviert eigene Ressourcen und vermindert das "Meckern über das System", über "die da oben". Durch qualifizierte Schulungen, adaptiert an ihr Arbeitsumfeld, erwerben Ärzte selbst psychosoziale Kompetenzen, die sie für sich, ihr direktes Arbeitsumfeld und auch im Umgang mit den Patienten und Zugehörigen einsetzen können. Damit wird nicht nur sekundär präventiv gehandelt, sondern nachhaltig auch das Klima für die noch wichtigere primär präventive Arbeit bereitet. So können sich Fähigkeiten in Krisenintervention, Gesprächsführung, gezielter Kommunikation, Psychosozialer Beratung, Konfliktmanagement und Stressbewältigung entwickeln. Wie es in den Abteilungen Beauftragte für bestimmte Aspekte (Hygiene, Sicherheit, Daten) gibt, arbeiten zukünftig auch Peers als kompetente Kollegen im Bereich der psychosozialen Unterstützung.

Eine andere Säule ist die Einführung von regelmäßigen strukturierten Nachbesprechungen oder Fallkonferenzen bei kritischen Ereignissen mit dem Ziel der psychischen Stärkung der Mitarbeitenden, auch im Interesse der Unternehmen. Es muss auch aus rechtlicher Sicht geklärt werden, welche Form der Nachbesprechung (Gruppe oder

Einzelgespräch) sinnvoll ist. Einerseits müssen die Gespräche in vertraulichem Rahmen geführt werden. Andererseits muss bedacht werden, dass die Teilnehmenden an einer derartigen Gruppe sich im Falle einer gerichtlichen Aufarbeitung nicht auf ihre Schweigepflicht berufen können. Deshalb bedarf es der geschulten Führung solcher Gespräche.

PACE TIPP!

Der Verein (www.psu-akut.de) bietet über den Marburger Bund mittlerweile auch deutschlandweit Seminare und Unterstützung an.

31.3. Resilienz

Unter Resilienz versteht man die Fähigkeit eines Individuums, mit Stress und belastenden Situationen ressourcenorientiert umzugehen. Resilienz beschreibt die psychische Widerstandskraft gegenüber biologischen, psychischen und psychosozialen Entwicklungsrisiken. Eine hohe Resilienz bedeutet, dass ein Individuum oder ein Team nach einschneidenden Erlebnissen diesen standzuhalten vermag oder sich schnell von diesen erholt. Resilienz ist kein überdauerndes Persönlichkeitsmerkmal, sondern ist als ein dynamischer Prozess anzusehen, bei dem ein Individuum auf seine Umwelt reagiert und versucht Risikofaktoren zu minimieren und protektive Faktoren zu erhöhen (Wustmann 2004).

Das Gegenstück zu Resilienz heißt "Vulnerabilität": Vulnerabilität kennzeichnet die Verwundbarkeit, Verletzbarkeit oder Empfindlichkeit einer Person gegenüber äußeren (ungünstigen) Einflussfaktoren, d.h. eine erhöhte Bereitschaft, psychische Erkrankungen zu entwickeln (Wustmann 2004).

Aus der Forschung über Resilienz können insgesamt 19 Schutzfaktoren abgeleitet werden (Lexa 2013).

- Enge, stabile und emotional positive Beziehung zu mindestens einer Bezugsperson.
- Soziale Unterstützung innerhalb und außerhalb der Familie; der "Schützling" hat das Gefühl, sicher, geborgen und erwünscht zu sein.
- Kritisch reflektierte Erziehungsmethoden mit einer angemessenen Balance zwischen autoritären Maßstäben und der Förderung der Selbstständigkeit.
- Kritikfähigkeit durch entsprechend vorgelebtes Verhalten, was auf ein kritisches Bewältigungsverhalten abzielt.
- Potenziale erkennen und diese fördern, um Verantwortung zu übernehmen.
- Kognitive und wohltätige Fähigkeiten.
- Eigene Ziele planen und erreichen.
- Günstige Charaktereigenschaften.
- Günstige Selbstwirksamkeit.
- Ein gesundes Selbstvertrauen, Selbstwertgefühl.
- Entwickeln von Bewältigungsstrategien bei Konflikten.
- Erfahrung von Sinn, Struktur und Bedeutung.
- Fantasie, Hoffnung und Sicherheit auf eine positive Zukunftsentwicklung.
- Fähigkeit schreiben und lesen zu können.
- Interesse, Motivation und Erfolg.
- Zuversicht und ein positives Menschenbild.
- Interesse an einer aktiven und ausgeglichenen Freizeitgestaltung.
- Sensibilität für ein richtiges Nähe-Distanz-Verhältnis zu einzelnen Personen.
- Gelassenheit.
- Sinn für Humor.
- Interesse an der Natur und Tieren.

Die 7 Säulen der Resilienz

Das Resilienzkonzept fußt auf 7 Säulen, die in ein passendes Gleichgewicht zu bringen sind. Zu den Resilienzfaktoren gehören Optimismus, Akzeptanz, Lösungsorientierung, Verlassen der Opferrolle, Übernahme der Verantwortung für das eigene Leben, Netzwerke aufzubauen und die Zukunft zu planen und zu gestalten.

▶ Optimismus

Dazu gehört das Lernen, dass auch aus einer Krise in der Zukunft noch etwas Gutes entstehen kann. Resiliente Menschen setzen ihren Optimismus ganz gezielt ein, um ihre eigenen Ressourcen effektiv und zielgenau einzusetzen.

▶ Akzeptanz von Krisen

Nur wenn eine Krise erkannt und akzeptiert wird, kann sie auch angegangen werden. Damit ist die Akzeptanz die Vorstufe zur Bewältigung der Krise.

▶ Lösungsorientierung

Jetzt geht es im nächsten Schritt daran, nach einer Lösung zu suchen. Die Lösungsorientierung hängt weitestgehend von der persönlichen Einstellung ab. Wichtig ist dabei, welche Erwartungen Betroffene an ihre Zukunft haben und wie ihre weiteren Ziele aussehen.

▶ Verlassen der Opferrolle

Der Vorteil, den resiliente Menschen haben, ist die Tatsache, dass sie ihre Aufmerksamkeit nicht nur auf andere Personen und Umstände richten, sondern in erster Linie auf sich selbst. Sie sehen sich nicht in einer Opferrolle, sondern setzen sich aktiv mit bestehenden Situationen auseinander und versuchen, sie zu ihren Gunsten zu verändern. Das müssen Personen mit gering ausgeprägtem Selbstbewusstsein und Selbstvertrauen oft erst wieder lernen.

▶ Übernahme der Verantwortung für das eigene Leben

Dazu gehört natürlich auch, dass die Konsequenzen für das eigene Tun übernommen werden. Hilfreich ist dabei die sechste Säule, das stabile Netzwerk.

▶ Netzwerke aufbauen

Auffallend ist, dass resiliente Menschen in der Regel ein großes soziales Netzwerk haben. Sie haben immer jemanden, der ihnen zuhört und ihnen dabei behilflich ist, eine Lösung für die unterschiedlichsten Probleme zu finden.

▶ Zukunft planen und gestalten

Mit neu erwachtem Elan sollte es dann auch gelingen, die Zukunft neu zu planen. Das setzt allerdings voraus, dass Betroffene erkennen, dass sie immer eine Wahlmöglichkeit haben. Es gibt immer verschiedene Optionen. Wird die Zukunft entsprechend der eigenen Möglichkeiten geplant, bleibt sie beherrschbar und große Krisen können in den meisten Fällen in Eigenregie bewältigt werden.

Resilienz ist also ein ganzheitliches Entwicklungskonzept, das den Menschen befähigt, sich in seiner privaten und gesellschaftlichen Umwelt zu behaupten und durchzusetzen. Alle sieben Säulen sind für eine ausgeglichene Entwicklung von gleicher Bedeutung und müssen oft in einem aktiven Lernprozess trainiert werden.

Resilienzförderung

Um die Resilienz zu fördern, kann an verschiedenen Punkten angesetzt werden. Zum einen kann versucht werden, Gefahren, Risiken zu minimieren. Zum anderen kann versucht werden, mit einer ressourcenorientierten Strategie Schutzfaktoren zu erhöhen. Schutzfaktoren können ungünstige Entwicklungen verhindern oder abschwächen, sie können aber auch eine positive Entwicklung verstärken.

Zur Förderung der eigenen Widerstandsfähigkeit ist es hilfreich, sich in entspannter Atmosphäre selbstkritisch mit den folgenden Fragen auseinanderzusetzen (mod. n. Lexa 2013):

- Was sind meine ganz persönlichen Schutzfaktoren?
- Wie sind meine bisherigen Erfahrungen mit diesen Schutzfaktoren?
- Was/wer hat mir geholfen?
- Worin habe ich Unterstützung und Stärkung erfahren?
- Was/wer hat mich ermutigt?
- Was hat mir gefehlt an Unterstützung?
- Wo sehe ich ganz konkret in meinem Arbeitsalltag schützende Faktoren?
- Wie kann ich diese nutzen, um meine Widerstandsfähigkeit zu stärken?

Grenzen des Resilienzkonzeptes im Gesundheitswesen

Die neuronale Plastizität ist begrenzt, d.h. Menschen können nicht unbegrenzt dazulernen und nicht gemachte Erfahrungen nachholen. Die für resilientes Verhalten grundlegenden Variablen wie das (Ur-)Vertrauen in andere Mitmenschen, das Gefühl von Selbstkontrolle, die Motivation, Herausforderungen bewältigen zu wollen und die emotionalen Grundlagen für intellektuelles Lernen entwickeln sich in den ersten drei Lebensjahren und lassen sich im Erwachsenenalter nur schwer nachlernen. Zudem ist Resilienz keine stabile psychische Eigenschaft, sondern eine dynamische, situationsspezifische Größe. Resiliente Menschen zeigen resilientes Verhalten nicht trotz widriger Umstände, sondern wegen dieser, d.h. Resilienz entwickelt sich durch Lernen an und in schwierigen Situationen.

Immer wieder ist zu lesen von sog. "Resilienztrainings" für Mitarbeiter in Unternehmen, z.B.

"Compehensive Soldier Fitness" (Cornum et al. 2011): individualisiertes Programm mit Assessment, "Battlemind" (Reivich et al. 2011), Training zum Umgang mit potenziell traumatisierenden Situationen für Mitarbeiter im Gesundheitswesen (McDonald et al. 2012), Aufbau sozialer Beziehungen, positiver Ausblick, kognitive Interventionen, Work-Life-Balance (Richter et al. 2014), ein 10-monatiges Programm in QZn für Ärzte zur Verbesserung der Arbeitsbedingungen im Krankenhaus (Weigl et al. 2013). Bislang gibt es keine eindeutigen empirischen Ergebnisse in Bezug auf Resilienz, sondern diese Trainings scheinen eine eher unspezifische Wirkung auf die allgemeine psychische Befindlichkeit zu haben. Bonanno et al. (2011) wiesen auf die begrenzte Wirksamkeit solcher Trainings im Gesundheitsbereich hin, wenn der Fokus auf das Individuum reduziert wird statt auf einen bio-psycho-sozialen Ansatz im Gesundheitswesen gelegt wird. Die objektiv wie subjektiv feststellbare Verschlechterung der Arbeitsbedingungen und ihre Bewältigung sind nicht nur ein Individualproblem mangelnder Resilienz. Fehlende Anerkennungskultur, Konflikte durch Diskrepanz zwischen "Hotelcharakter"-Werbung und beruflicher Realität, der Umgang mit aggressiven Patienten, Telefon, überschätzte Machbarkeit und ethische Probleme sind auch Probleme der Organisation, die auf dieser Ebene zu lösen sind. Neuerdings wird auch von "resilienten Unternehmen" (z.B. Wellensiek 2017) gesprochen, die sich z.B. durch eine explizite Förderung von Teamgeist inkl. Zusammenarbeit unterschiedlicher Berufsgruppen bemühen.

Zudem kann die implizite Forderung nach mehr Resilienz des einzelnen Mitarbeiters auch in seiner politischen Dimension verstanden werden (Reddemann 2015): Anpassung statt Mut zur Veränderung oder Widerstand.

Auch haben Resilienz fördernde Maßnahmen deshalb ihre Grenzen, da resiliente Mitarbeiter achtsam mit sich umgehen, sich so vor Überlastung schützen.

Literatur

Albrecht, C. Belastungserleben bei Lehrkräften und Ärzten. Neue Ansätze für berufsgruppenspezifische Prävention. Verlag Julius Klinkhardt 2016

Albrecht, C, Giernalczyk, T. Ärzte im Krankenhaus. Zwischen Anerkennung und Belastung. Psychother im Dial 2016;17(2):36-39

Becker, P. (Hrsg.) Gesundheit durch Bedürfnisbefriedigung. Hogrefe Verlag, Göttingen, 2006

Bergner, T. Burnout bei Ärzten. Schattauer Verlag, 3. überarb. Aufl., Stuttart, 2010

Bonanno, GA., Westphal, M., Mancini AD.: Resilience to Loss and Potential Trauma. Annual review of clinical psychology 2011, 7:511-535

Burisch, M.: Das Burnout-Syndrom. Theorie der inneren Erschöpfung. 4. überarb. Aufl., Berlin, 2010 (Standardwerk)

Cornum, R., Matthews, MD., Seligman ME.: Comprehensive soldier fitness: building resilience in a challenging institutional context. The American psychologist 2011, 66:4-9

Egle, U.T. Burnout bei Ärzten. Zschr Med Ethik. 2015; 61(1):13–21

Fengler, J.: Helfen macht müde. Zur Analyse und Bewältigung von Burnout und beruflicher Deformation. 7. Auflage, Stuttgart, 2008

Freudenberger, H. Ausgebrannt. Die Krise der Erfolgreichen. Gefahren erkennen und vermeiden (mit Geraldine Richelson). Kindler, München 1981

Frick, E. Schießl, A. Resilienz im ärztlichen Berufsalltag fördern. Z Med Ethik 2015, 61:47-56

Jaggi, F.: Burnout – praxisnah. Thieme Verlag, Stuttgart, 2008

Lexa, N. Burnout und Burnout-Prävention in der Palliative Care. Verlag Hans Huber, Bern, 2013

Maslach, C., Leiter, M. Die Wahrheit über Burnout. Stress am Arbeitsplatz und was Sie dagegen tun können. Springer Verlag, Wien, 2008

McAllister, M., Lowe JB.: The Resilient Nurse: Empowering Your Practice. Springer, New York 2011

McAllister, M., McKinnon, J.: The importance of teaching and learning resilience in the health disciplines: a critical review of the literature. Nurse Education Today 2009, 29:371-379

McDonald, G., Jackson, D., Wilkes, L., Vickers MH. (2012): A work-based educational intervention to support the development of personal resilience in nurses and midwives. Nurse Education Today2012, 32:378-384

Medscape 'Death by 1000 Cuts': Medscape National Physician Burnout & Suicide Report 2021. https://www.medscape.com/slideshow/2021-lifestyle-burnout-6013456

Meyer, P. Burn-out bei Ärzten: "Die schlimmste Zeit meines Lebens". Dtsch Arztebl 2009; 106(7): A-292 / B-250 / C-242

Müller M. Pfister D. Markett S Jaspers: Wie viel Tod verträgt das Team? Eine bundesweite Befragung der Palliativstationen in Deutschland. Z Palliativmed 2010; 11: 227-233

Nelting, M. Burn-out – Wenn die Maske zerbricht: Wie man Überbelastung erkennt und neue Wege geht. Mosaik Verlag, 2010

Quernheim, G. Nicht ärgern – ändern! Raus aus dem Burnout. Springer Verlag, Berlin, Heidelberg, 2010

Reddemann, L. Resilienz. Z Palliativmed 2015, 16:20-25

Reivich, KJ., Seligman, ME., McBride, S.: Master resilience training in the U.S. Army. The American psychologist 2011, 66:25-34

Richter D. Verbale Aggressionen gegen Mitarbeitende im Gesundheitswesen: Ergebnisse einer qualitativen Studie. Gesundheitswesen 2014; 76:494–499

Schüßler, G. Bewältigung chronischer Krankheiten. Konzepte und Ergebnisse. Göttingen: Vandenhoeck & Ruprecht 1993

Weigl, M., Hornung, S., Angerer, P., Siegrist, J., Glaser, J.: The effects of improving hospital physicians working conditions on patient care: a prospective, controlled intervention study. BMC Health Serv Res 2013, 13:401-409

Wellensiek SK. Handbuch Resilienztraining: Widerstandskraft und Flexibilität für Unternehmen und Mitarbeiter. Beltz 2017

West, C. P., Dyrbye, L. N. & Shanafelt, T. D. Physician burnout: contributors, consequences and solutions. J Intern Med 2018, 283, 516-529

Wustmann, C. Resilienz: Widerstandsfähigkeit von Kindern in Tageseinrichtungen fördern. Berlin: Cornelsen Scriptor, 2004

Zwack, J. Wie Ärzte gesund bleiben. Resilienz statt Burnout. Thieme Verlag, 2013

Zwack, J. Selbstachtsamkeit im Beruf – eine praktische Annäherung aus systemischer Sicht. Systeme, 2012, 26(1):5-22

31.4. Supervision

Supervision soll für alle in der Palliative Care tätigen Mitarbeiter Vorschrift werden. Für die interdisziplinären Teams von Palliativ Stationen ist die Teilnahme an den regelmäßigen Supervisionen fast überall verbindlich.

> *"Supervision ist eine Form der psychologisch orientierten Beratung für Menschen, die in einem Praxisfeld tätig sind und durch die Reflexion ihrer Rolle, ihres Handelns und ihres Erlebens dieser Praxis Sicherheit, Vergewisserung und neue Spielräume für diese Rolle und diese Praxis gewinnen möchten."*
>
> Kittelberger, 2003

Supervision trägt auf vielfältige Weise zur Entlastung bei, doch ist das nicht ihr vorrangiges Anliegen. Primär versteht sie sich als ein Professionalisierungsinstrument, eine Möglichkeit und ein Ort zur Reflexion des eigenen und des gemeinsamen professionellen Handelns. Häufiger spiegelt sich das in sehr spezifischen Zielsetzungen, wie Verbesserung des Informationsflusses oder Optimierung der Arbeitsabläufe. Nicht selten ergibt sich dabei gleichzeitig eine eigene und gegenseitige Klärung der beruflichen Rollen und Identität. Eine Klärung der eigenen Berufsidentität kann in der Palliative Care einen besonderen Stellenwert erlangen und dem Burnout entgegenwirken. Denn Supervision verhilft beim Überprüfen des bisherigen professionellen Selbstverständnisses, begleitet den Umstellungsprozess und unterstützt Abgrenzung und Selbstschutz, die besonders gefährdet sind angesichts der kargeren Erfolgserlebnisse und der größeren Nähe zu Patienten und Zugehörigen.

Gleichzeitig fördert Supervision die Entwicklung und Pflege sozialer Kompetenzen, wie Kommunikations-, Konflikt- und Teamfähigkeit, die absolut zentral sind in der kommunikationsintensiven und interaktionsreichen Palliativmedizin. Besonders bewährt haben sich dabei regelmäßige Fallbesprechungen. Fallbesprechungen erhellen den multiprofessionellen Perspektivenreichtum und verdeutlichen die Kooperationsnotwendigkeit und die Interdependenz, deren Beachtung und sorgsame Pflege es zu stärken gilt. Im Durchleuchten der Interaktionsweisen und -hemmnisse (Kommunikationsdefizite, Zuständigkeitsfragen) und im Erarbeiten von Lösungsansätzen und gemeinsamen Behandlungszielen erweitern und verfeinern sie die professionelle Behandlungskompetenz der Beteiligten. Produktiv ist insbesondere die Möglichkeit, unbefriedigend verlaufende Betreuungen miteinander zu besprechen und aufzuarbeiten. Das hilft, die Kommunikationspannen, die ihnen nicht selten zugrunde liegen, zu identifizieren und in Zukunft zu meiden. Auch die problematischen Familiendynamiken, die häufiger mit hinein spielen und die ein ganzes Team spalten können, können aufgrund der gemeinsamen Besprechung bei zukünftigen Begleitungen früher erkannt und kompetenter gehandhabt werden.

Das hier am Beispiel der Palliative Care angedeutete Potential ist offensichtlich übertragbar auf andere Arbeitsbereiche. Im weitesten Sinn will Supervision zu einem versierteren Umgang mit komplexen Situationen und Zusammenhängen befähigen, indem sie das Zusammenspiel von Person, Rolle, Arbeitsfeld und institutionellen Rahmenbedingungen transparenter werden lässt.

Die Klärung von professionellen Problemen oder auch Perspektiven ist häufiger das Ziel von sog. Gruppensupervisionen, die Kollegen zusammenführt, die sonst nicht miteinander arbeiten. Eine besondere Variante der Gruppensupervision ist die speziell für Ärzte konzipierte Balintgruppe, in der es um Blockierungen, Wahrnehmungsverzerrungen und Übertragungen geht, wie sie sich im Umgang mit als "schwierig" erlebten Patienten einstellen. Die Interaktionen werden vom "Fallträger" präsentiert und dann durch die Assoziationen, Erfahrungen und Phantasien, die sie bei den Zuhörern wachrufen, erhellt. Die tiefenpsychologisch ausgerichtete Vorgehensweise ermöglicht eine "patientenorienterte Selbsterfahrung" und verlangt vom Supervisor eine besondere Ausbildung.

Neben Einzelsupervisionen, deren Zielsetzung sehr variieren kann, sind noch Supervisions-Workshops zu nennen. Darunter versteht man eine Blocksitzung von längerer Dauer (mehrere Stunden bis Tage). Sie widmet sich einem Themenkomplex und ist in sofern einem Seminar nicht unähnlich, verlangt jedoch sehr viel aktivere Mitgestaltung durch die Teilnehmer. Sie erlaubt eine vertiefende Auseinandersetzung mit einem für alle zentralen Belang (☞ Tab. 31.5).

- Wahrgenommene Kompetenz.
- Glaubwürdigkeit und Vertrauenswürdigkeit.
- Förderung der persönlichen Entwicklung gegenüber der bloßen Einübung von Geschicklichkeit und Interventionstechnik.
- Unterstützende Haltung.
- Mitgeteilte Erwartungen.
- Klares Feedback.
- Wärme und Aktivität.

Tab. 31.5: Merkmale "guter" Supervision.

Auch wenn in Supervisionen sehr Persönliches zur Sprache kommen mag (Motivationen, Ängste, Widerstände), sind sie kein Therapieersatz. Bestehen Bedenken, wie z.B. die Angst vor Bloßstellung, sollte das thematisiert werden, so dass verbindliche Regeln erarbeitet werden können, die Schutz gewährleisten. Geklärt werden müssen eingangs außerdem besondere Erwartungen, Häufigkeit und Dauer der Sitzungen und verbindlicher Umgang mit Absagen. Das steuerlich absetzbare Honorar variiert beträchtlich. Manche Supervisoren sind bereit, Probesupervisionen ohne Honorar durchzuführen.

PACE TIPP!

Bei der Wahl eines Supervisors spielt nicht nur seine Berufserfahrung eine Rolle, sondern auch seine Ausrichtung (systemisch, gestalttherapeutisch, psychodramatisch, etc.). Am verlässlichsten sind mündliche Empfehlungen. Liegen diese nicht vor, wende man sich an die Sektion Supervision der Deutschen Gesellschaft für Palliativmedizin

- https://www.dgpalliativmedizin.de/sektionen/sektion-supervision.html

Eine Liste von Supervisoren mit Feldkompetenz im Bereich Palliative Care und Hospiz finden Sie auf der Website der Deutschen Gesellschaft für Palliativmedizin

- www.palliativmedizin.de

sowie ein Vertragsformular für selbständig tätige Supervisoren:

- http://www.dgpalliativmedizin.de/images/stories/Vertragsformular_SupervisorInnen.pdf

oder direkt wenden an die Deutsche Gesellschaft für Supervision e.V.:

- DGSV e.V.
  Tel.: 0221/92004-0
  Fax: 0221/9200429
  E-Mail: info@dgsv.de

Auch im Internet können unter

- https://www.dgsv.de/berater-scout/berater/

geeignete Supervisoren gesucht werden.

32. Qualitätssicherung und Dokumentation

32.1. Qualitätssicherung in der Palliativmedizin

> *"Ein bisschen Qualität bietet jeder, entscheidend ist Qualitätsexzellenz."*
>
> Felix Gerg

Seinen Ursprung findet der Begriff "Qualität" im lateinischen Wortstamm "qualis" und bedeutet so viel wie Eigenschaft und Beschaffenheit. Bei einer Definition des Begriffes ist zu beachten, dass die Sichtweise des Betrachters immer eine entscheidende Rolle spielt (vgl. Schmidt 2016, 10).

Die deutsche Gesellschaft für Qualität (DGQ) verbindet zwei Sichtweisen miteinander, die produkt- und die kundenorientierte. Qualität selbst entsteht immer aus zwei Aspekten: zum einem aus der Technik (Methoden, Verfahren etc.), die eingesetzt wird, um ein Produkt/eine Dienstleistung zu erstellen, und zum anderen aus der Geisteshaltung des Anwenders, der die Art des Einsatzes der Technik bestimmt – somit gilt nach Prof. Dr.-Ing. Gerd Kamiske (Gründungsmitglied der Gesellschaft für Qualitätswissenschaft): "Qualität = Technik + Geisteshaltung" (Hahne 2011, 42).

Die Schwierigkeit der Begriffsklärung steckt in der Festlegung der Zielgrößen sowie der Deutungs- und Handlungssicherheit. Messbare Eigenschaften in der Palliativversorgung lassen sich objektivieren, subjektive Komponenten sind in starkem Maße vom Blickwinkel des Betrachters abhängig.

Für den Bereich der Palliativversorgung heißt dies konkret: Wer legt fest, was qualitativ besseres Sterben von schlechterem Sterben unterscheidet? Sind die Erfassung und die dokumentierte Befriedigung der Bedürfnisse in der Schmerz- und Symptomkontrolle ausreichend oder ist die Anzahl der beteiligten Disziplinen ein entscheidendes Kriterium für eine qualitativ gute Sterbebegleitung? Wer hat die Deutungshoheit bei Schmerz- und Symptombelastungen von Patienten mit palliativem Behandlungsbedarf mit kognitiven Einschränkungen, wie können Symptome sicher eingeschätzt und gedeutet werden? Sie sehen anhand dieses kurzen Exkurses, wie schwer es ist, die Qualität in der Palliativmedizin zu bestimmen.

Aus volks- und betriebswirtschaftlicher Sicht steht die effiziente Nutzung der finanziellen Ressourcen und Vermeidung von Doppel-, Unter-, Über- und Fehlversorgung an erster Stelle. Qualitätssicherung wird hier versuchen, Effizienzsteigerungen und Sparpotentiale zu erfassen. Der Leistungsanbieter schaut, ob die beabsichtigten Interventionsergebnisse auch tatsächlich erreicht worden sind und die Effektivität seiner Leistung unter Bezug auf den aktuellen medizinischen Kenntnisstand gesteigert werden kann.

Eine weitere Perspektive ist die des Leistungsempfängers (Patient mit palliativem Behandlungsbedarf, Zugehörige, an der Versorgung Beteiligte sowie Netzwerkpartner). Inwieweit ist die Subjektivität des Krankheits- und Sterbeprozesses messbar und damit einer Qualitätskontrolle überhaupt zugänglich? Es liegt also in der Natur von Qualität bei komplexen Vorgängen, mehrere Zielgrößen zu definieren und unterschiedliche Kategorien zu berücksichtigen.

Qualitätssicherung in der Palliativversorgung ist originäre Aufgabe jedes beruflich Handelnden und ergibt sich unter anderem aus der jeweiligen Berufsordnung (z.B. Arzt, Pflege). Seitens der Gesetzgebung, insbesondere seit dem Gesundheits-Reformgesetz 1989, ist die Qualitätssicherung in der Medizin vor allem im Sozialgesetzbuch V (SGBV) verankert. Dort sind die Grundanforderungen zur Qualitätssicherung, die gesetzliche Verpflichtung zur Einführung eines internen Qualitätsmanagements und die Beteiligung an Maßnahmen einer externen Qualitätssicherung geregelt.

Die Ausgestaltung der gesetzlichen Vorgaben, welche verbindlichen Regelungen sowohl im ambulanten als auch im stationären Bereich der Palliativmedizin gelten, wird durch den Gemeinsamen Bundesausschuss (G-BA) bestimmt und konkretisiert. Der G-BA besitzt die gesetzlich verankerte Kompetenz zu entscheiden, für welche Bereiche Qualitätsanforderungen bestimmt werden und wie detailliert und aufwendig diese Regelungen sind (Richtlinien nach §92 SGBV).

Vom Gesetzgeber wird Qualitätsmanagement umschrieben als eine Managementmethode, die die Qualität in den Mittelpunkt der Bemühungen stellt und sich auf die Mitwirkung aller Mitarbeiter stützt.

Das Qualitätsmanagement in der Palliativversorgung stellt ein Führungsinstrument dar, durch die die palliativen Einrichtungen oder Versorger die Chancen ermöglicht bekommen, sich in ihrer Ganzheitlichkeit zu betrachten, das bedeutet alle Prozesse in und zwischen einzelnen Abteilungen zu analysieren, effektiv und effizient zu organisieren und abgestimmt aufeinander zu lenken (vgl. Vogg, Fleßa 2011, 31). Dabei sollen die Bedürfnisse der Patienten mit palliativem Behandlungsbedarf und der Zugehörigen sowie der Mitarbeiter berücksichtigt werden.

Eine besondere Bedeutung in der Palliativversorgung haben in diesem Zusammenhang die Erfordernisse individueller und sich häufig kurzfristig an den Bedarf anzupassende Behandlung, Begleitung und Versorgung bei besonders vulnerablen Patienten. Die berufsgruppen-, fach- und hierarchieübergreifende Zusammenarbeit sowie die stetige interne, systematische Bewertung des erreichten Stands sind ebenfalls Teil der Qualitätssicherungsanstrengungen. Hierzu und im Interesse eines kontinuierlichen und zielgerichteten ständigen Verbesserungsprozesses ist die interne Dokumentation ein wesentliches Instrument sowie die Einbeziehung anerkannter Leitlinien und Standards.

32.1.1. Interne Qualitätssicherung

Ziel interner Qualitätssicherung ist der kontinuierliche Vergleich der eigenen Leistung durch Überprüfung und Prozessanalyse (internes Audit). Dazu zählen auch die Fehlervermeidung und der Umgang mit Fehlern sowie ein daraus resultierender ständiger Verbesserungsprozess. Im Mittelpunkt stehen dabei die Patienten- und Mitarbeitersicherheit sowie die Struktur-, Prozess- und Ergebnisqualität in der Palliativversorgung (☞ Abb. 32.1).

- **Strukturqualität:** Die Strukturqualität beschreibt die personellen und materiellen Rahmenbedingungen, unter denen die Palliativversorgung erbracht wird, z.B. Qualifikationsnachweis der Mitarbeiter, bauliche Bestandteile, Vergütung der Leistungen.
- **Prozessqualität:** Meint alle Tätigkeiten, die wiederholt oder regelmäßig ausgeführt werden, um die Palliativversorgung zu erbringen, z.B. Assessment, Güte der Schmerz- und Symptomkontrolle, Koordination der Behandlungseinheiten.
- **Ergebnisqualität:** Beschreibt die Feststellung des Ergebnisses der erbrachten palliativen Dienstleistung, wie z.B. die Lebensqualität des Patienten, Outcome der Schmerz- und Symptombehandlung, Patienten-, Zugehörigen- und Mitarbeiterbefragung. Auch das wirtschaftliche Ergebnis fällt in diese Kategorie. Am Ende einer palliativmedizinischen Behandlung steht häufig der Tod; von daher ist der Versorgungsverlauf systemimmanent. Auch kann der Patient am Ende der Behandlung meist nicht mehr befragt werden, wie es ansonsten in der Ergebnisüberprüfung üblich ist (z.B. Fragebogen vorher und nachher). Das führt unweigerlich zu dem Dilemma, dass andere Zielgrößen gesucht und bewertet werden müssen.

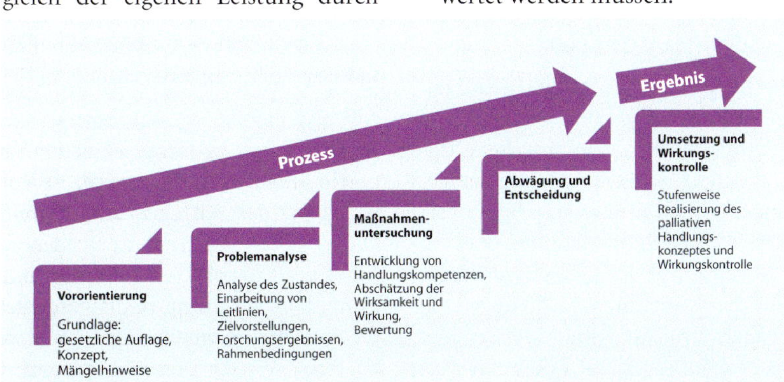

Abb. 32.1: Qualitätsmanagement -Prozess- und Ergebnisqualität (mod. n. Hach et al. 2015).

Grundlegend ist davon auszugehen, dass zwischen diesen drei Kategorien Struktur-, Prozess- und Ergebnisqualität, immer ein kausaler Zusammenhang besteht. Dies bedeutet, verbessert man die strukturelle Qualität bzw. Rahmenbedingungen, so verbessert sich automatisch auch das Ergebnis. Ebenfalls kann es bedeuten, dass die Versorgungsqualität automatisch umso besser wird, je besser Leistungserbringer mit materiellen Ressourcen ausgestattet sind. Unter diesen Voraussetzungen wird die Grundlage für eine relativ breit geführte Qualitätsdiskussion geboten, welche aufgrund der unterschiedlichen Entwicklungen insbesondere in der ambulanten Palliativversorgung in Deutschland als dringend erforderlich erscheint.

32.1.2. Audit

Qualitätsmanagement lohnt sich; es bedeutet, Instrumente anzuwenden, die sich in der ständigen Weiterentwicklung zur kontinuierlichen Verbesserung von Palliativversorgung bewährt haben. Ein wichtiges Instrument ist das Audit. Richtig verstanden und angewandt ist es die Chance, durch konstruktive Auseinandersetzung, aktives Zuhören und konstruktive Zusammenarbeit den besten Weg zu finden und erfolgreich am gemeinsamen Ergebnis zu arbeiten. Trotz allem Formalismus, dass ein Qualitätsmanagement fordert, ist das Audit eines der wichtigsten Güter eines jeden Qualitätsmanagementsystems, bedeutet es doch Weiterentwicklung und einen kontinuierlichen Verbesserungsprozess im Sinne des schwerstkranken und sterbenden Patienten und seiner Zugehörigen, seiner Behandlung und Unterstützung, Verbesserung leidvoller Schmerz- und Symptombelastungen sowie der Organisation und seiner Mitarbeiter als auch des Trägers der Einrichtung (z.B. Krankenhaus, Palliativteam, Hospiz).

Die Selbstbewertung (internes Audit) dient der wertschätzenden Einschätzung und Überprüfung der im Team definierten Prozesse, um die Wirksamkeit und Effizienz ihres Qualitätsmanagementsystems zu erkennen und es ständig zu verbessern. Es liefert wichtige Informationen über die Leistung der Prozesse und des Qualitätsmanagementsystems für die Bewertung und Aussagen, ob die definierten Ziele erreichbar sind oder erreicht wurden. Ebenso dient es dem Erkennen von Schwachstellen und Verbesserungspotenzialen im Team und ggf. der Vorbereitung für einen kollegialen Dialog (z.B. Peer Review in der Spezialisierten Ambulanten Palliativversorgung (SAPV)) als auch für ein externes Audit (Zertifizierungsaudit).

Miteinander Lernen und voneinander Lernen ist die Grundlage des "organisationsübergreifenden" Audits (z.B. Peer Review in der SAPV). Hierzu wird die Methodik "Peer Review" angewandt. Das Peer Review lässt sich mit den bisher üblichen Auditierungsverfahren vergleichen, ist aber in seiner Methodik davon deutlich abzugrenzen. Das Peer Review baut auf einer freiwilligen Teilnahme von teamübergreifenden Qualitätssicherungsverfahren (z.B. bei Palliativteams) und der interdisziplinären Aufstellung der Peers (z.B. für das Verfahren qualifizierte Ärzte und Pflegende) auf.

Peer Review ist eine Methode bzw. eine Variante externer Evaluation und Beratung. Dazu gibt es mehrere Zugänge, Verfahren, Ansätze, Abläufe, die sich deutlich voneinander unterscheiden. Peer Reviews in der ambulanten Palliativversorgung sollen Entwicklungsprozesse (z.B. des Palliativteams) fördern und konstruktive Anregungen zur internen Qualitätsentwicklung bieten. Gleichermaßen dient das Peer Review dem Aufbau und der Weiterentwicklung des internen Qualitätsmanagements durch teamübergreifende Unterstützungsprozesse. Grundsätzlich geschieht dies durch kollegiale Beratung auf Augenhöhe. Dieses Verfahren unterscheidet sich dabei deutlich von der Methode einer Inspektion.

Das externe Audit erfolgt durch organisationsfremde Mitarbeiter, z.B. im Auftrag einer Zertifizierungsgesellschaft im Rahmen einer regelmäßigen Zertifizierung (vgl. z.B. Kap. 32.2.). Dabei werden wichtige zentrale und stichpunktartig einzelne Prozesse untersucht. Bei positivem Resultat wird eine Zertifizierung erteilt bzw. die Aufrechterhaltung des Zertifikats bestätigt.

Alle in der Palliativversorgung tätigen Akteure und Einrichtungen produzieren allein schon über die regelmäßige Dokumentation, die Befunderhebung, bei der Schmerz- und Symptomkontrolle Daten, deren Potential oft nicht erkannt und genutzt wird. Diese Daten können z.B. für die Planung, Durchführung und Weiterentwicklung ihrer Aufgaben genutzt werden oder beispielsweise zu Analysen der Versorgungsprozesse, der Behandlungsqualität und der Effizienz von Versorgungsprogrammen.

1996 wurde zusammen mit der Deutschen Gesellschaft für Palliativmedizin (DGP) und der Deutschen Krebsgesellschaft (DKG) eine so genannte Kerndokumentation erarbeitet, in der personen-, krankheits-, und therapiebezogene Daten zum Aufnahmezeitpunkt und bei Behandlungsende auf Palliativstationen erfasst werden konnten. Aus der anfänglichen Arbeitsgruppe entwickelte sich eine bundesweite interdisziplinäre Projektarbeit unter dem Begriff: "Hospiz- und Palliativ-Erhebung" (HOPE), mit dem Ziel einer bundeseinheitlichen Qualitätssicherung für Hospiz- und Palliativeinrichtungen. Inzwischen wurde HOPE durch ein Zertifizierungsverfahren der DGP abgelöst. Mit wachsenden Anforderungen an die Palliativversorgung wächst auch der Bedarf an Daten, z.B. zur Versorgungsforschung, Entwicklung von Outcomes.

Datenbestände sind überwiegend sektoral- oder aufgabenorientiert organisiert. Dies kontrastiert mit der gesetzlichen Forderung nach einer sektorübergreifenden Auswertung wie z.B. in der Qualitätssicherung. Für diese wird ebenso wie für andere dringend erforderliche Untersuchungen in der Palliativversorgung eine patientenbezogene Zusammenführung und Auswertung der Daten aus verschiedenen palliativ versorgenden Sektoren benötigt.

Die Deutsche Gesellschaft für Palliativmedizin (DGP) hat daher ein Nationales Hospiz- und Palliativregister aufgebaut. Grundlage bildet der Kerndatensatz in der aktualisierten Version von April 2017. Die inhaltliche Leitung des Registers wird durch eine interdisziplinäre, multiprofessionelle, sektorenübergreifende Steuerungsgruppe von Repräsentanten der DGP gewährleistet.

Das Nationale Hospiz- und Palliativregister verfolgt das Ziel, anhand patientenbezogener Daten die Qualität der Versorgung weiter zu verbessern. Gleichzeitig stärkt es die Position der Hospiz- und Palliativversorgung im gesellschaftlichen Dialog und kann als Instrument der Qualitätssicherung genutzt werden.

Die wissenschaftliche Aufarbeitung der Daten trägt dazu bei, dem gesellschaftlichen Anliegen im Gespräch mit Politik, Öffentlichkeit und Kostenträgern das notwendige Gewicht zu verleihen.

Das Register schafft zudem die Möglichkeit, die Qualität der Hospiz- und Palliativversorgung in Deutschland anhand überregionaler patientenbezogener Daten auf wissenschaftlicher Basis zu entwickeln. Ein wesentlicher wissenschaftlicher Nutzen besteht zudem in Folgendem: Die Daten können auf Antrag an die Steuerungsgruppe anonymisiert für wissenschaftliche Veröffentlichungen zur Verfügung gestellt werden.

Die Daten werden unabhängig erfasst und aufbereitet.

> Das Nationale Hospiz- und Palliativregister ist wichtig und zukunftsweisend, um die Hospiz- und Palliativversorgung in Deutschland überregional zusammenzuführen und Qualitätsziele zu diskutieren und weiter zu entwickeln:
>
> - https://www.hospiz-palliativ-register.de/

Literatur

Schmidt, Simone: QM-Handbuch, Springer Berlin-Heidelberg, 2016

Hahne, Bettina: Qualitätsmanagement im Krankenhaus: Konzepte, Methoden, Implementierungshilfen. Symposium Publishing Düsseldorf, 2011

Aulbert, E., Klaschik, E., Schindler, Th. (Hrsg.): Palliativmedizin im ambulanten Sektor, Beiträge zur Palliativmedizin Band 6. Schattauer Stuttgart, 2004

Frank, M. (Hrsg.): Qualitätsmanagement in der Arztpraxis – erfolgreich umgesetzt. Schattauer Stuttgart, 2005

Vogg, Ingrid und Fleßa, Steffen: Qualitätsmanagement in der ambulanten Versorgung. Gabler Verlag Wiesbaden, 2011

Hope, Hospiz- und Palliativ- Erhebung, Maßnahme zur Qualitätssicherung, Darstellung des Projektes. www.hope-clara.de

Nationales Hospiz- und Palliativregister, Deutsche Gesellschaft für Palliativmedizin (DGP), www.dgpalliativmedizin.de/projekte/hospiz-und-palliativregister.html

Hach M., et al, Handbuch Qualitätsmanagement in der spezialisierten ambulanten Palliativversorgung, Fachverband SAPV Hrsg., Mabuse-Verlag 2015

32.2. Zertifizierungs- und Anerkennungsverfahren für Palliativstationen der Deutschen Gesellschaft für Palliativmedizin

Zertifizierungen und die damit verbundene Überprüfung und Sicherung von Strukturen, Abläufen und Ergebnissen sind inzwischen unstrittige und positive Errungenschaften im Gesundheitswesen.

Auch für Krankenhäuser haben sich in den vergangenen Jahrzehnten zahlreiche Zertifizierungssysteme etabliert, die grob in allgemeine Systemzertifizierungen z.B. nach DIN EN ISO 9001 und fachspezifische Zertifizierungen unterschieden werden können.

Seit 2017 steht ein fachspezifisches Zertifizierungsverfahren für Palliativstationen zur Verfügung, das von einer multiprofessionell besetzten Projektgruppe der Deutschen Gesellschaft für Palliativmedizin e.V. (DGP, www.dgpalliativmedizin.de) entwickelt wurde. Die DGP engagiert sich als wissenschaftliche Fachgesellschaft für eine bestmögliche medizinische, pflegerische, psychosoziale und spirituelle Behandlung und Begleitung schwerstkranker und sterbender Menschen sowie ihrer Zugehörigen.

32.2.1. Gründe für die Entwicklung des spezifischen Zertifizierungsverfahrens

Eine wichtige Aufgabe von deutschen Krankenhäusern ist die Behandlung von schwerstkranken und sterbenden Menschen. Dies erfolgt als allgemeine Palliativversorgung im Rahmen der Grundversorgung oder als spezialisierte Palliativversorgung zum Beispiel auf Palliativstationen. Sowohl die allgemeine als auch die spezialisierte Palliativversorgung ist in Deutschland nicht flächendeckend geregelt, häufig fehlen standardisierte Abläufe und Vorgehensweisen (vgl. DGP, DHPV, BÄK [Hrsg.]: Handlungsempfehlungen im Rahmen einer Nationalen Strategie (2016), S. 29 www.charta-zur-betreuung-sterbender.de). Das DGP-Zertifizierungsverfahren dient der Verbesserung dieser Situation und unterstützt somit die Umsetzung der Charta zur Betreuung schwerstkranker und sterbender Menschen in Deutschland (www.charta-zur-betreuung-sterbender.de) und ihrer Handlungsempfehlungen. Weiterhin verfolgt das Zertifizierungsverfahren die nachfolgend beschriebenen Ziele.

> Eine Zertifizierung bietet Orientierungshilfe in einer komplexen Versorgungssituation und schafft langfristig Handlungssicherheit im mulitprofessionellen Team.

"*Eine Palliativstation als eine Form der stationären, spezialisierten Palliativversorgung ist Teil eines Krankenhauses und steht für Patienten mit einer nicht-heilbaren Erkrankung und begrenzter Lebenszeit zur Verfügung mit dem Ziel der Verbesserung der Lebensqualität*" (Leitlinienprogramm Onkologie [Deutsche Krebsgesellschaft, Deutsche Krebshilfe, AWMF]: Palliativmedizin für Patienten mit einer nicht-heilbaren Krebserkrankung, Langversion 2.2 (2020), S. 68).

Auf Palliativstationen werden schwer und schwerst erkrankte Menschen aus dem gesamten Spektrum onkologischer, neurologischer, kardiologischer, geriatrischer und anderer Erkrankungen betreut und behandelt. Die Behandlung und Versorgung erfolgt durch ein multiprofessionelles Team, dessen Teamarbeit "*selbst eine eigene Dynamik bzgl. Qualitätsentwicklung und -sicherung besitzt, die für die Versorgung von Patienten am Lebensende relevant ist und sich nicht auf die Summe der von den einzelnen Teammitgliedern erbrachten Leistungen reduzieren lässt*" (Leitlinienprogramm Onkologie [Deutsche Krebsgesellschaft, Deutsche Krebshilfe, AWMF]: Palliativmedizin für Patienten mit einer nicht heilbaren Krebserkrankung, Langversion 2.2 (2020), S. 66.). Die Arbeitsbedingung auf einer Palliativstation ist hochkomplex und bietet viele Schnittstellen innerhalb des Teams und zu den weiteren Bereichen des Krankenhauses. Eine Regelung von Strukturen und Abläufen, wie es durch ein Zertifizierungsverfahren gefordert ist, reduziert diese Komplexität und trägt dazu bei, dass die Handlungssicherheit für alle Mitarbeiter erhöht wird. Gut durchdachte und festgelegte Arbeitsabläufe minimieren Risiken und führen zur Steigerung der Zufriedenheit von Patienten und Mitarbeitern.

> Das Zertifizierungsverfahren der DGP dient der Sicherung und Weiterentwicklung der fachgesellschaftlichen Qualitätskriterien und fördert die Umsetzung der Nationalen Strategie.

Palliativmedizin ist inzwischen unstrittig eine eigenständige medizinische Fachdisziplin. Meilensteine dieser Entwicklung waren unter anderem

- die Veröffentlichung der Zusatzweiterbildungsordnung für Palliativmedizin durch die Bundesärztekammer (Bundesärztekammer [Arbeitsgemeinschaft der deutschen Ärztekammern): (Muster-)Weiterbildungsordnung 2018 in der Fassung vom 26.06.2021, S. 409 ff.),

- die Einbindung von Palliativmedizin in die ärztliche Approbationsordnung (Bundesgesundheitsministerium: Approbationsordnung für Ärzte [2002]) sowie
- die Forderung von Leistungsnachweisen im Fach Palliativmedizin zur Zulassung von Medizinstudenten zum Praktischen Jahr nach dem 2. Staatsexamen (Bundesgesundheitsministerium: Approbationsordnung für Ärzte [2002]).

Ein weiterer wesentlicher Schritt der wissenschaftlichen Verankerung von Palliativmedizin war die Veröffentlichung der S3-Leitlinie "Palliativmedizin für Patienten mit einer nicht-heilbaren Krebserkrankung" im onkologischen Leitlinienprogramm. Für diese Leitlinie ist die DGP die federführende Fachgesellschaft.

Parallel dazu wurde Palliative Care in die deutsche Versorgungslandschaft integriert. 1983 eröffnete an der Universitätsklinik Köln die erste deutsche Palliativstation. Mittlerweile sind im "Wegweiser Hospiz- und Palliativversorgung Deutschland" (www.wegweiser-hospiz-palliativmedizin.de) mehr als 340 Palliativstationen verzeichnet. Das Hospiz- und Palliativgesetz (Bundesgesetzblatt Jahrgang 2015 Teil I Nr. 48, ausgegeben zu Bonn am 7. Dezember 2015, Gesetz zur Verbesserung der Hospiz- und Palliativversorgung in Deutschland [Hospiz- und Palliativgesetz – HPG] vom 1. Dezember 2015) bietet Anreize für den weiteren Ausbau oder die Neugründung von Palliativstationen, es birgt aber auch die Gefahr von Qualitätsverlusten. Die Leistungen einer Palliativstation werden zumeist im DRG-System finanziert. Die Fallpauschalen generieren sich über den OPS 8-982 (palliativmedizinische Komplexbehandlung) und den OPS 8-98e (spezialisierte stationäre palliativmedizinische Komplexbehandlung). Beiden Prozeduren liegen definierte Mindestanforderungen (vgl. Dokumentationshilfen zu OPS 8-98e und OPS 8-982 auf www.dgpalliativmedizin.de) zugrunde.

Die DGP als maßgebliche Fachgesellschaft hat die Aufgabe übernommen, Kriterien für gute Qualität in der Palliativversorgung zu definieren, zu veröffentlichen und zu aktualisieren. So wurde in den letzten Jahrzehnten ein umfangreiches Erfahrungs- und wissenschaftliches Wissen im Bereich Palliative Care generiert. Darauf aufbauend wurden Qualitätskriterien erarbeitet, deren Umsetzung mit Hilfe des fachspezifischen Zertifizierungsverfahrens überprüft werden können. Auch die Nationale Strategie formuliert, dass "konsentierte spezifische palliativmedizinische Zertifizierungen (...) in Zukunft Bausteine für ein strukturiertes Qualitätsmanagement in der stationären Palliativmedizin sein (DGP, DHPV, BÄK [Hrsg.]: Handlungsempfehlungen im Rahmen einer Nationalen Strategie [2016], S. 31) können". Diese Forderung ist durch die Einführung des DGP-Zertifizierungsverfahrens erfüllt.

> Das Zertifizierungsverfahren der DGP ergänzt und erweitert bereits vorhandene Verfahren.

Palliative Care ist schon länger in bestehende Zertifizierungsverfahren eingebunden. Allen voran sind hier die Verfahren der Deutschen Krebsgesellschaft (DKG, www.krebsgesellschaft.de) für Organkrebszentren, Onkologische Zentren und Spitzenzentren zu nennen, die auch Kriterien der hospizlich-palliativen Versorgung enthalten. Palliativversorgung ist somit integraler Bestandteil der inzwischen über 1.900 Krebszentren und selbstverständlicher Teil der onkologischen Behandlung.

Das Zertifizierungsverfahren der DGP steht nicht in Konkurrenz zu den genannten Verfahren. Die Anforderungen sind eng mit den Kriterien der DKG für die Palliativversorgung in Onkologischen Zentren abgestimmt. Das DGP-Verfahren ergänzt diese, indem es Palliative Care aus der Innenperspektive betrachtet und die Vorgaben an eine Palliativstation weiter spezifiziert.

32.2.2. Das Zertifizierungssystem

Vertrauen und Unabhängigkeit sind elementare Werte im Zertifizierungsprozess. Palliativstationen werden sich nur dann einer Zertifizierung stellen, wenn sie darauf vertrauen können, dass das Zertifizierungssystem unabhängig von Einzelinteressen ist. Diese Unabhängigkeit wird durch Gewaltenteilung sichergestellt. Ähnlich wie in der Politik besteht das DGP-Zertifizierungssystem aus den drei Gewalten Legislative, Exekutive und Judikative.

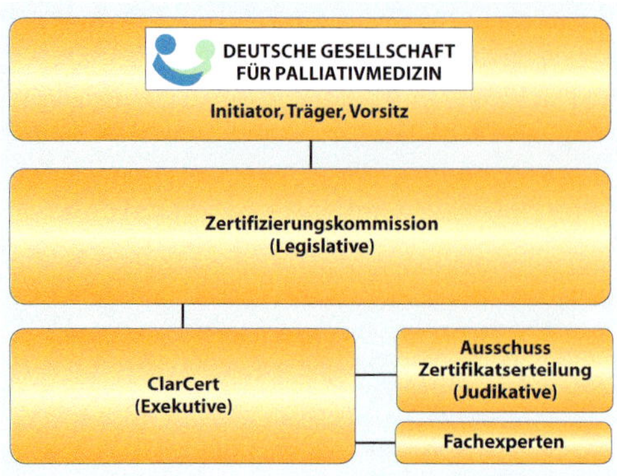

Abb. 32.2: Aufbau des Zertifizierungssystems.

Die **Legislative** wird von der Zertifizierungskommission ausgeübt. Deren Aufgabe ist die Festlegung und Weiterentwicklung der fachlichen Anforderungen an Palliativstationen sowie die Freigabe des Erhebungsbogens. Weiterhin werden von der Zertifizierungskommission die Fachexperten, die die Audits auf den Palliativstationen durchführen sowie die Mitglieder des Ausschusses Zertifikatserteilung ernannt.

Die **Exekutive** ist an die unabhängige Zertifizierungsstelle ClarCert (www.clarcert.com) delegiert, die auf Zertifizierungen im Gesundheits- und Sozialwesen spezialisiert ist. ClarCert steuert das gesamte Zertifizierungsverfahren und verantwortet die Einhaltung der festgelegten Vorgaben. Weiterhin ist ClarCert für die Ausbildung der Fachexperten verantwortlich, die hauptberuflich in der Palliativversorgung tätig sein müssen und die nachfolgenden in Tab. 32.1 dargestellten Zulassungsvoraussetzungen erfüllen.

Die **Judikative** übt der Ausschuss Zertifikatserteilung aus. Seine Aufgabe ist die unabhängige Prüfung des Auditergebnisses sowie die Entscheidung über die Zertifikatserteilung oder den Zertifikatsentzug.

32.2.3. Das Verfahren – zwei Möglichkeiten

Das DGP-Verfahren bietet mit der Zertifizierung und Anerkennung zwei unterschiedliche Wege zur Darlegung der Qualität einer Palliativstation. Die beiden Möglichkeiten unterscheiden sich im Ab-

	Qualifikation	Anforderung
Ärztlicher Dienst	Facharztzulassung	z.B. Innere Medizin, Onkologie.
	Zusatzqualifikation/ -bezeichnung	Palliativmedizin.
	Berufserfahrung	mind. 3 Jahre Palliativmedizin.
Pflege	Berufsausbildung	Gesundheits- und Krankenpflege.
	Zusatzqualifikation/ -bezeichnung	Palliative Care für Pflegende.
	Berufserfahrung	mind. 3 Jahre Palliativpflege.
Psychologie	Berufsausbildung	Psychologie, Diplom oder MA.
	Zusatzqualifikation/ -bezeichnung	Fachpsychologe/Fachpsychologin Palliative Care BDP-DGP oder Palliative Care für Psychologen oder Palliative Care Psychosozial oder Psychotherapieausbildung oder Psychoonkologie oder reichlich Berufserfahrung.
	Berufserfahrung	mind. 3 Jahre Palliative Care (stationär oder SAPV), bei keinerlei Zusatzqualifikation mind. 5 Jahre.
Soziale Arbeit	Berufsausbildung	Sozialarbeit oder Sozialpädagogik, Diplom oder Bachelor.
	Zusatzqualifikation/ -bezeichnung	Palliative Care für Psychosoziale Berufsgruppen.
	Berufserfahrung	mind. 3 Jahre Palliative Care (stationär oder SAPV), bei keinerlei Zusatzqualifikation mind. 5 Jahre.

Tab. 32.1: Anforderungen an Fachexperten im Zertifizierungs- und Anerkennungsverfahren für Palliativstationen.

lauf und in ihren Anforderungen (☞ Abb. 32.3 + 32.4).

Das Zertifizierungsverfahren

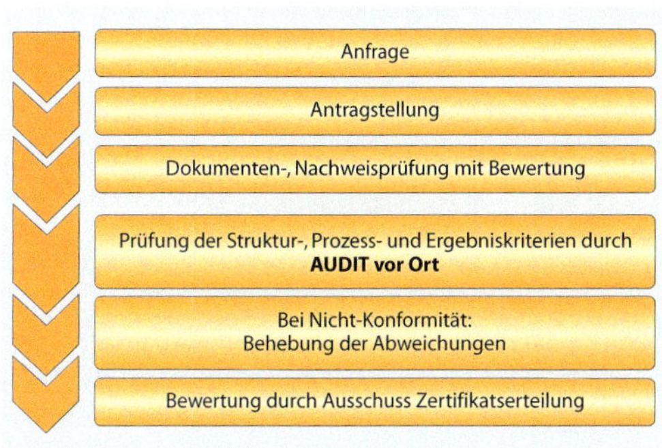

Anfrage
Antragstellung
Dokumenten-, Nachweisprüfung mit Bewertung
Prüfung der Struktur-, Prozess- und Ergebniskriterien durch AUDIT vor Ort
Bei Nicht-Konformität: Behebung der Abweichungen
Bewertung durch Ausschuss Zertifikatserteilung

Abb. 32.3: Ablauf Erstzertifizierung und Rezertifizierung.

Das Zertifizierungsverfahren beginnt mit der Anfrage der Palliativstation bei ClarCert, bei der bereits die Erfüllung von ersten wesentlichen Vorgaben geprüft wird. Mit der schriftlichen Antragsstellung wird die Zertifizierung formell eingeleitet. Im Anschluss wird das Fachexpertenteam benannt und der Termin für das Audit abgestimmt.

Die fachlichen Anforderungen an eine Palliativstation sind im Erhebungsbogen festgelegt, der auf den Internetseiten der DGP und von ClarCert veröffentlicht ist. Die Palliativstation bearbeitet den Erhebungsbogen und beschreibt damit, wie sie die fachlichen Anforderungen erfüllt.

Im Anschluss wird der Erhebungsbogen bei ClarCert eingereicht und an die Fachexperten zur Bewertung weitergeleitet. Im Ergebnis kann die Einleitung des Zertifizierungsverfahrens uneingeschränkt oder mit Auflagen empfohlen werden. Die Palliativstation sollte diese Bewertung nutzen, um sich nochmals gezielt auf die Behebung der beschriebenen Schwachstellen zu konzentrieren. Einrichtungen, bei denen eine erfolgreiche Zertifizierung fraglich ist, werden somit frühzeitig vor einem negativen Ergebnis geschützt.

Das Erstzertifizierungsaudit vor Ort wird durch ein Team aus je einem ärztlichen und nichtärztlichen Fachexperten durchgeführt. Im Audit wird überprüft, ob die im Erhebungsbogen dargelegten Strukturen, Prozesse und Ergebnisse vor Ort vorhanden sind. Hierzu werden die erforderlichen Bereiche begangen, diverse Unterlagen eingesehen und es finden Gespräche mit Mitarbeitenden und Leitenden statt. Jedes Audit endet mit einem Abschlussgespräch, bei dem die Fachexperten das Ergebnis bekannt geben und eine Empfehlung hinsichtlich der Zertifizierung aussprechen. Die Entscheidung über eine Zertifikatsvergabe trifft der Ausschuss Zertifikatserteilung. Werden im Audit Abweichungen gegenüber den Anforderungen des Erhebungsbogens festgestellt, sind diese innerhalb einer festgelegten Frist von maximal drei Monaten zu beheben.

Das Zertifikat ist 3½ Jahre gültig und kann danach durch ein Rezertifizierungsaudit verlängert werden. Dazwischen finden jährliche Überwachungsaudits statt, bei denen die Weiterentwicklung der Palliativstation durch Bearbeiten und Einreichen des aktualisierten Erhebungsbogens nachgewiesen wird.

Das Anerkennungsverfahren

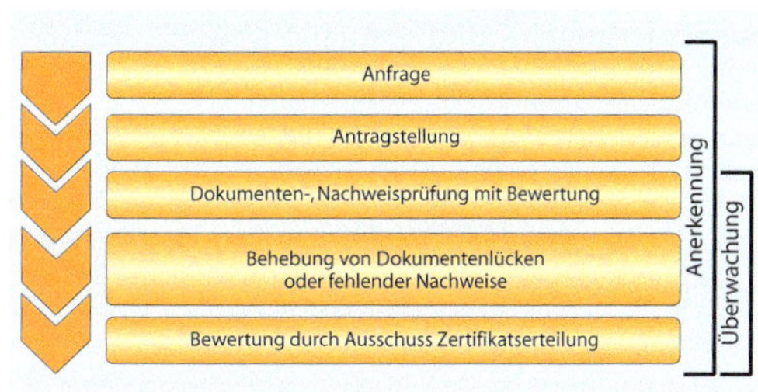

Abb. 32.4: Ablauf Anerkennung und Überwachung.

Der Ablauf des Anerkennungsverfahrens ist an vielen Stellen vergleichbar mit dem des Zertifizierungsverfahrens. Die fachlichen Anforderungen sind jedoch weniger streng, außerdem findet kein Audit vor Ort statt.

Beim Anerkennungsverfahren handelt es sich um ein reines Dokumentenverfahren. Es ist dadurch preislich günstiger, aber die Palliativstation verzichtet auch auf die wertvollen Hinweise, die im Rahmen des Audits gegeben werden. Das Anerkennungsverfahren soll den Einstieg für interessierte Palliativstationen erleichtern und kann jederzeit zu einem Zertifizierungsverfahren erweitert werden.

Eine spezielle Form des Anerkennungsverfahrens gibt es für Palliativstationen, die bereits Kooperationspartner von zertifizierten Onkologischen Zentren sind. Diese Stationen haben durch das DKG-Audit einen Qualitätsnachweis erbracht und

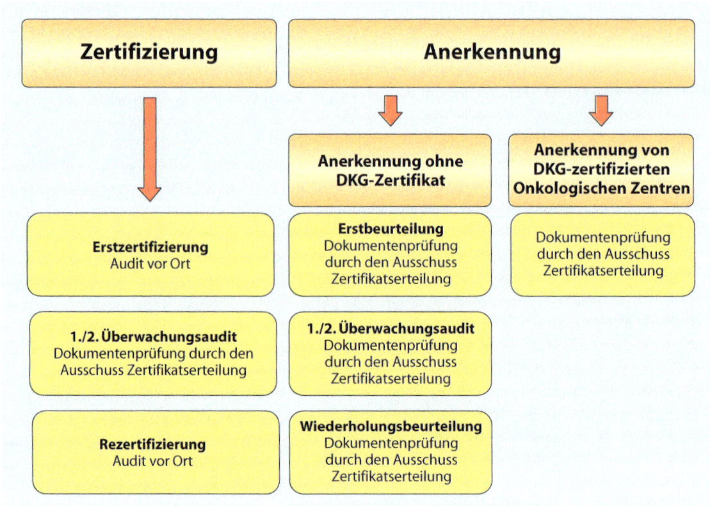

Zertifizierung
Anerkennung
Anerkennung ohne DKG-Zertifikat
Anerkennung von DKG-zertifizierten Onkologischen Zentren
Erstzertifizierung
Audit vor Ort
Erstbeurteilung
Dokumentenprüfung durch den Ausschuss Zertifikatserteilung
Dokumentenprüfung durch den Ausschuss Zertifikatserteilung
1./2. Überwachungsaudit
Dokumentenprüfung durch den Ausschuss Zertifikatserteilung
1./2. Überwachungsaudit
Dokumentenprüfung durch den Ausschuss Zertifikatserteilung
Rezertifizierung
Audit vor Ort
Wiederholungsbeurteilung
Dokumentenprüfung durch den Ausschuss Zertifikatserteilung

Abb. 32.5: Übersicht Zertifizierung und Anerkennung von Palliativstationen.

können die Anerkennung der DGP durch Vorlage des Zertifikats erhalten. Eine Übersicht über das Zertifizierungs- und Anerkennungsverfahren zeigt Abb. 32.5.

Das Zertifizierungs- und Anerkennungsverfahrens für Palliativstationen ist eine wesentliche Weiterentwicklung im fachspezifischen Qualitätsmanagement. Sie ergänzt das vorhandene System um ein fachgesellschaftlich konsentiertes Instrument zur Qualitätsdarlegung. Mit Hilfe dieses Verfahrens können Palliativstationen den Nachweis erbringen, dass sie in der Lage sind, ihre Patienten nach definierten Vorgaben zu versorgen. So können Patienten und Zugehörige darauf vertrauen, dass sie auf Palliativstationen mit Zertifikat oder Anerkennung der DGP kompetente Behandlung und Begleitung erhalten.

Literatur

Bundesärztekammer (Arbeitsgemeinschaft der deutschen Ärztekammern): (Muster-)Weiterbildungsordnung 2018 in der Fassung vom 26.06.2021, https://www.bundesaerztekammer.de/fileadmin/user_upload/downloads/pdf-Ordner/Weiterbildung/20210630_MWBO_2018.pdf (Zugriff am 31.08.2021)

Bundesgesetzblatt Jahrgang 2015 Teil I Nr. 48, ausgegeben zu Bonn am 7. Dezember 2015, Gesetz zur Verbesserung der Hospiz- und Palliativversorgung in Deutschland (Hospiz- und Palliativgesetz – HPG) vom 1. Dezember 2015, https://www.bgbl.de/xaver/bgbl/start.xav?startbk=Bundesanzeiger_BGBl&jumpTo=bgbl115s2114.pdf#__bgbl__%2F%2F*%5B%40attr_id%3D%27bgbl115s2114.pdf%27%5D__1510402329703 (Zugriff am 31.08.2021)

Bundesgesundheitsministerium: Approbationsordnung für Ärzte vom 27. Juni 2002 (BGBl. I S. 2405), die zuletzt durch Artikel 3 des Gesetzes vom 16. März 2020 (BGBl. I S. 497) geändert worden ist, https://www.gesetze-im-internet.de/_appro_2002/BJNR240500002.html (Zugriff am 31.08.2021)

DGP, DHPV, BÄK (Hrsg.): Handlungsempfehlungen im Rahmen einer Nationalen Strategie, https://www.koordinierung-hospiz-palliativ.de/files/bilder/neu2%20RZ_161004_Handlungsempfehlungen_ONLINE.pdf (Zugriff am 31.08.2021)

Leitlinienprogramm Onkologie (Deutsche Krebsgesellschaft, Deutsche Krebshilfe, AWMF): Palliativmedizin für Patienten mit einer nicht-heilbaren Krebserkrankung, Langversion 2.2, 2020, AWMF-Registernummer: 128/001OL, https://www.leitlinienprogramm-onkologie.de/leitlinien/palliativmedizin/ (Zugriff am: 31.08.2021)

33. Tipps für die tägliche Praxis

> *"Nichts auf der Welt ist so mächtig wie eine Idee, deren Zeit gekommen ist."*
>
> Viktor Hugo

Palliativmedizin ist untrennbar verbunden mit der Verpflichtung zum lebenslangen Lernen und zugleich im Alltag verbunden mit sehr viel Kreativität aller an der Behandlung und Betreuung Beteiligten, um eine für den Patienten nicht nur symptomgelinderte, sondern auch lebenswerte und für die Zugehörigen machbare letzte Lebensphase zu ermöglichen.

In den Kursen der Akademie Palliative Care Norddeutschland – PACE gemeinnütziger e.V. sind und waren alle Referenten nicht nur Lehrende, sondern immer auch Lernende. Diesen Wissensschatz der Teilnehmer in den Kursen für Alle nutzbar zu machen, ist für uns immer wieder eine Herausforderung.

Wir möchten alle Leser dazu animieren, uns ihre persönlichen Erfahrungen mitzuteilen. Wir haben hierfür auf unserer Homepage einen Blog eingerichtet, ☞

www.pace-ev.de

Bitte scheuen Sie sich nicht, denn Palliative Care ist immer noch größtenteils Erfahrungsmedizin. Wir werden die Hinweise sammeln und in folgenden Auflagen des Buches immer wieder aktualisieren. Für diese Mitarbeit bedanken wir uns im Voraus – auch im Sinne unserer Patienten, Klienten und Gäste.

Die Herausgeber und Autoren dieses "Kursbuches Palliative Care – Angewandte Palliativmedizin und -pflege" haben auf eine Heraushebung von praktischen Tipps für die tägliche Praxis in einem eigenen Kapitel verzichtet. Stattdessen finden Sie in den jeweiligen Kapiteln den

PACE TIPP!

Immer wenn Sie dieses Zeichen sehen, finden Sie einen oder mehrere hilfreiche Hinweise, die die tägliche Arbeit erleichtern und Probleme besser meistern lassen.

So z.B. von Daniela Winkler aus Bremen (am 22.09.2009 erhalten):

PACE TIPP!

Kalte-Apfelmus-Vagus-Stimulation bei Schluckproblemen:

Patienten mit Schluckproblemen sollten Mundpflege mit Eis (geliebter Geschmacksrichtung) bekommen oder orale Nahrung in geeister Form versuchen (angefrorenes Apfelmus, lecker auch für Feinschmecker: geeistes Mango-Sorbet, also Mangofruchtfleisch püriert und angefroren, geht sicher auch mit vielen anderen Früchten). Grundsätzlich auch bei Menschen mit oropharyngealer Dysphagie bei Z.n. Insult. Der Schluckreflex geht afferent über den vagalen Anteil des N. glossopharygeus, Effekt ist die Bewegung der Schlundmuskulatur.

Grundsätzlich: Der Vagusnerv wird durch Kältereize aktiviert.

- ☞ oben: erwünscht für den Schluckreflex.
- Bei Tachykardie schluckweise kaltes (Leitungswasser) trinken lassen: Frequenz sinkt. Verantwortlich vagale Fasern, die vom Ösophagus zum Herzen laufen.
- Kalte Kompresse auf den Brustkorb legen.
- Cave: nicht übertreiben, weil hochsteigende Säure über vagalen Reiz zur Bronchokonstriktion und zur Verengung von Koronarien führen kann.

Index

A

Abwehrmechanismen ... 471
Acetylsalicylsäure ... 316, 317
Achtsamkeitsbasierte Interventionen ... 461
Adjuvanzien ... 341
Agitiertheit ... 273
Allergien ... 208
Amitriptylin ... 337
Analgesie, rückenmarksnahe ... 349
Anerkennungsverfahren ... 599
Anforderungs-Ressourcen-Modell ... 587
Angehörige ... 474
Angst ... 186, 274
 Diagnose ... 189
 Therapie ... 190
Antidepressiva ... 337
Antikonvulsiva ... 337
Antirheumatika, nichtsteroidale ... 317
Aprepitant ... 342
Arztrolle ... 125
Atemstimulierende Einreibung (ASE) ... 447, 550
Atemtherapie ... 454
Aufbahrung ... 574
Aufklärung
 Dokumentation ... 150
 rechtliche Grundlagen ... 143
Aufmerksamkeitslenkung ... 299
Authentizität ... 105

B

Balneotherapie ... 454
Basale Stimulation® ... 444, 550
Beerdigung ... 575
Belastung, psychische ... 457
Berührung ... 436
Bestattung ... 568
 Formen ... 575
Betäubungsmittel (BtM)-Rezeptierung ... 334
Betreuung, psychoonkologische ... 465
Betreuungsrecht ... 169, 172
Beziehungsnetze ... 484
Biofeedback ... 298
Biographische Arbeit ... 462
Bisphosphonate ... 268, 338
Blasenentleerungsstörungen ... 356
Blutung ... 361
Blutungen ... 556
Borkenbildung ... 556
Buprenorphin ... 328, 330
Burnout-Syndrom
 Prophylaxe ... 586

C

Cannabinoide ... 338
Cannabishaltige Arzneimittel ... 339
Carbamazepin ... 337
Celecoxib ... 317, 318
Charta ... 45
Chemotherapie
 intracavitäre ... 367
 systemische ... 365
Chronic Fatigue-Syndrom (CFS) ... 238
Coping ... 470
Coxibe ... 318
Cytochrom P450 ... 343

D

Delir ... 276
Depression ... 193, 275
 Diagnose ... 194
 Hilfen ... 197
Desorientiertheit ... 276
Deutsche Gesellschaft für Palliativmedizin (DGP) ... 42
Dialyse ... 93
Diarrhoe ... 253
Diclofenac ... 317
Dimenhydrinat ... 342
Domperidon ... 342
double awareness ... 468
Dronabinol ... 340
Duloxetin ... 337
Durchbruchschmerz ... 314
Durst ... 224
Dysbalancen, muskuläre ... 302
Dysphagie ... 262
Dyspnoe ... 229
 Diagnostik ... 230
 Therapie ... 231

E

Ehrenamtlichkeit ... 129
Einflussstauung ... 362
Embolisation ... 268
Emesis ... 258
Empathie ... 107
Entspannungsverfahren ... 298, 461
EORTC QLQ-C30 ... 98
epileptische Anfälle ... 279, 362
Erdbestattung ... 576
Ernährungstherapie ... 427
Ethik ... 156
Etoricoxib ... 317, 318
Euthanasie ... 165
Exulceration ... 205

F

FACT ... 98
Familienkommunikation ... 475
Familientherapie, systemische ... 463
Fatigue ... 236
 Diagnose ... 237
 Maßnahmen ... 240
Fentanyl ... 322, 328
Feuerbestattung ... 576
Finalphase ... 541, 547
Fosaprepitant ... 342
Friedhofsrecht ... 538
FVET ... 163, 177

G

Gabapentin ... 338
Ganglionäre lokale Opioidapplikation (GLOA) ... 349
Gegenirritationsverfahren ... 303
Geistige Beeinträchtigung ... 412
Genusstraining ... 462
Gesprächspsychotherapie ... 464

Grenzstrangblockade ... 349
Gruppentherapie ... 465

H

Hämotherapie ... 368
Harnretention ... 355
Harnstauungsniere ... 355
Hausaufbahrung ... 574
Helago-Öl ... 551
Hoffnung ... 100, 145
Hormontherapie ... 269
Hospiz- und Palliativgesetz ... 59
Hydromorphon ... 322, 328
Hydrotherapie ... 454
Hyperhidrosis ... 353
Hyperkalziämie ... 362
Hypersomnie ... 282
Hypnose ... 300

I

Ibuprofen ... 317
Ileus ... 93, 250
Imagination ... 461
Imaginative Verfahren ... 299
Inappetenz ... 255
  Diagnostik ... 255
  Therapie ... 257
Infektion ... 213
Insomnie ... 281
Intensivmedizin ... 385
Interaktion ... 442
Interdisziplinärität ... 122

J

Juckreiz ... 217

K

Kachexie ... 264
Kältetherapie ... 454
Ketamin ... 340
Kinästhetik ... 441
Kinder
  als Angehörige/Trauernde ... 488
  sterbende ... 392
Knochenmetastasen ... 265
  Diagnostik ... 266
  Metastasierungswege ... 265
  Therapie ... 267
Koanalgetika ... 336
Kommunikation
  im Team ... 113, 115
  mit Sterbenden ... 435
Kommunikationsmodelle ... 104
Kompetenz
  kommunikative ... 145
Kongruenz ... 105
Kortikoide ... 338
Krankengymnastik ... 453
Krankheitsbewältigung ... 472
  Strategien ... 150
Krankheitsverarbeitung ... 470
Krisenintervention ... 468
Kübler-Ross, Phasenmodell nach ... 471
Kunsttherapie ... 505

L

Lagerung ... 437, 453
Laxanzien ... 341
Lebensqualität
  Hilfen zur Verbesserung ... 100
  im multidisziplinären Team ... 97
  Messung ... 97
Lebensqualität ... 95
Leiden ... 43
L-Methadon ... 328, 330
Lymphangiosis carcinomatosa ... 234
Lymphdrainage ... 454

M

Massagen ... 453
Medikamenteninteraktionen ... 342
Metamizol ... 317
Metoclopramid ... 342
Migranten ... 538
Mikrolagerung ... 439
Mindful-Based Stress Reduction (MBSR) ... 461
Mirtazapin ... 337
Mobilisation ... 453
Morphin ... 327
  Alternativen ... 328
Morphium ... 321
Multidisziplinarität ... 122
Mundgeruch ... 555
Mundpflege ... 550, 554
Mundtrockenheit ... 224, 263, 555
Musiktherapie ... 495
Myoklonien ... 279

N

Nabilon ... 340
Naproxen ... 317
Nausea ... 258
Neuroablation ... 352
Neurolysen ... 351
Nicht-Opioide ... 316
Nierenversagen ... 93
Nimwegener Modell ... 166
Notfall ... 176, 359
Notfallmedizin ... 376
Novaminsulfon ... 316
Numerische Analogskala (NAS) ... 312

O

Obstipation ... 244
  Diagnostik ... 246
  Stufentherapie ... 247, 248
Obstruktion
  bronchiale ... 234
  gastrointestinale ... 249
Ödemtherapie ... 454
Ondansetron ... 342
Opioide ... 319
  Äquipotenz-Umrechnung ... 329
  Leber- oder Niereninsuffizienz ... 333
  Nebenwirkungen ... 326
  Pharmakologie ... 324
  Überdosierung ... 343
  Umrechnung ... 326
  Wirkstärken ... 321
Oxycodon ... 321, 328

P

Pain-Flare-Phänomen ... 374
Palliative Care
  Definition ... 38

Palliative Therapie
  Definition ... 38
Palliativmedizin
  Definition ... 38
  Geschichte ... 40
  Intensivmedizin ... 385
  Notfallmedizin ... 376
Palliativversorgung ... 54
  allgemeine ambulante ... 57
  allgemeine stationäre ... 58
  Finanzierung ... 59
  spezialisierte ambulante ... 58
  spezialisierte stationäre ... 59
Palonosetron ... 342
Paracetamol ... 316, 317
Patientenverfügung ... 169, 173
Patientenwille ... 168
PCA-Pumpen ... 347
Pflege ... 434
Physiotherapie ... 453
Plexuskatheter ... 348
PLISSIT-Modell ... 478
Port
  der Vena subclavia ... 346
  intrathekaler ... 346
Pregabalin ... 338
Psychoonkologie ... 460
Psychotherapie ... 460

Q

Qualitätssicherung ... 596

R

Radiotherapie ... 268
Randgruppen ... 487
Rasselatmung ... 234, 547
  Absaugen ... 551
  pflegerische Maßnahmen ... 549
  Therapie ... 549
Reflexzonentherapie ... 454
Resilienz ... 590
Response-Shift ... 96
Rituale ... 531
Rom-IV-Kriterien ... 246
Rückenmarkskompression ... 363

S

Schlafstörungen
  Diagnose ... 281
  Therapie ... 284
Schmerzen ... 287
  Anamnese ... 297, 310
  Arten ... 308
  Behandlungsziele ... 292
  Diagnostik ... 291
  Formen ... 289
  medikamentöse Therapie ... 305
  Schutz vor Chronifizierung ... 295
  Therapie ... 293
  Ursachen bei Tumorpatienten ... 311
  Wahrnehmung ... 291
  WHO-Stufenschema ... 306
Schmerzhafter Mund ... 555
Schmerznotfall ... 331
Schmerzphysiotherapie ... 302
Schwäche ... 243
Schwerstpflege ... 409
Schwitzen ... 353
Sedierung, palliative ... 561
  Indikationsstellung ... 562
SEIQol-DW ... 98
Sexualität ... 477
Sinn des Lebens ... 46
Sinnbasierte Interventionen ... 464
Soor ... 556
Spezialisierte ambulante Palliativversorgung (SAPV)
  SAPV-Richtlinien ... 124
SPIKES ... 151
Spiritualität ... 509
Sterbebegleitung ... 543, 545
  personenzentrierter Ansatz ... 104
Sterbehilfe ... 168
Sterbemeditation ... 580
Strahlentherapie ... 367
Stress-Release ... 303
Suizid ... 200
Suizidassistenz ... 176
Supervision ... 593
Sympathikusblockaden ... 349
Symptomkontrolle ... 184

T

Teamarbeit ... 113, 117
Teamfähigkeit ... 114
Terminalphase ... 541
Tiefenpsychologisch fundierte Psychotherapie (TP) ... 464
Tilidin + Naloxon ... 320
Todeswünsche ... 178
Total Pain ... 115
Total-Pain-Konzept ... 509
Tramadol ... 320
Transkutane elektrische Nervenstimulation (TENS) ... 303
Trauer ... 521, 554
  bei Kindern und Jugendlichen ... 488
  komplizierte ... 524
Trauerbegleitung ... 527
Trauerfeier ... 575
Tropisetron ... 342

U

Umfeld, soziales ... 474, 484
Unruhe, motorische ... 273
Urnenbestattung ... 576

V

Venlafaxin ... 337
Verbale Rating Scale (VRS) ... 312
Verhaltenstherapie, kognitive ... 462
Verlust ... 469
Versorgungsstrukturen ... 53
Verwirrtheit ... 276
Visuelle Analogskala (VAS) ... 312
Vorsorgevollmacht ... 172

W

Wahrheit ... 144
Wärmetherapie ... 454
Wertschätzung ... 106
Willensäußerung ... 174
Wundmanagement ... 204
Würde ... 100

Z

Zertifizierungsverfahren ... 599
Zufriedenheitsparadox ... 96